LES

GRANDS ÉCRIVAINS

DE LA FRANCE

NOUVELLES ÉDITIONS

PUBLIÉES SOUS LA DIRECTION

DE M. AD. REGNIER

membre de l'Institut

SUR LES MANUSCRITS, LES COPIES LES PLUS AUTHENTIQUES
ET LES PLUS ANCIENNES IMPRESSIONS
AVEC VARIANTES, NOTES, NOTICES, PORTRAITS, ETC.

SAINT-SIMON

TOME V

MÉMOIRES

PARIS
LIBRAIRIE HACHETTE ET Cie
BOULEVARD SAINT-GERMAIN, 79

M DCCC LXXXVI

LES

GRANDS ÉCRIVAINS

DE LA FRANCE

NOUVELLES ÉDITIONS

PUBLIÉES SOUS LA DIRECTION

DE M. AD. REGNIER

Membre de l'Institut

MÉMOIRES

DE

SAINT-SIMON

TOME V

PARIS. — TYPOGRAPHIE A. LAHURE
Rue de Fleurus, 9

MÉMOIRES

DE

SAINT-SIMON

NOUVELLE ÉDITION

COLLATIONNÉE SUR LE MANUSCRIT AUTOGRAPHE

AUGMENTÉE

DES ADDITIONS DE SAINT-SIMON AU JOURNAL DE DANGEAU

et de notes et appendices

PAR A. DE BOISLISLE

Membre de l'Institut

Et suivie d'un Lexique des mots et locutions remarquables

TOME CINQUIÈME

PARIS

LIBRAIRIE HACHETTE ET Cie

BOULEVARD SAINT-GERMAIN, 79

—

1886

MÉMOIRES

DE

SAINT-SIMON

L'année commença par l'accommodement que le premier président fit, par ordre du Roi, des jésuites avec l'archevêque de Reims[1]. Ce prélat[2], à l'occasion d'une ordonnance[3] qu'il avoit faite sur la fin de l'année dernière dans son diocèse, s'y étoit exprimé sur la doctrine

1698. Éclat et accommodement de l'archevêque de Reims

1. Cet accommodement est annoncé, à la date du 20 janvier 1698, par Dangeau, qui avait plusieurs fois mentionné le conflit (*Journal*, tome VI, p. 207, 275, 279 et 280). Le P. Léonard de Sainte-Catherine a réuni, dans son portefeuille des JÉSUITES (Arch. nat., M 243), des notes et des pièces de 1694, 1697 et 1699 sur le conflit et sur sa solution pacifique. Le P. d'Avrigny en parle aussi, à la date du 15 juillet 1697, dans les *Mémoires chronologiques et dogmatiques pour servir à l'histoire ecclésiastique*, ainsi que les *Annales de la cour et de Paris pour 1697 et 1698*, tome I, p. 198-201. Il en est question plusieurs fois dans la correspondance de Bossuet. Une histoire du procès fut imprimée tout aussitôt à Rotterdam.

2. Charles-Maurice le Tellier, fils du chancelier et frère cadet de Louvois : tome I, p. 64, note 2.

3. *Ordce* corrige *mandemt*, et *faitte* corrige *fait*. Saint-Simon se sert du premier passage du *Journal de Dangeau*, où nous lisons, sous la date du 11 octobre 1697 (tome VI, p. 207) : « M. l'archevêque de Reims a fait imprimer un mandement pour son diocèse, où l'on prétend qu'il n'a pas ménagé les jésuites. Monsieur de Meaux a apporté ce livre-là

et des jésuites.

et sur la morale d'une manière qui déplut aux jésuites[1] : ils essayèrent de faire en sorte que l'archevêque s'expliquât d'une manière publique qui les mît hors d'intérêt. C'est ce qu'il ne voulut point faire : tellement que ces Pères, peu accoutumés à trouver de la résistance nulle part, et à dominer[2] les prélats les plus considérables, tout au moins à en être ménagés avec beaucoup de circonspection, éclatèrent contre celui-ci par un écrit qui ne le ménageoit pas, mais qui, à tout hasard, les laissoit libres, parce qu'il parut sans nom d'auteur[3]. L'archevêque en

ici et l'a donné au Roi de la part de l'archevêque de Reims. » Dans une lettre de l'archevêque à l'abbé Bossuet, qui a passé récemment en vente (catalogue Charavay, 12 juillet 1879, n° 83), il disait, à propos des livres du cardinal Sfondrati, en 1697 : « C'est un grand malheur que cette société (les jésuites), dans laquelle il y a plusieurs très bons sujets, et où on ne voit presque aucun désordre dans les mœurs des particuliers qui la composent, c'est, dis-je, un grand malheur pour elle qu'on la trouve toujours à la tête de tout ce qui paroît contre la saine doctrine, contre la bonne discipline et contre la pureté de la morale. » Le mandement, ou ordonnance pastorale, fut rendu le 15 juillet 1697, visant le molinisme et l'affaire du même cardinal Sfondrati, dont Saint-Simon a parlé au tome IV, p. 107, mais surtout deux thèses soutenues publiquement, les 15 et 17 décembre 1696, au collège des jésuites de Reims, et dans lesquelles un des Pères avait établi que la doctrine de Molina et autres théologiens, « accordant la grâce avec le libre arbitre par le système de la science moyenne, » était sortie plus pure de toutes les épreuves, et que d'ailleurs elle était « aussi peu pélagienne que calviniste; » et un autre Père, que rien n'était « plus constant dans la doctrine de saint Augustin que la prédestination tout à fait gratuite. »

1. Quoique l'archevêque eût débuté comme prédicateur dans l'église des Jésuites, le 1er janvier 1667 (*Gazette*, p. 36), son hostilité contre leur compagnie était aussi ancienne que notoire, peut-être parce que M. de Harlay, archevêque de Paris et son rival tout-puissant à la cour, était leur créature. Le Roi avait été obligé, en 1682, de réprimander Monsieur de Reims, parce qu'il parlait de la Société avec aigreur et mépris.

2. Et très accoutumés à dominer....

3. L'écrit en question, intitulé : *Remontrance à Mgr l'archevêque de Reims sur son ordonnance*, etc., fut attribué au P. Daniel, et une analyse en parut dans la *Gazette d'Amsterdam*, 1698, Extr. XXIII. Sous des apparences respectueuses, cette pièce était conçue en termes ironiques et offensants pour le prélat.

porta ses plaintes au Roi avec tant de menaces, que l'écrit fut supprimé autant[1] qu'il le put être, et l'imprimeur sévèrement châtié[2]. Cela ne contenta pas l'archevêque : ses menaces continuèrent. Les jésuites, déjà mortifiés de ce qui venoit d'arriver, se servirent de la porte de derrière qu'ils s'étoient ménagée, et protestèrent qu'ils ignoroient l'auteur de l'écrit. Avec une humiliation pour eux si nouvelle, ils espérèrent tout de leur crédit auprès du Roi, et que l'archevêque, à son tour, se trouveroit heureux de leur désaveu ; mais il se trouva qu'ils avoient affaire à un homme qui ne les aimoit, ni ne les craignoit, ni ne les ménageoit, qui, dans le fond, avoit raison, que son siège, ses richesses, son neveu[3] et sa doctrine rendoient considérable, qui étoit personnellement fort bien et dans la familiarité du Roi, qui étoit soutenu par Messieurs de Paris, de Meaux, et même par Monsieur de Chartres, les prélats alors les plus en faveur et avec qui il s'étoit comme enrôlé contre Monsieur de Cambray[4]. Les jésuites ne purent donc rien obtenir, sinon que le Roi parleroit à Monsieur de Reims pour qu'il ne les poussât point à bout par des écrits et une interdiction dans son diocèse ; mais qu'il vouloit qu'il fût content, et qu'il chargeroit le premier président de cette affaire[5].

1. La première lettre d'*autant* corrige *et*.

2. La saisie se fit chez un imprimeur de Rouen, qui avoua avoir remis douze ou quinze cents exemplaires aux Pères. « Les jésuites, dit Dangeau, avoient fait une réponse à l'ordonnance de l'archevêque de Reims, qu'ils n'avoient point signée ; le libraire a été mis en prison, et l'archevêque a présenté une requête au Parlement pour y citer quelques jésuites qui ont résolu de soutenir le livre. Cette affaire commence à faire beaucoup de bruit. » (*Journal*, 9 janvier 1698, tome VI, p. 275.) Les jésuites prirent Vaillant pour avocat, et l'archevêque Nouët père : voyez les détails dans la *Gazette d'Amsterdam*, n°s VI, VII, et Extr. VII. Cette même gazette donne, dans son Extraordinaire XIII, le texte de la requête de l'archevêque, rapportée à la grand'chambre le 10 janvier.

3. Le secrétaire d'État Barbezieux.

4. *Correspondance de Fénelon*, tome VIII, p. 56 et 108.

5. Dangeau dit, le 17 janvier (tome VI, p. 279) : « Le Roi entretint

Elle fut bientôt finie : l'archevêque n'osa pousser les choses à bout et voulut faire sa cour, et les jésuites, au désespoir de s'être embourbés avec trop de confiance, ne cherchoient qu'à sortir de ce mauvais pas[1]. Cela finit donc, de l'avis du premier président, par une visite à l'archevêque du provincial et des trois supérieurs des trois maisons de Paris[2], qui, sans lui parler plus de son ordonnance[3], ne lui demandèrent autre chose que de vouloir

longtemps l'archevêque de Reims et le P. de la Chaise, chacun en particulier, et à plusieurs reprises. S. M. veut faire finir l'affaire qui est entre cet archevêque et les jésuites, qui s'aigrissoit fort et qui auroit été une occasion de scandale aux esprits mal faits. S. M., du consentement des parties, leur a donné le premier président pour arbitre, et avec ordre que cela soit terminé les premiers jours de la semaine qui vient. »

1. Dans une lettre du 10 janvier 1698 (et non 1700, comme Lavallée l'a cru), Mme de Maintenon écrivait à l'archevêque de Paris : « L'affaire de Monsieur de Reims contre les jésuites est très fâcheuse. Il est sûr que ce sera un grand scandale, et, quoique le Roi assure fort qu'il ne s'en mêlera pas, il est fort à craindre que M. le premier président ne croie faire sa cour en soutenant les jésuites, et que l'épiscopat n'en souffre. » (*Correspondance générale*, tome IV, p. 306-307.)

2. On sait que la Compagnie de Jésus avait à sa tête un général perpétuel et absolu, avec cinq assistants pour les nations ou provinces d'Italie, d'Espagne, d'Allemagne, de France et de Portugal, chaque province étant gouvernée par un provincial, chaque maison par un supérieur, ou, pour les collèges, par un recteur, à la nomination du général. — Selon la *Gazette d'Amsterdam* (n° IX), la déclaration des Pères fut remise à l'archevêque le 23 janvier, en présence des évêques de Soissons et de Laon, ses suffragants, de l'abbé Roulland, son grand vicaire, et de l'abbé Boileau, chanoine de la Sainte-Chapelle, par Jacques le Picard, provincial des jésuites de la province de France, Louis le Valois, supérieur de la maison professe, Pierre Pommereau, recteur du collège de Louis-le-Grand, et Isaac Martineau, recteur du Noviciat de Paris. Le texte en est donné dans l'Extraordinaire XI (il est aussi dans les papiers du P. Léonard, M 757, 170° portefeuille, p. 52-54), et paraît conforme à l'analyse de Saint-Simon. « Au reste, ajoutait le correspondant de la *Gazette d'Amsterdam*, cet accommodement ne regarde point le fond de l'affaire, mais seulement la forme, et le tour qu'on a pris pour ménager les expressions sur un point aussi délicat en fait bien sentir la difficulté. » Comparez le ms. Clairambault 290, p. 501.

3. *Ordce*, ici encore, est en interligne, au-dessus de *mandemt*, biffé.

être persuadé de la sincérité de leurs respects et de la protestation qu'ils lui faisoient qu'aucun des leurs[1] n'étoit capable d'avoir fait l'écrit dont il avoit lieu de se plaindre, qu'il avoit paru sans qu'ils en eussent eu la moindre connoissance, et qu'ils l'improuvoient[2] de tout leur cœur, en le suppliant de les honorer du retour de sa bienveillance. L'archevêque les reçut, et leur répondit assez cavalièrement. Ils ne s'en aimèrent pas mieux[3]; mais, de part et d'autre, ils n'osèrent plus s'escarmoucher[4].

Sainctot[5], introducteur des ambassadeurs[6], fit faire une sottise à la duchesse du Lude qui pensa devenir embar- Deux lourdes sottises

1. *Leur*, au singulier, par mégarde.

2. Ce verbe est employé dès le quatorzième siècle par Oresme. Littré en cite des exemples de Pascal, de Bossuet et de Mme de Sévigné; voyez aussi les *Œuvres de la Bruyère*, tome II, p. 197. L'Académie ne l'admet plus qu'au neutre.

3. En 1700, Dangeau (*Journal*, tome VII, p. 351) dit que le prélat sert les jésuites, quoique leur ennemi, et qu'ils paraissent contents de lui.

4. *S'escarmoucher* se trouve dans Littré, avec un assez grand nombre d'exemples, dont le plus ancien est de Montaigne.

5. L'anecdote qu'on va lire est prise dans le *Journal de Dangeau*, tome VI, p. 271-272, 5 janvier 1698, où Saint-Simon avait déjà placé une Addition sur l'affaire de 1664 (ci-après, p. 11). Il a eu à parler de Nicolas Sainctot en 1692, p. 93 de notre tome I.

6. Nous avons dit que Sainctot avait acheté en 1691 une des deux charges semestres d'introducteur des ambassadeurs. Elle fut portée pour lui de soixante mille livres à deux cent quarante-six mille, par deux brevets de retenue ou d'assurance. Les appointements étaient de neuf mille livres. Il se démit le 9 décembre 1709, ayant plus de cinquante-cinq ans de service, au profit de son fils, et reçut alors des lettres de vétérance. (Arch. nat., O[1] 35, fol. 237 v°; 43, fol. 420; 47, fol. 208; 53, fol. 166 v°, 170 et 171.) — Sur la charge d'introducteur, voyez Wicquefort, *l'Ambassadeur et ses fonctions*, 1re partie, p. 418, et Guyot, *Traité des droits attachés aux.... dignités*, tome I, p. 608-610, ainsi que les mémoires laissés par M. de Breteuil, collègue de Sainctot (Bibliothèque de l'Arsenal, mss. 3859 et 3860), par MM. de Brûlon et de Berlize, ses prédécesseurs (Bibl. nat., ms. Fr. 18520), et par M. de Verneuil, pour les années 1747-1755 (Bibl. nat., mss. Nouv. acq. fr. 1111-1115).

de Sainctot, introducteur des ambassadeurs.

rassante. Ferreiro[1], chevalier de l'Annonciade[2] et ambassadeur de Savoie, allant à une audience de cérémonie chez Mme la duchesse de Bourgogne, Sainctot dit à la duchesse du Lude qu'elle devoit aller le recevoir dans l'antichambre, avec toutes les dames du palais[3]. Celles-ci, jalouses de n'être point sous la charge de la dame d'honneur[4], ne l'y voulurent point accompagner. La duchesse du Lude allégua qu'elle ne se souvenoit point d'avoir vu les autres dames d'honneur de la Reine, ni de Madame la Dauphine, aller recevoir les ambassa-

1. Thomas-Félix de Ferreiro, marquis de la Marmora et de Canosio, comte de Boriana et de Beatin (voyez le grand recueil généalogique italien de Litta, 6e partie, et celui d'Imhof, p. 51), était déjà venu deux fois en France, comme ambassadeur du duc de Savoie, de mars 1674 à octobre 1677, et de mars 1681 à février 1687. Nommé à ce poste une troisième fois, après la paix, le 14 novembre 1696 (voyez une lettre de Tessé dans l'Appendice de notre tome III, p. 444), il fit son entrée à Paris le 7 juillet 1697, eut sa première audience le 9, et prit congé le 30 septembre 1698. Il était grand hospitalier de l'ordre des saints Maurice et Lazare (août 1675), chevalier de l'Annonciade, gouverneur du val d'Aoste et de la province d'Ivrée (1677), conseiller d'État (octobre 1681), et devint grand maître de la duchesse douairière en avril 1699. Son entrée du 7 juillet 1697 est racontée dans le *Mercure* de ce mois, p. 203-213, et son audience secrète dans les mémoires du baron de Breteuil (ms. Arsenal 3860, p. 156). Né le 20 mars 1626, il mourut le 10 mars 1706.

2. Sur cet ordre, voyez notre tome III, p. 136, note 6. Il ne comprenait que douze places. Un armorial des chevaliers modernes a été publié en 1878, à Grenoble, par le comte de Foras.

3. Voyez, sur la première nomination de six dames du palais de la duchesse de Bourgogne, le 2 septembre 1696, notre tome III, p. 159. La reine Marie-Thérèse en avait eu douze à partir de 1674 (Pellisson, *Lettres historiques*, tome II, p. 103; *Lettres de Mme de Sévigné*, tome III, p. 343, 348 et 358), servant par semaine, quatre à la fois, puis, en 1681, servant toutes ensemble (*Mémoires de Sourches*, tome I, p. 61). Elles n'avaient qu'à tenir compagnie à leur maîtresse et à la suivre partout.

4. « Les dames du palais n'ont rien à démêler avec les dames d'atour, et même la feue reine avoit des dames du palais qui n'auroient pas voulu être dames d'honneur ni d'atour, qui étoient : Mlle d'Elbeuf, la princesse d'Harcourt et Mme d'Armagnac. » (*Lettres de la duchesse de Lorraine à Mme d'Aulède*, p. 68-69.)

deurs; Sainctot lui maintint que cela se devoit, et l'entraîna à le faire. Le Roi le trouva mauvais, et lava la tête[1] le jour même à Sainctot; mais l'embarras fut qu'aucun autre ambassadeur ne voulut prendre cette même audience sans recevoir le même honneur. On eut toutes les peines du monde à leur faire entendre raison sur une nouveauté faite par une ignorance qui ne pouvoit tourner en usage et en règle, et ce ne fut qu'après une longue négociation et des courriers dépêchés à leurs maîtres et revenus plus d'une fois qu'ils se contentèrent chacun d'un écrit signé de Torcy, portant attestation que cela ne s'étoit jamais pratiqué pour aucun ambassadeur, que ce qui s'étoit passé à l'égard de Ferreiro étoit une ignorance, et que cette faute ne se commettroit plus[2]. Avec cet écrit, ils prirent leur audience, la duchesse du Lude ne bougeant de sa place auprès et en arrière de Mme la duchesse de Bourgogne.

A quelque temps de là, le même Sainctot en fit bien un autre[3]. Heemskerck[4], ambassadeur d'Hollande, avoit [*Add. St-S.* 285]

1. « *Laver la tête à quelqu'un*.... est dit par métaphore du laver de la tête par main de barbier ou autre; car celui qui lave la tête à un autre, il la lui frotte, tourne et retourne, et rebourse les cheveux comme s'il le pelaudoit, s'il en jouoit à la pelote. Par ainsi, *laver la tête à quelqu'un* est aussi le traiter à la rigueur. » (*Nicot*, 1606.)

2. Ceci est pris, mais non textuellement, du *Journal de Dangeau*, tome VI, p. 284. — Voyez le compte rendu de l'affaire dans les mémoires de Breteuil, dont le récit a été publié par le *Magasin de librairie*, tome II, p. 293-295, et le rapport du vénitien Erizzo, qui, comme les autres ambassadeurs, eut des conférences avec Pomponne et reçut la lettre de désaveu signée par Torcy (copie des *Dépêches vénitiennes*, filza 190, p. 570-572, 579-581 et 583, au Cabinet des manuscrits).

3. Le manuscrit porte : *un autre*, quoique, plus haut, il y ait : « faire une sottise ». — Cela se passa le dimanche 12 octobre : *Journal de Dangeau*, tome VI, p. 437, avec Addition de Saint-Simon, p. 440. Le récit du baron de Breteuil a été publié dans les *Archives curieuses de l'histoire de France*, 2e série, tome XII, p. 155-156.

4. Conrad de Heemskerck (telle est sa signature, tandis que Saint-Simon écrit : *Heemskerke*), né en 1647 et fils d'une Beuningen, avait d'abord servi comme volontaire sous les ordres de Ruyter, puis était

amené sa femme et sa fille. Sa femme[1] eut son audience publique de Mme la duchesse de Bourgogne, assise au milieu du cercle, à la droite de la duchesse du Lude, chacune sur leur tabouret, comme c'est l'usage[2]. En arrivant, reçue en dedans de la porte par la dame d'honneur[3], elle la mena par la main à Mme la duchesse de Bourgogne, à qui elle baisa le bas de la robe, et dont tout[4]

allé occuper le poste d'ambassadeur à Madrid de 1680 à 1691, avait eu entre temps une mission auprès des cours du Nord, et, de 1692 à 1697, avait représenté les États-Généraux à Constantinople, où ses aventures et l'insuccès de sa mission, ainsi que de celle de lord Paget, avaient fait grand bruit (voyez la *Gazette* de 1695, p. 25, et un dialogue dans le recueil périodique : *les Travaux d'Hercule*, 3e partie, mars 1693), et à Vienne, où l'Empereur l'avait créé comte de l'Empire, le 12 décembre 1697. A la même époque, il avait été désigné pour venir à Paris avec M. d'Odijck; mais ce dernier le laissa seul en octobre 1698, peu après leur entrée officielle (24 août), au sujet de laquelle fut rédigé un mémoire de cérémonial qui se trouve dans le dossier HOLLANDE du P. Léonard (Arch. nat., K 1307, n° 6). Il quitta la cour de France au début de la guerre de 1701, et mourut le 23 juillet 1702.

1. La *Biographie hollandaise* de Van der Aa (tome VIII, p. 360) ne donne que le nom de cette femme : Cornélie Pauw.

2. Sur la réception des ambassadrices, voyez les mémoires de Sainctot lui-même (Bibl. nat., ms. Fr. 14117, fol. 669-686; même texte que le *Cérémonial de la cour de France* imprimé en 1739, dans le Supplément au *Corps diplomatique* de Du Mont, tome IV, p. 49-50 et 57-59), et divers passages du *Journal de Dangeau*, tome VII, p. 15-16 et 83, et des *Mémoires de Luynes*, tomes I, p. 53 et suivantes et 185, II, p. 374-375, III, p. 114, VII, p. 410, VIII, p. 198-200. L'usage de les faire asseoir était venu d'Italie (*Gazette* de 1662, p. 962); dans les autres pays, elles n'avaient que le traitement dû au titre de leur mari. Les femmes de simples envoyés ne prenaient pas le tabouret (*Correspondance de Madame*, recueil Brunet, tome II, p. 28-29). Nous ferons remarquer que, peu de temps après l'affaire qui va être racontée, deux autres réceptions, celles des ambassadrices de Venise et de Savoie, eurent lieu; si notre auteur n'en parle pas, c'est qu'il n'en est dit mot dans le *Journal de Dangeau*. Elles sont relatées dans la *Gazette d'Amsterdam* (n° LIX), dans notre *Gazette*, p. 348, et dans la copie des *Dépêches vénitiennes*, filza 191, p. 254.

3. Sainctot avait d'abord prétendu que c'était à lui de la présenter.

4. *Tout* corrige *ensu*[*ite*].

de suite elle fut baisée, comme cela est de droit pour toutes les femmes titrées[1]. En[2] même temps[3], elle présenta sa fille, qui l'avoit suivie avec Sainctot, dont c'est la charge. La fille baisa le bas de la robe, et tout aussitôt se présente pour être baisée. Mme la duchesse de Bourgogne, étonnée, hésite : la duchesse du Lude fait signe de la[4] tête que non ; Sainctot n'en fait pas à deux fois, et hardiment pousse la fille de la main et dit à Mme la duchesse de Bourgogne : « Baisez, Madame ; cela est dû. » A cela, et le tout fut fait en un tourne-main[5], Mme la duchesse de Bourgogne, jeune, toute neuve, embarrassée de faire un affront, eut plus tôt fait de déférer à Sainctot, et, sur sa périlleuse parole, la baisa[6]. Tout le cercle en murmura tout haut, et femmes assises, et dames debout, et courtisans. Le Roi, qui survient toujours à ces sortes d'audiences pour faire l'honneur à l'ambassadrice de la saluer[7] et ne la recevoir

1. Sur ce baiser d'étiquette, j'indiquerai, outre le chapitre x du *Nouveau traité de la civilité* (1695), l'extrait des mémoires du baron de Breteuil publié dans les *Archives curieuses*, 2e série, tome XII, p. 155-162, les autres documents cités dans notre tome III, p. 271, note 2, et p. 311, note 2, et les *Mémoires* eux-mêmes, *ibidem*, p. 275 et 309. « La présentée, a dit cent ans plus tard Mme de Genlis, la présentée faisoit une révérence à la porte, ensuite quelques pas et une seconde révérence, et une troisième près de la Reine. Alors elle ôtoit le gant de sa main droite, se penchoit et saisissoit le bas de jupe de la Reine, pour le baiser. La Reine l'empêchoit de le prendre en retirant sa jupe et en se retirant un peu elle-même. L'hommage étoit rendu ; on en restoit là. » (*Dictionnaire.... des étiquettes*, tome II, p. 72.) Comparez le *Journal de Dangeau*, tomes I, p. 373, et II, p. 61, avec Additions de Saint-Simon, et les *Mémoires de Sourches*, tome I, p. 432.

2. La première lettre d'*En* corrige une *S*.

3. Selon Dangeau, c'est au départ que ceci eut lieu.

4. L'*l* de *la* corrige une *s*.

5. Cette locution, que nous retrouverons plusieurs fois, et que l'usage a singulièrement altérée, est employée par Tallemant des Réaux (*Historiettes*, tome III, p. 313).

6. Elle ne l'avait pas baisée en entrant, dit Dangeau.

7. Il parla à Mme de Heemskerck « avec une grâce et une politesse

point chez lui[1], n'en sut rien dans cette foule. Au partir de là, l'ambassadrice alla chez Madame. Même cérémonie, et même entreprise pour la fille. Madame, qui en avoit reçu tant et plus en sa vie, voyant la fille approcher son minois, se recula très brusquement. Sainctot lui dit que Mme la duchesse de Bourgogne lui venoit de faire l'honneur de la baiser. « Tant pis! répondit Madame fort haut; c'est une sottise que vous lui avez fait faire, que je ne suivrai pas[2]. » Cela fit grand bruit; le Roi ne tarda pas à le savoir. Sur-le-champ il envoya chercher Sainctot, et lui dit qu'il ne savoit qui le tenoit de ne le pas chasser et lui ôter sa charge; et de là lui lava la tête d'une manière plus fâcheuse qu'il ne lui étoit ordinaire quand il réprimandoit[3]. De ceci, les ambassadeurs ne s'en émurent point : leur caractère, qui se communique à leurs femmes, parce que mari et femme ne sont qu'un, ne va pas jusqu'à leurs enfants, et ils ne prétendirent rien là-dessus. Ce Sainctot étoit un homme qui faisoit

nonpareilles, » dit Dangeau. Lui, le Dauphin et M. le duc de Bourgogne avaient baisé les deux dames. Comparez la *Gazette*, p. 502-503.

1. En 1695, n'ayant point alors de petite-fille, il avait été obligé, pour la première fois, de recevoir une ambassadrice (*Dangeau*, tome V, p. 288, avec Addition).

2. Elle dit à Sainctot, selon Dangeau, qu' « il rêvoit, et que cela ne se devoit point. » C'est aussi l'avis du baron de Breteuil, dans un mémoire de 1700 fait à propos des prétentions renouvelées par Mlle de Heemskerck : « Comme les ambassadeurs ne peuvent prétendre pour leurs filles un traitement plus honorable que celui qu'on fait aux fils des ducs et pairs et des autres officiers de la couronne, il est constant que leurs filles ne sauroient prétendre à l'honneur d'être baisées par Mme la duchesse de Bourgogne, ni par Madame. » (*Archives curieuses de l'histoire de France*, 2e série, tome XII, p. 161.)

3. Dangeau dit simplement que le Roi « gronda fort » Sainctot. En marge d'un exemplaire de la relation de la *Gazette*, relation qui est très analogue à celle de Dangeau, le P. Léonard (Arch. nat., K 1307, n° 7) a écrit : « Cette demoiselle baisa à la joue Mme de Bourgogne, et, comme cela ne se devoit pas, Mme la duchesse du Lude voulut l'empêcher; mais M. de Sainctot dit qu'il savoit sa charge, etc. Il en a été fort blâmé. » La *Gazette*, bien entendu, ne parle ni de discussion, ni de bévue.

ce qu'il vouloit et favorisoit qui il lui plaisoit, au hasard d'être grondé, si le cas y écheyoit[1] : ce qui n'arrivoit guère, par l'ignorance et le peu de cas qu'il s'introduisit de faire des cérémonies[2].

Cela me fait souvenir d'une friponnerie insigne qu'il fit étant maître des cérémonies, charge qu'il vendit pour acheter celle d'introducteur des ambassadeurs[3], et que je découvris par le plus grand hasard du monde. Je ne ferai point ici une disgression de la célèbre affaire des Corses à Rome et du duc de Créquy[4], ambassadeur de

Mensonge d'une tapisserie du Roi, etc., réformé. [*Add. StS. 234*]

1. Forme d'imparfait du verbe *échoir* qui n'est plus usitée. — Sainctot avait pourtant une expérience de plus d'un demi-siècle, sans parler des traditions qu'un père, puis un frère, maîtres des cérémonies, lui avaient dû transmettre. Saint-Simon s'acharne contre lui en toutes occasions; mais il n'était pas seul à protester contre ses bévues ou son mauvais vouloir, car nous trouvons aussi un mémoire de l'ambassadeur Erizzo, de la fin de 1695, qui lui est très défavorable (Supplément au *Corps diplomatique*, tome IV, p. 53-56; *Mémoires de Sourches*, tome V, p. 71 et 84), et toutes les relations de l'audience du 12 octobre 1698 lui donnent tort. Portland, quand il vint à la cour (ci-après, p. 59), eut aussi à se plaindre de son « impertinence » et de sa « duplicité » (Grimblot, *Letters of William III and Louis XIV*, tome I, p. 223).

2. Le baron de Breteuil dit de même : « Notre cour est celle de toute l'Europe où on a le moins d'attention aux cérémonies, et où les officiers de la maison du Roi s'appliquent le moins à les savoir. » (Appendice au tome XVIII du *Journal de Dangeau*, p. 344.) Le duc de Luynes aussi : « On n'a aucune attention à écrire les faits qui se passent journellement, et l'on oublie souvent les faits qui se sont passés l'année d'auparavant; à plus forte raison ignore-t-on les faits anciens. » (*Mémoires de Luynes*, tome IX, p. 74.) Et cependant, sans parler des recueils qui, comme ces *Mémoires* et comme le *Journal*, font une grande part aux détails de cérémonial ou d'étiquette, les maîtres des cérémonies ou les introducteurs des ambassadeurs, les Breteuil, les Bonneuil, les Villeras, etc., faisaient presque tous des compilations spéciales, qui sont parvenues, pour la plupart, jusqu'à nous. Le seul Dépôt des affaires étrangères possède près de cinquante volumes de cette nature (*France* 1817-1859), dont les papiers de Sainctot forment la majeure partie.

3. En 1691 : ci-dessus, p. 5, note 6.

4. Voyez notre tome I, p. 151, note 5. Charles III de Créquy fut fait premier gentilhomme de la chambre en 1643, lieutenant général en 1646, à la suite du siège d'Orbitello, duc en 1652, chevalier des ordres

France[1], et du traité de Pise, qui la termina en 1664[2], qui sont choses connues de tout le monde[3]. Par ce traité, entre autres articles, il fut réglé que la satisfaction convenue et mise par écrit seroit faite au Roi, et lue par le car-

en 1661, gouverneur de Paris en 1675. Il mourut dans cette ville, le 13 février 1687, âgé de soixante-trois ans. Sa première mission diplomatique fut pour porter des présents à Madrid, en juin 1660. Saint-Simon lui a consacré une notice assez longue, comme duc et pair (*Écrits inédits*, tome VI, p. 149-160), et il reparlera souvent de lui dans la suite des *Mémoires*.

1. Nommé ambassadeur extraordinaire à Rome le 2 novembre 1661 (ce fut pour lui qu'on acheta le palais Farnèse en avril 1662, avec don de vingt-cinq mille écus pour l'ameublement), il fit son entrée le 11 juin 1662, quitta la ville après l'affaire des Corses, le 1er septembre, et n'y revint qu'en juin 1664, jusqu'en mars 1665. Il eut plus tard, en 1677, une mission de courtoisie à Londres, puis alla chercher la Dauphine à Munich en 1680.

2. Le 4 de cette date corrige un 2. — Le traité de Pise est imprimé dans les recueils de Léonard et de Du Mont.

3. La *Gazette* de 1662 et celle de 1663, ainsi que la *Muse historique* de Loret, contiennent nombre d'articles sur cette affaire, survenue le 20 août 1662, à la suite du conflit de quelques Français avec les Corses de la garde pontificale, sur le pont Sixte. On en peut voir les documents dans les mss. de la Bibliothèque nationale Fr. 4250-4251 et Ital. 150. Saint-Simon avait dans sa bibliothèque (n° 780 du catalogue) l'*Histoire des démêlés de la cour de France avec la cour de Rome au sujet de l'affaire des Corses*, par l'académicien Regnier-Desmarais (1707, in-4°). Les lettres écrites par Louis XIV à cette occasion se trouvent dans ses *Œuvres*, tome V, p. 91 et suivantes, ou, en manuscrit, dans le recueil de Rose conservé à la bibliothèque Sainte-Geneviève, Lf 17, p. 422 et suivantes. Voyez aussi l'indication des pièces imprimées du temps dans la *Bibliothèque historique* du P. Lelong, tome II, p. 573, et dans le *Catalogue de la Bibliothèque nationale*, Lg6 225-230. Sur le traité de Pise (12 février 1664, *Gazette*, p. 250-251), le chef du Dépôt des affaires étrangères, M. de Saint-Prest, fit, au siècle dernier, un mémoire historique qui a passé récemment en vente (catalogue d'Henri Delaroque, libraire, janvier 1883, n° 218). De notre temps, toute l'histoire de cet épisode a été retracée par M. Chantelauze (*le Cardinal de Retz et ses missions à Rome*, p. 71-173, et tome VII des *Œuvres de Retz*, p. VI-XIII et 1-22), et, dans un sens opposé, par M. Charles Gérin (*Revue des Questions historiques*, années 1871, 1880 et 1884). M. L. Duhamel en a raconté une partie incidente dans les *Mémoires de l'Académie de Vaucluse*,

dinal Chigi[1], neveu du Pape[2] et envoyé exprès légat *a latere*[3], en présence des grands du Royaume[4]. L'audience s'allant donner dans peu de jours[5], le Roi envoya le grand maître des cérémonies[6] avertir de sa part tous les ducs

1. Fabio Chigi, originaire de Sienne, fait cardinal par son oncle en 1657, eut les charges de surintendant général de l'état ecclésiastique, de président de la congrégation de la Santé et de préfet de la signature de justice, l'évêché de Porto, le titre d'archiprêtre de Saint-Jean-de-Latran, celui de protecteur de divers ordres, et plusieurs abbayes et commanderies. Il mourut à Rome le 13 septembre 1693, âgé de soixante-trois ans, transmettant le nom de Chigi à ses neveux Zandedari.

2. Alexandre VII (Fabio Chigi), élu le 7 avril 1655, comme successeur d'Innocent X, et mort en 1667, à soixante-huit ans.

3. Ce titre ne se donnait qu'à un cardinal envoyé comme ambassadeur extraordinaire auprès d'un souverain, avec autorité et juridiction sur plusieurs choses dans le lieu de légation, et il n'était reconnu en France qu'après enregistrement des bulles de créance au Parlement, et seulement pour ce qui n'était pas contraire aux libertés de l'église gallicane. Sur les questions de cérémonial, on peut voir le recueil de Sainctot, imprimé dans le Supplément au *Corps diplomatique*, tome IV, p. 12-27.

4. Déclaré légat le 24 mars 1664, le cardinal débarqua à Marseille le 14 mai, eut des réceptions somptueuses tout le long de sa route, et arriva à Fontainebleau, conduit par le duc de Montausier, le 3 juillet. Il visita Paris et les environs avant de faire son entrée solennelle à Fontainebleau, qui n'eut lieu que le 28 juillet, prit congé le 5 août, entra à Paris le 9, et repartit le 12. Voyez la *Gazette* de 1664, p. 323, 370, 526, 528-530, 550-553, 578, 603, 651, 652, 686-688, 762-764, 785, 787, 789, 810-812, et un mémoire conservé aux Archives nationales, K 1719, n° 5. Un beau livre in-folio, sur son entrée à Lyon, fut imprimé alors, et un seigneur de sa suite publia, l'année suivante, à l'étranger, une *Relation de la conduite présente de la cour de France*. Nous avons aussi une lettre de Louis XIV, sur ses débuts comme ambassadeur (17 juillet 1664), dans le recueil des lettres du cabinet imprimé par Morelly en 1755, tome I, n° CXII.

5. Elle eut lieu le 29 juillet 1664.

6. Nous avons déjà eu mention de la charge de maître des cérémonies, tome III, p. 157. Celle de grand maître appartenait à MM. de Rhodes depuis 1585. Saint-Simon en parle assez longuement dans deux Additions au *Journal de Dangeau*, tomes I, p. 114-115, et VIII, p. 61, à comparer avec les *Mémoires*, tome XVII, p. 69. Cet officier ne prêtait serment qu'entre les mains du grand maître de France, et il avait à peine trois ou quatre mille livres de gages, avec un casuel de pareille

de s'y trouver. Les ducs demandèrent d'y être couverts[1]. La Reine mère, qui de tout temps favorisoit les princes étrangers par amitié pour la comtesse d'Harcourt[2] et la duchesse d'Épernon[3], sa sœur, qui en avoit[4] le rang,

valeur, quoique le prix de la charge fût de trois cent cinquante mille livres environ (ci-après, p. 19, note 1).

1. Le chancelier de Marillac, dans son traité inédit sur le Conseil du Roi (Arch. nat., ms. U 945ᴬ, fol. 54 v°), dit : « La coutume de se tenir tête nue devant les Rois ne s'est introduite que depuis le roi Henri II, du temps duquel, en sa propre chambre, nul ne se tenoit découvert, et, s'il eût vu quelqu'un découvert, il lui eût envoyé demander ce qu'il lui vouloit, ainsi que je l'ai appris de feu M. le connétable de Montmorency. Mais, à présent, la coutume est autre. M. de Villeroy, par une lettre qu'il écrit à M. de Beaumont, ambassadeur en Angleterre, du 19 février 1605, parlant de ceux qui doivent être couverts devant le Roi aux audiences des ambassadeurs, ajoute ces mots : « Anciennement, nos Rois « étoient servis à table par les gentilshommes étant couverts, et ne per- « mettoient pas qu'en leurs chambres les princes, seigneurs, ni les « gentilshommes demeurassent nu-tête, s'ils ne parloient au Roi. Mais, « quand le feu roi Henri III revint de Pologne, il permit que cette « liberté fût changée à l'imitation des princes étrangers qu'il avoit « visités en son voyage. » Saint-Simon, dans une Addition au *Journal de Dangeau*, tome VI, p. 307, a résumé l'historique de cet usage, en le faisant remonter au règne de François Ier et à la mode des chapeaux remplaçant le bonnet. Comparez un mémoire qui se trouve dans le ms. Fr. 19 603, fol. 38, et un autre, de l'année 1636 environ, dans le ms. Clairambault 721, p. 183-185. Quant au cas spécial des audiences d'ambassadeurs, sur lequel Saint-Simon reviendra en 1699, ce fut Henri IV qui, forcé de laisser le duc d'Ossuna se couvrir devant lui comme devant son propre roi, voulut que quelques courtisans français ne restassent pas découverts et limita ce privilège aux seuls princes, par haine des deux ducs d'Épernon et de la Trémoïlle. Voyez, à ce propos, les *Œuvres de Malherbe*, tome III, p. 58, les *Mémoires de Fontenay-Mareuil*, p. 51-52, et le *Cérémonial* de Sainctot (ms. Fr. 14 117, fol. 657-661), imprimé dans le Supplément au *Corps diplomatique*, tome IV, p. 6, 48 et 57.

2. Marguerite-Philippe du Cambout de Pontchâteau, femme d'Henri de Lorraine, comte d'Harcourt, et nièce du cardinal de Richelieu : tome I, p. 187, note 1.

3. Marie du Cambout, mariée le 28 novembre 1634 à Bernard de Nogaret, duc de la Vallette et d'Épernon (tome II, p. 93), devenue veuve le 25 juillet 1661, et morte le 12 février 1691, au Val-de-Grâce.

4. Ce premier imparfait est bien au singulier, quoique le second

et qui de tout temps avoient été ses favorites, crut faire beaucoup pour eux que faire décider que personne, en cette audience, ne seroit couvert que le Légat seul. Cela ne faisoit rien à Monsieur, ni aux princes du sang, qui ne s'y trouvèrent pas parce que le Légat eut un fauteuil, dans lequel il fit sa lecture et son compliment, et que Monsieur même n'auroit pu avoir un tabouret[1]. Les comtes de Soissons[2] et d'Harcourt[3], nommés pour mener le Légat à l'audience[4], demandèrent à en être excusés puisqu'ils ne se couvriroient point; ils furent refusés. Ils le menèrent, demeurèrent tête nue à toute l'audience, et le remenèrent. Ces faits n'ont jamais été contestés par les princes ni par personne[5]. Étant allé[6] un matin faire

avoient, qui suit, soit au pluriel. On peut dire que le premier se rapporte seulement à la comtesse d'Harcourt, qui avait le rang de duchesse sans même en porter le titre.

1. Sur l'emploi, selon les degrés hiérarchiques, des fauteuils, des chaises et des tabourets, voyez le *Nouveau traité de la civilité*, chap. VI. Un règlement de 1583 portait : « Personne ne peut seoir en présence de S. M., ni à sa vue, sans son exprès commandement. » Il sera encore question des tabourets p. 235-237, 240-251, 253, 259-260.

2. Eugène-Maurice de Savoie, fils puîné du prince de Carignan et comte de Soissons par sa mère, était né le 3 mai 1635, et Louis XIV lui avait donné la charge de colonel général des Suisses et Grisons (1657), un titre de lieutenant général, le gouvernement de Bourbonnais (1659), celui de Champagne et Brie (1660). Il mourut à Unna, le 7 juin 1673, laissant pour veuve Olympe Mancini, nièce du cardinal Mazarin. En 1660, il avait passé un mois à Londres comme ambassadeur.

3. Henri de Lorraine, mari de la comtesse d'Harcourt : tome I, p. 188.

4. C'était toujours un prince de Savoie ou de Lorraine qu'on chargeait de cette conduite : Addition au *Journal de Dangeau*, tome VI, p. 307.

5. On a le procès-verbal de cette audience dans les mémoires de M. de Breteuil (ms. Arsenal 3859, p. 135-198), et le compte rendu exact s'en trouve aussi dans la *Gazette* de 1664, p. 762-764; de plus, Olivier d'Ormesson, qui était à Fontainebleau, en parle assez longuement et d'après de bonnes informations (*Journal*, tome II, p. 189). On peut donc comparer avec ces textes, soit le récit qu'on vient de lire, soit d'autres rédactions qui se trouvent dans les *Écrits inédits*, tomes III, p. 10-12, V, p. 285-286, et VI, p. 153-155.

6. Il y a deux Additions sur cette historiette, l'une à l'endroit où

ma cour au Roi à Meudon[1], où il étoit libre aux courtisans d'aller, le hasard fit qu'après le lever du Roi j'allai m'asseoir dans une pièce par où le Roi alloit passer pour aller à la messe, qu'on appeloit la chambre de Madame. Justement la tapisserie qui fut faite de cette audience, avec les visages au naturel, étoit tendue dans cette chambre[2]. Je remarquai que les deux comtes de Soissons et d'Harcourt y étoient représentés couverts. Je me récriai sur cette faute : Chamlay, assis auprès de moi, répondit que Messieurs de Savoie et de Lorraine étoient couverts aux audiences[3]. J'en convins; mais je lui appris la différence de celle-ci. Je sentis ou la ruse des princes de s'être dédommagés pour l'avenir par une tapisserie subsistante, ou la sottise de ceux qui l'avoient faite : j'en parlai aux ducs de Chaulnes, encore alors en pleine santé[4], de Chevreuse, de Coislin, qui avoient été à cette audience, et à d'autres encore. M. de Luxembourg, qui vivoit et qui s'y étoit trouvé, et qui, avec MM. de Chaulnes et de Coislin, s'étoit le plus remué lors de cette audience, entra dans cette méprise. Ils parlèrent à Sainctot, qui étoit lors maître des cérémonies. Il convint tout d'abord qu'il étoit vrai que les deux comtes étoient de-

Dangeau parle de l'audience donnée à l'ambassadeur de Savoie le 2 janvier 1698 (c'est probablement parce que cette Addition se trouve au commencement de l'année que Saint-Simon nous a raconté tout de suite l'affaire des dames de Heemskerck arrivée dans les derniers mois), l'autre (tome VII, p. 199) à propos de la « couverture » sous Henri IV.

1. Nous avons vu comment Meudon était devenu, en 1695, la résidence particulière de Monseigneur (tome II, p. 283-284).

2. Après la mort de Monseigneur, en 1711, le mobilier magnifique de Meudon fut enlevé, et c'est ainsi que la tapisserie dont parle ici Saint-Simon, et qui faisait partie de la suite dite : Histoire du Roi, fut mise au Garde-Meuble, où elle existe encore. Une reproduction en photochromie en a été faite pour l'*Histoire de la Tapisserie.*

3. Voyez le mémoire de 1696 sur les privilèges particuliers dont jouissaient ces deux maisons (mss. Clairambault 721, p. 491-493, et 1195, fol. 98-101), et un passage des *Mémoires de Motteville*, tome III, p. 78.

4. Mort le 4 septembre 1698 : ci-après, p. 342.

meurés[1] découverts, et à toute l'audience, et que le Légat seul y fut couvert. Ces Messieurs lui proposèrent de[2] faire une note sur son registre du mensonge de la tapisserie. Il renifla[3] et fit ce qu'il put pour leur persuader que cela n'étoit pas nécessaire, et on va voir pourquoi; mais, comme il vit qu'ils s'échauffoient et qu'ils parloient de le demander au Roi, il n'osa plus résister. Ils allèrent donc avec lui chez Desgranges, maître des cérémonies[4]. Il montra le registre; mais il se trouva qu'il ne portoit pas un mot qu'il y eût quelqu'un de couvert ou non : d'où il résultoit que les deux comtes l'avoient été, puisque, l'étant toujours, la différence de ne l'être pas cette fois-là valoit bien la peine d'être exprimée. Ces Messieurs ne purent s'empêcher de montrer à Sainctot qu'ils sentoient vivement son infidélité. Lui, aux excuses de la négligence et bien honteux. Il écrivit à la marge tout ce que ces Messieurs lui dictèrent sur la tapisserie, et le signa; mais cela fit que ces Messieurs ne s'en contentèrent pas, et qu'ils se firent donner chacun un certificat par Sainctot, et de la vérité du fait, et du mensonge de la tapisserie, et du silence du registre, et de ce qui y avoit été mis en marge[5]. Il les fournit dès

1. *Demeuré*, sans accord, dans le manuscrit, quoique le participe *découverts* soit au pluriel.

2. *De* corrige *d'en*.

3. Verbe déjà rencontré au même sens et annoté tome III, p. 54.

4. Saint-Simon avait d'abord écrit : « Ils allèrent donc chez luy. » En effaçant ce dernier mot seulement et plaçant un signe de renvoi, il a écrit en interligne, avec le même signe : « avec luy Desgranges m[e] des cérémonies. » C'est une erreur dont il n'y a pas à tenir compte. Trois mots plus loin, *le* corrige *son*.

5. La note rectificative de Sainctot, qui a été imprimée dans le *Mémoire sur les rangs et les honneurs de la cour* (par Gibert, 1770), p. 51-54, est ainsi conçue : « Pour satisfaire aux doutes qui m'ont été proposés sur la réception du cardinal Chigi, légat *a latere* en 1664, je me trouve obligé d'ajouter ce qui suit à la relation que j'en fis alors. Ce jour étant pris pour l'audience, dans laquelle le Légat devoit faire au Roi la satisfaction solennelle dont on étoit convenu avec le Pape

le lendemain, avec force compliments, et se tint heureux qu'on n'en fît pas plus de bruit. Et voilà comment les rangs sont entre les mains de gens de peu, qui s'en croient les maîtres et qui se croient en droit de faire plaisir à qui il leur[1] plaît, aux dépens de vérité et de justice[2]. C'est une contagion qui a passé depuis aux grands maîtres et aux maîtres des cérémonies, et même à ceux du Saint-Esprit[3]. Blainville[4], beau-frère de M. de

pour l'affaire des Corses, j'eus ordre de S. M. d'avertir de sa part MM. les ducs d'y assister, comme étant les grands du Royaume. En conséquence de cet ordre, MM. les ducs s'y trouvèrent. MM. les princes étrangers qui s'y trouvèrent aussi prétendirent se couvrir en même temps que le Légat, et MM. les ducs eurent, de leur côté, la même prétention; mais, comme c'étoit une cérémonie extraordinaire et singulière, qui ne pouvoit être d'ailleurs retardée par aucune discussion, il fut décidé, pour abréger, que les uns et les autres ne se couvriroient. MM. les princes insistèrent pour avoir au moins la permission de s'absenter. Ainsi le comte d'Harcourt, qui menoit le Légat, et MM. les princes étrangers furent toujours découverts. Je dois assurer ici que l'ouvrier qui a représenté le comte d'Harcourt couvert dans une des tapisseries du Roi, s'est grossièrement trompé; c'est ce que moi, introducteur des ambassadeurs et ci-devant maître des cérémonies de France, certifie d'être de point en point véritable. En foi de quoi j'ai signé le présent certificat, scellé de mes armes, pour servir de preuve aussi authentique des faits ci-dessus marqués que s'ils eussent été dès lors écrits dans mon registre des cérémonies, et pour y être ajouté par M. Desgranges, maître des cérémonies, mon successeur, y ayant été oubliés par mégarde. SAINCTOT. » Comparez son *Cérémonial*, dans le Supplément au *Corps diplomatique*, tome IV, p. 14-15. Saint-Simon a-t-il connu cette publication, faite en 1739?

1. *Leur* est écrit deux fois.

2. Il a fait un assez long article sur l'inexactitude de ces registres dans le mémoire de 1711 : *Changements arrivés à la dignité de duc et pair*, tome III des *Écrits inédits*, p. 155-161.

3. Il sera question des prévôts et maîtres des cérémonies de l'Ordre dans le tome III de la suite des *Mémoires*, p. 440, 444 et 449. Les Rhodes avaient eu la charge dès l'origine, comme celle de grand maître des cérémonies de France.

4. Jules-Armand Colbert, fils cadet du grand ministre, baptisé à Saint-Eustache le 17 décembre 1663 et connu d'abord sous le titre de marquis d'Ormoy, fut pourvu de la charge de surintendant des bâtiments, en survivance de son père, dès le 28 mars 1674, et en fit les fonctions, ou

Chevreuse, qui n'étoit pas duc en 1664, mais qui étoit à la cour et fils du duc de Luynes, qui agit lors avec les autres, étoit grand maître des cérémonies, qu'il avoit eu[1] de M. de Rhodes[2] : ainsi il ne fut question que du registre de Sainctot[3].

plutôt l'apprentissage, sous la direction paternelle, jusqu'en septembre 1683, mais dut alors la céder à Louvois. L'année précédente, en épousant Mlle de Tonnay-Charente, il avait pris le titre de marquis de Blainville (terre située auprès de Caen). Pour le reste de sa biographie, on peut se reporter à la notice donnée dans notre tome I, p. 93, où les deux dates de naissance et de nomination à la surintendance avaient été inexactement indiquées d'après l'étude biographique insérée en 1870 dans le dernier volume du recueil des *Lettres de Colbert*.

1. « Charge qu'il avoit eue.... » — C'est le 30 janvier 1685 que M. de Blainville fut pourvu de la charge de grand maître des cérémonies, qu'il payait quatre-vingt mille écus, plus un pot-de-vin de cent mille livres. Blainville chercha à revendre sa charge dès le commencement de 1697 ; mais il ne trouva un acquéreur digne de l'agrément du Roi qu'en mars 1701 : c'est donc entre 1695, date de l'achat de Meudon, et 1701, que Saint-Simon put faire la constatation dont il parle ici, peut-être en 1698 même, année où le Roi alla passer chez son fils trois jours du mois de mai (*Journal de Dangeau*, tome VI, p. 350-351). — Pendant son exercice, M. de Blainville eut avec Sainctot un gros conflit, à propos du droit d'ordonner dans les cérémonies ; les pièces et le règlement qui intervint se trouvent dans les papiers de la Pairie, Arch. nat., KK 599, fol. 5-70, dans le recueil Cangé F 1020 A 74, n°s 67 et 68, et dans le vol. 12 (OFFICIERS DE LA COURONNE) des papiers de Saint-Simon.

2. Charles Pot, marquis de Rhodes, avait succédé à son père, comme grand maître des cérémonies (le sixième de son nom), en janvier 1662 ; il mourut à Paris, le 1er juillet 1706, dernier de cette maison. Sa femme, nièce de l'évêque de Langres, a déjà été nommée en 1695 (tome II, p. 365).

3. Outre les papiers des Sainctot conservés au Dépôt des affaires étrangères, comme nous l'avons dit plus haut, des copies du recueil particulier dont il s'agit ici, ou de parties de ce recueil, se trouvent en plusieurs endroits : à la Bibliothèque nationale, mss. Fr. 14117-14120 (volumes reliés aux armes du Roi) ; au Musée britannique, mss. Egerton 774-777 (inventoriés dans le *Cabinet historique*, tomes V, p. 252-263, et VI, p. 89-90), etc. Il y a dans les papiers de la Pairie (Arch. nat., KK 594, fol. 357-399 ; comparez K 1712, n° 5) un inventaire des procès-verbaux ou mémoires dressés par Sainctot, comme maître des cérémonies, de 1652 à 1681. Les Archives possèdent aussi l'original d'un des registres de sa charge pour les années 1644-1658 (KK 1446). Saint-Simon avait fait transcrire

Disputes de rang entre Mmes d'Elbeuf et de Lillebonne.

La révérence en mante[1] que les dames de Lorraine vinrent[2] faire au Roi sur la mort de la reine-duchesse[3], mère de M. de Lorraine, fit schisme entre elles. Mme de Lillebonne, par sa bâtardise cousine germaine du père de M. de Lorraine[4], prétendit, comme[5] la plus proche, marcher la première, et par conséquent Mlle de Lillebonne et Mme d'Espinoy, ses filles, immédiatement après elle. Mme d'Elbeuf[6], veuve de l'aîné de la maison de Lorraine en France[7], s'en moqua, et l'emporta : de sorte

pour ses recueils de cérémonial beaucoup d'articles des registres en question, notamment (vol. 27 de ses papiers) le procès-verbal de l'audience du cardinal Chigi. M. de Luynes avait de même une copie du recueil ; mais il dit en un endroit (tome II, p. 119) que tous les textes ne s'accordent pas entre eux, et ailleurs (tome VIII, p. 345) : « Il n'y a pas d'exactitude dans des registres où les moindres circonstances sont de conséquence.... » On a vu que ce recueil a été imprimé dans le Supplément au *Corps diplomatique* de Du Mont, en tête du tome IV (1739), p. 1-123.

1. Sur les révérences qu'on venait faire dans les occasions de deuil d'ascendants, voyez les *Mémoires du duc de Luynes*, tomes XII, p. 358, et XVI, p. 268-269, et le *Journal de Barbier*, 22 février 1752. Saint-Simon parle de ce cérémonial dans son mémoire de 1711 sur les *Changements arrivés à la dignité de duc et pair* (tome III des *Écrits inédits*, p. 75-77). Les mantes, qu'il a décrites dans son récit des obsèques de la Dauphine (Appendice du tome I, p. 512) : « un grand crêpe noir qui est tout d'une pièce, et s'attache à la coiffure, aux bras et à la ceinture, et traîne beaucoup, » et dans la suite des *Mémoires*, tome VIII, p. 306, étaient exclusivement réservées aux plus grandes dames (*Correspondance de Bussy-Rabutin*, tome VI, p. 330 ; *Mémoires du duc de Luynes*, tomes IV, p. 403, VI, p. 171, IX, p. 317, et X, p. 166). L'usage en existait dès le temps d'Henri IV (*Œuvres de Malherbe*, tome III, p. 93).

2. *Virent*, par mégarde, dans le manuscrit.

3. Tome IV, p. 348-349. Cette mort fut notifiée au Roi par une lettre autographe du duc Léopold qui est conservée aux Affaires étrangères, vol. *Lorraine* 48, pièce 4. L'incident dont va parler Saint-Simon est raconté par Dangeau à la date du 18 janvier 1698, tome VI, p. 279.

4. Voyez la notice de M. de Vaudémont dans notre tome IV, p. 336-337.

5. Le *c* de *comme* corrige *m[archer]*.

6. Françoise de Montaut-Navailles, fille du maréchal de ce nom et troisième femme du duc d'Elbeuf qui suit, avait été mariée le 25 août 1684, et mourut le 10 juin 1717, à soixante-quatre ans.

7. Charles III de Lorraine, duc d'Elbeuf, devenu pair de France par

que Mme de Lillebonne ni ses filles n'y voulurent pas aller. Mme de Valentinois n'y fut point non plus; je ne sais ce qu'on lui mit dans la tête.

Mort du P. de Chévigny.

Le P. de Chévigny[1], de l'Oratoire[2], mourut en ce temps-ci[3]. C'étoit un gentilhomme de bon lieu, qui avoit

la mort de son père, en 1657, et mort le 4 mai 1692 : tome II, p. 101. — La branche de Lorraine-Elbeuf descendait de René, septième fils de Claude, duc de Guise, et d'Antoinette de Bourbon.

1. Le P. Batterel a consacré au P. de Chévigny un long et intéressant article de son recueil sur *Plusieurs grands hommes de l'Oratoire* (Arch. nat., M 220), que le R. P. Ingold a abrégé dans le tome III, p. 211, de sa *Bibliothèque Oratorienne*. Nicolas Guyet de Chévigny était fils d'un bourgeois de Paris anobli par une charge de secrétaire du Roi. Entré très jeune au régiment de la Reine, et parvenu en 1658 au grade de capitaine dans les gardes, sous la protection du duc de la Vallette et de Turenne, il devint aide-major en 1653, commanda à Ypres en 1658, à Oudenarde en 1659. Dès ce temps, il songeait à la vie religieuse, et peu s'en fallut qu'il n'entrât dans la compagnie de Jésus; mais l'Institution des Oratoriens eut ses préférences, après toutefois cinq années passées encore au service, notamment à Belle-Isle, qu'il fut chargé d'occuper lors de l'arrestation de Foucquet. Le 5 août 1664, ayant alors une quarantaine d'années, il prit l'habit de l'Oratoire, et, à la Pentecôte de 1667, l'évêque Henri Arnauld l'ordonna prêtre. Ce fut avec ce nouveau caractère qu'il accompagna le duc de la Feuillade et le comte de Saint-Pol à l'expédition de Candie. Il s'occupa ensuite de la conversion des protestants de Languedoc et de la conduite d'une maison de charité où il fournissait, à ses frais, la nourriture pour plus de cinq cents pauvres, trois fois par semaine. Ce fut lui qui donna les secours de la religion à Mme de Brinvilliers. En 1690, il fut promu assistant, pendant l'exil du P. de Sainte-Marthe. Il mourut à la maison de Paris, le 12 janvier 1698, âgé de près de soixante-seize ans. Son portrait a été gravé par Pierre de Rochefort, et aussi par Gantrel, d'après une très belle peinture de Rigaud.

2. Congrégation de prêtres fondée en 1611, par Pierre de Bérulle, avec mission d'honorer les mystères de la vie de Jésus-Christ et de sa mère, tout en se livrant à la prédication, aux missions, à l'instruction des jeunes gens dans des collèges et à celle des clercs dans des séminaires. Établie d'abord au faubourg Saint-Jacques, elle avait pris pour résidence définitive la maison de la rue Saint-Honoré dont l'église subsiste encore. Son succès était tel, qu'elle finit par compter plus de soixante-quinze établissements en France, sans parler des autres pays.

3. Voyez la mention de cette mort dans Dangeau, qui dit : « Nous

servi longtemps avec réputation, et connu du Roi. M. de Turenne l'aimoit fort, et tous les généraux de ces temps-là l'estimoient[1]. Cela l'avoit fort mis dans le grand monde. Dieu le toucha, et il se fit prêtre, se mit dans l'Oratoire, et le servit d'aussi bonne foi et d'aussi bon cœur qu'il avoit servi le Roi et le monde. Il conserva d'illustres amis dans sa retraite[2], dont il ne sortoit presque jamais. Il se trouva fort mêlé et lié avec tous les fameux jansénistes, et en butte à leurs persécuteurs[3]. C'étoit un homme droit, franc, vrai, et d'une vertu simple, unie, militaire, mais grande, fidèle à Dieu, à ses amis et au parti qu'il croyoit le meilleur. Cela embarrassa les Pères de l'Oratoire. Il étoit ami intime de M. et de Mme de Liancourt[4] : sans quitter l'Oratoire, il se retira avec eux, et, après leur mort, M. de la Rochefoucauld[5], tout ignorant et tout courtisan qu'il étoit, mais qui avoit un extrême respect pour la mémoire de M. et de Mme de

l'avons vu capitaine aux gardes et en grande réputation. » (*Journal*, tome VI, p. 277.) La *Gazette* (p. 38 pour 36) donne quelques mots d'éloge.

1. C'est bien ce que dit le P. Batterel, qui avait entre les mains, dans les papiers de M. de Chévigny restés à l'Oratoire, sa correspondance avec Turenne, Fabert, les maréchaux de Gramont, d'Humières, de Bellefonds, etc.

2. Parmi ces amis, le P. Batterel cite Monsieur, qui ne manquait pas de l'entretenir en particulier quand il allait à l'Oratoire.

3. De ceci il n'est nullement question dans sa biographie, non plus que du séjour de longue durée à Liancourt, dont Saint-Simon va parler, mais qui s'accommode mal avec les missions et fonctions mentionnées par le P. Batterel.

4. Roger du Plessis, premier duc de la Rocheguyon et Liancourt, mort en 1674 (voyez notre tome III, p. 215), épousa en 1621 Jeanne de Schonberg, fille du surintendant et maréchal de ce nom, laquelle mourut sept semaines avant lui, le 14 juin 1674, dans sa soixante-quatorzième année. Voyez la notice du duché de LIANCOURT dans les *Écrits inédits de Saint-Simon*, tome VI, p. 202 et suivantes, et les documents biographiques ou nécrologiques que cite le *Moréri*, tome VI, 2e partie, p. 290-291, ainsi que la *Vie de M. Olier*, par M. Faillon, tome II, p. 425-479, *passim*.

5. Le duc François VII, gendre de la duchesse.

Liancourt, le pria tant de demeurer à Liancourt[1], qu'il s'y fixa. Quand il y venoit compagnie avec M. de la Rochefoucauld, on ne le voyoit point, que M. de la Rochefoucauld, M. le maréchal de Lorge[2], et quelques amis très particuliers, et, quand le Roi y passoit[3], il se tapissoit[4] dans un grenier. A un de ces voyages du Roi, je ne sais qui en parla : le Roi le voulut voir. Le P. de Chévigny en fut surpris, car le jansénisme l'avoit fort barbouillé[5] auprès de lui; il fallut pourtant obéir, et M. de la Rochefoucauld l'amena. Le Roi lui fit toutes sortes d'honnêtetés et causa longtemps avec lui de ses anciennes guerres, puis de sa retraite. Le P. de Chévigny fut fort respectueux et mesuré, et point embarrassé. Ce fut à qui le verroit. Jamais il ne fut si aise qu'après que tout ce monde fut parti. Ce château, du temps de M. et de Mme de Liancourt, étoit le rendez-vous et l'asile des principaux jansénistes; il le fut bien encore après[6]. M. de la Rochefoucauld, qui les y avoit tous vus, les aima toujours; ce qui en restoit y alloit voir le P. de Chévigny. Il y mourut saintement, comme il y avoit vécu, sans cesse appliqué à la prière, à l'étude et à toutes sortes de bonnes œuvres, et toujours gaiement et avec

1. Château déjà cité au tome IV, p. 93, note 3.

2. C'est sans doute de celui-ci que Saint-Simon tenait ces détails.

3. J'ai déjà dit que la cour séjourna plusieurs fois dans ce château en allant à la frontière, par exemple les 17 et 18 mai 1667, 25 et 26 avril 1671.

4. On retrouve cet imparfait du verbe *se tapir* dans une Addition au *Journal de Dangeau*, tome XII, p. 310. Il peut prêter à confusion.

5. *Se barbouiller*, au sens de *se compromettre*, se trouve aussi dans une Addition au *Journal de Dangeau*, tome IX, p. 257. On l'a d'ailleurs dans *le Misanthrope* (acte II, scène IV).

6. Comparez les *Écrits inédits*, tome V, p. 218, et la suite des *Mémoires*, tome X, p. 119 et 127. Ce fut pour ce duc, à qui l'on refusait l'absolution, s'il ne retirait sa petite-fille de Port-Royal et ne renvoyait de son hôtel l'abbé de Bourzéis et le P. Desmares, que le grand Arnauld écrivit la *Lettre à une personne de condition* et la *Seconde lettre à un duc et pair*, qui attirèrent les censures de la Sorbonne.

liberté. M. de la Rochefoucauld, M. de Duras, M. le maréchal de Lorge en furent fort affligés, et grand nombre d'autres personnes[1].

Mort de la duchesse de Berwick.

Le duc de Berwick perdit en même temps[2] une très aimable femme[3] qu'il avoit épousée par amour[4], et qui avoit très bien réussi à la cour et à[5] Saint-Germain. Elle étoit fille[6] de Milord Lucan, tué à Neerwinden[7], lieutenant général et capitaine des gardes du roi Jacques. Elle étoit à la première fleur de son âge, belle, touchante, faite à peindre, une nymphe[8]. Elle mourut de consomption à Montpellier[9], où son mari l'avoit menée pour la guérir par ce changement d'air. Elle lui laissa un fils[10].

Mariage

Deux mariages amusèrent la cour au commencement

1. Les six derniers mots semblent avoir été ajoutés après coup.

2. Dangeau mentionne la nouvelle de cette mort le 24 janvier, tome VI, p. 282.

3. Honorée de Burke, fille du comte de Clanricarde, mariée en premières noces à lord Patrice Sarsfield, comte de Lucan, et en secondes noces, le 23 mars 1695, à Jacques de Fitz-James, duc de Berwick (tome III, p. 55 et note 7).

4. C'est l'expression de Dangeau, annonçant ce mariage en 1695 (*Journal*, tome V, p. 172).

5. *En*, au lieu d'*à*, dans le manuscrit.

6. Non pas fille, mais veuve.

7. Voyez notre tome I, p. 252.

8. « Très jolie et très à la mode, » dit Dangeau, tome V, p. 330. Elle était poitrinaire et eut une longue agonie. La *Gazette* fit son éloge en quelques mots, le 1er février, p. 60.

9. Non pas à Montpellier, mais à Pezénas, le 16 janvier. Berwick parle lui-même de la mort de sa femme, dans ses *Mémoires*, p. 345, et dit qu'elle était de « l'ancienne et illustre famille des Bourke, en Irlande. »

10. Jacques-François de Fitz-James, né le 19 octobre 1696, titré d'abord comte de Tynemouth, puis substitué, en 1716, aux titres de duc de Liria et de Xerica, en Espagne, avec la grandesse et la Toison d'or. S'étant établi définitivement dans ce royaume, il y parvint au grade de maréchal de camp avant de partir comme ambassadeur pour la cour de Russie, d'où il passa à celle d'Autriche. Créé lieutenant général en 1732, il mourut à Naples, le 2 juin 1738. — Le maréchal de Berwick eut, d'un second mariage, d'autres fils, qui continuèrent le nom en France.

du marquis de Levis et de Mlle de Chevreuse.

de[1] cette année[2] : celui de Mlle de Chevreuse avec le marquis de Levis[3], qui en eut la lieutenance générale de Bourbonnois de son père[4], où ils avoient leurs biens. C'étoit un jeune homme bien fait, tout militaire et fort débauché, qui n'avoit jamais eu la plus légère teinture d'éducation, et qui, avec cela, avoit de l'esprit, de la valeur, de l'honneur et beaucoup d'envie de faire[5]. Son père étoit un homme de beaucoup d'esprit, sans aucunes mœurs, retiré chez lui, et fort obscur à Paris, quand il y venoit; la mère, une joueuse sans fin et partout, avare à l'excès, et faite et mise comme une porteuse d'eau[6]. Tout

1. *Ce*, par mégarde, dans le manuscrit.

2. C'est toujours dans Dangeau, à côté de la mort de Mme de Berwick, tome VI, p. 281-285, que Saint-Simon prend ces faits.

3. Ils ont été déjà nommés incidemment l'un et l'autre, tome IV, p. 224, Mlle de Chevreuse ayant failli épouser le marquis de Rochechouart-Faudoas, ami de Saint-Simon.

4. Charles-Antoine de Levis, comte de Charlus, mestre de camp d'un régiment de cavalerie, nommé lieutenant général de Bourbonnais en 1686, mourut le 21 avril 1719, à soixante-quinze ans, sa femme, Marie-Françoise-de-Paule de Béthisy, fille du marquis de Mézières, l'ayant précédé de deux mois et demi, 30 janvier 1719. Dès 1690, il avait passé à son fils son régiment, pour se retirer dans ses terres. Voici ce que dit, de tous les deux, le mémoire sur l'intendance de Moulins dressé en 1698 (Bibl. nat., ms. Fr. 22218, fol. 42) : « Tout le crédit et l'autorité se trouve entre les mains du lieutenant général de la province. M. le comte de Charlus est le lieutenant général de la province. Il est l'un des aînés de la maison de Levis. Il a été autrefois mestre de camp d'un régiment de cavalerie, et reste ordinairement dans son château de Poligny, en Bourbonnois, et M. le marquis de Levis, son fils, est actuellement mestre de camp d'un régiment de cavalerie. Il a plusieurs terres en Auvergne, dans le Nivernois, même en Champagne. Il y a aussi beaucoup d'affaires dans sa maison. On le tient riche de dix-huit à vingt mille livres de rente. Il est fort ménager, vindicatif, médisant et redouté. Feu M. le marquis de Levis, son père, étoit aussi lieutenant général de la province. » Comparez, dans le tome Ier de la *Correspondance des Contrôleurs généraux*, n° 1884, une lettre de l'intendant auteur du mémoire qui vient d'être cité.

5. Voyez tome III, p. 112, note 10.

6. Une « harengère », dit-il dans les notices consacrées aux Charlus, comme branche de la maison ducale de Levis (*Écrits inédits*, tome VI,

cela cadroit mal avec les mœurs et le génie[1] de M. et Mme de Chevreuse. La légèreté de la dot et une naissance susceptible de tout les déterminèrent, avec une place de dame du palais qui attendoit Mlle de Chevreuse. Quand il fallut dresser le contrat de mariage, dont toutes les conditions étoient convenues, on fut arrêté sur le nom de baptême du marquis de Levis[2]. M. et Mme de Charlus se le demandèrent l'un à l'autre; il se trouva qu'il n'en avoit point : de là on douta s'il avoit été baptisé. Tous trois l'ignoroient. Ils[3] s'avisèrent que sa nourrice vivoit encore et qu'elle étoit à Paris : ce fut elle qu'ils consultèrent. Elle leur apprit que, portant leur enfant avec eux en Bourbonnois, pour le faire tenir au vieux marquis de Levis[4], son grand-père, M. Colbert[5], évêque d'Auxerre,

p. 399), et au marquis de Levis, comme ayant été fait duc en 1723 (p. 400).

1. Mot déjà rencontré au sens de caractère, tome IV, p. 332.

2. L'historiette qui va suivre se retrouve dans les notes journalières recueillies par Gaignières (ms. Clairambault 290, p. 501), en ces termes : « Lundi 27 janvier, l'on pressa si fort le mariage de Mlle de Chevreuse avec le marquis de Levis-Charlus, qu'ils ne se virent qu'à trois heures après midi, et furent fiancés le soir, à neuf heures, dans la chapelle du château de Versailles, par le curé. Cette même précipitation et beaucoup de négligence avoient fait oublier au père et à la mère du futur mari qu'il n'étoit pas baptisé. Le souvenir en vint fort à propos, car, sans cela, on l'auroit fiancé et marié sans baptême, n'ayant été qu'ondoyé; encore n'en put-on trouver le certificat : si bien qu'à telle fin que de raison, il fut baptisé. — Lorsque M. de Chevreuse dit, dimanche 26, au Roi, que ce mariage étoit arrêté, le Roi lui dit : « Voilà la première « affaire que vous avez expédiée promptement! »

3. *Ils* corrige *On*.

4. Charles-Roger de Levis, comte de Charlus, dit le marquis de Levis, maréchal de camp et lieutenant général au gouvernement de Bourbonnais, fut exilé en Auvergne au mois de novembre 1651, comme partisan de Condé, et mourut en mars 1689. Sa troisième femme, qui était mère de sa belle-fille, ne mourut qu'en 1701.

5. Nicolas Colbert, frère du grand ministre, né en 1627, fut d'abord pourvu de la charge de garde de la bibliothèque du Roi le 20 novembre 1656, puis devint évêque de Luçon en 1661, d'Auxerre en 1672, et mourut le 5 septembre 1676, à Varzy.

chez qui ils couchèrent, en peine du voyage d'un enfant si tendre sans baptême et n'ayant pu leur persuader de le laisser ondoyer, avoit, le matin, avant qu'ils fussent éveillés, envoyé chercher la nourrice et l'enfant, et l'avoit ondoyé dans sa chapelle, et les laissa partir après, sans leur en avoir parlé; qu'arrivés[1] en Bourbonnois, le baptême se remit plusieurs fois par divers contretemps, et que, lorsqu'elle quitta la maison, il n'avoit pas été fait, dont elle ne s'étoit pas mise en peine, parce qu'elle [le] savoit ondoyé. Ce trait est si étrange, que je le mets ici pour la curiosité, et parce qu'il sert plus que tout à caractériser des gens qui en sont capables[2]. Il fallut donc, en même jour, faire au marquis de Levis les cérémonies du baptême, lui faire faire sa première confession et sa première communion, et, le soir, à minuit, le marier à Paris, à l'hôtel de Luynes[3].

1. L'*s* d'*arrivés* a été ajoutée après coup.

2. Les baptêmes tardifs n'étaient pas chose tout à fait rare : M. Rosenzweig en a signalé plusieurs dans l'Introduction du tome IV de l'*Inventaire sommaire des archives départementales du Morbihan*, p. XL et XLI. Loret annonce quelque part (*Muse historique*, tome II, p. 345) le baptême de Mlle de Béthune à quatorze ans, et Saint-Simon lui-même, d'après Dangeau (*Journal*, tome XVIII, p. 38), racontera (*Mémoires*, tome XVI, p. 250) qu'en avril 1719, au moment de dresser la commission du comte de Marthon, fils de M. de Blanzac et futur duc d'Estissac, comme colonel du régiment de Conti-infanterie, on ne sut quel prénom mettre devant son nom : il fallut le baptiser à vingt-trois ou vingt-quatre ans. Le baptême du maréchal de Richelieu présenta encore des circonstances bien étranges, analogues à celles dont il est parlé ici : voyez *les Correspondants de la marquise de Balleroy*, tome II, p. 291. Le comte d'Estrées dont il va être question ne fut baptisé qu'à quinze ans, en 1675, et eut alors pour parrain et pour marraine le duc de Savoie et la reine de Portugal. Un cas particulier est celui de la fille de la duchesse de Choiseul qui, née hors mariage le 8 octobre 1697, ne fut baptisée qu'en 1723, et sous condition, à cause des circonstances de sa naissance (ci-après, p. 347, note 5). Quant aux princes, la nécessité de donner de la pompe à leur baptême et d'avoir de hauts personnages pour les tenir sur les fonts faisait presque toujours reculer la cérémonie.

3. *Journal de Dangeau*, tome VI, p. 284. — L'hôtel de Luynes, ou de

Mariage du comte d'Estrées et d'une fille du duc de Noailles.

Deux jours après[1], le comte d'Estrées[2] épousa Mlle d'Ayen[3]. Une vieille bourgeoise, qui s'appeloit Mlle de Toisy[4], riche et sans enfants, qui voyoit bonne compagnie et fort au-dessus d'elle[5], amie du cardinal d'Estrées et fort ménagée par Mme de Noailles[6], donna

Chevreuse, a déjà été nommé tomes II, p. 342, et III, p. 42; mais la noce Levis se fit à Versailles, dans l'hôtel de Luynes, qui était placé du côté de l'Orangerie, entre la Surintendance et l'hôtel de Beauvillier, et la cérémonie eut lieu à la chapelle du château. Notre auteur a mal lu Dangeau.

1. *Journal de Dangeau*, p. 284-285.

2. Victor-Marie d'Estrées, qui porta successivement les titres de comte d'Estrées, de maréchal de Cœuvres, et de maréchal et duc d'Estrées : voyez tome II, p. 99, note 1. Il avait trente-huit ans et possédait la survivance de vice-amiral depuis 1685. Nous l'avons vu commander la flotte devant Barcelone en 1697.

3. Lucie-Félicité de Noailles, aussi jolie que sa sœur, Mme de Coëtquen, était « laide et dégoûtante » : voyez notre tome III, p. 313 et note 3. Son mariage eut lieu dans la nuit du 29 au 30 janvier 1698, après quelques difficultés et retards dont Dangeau fait mention (tome VI, p. 258, 280 et 282).

4. On lit plutôt *Tuisy* que *Toisy*, ici comme dans les Additions à Dangeau. Saint-Simon écrit : *Mlle*, et non : *Mme*, parce que l'usage était encore, au dix-septième siècle, surtout dans la première moitié, de ne donner que le titre de « demoiselle » aux femmes de la haute bourgeoisie. — Jeanne Jappin, fille d'Étienne Jappin, seigneur de Farqueville, près Étampes, trésorier de l'artillerie et secrétaire du Roi, mort contrôleur général des poudres en 1650, avait épousé, le 31 mai 1644 (*Journal d'Olivier d'Ormesson*, tome I, p. 173 et 188), François Chaillou de Toisy, maître des comptes de 1635 à 1659. Devenue veuve de très bonne heure, elle mourut le 23 mars 1703, âgée de soixante-treize ans.

5. Dans un article du *Mercure* de 1703 qui va être indiqué, on nomme comme ses familiers et comme les habitués de sa maison l'évêque de Langres (Simiane), Mlle de Gesvres, Mme d'Épernon, Mmes de Martel et de Pringy, et même Monsieur le Prince.

6. Cette personne, que Coulanges appelait la « délicate Mme de Toisy » (*la Marquise d'Huxelles*, par le comte Éd. de Barthélemy, p. 182), et dont, selon Bussy, le père n'était qu'un bourgeois de Verdun (*Correspondance de Bussy-Rabutin*, tome IV, p. 276), passait pour avoir été longtemps la maîtresse de Barbier de la Rivière, évêque de Langres, et pour s'être enrichie grâce à lui. Le Chansonnier (ms. Fr. 12 692, p. 160, 191, 249 et 251) dit qu'elle prenait le titre de marquise pour attirer chez elle ducs et duchesses, et qu'elle les retenait en leur

une grande partie de la médiocre dot[1], et le cardinal d'Estrées, qui voyoit la faveur des Noailles et qui en espéroit tout, acheva, de sa bourse, d'aplanir l'affaire[2]. Il les maria et dit la messe à minuit dans la chapelle de Versailles, Mme la duchesse de Bourgogne et grand monde aux tribunes, et force conviés en bas; et la noce se fit chez M. de Noailles. Le lendemain, la nouvelle marquise de Levis et la nouvelle comtesse d'Estrées furent déclarées dames du palais[3].

faite dame du palais avec la marquise de Levis. [*Add. St-S.* 235]

prêtant de l'argent. On avait cru, en 1679, qu'elle se remarierait avec le duc d'Estrées. Sur la prière du duc de Noailles, Monsieur le Prince avait prêté à Mme de Toisy un appartement dans l'hôtel de Guise. Lorsqu'elle mourut en 1703, faisant la duchesse de Noailles sa légataire universelle (*Journal de Dangeau*, tome IX, p. 150-152, avec une longue note de Saint-Simon; comparez une autre Addition mal placée au tome XVII, p. 5, et la suite des *Mémoires*, tome III, p. 401-402), M. de Lamoignon, qu'elle avait fait son exécuteur testamentaire, ne put empêcher qu'on ne fît force épigrammes sur elle. Le *Mercure* même (mars, p. 322-331) publia un article piquant, que les éditeurs de Dangeau ont reproduit en regard de l'Addition de Saint-Simon (tome IX, p. 151-152).

1. Le contrat de mariage, daté du 27 janvier, se trouve dans les registres des Insinuations du Châtelet, aux Archives nationales, Y 270, fol. 340. Les Noailles donnaient à leur fille le revenu de cent cinquante mille livres, à quoi Mme de Toisy ajoutait des contrats de rente pour une valeur de deux mille sept cent soixante-dix-huit livres. Dangeau, en annonçant le 19 janvier (tome VI, p. 280) que les difficultés qui arrêtaient la conclusion sont aplanies, dit : « Mme de Toisy donne cinquante mille livres à Mlle d'Ayen après sa mort; elle a été bien aise de s'en réserver les revenus, et M. le cardinal d'Estrées s'est chargé de payer tous les ans les deux mille cinq cents livres qui est (*sic*) la rente de ces cinquante mille livres-là : ainsi les mariés n'y perdent rien. » De plus, la pension de M. d'Estrées fut portée de quatre mille livres à dix, par brevet du 15 février 1698.

2. *L'affaire* est en interligne, sur *tout*, biffé. — C'est l'objet d'un article des *Annales de la cour pour 1697 et 1698*, tome I, p. 150, qu'il faut comparer avec ce que Saint-Simon dit ici, et surtout avec ce qu'il dira, en 1703, de Mme de Toisy. M. Bertin a parlé de cette « affaire » dans *les Mariages dans l'ancienne société française*, p. 230-232.

3. Cette nouvelle est annoncée par Dangeau (tome VI, p. 285) immédiatement après le mariage. Les deux jeunes dames n'avaient pas atteint leur quinzième année.

Mariage de Mortagne et de Mme de Quintin. [Add. S-S. 286]

Il s'en fit un troisième à Paris, assez ridicule[1], de Mortagne[2] avec Mme de Quintin[3]. Elle et Montgommery, inspecteur de cavalerie, dont j'ai parlé[4], étoient enfants des deux frères. Elle avoit épousé le comte de Quintin[5], qui étoit un Goyon[6] de même maison que MM. de Matignon, qui étoit fils du marquis de la Moussaye[7] et d'une fille[8] du maréchal de Bouillon[9], laquelle étoit sœur de la

1. Ce troisième mariage est enregistré par Dangeau aussitôt après la déclaration des dames du palais, mais en termes très brefs : « M. de Mortaigne (*sic*) épousa le matin (du 29 janvier 1698), à Paris, Mme la comtesse de Quintin ; ils s'aimoient depuis longtemps. »

2. Antoine-François-Gaspard de Colins, dit le comte de Mortagne, guidon des gendarmes du Dauphin en 1689, fait sous-lieutenant des chevau-légers de la Reine en 1690, s'était distingué à Fleurus et à Leuze, avait été estropié à la main lors du combat de la Marsaille, et était passé en 1695, avec le titre de capitaine-lieutenant, à la tête des gendarmes du duc de Bourgogne. En 1701, il vendit cette compagnie et devint premier écuyer de Madame, puis, en 1715, son chevalier d'honneur. Il mourut le 24 mars 1720, à cinquante-huit ans, ayant épousé en secondes noces, en février 1717, Mlle de Guémené, dont une fille.

3. Suzanne de Montgommery de Ducey, mariée en premières noces à Henri Gouyon de la Moussaye, comte de Quintin, et devenue veuve en 1684, se remaria en 1698 avec Mortagne, et mourut le 18 janvier 1712, à soixante-quatre ans. Elle était arrière-petite-fille du meurtrier d'Henri II. Sa signature est : *Susanne de Mongommery.*

4. En 1694 : tome II, p. 213-215, où les noms de Mme de Quintin et de ses amis M. de la Feuillade, les maréchaux de Duras et de Lorge ont été prononcés à propos de ce frère.

5. Henri Gouyon, dont les généalogies ne disent qu'un mot.

6. Cette famille de Goyon, ou plutôt Gouyon, a sa filiation, y compris celle de la branche protestante de la Moussaye, au tome V de l'*Histoire généalogique*, que Saint-Simon a sous les yeux. La terre de la Moussaye, dans l'évêché de Saint-Brieuc, fut érigée en marquisat en 1615.

7. Amaury III Gouyon, marquis de la Moussaye, gouverneur de Rennes, a son article dans l'*Histoire généalogique*, tome V, p. 397 ; comparez le livre de Baluze sur *la Maison d'Auvergne*, tome II, p. 804, et *la France protestante*, tome V, p. 346.

8. Henriette-Catherine de la Tour-d'Auvergne de Bouillon, mariée au précédent par contrat du 11 avril 1629.

9. Henri de la Tour, premier duc de Bouillon, déjà cité dans notre tome II, p. 126, et dont les *Mémoires* parleront souvent et longuement. Sa femme était Élisabeth de Nassau-Orange.

duchesse de la Trémoïlle[1], de Mmes de Roucy[2] et de Duras[3], et des duc de Bouillon et maréchal de Turenne, tous huguenots. M. de la Moussaye avoit acheté la belle terre de Quintin[4], en Bretagne, du duc de la Trémoïlle[5], son beau-frère, dont son fils porta le nom, qui étoit frère aîné de M. de la Moussaye[6], lieutenant général et attaché à Monsieur le Prince, dans le parti duquel il mourut gouverneur de Stenay[7], sans avoir été marié. Mme de

1. Marie de la Tour-d'Auvergne de Bouillon, mariée à son cousin Henri de la Trémoïlle, duc de Thouars, le 19 janvier 1619, et morte à Thouars, le 24 mai 1665, dans sa soixante-cinquième année.

2. Julienne-Catherine de la Tour, mariée le 13 décembre 1627 à François de la Rochefoucauld-Roye, comte de Roucy, et morte en octobre 1638.

3. Élisabeth de la Tour : tome IV, p. 41, note 4.

4. Cette ville est au S. de Saint-Brieuc. Tallemant (*Historiettes*, tome II, p. 25) raconte comment M. de la Moussaye paya son acquisition sur le seul produit des coupes de la forêt. En 1681, M. de Lorge acheta la terre; en 1691, il en obtint l'érection en duché de Quintin, et, en 1706, son fils fit changer le nom du duché en Lorge, tandis que la terre de Lorge, en Beauce, prenait le nom de Moncourt. Le P. Augustin du Paz a donné la suite des anciens comtes de Quintin, jusqu'en 1500, dans l'*Histoire généalogique de plusieurs maisons illustres de Bretagne*, 2e partie, p. 177.

5. Henri de la Trémoïlle, troisième duc de Thouars, né en 1599, mort le 21 janvier 1674, mestre de camp général de la cavalerie légère, chevalier des ordres, pair de France, etc.

6. François Gouyon fut titré d'abord baron de Nogent, puis baron et marquis de la Moussaye. Étant encore très jeune, il servit d'aide de camp au duc d'Enghien lors de la campagne de 1643, et fut fait maréchal de camp en 1644. Le prince lui ayant donné un titre de lieutenant général et le gouvernement de Stenay en 1648, il s'enferma dans cette place en 1650, avec Mme de Longueville, dont il était amoureux (*Mémoires de Monglat*, p. 228, 229, 249 et 253), et y mourut la même année, ayant alors trente ans au plus. Tallemant dit quelques mots de lui (*Historiettes*, tome II, p. 327-328). Voyez, dans l'*Histoire de France pendant la minorité de Louis XIV*, tome I, p. 368-384, une note où M. Chéruel lui a restitué la relation des campagnes de 1643 et 1644 publiée, avec des altérations profondes, en 1673, par Henri de Bessé de la Chapelle.

7. Stenay, en Barrois, cédé par Charles de Lorraine en 1641, avait été donné par Louis XIV au prince de Condé, en 1646, et le Roi dut,

Quintin avoit été fort jolie, parfaitement bien faite, fort du monde, veuve de bonne heure sans enfants[1], riche de ses reprises et de trente mille livres de rente[2] que M. le maréchal de Lorge lui faisoit sa vie durant pour partie de l'acquisition de Quintin qu'il avoit faite de son mari. En cet état et avec beaucoup d'esprit, elle vit la meilleure compagnie de la cour, et, comme elle avoit l'esprit galand et impérieux, elle devint une manière de fée, qui dominoit sur les soupirants sans se laisser toucher le bout du doigt qu'à bonnes enseignes, et de là sur tout ce qui venoit chez elle, toutefois avec jugement, et se fit une cour où on étoit en respect comme à la véritable, et aussi touché d'un regard et d'un mot qu'elle adressoit. Elle avoit un bon souper tous les soirs. Les grandes dames la voyoient comme les grands seigneurs. Elle s'étoit mise sur le pied de ne sortir jamais de chez elle, et de se lever de sa chaise pour fort peu de gens[3]. Mon-

après la rébellion de celui-ci, se rendre en personne devant la place, avec Fabert, pour en reprendre possession par la force (6 août 1654). On procéda plus tard au démantèlement, conformément au traité de Vincennes (1661); mais la ville conserva un gouverneur particulier.

1. *Journal de Dangeau*, tome I, p. 46. Dix-sept mois après la mort du premier mari, en janvier 1686, Mme de Quintin abjura la religion protestante (*ibidem*, p. 286, avec Addition de Saint-Simon) : ce qui lui valut une pension de quatre mille livres, demandée pour elle par son ami la Feuillade.

2. Quinze mille livres seulement. Dangeau (tome I, p. 46) dit que M. de Lorge faisait une pension de cette somme au mari, par la mort duquel elle se trouva éteinte, et une autre égale à la femme, à qui il resta en outre une terre de cinq mille livres de rente. Saint-Simon a mal lu ce texte. Son manuscrit porte : « 30 000# de rente. » Voyez ci-après, p. 125, note 5.

3. Paralysée ou se prétendant telle dès l'âge de vingt ans, elle ne quittait pas son siège ou son lit de repos, et on la vit une fois se faire transporter ainsi à travers le faubourg Saint-Germain, pour changer de logis, avec une suite d'amants ou d'adulateurs. Le Chansonnier, qui raconte ce fait, dit qu'elle avait été belle, mais qu'à l'époque où nous place Saint-Simon, elle était fort vieillie, avec des dents horribles, une extrême maigreur, et que sa beauté consistait plutôt dans la taille : grande parleuse d'ailleurs, entêtée de son esprit et de sa beauté, et si

sieur y alloit[1]; elle étoit la reine de Saint-Cloud, où elle n'alloit qu'en bateau[2], et encore par grâce, et n'y faisoit que ce qu'il lui plaisoit; elle y avoit apprivoisé jusqu'à Madame, qui l'alloit voir aussi. Mme de Bouillon[3], autre reine de Paris, elle l'avoit subjuguée, l'avoit souvent chez elle, et le duc et le cardinal de Bouillon. Le comte d'Auvergne fut longues années son esclave. M. de la Feuillade y venoit deux fois la semaine souper de Versailles, et retournoit au coucher du Roi; et c'étoit une farce de la voir partager ses grâces entre lui et le comte d'Auvergne, qui rampoit devant elle, malgré sa roguerie[4], et mouroit à petit feu des airs et des préférences de l'autre[5]. Le comte de Fiesque[6], qui, avec beaucoup d'esprit, étoit une manière de cynique fort plaisant quelquefois[7], impatienté

glorieuse qu'on l'appelait : *la reine d'Antioche* (mss. Fr. 12 620, p. 85, et 12 692, p. 17-20). Mme de Sévigné (tomes II, p. 289-290, IV, p. 251, et VI, p. 211) critique son « enflure » de « provinciale de qualité qui a pris, à ce qu'elle croit, l'air de la cour. »

1. Le Chansonnier raconte qu'elle donna à Monsieur des porcelaines magnifiques, comptant sur un retour avantageux (ms. Fr. 12 692, p. 19). Le duc de Luynes, dans un article rétrospectif (*Mémoires*, tome XV, p. 258-259), dit : « C'étoit une femme fort galante, qui avoit beaucoup de goût. Elle étoit magnifique en tout, en porcelaines, en diamants, en étoffes des Indes. Elle rassembloit chez elle la bonne compagnie.... Elle étoit jusqu'à la fin parée comme à quinze ans.... Elle avoit eu vingt-deux mille livres de rente de douaire. »

2. Mode de transport assez usité : *Mémoires de Mme de Motteville*, tome IV, p. 377.

3. Marie-Anne Mancini : tome I, p. 111, note 1.

4. Voyez tome IV, p. 56, note 4.

5. Des préférences accordées à l'autre.

6. Jean-Louis-Mario, comte de Fiesque et de Lavagne, prince et vicaire du Saint-Empire, mort le 28 septembre 1708, à soixante et un ans (il n'avouait cependant que quarante-six ans le 8 avril 1696), dernier de la branche des Fieschi de Gênes qui était venue s'établir en France au temps de Catherine de Médicis. Il avait accompagné le Roi pendant les campagnes de 1692 et 1693, comme aide de camp. Sa mère et sa grand'mère avaient joué un rôle considérable dans la maison de Mlle de Montpensier, surtout pendant la Fronde.

7. Le Chansonnier le dit fort bon enfant, avec de l'esprit, de l'agré-

de cette fée, lui fit une chanson et mettre[1] un matin sur sa porte[2], en grosses[3] lettres comme les affiches d'indulgences[4] aux églises : IMPERTINENCE PLÉNIÈRE[5]. Peu à peu la compagnie se mêla, le jeu prit un peu plus, l'avarice diminua la bonne chère. La[6] Feuillade avoit enfin expulsé le comte d'Auvergne, puis étoit mort[7]. Le tribunal existoit encore, et la décision souveraine sur tout ce qui se passoit; mais il ne florissoit plus tant. Mortagne, qui, depuis vingt ans, en étoit amoureux, et qui s'étoit fait la justice de n'oser le montrer que par une assiduité pleine de respect, et surtout de silence, parmi une si brillante cour, espéra alors que le moment étoit venu de couronner sa patience : il osa soupirer tout haut et déclarer sa persévérance. Il étoit riche et capitaine de gendarmerie; de l'honneur, de la valeur, de la politesse, avec un esprit doux et médiocre. La fée fut touchée d'un amour si res-

ment et un talent merveilleux de chanteur (ms. Fr. 12 620, p. 75); mais Mme de Sévigné lui reprochait d'être *di cortesia più che guerra amico*, et on l'accusait de réparer les torts de la fortune aux dépens de ses amies. C'est lui qu'on surnommait *le Petit-Bon*. Voyez les *Mémoires sur Mme de Sévigné*, par Walckenaer, tome III, p. 234-235, et *les Cours galantes*, par M. Desnoiresterres, tome IV, p. 17.

1. Et fit mettre.

2. Elle habita d'abord dans la rue Montmartre, vis-à-vis l'hôtel de Charost (*Mémoires de Luynes*, tome XV, p. 258), puis dans la rue de Grenelle, aux environs du couvent de Bellechasse (*Topographie historique du vieux Paris*, région du FAUBOURG SAINT-GERMAIN, p. 212).

3. *Grosse* est au singulier, et *lettres* au pluriel.

4. On a de ces affiches d'indulgences qui sont presque les plus anciens monuments de l'imprimerie du quinzième siècle. La Bibliothèque nationale en possède de très grandes dimensions. Des fac-similés ont été donnés dans le tome III des *Comptes de l'Hôtel-Dieu de Paris* et dans le *Bulletin de la Société de l'Histoire de Paris*, 1885, p. 29.

5. Nous avons vu (tome III, p. 195) qu'on donnait le surnom de *Son Impertinence* à MM. de Nogaret et de Vassé. Le duc de Luynes (tome XV, p. 259) dit qu'on avait fait une chanson sur Mme de Quintin pour se moquer de « son impertinence. »

6. *La* corrige *Le*. Plus loin, le manuscrit porte, par mégarde : *explusé*.

7. C'est donc François III, premier duc de la Feuillade, mort en 1691.

pectueux, si fidèle, si constant. Elle étoit vieille et devenue infirme; elle couronna son amour et l'épousa[1]. Mortagne n'étoit rien[2]. Son nom étoit Collin[3]; il étoit des Pays-Bas voisins de celui de Liège[4] : son père ou son grand-père étoit homme d'affaires de la maison de Mortagne[5], qui étoit ruinée; il s'y étoit enrichi, en avoit acheté les terres[6], et celui-ci en portoit le nom. Il n'étoit rien moins que beau ni jeune, bien fait, mais un peu gras, engoncé[7] et fort rouge. Pas un de ses valets ne l'avoit vu sans perruque[8], ni s'habiller ou se déshabiller : d'où on jugeoit qu'il avoit sur lui quelque chose qu'il ne vouloit pas montrer. Ce mariage surprit tout le monde, qui

1. Le contrat de mariage fut passé le 27 janvier 1698 : Arch. nat., Y 270, fol. 281 v°; on le trouvera à l'Appendice, n° II. Le même jour, Mortagne constitua une rente de cinq cents livres à Marguerite Vautier, fille majeure (*ibidem*, fol. 226). De son côté, le 21 mars 1695, Mme de Quintin avait fait une donation de trente mille livres à l'un des fils de M. de Clermont-Roussillon (Y 276, fol. 143). Voyez, sur son mariage, les *Mémoires de Luynes*, tome XV, p. 258-259, et le livre de M. Bertin : *les Mariages dans l'ancienne société française*, p. 113-114.

2. Madame dit qu'il n'est pas de bonne maison.

3. Comparez la suite des *Mémoires*, tome XIII, p. 289. — Dans les actes, M. de Mortagne faisait écrire son nom patronymique : *Colins*, avec la particule au devant. Il était arrière-petit-fils du poète et historien Pierre de Colins, bailli de la terre d'Enghien au temps d'Henri IV.

4. Du pays de Liège.

5. C'est le bourg frontière de Mortagne-Nord, sur l'Escaut, au-dessus de Valenciennes et au-dessous de Tournay. Acquis par Philippe le Bel, en 1313, des anciens Mortagne, qui étaient châtelains de Tournay, il fut érigé en châtellenie-pairie pour Jean, fils de Charles VI, en 1407, puis donné par Louis XI au duc de Bourgogne, et par François Ier au comte de Saint-Pol (*Histoire généalogique*, tome III, p. 253). La ville nous est restée définitivement par les traités d'Utrecht; mais ses dépendances furent attribuées, ainsi que le Tournaisis, à la maison d'Autriche.

6. Ailleurs, notre auteur dira (tome XVII, p. 41) que ce père était un riche maître de forges de vers Liège.

7. Engoncé, « qui a peu de cou, et dont la tête touche presque aux épaules. » (*Furetière*, éd. 1694.)

8. M. de Luynes (tome XV, p. 258) parle de la « grande et grosse perruque » que portait M. de Mortagne.

trouva Mortagne encore plus fou qu'elle de l'avoir fait; cela leur diminua à tous deux l'estime et la considération du monde : la maison de Mme de Mortagne tomba fort; ils s'en consolèrent pour[1] l'abondance et par filer ensemble le parfait amour[2].

Bissy, évêque de Toul, depuis

La mort de l'archevêque de Bordeaux[3], de la maison d'Anglure[4], frère de Bourlémont[5], qui avoit été auditeur de rote[6], fit donner cet archevêché à Bissy, évêque de

1. *Pour* dans le sens de *à cause de*. Voyez les lexiques de Malherbe, de Corneille et de Mme de Sévigné.

2. « On dit qu'un homme file le parfait amour, pour dire qu'il cageolle (*sic*) une femme dans les formes. » (*Furetière*, 1694.) — Les *Mémoires* reparleront de Mme de Mortagne à l'époque de sa mort (tome IX, p. 180). En outre, on trouve une rédaction première de toute l'historiette de M. et Mme de Mortagne dans l'article AUBUSSON-ROUANNEZ des *Duchés-pairies*, au tome VI des *Écrits inédits de Saint-Simon*, p. 383-385. Elle se termine en ces termes : « Ce fut l'époque de leur chute dans le monde que ce mariage, à l'un et à l'autre, qui ne changea rien au règne de la femme et aux soumissions et à l'assiduité du nouveau mari. Il mourut quelques années avant elle, et elle après, décrépite et assez abandonnée. » Cette dernière phrase est un lapsus évident, car Mortagne, devenu veuf, se remaria avec Mlle de Guémené.

3. Louis d'Anglure de Bourlémont, mort le 9 novembre 1697, à soixante-dix-neuf ou quatre-vingts ans (*Journal de Dangeau*, tome VI, p. 225 et 226). Après avoir été auditeur de rote à Rome pendant vingt-deux ans et avoir refusé les évêchés de Tournay en 1668, de Lavaur en 1669, il fut fait évêque de Fréjus en 1679, et même reçut la consécration à Rome, mais ne prit pas possession de ce siège, non plus que de celui de Carcassonne, où il fut nommé en janvier 1680, et passa enfin archevêque de Bordeaux au mois de septembre de cette dernière année. Il possédait les deux grosses abbayes de la Grâce et de l'Ile-de-Médoc. C'est lui qui, comme chargé des affaires et plénipotentiaire, en 1664, avait fait conclure le traité de Pise : ci-dessus, p. 12.

4. Sur cette très ancienne famille et son surnom de *Saladin*, voyez le mémoire inédit de l'intendant de Champagne en 1698, les notes de Vallet de Viriville à la suite de son édition de l'*Armorial de France de Gilles le Bouvier*, p. 201 et suivantes, et la notice de M. Longnon en tête de son édition du *Saint voyage de Jérusalem du seigneur d'Anglure* (1878).

5. Ce lieutenant général a paru dans notre tome II, p. 213 et note 4. — La première lettre de *Bourlaymont* corrige un *D*.

6. Ce tribunal, établi auprès du saint-siège pour juger en dernier

cardinal, refuse l'archevêché de Bordeaux.

Toul[1], qui, grand courtisan de Saint-Sulpice, avoit tellement capté l'évêque de Chartres, qu'il l'avoit fort prôné à Mme de Maintenon et au Roi[2]. Bissy, qu'on verra dans la suite faire une si grande fortune, ne crut pas le siège de Bordeaux propre à l'en approcher[3] : il en vouloit un plus voisin de la cour, d'où il pût intriguer à son aise, et non pas se confiner à Bordeaux, et se fit un honneur auprès de ses dupes de ne vouloir pas quitter sa première épouse, pauvre et d'un gouvernement fort étendu, pour être archevêque d'un beau siège et dans une grande ville[4]. Toul, en attendant mieux, convenoit plus[5] à ses vues, et il y demeura. Bordeaux fut donc donné à Bezons[6],

ressort les affaires ecclésiastiques de la plupart des États catholiques et les procès de l'État pontifical au-dessus de cinq cents écus romains, se composait de douze auditeurs : un français, un allemand, un castillan, un aragonais, un toscan, un bolonais, un ferrarais, un milanais, un vénitien, et trois romains ; ils portaient l'habit violet et le rochet (*Gazette* de 1678, p. 1030-1031 ; *Mercure*, juin 1706, p. 237-239 ; *Journal de Dangeau*, tome I, p. 373). Le nom de *rota* venait, dit-on, de ce que les douze auditeurs, partagés en trois bureaux, devaient examiner successivement chaque affaire jusqu'à ce que les trois sentences fussent conformes.

1. Tome IV, p. 91-92.

2. Sur son crédit auprès de Mme de Maintenon et de Godet des Marais, voyez une Addition au *Journal de Dangeau*, tome XVI, p. 78-79.

3. « Il n'a pas cru qu'il y eût des raisons suffisantes pour la translation, » dit Dangeau (tome VI, p. 284 et 286, avec Addition de Saint-Simon).

4. L'évêché de Toul (l'un des Trois-Évêchés) était un des plus étendus de la France comme territoire et comptait quatorze cents, ou même deux mille paroisses ; mais le titulaire, comte du Saint-Empire, n'en tirait que quatorze ou quinze mille livres, tandis que l'archevêché de Bordeaux, avec quatre cent cinquante paroisses seulement et neuf évêchés suffragants, donnait un revenu net de plus de soixante mille livres.

5. *Plus* est écrit en interligne, sur un second *mieux*, biffé.

6. Armand Bazin de Bezons, nommé abbé de Ressons en 1671, agent général du clergé en 1680, évêque d'Aire en 1685, fut promu archevêque de Bordeaux le 29 mars 1698. En 1705, il eut l'abbaye de la Grâce. Sous la Régence, il devint membre du conseil de conscience et du conseil de régence, directeur des économats, abbé d'Évron, et enfin, en 1719, archevêque de Rouen. Il mourut le 8 octobre 1721, à soixante-six ans. Les *Mémoires* parleront souvent de lui.

évêque d'Aire[1], qui le remplit fort dignement[2]. Son frère aîné[3] étoit intendant de la province et venoit d'être fait conseiller d'État[4]; c'étoit un des intendants du Royaume des plus accrédités[5].

Vaïni chevalier de l'Ordre. [Add. StS. 237]

Le cardinal de Bouillon donna en même temps la dernière marque de son crédit[6]. Sa princerie[7] étoit sa folie dominante; il en avoit usurpé à Rome tous les avantages qu'il avoit pu : il y prétendoit l'*Altesse Éminentissime*[8],

1. L'évêché d'Aire-sur-l'Adour, suffragant d'Auch et comptant deux cent quarante paroisses, n'avait d'autre revenu que les dîmes, qui montaient à peu près à vingt-cinq ou trente mille livres; mais, tous les quatre ans, l'évêque, prenant en entier le revenu des fabriques, percevait un revenu double.

2. Voyez sa notice dans le *Moréri*, art. Bazin, et son éloge historique par Mahul. Saint-Simon parlera de lui bien des fois.

3. Louis Bazin de Bezons, conseiller au parlement de Metz en 1665 et à celui de Paris en 1668, maître des requêtes en 1674, commissaire pour les affaires des aides en 1677-78, puis procureur général de la chambre de Saint-Lazare, intendant à Limoges en décembre 1678, à Orléans en janvier 1681, à Lyon en 1684, à Bordeaux en mars 1686, mourut dans cette dernière ville le 9 août 1700, sans postérité. Ces deux frères étaient fils de l'académicien Claude Bazin de Bezons, aussi intendant et conseiller d'État, mort en 1684, et dont Tallemant des Réaux a fait l'historiette.

4. Nommé conseiller d'État semestre le 30 mars 1686, avant le temps ordinaire, et sans doute par le crédit de Louvois, son ami, il était devenu conseiller ordinaire le 30 janvier 1698.

5. Beaucoup de ses lettres et rapports ont été publiés dans la *Correspondance des Contrôleurs généraux.* On le considérait, selon une note des *Mémoires de Sourches* (tome I, p. 80, note 4), comme un « homme d'un bon esprit, » qui s'était distingué en arrachant au chevalier de Rohan l'aveu de sa culpabilité.

6. Nous avons vu qu'il était allé s'installer à Rome, comme chargé des affaires de France, en 1697. C'est le *Journal de Dangeau*, tome VI, p. 285 et 287, qui fournit la matière de cette nouvelle anecdote.

7. Terme déjà rencontré à propos du même cardinal, tome II, p. 202.

8. Sur les qualifications d'*Altesse*, d'*Altesse Royale*, d'*Altesse Sérénissime*, mais non d'*Altesse Éminentissime*, voyez les *Écrits inédits de Saint-Simon*, tomes III, p. 69-72, IV, p. 410 et suivantes, 432 et 433, et VI, p. 97, et deux Additions au *Journal de Dangeau*, tomes VI, p. 364, et IX, p. 397-399. Depuis la Fronde, les Bouillon avaient le titre

qu'il se faisoit donner partout par ses valets. Personne autre à Rome ne voulut tâter de cette nouveauté; il ne se rebuta point : il trouva un gentilhomme romain[1] fort à simple tonsure[2], qui, avec de l'argent, s'étoit fait faire prince par le Pape (et ces princes des Papes sont, à Rome même[3], fort peu de chose)[4]; de sa personne, il étoit encore moins, mais bien fait, voyant les dames, et avec de

d'*Altesse* en France (*Histoire généalogique*, tome IV, p. 509 et suivantes), et, antérieurement même, ils prenaient à l'étranger le titre de « princes par la grâce de Dieu » (pièce n° 815 du *Musée des Archives nationales*), titre non reconnu en France. Tout jeune, à la soutenance de ses thèses (ci-après, p. 277-288), le cardinal s'était fait donner du « Prince Sérénissime » et de l'« Altesse Sérénissime, » et, lorsque son neveu le prince de Turenne était allé visiter Rome, il avait obtenu qu'on le traitât d'*Altesse* et qu'on le fît asseoir, comme son grand-père le duc de Bouillon (*Journal de Dangeau*, tome III, p. 47, avec Addition de Saint-Simon, qui contredit Dangeau et nie ces faits). C'est contre ces prétentions de « princerie » et de souveraineté que Saint-Simon fit plusieurs mémoires, en 1710 et 1 21, dont l'un est reproduit dans les *Écrits inédits*, tome III, p. 255-309, et les autres se trouvent dans les vol. 44 de ses papiers (*France* 199), fol. 171-173, et 45 (*France* 200), fol. 5-17.

1. Vaïni : voyez seize lignes plus loin.

2. « Un bénéfice *à simple tonsure*, dit Furetière, est un bénéfice qui se peut posséder par un enfant de sept ans qui a seulement la tonsure. Un docteur, un médecin, un avocat *à simple tonsure* sont ceux qui ont peu de capacité, de mérite. » Et il ajoute que cela se dit aussi d'un habit. Voyez des emplois de cette locution dans les *Lettres de Mme de Sévigné*, tome XI, p. 68, et dans les *Mémoires de Mme de la Guette*, p. 61.

3. *Mesme* est ajouté en interligne.

4. Selon le duc de Luynes (tome I, p. 158), ou plutôt selon un mémoire de l'abbé de Pomponne cité par ce duc, le marquis Vaïni était d'une maison noble du duché d'Urbin alliée aux Barberini, et, par ceux-ci, à la maison d'Este, c'est-à-dire à la reine d'Angleterre. C'est sur le conseil d'un frère cadet, qui fut général des galères de Malte, qu'il affecta de s'attacher à la France, et, comme le ca dinal de Janson et la reine d'Angleterre demandaient pour lui, en retour, un collier de l'Ordre, le roi Louis XIV répondit qu'il fallait qu'il fût titré. On obtint alors du pape Innocent XII l'érection en principauté de la terre de Cantalupo, provenant des Savelli. Ce serait donc au cardinal de Janson, et non au cardinal de Bouillon, qu'il faudrait attribuer l'initiative de cette promotion. Le second ne fit qu'achever ce qui avait été mené fort avant par le premier.

l'ambition. Il s'étoit attaché au cardinal de Bouillon en ses précédents voyages; en celui-ci, il s'y attacha de plus en plus. Le cardinal lui fit grand montre de son crédit et lui laissa entrevoir l'Ordre par sa protection[1] : c'en fut assez pour en obtenir de lui[2] l'*Altesse Éminentissime;* et tout aussitôt voilà toutes les dépêches du cardinal de Bouillon remplies de la convenance d'envoyer l'Ordre à quelque baron romain qui fît honneur à la France par son attachement et qui servît bien ses ministres par ses avis et par son crédit, comme, de temps en temps, on en avoit toujours honoré quelqu'un[3]. Il vanta ensuite la naissance, l'esprit, la considération et le crédit de Vaïni[4] à Rome, et les services qu'on en pourroit tirer, et fit tant enfin, que le Roi lui envoya l'Ordre, c'est-à-dire le nomma à la Chandeleur[5], avec la permission, dès qu'il auroit fait ses preuves[6], de le porter, en attendant qu'il reçût le collier[7]. Si Vaïni en fut transporté d'aise, le

1. Aussitôt fait prince, M. Vaïni en informa le roi de France, qui, dans sa réponse, le traita de *cousin* et promit de lui donner l'Ordre sans retard (Affaires étrangères, *Rome* 381, fol. 100 et 121 v°). Vaïni, en retour, arbora les armes de France sur la porte de son palais de Rome et fit faire une statue du Roi (*Gazette d'Amsterdam*, Extr. XXXI et n° LV, juin 1697).

2. *De luy* est ajouté en interligne, malgré l'*en* qui précède.

3. Voyez quinze lignes plus loin.

4. Guy, marquis Vaïni (il signait : *De Vaini*), prince de Cantalupo, duc de Selci, marquis de Vacon, etc., mort à Rome le 13 avril 1720. Sa généalogie, depuis Guy Vaïni, général des troupes de l'Église sous Jules II et Jules III, est dans le *Moréri*. Son portrait, des séries Bonnard ou Trouvain, en chevalier de l'Ordre, est dans le ms. Clairambault 1239, fol. 11. Dominique Vaïni, son père, avait eu des lettres de naturalité en France, enregistrées à la Chambre des comptes le 12 septembre 1650.

5. Fête de la Purification de la Vierge, 2 février : voyez le *Journal de Dangeau*, tome VI, p. 287, où Saint-Simon a placé une Addition.

6. Les preuves, qui avaient été remises, avec la profession de foi, entre les mains du cardinal, furent présentées au chapitre de la Pentecôte (*ibidem*, p. 348) ; nous verrons la réception se faire en 1699. — *Fait* est en interligne, sur *envoyé*, biffé, et, plus loin, *receust* corrige *eust*.

7. La lettre du Roi, 31 janvier, et les lettres de remerciements de Vaïni sont dans les volumes *Rome* 387, fol. 18 et 152, et 390, fol. 33 et 88.

cardinal de Bouillon le fut encore plus ; mais tout Rome en fut étrangement scandalisé. Cette cour l'avoit supporté dans le duc Lanti[1] par son alliance pontificale[2] et parce qu'il étoit beau-frère du duc de Bracciano[3], le premier laïque de Rome sans dispute d'aucun, parce qu'il étoit plus vieux que le connétable Colonne[4] et qu'entre ces deux, incontestablement les premiers et avec de grandes distinctions très établies au-dessus de tous autres[5], ils ne se précèdent l'un l'autre que par l'âge. Le duc de Bracciano avoit longtemps porté le

1. Voyez la promotion de 1696 dans notre tome III, p. 2 et 3, et l'*Histoire généalogique*, tome IX, p. 294. Le fils du duc Lanti épousa une fille du prince Vaïni.

2. Par les la Rovere : tome III, p. 3 et 4.

3. Flavio Orsino (*sic*), cinquième duc de Bracciano et de San-Gemini, prince de Nerola et du Saint-Empire, grand d'Espagne, né le 4 mars 1620, et mort sans postérité le 5 avril 1698. Veuf, le 29 avril 1674, d'Hippolyte Lodovisio, qui était veuve elle-même d'un Aldobrandini et nièce de Grégoire XV, il s'était remarié l'année suivante (voyez nos tomes II, p. 260, et III, p. 3, et ci-après, p. 105) avec la veuve de M. de Chalais, celle qui fut plus tard princesse des Ursins. Sur les prétentions des Orsini à avoir les privilèges de prince en France, voyez les *Mémoires de Pomponne*, tome I, p. 52-55, et la notice consacrée par Saint-Simon au duc de San-Gemini, Jean-Antoine Orsini, grand-père maternel de M. de Bracciano, qui avait été compris aussi dans la promotion faite à Rome le 12 mars 1608, sous Henri IV. Nous plaçons cette notice à l'Appendice, n° III.

4. Laurent-Onufre Colonna de Gioëni, duc de Tagliacozzo, prince de Palliano et de Castiglione, devenu grand connétable du royaume de Naples après son père, en 1659, grand d'Espagne, chevalier de la Toison d'or, vice-roi d'Aragon, puis de Naples, mort le 15 avril 1689, à cinquante-trois ans. Il avait épousé en 1661 une des Mancini nièces de Mazarin, dont les *Mémoires* parleront plusieurs fois. Un portrait de lui est dans le ms. Clairambault 1159, fol. 30. La charge de grand connétable du royaume de Naples appartenait à cette maison depuis 1520.

5. La *Gazette* de 1671, p. 429, et les *Mémoires de la cour d'Espagne*, par Mme d'Aulnoy, en 1681, éd. 1876, p. 325, font mention de deux différends de préséance entre le connétable Colonna et les barons romains. Dès le treizième siècle, on s'accordait pour mettre en tête de cette aristocratie, et comme à part, les quatre maisons Orsini, Colonna, Savelli et Conti. Voyez notre appendice IV, sur le duc de Bracciano.

Chevaliers du Saint-Esprit romains en 1675. [Add. St S. 238]

collier de l'ordre du Saint-Esprit[1], et c'étoient des Ursins[2], des Colonnes[3], des Sforzes[4] qui l'avoient eu, bien différents en tout de Vaïni. Je dis que le duc de Bracciano l'avoit porté longtemps : M. de Nevers[5], par commission du Roi, le lui avoit donné à Rome, en septembre 1675[6], et le même jour au duc Sforze[7], veuf d'une

1. Voyez la phrase suivante.

2. « Ursins ou Orsini (des), maison des plus illustres et des plus anciennes d'Italie, qui subsiste depuis plusieurs siècles, et qui a produit cinq papes et plus de trente cardinaux à l'Église, outre un grand nombre de sénateurs romains et de grands capitaines. » (*Moréri*.) Voyez les généalogies de Sansovino et d'Imhof, et nos appendices III et IV.

3. La maison Colonna passa pour être la première de Rome après l'extinction des Orsini. Sa généalogie est aussi dans le *Moréri;* des notes et des documents sont réunis dans le ms. Clairambault 1159, fol. 29 et suivants. Les Orsini et les Colonna, ainsi que les Savelli, étaient dévoués à la France dès le temps de Charles VIII.

4. La maison de Sforza (en France : *Sforze*, ou plutôt : *Sforce*) n'avait eu d'illustration qu'à partir du quinzième siècle. C'est un bâtard de son premier auteur qui, en s'alliant à une bâtarde du duc de Milan, assit sur ce trône ducal le fils issu de leur mariage. Voyez nos *Mémoires*, tome XI, p. 192-193, et la notice indiquée ci-dessous, note 7.

5. Philippe-Jules-François Mancini-Mazarini, fils d'une sœur du cardinal Mazarin, titré d'abord duc de Donzy par son oncle, puis appelé à lui succéder comme duc de Nevers et pair de France, fut gouverneur des provinces de Nivernois et de Donziois, de la Rochelle, de Brouage, etc., capitaine de la première compagnie des mousquetaires en 1657, chevalier de l'Ordre à la promotion de 1661. Il mourut à Paris le 8 mai 1707, âgé de soixante-six ans. Les *Mémoires* parleront de lui à cette date.

6. Voyez la *Gazette* de 1675, p. 764, et l'*Histoire généalogique*, tome IX, p. 209-210, promotion faite à Rome le 29 septembre 1675. C'est ce dernier ouvrage que Saint-Simon a sous les yeux en ce moment.

7. Louis-François-Marie Sforza, duc de Sforza, d'Ognano et de Segni, comte de Savella et de Santa-Fiora, mort le 7 mars 1685, à soixante-sept ans, sans laisser postérité de ses deux mariages. Voyez son portrait, d'après Nattier (Rome, 1708), dans le ms. Clairambault 1159, fol. 43, et sa notice dans le volume Saint-Simon 34 (*France* 189), fol. 128 v°, où son grand-père le duc de Segni, également fait chevalier des ordres en 1608, et mort en 1631, a aussi un article, très complet sur l'histoire de la maison, fol. 97 v°. Il est parlé du duc Sforce dans les *Mémoires de Pomponne*, tome I, p. 54, à propos du traitement de prince qu'il avait obtenu de la France.

Colonne[1] et lors gendre de Mme de Thiange[2], sœur de Mme de Montespan (et sa femme est la duchesse Sforze[3] qu'après sa mort nous avons tant vue à la cour[4]), et au prince de Sonnino[5], qui étoit Colonne, fils du connétable[6]. Tout cela n'étoit point des Vaïni. Lors de l'éclat entre Innocent XI et le Roi pour les franchises du quartier des ambassadeurs à Rome[7], et que M. de Lavar-

L'Ordre renvoyé en 1688 par le duc

1. Artémise Colonna, fille du duc de Carbognano, morte en décembre 1676.

2. Gabrielle de Rochechouart-Mortemart, baptisée à trois ans, le 30 janvier 1634, mariée en 1655 à Claude-Léonor Damas, marquis de Thiange, et morte à Paris le 12 septembre 1693. Sa fille aînée épousa en 1670 le duc de Nevers (Mancini) cité plus haut.

3. Louise-Adélaïde de Damas-Thiange, mariée le 30 octobre 1678 (*Gazette*, p. 909-910 et 922), et morte le 3 février 1730, à soixante-seize ans environ, étant dame d'honneur de Madame. Son contrat de mariage avait été signé et ses fiançailles célébrées dans la chambre du Roi, comme pour les princesses. Elle signait : *la Duchesse Sforsse.*

4. C'est en mars 1687 que la veuve du duc Sforce revint à Paris, en compagnie de son beau-frère le duc de Nevers, plus belle que jamais et enrichie de cent mille livres de rente, avec beaucoup de pierreries et de vaisselle précieuse, par un legs de son mari (*Journal de Dangeau*, tomes I, p. 145, et II, p. 19; Journal du P. Léonard, ms. Fr. 10 265, fol. 218 v°). Saint-Simon, qui fut très lié avec cette duchesse, sa parente maternelle (*Mémoires*, tome XI, p. 194), parlera souvent d'elle.

5. Philippe Colonna, prince de Sonnino, mourut le 21 avril 1686. Voyez son article dans le vol. Saint-Simon 34 (*France* 189), fol. 128 v°, dans les *Mémoires de Pomponne*, tome I, p. 54, et dans le *Journal de Dangeau*, tome I, p. 336, et son portrait dans le ms. Clairambault 1159, fol. 32, 34 et 39. C'est son mariage avec une des filles du duc Cesarini, placées par leur père sous la protection du roi de France, qui l'avait amené à se déclarer aussi pour ce pays. En 1679, il obtint la naturalisation française pour son troisième fils, le chevalier Colonna (*Gazette*, p. 346).

6. Ce prince n'était pas fils du connétable Colonna nommé plus haut, mais son frère; il est vrai que leur père était aussi connétable, comme je l'ai dit.

7. L'ambassade de France était la seule qui eût conservé ces privilèges d'immunité et de juridiction vraiment exorbitants, et d'ailleurs non écrits dans les lois. A la mort du duc d'Estrées, le saint-siège déclara sa résolution de les supprimer; mais Louis XIV répliqua très énergiquement qu'il voulait leur maintien, et c'est peu de jours après,

de Bracciano. din[1] l'étoit en 1688, que ce pape ne voulut jamais voir et qu'il excommunia[2], le duc de Bracciano[3] renvoya au Roi le collier de son ordre quoique marié à une françoise, depuis la célèbre princesse des Ursins, et prit la Toison d'or du roi d'Espagne; c'est le premier, depuis l'institution de l'ordre du Saint-Esprit, qui l'ait renvoyé[4].

le 19 avril 1687, que M. de Lavardin fut nommé ambassadeur (*Dangeau*, tome II, p. 27 et 34; *Sourches*, tome II, p. 25; Saint-Simon, *Parallèle des trois premiers rois Bourbons*, p. 227).

1. Tome III, p. 133 et 183.

2. L'affaire des franchises et le conflit de M. de Lavardin avec la cour pontificale sont choses très connues. Il suffira de rappeler le recueil (attribué à Sfondrati) qui fut publié dès 1688, sous ce titre : *Legatio marchionis Lavardini Romam, ejusque cum romano pontifice Innocentio XI dissidium, ubi agitur de jure, origine, progressu et abusu quarteriorum, franchitiarum, seu asyli*, etc. On trouvera aussi beaucoup de pièces dans les papiers de la Reynie, ms. Joly de Fleury 2522, fol. 331-471, dans le ms. Ital. 1279, et dans les papiers du P. Léonard, Arch. nat., K 1324, n°s 9 et suivants. Les éditeurs des *Mémoires de Sourches* ont reproduit les principaux documents dans l'Appendice de leur tome II, p. 357-396; mais surtout les faits ont été racontés, d'après les archives diplomatiques, par M. Charles Gérin, dans deux mémoires intitulés : *l'Ambassade de Lavardin*, et : *la Disgrâce de M. de Pomponne* (*Revue des Questions historiques*, octobre 1874 et janvier 1878). Entré à Rome le 16 novembre 1687, M. de Lavardin en sortit le 30 avril 1689, par ordre du Roi, et arriva en cour le 16 juillet. Le 25 février précédent, il avait reçu le collier de l'Ordre des mains du cardinal d'Estrées, et le lui avait donné à son tour. Sa réception eut lieu à Versailles le 1er janvier 1690.

3. *Bracciane*, dans le manuscrit, comme dans les lettres de Mme de Coulanges. Dangeau, Mme de Sévigné, le duc de Luynes francisent encore plus complètement ce nom en *Brachane*. La duchesse elle-même, celle qui devint princesse des Ursins, signait parfois ainsi, à la française.

4. Dès le milieu de l'année 1687, on pressentait la défection du duc, qui ne pouvait plus longtemps soutenir cette situation fausse, alors que la rupture entre le Pape et Louis XIV était imminente. Pour essayer de le retenir, on dit à sa femme que la pension de vingt mille livres que la cour avait promis de lui faire serait payée régulièrement, mais réduite, il est vrai, à dix mille (décembre 1687). Ce fut en août 1688 que M. de Lavardin lui intima l'ordre de retirer les armes de France qui figuraient sur la façade de son palais, et, tout aussitôt, sans attendre une autre injonction, M. de Bracciano lui renvoya son

Parlant des pays[1] étrangers, il est temps de dire que l'électeur de Saxe, de plus en plus établi en Pologne, s'étoit réconcilié presque tous les grands[2] qui s'étoient opposés à lui[3], et le primat même, qui enfin l'avoit reconnu[4].

Électeur de Saxe pleinement roi de Pologne.

collier du Saint-Esprit et alla se faire relever par le Pape de l'excommunication lancée contre tous ceux qui avaient commerce avec l'ambassadeur français. L'Espagne lui donna, comme compensation, un collier de la Toison d'or. Quant à Mme de Bracciano, elle resta à Paris, et la pension de dix mille livres lui fut servie dès lors; on distribua seulement l'année échue aux pauvres de Rome. (*Journal de Dangeau*, tome II, p. 158, 169 et 205; *Mémoires de Sourches*, tome II, p. 193 et 205; *Gazette* de 1688, p. 499.)

1. *Des pays* corrige *d'Italie*.

2. Littré ne cite que cet exemple de *se réconcilier quelqu'un*, au sens de gagner ou regagner la faveur. Tallemant a dit de même (tome IV, p. 353) : « Se réconcilier avec ses égaux. »

3. Voyez le récit de 1697, arrêté dans notre tome IV, p. 211, au couronnement de l'électeur de Saxe et à la rentrée du prince de Conti en France. A partir de l'expédition contre l'abbaye d'Oliva, les défections s'étaient multipliées dans le parti français, et les Sapicha, les Lubomirski, les Potocki en avaient donné le premier signal.

4. C'est à la date du 7 juin 1698 que Dangeau (tome VI, p. 362) annonce définitivement cette nouvelle, après avoir mentionné des bruits tout opposés (p. 250, 280, 288, 289, 310, 318, 320, 325, 329, 344 et 345). En mars, on avait encore reçu, par M. Swicykowski, une lettre pressante du primat adressée, comme par le passé, à « Sa Majesté polonaise » (*Gazette d'Amsterdam*, n°s XXVII, XXIX et XXXIV). Cependant, à cette époque, l'accommodement était déjà en bonne voie (*ibidem*, n°s XI, XIII, XIV à XVIII, et XXV), et le prince de Conti eut le bon sens de repousser ces ouvertures (*ibidem*, n° XXIX, et *Journal de Dangeau*, tome VI, p. 320). La *Gazette d'Amsterdam* publia à la fin de son n° XLIV la lettre écrite par le cardinal-primat, de Lowitz, le 16 mai, pour annoncer la conclusion du traité entre le Rokotz et le roi Auguste, et, dans l'Extraordinaire LVI, le discours adressé par le cardinal au roi lors de leur première entrevue. Par suite de cet accommodement, la cour de France parut prête à reconnaître le roi Auguste et à recevoir son envoyé, et elle manifesta sa gratitude pour les ménagements que la cour de Rome avait su marquer de part et d'autre (*Gazette d'Amsterdam*, Extr. L; *Annales de la cour*, tome II, p. 321-322). Ce dernier recueil ajoute : « Le Roi rendit cependant au prince de Conti l'argent qu'il lui avoit coûté à la poursuite de cette couronne : ce qui lui plut bien autant que s'il l'eût eue sur la tête. Ce n'est pas qu'il eût

Il étoit à Varsovie[1], et toutes les puissances de l'Europe l'avoient félicité comme roi de Pologne; le nonce Davia l'avoit fort utilement servi à Rome[2]; mais tous ces exemples ne purent encore rien sur le Roi, qui ne pouvoit voir le prince de Conti sans un grand déplaisir de n'avoir pu s'en défaire honnêtement par une couronne.

Mort de M. d'Hanovre*.

Madame, qui pleuroit tous ses parents selon le degré de parenté, comme les autres en portent le deuil, fut très affligée de la mort du nouvel et premier électeur d'Hanovre[3].

l'avarice en partage : j'ai déjà témoigné le contraire par ce que j'en ai dit; mais, comme il continuoit toujours d'être amoureux, le plaisir qu'il avoit de voir sa maîtresse le rendoit insensible à tout le reste. Il se consoloit d'ailleurs d'avoir manqué cette fortune par les bonnes grâces de Monseigneur, qu'il partageoit avec M. le duc de Vendôme, et par l'espérance qu'il avoit de gagner son procès à la grand'chambre, comme il avoit fait ailleurs. »

1. Le n° IX de la *Gazette d'Amsterdam* rend compte de l'entrée de ce prince à Varsovie; on en trouvera une relation française dans la copie des *Dépêches vénitiennes*, filza 190, p. 594-596, au Cabinet des manuscrits. Notre *Gazette* et le Supplément au *Journal de Verdun* ont aussi, sur toutes ces affaires de Pologne, des articles excellents.

2. « Il paroît, par les nouvelles, que le nonce du Pape l'a fort bien servi » (*Journal de Dangeau*, tome VI, p. 362). Il s'agit non seulement du nonce Davia, qui avait combattu la candidature Conti, mais d'un nonce extraordinaire, M. Paulucci, que le Pape, sur une déclaration définitive de la renonciation du prince français, envoya tout exprès en Pologne pour hâter l'accommodement du primat (*Gazette*, p. 229, 230, 241, 265, 289-291, etc.; *Gazette d'Amsterdam*, n°s XII, XIV, XVI et Extr., XXIV, XXXIII, XXXIV, XXXVIII, XL, XLIII, etc.; *Annales de la cour*, tome II, p. 313-319).

3. Ernest-Auguste, duc de Brunswick, né le 20 novembre 1629, évêque d'Osnabrück en 1662, duc de Hanovre après la mort de son frère Jean Frédéric (1680), prit une part active aux guerres de l'empereur Léopold, qui créa pour lui, en 1692, un neuvième électorat, avec titre d'archiporte-enseigne de l'Empire établi sur le duché de Lunebourg, les principautés de Zell, de Calenberg et de Grubenhagen, etc., et lui en donna l'investiture le 19 décembre de la même année. Cet électeur mourut le 3 février 1698 (*Journal de Dangeau*, tome VI, p. 298). Saint-Simon a déjà parlé de lui et des personnages qui vont

* Cette manchette, dans le manuscrit, est placée deux lignes trop haut.

Il avoit épousé Sophie[1], fille d'une fille du malheureux roi d'Angleterre Charles Ier et de l'électeur palatin qui se fit roi de Bohême, et qui perdit ses États et mourut proscrit[2]. Quoique Madame n'eût jamais guère vu cette tante[3], elle lui écrivoit fidèlement des volumes deux et trois fois la semaine depuis qu'elle étoit en France[4]. Le Roi l'alla voir sur cette mort[5].

suivre, à propos de la mort tragique du comte de Königsmarck (tome II, p. 251-252).

1. Sophie de Bavière, princesse palatine, mariée le 17 octobre 1658, et non 1653, comme on l'a imprimé par erreur au tome II, p. 251, note 7. Voyez l'ouvrage publié à Hanovre en 1810, par Feder : *Sophie churfürstin von Hannover in Umriss*. Le duc était luthérien, sa femme calviniste, et leur fille sans religion, dit Gourville (*Mémoires*, p. 581), qui essaya sans succès de convertir le premier en 1687, et qui prétend que la duchesse aurait cédé plus volontiers. Spirituelle, très versée dans la philosophie et liée particulièrement avec Leibnitz, elle montrait en toute occasion un extrême attachement aux idées aristocratiques.

2. Ce sont presque les mêmes termes dont il s'est déjà servi en 1695.

3. Madame avait été cependant élevée par l'électrice Sophie, à Heidelberg, jusqu'à l'âge de douze ans, et c'est de là, comme Saint-Simon le dira lui-même ailleurs, que venait le grand attachement dont témoigne sa correspondance. On ne comprend donc pas cette phrase-ci.

4. Comparez la suite des *Mémoires*, tomes III, p. 38, VI, p. 259, et X, p. 190. Nous aurons plus tard à parler de la correspondance de Madame. C'est le jeudi et le dimanche que, sans cesser la conversation ou sans quitter le jeu des yeux, Madame écrivait à l'Électrice des lettres de vingt à trente feuillets, mais, il est vrai, d'une écriture fort lâche et espacée. M. Ranke a, le premier, en 1861, dans le cinquième volume de son *Histoire de France*, donné un choix de ces lettres à l'électrice de Hanovre, que Brunet croyait perdues. Elles furent traduites chez nous, en 1865, par M. Rolland, et, en 1880, par M. Ernest Jaeglé. Les textes allemands ont pris place dans la publication complète commencée en 1867, par M. W.-L. Holland, de Tübingen, sous les auspices de la Société littéraire de Stuttgart, qui avait déjà patronné, en 1843, la publication partielle de Menzel.

5. « On eut nouvelle que M. le duc d'Hanovre étoit mort : il avoit épousé la princesse Sophie, tante de Madame. Madame a été fort affligée de cette mort; elle est demeurée à Paris, quoiqu'elle eût compté d'être du voyage de Meudon. — Le Roi, après avoir entendu le sermon (à Versailles), alla voir Madame sur la mort de M. le duc d'Hanovre, et ensuite S. M. alla au salut. Mgr le duc de Bourgogne alla chez Mon-

Ses affaires ne finissoient point avec l'électeur palatin[1], qui avoit à payer, et qui différoit toujours sur toutes sortes de prétextes[2]. Le Roi voulut envoyer pour cela à Ratisbonne[3] Crécy[4], qui entendoit bien les affaires d'Allemagne[5]; mais celle-ci étoit une affaire de droit et un procès, dont Crécy aima mieux se débarrasser sur un autre, et il proposa Obrecht[6], qui y fut envoyé[7]. C'étoit

Obrecht va

sieur et chez Madame, le matin, pour faire ses compliments, et Mme la duchesse de Bourgogne y alla en sortant de vêpres. » (*Journal de Dangeau*, tome VI, p. 298 et 299, 19 et 23 février 1698.)

1. Jean-Guillaume-Joseph de Bavière-Neubourg: tome III, p. 303, note 3.

2. Madame n'avait aucune prétention sur le corps du Palatinat, ni sur l'électorat, mais des droits sur certains fiefs qui devaient lui revenir, quoiqu'elle fût femme, de la succession de ses frères les électeurs Charles-Louis et Charles, morts sans hoirs mâles en 1680 et 1685. Le jugement du litige avait été déféré au Pape en 1685; mais l'Empereur s'y était opposé, puis la guerre avait éclaté. A Ryswyk, il avait été convenu qu'en attendant la liquidation des droits de Madame, l'Électeur lui donnerait deux cent mille livres par an. Jusque-là, il n'avait délivré que les objets mobiliers, argent, meubles précieux, tapisseries, etc. L'Empereur et le roi de France avaient été désignés pour arbitres, le Pape pour sur-arbitre en cas de partage. (*Journal de Dangeau*, tome VI, p. 221 et 479.) C'est, comme on le verra en son lieu (tome III de 1873, p. 253), le Pape qui trancha définitivement le litige en 1702.

3. Ville impériale dans la basse Bavière, sur le Danube, fameuse comme siège des diètes de l'Empire, qui se tenaient au château.

4. Tomes II, p. 242 et 243, III, p. 279-300, et IV, p. 139-142.

5. Crécy avait déjà négocié à Ratisbonne, et nous avons une relation de son séjour en cette ville (1679-1683), dans le ms. Bibl. nat., Fr. 23331.

6. Ulrich Obrecht, petit-fils d'un professeur célèbre, naquit à Strasbourg le 23 juillet 1647, et y mourut le 6 août 1701. Versé, dès son enfance, dans l'étude des langues classiques et dans la pratique des langues vivantes, profondément instruit en histoire et en jurisprudence, professeur à l'Université de Strasbourg, auteur d'un grand nombre d'ouvrages sur le droit des gens, il avait été converti par les soins de Pellisson et des jésuites, était venu abjurer le luthéranisme entre les mains de Bossuet, en 1684, et avait été nommé préteur royal l'année suivante.

7. Dangeau s'exprime ainsi (*Journal*, tome VI, p. 298, 21 février 1698): « Le Roi avoit jeté les yeux sur M. de Crécy pour l'envoyer à Aix-la-Chapelle, où se doivent régler les prétentions de Madame contre M. l'électeur palatin; mais il s'en est excusé sur ce que ce n'est point une affaire de négociation, et que ce sera une discussion qui ne regarde

le préteur royal[1] de Strasbourg, un génie fort au-dessus de son état et l'homme d'Allemagne qui en possédoit le mieux les lois et les coutumes[2]. M. de Louvois le sut gagner, et lui sut mettre les troupes du Roi dans Strasbourg, en pleine paix[3], sans coup férir, qui nous est demeuré depuis[4].

à Ratisbonne pour les affaires de Madame avec l'électeur palatin.

proprement que la jurisprudence des lieux où les biens sont situés. Il a même nommé au Roi, sur cela, l'homme qu'il croit le plus propre à conduire cette affaire, qui est M. Obreicht (*sic*), préteur royal de Strasbourg, qui est déjà fort instruit de cette affaire. » La correspondance d'Obrecht pendant les négociations se trouve à la Bibliothèque de l'Arsenal, ms. 6516, avec quelques papiers sur les affaires d'Alsace, ms. 6769. Avant son départ pour l'Allemagne, on avait essayé de traiter avec le baron de Wiser, chancelier de l'Électeur; mais les pourparlers n'avaient pas abouti. Obrecht se rendit donc à Francfort avec l'abbé de Thésut, qui avait déjà représenté Madame à Ryswyk, et les conférences commencèrent le 4 décembre (*Gazette d'Amsterdam*, n°s XLVI, XLVII, Extr. XLVIII, LXXXVI, XC et CI; lettres de Madame, dans le recueil Jaeglé, tome I, p. 185-187, 211 et 216; documents reproduits dans les *Dépêches vénitiennes*, filza 191, p. 196-213, 373-374 et 383-393). Obrecht resta à Francfort jusqu'à la fin de juin 1699, et il y retourna encore deux mois plus tard; on lui donna, en 1700, une gratification de six mille livres, et il fit alors une publication fort importante sur la succession d'Espagne.

1. Le préteur royal, espèce de vice-roi, fut établi en mars 1685, pour présider toutes les chambres et tribunaux de la ville, et pour y veiller aux intérêts du Roi et de la couronne. Il ne faut pas le confondre avec le préteur-régent, qui présidait le Sénat. (Legrelle, *Louis XIV et Strasbourg*, 3e édition, p. 667-668 et 677.)

2. Voyez les titres de ses ouvrages dans *Moréri* et dans *Bayle*.

3. Strasbourg fut occupé le 30 octobre 1681 : voyez la *Gazette* de cette année, p. 612-620, etc.; les *Mémoires de Sourches*, qui donnent le texte de la capitulation, tome I, p. 24-27; les *Œuvres de Louis XIV*, tome IV, p. 191 et suivantes; les *Lettres historiques* de Pellisson, tome III, p. 345 et suivantes; les *Mémoires de Pomponne*, tome II, p. 161-165; et, parmi les publications modernes, l'*Histoire de Louvois*, par M. Camille Rousset, tome III, p. 32 et suivantes; le *Recueil des instructions données aux ambassadeurs* (AUTRICHE), publié par M. Sorel, p. 91 et suivantes; *Louis XIV et Strasbourg*, par M. Legrelle, 3e édition, p. 519 et suivantes. Dans ce dernier ouvrage, le rôle d'Obrecht en 1681 est signalé particulièrement, p. 522. Saint-Simon dit quelques mots de l'annexion de 1681, « œuvre admirable de Louvois, » dans son *Parallèle*, p. 220.

4. Nous avons vu que la conservation de Strasbourg avait été éner-

Le Czar ses voyages.

Le Czar[1] avoit déjà commencé ses voyages. Il a tant et si justement fait de bruit dans le monde, que je serai succinct sur un prince si grand et si connu, et qui le sera sans doute de la postérité la plus reculée pour avoir rendu redoutable à toute l'Europe et mêlé nécessairement, à l'avenir, dans les affaires de toute cette partie du monde une cour qui n'en avoit jamais été une et une nation méprisée et entièrement ignorée pour sa barbarie[2]. Ce prince étoit en Hollande, à apprendre lui-même et à pratiquer la construction des vaisseaux[3]. Bien qu'*in-*

giquement réclamée lors des négociations de 1697. « Strasbourg, disait Vauban, ne se doit non plus restituer que le faubourg Saint-Germain. » (Mémoire de 1694, dans le Supplément aux *Oisivetés*, p. 71.)

1. Pierre Ier, surnommé *le Grand*, né le 11 juin 1672 et mort le 8 février 1725. Proclamé czar de Moscovie à l'âge de dix ans, il avait été contraint par la force de partager la couronne avec un frère aîné consanguin jusqu'au commencement de 1696, et son règne personnel s'était ouvert, avant les grandes réformes dont Saint-Simon fait ici l'éloge, par la prise d'Azof sur les Turcs. C'est à la suite de ce succès et pour étudier la création d'une marine russe qu'il entreprit de visiter *incognito* les principales puissances maritimes.

2. A l'époque où nous placent en ce moment les *Mémoires*, c'est-à-dire en 1698, on publia à Paris une *Relation curieuse et nouvelle de Moscovie*.

3. C'est en mai 1697 qu'il avait quitté la Russie à la suite d'une ambassade composée du chancelier Golovin, du général le Fort, dont il va être parlé, et du gouverneur général de la Sibérie, avec une suite de six cents personnes. Après avoir paru, dans un *incognito* strict, en Suède et à la cour de Brandebourg, il était venu se faire inscrire à Amsterdam parmi les charpentiers de l'Amirauté, sous le nom de Pierre Michaïlof, et prenait depuis lors une part active aux travaux des chantiers, qu'il ne quitta, pour aller passer quelque temps en Angleterre, qu'au commencement de 1698 (*Journal de Dangeau*, tome VI, p. 294; *Gazette d'Amsterdam*, 1698, n^os^ v et suivants). L'ambassadeur Erizzo écrivait alors, de Paris à Venise : « Confondu au milieu de ses gens, le Czar assiste à toutes les cérémonies et se montre extrêmement avide d'apprendre les arts, l'art nautique par-dessus tous, et, chaque jour, il y travaille pendant plusieurs heures. Il assiste à la construction des vaisseaux, monte au haut des mâts, et se plaît à tenir le gouvernail lorsqu'on navigue. D'ailleurs barbare dans ses habitudes et brutal (*feroce*) avec les siens comme avec tous autres, il donne des coups de

cognito, suivant sa pointe[1] et ne voulant point s'incommoder de sa grandeur ni de personne, il se faisoit pourtant tout rendre[2], mais à sa mode et à sa façon. Il trouva sourdement mauvais[3] que l'Angleterre ne s'étoit pas assez pressée de lui envoyer une ambassade dans ce proche voisinage, d'autant que, sans se commettre, il avoit fort envie de lier avec elle pour le commerce[4]. Enfin l'ambassade arriva : il différa de lui donner audience, puis donna le jour et l'heure, mais à bord d'un gros vaisseau hollandois qu'il devoit aller examiner. Il y avoit deux ambassadeurs, qui trouvèrent le lieu sauvage[5] ; mais il fallut bien y passer. Ce fut bien pis quand ils furent arrivés à bord : le Czar leur fit dire qu'il étoit à la hune, et que c'étoit là où il les verroit. Les ambassadeurs, qui n'avoient pas le pied assez marin pour hasarder les échelles de corde[6], s'excusèrent d'y monter ; le Czar insista, et les ambassadeurs fort troublés d'une proposition si étrange et si opiniâtre. A la fin, à quelques réponses brusques aux derniers messages, ils sentirent bien qu'il falloit sauter ce fâcheux bâton[7], et ils montèrent. Dans ce ter-

poing et de pied à quiconque s'approche pour le regarder. » (*Dépêches vénitiennes*, au Cabinet des manuscrits, filza 190, p. 390.)

1. « *Pointe* se dit d'un dessein qu'on a fait, d'une résolution constante : « Un habile homme poursuit toujours sa pointe. » (*Furetière*.) Nous avons déjà eu la même expression, appliquée aux opérations militaires, dans notre tome II, p. 156.

2. C'est-à-dire rendre tous les honneurs, tous les égards qu'il estimait lui être dus.

3. Après *mauvais*, Saint-Simon avait d'abord écrit, puis a biffé : *de ce*.

4. Notre *Gazette* dit (p. 203) qu'il voulait négocier un emprunt en Angleterre contre cession, pour quelques années, du monopole de la vente du tabac dans ses États, et cette opération se fit effectivement. Il y resta du 20 janvier à la mi-avril.

5. Adjectif déjà rencontré avec un sens analogue, mais qualifiant des rimes : tome III, p. 184.

6. *Hasarder* avec un complément direct, au sens de : se risquer sur.

7. Nous avons déjà rencontré cette locution, mais sans la signaler, au tome I, p. 90. Saint-Simon l'emploie fréquemment : voyez plus loin, p. 353. — « On dit : faire sauter le bâton à quelqu'un, pour dire : l'o-

rain si serré[1] et si fort au milieu des airs, le Czar les reçut avec la même majesté que s'il eût été sur son trône : il écouta la harangue, répondit obligeamment pour le roi et la nation, puis se moqua de la peur qui étoit peinte sur le visage des ambassadeurs, et leur fit sentir en riant que c'étoit la punition d'être arrivés auprès de lui trop tard. Le roi Guillaume, de son côté, avoit déjà compris les grandes qualités de ce prince, et fit de sa part tout ce qu'il put pour être bien avec lui. Tant fut procédé entre eux qu'enfin le Czar, curieux de tout voir et de tout apprendre, passa en Angleterre, toujours *incognito*, mais à sa façon : il y fut reçu en monarque qu'on veut gagner, et, après avoir bien satisfait ses vues, repassa en Hollande[2]. Il avoit dessein d'aller à Venise, à Rome et dans toute l'Italie, surtout de voir le Roi et la France[3]. Il fit sonder le Roi là-dessus, et le Czar fut mortifié[4] de ce que le Roi déclina honnêtement sa visite, de laquelle il ne voulut point s'embarrasser. Peu après en avoir perdu l'espérance[5], il se résolut de voyager en Allemagne et d'aller jusqu'à Vienne[6]. L'Empereur le reçut à la Favorite[7], accompagné seulement de deux de

bliger à faire quelque chose contre sa volonté, par une métaphore tirée des charlatans qui font sauter un bâton à des singes et à des chiens qu'ils ont dressés à cela. » (*Furetière.*)

1. *Serré*, rétréci. On sait que la hune est une étroite plate-forme à balcon qui entoure les mâts à quelque distance du sommet, et sur laquelle les matelots prennent place pour la manœuvre.

2. *Journal de Dangeau*, tome VI, p. 345. Guillaume lui fit cadeau d'un navire tout équipé et lui donna le spectacle d'un combat naval.

3. Quoique Dangeau et la *Gazette* disent que le Czar revint en Hollande pour passer à Vienne (avril 1698), il semble que son projet de visite en France était arrêté dès lors ; quant au voyage d'Italie, c'est seulement à Vienne que le Czar y songea.

4. Le manuscrit porte : *mortifiés*, avec l'*s* biffée.

5. On sait qu'il ne vint en France que sous la minorité de Louis XV.

6. *Journal de Dangeau*, p. 345. Le départ d'Amsterdam eut lieu le 25 mai, l'entrée à Vienne le 26 juin. Préalablement, le Czar fit argent d'un navire que la ville d'Amsterdam lui avait offert.

7. Le vieux palais de la Favorite, dans le faubourg de Leopoldstadt,

ses grands officiers, et le Czar du seul général le Fort[1], qui lui servoit d'interprète et à la suite duquel il paroissoit être, comme de l'ambassadeur[2] de Moscovie. Il monta par l'escalier secret[3] et trouva l'Empereur à la porte de son antichambre la plus éloignée de sa chambre. Après les premiers compliments, l'Empereur se couvrit; le Czar voulut demeurer découvert, à cause de l'*incognito* : ce qui fit découvrir l'Empereur[4]. Au bout de trois semaines, le Czar fut averti d'une grande conspiration en Moscovie et partit précipitamment pour s'y rendre[5]. En passant en Pologne, il en vit le roi, et ce

ayant été détruit pendant le grand siège, un nouveau palais avait été élevé dans un autre faubourg, et, quoique ce fût une vilaine résidence, la cour y passait une grande partie de l'été. On y donna des fêtes splendides en l'honneur du Czar (*Gazette* de 1698, p. 351, 362-363, 375, 387-388, et *Mémoires de Villars*, éd. Vogüé, tome I, p. 200). Aujourd'hui, ce palais est englobé dans un quartier de la ville.

1. François le Fort, d'origine écossaise, mais né à Genève en 1656, avait débuté comme cadet dans les troupes suisses au service de Louis XIV; puis, forcé de passer la frontière à la suite d'un duel, en 1674, il était devenu capitaine dans l'armée russe et avait épousé, en 1678, la fille d'un colonel français. Sa participation au coup d'État du Czar lui valut la direction de l'armée, avec grade de grand amiral, et c'est une flotte de galères équipée par ses soins qui avait déterminé la chute d'Azof. Il mourut à Moscou, le 12 mars 1699, peu après les événements tragiques dont notre auteur va parler. Sa vie a été écrite par Basseville et Golikof. Sur sa mort, voyez la *Gazette d'Amsterdam*, 1699, n°s XXXIII, XXXV et Extr. Il y a un portrait de lui dans la collection Odieuvre.

2. Comme étant de la suite de l'ambassadeur.

3. Avant *secret*, le manuscrit porte, par mégarde, une conjonction *et*.

4. Voici le texte de Dangeau (tome VI, p. 385), que notre auteur modifie à peine : « On mande de Vienne que le czar de Moscovie avoit eu une audience de l'Empereur. Il entra par l'escalier secret, et l'Empereur le vint recevoir jusque dans son antichambre. D'abord, après les premiers compliments, l'Empereur mit son chapeau; le Czar ne voulut point se couvrir, à cause qu'il étoit *incognito;* l'Empereur, voyant cela, se découvrit aussi. Cette audience se donna au palais de la Favorite, où il n'y avoit que deux des grands officiers de l'Empereur et le sieur le Fort, général des troupes du Czar, qui lui servit d'interprète. » Même texte dans la *Gazette*, p. 351.

5. Dangeau dit, sous la date du 27 août (p. 405) : « Par les der-

fut là que furent jetés les premiers fondements de leur
[Add. StS. 239] amitié et de leur alliance[1]. En arrivant chez lui, il trouva la conspiration fort étendue, et sa propre sœur[2] à la tête. Il l'avoit toujours fort aimée et bien traitée; mais il ne l'avoit point mariée. La nation en gros étoit outrée de ce qu'il lui avoit fait couper sa barbe, rogné ses habits longs, ôté force coutumes barbares, et de ce qu'il mettoit des étrangers dans les premières places et dans sa confiance; et, pour cela, il s'étoit formé une grande conspiration, qui étoit sur le point d'éclater par une révolution[3]. Il pardonna à sa sœur, qu'il mit en prison, et fit pendre aux grilles de ses fenêtres les principaux coupables, tant

nières lettres de Vienne, on apprend que le Czar est retourné en diligence. Il y a une grande révolte de ses sujets, qui l'a obligé de prendre ce parti-là. Il comptoit de s'en aller à Venise, et les Vénitiens avoient fait de grands préparatifs pour le recevoir. Avant que de partir, il a offert à l'Empereur vingt-cinq millions et sa sœur pour le roi des Romains, disant même que, si on n'étoit point content d'elle, on pourroit la renvoyer, et qu'il trouveroit toujours des gens qui seroient bien aises de l'épouser. » Voyez, sur ce départ précipité, la *Gazette*, p. 388, 395-396, 399-400, 411-412, 414, et la *Gazette d'Amsterdam*, nos LXIV (d'Amsterdam) et LXV (de Vienne).

1. « On mande de Pologne que le Czar avoit vu S. M. polonoise, qu'ils s'étoient entrefait de grands présents, et qu'ensuite il s'en étoit retourné dans ses États. » (*Journal de Dangeau*, tome VI, p. 422, 16 septembre 1698.) Cette entrevue eut lieu le 10 août, et fut suivie de conférences et d'une visite à l'armée. Le Czar arriva à Moscou, où on ne l'attendait point, dans les premiers jours de septembre. (*Gazette d'Amsterdam*, nos LXXII, LXXIV et LXXX; *Gazette*, p. 445, 446, 481.)

2. Sophie Alexiewna, fille du czar Alexis Michaïlowitz, avait déjà provoqué les premiers troubles à la suite desquels la milice des strélitz avait associé au gouvernement le prince Jean Alexiowitz, quoique le feu czar Fédor, voyant celui-ci valétudinaire et aveugle, eût désigné le prince Pierre, issu d'un second mariage, pour monter sur le trône. Déconcertée dans ses vues ambitieuses par la mort de Jean (26 janvier 1696), elle forma une nouvelle conspiration avec le général des strélitz.

3. Dangeau écrivait, à la date du 17 octobre 1698 (tome VI, p. 443): « On mande de Pologne qu'on y a des nouvelles de l'arrivée du Czar à Moscou; tous les désordres qu'il y avoit dans son pays sont apaisés. » C'est là que Saint-Simon a placé l'Addition indiquée ci-contre, n° 239.

qu'il en put tenir par jour[1]. J'ai écrit de suite ce qui le regarde pour cette année, pour ne pas sautiller sans cesse d'une matière à l'autre : c'est ce que je vais faire, par même raison, sur celle qui va suivre.

Saint-Albans envoyé, et Portland ambassadeur d'Angleterre à Paris.

Le roi d'Angleterre étoit au comble de satisfaction de se voir enfin reconnu par le Roi[2] et paisible sur ce trône; mais un usurpateur n'est jamais tranquille et content : il étoit blessé du séjour du roi légitime et de sa famille à Saint-Germain ; c'étoit trop à portée du Roi et trop près d'Angleterre pour le laisser sans inquiétude. Il avoit fait tous ses efforts, tant à Ryswyk que dans les conférences de Portland et du maréchal de Boufflers[3], pour obtenir leur sortie du Royaume, tout au moins leur éloignement de la cour : il avoit trouvé le Roi inflexible; il voulut essayer tout et voir si, n'en faisant plus une condition, puisqu'il avoit passé carrière[4], et comblant le Roi de prévenances et de respects, il ne pourroit pas obtenir ce fruit de ses souplesses. Dans cette vue, il envoya le duc de Saint-Albans[5],

1. La conspiration fut trahie par deux complices. Le général des strélitz, pris dans une embuscade, eut la tête tranchée, et Sophie Alexiewna fut étroitement enfermée dans un monastère, où elle mourut le 4 juillet 1704, à quarante-six ans. Cet épisode tragique de l'histoire de Pierre le Grand fut l'objet d'une publication de Korb intitulée : *Compendiosa descriptio periculosæ rebellionis Strelitziorum in Moscovia*, traduite par le prince A. Galitzin, en 1859. On pendit en effet des centaines de soldats, le 21 et le 23 octobre, autour des murailles de Moscou et sous les fenêtres de la princesse. Korb prétend même que le Czar présida aux supplices et fit tomber quelques têtes de sa propre main.

2. Voyez le volume précédent, tome IV, p. 237, 238, 242 et 245.

3. Tome IV, p. 227 et 238.

4. Terme de manège : « On dit proverbialement qu'on a fait *passer carrière* à quelqu'un, pour dire qu'on lui a fait faire quelque chose haut la main et malgré lui. » (*Furetière.*)

5. Charles Beauclerc, né le 8 mai 1670 et créé baron de Heddington et comte de Burford, puis duc de Saint-Albans en 1684 (à la mort du lord Jermyn, venu plusieurs fois à la cour de France avec ce titre), était capitaine des gentilshommes pensionnaires, lieutenant du roi et garde des rôles du comté de Berck. A la suite de sa mission de 1698, il fut fait gentilhomme de la chambre en place de son beau-père le comte

chevalier de la Jarretière[1], complimenter le Roi sur le mariage de Mgr le duc de Bourgogne[2]. Il ne pouvoit choisir un homme plus marqué pour une simple commission; on fut surpris même qu'il l'eût acceptée[3] : il étoit bâtard de Charles II[4], frère aîné du roi Jacques II, et c'étoit bien encore là une raison pour Saint-Albans[5] de s'en excuser. Il voulut même prétendre quelques distinctions; mais on tint poliment ferme à ne le traiter que comme un simple envoyé d'Angleterre[6]. Les ducs de ce pays-là n'ont aucun rang ici, non plus que ceux d'ici en Angleterre[7]. Le Roi avoit fait la duchesse de Portsmouth[8]

[*Add. SᵗS. 240 et 241*]

d'Oxford. La reine Anne lui enleva, en 1712, le commandement des pensionnaires; mais on le lui rendit en 1714. Il mourut à Bath le 20 mai 1726.

1. Ce fut seulement dans le chapitre du 5 avril 1718 que le roi Georges le fit chevalier de la Jarretière.

2. *Journal de Dangeau*, tome VI, p. 275, 8 janvier 1698. — Le duc était déjà venu à la cour de France en 1685 et 1688; désigné à nouveau en décembre 1697, il quitta l'Angleterre le 6 janvier. Le n° v de la *Gazette d'Amsterdam* donne des détails sur le train qu'il amenait avec lui.

3. « On n'auroit pas cru, dit Dangeau (tome VI, p. 275), qu'il (le roi Guillaume) lui donnât cette commission, à cause du roi d'Angleterre qui est à Saint-Germain, dont il a l'honneur d'être neveu. »

4. Sa mère était la comédienne Nell Gwynn, morte en 1687.

5. Les mots « pour Saint-Albans » sont écrits en interligne.

6. L'audience eut lieu le dimanche 19 janvier. « Il auroit souhaité, dit Dangeau (tome VI, p. 280), d'être traité avec plus de distinction que les envoyés n'en ont d'ordinaire; mais on a suivi l'usage accoutumé. » Sur les droits des envoyés, très inférieurs à ceux des ambassadeurs, voyez les mémoires de Sainctot, dans le ms. Fr. 14118, fol. 193-211 et 213-223, et dans le tome IV du Supplément au *Corps diplomatique* de Du Mont, p. 50-51, 117-121; le *Journal de Dangeau*, tomes I, p. 268, VII, p. 204, VIII, p. 213; les *Mémoires de Luynes*, tomes I, p. 403, X, p. 255, XIV, p. 191, etc.

7. Le volume 36 des papiers de Saint-Simon renferme deux mémoires sur les rangs des comtes et barons en Angleterre, et sur les « rangs observés entre les ducs, comtes, et les aînés et puînés des ducs, marquis, comtes, vicomtes et barons en Angleterre, lorsque le roi, le prince de Galles, etc., sont présents. » Pour la hiérarchie nobiliaire en Angleterre, voyez le même Supplément au *Corps diplomatique*, tome V, p. 481-483.

8. Louise-Renée de Penancoët de Keroualle, issue d'une famille bretonne et née en 1649, parut pour la première fois à Londres en 1670, comme fille d'honneur de Madame Henriette, lorsque cette princesse alla

et le duc de Richemont[1], son fils, duc et duchesse à brevet[2], et accordé un tabouret de grâce, en passant, à

négocier pour la France. Elle y fit dès lors, prétendent certains historiens, la conquête du roi Charles, fut rappelée par lui peu après la mort de Madame et placée auprès de la reine Catherine de Portugal, comme fille d'honneur, puis dame du palais, devint officiellement la maîtresse du roi, fut créée par lui, en 1673, baronne de Petersfield, comtesse de Farneham et duchesse de Pendennyss, puis de Portsmouth, et, quand elle vint s'établir en France, elle obtint l'érection de la terre d'Aubigny en duché non enregistré, comme il va être dit. Elle mourut à Paris, le 14 novembre 1734. On peut voir ses titres tout au long dans l'*État de la France* ou dans l'*Histoire généalogique*. M. Henri Forneron vient de publier une étude sur elle dans la *Revue historique*, mai-octobre 1885.

1. Charles Lennox, né à Londres le 11 juillet 1672, créé duc de Richmond (dans l'Yorkshire), comte de March, etc., en 1675, fait chevalier de la Jarretière en 1681, grand écuyer du roi son père le 14 décembre 1681, et grand amiral d'Écosse, perdit ses charges à la mort de Charles II, passa alors en France, où il venait d'être naturalisé (enregistrement du 22 janvier 1685), et abjura la religion protestante entre les mains de Bossuet le 21 octobre suivant, mais quitta, en 1692, la cour et une compagnie de cavalerie qui lui avait été donnée avec vingt mille livres de pension, pour repasser en Angleterre et se mettre sous les ordres du prince d'Orange, à côté duquel il combattit à Steinkerque et à Nerwinde. Il devint son grand écuyer, se maria, fit retour à la religion anglicane, eut plus tard une charge de gentilhomme de la chambre sous Georges Ier, et mourut le 7 juin 1723, à Goodwood.

2. La duchesse de Portsmouth, en récompense des services qu'elle avait rendus à la France, et sur la prière même de Charles II, eut, dès le mois de décembre 1673, des lettres de don de la terre ducale d'Aubigny-sur-Nère, revenue au domaine par la mort du dernier descendant de Jean Stuart, connétable d'Écosse, qui l'avait reçue du roi Charles VII. En janvier 1684, cette terre fut érigée en duché pour elle et tel de ses enfants que désignerait le roi d'Angleterre; mais les lettres ne furent enregistrées, ni pour la duchesse, ni pour son fils, qui quitta la France huit ans plus tard. Les pièces relatives au duché sont au tome V de l'*Histoire généalogique*, p. 919-925. Dans un voyage fait en France en 1682, sous prétexte d'aller aux eaux de Bourbon, la duchesse avait eu le tabouret et les honneurs du Louvre, ce qu'elle briguait par-dessus tout depuis dix ans; de même, lorsque Jacques II vint s'établir à Saint-Germain, la reine sa femme la « fit asseoir » (Journal du P. Léonard, ms. Fr. 10 265, fol. 10; *Mémoires de Sourches*, tome I, p. 91 et 92; *Journal de Dangeau*, tome II, p. 290 et 295). Enfin, quand son fils abjura, devant le Roi et toute la cour, entre les mains de Bossuet, celui-ci le traita de

la duchesse de Cleveland[1], maîtresse de Charles II, son ami; la duchesse de la Force[2], retirée en Angleterre pour la religion, et, avant elle, la duchesse Mazarin[3], fugitive de son mari et fixée en Angleterre, y avoient obtenu le rang des duchesses; mais ce sont des grâces particulières qui ne tirent point à conséquence pour le général[4].

prince dans son discours : ce que blâme Saint-Simon, car, dit-il, « en Angleterre, il n'y a point de princes, même du sang, passé l'arrière-petit-fils du roi. » (*Dangeau*, tome I, p. 236, avec Addition de Saint-Simon.) Voyez l'article consacré par notre auteur à Mme de Portsmouth, comme duchesse d'AUBIGNY, et à son fils, tome IV des *Écrits inédits*, p. 485-487.

1. Barbe Villiers, fille du vicomte Grandison, mariée à Roger Palmer, devint la maîtresse de Charles II peu après 1661, et quitta son mari, qui fut cependant créé comte de Castlemaine, en Irlande. En 1670, elle reçut les titres de baronne de Nonsuch, comtesse de Southampton et duchesse de Cleveland. En 1672, ayant mis au monde une fille qui passait pour être de Churchill, plus tard duc de Marlborough, le roi rompit avec elle. Devenue veuve en 1705, à l'âge de soixante-cinq ans, elle épousa l'aventurier Fielding, puis divorça pour bigamie, et mourut enfin le 9 octobre 1709. — Sur sa venue en France en 1670, voyez les *Lettres de Colbert*, tome VI, p. 276, 278 et 280; sur un autre voyage de 1676, l'étude indiquée de M. Forneron, où il est beaucoup parlé d'elle, et, sur une troisième visite, de l'année 1678, où elle se trouva en rivalité avec la Portsmouth, les *Mémoires de Jean Rou*, tome I, p. 142-147.

2. Suzanne de Beringhen, seconde femme de Jacques-Nompar de Caumont, duc de la Force (tome II, p. 18), mariée à Charenton le 12 mars 1673, et morte à Londres le 25 mai 1731. Nous dirons ailleurs quelles rigueurs furent exercées contre elle jusqu'à ce que la mort de son mari, en 1699, lui permît de gagner l'Angleterre.

3. Hortense Mancini, l'une des cinq nièces du cardinal Mazarin, née vers 1643, mariée le 1er mars 1661 à Armand-Charles de la Porte, duc de la Meilleraye, qui devint duc Mazarin de par le testament du cardinal, et morte en Angleterre le 2 juillet 1699. Sa beauté hors ligne, qui subsista jusqu'au dernier jour, sa vie aventureuse, ses succès à la cour de France, où elle attira les regards de Louis XIV jeune, et surtout en Angleterre, où elle conquit Charles II, puis le délaissa pour M. de Monaco, ses relations familières avec Saint-Évremond, Saint-Réal, etc., sont bien connus. Voyez *les Nièces de Mazarin*, par Am. Renée, p. 362 et suivantes, l'étude de M. Forneron sur la duchesse de Portsmouth, et la suite des *Mémoires*, tome II de 1873, p. 214.

4. *Général* « se dit collectivement pour signifier l'universalité. » (*Furetière*.)

Ce duc de Saint-Albans fut le précurseur du comte de Portland, à l'arrivée duquel il prit congé. J'ai déjà assez parlé[1] de ce favori pour n'avoir pas besoin d'y rien ajouter. Les mêmes raisons qui l'avoient fait choisir pour conférer avec le maréchal de Boufflers[2] le firent préférer à tout autre pour cette ambassade. On n'en pouvoit nommer un plus distingué. Sa suite fut nombreuse et superbe, et sa dépense extrêmement magnifique en table, en chevaux, en livrées, en équipages, en meubles, en habits, en vaisselle et en tout, et avec une recherche et une délicatesse exquise[3]. Tout arriva presque au même temps, parce que le comte vint de Calais dans son carrosse, à journées[4], et reçut partout toutes sortes d'honneurs militaires et civils[5]. Il étoit en chemin lorsque le feu prit à Whitehall[6], le plus vaste et le plus vilain palais de l'Eu- [Add. StS. 242]

1. Après *parlé*, le manuscrit porte une lettre *l*, précédée d'un point et corrigée en *d*.

2. Voyez notre tome IV, p. 229-233.

3. Comparez ce qui va suivre avec les *Annales de la cour pour 1698*, tome II, p. 369, 373, 374, 391, 392, et avec le *Journal de Dangeau*, tome VI, p. 235, 282, 286, 289, 290, etc. L'envoi de cet ambassadeur extraordinaire était annoncé depuis la conclusion de la paix.

4. « Milord Portland est arrivé en France avec une nombreuse suite d'anglois; il vient de Calais ici dans son carrosse, et n'arrivera à Paris que dans huit jours. » (*Dangeau*, p. 282.) Les glaces de la Seine retardèrent beaucoup ses équipages.

5. Voyez l'extrait d'un journal de l'ambassade donné par Grimblot, dans ses *Letters of William III and Louis XIV*, tome I, p. 159, note, et le n° XII de la *Gazette d'Amsterdam*.

6. Devenu résidence royale depuis la mort du cardinal Wolsey, le palais de Whitehall faisait face d'une part à la Tamise, d'autre part au parc de Saint-James. C'est là que Charles Ier avait été décapité. Il fut brûlé le 14 janvier 1698, à l'exception de la salle des banquets. Guillaume III annonça l'incendie en ces termes, au pensionnaire Heinsius : « Mardi, tandis que je vous écrivais, le feu éclata à Whitehall et réduisit en cendres la principale partie de ce palais. Cette perte serait plus grande pour tout autre que moi, qui ne pouvais habiter là ; cependant elle est considérable. Mais il n'y a pas de remède, et il ne reste qu'à prier Dieu qu'il nous préserve à l'avenir de pareils accidents. » (Grimblot, *Letters of William III and Louis XIV*, tome I, p. 144.) La

rope, qui fut presque entièrement brûlé[1], et qui n'a pas été rétabli depuis, de sorte que les rois se sont logés, et assez mal, au palais de Saint-James[2]. Portland eut sa première audience particulière du Roi le 4 février[3], et fut quatre mois en France[4]. Il arriva avant que Tal-

Gazette d'Amsterdam, n° VIII, donne le récit suivant : « Le 14 de ce mois, sur les quatre heures du soir, le feu prit au palais de Whitehall avec tant de violence, que, quelque soin qu'on pût prendre en jetant de l'eau avec des machines et faisant sauter une partie des bâtiments, l'embrasement continua jusqu'au lendemain à sept heures du matin, et consuma tout le corps de ce palais, c'est-à-dire les appartements du roi, de la reine, la chapelle, les salles de l'Arsenal, de la Trésorerie, du Conseil, de la Comédie, la longue et belle galerie et les appartements joignants : de sorte qu'il n'est resté que la salle où le roi donne audience aux ministres, et quelques appartements. Ceux des comtes de Portland, d'Essex et d'Albemarle n'ont pas été consumés; mais ils sont presque entièrement ruinés. On dit que le feu commença chez le colonel Stanley, par l'imprudence de quelques domestiques qui avoient mis du feu dans un grenier pour sécher du linge, et on assure que plus de soixante personnes ont péri dans l'embrasement, la plupart soldats. Le roi, accompagné du prince de Danemark, vint voir le lendemain ce triste spectacle, et donna les ordres qu'il jugea nécessaires pour achever d'éteindre le feu et en empêcher une plus grande communication. » Cet incendie attira une foule énorme, et, dans le désordre, il y eut des soustractions de meubles ou d'objets précieux (*ibidem*, n°s XI et XIV).

1. Ceci est pris de Dangeau, dans la même journée où il annonce le débarquement de Portland (tome VI, p. 282) : « On mande de Londres que le palais de Whitehall est presque entièrement brûlé ; c'est le palais des rois d'Angleterre, une des plus grandes, une des plus vilaines maisons du monde, et la plus habitée. »

2. Palais donnant, comme Whitehall, sur le parc de Saint-James, et qui, aujourd'hui encore, est la résidence royale.

3. Le mardi 4 février (*Dangeau*, p. 290) ; Saint-Albans prit congé le même jour. Nous possédons au Cabinet des manuscrits (ms. Fr. 10 713) le journal du cérémonial de l'ambassade de Portland qui a été employé par Grimblot. Le docteur Martin Lister, qui était à la suite du comte, publia, dès le retour à Londres, son très précieux *Journey to Paris in the year 1698*, qui a été réimprimé plusieurs fois et traduit en français, par M. de Sermizelles, en 1873.

4. L'entrée solennelle à Paris eut lieu le 9 mars : voyez ci-après, p. 311, note 4.

lard[1] fût parti, ni aucun autre de la part du Roi, pour Londres. Portland[2] parut avec un éclat personnel, une politesse, un air de monde et de cour, une galanterie et des grâces qui surprirent. Avec cela, beaucoup de dignité, même de hauteur, mais avec discernement, et un jugement prompt, sans rien d'hasardé[3]. Les François, qui courent à la nouveauté, au bon accueil, à la bonne chère, à la magnificence, en furent charmés. Il se les attira, mais avec choix et en homme instruit de notre cour et qui ne vouloit que bonne compagnie et distinguée. Bientôt il devint à la mode de le voir, de lui[4] donner des fêtes, et de recevoir de lui des festins[5]. Ce qui est étonnant, c'est que le Roi, qui, au fond, n'étoit que plus outré contre le roi Guillaume, y donna lieu lui[6]-même en faisant pour cet ambassadeur ce qui n'a jamais été fait pour aucun autre; aussi fit toute la cour pour lui, à l'envi : peut-être le Roi voulut-il compenser par là le chagrin qu'il eut, en arrivant, de voir, dès le premier jour, sa véritable mission échouée[7]. Dès la première fois qu'il vit Torcy, avant d'aller à Versailles[8], il lui parla du

1. Voyez notre tome IV, p. 276, et la fin du tome II de 1873, p. 366, 402, 403, etc.

2. Les dix-sept derniers mots sont ajoutés après coup en interligne, et, avant *parut*, l'auteur a biffé un *y* écrit tout d'abord entre *Il* et ce verbe.

3. Comparez le texte presque absolument identique de l'Addition nº 242; de même pour la phrase qui suit.

4. *Luy* corrige *le*.

5. Ces deux dernières phrases ne se retrouvent pas dans l'Addition, mais bien la première partie de la phrase qui va suivre.

6. *Luy* est écrit en interligne.

7. En effet, Portland écrivait à son maître, même avant la réception officielle (*Letters*, p. 189) : « J'observe que l'on est plus empressé à me faire des politesses qu'avant la mise en cours de ces bruits (sur les prétentions de Guillaume III et de son représentant).... Il m'a été dit que le Roi avait donné des ordres qu'on me fît ces courtoisies.... » Comparez la copie des *Dépêches vénitiennes*, au Cabinet des manuscrits, filza 191, p. 92-94.

8. La correspondance de Guillaume III avec Portland, pendant ce séjour en France, a été publiée, comme celle qui est relative aux confé-

renvoi, à tout le moins de l'éloignement du roi Jacques et de sa famille[1]. Torcy, sagement, n'en fit point à deux fois et lui barra tout aussitôt la veine[2] : il lui répondit[3] que ce point, tant de fois proposé dans ses conférences avec le maréchal de Boufflers, et sous tant de diverses formes débattu à Ryswyk, avoit été constamment et nettement rejeté partout; que c'étoit une chose réglée et entièrement finie; qu'il savoit que le Roi non seulement ne se laisseroit jamais entamer là-dessus le moins du monde, mais qu'il seroit extrêmement blessé d'en ouïr parler davantage; qu'il pouvoit l'assurer de la disposition du Roi à correspondre en tout, avec toutes sortes de soins, à la liaison qui se formoit entre lui et le roi d'Angleterre, et personnellement à le traiter, lui, avec toutes sortes de

rences de 1697, dans le recueil de Grimblot, tome I, p. 145 et suivantes, avec partie du passage de nos *Mémoires* relatif à Saint-Albans.

1. Dangeau dit, le 14 février : « Milord Portland n'a point encore parlé d'affaires au Roi ni à ses ministres; mais il a témoigné à plusieurs de ses amis que le roi son maître apprenoit avec peine que le Roi voulût toujours laisser le roi Jacques à Saint-Germain; il auroit bien souhaité qu'il fût plus éloigné d'ici. » (*Journal*, tome VI, p. 295-296.) Voyez en effet, dans le recueil des *Letters*, p. 160-168, le compte rendu d'une conversation de Portland avec Boufflers et Villeroy, celui d'un autre entretien avec le Roi lui-même, p. 169-171, le texte d'une note diplomatique, etc. Torcy parle des démarches avortées de Portland dans ses *Mémoires*, p. 531-534; de même aussi les *Annales de la cour pour 1698*, tome II, p. 374-375. Ce dernier recueil rappelle que, cinquante ans auparavant, Cromwell avait fait des instances analogues pour que la veuve et le fils de Charles Ier fussent éloignés de France (*ibidem*, p. 259). Voyez encore la correspondance de l'ambassadeur vénitien, au Cabinet des manuscrits, filza 191, p. 1-3, 7, 14, 37, etc.

2. Furetière ne cite cette expression : *barrer la veine*, que comme terme d'hippiatrique signifiant « couper une veine après l'avoir liée dessus et dessous. »

3. Comparez la conversation avec Louis XIV lui-même rapportée par Portland, dans le recueil des *Letters*, p. 169-171, puis ses entretiens avec Pomponne et Torcy, p. 177-179, 185-187, etc. Pomponne semble être intervenu plus souvent et plus activement que son gendre, qui n'avait pas encore, on s'en souvient, toute l'autorité et la direction des affaires; c'est ce que notre auteur oublie.

distinctions; qu'un mot dit par lui sur Saint-Germain seroit capable de gâter de si utiles dispositions et de rendre son ambassade triste et languissante; et que, s'il étoit capable de lui donner un conseil, c'étoit celui de ne rien gâter et de ne pas dire un seul mot au Roi, ni davantage à aucun de ses ministres, sur un point convenu et sur lequel le Roi avoit pris son parti[1]. Portland le crut, et s'en trouva bien; mais on verra bientôt que ce ne fut pas sans dépit[2], et le Roi approuva extrêmement que Torcy lui eût, dès l'abord, fermé la bouche sur cet article. On prit un grand soin de faire en sorte qu'aucun anglois de Saint-Germain ne se trouvât, à Versailles ni à Paris, à aucune portée de ceux de l'ambassadeur[3]; et cela fut très exactement exécuté.

Portland fit un trait, au milieu de son séjour, qui donna fort à penser, mais qu'il soutint avec audace, sans faire semblant de s'apercevoir[4] qu'on l'eût même re-

1. On peut voir, dans la correspondance même de Guillaume avec son ambassadeur (recueil Grimblot, tome I, p. 181, 196, 201, 212, etc.), comment ce roi jugea à propos de désavouer, au moins pour le public, les démarches faites à Versailles. L'instruction donnée le 2 mars au comte de Tallard, lorsqu'il partit pour l'Angleterre (publiée en anglais dans le recueil de Grimblot, p. 243-285), contient un compte rendu des négociations et pourparlers antérieurs à cette date, y compris ceux de 1697, avec l'exposé des intentions du roi de France, formellement exprimées et énergiquement maintenues. Ce document est suivi d'un *memorandum* dressé par Torcy, pour le Conseil, au moment de l'arrivée de Portland à Paris.

2. Voyez ci-après, p. 68, la suite du récit : « Mais, parmi tant de fleurs, etc. »

3. Dangeau dit, le 17 février (tome VI, p. 297) : « Comme beaucoup d'anglois qui sont à Saint-Germain étoient ici (à Versailles), le Roi fit dire à Milord Middleton, qui est chef du Conseil du roi Jacques, qu'il le prioit, pour une autre fois, d'éviter de se trouver en même jour que l'ambassadeur d'Angleterre. » Comparez la *Gazette d'Amsterdam*, Extr. xv, et une lettre de Portland dans le recueil Grimblot, tome I, p. 180. Il se plaignait surtout d'être exposé à rencontrer Berwick et d'autres réfugiés qui passaient pour avoir trempé dans les conspirations de 1696 : tome III, p. 58, note 4.

4. L'*a* d'*appercevoir* corrige *en*.

marqué[1]. Vaudémont passoit des Pays-Bas à Milan[2], sans approcher de la cour. Soit affaires, soit galanterie pour l'ami intime de son maître, qu'il voulut ménager[3], il partit de Paris et s'en alla à Notre-Dame-de-Liesse[4], auprès de Laon, voir Vaudémont, qui y passoit[5]. Le marquis de Bedmar[6] passa bientôt après d'Espagne aux Pays-Bas,

1. « Milord Portland est allé à Notre-Dame-de-Liesse pour voir M. de Vaudémont, qui y passe en allant à son gouvernement de Milan. Milord Portland a fait demander au Roi la permission de faire ce voyage; mais il ne laisse pas de faire raisonner. » (*Dangeau*, tome VI, p. 324, 4 avril.)

2. On a vu, en 1697 (tome IV, p. 331 et 346), M. de Vaudémont nommé gouverneur du Milanais.

3. Dans une lettre écrite à M. de Vaudémont, le 3 janvier précédent, lord Portland, étant encore en Angleterre, manifestait déjà l'espoir de rencontrer le prince à son passage par Paris, pour traiter quelques affaires avec lui. (Catalogue d'autographes vendus par M. Eugène Charavay le 6 février 1882, n° 180.) Il ressort d'une lettre de Guillaume III (recueil Grimblot, p. 214-215) que celui-ci désirait cette entrevue.

4. Lieu de pèlerinage célèbre dans le Laonnais. L'église, fondée au douzième siècle, avait été rebâtie au quatorzième. On y conserve encore une statue dont le *Dictionnaire de Moréri* rapporte la légende d'après un livre publié en 1647 : *le Vrai trésor de l'histoire sainte sur le transport miraculeux de l'image de Notre-Dame-de-Liesse*, etc. Liesse dépendait du château de Marchais, qui avait été légué par Mlle de Guise à la duchesse du même nom, en 1688, et était passé depuis aux Condé; aujourd'hui possédé par S. A. S. le prince de Monaco. L'église était le sanctuaire le plus vénéré du nord de la France; entre autres objets précieux, elle possédait des lampes données par Gaston d'Orléans et par d'autres princes, un enfant en vermeil envoyé par la reine d'Angleterre, un autre en or venant de la Dauphine, un ostensoir estimé cinquante mille livres, etc.

5. Partis de Bruxelles le 26 mars, M. et Mme de Vaudémont arrivèrent à Notre-Dame-de-Liesse en même temps que Portland, et les Lillebonne le jour suivant. De là, le gouverneur du Milanais alla s'embarquer à Marseille pour Gênes, et il arriva à Milan le 24 mai. (*Gazette d'Amsterdam*, n°s XXX, XXXI, XL et XLVII.)

6. Isidore-Jean-Joseph-Dominique de la Cueva et Benavides, marquis de Bedmar, ancien général de bataille et gouverneur de Bruxelles (1681), capitaine d'une compagnie de cuirassiers des gardes anciennes de Castille, commandeur de l'ordre de Saint-Jacques, gentilhomme de la chambre, capitaine général de l'artillerie et commandant général ou gouverneur des armes des Pays-Bas espagnols. Il eut encore cette dernière fonction sous Philippe V, qui le fit grand d'Espagne en 1702, fut

pour y remplir la place qu'y avoit Vaudémont de gouverneur des armes. Il n'avoit pas les mêmes exclusions personnelles que Vaudémont avoit méritées[1] : il vint à Paris et à la cour, où Monsieur, à cause de la feue reine sa fille, le présenta au Roi, de qui il fut fort bien reçu[2]. Portland suivit Monseigneur à la chasse[3]; deux fois il alla de Paris à Meudon[4] pour courre le loup[5], et toutes les deux fois Monseigneur le retint à souper avec lui. Le Roi lui donna un soir[6] le bougeoir à son coucher, qui est une [Add. SᵗS. 243]

fait conseiller d'État en 1703, vice-roi de Sicile en 1704, capitaine général de la Galice et président du conseil de la guerre en 1709, etc. En 1705, il reçut l'ordre du Saint-Esprit. Né le 23 mai 1652, il mourut le 2 juin 1723. Comparez, sur ce personnage, de nombreux passages dans la suite des *Mémoires*, notamment tomes III, p. 273-274, XVIII, p. 64-65, XIX, p. 130.

1. Voyez notre tome IV, p. 340-341, et les *Dépêches vénitiennes*, filza 191, p. 167.

2. *Journal de Dangeau*, tome VI, p. 278 et 285 : « Monsieur présenta au Roi le marquis de Bedmar ; il fut longtemps dans le cabinet du Roi, toutes les portes ouvertes. Le Roi lui fit beaucoup d'honnêtetés, dont il fut très content.... »

3. Ces détails, comme les suivants, sont pris à Dangeau.

4. Il estimait Meudon plus que toute autre résidence, comparant la situation du château à celle de Windsor (*Letters*, tome I, p. 193).

5. Le 27 février et le 14 avril (*Dangeau*, p. 301 et 328). — « La chasse au loup, écrivait Portland, m'a étonné : je croyais qu'elle était rude, exigeant une grande vitesse d'allures longuement soutenue, tandis que ce n'est ni l'un ni l'autre. Le loup que nous chassâmes n'avait pas plus d'un an ; le terrain était le plus détestable des environs : nous primes bellement en moins de deux heures, quoique les chiens soient loin d'être aussi vites que la meute de Votre Majesté pour le cerf. On chasse tout le long de la route et des avenues de la forêt, comme en Angleterre dans un terrain clos. Madame ne perdit jamais la voie et ne quitta point les côtés du Dauphin. Votre Majesté peut juger quelle difficulté j'eus à me maintenir avec eux. » (*Letters*, tome I, p. 193.) Nous verrons, en parlant plus particulièrement des chasses de Monseigneur, qu'elles étaient rarement aussi faciles.

6. Le 29 avril : *Journal de Dangeau*, p. 339 ; *Gazette d'Amsterdam*, nº XXXVII ; lettre de Portland, dans le recueil Grimblot, p. 443. « En se retirant pour le coucher, dit l'ambassadeur, S. M. ordonna de me donner le bougeoir. Elle-même m'a montré le jardin et les fontaines, se promenant toute la soirée, et elle ne m'a jamais vu, quoique souvent

faveur qui ne se fait qu'aux gens les plus considérables et que le Roi veut distinguer[1]. Rarement les ambassadeurs se familiarisent à faire leur cour à ces heures[2], et, s'il y en vient, il n'arrive[3] presque jamais qu'ils reçoivent cet agrément[4]. Celui-ci prit son audience de congé le 20 mai[5], comblé de tous les honneurs, de toutes les fêtes, de tous les empressements possibles[6]. Le maréchal de Villeroy eut ordre du Roi de le mener voir Marly et de

cela se soit renouvelé trois fois par jour, sans me parler et converser gaiement sur toutes sortes de sujets. Votre Majesté connaît suffisamment cette nation pour deviner ce que toute la cour fit, après cela, pour moi. »

1. Sur ce bougeoir, le seul portant deux bougies, qui servait à éclairer le Roi quand il s'habillait le matin ou se déshabillait le soir, voyez l'article de l'*État de la France* reproduit en note dans le même tome VI du *Journal de Dangeau*, p. 187, la *Relation* de Spanheim, p. 148, les *Mémoires de Sourches*, tome IV, p. 469, et deux Additions de Saint-Simon aux tomes VIII, p. 409, et XVI, p. 41, du *Journal de Dangeau*. Il y reviendra encore dans la description du coucher du Roi (tomes III des *Mémoires*, éd. 1873, p. 227-228, et XII, p. 454). Monseigneur et le duc de Bourgogne donnaient aussi le bougeoir à leur coucher. Sous Louis XV, l'usage resta le même (*Mémoires de Luynes*, tome I, p. 263).

2. C'est le mardi que les ambassadeurs venaient tous faire leur cour au Roi et conférer avec le ministre : aussi appelait-on ce jour-là le « jour des étrangers. » Voyez le *Journal de Dangeau*, tome XVII, p. 463; les *Mémoires de Luynes*, tomes V, p. 176, VIII, p. 422, X, p. 54, XI, p. 38 et 207, XV, p. 108, etc. Quelquefois ils couchaient à Versailles, mais jamais dans le château. L'*État de la France* de 1698, tome I, p. 272-274, donne le détail du cérémonial des audiences officielles, qui avaient lieu le matin, en présence des princes, couverts, et des officiers de la chambre et de la garde-robe.

3. *Arrivent* a été corrigé en *arrive*, et, quatre mots plus loin, *réussissent* en *reçoivent*.

4. « A l'égard des ministres étrangers, tant ambassadeurs qu'envoyés,... ils n'y ont aucune préférence, ni aucune part dans la première ni seconde entrée, et n'y sont admis qu'à mesure que les courtisans les plus connus et considérés y ont part. » (Spanheim, *Relation*, p. 146-147.)

5. *Journal de Dangeau*, tome VI, p. 349.

6. Voyez les détails épars dans le *Journal*, dans le *Mercure*, les gazettes, etc. De son côté, l'ambassadeur traita non moins magnifiquement les princes et les principaux personnages de la cour. On admira beaucoup chez lui une splendide vaisselle, les écuries, etc.

lui en faire les honneurs[1]. Il voulut voir tout ce qu'il y a de curieux, et surtout Fontainebleau[2], dont il fut plus content que d'aucune autre maison royale. Quoiqu'il eût pris congé, il alla faire sa cour au Roi, qui prenoit médecine[3]. Le Roi le fit entrer après l'avoir prise, ce qui étoit une distinction fort grande, et, pour la combler, il le fit entrer dans le balustre[4] de son lit, où jamais étranger, de quelque rang et de quelque caractère qu'il fût, n'étoit entré, à l'exception de l'audience de cérémonie des ambassadeurs[5]. Au sortir de là, Portland alla trouver Monseigneur à la chasse, qui le ramena, pour la troisième fois, souper avec lui à Meudon[6]. Le Grand Prieur

1. Le dimanche 25 mai : *Journal*, p. 352. Le Roi lui-même avait fait les honneurs de Versailles les 29 et 30 avril. L'ambassadeur y trouva tout magnifique, malgré les défectuosités de la construction. Pour Marly, on attendit que les eaux fussent dans leur splendeur.

2. Le 14 mai : *ibidem*, p. 346-347. — 3. Le 26 mai : *ibidem*, p. 353.

4. L'entrée dans le balustre[a] qui entourait le lit royal était réservée aux princes et princesses et à certains officiers : on trouve de nombreuses locutions ayant trait à cet usage dans la *Muse historique* de Loret, tomes I, p. 65, II, p. 80, 297, 351, 356, 480, 508, 533, et III, p. 48, 79, 386, 452, 481. Sur les officiers qui avaient droit de franchir cette enceinte, voyez les *Mémoires du duc de Luynes*, tome I, p. 138 et 139, et un extrait des *Mémoires de Breteuil*, dans l'Appendice du tome XVIII du *Journal de Dangeau*, p. 351. Il subsiste encore des balustres de ce genre à Versailles, dans la chambre de Louis XIV, au Louvre et à l'hôtel Soubise. Anne d'Autriche en avait un aussi dans sa chambre, et le cardinal Mazarin, par exception, pendant la minorité du Roi, avait obtenu permission d'en mettre un dans son appartement du Louvre (4 février 1654).

5. Le balustre de la chambre du Roi à Fontainebleau, où eut lieu l'audience du 29 juillet 1664, se voit très distinctement dans la tapisserie historique dont il a été parlé ci-dessus, p. 16, note 2, ainsi que dans le tableau fait par Ziégler pour le musée de Versailles (n° 1070). A Versailles, le balustre était une œuvre magnifique, en argent, pesant plus de quatre mille marcs, et qui fut détruite dans la fonte de 1689-90.

6. Trois chasses antérieures sont indiquées par Dangeau, tome VI, p. 301, 328 et 330. Celle-ci serait la quatrième ; elle eut lieu le lundi 26 mai, et notre auteur ne fait que copier le texte du *Journal*, p. 353, en changeant le temps des verbes.

[a] La balustre, dans le *Journal de J. Héroard*, tome II, p. 41.

s'y mit au-dessus de lui avec quelque affectation[1], dont l'autre, quoique ayant pris congé[2], s'offensa fort, et, le lendemain matin, alla fièrement dire au Roi que si il[3] avoit donné le rang de princes du sang à MM. de Vendôme, il ne leur disputeroit pas, mais que, s'ils ne l'avoient pas, il croyoit que le Grand Prieur devoit avoir pour lui les honnêtetés qu'il n'avoit pas eues. Le Roi lui répondit qu'il n'avoit point donné ce rang à MM. de Vendôme[4], et qu'il manderoit à Monseigneur, qui étoit encore à Meudon, de faire que cela n'arrivât plus. Monsieur lui voulut faire voir Saint-Cloud lui-même[5]; Madame, exprès, n'y alla pas[6], et Monsieur lui donna un grand repas, où Monseigneur se trouva et grande compagnie[7]. Ce fut encore là un honneur fort distingué.

Mais, parmi tant de fleurs, il ne laissa pas d'essuyer

1. Ces trois derniers mots sont écrits en interligne; ils ne se trouvent pas dans le texte de Dangeau.

2. N'ayant donc plus le caractère d'ambassadeur extraordinaire.

3. Saint-Simon, comme beaucoup de ses contemporains, se dispense souvent de faire l'élision.

4. Comparez notre tome II, p. 101-112, et l'Addition 78, *ibidem*, p. 386.

5. Le 22 avril.

6. Madame aimait la conversation de Portland; mais les difficultés de cérémonial, et peut-être aussi certaine défiance manifestée par Monsieur, l'empêchèrent d'assister à cette fête: voyez ses lettres dans les recueils Rolland, p. 182, ou Jaeglé, tome I, p. 187 et 188, et le nº xxxv et Extraordinaire de la *Gazette d'Amsterdam*. En outre, il y avait eu un conflit pour la réception de M. de la Rongère, envoyé par Madame à l'ambassadeur, et la princesse s'était offensée que celui-ci n'eût pas voulu faire de concessions (lettres de Portland dans le recueil Grimblot, tome I, p. 221-222, et de Madame dans le recueil Jaeglé, tome I, p. 189; Journal de l'ambassade, ms. Fr. 10713, fol. 16-17; papiers du P. Léonard, Arch. nat., M 763).

7. Le compte rendu de ce repas parut dans toutes les gazettes; les éditeurs de Dangeau (tome VI, p. 334, note) ont reproduit l'article du *Mercure*. Selon la *Gazette d'Amsterdam*, on rendit à Portland des honneurs tels que les nonces mêmes n'en recevaient pas; il n'y manquait que l'assistance de Madame, de sa belle-fille et de sa fille, qui ne pouvaient manger qu'avec des princes. Voyez d'ailleurs la lettre du 25, dans le recueil Grimblot, p. 430.

quelques épines et de sentir la présence du légitime[1] roi d'Angleterre en France. Il étoit allé une autre fois à Meudon pour suivre Monseigneur à la chasse : on alloit partir, et Portland se bottoit, lorsque Monseigneur fut averti que le roi d'Angleterre se trouveroit au rendez-vous. A l'instant, il le manda à Portland, et qu'il le prioit de remettre à une autre fois[2]. Il fallut se débotter et revenir tout de suite à Paris. Il étoit grand chasseur : soit envie de voir faire la meute du Roi, soit surprise de ne recevoir aucune autre civilité du duc de la Rochefoucauld que la simple révérence lorsqu'ils se rencontroient, il dit et répéta souvent qu'il mouroit d'envie de chasser avec les chiens du Roi[3]. Il le dit tant et devant tant de gens, qu'il jugea impossible que cela ne fût revenu à M. de la Rochefoucauld[4], et cependant sans aucune suite. Lassé de cette obscurité, il la voulut percer, et, au sortir d'un lever du Roi, aborda franchement le grand veneur et lui dit son desir. L'autre ne s'en embarrassa point : il lui répondit assez sèchement qu'à la vérité il avoit l'honneur d'être grand veneur, mais qu'il ne disposoit point des chasses ; que c'étoit le roi d'Angleterre dont il prenoit les ordres ; qu'il y venoit très souvent, mais qu'il ne savoit jamais qu'au moment de partir quand il ne venoit pas au rendez-vous ; et tout de suite la révérence, et laissa là Portland dans un grand dépit, et tou-

1. L'adjectif *légitime* est écrit en interligne, au-dessus de *véritable*, biffé.

2. Portland écrivait à son souverain, à la date du 7/17 mars : « Comme le roi Jacques va fréquemment chasser avec Monseigneur, je dois souvent me priver d'en faire autant, pour ne pas me rencontrer avec lui. D'après la manière favorable dont chacun me dit qu'il s'exprime sur mon compte, on peut penser qu'il ne ferait point difficulté de se trouver avec moi. » (*Letters*, tome I, p. 204.)

3. Il s'agit de la meute pour le cerf, qui se composait de soixante grands chiens fort vites (*Journal de Dangeau*, tome VIII, p. 217, 341, 348, 350, 380, etc. ; *État de la France*, 1698, tome I, p. 581-590 ; Dussieux, *le Château de Versailles*, tome II, p. 176-189).

4. Comme grand veneur.

tefois sans se pouvoir plaindre[1]. M. de la Rochefoucauld fut le seul grand seigneur distingué de la cour qui n'approcha jamais Portland. Ce qu'il lui répondit étoit pure générosité pour le roi d'Angleterre : ce prince, à la vérité, disposoit quand il vouloit de la meute du Roi, mais il y avoit bien des temps qu'il ne chassoit point, et jamais à toutes les chasses ; il[2] ne tenoit donc qu'à M. de la Rochefoucauld d'en donner à Portland tant qu'il auroit voulu, à coup sûr ; mais, piqué de la prostitution publique à la vue de la cour de Saint-Germain, il ne put se refuser[3] cette mortification au triomphant ambassadeur de l'Usurpateur, qui avoit attaché à son char jusqu'à M. de Lauzun[4], malgré ses engagements et son attachement au roi et à la reine d'Angleterre, et sans y pouvoir gagner que de la honte, pour suivre la mode et croire faire sa cour au Roi.

[Add. SᵗS. 244] Enfin Portland, comblé en toutes les manières possibles, se résolut au départ[5]. La faveur naissante du duc

1. On a une première rédaction de cette anecdote dans la grande Addition sur le duc de la Rochefoucauld (*Journal de Dangeau*, tome XV, p. 64). Portland lui-même rendit compte de l'incident en ces termes (recueil Grimblot, tome I, p. 444, lettre du 4 mai) : « Quoi qu'il en soit (des prévenances dont la cour le comblait à l'exemple du Roi), je dois dire à Votre Majesté que les proches de lord Feversham, comme les maréchaux de Duras et de Lorge et le duc de la Rochefoucauld, ne me sont point venus voir, ou ne m'ont fait aucune politesse ; et bien que le Roi ait parlé, en présence du dernier, de ses chiens pour le cerf, et ait dit qu'il fallait que je les visse chasser, quoique même le duc m'ait dit à cette occasion qu'il me les ferait connaître quand je le pourrais, il n'en a rien fait jusqu'ici, et, lorsque je l'ai ramené à ce sujet, il s'est excusé en disant que le roi Jacques chassait souvent avec lui : si bien que je n'ai point vu sa meute. » Bien entendu, Dangeau ne dit mot de cela.

2. *Il* corrige *ce*.

3. Les lettres *re* de *refuser* corrigent deux autres lettres.

4. En effet, Portland écrivait à son maître (recueil Grimblot, tome I, p. 204) : « Le duc de Lauzun, principal conseiller du roi Jacques, semble affecter de me traiter avec tant de civilité, que chacun en est surpris. Je ne sais quel peut être son but, s'il en a un, comme je le crois. »

5. Il commença à parler de départ le 20 avril, mais ne prit son

d'Albemarle[1] l'inquiétoit et le hâta. Monsieur le Prince le pria de passer à Chantilly, et il lui donna une fête magnifique, avec ce goût exquis qui, en ce genre, est l'apanage particulier aux Condés[2]. De là, Portland continua son

audience de congé que le 20 mai (*Journal de Dangeau*, tome VI, p. 349; *Gazette d'Amsterdam*, n° XLIII). Dans ses dernières conversations particulières avec le Roi et les ministres, il traita les projets d'arrangement relatifs à la succession d'Espagne qui occupaient alors les deux souverains; on trouve le compte rendu de ces pourparlers dans les lettres de Portland, tomes I du recueil Grimblot, p. 446, 455, 477, 489, 498, et II, p. 19. Comme cadeaux, il reçut deux tentures des Gobelins rehaussées d'or, une épée ornée de diamants, et les portraits, richement enchâssés, du Roi et du Dauphin. Pour son maître, il emporta sept tentures de tapisserie, et un jardinier fut envoyé en Angleterre, avec mission d'exécuter les plans que le Nostre venait de préparer pour Windsor. (*Gazette d'Amsterdam*, n[os] L et LI.)

1. Arnold-Juste van Keppel, fils du chef d'une très vieille famille de la Gueldre et d'une fille de l'homme d'État hollandais Opdam, était né en 1670, et il avait su si bien gagner la faveur du prince d'Orange, en le servant comme page, que Guillaume l'avait nommé gentilhomme de sa chambre et maître de la garde-robe, avec les titres de baron d'Ashford, de vicomte de Bury et de comte d'Albemarle (février 1697). Il eut le commandement de la première compagnie des gardes du corps en mars 1699 et l'ordre de la Jarretière en 1700. En 1702, la reine Anne le nomma de nouveau commandant des gardes; mais il quitta peu après l'Angleterre pour la Hollande. Élu par ses compatriotes général de la cavalerie et des Suisses, il prit une part active aux dernières campagnes de la guerre de Succession, eut le gouvernement de Tournay en 1709, celui de Bois-le-Duc en 1718, et mourut le 30 mai de cette même année. L'Addition mise par Saint-Simon en regard de l'article de sa mort a trait à la rivalité des deux favoris, sur laquelle on peut voir aussi une note dans le tome Ier du recueil de Grimblot, p. 145, et deux passages des *Annales de la cour pour 1698*, tome II, p. 279 et 369.

2. *Journal de Dangeau*, tome VI, p. 370. Est-il besoin de rappeler les fêtes offertes au Roi en 1662, 1671, 1694 et 1695, à Monseigneur en 1688, et dont il existe tant de descriptions laudatives, ces fêtes où, selon l'expression de la Bruyère, « un seul suffisait pour le projet et pour la dépense »? Saint-Simon en parlera plus longuement à propos des merveilles exécutées par Monsieur le Prince et des projets pour la réalisation desquels le temps finit par lui manquer (*Mémoires*, tome VI, p. 337, et Addition au *Journal de Dangeau*, tome XII, p. 374 et 376).

chemin par la Flandre[1]. Non seulement il eut la permission du Roi d'y[2] voir toutes les places qu'il voudroit; mais il le fit accompagner par des ingénieurs, avec ordre de les lui bien montrer[3]. Il fut reçu partout avec les plus grands honneurs, et eut toujours un capitaine et cinquante hommes de garde[4]. Le bout d'un si brillant voyage fut de trouver à sa cour un jeune et nouveau compétiteur, qui prit bientôt le dessus, et qui ne lui laissa que les restes de l'ancienne confiance et le regret d'une absence qui l'avoit laissé[5] établir. Sur son départ de Paris[6], il avoit affecté de répandre que, tant que le roi Jacques seroit à Saint-Germain, la reine d'Angleterre ne seroit point payée du douaire qui lui avoit été accordé à la paix; et il tint parole[7].

1. *La Flandres*, avec l'*s* du pluriel.
2. *D'y* corrige *de*. A la ligne suivante, *des ingénieurs* corrige *un ingénieur*.
3. Après avoir rendu compte de la dernière audience qu'il eut au lever, le dimanche 15 juin, veille de son départ, Portland ajoute (recueil Grimblot, tome II, p. 36) : « Le Roi me parla de différentes choses, et, entre autres, de la route que je comptais prendre. Je demandai la permission d'aller par Dunkerque. Il me répondit que, si je voulais suivre cette route, je passerais, sans rien voir, auprès de plusieurs autres belles villes des Flandres qui méritaient d'être vues, et que, sans m'écarter de plus de huit ou dix lieues, je pouvais traverser dix places qu'il désirait que je connusse; et alors il me donna un itinéraire par Cambray, Bouchain, Valenciennes, Condé, Tournay, Lille, Menin, Ypres, Bergues, Dunkerque et Calais.... Le prince de Condé m'attend à sa résidence. J'y vais demain matin, et, d'après les préparatifs qu'il a faits pour me recevoir, je doute qu'il me laisse partir, comme je me le proposais, après un séjour d'une seule journée. »
4. Cela est pris du *Journal de Dangeau*, tome VI, p. 370.
5. *L'aissé*, dans le manuscrit. — Les progrès de Keppel étaient déjà tels que Portland avait hésité à s'éloigner. Le bruit avait couru d'une tentative d'empoisonnement dirigée contre celui-ci (*Sourches*, tome V, p. 243). Sur les conséquences de cette rivalité, voyez la suite des *Mémoires*, tomes II de 1873, p. 205 et 353, III, p. 256, XIV, p. 396.
6. Cette dernière phrase, qui finit le paragraphe dans le manuscrit original, a été écrite postérieurement dans un blanc qui restait après *establir* et dans l'interligne suivant.
7. *Journal de Dangeau*, tome VI, p. 374; comparez tome XV, p. 172

Princes de Parme et de Toscane *incognito* en France; le dernier distingué.

Avant de quitter les étrangers, je ferai une courte mention du voyage que vinrent faire en France, les premiers mois de cette année, le frère du duc de Parme[1], qui y fut *incognito*, et, quelque temps après[2], le prince Gaston[3], second fils du Grand-Duc, par la singularité[4] qu'ils furent tous deux les deux derniers ducs de Parme et de Toscane[5]. Ce dernier garda aussi l'*incognito*; mais, ce nonobstant, le Roi voulut le distinguer[6], et qu'il baisât Mme la duchesse de Bourgogne. Il étoit fils de Madame

et 173. Ce douaire, qui devait être de cinquante mille livres sterling, ne fut payé qu'après le traité d'Utrecht, comme nous l'avons dit au tome IV, p. 238, note 2. Il en est question dans les *Letters of William III*, tome I, p. 169, 182, etc.

1. François Farnèse, né le 19 mai 1678, devenu duc de Parme et de Plaisance (le septième de cette famille) par la mort de son père, le 8 décembre 1694, et marié, un an plus tard, avec la princesse palatine que son frère aîné avait laissée veuve en 1693, mourut sans enfants le 26 février 1727, et le duché passa à son troisième frère, Antoine, dont il est question ici, lequel arriva en France vers le 15 janvier, venant de passer le carnaval à Milan, et eut audience du Roi le 1er février. On l'appelait le marquis de Sala. (*Journal de Dangeau*, tome VI, p. 282 et 286; *Gazette d'Amsterdam*, n° XIII.) Antoine Farnèse, né le 29 novembre 1679, mourut, dernier de sa maison, le 20 janvier 1731. Tous les princes de cette race étaient d'une obésité extraordinaire.

2. Ce second prince eut audience du Roi le 21 mai, selon la *Gazette d'Amsterdam*, et il fut reçu sous le nom de marquis de Sienne : voyez l'article du *Journal de Dangeau*, tome VI, p. 352, que notre auteur va copier presque textuellement. Son père, n'étant que prince héritier, avait séjourné deux ou trois mois à la cour de France, en 1669 (*Gazette*, p. 763, 787-788, 808-809 et 928).

3. Jean-Gaston de Médicis, fils du grand-duc Côme III et de Marguerite-Louise d'Orléans (voyez notre tome III, p. 59 et 60), était né le 24 mai 1671. Il devint grand-duc par la mort de son père, le 31 octobre 1723, et mourut à Florence le 9 juillet 1737.

4. C'est-à-dire : « Je ferai une courte mention.... pour cette singularité que, etc. »

5. Après leur mort, le premier de ces duchés passa aux Bourbons d'Espagne, le second à la maison de Lorraine, en vertu des traités de la Quadruple alliance et autres. — On voit, par cette allusion, que Saint-Simon écrit postérieurement à 1737.

6. Saint-Simon a fait, sur les difficultés de préséance entre les ducs

la Grande-Duchesse, cousine germaine du Roi[1], et la vit fort tant qu'il fut à Paris. Le Roi prit même quelque soin de sa conduite : il chargea Albergotti[2], à cause du pays[3], de se tenir presque toujours auprès de lui et de prendre garde à lui faire voir bonne compagnie. Il demeura peu en ce pays-ci[4], d'où il passa en Allemagne, chez la princesse de Saxe-Lauenbourg[5], son épouse, avec laquelle il se brouilla depuis à ne se jamais revoir[6]. Le frère du duc de Parme demeura presque toute l'année[7].

Distraction du cardinal d'Estrées.

Je me souviens qu'à Fontainebleau, où on se donne plus qu'ailleurs de grands repas les uns aux autres[8], le cardi-

de Toscane, de Savoie et de Ferrare, deux articles qui se trouvent dans le volume 36 de ses Papiers (*France* 191).

1. Il était donc, comme le dit Dangeau, neveu à la mode de Bretagne du Roi. Celui-ci venait, tout récemment, en janvier 1698, de donner des lettres de naturalité aux enfants de la Grande-Duchesse, pour qu'ils pussent lui succéder (Dépôt des affaires étrangères, vol. *France* 305, fol. 4 v°, pièce 15).

2. Maréchal de camp déjà cité en 1693 : tome I, p. 233 et note 4.

3. Albergotti, florentin d'origine, avait eu des lettres de naturalité, enregistrées le 18 mars 1681.

4. Dès le 2 juin, il retourna en Allemagne, sa résidence ordinaire. Ce voyage, non annoncé à la cour, n'avait eu pour but que de fuir pour quelque temps la femme dont il va être parlé.

5. Anne-Marie-Françoise de Saxe-Lauenbourg, née le 15 juin 1672, fille aînée de Jules-François, dernier duc de ce nom, et veuve d'un comte palatin du Rhin, avait épousé le prince de Toscane le 2 juillet 1697. Elle mourut à Reichstadt, en Bohême, le 15 octobre 1741.

6. Marié malgré lui à une femme impérieuse, obstinée, énorme et laide, le prince quitta les arts et l'étude pour se jeter dans la débauche, et, durant son séjour à Paris, il n'y fit pas moins de scandale qu'à Prague. Quand il succéda à Côme III, qui avait livré la Toscane aux jésuites et à l'Inquisition, son avènement fut le signal d'une réaction en sens opposé.

7. « Le prince de Parme s'en va en Angleterre, et reviendra pour voir la revue de Compiègne. On lui a fait voir Trianon et toutes les eaux de Versailles. » (*Journal de Dangeau*, tome VI, p. 368, 19 juin.) L'anecdote qui va suivre se placerait donc dans le second séjour, et le premier ne dura que cinq mois.

8. Pendant le temps que la cour y passait chaque année, en automne. Dangeau ne parle pas du prince lors du voyage d'octobre 1698.

nal d'Estrées, logé à la Chancellerie[1], lui en voulut donner un, où il pria beaucoup de gens distingués de la cour. Il me pria aussi, et j'y trouvai de plus ce qu'il avoit lors de sa plus proche famille, pour lui aider à faire les honneurs au prince de Parme ; mais il arriva que nous fîmes le festin sans lui. Le cardinal, qui, allant et venant, avoit prié depuis plusieurs jours les gens qu'il voulut à mesure qu'il les avoit rencontrés, n'avoit oublié que le prince de Parme. Le matin du repas, le souvenir lui en vint : il demanda quel de ses gens l'avoit été inviter de sa part ; il se trouva qu'il n'en avoit chargé aucun. Il y envoya vitement ; mais il arriva[2] que le prince de Parme étoit engagé, et pour plusieurs jours. On plaisanta beaucoup le cardinal, pendant le repas, de cette rare distraction. Il en avoit souvent de pareilles[3].

Le Roi[4], à la prière de Monsieur de Savoie, envoya enlever Mlle de Carignan[5] par un lieutenant de ses gardes du corps[6], à l'hôtel de Soissons[7], qui la mena aux Filles

Mlles de Soissons enlevées et à Bruxelles ; le comte

1. Dépendance du château, bâtie au temps du chancelier du Prat et augmentée par d'Aligre et Séguier : voyez la suite des *Mémoires*, tome XIV, p. 118. Les d'Estrées avaient dans la ville un hôtel dont le beau portail existe encore.

2. *Arriva* est écrit en interligne sur *se trouva*, biffé pour éviter la répétition de ce verbe, qui était déjà à la ligne précédente ; mais un premier *arriva* est aussi sept lignes plus haut.

3. Une première rédaction de cette anecdote se trouve dans la grande Addition consacrée au cardinal d'Estrées, à l'occasion de sa mort, tome XV, p. 310-311, du *Journal de Dangeau.*

4. Cette anecdote est prise dans le *Journal de Dangeau*, tome VI, p. 301, 316 et 340.

5. Louise-Philiberte de Savoie-Soissons : sur elle et sur Mlle de Soissons, sa sœur aînée, voyez notre tome III, p. 277 et 278. Toutes deux avaient été baptisées ensemble, fort tardivement, le 5 janvier 1677 (*Gazette*, p. 32), et leurs tantes les avaient amenées à la cour de France en 1688 (*Journal de Dangeau*, tome II, p. 151). Nous avons vu l'aînée expulsée en 1697, à propos de l'affaire du bailli d'Auvergne (tome IV, p. 19, note 6).

6. M. d'Estrades, dit Dangeau.

7. Comme nous l'avons déjà dit, après avoir habité la rue du Vieux-

de Soissons errent.

de Sainte-Marie[1], dans un carrosse de l'ambassadeur de Savoie[2]. En même temps, l'électeur de Bavière en fit autant à Bruxelles, où il fit conduire dans un couvent Mlle de Soissons de chez sa mère[3]. Leur conduite étoit depuis longtemps tellement indécente, et leur[4] débauche

Colombier, où, le 5 juillet 1694, elles s'étaient passé une donation mutuelle de leurs biens, sauf faculté de disposer de cent mille livres chacune (Arch. nat., Insinuations, Y 263, fol. 334 v°), les deux sœurs s'étaient installées à l'hôtel de Soissons, qui, depuis la mort de la princesse de Carignan, en 1692, et l'entrée en possession du comte de Soissons, héritier substitué, était une espèce d'asile où logeaient, sous le couvert de la Savoie, plus de trente ménages, des boutonniers, des perruquiers, des logeurs en garni, des teneurs de jeux, et même des criminels, qui y prenaient refuge (Arch. nat., O¹ 43, fol. 94 et 192). Mlle de Carignan y avait passé, en 1697, un acte par lequel elle faisait une pension de douze cents livres à Claude du Terrail, sieur d'Ornaison (Arch. nat., Y 270, fol. 16). En effet, sa situation de fortune s'était améliorée, et, ayant pris un équipage, tandis que jusque-là elle se servait du carrosse de l'ambassadeur de Savoie (*Gazette d'Amsterdam*, 1697, n° LXXV), elle avait pu aller faire sa cour à la duchesse de Bourgogne : ce qui, en 1696, lui était interdit par le Roi (tome III, p. 278).

1. Les filles de la Visitation de Sainte-Marie avaient trois maisons : la plus ancienne au faubourg Saint-Jacques, une seconde transférée en 1673 dans la rue du Bac, où son emplacement était naguère encore marqué par la dénomination de deux voies publiques, et une dernière à la rue Saint-Antoine ; c'est dans celle-ci (où les Coulanges avaient leurs habitudes familières, et dont l'église est devenue un temple protestant en 1802) que, selon les dépêches vénitiennes (filza 191, p. 35-36), Mlle de Carignan fut transportée.

2. L'ordre du 25 février pour la recevoir dans le couvent (Arch. nat., O¹ 42, fol. 36 v° et 37) a été imprimé dans le recueil de Depping, tome II, p. 750. L'ambassadeur est ce Ferreiro dont il a été parlé p. 6.

3. Depuis que Mlle de Soissons, expulsée de France, avait pris asile à Bruxelles, chez sa mère (Olympe Mancini), celle-ci et elle-même, puis le comte de Soissons, avaient fait une cession authentique de tous leurs biens et droits paternels ou maternels au prince de Carignan (Arch. nat., Y 269, fol. 441 et 446 ; *Journal de Dangeau*, tome VI, p. 205), lequel dut, par suite, se faire naturaliser en France, pour jouir des biens qui y étaient situés (*Journal de Dangeau*, tome VI, p. 460). Selon Dangeau, c'est à la prière de la comtesse de Soissons que l'Électeur fit mettre au couvent sa fille aînée.

4. *Leurs*, au pluriel, dans le manuscrit.

si prostituée, que Monsieur de Savoie ne put plus supporter ce qu'il en apprenoit[1]. Quelque temps après, il envoya une[2] dame de Savoie[3] ici, où Mlle de Soissons se devoit rendre, pour les conduire toutes deux dans ses États, où il comptoit de les resserrer fort dans un couvent; mais, à la fin, elles obtinrent, l'une de retourner chez sa mère à Bruxelles, l'autre de l'y aller trouver d'ici[4]. Pendant ce temps-là, le comte de Soissons[5], leur frère aîné, qui étoit sorti d'ici depuis quelques années[6] quoique comblé des grâces et des bontés du Roi, continuoit à courir l'Europe pour chercher du service et du pain. On n'en avoit voulu ni en Angleterre, ni en Allemagne, ni à Venise[7] : il s'en alla chercher fortune en

1. Voyez à l'Appendice, n° V, l'article des *Annales de la cour* que nous y reproduisons avec une lettre de la mère des princesses, que nous empruntons à l'*Isographie des hommes célèbres*. La *Gazette d'Amsterdam* annonce la nouvelle dans ses n°s XX et XXVI.

2. *Un*, par mégarde, dans le manuscrit.

3. La présidente de Challes, selon la *Gazette d'Amsterdam*, n° XXXIV. Dangeau (p. 316) dit : « Mme la comtesse de *** », laissant le nom en blanc.

4. Grâce à l'intervention de la comtesse de Soissons et de sa famille, qui protestèrent que Mlle de Soissons seule était une « indigne créature, » Mlle de Carignan, remise le 15 avril à l'ambassadeur, obtint de partir pour Bruxelles avec sa dame d'honneur, Mme de Saint-Martin, « après avoir pris congé et reçu les compliments de toute la cour, » tandis que Mlle de Soissons se dirigeait sur Chambéry (appendice V et *Gazette d'Amsterdam*, n°s XXXII et XXXIV). On ne revit Mlle de Carignan à Paris qu'en 1718, et momentanément : après quoi, elle alla mourir à Chambéry, dans un couvent.

5. Louis-Thomas de Savoie : voyez ce qui a déjà été dit de lui, à propos de ses sœurs, en 1696, tome III, p. 278 et note 2, et comparez la suite des *Mémoires*, tome III de 1873, p. 301.

6. En 1694. On lui avait aussitôt retiré ses pensions, et, l'année suivante, un ordre du 22 mai 1695 avait prescrit à tous les intendants de mettre ses biens et ceux de sa femme sous séquestre, pour en verser le produit à l'extraordinaire des guerres. Une pension de douze mille livres avait seulement été attribuée à ses sœurs, pour leur subsistance.

7. Lors de la paix conclue en 1696, il avait espéré rentrer en grâce par l'entremise du duc de Savoie; mais celui-ci n'intervint que pour la forme, et le Roi repoussa ses ouvertures : voyez l'Appendice de

Espagne, qu'il n'y trouva non plus qu'ailleurs[1]. Il eut peine à obtenir permission de passer à Turin, où Monsieur de Savoie ne le vouloit point voir. Sa femme[2] y étoit dans un couvent, fort pauvre et fort retirée[3].

Abbé de Coëtelez

L'évêque de Poitiers[4] étoit mort au commencement de cette année[5]. Il avoit été longtemps prêtre de l'Oratoire,

notre tome III, p. 432 et 439. En 1697, il avait quitté l'Angleterre, où Guillaume d'Orange le pensionnait, pour passer en Flandre, et de là à Milan, avec l'intention d'y attendre M. de Vaudémont.

1. Son projet de passer en Espagne est annoncé dès le mois de janvier 1696 par Dangeau, qui rapporte, en novembre 1697, que le prince de Carignan lui a donné une pension de cinq mille livres, puis, en novembre 1698, qu'il a séjourné deux jours à Turin, avec la permission du duc, mais sans le voir, et, en février 1699, qu'il est à Gênes pour se diriger sur l'Espagne tandis que sa femme restera à Milan. Le roi Charles II ayant fait donner des ordres dans les ports pour qu'on le forçât à rebrousser chemin, s'il paraissait (*Journal*, tomes V, p. 352, VI, p. 205, 459, et VII, p. 29 ; *Gazette d'Amsterdam*, 1699, n° XVIII), il alla à Vienne, et fit encore demander la permission de revenir en France, à charge d'y garder prison « tout le temps que la pitié ou la punition l'exigeroit ; » mais le Roi répondit qu'il continuât de servir les princes qu'il voudrait choisir (*Mémoires de Villars*, éd. Vogüé, tome I, p. 229 et 239).

2. Ce comte de Soissons avait épousé secrètement, le 12 octobre 1680, malgré sa famille et la cour, Uranie de la Cropte de Beauvais, demoiselle d'honneur de Madame, qui mourut le 14 novembre 1717, à l'âge de soixante et un ans, et dont les *Mémoires* parleront longuement.

3. Elle était sortie de France peu après son mari, en mai 1695, et le Roi avait ordonné de la traiter avec honnêteté à cette occasion (Arch. nat., O[1] 39, fol. 68 ; *Journal de Dangeau*, tome V, p. 200).

4. L'évêché de Poitiers valait plus de trente mille livres (*Journal de Dangeau*, tomes VI, p. 285, et VIII, p. 351).

5. François-Ignace de Baglion de Saillant (terre du Charolais), après avoir d'abord servi comme capitaine de cavalerie, puis être entré à l'Oratoire et y avoir eu le titre d'assistant du général, avait été nommé évêque de Tréguier en mars 1679, et de Poitiers en avril 1686. Il mourut le 26 janvier 1698, à soixante-quatre ans. Il était fils d'un gentilhomme ordinaire de la maison du Roi et descendait, par sa mère, du chancelier de Bellièvre. Voyez son article nécrologique dans le *Mercure* de février 1698, p. 266-267, son éloge dans la *Gallia christiana*, tome II, col. 1210, et son oraison funèbre par le P. Jacques Chesnon, jésuite. — Saint-Simon prend cette mort dans le *Journal de Dangeau*.

sous le nom de P. Saillant[1], et il étoit de ces Baglioni qui ont tant figuré dans les guerres d'Italie[2]. Ses sermons l'avoient fait évêque de Tréguier[3], où il avoit appris le bas-breton pour pouvoir entendre et prêcher les peuples de ce diocèse[4]. De là, il passa à Poitiers[5]. C'étoit un excellent évêque, qui venoit peu à Paris; il ressembloit parfaitement à tous les portraits de saint François de Sales[6]. J'en fus très fâché; il étoit ami intime de mon père et de ma mère. Son évêché fut donné, à Pâques, à l'abbé de Coëtelez[7]. C'étoit un bon gentilhomme de Bre- fait et défait évêque de Poitiers.

1. Saint-Simon écrit : *Saillans*. — Le P. de Saillant avait prêché le carême de 1667 à l'Oratoire.

2. Le *Moréri* a consacré un article à trois Baglioni qui eurent un grand renom au seizième siècle, comme *condottieri* et comme seigneurs souverains de Pérouse. Le *Mercure* dit en effet que l'évêque de Poitiers se rattachait à cette souche italienne, et les généalogistes attribuent la même origine aux Baglion de la Salle, en Lyonnais et Beaujolais (voyez leur article dans le nobiliaire de la Chenaye des Bois), et aux Baillon de Forges (*Armorial général* de d'Hozier, tome VII, 1868, p. 65-70).

3. Cet évêché, dont le ressort ne comprenait que soixante-dix paroisses et deux abbayes, valait quatorze mille livres.

4. Saint-Simon rappelle cela dans la table des décès de 1698 jointe à son exemplaire du *Dangeau :* « Mort de M. de Saillant, d'abord Père de l'Oratoire, grand prédicateur, excellent évêque de Tréguier, où il avoit appris le bas-breton pour prêcher son diocèse, enfin évêque de Poitiers. » Le fait est mentionné dans l'oraison funèbre du prélat, p. 19-20.

5. *Journal de Dangeau*, tome I, p. 319 et 332.

6. François de Sales, né à Sales, près Annecy, le 21 août 1567, entra dans la maison des jésuites de Paris en 1580, puis se fit recevoir docteur à Padoue et avocat au sénat de Chambéry, devint prêtre et prévôt du chapitre de Genève en 1593, commença alors à se faire remarquer par ses missions, polémiques, conférences et conversions, fut fait évêque de Genève en 1602, et mourut à Lyon, le 28 novembre 1622. On sait quel fut le succès de ses livres l'*Introduction à la vie dévote* et l'*Amour de Dieu*. Il fut canonisé par Alexandre VII, en 1665. Des portraits de lui ont été gravés par Morin, Habert, Audran, Scotin, Larmessin, etc.; mais ils ne ressemblent pas, comme le dit Saint-Simon, au portrait de M. de Saillant gravé par G. Vallet.

7. Saint-Simon et Luynes écrivent : *Caudelet*, comme on prononçait ce nom; mais la vraie orthographe est : *Coëtelez* (paroisse du Drénec, près Lesneven), selon les renseignements qu'a bien voulu me fournir M. P. Po-

tagne[1], frère d'un capitaine aux gardes[2] fort estropié et qui avoit bien servi. Ils étoient parents de la maréchale de Créquy[3] et souvent chez elle. L'envie de lui voir un si bel évêché et la rage de n'en avoir point fit aller au P. de la Chaise les plus noires calomnies contre l'abbé de Coëtelez, qui avoit toujours passé pour un fort honnête homme et de très bonnes mœurs, et qui l'étoit en effet, et, entre autres impostures, qu'il avoit passé au jeu tout le vendredi saint, veille du jour de sa nomination à Poitiers. La vérité étoit qu'ayant assisté à tous les offices de la journée, il alla, sur le soir, voir la maréchale de Créquy, qui étoit seule et fatiguée des[4] dévotions : elle aimoit à jouer; elle proposa à l'abbé de l'amuser une heure au piquet; il le fit par complaisance, fit collation avec elle, et puis se retira. Cela fut bien vérifié ensuite. Le P. de la Chaise, épouvanté de ce qu'il recevoit sur son compte, le dit au Roi, qui lui ôta sur-le-champ Poitiers[5]. L'éclat fut grand[6]; le pauvre abbé, accablé de l'affront,

tier de Courcy. — Mathurin le Ny de Coëtelez, né le 5 février 1663, était archidiacre de Vannes sous l'évêque de Rosmadec, son parent.

1. Le *Mercure* de juillet 1706 renferme un article sur cette maison, p. 87, et elle a un dossier important au Cabinet des titres, n° 12 924.

2. *Journal de Dangeau*, tome VI, p. 320 : « L'abbé de Coadelet (*sic*), frère d'un officier aux gardes, qu'on dit qui est fort homme de bien, et que nous n'avons jamais vu ici. » Ce frère, Charles le Ny de Coëtelez, né le 14 avril 1660, fait sous-lieutenant aux gardes après un an de service aux mousquetaires, en septembre 1681, figura au carrousel de 1685 (*Sourches*, tome I, p. 237), eut le gouvernement de Redon en 1704, fut promu capitaine en 1706, et se retira en 1714.

3. Catherine de Rougé du Plessis-Bellière, fille de l'amie dévouée de Foucquet, mariée à François, marquis et maréchal de Créquy, veuve en 1687, et morte le 5 avril 1713, à soixante-douze ans.

4. *Des* corrige *de*. Deux lignes plus haut, le manuscrit porte : *assité*.

5. *Journal de Dangeau*, p. 330. — Le 8 avril, le Roi écrivait à M. de Noailles, archevêque de Paris, qu'il avait cru bien faire en nommant à Poitiers l'abbé de Coëtelez, mais qu'il verrait avec plaisir les soins que le prélat se donnerait pour être informé de la conduite de cet abbé (Bibl. nat., ms. Fr. 6919, fol. 178).

6. Les journaux du temps prouvent en effet que ce singulier revire-

se cacha longtemps, puis fut trouvé dans la Chartreuse de

ment de fortune fit beaucoup de bruit : voyez, entre autres, le *Supplément de la clef du Journal historique* (de Verdun), tome I, p. 90, et surtout le livre des *Annales de la cour et de Paris pour 1698*, dont le long récit (tome II, p. 345-355) est à rapprocher de celui de Saint-Simon. Un autre récit encore se trouve dans les notes du P. Léonard pour le mois d'avril 1698 (Arch. nat., M 757, p. 77-78), et il est intéressant à reproduire parce que la maréchale de Créquy et le P. de la Chaise, nommés ici par Saint-Simon, y interviennent pour une part considérable, que l'abbé de la Chastre y est aussi désigné comme le dénonciateur calomnieux de M. de Coëtelez, et qu'on en retrouve les principaux traits dans une lettre de Bossuet du 30 avril 1698 : « Le Roi, qui avoit nommé à l'évêché de Poitiers, le 29 du passé, l'abbé de Coadlet (*sic*), a révoqué sa nomination et a mis à sa place l'abbé Girard. Voici l'histoire. L'abbé Coadlet est breton et parent de Mmes la maréchale de Créquy et de Harlay, femme du fils de M. le premier président du parlement de Paris. Ces dames prièrent, quelques jours avant la fête de Pâques dernière, le P. Gaillard, jésuite, qui étoit chez ladite maréchale, de parler de leur part au P. de la Chaise, jésuite et confesseur du Roi, en faveur de l'abbé Coadlet, leur parent, afin de le faire nommer par le Roi à la charge d'aumônier de S. M. vacante par la promotion de l'abbé de Mailly à l'archevêché d'Arles, et l'assurer que ce seroit obliger M. de Harlay, premier président. Le P. de la Chaise embrassa cette occasion avec plaisir, et, comme ce magistrat venoit de rendre un bon office aux Pères de la Société dans l'affaire qu'ils avoient avec M. le Tellier, archevêque de Reims, ce confesseur crut qu'il l'obligeroit davantage, si, au lieu de la charge d'aumônier du Roi, il procuroit à cet abbé l'évêché de Poitiers, qui est considérable, et qui étoit vacant. Il en parla au Roi et lui fit un si beau portrait de cet abbé, que S. M. crut que c'étoit un bon sujet pour remplir dignement le siège de Poitiers. Quelque temps après avoir été nommé, le Roi fut fort surpris quand il apprit que cet abbé étoit un joueur de bassette, etc. Ce fut l'abbé de la Chastre, à ce qu'on dit, qui lui en dit les premières nouvelles ; quoi qu'il en soit, cet abbé aspiroit à cet évêché. Le Roi s'enquit lui-même au chevalier de Lorraine s'il avoit joué avec l'abbé Coadlet ; il dit que c'étoit la vérité. Il s'en enquit à d'autres qui avoient joué avec cet abbé, qui l'avouèrent. Quand le P. de la Chaise vint, le vendredi 18 avril, apporter au Roi la feuille des bénéfices pour la signer et en faire expédier les brevets, ce prince lui dit : « Vous ne connoissez pas l'abbé de Coadlet ; « on m'en a informé. C'est un joueur, etc. Ainsi, [il] faut l'effacer de « dessus cette feuille, etc. » Ce qui surprit fort le jésuite, qui voulut l'excuser, mais inutilement : ce qui a donné un furieux échec au crédit de ce confesseur. » Et ensuite, le P. Léonard ajoute : « Le frère de cet

Rouen[1], où, sans prendre l'habit, il vécut longtemps comme les chartreux[2]. Au bout de quelques années, il s'en alla en Bretagne, où il a passé le reste de sa vie dans la même solitude et dans la même piété, sans s'en être dérangé un moment, ni jamais fait[3] la moindre démarche pour avoir quoi que ce soit[4]. Son frère cependant éclaircit la scélératesse et prouva si nettement[5] la fausseté de tous les allégués[6], que le P. de la Chaise, qui étoit bon et droit, fit tout ce qu'il put pour obtenir un gros évêché à l'abbé de Coëtelez; mais le Roi tint ferme, jusque-là qu'ils en eurent des prises, lui et son confesseur, à qui il reprocha qu'il étoit trop bon, et l'autre au Roi, qu'il étoit trop dur et qu'il ne revenoit jamais[7]. Il ne se rebuta

abbé, qui est lieutenant aux gardes, a voulu se retirer du service à cause de cette confusion; mais, lorsque M. le maréchal de Boufflers, colonel du régiment, en parla au Roi, S. M. lui dit : « Je suis content « de son service; qu'il demeure. Quant à son frère l'abbé, j'ai voulu « faire un exemple; qu'il se corrige, et j'aurai soin de lui. » Ce dernier détail est confirmé par le n° XXXIX de la *Gazette d'Amsterdam*, laquelle avait dit dans l'Extr. XXXVI, ainsi que Racine dans une lettre à son fils (*Œuvres*, tome VII, p. 238), et que Bossuet et Fénelon, que la « catastrophe de l'abbé de Coadlec (*sic*), un breton qui n'étoit, pour ainsi dire, connu de personne, » était un rude déplaisir pour son protecteur.

1. Maison fondée récemment par le premier président Pellot, près de la porte Saint-Hilaire, sur les deux paroisses de Petit-Couronne et de Petit-Quevilly, et augmentée, en 1682, par la réunion d'une autre maison dite de la Rose, beaucoup plus ancienne.

2. Le P. Léonard dit que l'abbé se retira d'abord à la Chartreuse de Gaillon, puis à celle de Saint-Julien-lez-Rouen, d'où il ne sortit que pour aller dans une abbaye qu'il possédait en Bretagne. Il mourut en 1730.

3. Ni avoir jamais fait.

4. Des rédactions antérieures de cet épisode se trouvent dans les Additions au *Journal de Dangeau*, tome VII, p. 88 (ci-après, n° 245), et tome XII, p, 313, et dans la notice du P. de la Chaise, publiée par M. Faugère, au tome II des *Écrits inédits de Saint-Simon*, p. 465.

5. *Nettement* est en interligne, au-dessus de *clairement*, biffé.

6. Les faits allégués: Littré cite trois exemples de notre auteur.

7. Un fait singulier à noter, c'est que Fénelon, nommé jadis au même évêché de Poitiers, avait été rayé de la feuille à cause de ses rapports sur les conversions de Saintonge.

point, et, tant qu'il a vécu, il a souvent fait de nouveaux efforts, mais tous aussi inutiles[1].

On sut aussi qui étoit le faux délateur et qui avoit fait et envoyé ces calomnies atroces : c'étoit l'abbé de la Chastre[2], frère du gendre du marquis de Lavardin[3]. Il étoit aumônier du Roi depuis longtemps, et il enrageoit de n'être point évêque et contre tous ceux qui le devenoient. C'étoit un homme qui ne manquoit pas d'esprit, mais pointu, désagréable, pointilleux, fort ignorant parce qu'il n'avoit jamais voulu rien faire, et si perdu de mœurs que je lui vis dire la messe à la Chapelle, un mercredi des Cendres, après avoir passé la nuit masqué au bal, faisant et disant les dernières ordures, à ce que vit et entendit M. de la Vrillière[4], devant qui il se démasqua, et qui me le conta le lendemain matin, une demi-heure avant que je le rencontrasse habillé, allant à l'autel. D'autres aventures l'avoient déjà perdu auprès du Roi pour être évêque; il étoit fort connu et fort méprisé[5]. Il ne[6] porta pas loin le châtiment de son dernier [Add. St-S. 245]

1. Voyez le récit des *Annales de la cour*.

2. Louis-Claude de la Chastre, nommé abbé de Saint-Sever-Cap-de-Gascogne en avril 1685, fait aumônier du Roi en juillet 1690, à la suite de l'assemblée du clergé, et mort le 23 mai 1699.

3. Ce gendre de M. de Lavardin était Louis-Charles-Edme, marquis de la Chastre et comte de Nançay, marié en 1694. Colonel d'infanterie en 1684, brigadier en 1693, maréchal de camp en 1702, lieutenant général en 1704, gouverneur de Peccais en 1712 et lieutenant général de l'Orléanais, il mourut le 12 septembre 1730, âgé de soixante-neuf ans.

4. Louis Phélypeaux, marquis de la Vrillière, de Châteauneuf et de Tanlay, comte de Saint-Florentin, etc., fils aîné du secrétaire d'État Châteauneuf et de Mlle de Fourcy, était né le 14 avril 1672. Il succéda à son père le 28 avril 1700, devint commandeur-secrétaire des ordres du Roi le 18 mai suivant, et mourut le 17 septembre 1725.

5. A propos de sa nomination à l'abbaye de Saint-Sever, en avril 1685, l'annotateur des *Mémoires de Sourches* dit (tome I, p. 210) : « C'étoit un jeune homme bien fait et qui avoit de l'esprit; mais on croyoit que cette abbaye n'étoit pas inutile pour confirmer sa vocation dans l'Église. »

6. Après *ne*, Saint-Simon avait d'abord écrit *le*, qu'il a biffé, en corrigeant, quatre mots plus loin, *ce* en *le*.

crime[1] et la vengeance du pauvre abbé de Coëtelez, qui fut plaint de tout le monde.

Mort du président Talon, et sa dépouille.

Le président Talon[2] alla aussi en l'autre monde voir s'il est permis de souffler le froid et le chaud[3], comme M. de Luxembourg le lui avoit fait faire[4]. Lamoignon[5]

1. Sa mort tragique sera racontée en 1699.

2. Denis Talon : tome II, p. 49 et note 2. Ce président mourut le 1er mars 1698 (*Journal de Dangeau*, tome VI, p. 302; *Mercure*, volume de mars 1698, p. 256-262); il n'avait été pourvu de sa charge que le 8 janvier 1691. C'est lui qui avait fait les fonctions de procureur général à la Chambre de justice de 1661 et aux Grands jours d'Auvergne de 1665. Depuis le 28 août 1685, il avait une pension de six mille livres. Son hôtel, dont Germain Brice trouvait la « structure tout à fait belle, » existe encore dans la rue Saint-Guillaume, n° 16. Le Roi fit acheter sa maison d'Issy par le prince de Conti. Un portrait de lui est au musée de Versailles, n° 3607.

3. La Fontaine avait dit (tome I, p. 388) :

> Arrière ceux dont la bouche
> Souffle le chaud et le froid!

Furetière donne la définition de cette locution.

4. Dans le procès des ducs et pairs contre ce maréchal : voyez notre tome II, p. 49, 59, etc. Il avait eu, dit Dangeau, « beaucoup de réputation pour l'éloquence; » mais le Chansonnier assure que, comme président, il n'avait pas réussi, que c'était un homme des plus désagréables, sale, crasseux, de mine basse, *chicanoux*, étranger à toute politesse et civilité, et qu'on avait été étonné de le voir préféré par la riche Mlle Favier du Boulay à tous les gens de qualité (Bibl. nat., ms. Fr. 12 618, p. 451; *Nouveau siècle de Louis XIV*, tome IV, p. 111). Selon l'abbé le Gendre (*Mémoires*, p. 31), il avait autant de probité, de science et de bon esprit que son père, mais point d'éloquence : « Il ne manquoit jamais de se guinder dans le soleil ou dans la lune, et de se promener assez longtemps dans le zodiaque, avant de descendre au sujet qu'il vouloit traiter. » Il était obligé de lire ses plaidoyers, disent les *Annales de la cour* (tome I, p. 207); toutefois, Mademoiselle eut beaucoup à se louer de son talent quand il lui fit obtenir gain de cause pour la terre de Champigny (ses *Mémoires*, tome III, p. 29-30). Il est parlé de lui dans le *Dictionnaire des précieuses*, tome I, p. 78-79, et notes de M. Livet, tome II, p. 380-382.

5. Chrétien-François de Lamoignon : tome II, p. 269. Il avait déjà obtenu, en 1690 (15 janvier), la survivance de la charge de président de M. de Nesmond, quoique beau-frère du premier président de Harlay,

eut sa charge de président à mortier, et Portail[1] eut la sienne d'avocat général, où il brilla plus que lui, et s'y fit beaucoup de réputation d'éloquence et d'équité[2]. Ce n'est pas qu'il ne fût fils de notre rapporteur[3] plus que très favorable à M. de Luxembourg; mais il faut dire la vérité[4].

Mort de Mme de Sillery. [*Add. St-S. 246*]

Mme de Sillery[5] mourut à Liancourt, où elle étoit retirée depuis un grand nombre d'années[6]. Elle étoit sœur du[7] père de M. de la Rochefoucauld[8] qui avoit tant figuré avec Mme de Longueville dans le parti de Monsieur le Prince,

oncle du conseiller de même nom et neveu de MM. Talon et Joly de Fleury; mais, à la mort de M. de Nesmond, il avait préféré rester avocat général : ce qui fit croire tout d'abord, en 1698, que le Roi ne l'agréerait pas pour succéder à M. Talon; et néanmoins il fut déclaré le 9 mars (*Journal de Dangeau*, tomes III, p. 34, IV, p. 248 et 266, VI, p. 303 et 307-309). En outre, on lui permit de vendre sa charge d'avocat général cinquante mille livres de plus qu'elle n'était taxée, c'est-à-dire quatre cent mille livres; la présidence en coûtait cent mille de plus, et rapportait six mille livres de moins. Trois autres concurrents s'étaient présentés : l'intendant Phélypeaux, le maître des requêtes Fieubet de Réveillon, et enfin le propre oncle de Mme de Saint-Simon, M. de Frémont d'Auneuil (*Gazette d'Amsterdam*, n^os xxi et xxiii). Saint-Simon n'en dit mot.

1. *Journal de Dangeau*, tome VI, p. 309. — Antoine Portail, né le 18 mars 1674, pourvu d'une charge d'avocat du Roi au Châtelet en 1694, conseiller au Parlement en 1697, avocat général le 9 janvier 1698, président à mortier en 1707, premier président en 1724, mourut le 3 mai 1736, à soixante-deux ans.

2. Sa nomination fut très bien accueillie, dit la *Gazette d'Amsterdam*.

3. Autre Antoine Portail : tome II, p. 73 et 123.

4. Dangeau dit (tome VI, p. 309), à l'occasion de la nomination du fils, que le père avait beaucoup de réputation comme conseiller de grand'chambre.

5. Tome IV, p. 93 et note 2; comparez les tomes IV de 1873, p. 192-193, et IX, p. 400, et, outre les Additions 246 et 246 *bis*, une autre sur Puysieulx fils, en 1705, tome X du *Journal*, p. 219-220.

6. Cette mort, qui arriva, comme la précédente, en mars 1698, est annoncée par Dangeau le 8 (tome VI, p. 305).

7. *Du* corrige *de*.

8. L'auteur des *Maximes* et des *Mémoires*. Ceci a été déjà dit en 1697, tome IV, p. 92-93, à propos de l'évêque de Soissons.

et qui eut tant d'esprit et d'amis. Sa sœur [en] avoit aussi beaucoup, mais rien vaillant : ce qui fit son mariage. Elle
[Add. StS. 246bis] se trouva mal mariée, et ne parut point à la cour[1]. M. de Sillery[2] avoit aussi beaucoup d'esprit, mais nulle conduite, et se ruina en fils de ministre, sans guerre ni cour. Il ne laissoit pas d'être fort dans le monde et desiré par la bonne compagnie. Il alloit à pied partout, faute d'équipage, et ne bougeoit de l'hôtel de la Rochefoucauld[3] ou de Liancourt, avec sa femme, qui s'y retira dans le désordre de ses affaires, longtemps avant la mort de son mari[4]. Elle étoit fort considérée de ses neveux et assistée de tout. Puysieulx, qu'on vient de voir ambassadeur en Suisse[5], le chevalier de Sillery, écuyer de M. le prince de Conti, et l'évêque de Soissons étoient ses enfants[6]. Sillery, leur père, étoit petit-fils du chancelier de Sillery[7]

1. « Elle est morte, dit Dangeau, à Liancourt, où elle étoit retirée depuis longtemps. C'étoit une femme de beaucoup d'esprit et de vertu, mais que nous n'avons jamais vue à la cour. »

2. Louis-Roger Brûlart, marquis de Sillery, né le 26 janvier 1619 et tenu sur les fonts, le 3 février, par Louis XIII et par la comtesse de Soissons, joua un rôle considérable dans le parti des Princes, de 1650 à 1652 (*Histoire de France pendant la minorité de Louis XIV*, par M. Chéruel, tome IV, p. 123 et 345-346; *Mémoires de Monglat*, p. 253; *Journal de Dubuisson-Aubenay*, tome II, p. 57, 60, 61, 62; *Mémoires de Nicolas Goulas*, tome III, p. 244-245 et 345-346, etc.), et faillit, au grand étonnement de bien des gens, être choisi pour gouverneur du duc de Chartres, en 1680 (*Lettres de Mme de Sévigné*, tome VII, p. 77-78; *Correspondance de Bussy*, tome V, p. 158-160). Il mourut à Liancourt, le 19 mars 1691.

3. L'hôtel de la Rochefoucauld, d'abord Liancourt, rebâti par le Mercier en 1623, passa au duc François VII par son mariage avec l'héritière du duc de la Rocheguyon. Il était situé rue de Seine, et la rue des Beaux-Arts a été ouverte, en 1824, sur son emplacement. On a une description de cet hôtel, en 1644, par le voyageur anglais Evelyn.

4. *La* corrige *sa*, et *de son mari* est ajouté en interligne.

5. Tome IV, p. 285. — 6. Voyez tome IV, p. 92.

7. Nicolas Brûlart, seigneur de Sillery, Berny et Puysieulx, fils d'un président aux enquêtes, fut conseiller au Parlement en 1573, ambassadeur en Suisse en 1589 et en 1595, plénipotentiaire pour la paix de Vervins en 1598, ambassadeur à Rome en 1600, pour le mariage de Marie de Médicis, ambassadeur en Suisse, de nouveau, en 1602, garde

et[1] fils de Puysieulx[2], secrétaire d'État, chassé avec le chancelier dès 1640[3] et mort en disgrâce, et de cette fameuse Mme de Puysieulx[4] si bien avec la Reine mère[5], si comptée et si impérieuse avec le monde[6], et qui man-

des sceaux en décembre 1604, chancelier de Navarre en 1606, enfin chancelier de France le 10 septembre 1607. Il mourut à Sillery, en Champagne, le 1er octobre 1624, ayant obtenu, trois ans auparavant, un brevet pour l'érection de cette terre en marquisat. Tallemant des Réaux a fait son historiette, tome I, p. 465-468. On a des mémoires de lui et de M. de Bellièvre sur la paix de Vervins, imprimés en 1676.

1. *Et* corrige un *d*.

2. Pierre Brûlart, vicomte de Puysieulx et marquis de Sillery, secrétaire d'État de la guerre en 1606, grand trésorier des ordres en 1607, eut la principale part aux affaires sous la régence de Marie de Médicis, subit, ainsi que son père, une disgrâce de 1616 à 1617, reprit ses fonctions après la mort de Concini, et, à partir de la mort du connétable de Luynes, eut le département des affaires étrangères avec celui de la guerre, et jouit de toute la confiance de Louis XIII, qui lui promit l'Ordre; mais, disgracié avec son père, le 4 février 1624, par le fait de M. de la Vieuville, il refusa de donner sa démission et d'accepter aucune compensation, même le titre de duc et pair, et mourut dans la retraite, le 22 avril 1640, à cinquante-sept ou neuf ans. Voyez son article et celui de son père dans le *Moréri*. Sa veuve lui fit élever un beau mausolée à Marines. Puysieulx était, selon Tallemant (tome I, p. 468 et 469), « un pauvre homme, » violent, orgueilleux. Son père et lui, ajoute Tallemant, « ont été tous deux ministres d'État, et quoique, en ce temps-là, on ne fît pas de si prodigieuses fortunes qu'on a fait depuis, leur maison ne laissa pas de devenir puissante. » Il est parlé du ministère de Puysieulx dans les *Mémoires de Brienne*.

3. Lisez : *1624*, et voyez les *Mémoires de Bassompierre*, tome III, p. 180 et 183. L'année 1640 est celle de la mort de Puysieulx.

4. M. de Puysieulx, devenu veuf en 1613 de Madeleine de Villeroy, petite-fille du ministre, et n'ayant pas d'enfants, se remaria, en janvier 1615, à Charlotte d'Estampes-Valençay, qui ne mourut que le 8 septembre 1677, à quatre-vingts ans. M. le comte Théodose d'Estampes possède le portrait de cette dame.

5. Anne d'Autriche.

6. Mademoiselle fait mention d'elle à deux reprises (tomes II, p. 338, et IV, p. 104), comme d'une femme « d'un esprit un peu bizarre, mais qui a des boutades plaisantes et agréables,... des manières toutes particulières, et surtout celle de se faire craindre et honorer de tout le monde. » Selon Tallemant, elle était belle, mais trop galante et extra-

gea à belles[1] dents, pour s'amuser, pour cinquante mille écus de points de Gênes[2] à ses manchettes et à ses collets, qui étoit lors la grand mode[3]. Elle étoit Estampes[4], et commença la ruine de son fils.

Mort de Villars,

Le vieux Villars[5] mourut en même temps à Paris, en deux jours[6], à plus de quatre-vingts ans[7]. J'aurois assez

vagante, et elle contracta peut-être un mariage « de conscience » avec Nicolas Goulas. La *Carte du pays de Braquerie* en fait la femme la plus incommode pour son humeur inconstante, querelleuse, fantasque. Les lettres de Mme de Puysieulx qui se trouvent dans les papiers de Mazarin, aux Affaires étrangères, la montrent mêlée à toutes les intrigues du temps (*Histoire de France sous le ministère de Mazarin*, par M. Chéruel, tome I, p. 22-25). Walckenaer a parlé d'elle dans ses *Mémoires sur Mme de Sévigné*, tome III, p. 248 et 249.

1. *Belle*, au singulier, dans le manuscrit.

2. Le point de Gênes, comme celui de Venise, faits l'un et l'autre à l'aiguille, acquirent une telle vogue en France, que ce fut un des premiers soins de Colbert d'en proscrire l'importation (Savary, *Dictionnaire du commerce*, art. Point); vers 1680, il disait que la fabrication en était ruinée, et que c'était une perte de trois millions six cent mille livres pour ces deux villes (*Lettres de Colbert*, tome II, p. 122). Une des principales fabriques organisées alors fut celle des protestants de Villiers-le-Bel.

3. Cette anecdote est aussi dans l'historiette citée plus haut : « Elle a fait, dit Tallemant, cent folies à Berny avec cet homme (le trésorier Morant) : on dit qu'elle l'enchaînoit et lui faisoit tirer un petit char de triomphe le long des allées. Elle avoit des ragoûts en mangeaille que personne n'a jamais eus qu'elle : on m'a assuré qu'elle mangeoit du point coupé. Alors les points de Gênes, ni de Raguse, ni d'Aurillac, ni de Venise, n'étoient point connus[a], et on dit qu'au sermon elle mangea tout le derrière du collet d'un homme qui étoit assis devant elle. » (*Historiettes*, tome I, p. 469.) Saint-Simon, en revenant encore sur Mme de Puysieulx (tomes IV de 1873, p. 191-192, et XIII, p. 192), portera bien plus haut la valeur des dentelles : « Elle en mangea pour cent mille écus en une année, à ronger entre ses dents celle qu'elle avoit autour de sa tête et de ses bras. »

4. Fille de Jean d'Estampes, chevalier des ordres, mort en 1620.

5. Pierre, marquis de Villars, père du futur maréchal : tome I, p. 76-81.

6. Après *jours*, Saint-Simon a biffé *de temps*, et, plus loin, il a ajouté *ans*, en interligne, après le chiffre *80*.

7. Le 20 mars. « Le Roi dit à son dîner qu'on lui avoit mandé la

[a] Ceci, comparé avec la note précédente, placerait l'aventure au temps de la jeunesse de Mme de Puysieulx.

parlé de lui lorsqu'il fut [fait] chevalier d'honneur de Mme la duchesse de Chartres à son mariage[1], si je ne me souvenois à cette heure de l'origine de son nom d'*Orondat*[2], qu'on lui donnoit toujours, et qui ne lui déplaisoit pas[3]; la voici. La comtesse de Fiesque[4], si intime de Mademoiselle, avoit amené de Normandie, avec elle, Mlle d'Outrelaize[5], et la logeoit chez elle. C'étoit une fille

chevalier de l'Ordre. Pourquoi dit *Orondat*.

[*Add. St-S.* 247]

mort du marquis de Villars; il mourut le matin, à Paris, n'ayant été malade que deux jours; il avoit quatre-vingts ans passés, et paroissoit devoir vivre encore longtemps. » (*Journal de Dangeau*, tome VI, p. 314.) Il ne semblait pas avoir soixante ans, dit aussi le marquis de Sourches (tome IV, p. 367). L'*Histoire généalogique* ne lui donne que soixante-quinze ans à sa mort. Il laissait, outre Louis-Hector, un second fils, une fille abbesse de Chelles, et trois autres filles, par l'une desquelles la maison de Vogüé a hérité d'une partie de la succession du maréchal, de ses papiers particuliers, mémoires, etc. Quelques pages lui sont consacrées en tête des *Mémoires* de son fils, qui dit que « la fortune seule lui manqua pour parvenir à la plus grande élévation. » Voyez l'édition que M. le marquis de Vogüé vient de commencer pour la Société de l'Histoire de France, tome I, p. 2-5. La veuve eut une pension de trois mille livres le 4 août suivant.

1. En 1692.

2. Personnage qui, selon Saint-Simon, comme on va le voir p. 92, figure dans le roman d'*Artamène ou le Grand Cyrus*.

3. Le surnom donné au marquis était employé couramment, comme le prouvent un passage du *Journal d'Ol. d'Ormesson*, tome II, p. 541, et un mot de Mme de Sévigné (*Lettres*, tome III, p. 197). Mme Pilou disait : *la Rondache* (*Historiettes de Tallemant*, tome V, p. 483).

4. Gilonne-Marie-Julie d'Harcourt, fille de Jacques II, marquis de Beuvron, épousa : 1° en 1632, Louis de Brouilly, marquis de Piennes; 2° en 1643, Charles-Léon de Fiesque, comte de Lavagne et baron de Bressuire. Elle mourut le 16 octobre 1699, à quatre-vingts ans. Mademoiselle la surnommait la princesse Gilette. Elle figure dans le *Dictionnaire des précieuses*, sous le nom de Félicie, et dans la *Carte du pays de Braquerie*. Les *Mémoires* parleront d'elle à l'époque de sa mort.

5. Madeleine d'Outrelaize n'est connue que pour son intimité avec les amies de Mademoiselle. Probablement originaire, non pas du Poitou, comme le dira Saint-Simon en reparlant d'elle, mais de la basse Normandie (château d'Outrelaize, commune de Gouvix, près Caen), c'était une parente des d'Harcourt recueillie chez Mme de Fiesque : voyez les *Mémoires de Mademoiselle*, tome II, p. 246, et le commentaire des *Historiettes de Tallemant des Réaux*, tome VI, p. 174, 177-178 et 205.

de beaucoup d'esprit, qui se fit beaucoup d'amis, qui l'appelèrent *la Divine*[1], nom qu'elle communiqua depuis à Mme de Frontenac[2], avec qui elle alla demeurer depuis à l'Arsenal[3], et avec qui elle passa inséparablement sa vie[4], autre personne d'esprit et d'empire, et de toutes les bonnes compagnies de son temps[5]. On ne les appe-

1. Loret disait d'elle, dans sa *Muse historique*, en 1654, époque où Mme de Fiesque la voulut introduire chez Mademoiselle :

.... Pour sa charmante mine
On la nomme à Paris *la Divine*,
Et pour son rare esprit aussi....

Selon Tallemant (tomes II, p. 405, et VI, p. 11, note 2), Boisrobert surnommait ainsi Ninon de Lanclos.

2. Anne de la Grange-Trianon, demoiselle de Neuville, fille d'un maître des comptes, épousa presque secrètement, dans une des petites églises de la Cité, le 28 octobre 1648, Louis de Buade, comte de Palluau et de Frontenac, alors maréchal de camp, et elle mourut à l'Arsenal, le 30 janvier 1707, âgée de soixante-quinze ans environ et veuve depuis 1698. Elle fut dame d'honneur de Mademoiselle de 1653 à 1657, mais refusa d'être attachée à la princesse de Conti en 1680.

3. C'est le duc du Lude, en qualité de grand maître de l'artillerie, qui donna à Mme de Frontenac un bel appartement dans l'Arsenal, comme Saint-Simon le dira en 1707. Nombre de personnes distinguées y habitaient ainsi, sous le patronage des grands maîtres, et formaient, au temps de Louis XIV, une société particulière que Walckenaer a décrite dans le tome IV, p. 131-134, de ses *Mémoires sur Mme de Sévigné*. L'appartement de Mme de Frontenac fut repris, en 1707, par la duchesse du Maine, dont le mari, comme grand maître, avait sa résidence officielle à l'Arsenal. On trouve dans la *Description de Paris*, par Germain Brice, un état sommaire des constructions dont se composait l'Arsenal ; la façade actuelle sur la rivière fut refaite après 1715, par Boffrand : les anciens bâtiments n'étaient plus habitables, et la duchesse du Maine avait dû s'en aller aux Tuileries (*Dangeau*, tomes XVI, p. 172, et XVII, p. 379).

4. Mlle d'Outrelaize mourut avant Mme de Frontenac.

5. Mlle de Montpensier appelait Mmes de Fiesque et de Frontenac ses maréchales de camp, parce qu'elles furent ses inséparables au milieu des aventures de la Fronde ; mais, plus tard, elle les accusa d'ingratitude et rompit avec elles. Saint-Simon parlera plus longuement de Mme de Frontenac à l'époque de sa mort.

loit que *les Divines*. Pour en revenir donc à l'*Orondat*, Mme de Choisy[1], autre personne du grand monde, alla voir la comtesse de Fiesque et y trouva grande compagnie; l'envie de pisser[2] la prit : elle dit qu'elle alloit monter en haut chez[3] *la Divine*, qui étoit Mlle d'Outrelaize. Elle monte brusquement, y trouve Mlle de Bellefonds[4], tante paternelle du maréchal, jeune et extrêmement jolie, et voit un homme qui se sauve, et qu'elle ne put connoître. La figure de cet homme parfaitement bien fait la frappa tant que, de retour à la compagnie et contant son aventure, elle dit que ce ne pouvoit être qu'*Orondat*. La plupart de la compagnie savoit que Villars étoit en haut, où il étoit allé voir Mlle de Bellefonds, dont il étoit fort amoureux, qui n'avoit rien, et qu'il épousa fort peu

1. Jeanne-Olympe Hurault de Belesbat, fille d'un maître des requêtes, épousa, le 8 février 1628, Jean de Choisy, aussi maître des requêtes et chancelier du duc d'Orléans : d'où le surnom de *chancelière*, par lequel on avait coutume de la désigner. On connaît ses liaisons avec toute la cour, et même avec Louis XIV. Son portrait par Mme de Brégy, sa proche parente, se trouve dans le recueil de Mlle de Montpensier, et son historiette dans Tallemant des Réaux. Elle perdit son mari le 20 février 1660 (c'était le fils d'un receveur général des finances, le frère de Mmes de Miramion et de Caumartin), et mourut six ans plus tard, laissant deux fils, l'intendant de Choisy et le fameux abbé.

2. Il suffit de lire, non pas seulement les historiettes de Tallemant des Réaux ou les lettres de Madame, mais d'autres mémoires plus sérieux du temps et les lettres de Mme de Sévigné (notamment tome X, p. 443), pour constater que le mot et la chose étaient couramment admis au dix-septième siècle. D'ailleurs, nous avons déjà eu, dans notre tome II, p. 365 et 418, l'historiette du *bon Langres*, et nous en aurons plus d'une autre de même goût dans la suite des *Mémoires* (voyez ci-après, appendice VIII, l'anecdote de la marquise de Castelnau). Il se trouve précisément que Tallemant des Réaux (tome V, p. 410, note 1) cite ce mot familier de Mme de Choisy à M. de Candalle : « Allez faire un tour dans l'antichambre; croyez-vous qu'on n'ait point envie de pisser? »

3. *Chez* corrige *voir*, et, à la ligne suivante, *trouve* corrige *trouva*.

4. Marie Gigault de Bellefonds, qui devint marquise de Villars au commencement de 1651 : voyez notre tome I, p. 80-81. Quoique ce mariage se fût fait sous les auspices d'un amour réciproque, l'union ne fut pas toujours parfaite entre les époux.

après[1]. Ils rirent fort de l'aventure et de l'*Orondat*. Maintenant qu'on s'est heureusement défait de la lecture des romans, il faut dire qu'Orondat est un personnage de *Cyrus*[2], célèbre pour sa taille et sa bonne mine[3], qui charmoit toutes les héroïnes de ce roman, alors fort à la mode.

1. Cette alliance avec le maréchal de Bellefonds fit fort mal venir M. de Villars du tout-puissant Louvois, mais pourtant (car Louis XIV ne partageait point l'animosité de son ministre) elle n'empêcha pas qu'il fît son chemin dans une autre voie, celle de la diplomatie. Une première fois, il alla en Espagne, comme envoyé extraordinaire, de septembre 1668 à octobre 1669 (ses lettres et celles de sa femme sont au Dépôt des affaires étrangères; une seconde fois, de décembre 1671 à décembre 1673 (lettres de créance exposées au musée des Archives nationales, n° 866; *Gazette* de 1672, p. 43 et 92, et de 1674, p. 18-19; *Négociations*, de Mignet, tome IV, p. 168 et suivantes), et une troisième fois, de juin 1679 à janvier 1682 (*Mémoires de Madame d'Aulnoy*, tome II, et *Mémoires de la cour d'Espagne*, qui y font suite et qu'on attribue au marquis). Dans l'intervalle de la première à la seconde mission, il alla en Savoie, remplacer Ennemond Servien (juillet 1676 à mars 1679 : *Gazette* de 1676, p. 526-527; *Mémoires de Pomponne*, tome II, p. 76-78; *Gazette* de 1679, p. 142). En dernier lieu, il eut l'ambassade de Danemark, de 1684 à 1686, et, en 1689, il faillit être nommé gouverneur du duc de Chartres (*Relation de la cour de France en 1690*, par Spanheim, p. 68, note).

2. *Cy* corrige *Ci*. — Victor Cousin a raconté, dans *la Société française au dix-septième siècle d'après* le Grand Cyrus *de Mlle de Scudéry*, comment toutes les classes instruites s'arrachèrent et dévorèrent, au fur et à mesure de la publication (1649-1654), chacun des dix gros tomes de ce roman de Mlle de Scudéry, « chef-d'œuvre d'une des femmes les plus spirituelles et les plus célèbres du milieu du dix-septième siècle. » Saint-Simon les avait dans sa bibliothèque. Presque tous les personnages n'étaient que des portraits de gens marquants de la cour ou du temps; mais Orondat n'y figure pas. Voyez nos Additions et corrections.

3. Mme de Sévigné vante aussi la belle prestance du marquis, et Tallemant sa mine de héros, comme lui ayant valu le surnom d'*Orondate* (sic). De même, dans les *Mémoires du maréchal de Villars* (édition Vogüé, tome I, p. 3-5) : « Son air de héros, soutenu de ses actions, lui avoit fait donner le nom d'*Orondate*. » *L'Histoire véridique de la duchesse de Châtillon*, p. 19 et suivantes, s'exprime ainsi sur le marquis, qui était à la fois ami du duc de Nemours et amoureux de la duchesse : « Homme d'un grand mérite et d'un grand esprit, et qui, avec ces deux belles qualités, étoit encore si bien fait et d'un air si

Castries chevalier d'honneur de Mme la duchesse de Chartres.

Mme la duchesse d'Orléans souhaita fort que M. de Castries, mari de sa dame d'atour[1], eût la place qu'avoit Villars auprès d'elle; Monsieur, qui a toujours fort aimé Mme de Montespan[2], y consentit, et M. du Maine acheva l'affaire auprès du Roi[3].

Mort de Brienne. [*Add. St-S. 248*]

Quelque temps après[4] mourut M. de Brienne[5], l'homme de la plus grande espérance de son temps en son genre, le plus savant, et qui possédoit à fond toutes les langues savantes et celles de l'Europe[6]. Il eut de très bonne heure la survivance de son père[7], qui avoit eu la charge de secrétaire d'État du département des affaires étrangères

noble, qu'on lui avoit donné à la cour le surnom d'*Oroondate*, que des faiseurs de romans nous représentent comme le personnage du monde de la meilleure mine et le plus capable de s'attirer l'estime de chacun. » Ninon fit un jour, pour lui, le voyage de Paris à Lyon. Après le mariage, il n'en continua pas moins sa vie galante.

1. Tome III, p. 325-333. — 2. Tante paternelle de Mme de Castries.

3. *Journal de Dangeau*, tome VI, p. 322-323, 2 avril 1698.

4. *Ibidem*, p. 335, 23 avril. Comparez le *Mercure* d'avril, p. 246-253.

5. Louis-Henri-Joseph de Loménie, marquis de Pougy, puis comte de Brienne, né en 1636, pourvu dès le 24 août 1651 de la survivance de la charge de secrétaire d'État « des étrangers, » et, le 12 septembre, d'un titre de conseiller d'État, entra en exercice, concurremment avec son père, sept ans plus tard, mais vendit la charge en 1663. Mort le 17 avril 1698. Son portrait en buste, d'après Ch. Lebrun, fut gravé par Lenfant, en 1662.

6. Loret, en 1656 (*Muse historique*, tome II, p. 267), alors que Brienne était encore tout jeune, vantait déjà ses talents et sa connaissance des langues espagnole, flamande, allemande et italienne. Voyez d'ailleurs, dans le *Moréri*, le curieux article qui lui est consacré, et dont, certainement, Saint-Simon s'est servi. Sa correspondance ministérielle, comme suppléant de son père, est aux Affaires étrangères.

7. Henri-Auguste de Loménie, connu d'abord sous le nom de la Ville-aux-Clercs, comme son père, fit cinq ans de voyages en Europe au sortir du collège, débuta alors comme secrétaire du cabinet du roi Louis XIII, dont il gagna la confiance, ainsi que celle de la Reine mère, fut reçu, le 12 août 1615, en survivance de la charge de secrétaire d'État de la maison du Roi, que son père exerçait depuis 1606, et eut un titre de conseiller d'État, puis la charge de prévôt et maître des cérémonies de l'Ordre de 1619 à 1621[a], celle de capi-

[a] Il eut une promesse d'être fait chevalier de l'Ordre, mais mourut sans avoir été reçu; son gendre Gamaches fut nommé à sa place.

lorsque Chavigny fut chassé[1]. Loménie, qui vouloit rendre son fils capable de la bien exercer, et[2] qui n'avoit que seize ou dix-sept ans, l'envoya voyager en Italie, en Allemagne, en Pologne, et par tout le Nord, jusqu'en Laponie. Il brilla fort, et profita encore plus dans tous ces pays, où il conversa avec les ministres et ce qu'il y trouva de gens plus considérables, et en rapporta une excellente relation latine[3]. Revenu à la cour, il y réussit admira-

[illegible]

taine des Tuileries en 1622, l'ambassade d'Angleterre en 1624, et une place de conseiller d'honneur au Parlement en 1632. Devenu secrétaire d'État en titre à la mort de son père (1638), il fut forcé de se retirer en février 1643 et de céder sa charge à Guénegaud du Plessis, mais remplaça Chavigny, le 23 juin suivant, comme secrétaire d'État du département des affaires étrangères et ministre d'État, se retira du ministère le 3 avril 1663, et mourut le 5 novembre 1666, rue des Saints-Pères, à soixante et onze ans. On a de lui des mémoires importants, publiés en partie dès 1717, et que Saint-Simon possédait (n° 766 de son catalogue). Voyez son article dans le *Moréri*, son caractère par Mme de Gamaches, sa fille, dans la *Galerie de Mlle de Montpensier*, son éloge dans la *Gazette* de 1666, p. 1163-1164, et son oraison funèbre par le P. Sénault, supérieur de l'Oratoire. A onze ans, il avait eu l'abbaye de Josaphat, en remplacement de Philippe des Portes, mais s'en était démis aussitôt. Son portrait fut gravé en 1660 d'après la peinture de Nanteuil.

1. Voyez notre tome I, p. 176, note 2, les *Mémoires de Mme de Motteville*, tome I, p. 169, et l'*Histoire de France pendant la minorité de Louis XIV*, par M. Chéruel, tome I, p. 147-148. — Saint-Simon a omis l'accent sur *chassé*.

2. *Et* est en interligne. Le *qui* suivant se rapporte, bien entendu, non pas à *Loménie*, comme le voudrait la construction, mais à *son fils*.

3. Le *Moréri* dit : « Nous avons de lui une petite histoire de ses voyages en latin, dont on admire l'élégance et la netteté ; » mais il ajoute, trois colonnes plus loin, que divers auteurs, notamment Chapelain, contestaient à Brienne la paternité de plusieurs de ses œuvres, et, entre autres, attribuaient celle de l'*Itinerarium* publié en 1660 à Benjamin Priolo, lequel était en effet très-lié avec le jeune secrétaire d'État : voyez les *Lettres de Colbert*, tome V, p. 444, et les *Lettres de J. Chapelain*, publiées par M. Tamizey de Larroque, tome II, p. 301, 355 et 606. Deux chapitres des mémoires de Brienne, indiqués ci-après, le représentent racontant ses voyages à la cour émerveillée.

blement, et dans son ministère, jusqu'en 1664, qu'il perdit sa femme[1], fille de ce même Chavigny et sœur de Monsieur de Troyes, de la retraite duquel j'ai parlé[2], de la maréchale de Clérambault[3], etc.[4]. Il l'avoit épousée quatre ans après la mort de Chavigny. Il fut tellement affligé de cette perte, que rien ne put le retenir[5] : il se jeta dans les Pères de l'Oratoire[6] et s'y fit prê-

1. Henriette Bouthillier, fille de Léon, comte de Chavigny, baptisée le 27 mai 1637, épousa le jeune Brienne le 15 janvier 1656 (*Muse historique* de Loret, tome II, p. 132-133 et 149), et mourut vers la fin de 1663 (et non en 1664). Son portrait, écrit par elle-même, est dans la *Galerie de Mlle de Montpensier*, éd. de M. Éd. de Barthélemy, p. 111-114.

2. Tome IV, p. 115-119.

3. Louise-Françoise Bouthillier, mariée par contrat du 26 avril 1654 à Philippe de Clérambault, comte de Palluau, maréchal de France, devenue veuve le 24 juillet 1665, et morte le 27 novembre 1722, dans sa quatre-vingt-neuvième année. Voyez la suite des *Mémoires*, tomes III de 1873, p. 243-244, et XIX, p. 82-84. Elle fut gouvernante des enfants de Monsieur à partir de 1669, et dame d'honneur de la première femme du roi Charles II d'Espagne.

4. C'est sans doute de la généalogie du *Moréri* que Saint-Simon s'est servi, soit pour cette rédaction-ci, soit pour la rédaction antérieure de l'Addition 248, plus développée, mais présentant quelques erreurs, qui proviennent sans doute d'un défaut d'attention à bien lire les dates.

5. Voyez le tome II, p. 224-232, des *Mémoires inédits de Louis-Henri de Loménie, comte de Brienne*, publiés par F. Barrière, en 1828. L'auteur dit que sa femme mourut, « de pure douleur, » peu de mois après sa disgrâce, et fait son éloge, tout en racontant ailleurs (p. 321-323) bien des galanteries d'elle ; mais cette mort ne fut probablement pas l'unique motif de sa retraite : son père et lui, en même temps, furent forcés de vendre leur charge de secrétaire d'État, le 3 avril 1663 ; Louis XIV trouvait le père trop vieux, trop sûr de lui-même, trop obstiné à « penser les choses contre le sens et contre la raison » du maître, le fils animé du désir de bien faire, mais trop jeune (d'esprit sans doute) pour qu'on lui laissât faire les fonctions de la charge, dont la majeure partie revenait déjà à Hugues de Lionne (*Mémoires de Louis XIV*, tome II, p. 390-391). De plus, le fils, ami et créature de le Tellier, devait être mal vu dans le Conseil par Colbert, si l'on s'en rapporte à une anecdote des *Mémoires de l'abbé de Choisy*, p. 578, et enfin il y eut contre lui des accusations d'indélicatesse, comme on va le voir.

6. Chapelain, qui dit positivement qu'on le renvoya pour faits de

tre[1]. Dans les suites, il s'en repentit : il écrivit des lettres, des élégies, des sonnets beaux et pleins d'esprit, et tenta tout ce qu'il put pour rentrer à la cour et en charge[2]. Cela ne lui réussit pas[3]; la tête se troubla : il sortit de sa retraite et se remit à voyager; il lui échappa beaucoup de messéances[4] à son état passé et à celui qu'il avoit em-

jeu, annonce, le 20 décembre 1663, que, « dégoûté du monde après la perte de sa charge et de sa femme, » il est chez les Oratoriens, se préparant à entrer à la Chartreuse; puis, qu'il hésite, et enfin il écrit, le 29 avril 1664 : « Il est tombé sans ressource et s'est renfermé dans une des maisons de l'Oratoire de Paris, sur le refus qu'ont fait les chartreux de le recevoir dans la leur, craignant que leur profession ne fût trop austère pour lui. Ce ne seroit qu'un mal supportable d'avoir perdu sa charge, s'il avoit conservé sa réputation, et que sa chute n'eût pas été à titre de pipeur et de fourbe. C'est pourtant dommage, car il avoit de l'esprit et un grand amour pour les lettres, dont il faisoit sa principale ambition. Voilà ce que c'est de n'avoir point de cervelle et d'être indifférent au vice et à la vertu. » (*Lettres de J. Chapelain*, tome II, p. 291-292, 343, 347, 351, 355, 360.) D'ailleurs, Brienne lui-même fait allusion (tome II, p. 224, de ses *Mémoires*) à cette accusation de filouterie.

1. C'est en septembre 1667 qu'il reçut le sous-diaconat à Angers. En 1671, il publia un *Recueil de poésies chrétiennes et diverses*, sous le nom de la Fontaine, qui écrivit la dédicace au prince de Conti. Il était alors au séminaire oratorien de Saint-Magloire, rue Saint-Jacques, aujourd'hui occupé par l'Institut des Sourds-Muets, et inclinait au jansénisme.

2. Ceci n'est pas dans l'article du *Moréri*, qui, d'ailleurs, s'étend assez longuement sur les productions littéraires de Brienne. La seconde épigramme de Boileau a trait à sa passion pour les vers latins.

3. « Il sortit de l'Oratoire malgré lui, si on l'en croit, et, comme il l'avoue, cette sortie le jeta bientôt dans une vie entièrement dissipée. Il s'exila de sa patrie et passa en Allemagne, y fut obligé de sortir de son rang et de son caractère, et se mêla de plusieurs affaires qui lui en attirèrent, dans la suite, de très fâcheuses. On ne peut y penser sans douleur, parce que c'étoit un beau génie et qu'il avoit une érudition peu commune. » (*Moréri*.) Comparez les *Mémoires inédits de Brienne*, tome II, p. 233. Selon les biographes, c'est une passion extravagante qui lui fit quitter l'Oratoire en 1670. En Allemagne, non content de duper au jeu, dit-on, le duc de Mecklenbourg, il se déclara ouvertement l'amant de la duchesse. Ses folies le firent rappeler à Paris en 1673.

4. Voyez ce mot dans le tome VII des *Mémoires*, p. 375, et dans le tome XXI, p. 173, dans une Addition au *Journal de Dangeau*, tome XII,

brassé depuis. On le fit revenir en France, où, bientôt après, on l'enferma dans l'abbaye de Château-Landon[1]. Sa folie ne l'empêcha pas d'y écrire beaucoup de poésies latines et françoises, parfaitement belles et fort touchantes, sur ses malheurs[2]. Il laissa un fils[3], qui est aussi

p. 428, etc. Littré en cite des emplois par Voiture et la Fontaine, outre ceux de Saint-Simon. « Qualité de ce qui ne sied pas bien, qui est indécent, incivil, » dit Furetière.

1. Château-Landon avait une abbaye fort peu riche, fondée au sixième siècle par Childebert, fils de Clovis Ier, sous le vocable de saint Séverin, puis occupée par des chanoines réguliers de Saint-Victor, et dont l'abbé était, depuis 1689, Henri de la Grange-Trianon. Mais, avant d'être relégué dans cette maison, Brienne fut d'abord conduit à Saint-Germain-des-Prés, en 1673, puis, la même année, le 9 mai, à Saint-Benoît-sur-Loire, et, le 28 janvier 1674, à la maison de Saint-Lazare, où il resta dix-huit années. C'est seulement en 1692, sur les démarches de Pontchartrain, son allié, et après enquête et jugement du lieutenant civil le Camus (voyez les pièces publiées par M. Aimé Champollion en tête des mémoires de Brienne le père, éd. Michaud et Poujoulat), qu'il obtint de vivre à sa guise dans Saint-Lazare, non plus comme correctionnaire ou insensé, mais comme pensionnaire volontaire. Il est possible, et il le dit lui-même, que les manœuvres de certains parents avides et dénaturés aient été pour beaucoup dans sa longue détention; toutefois, on ne lui rendit jamais la liberté complète, soit à Saint-Lazare, soit au séminaire des Missions étrangères, où il passa le 27 août 1692. C'est sur sa prière, et afin qu'il eût plus de commodités pour prendre l'air et se promener, qu'on l'envoya, le 4 avril 1696, à Château-Landon, où il finit ses jours. Les pièces relatives à ces détentions se trouvent dans les registres de la maison du Roi (Arch. nat., O^1 36, 39 et 40), et les lettres de Brienne lui-même, en 1692, dans le ms. Clairambault 1129, fol. 45-69. Voyez aussi les papiers du P. Léonard, Arch. nat., MM 825, fol. 152.

2. Voyez les détails donnés par le *Moréri*. C'est également pendant cette longue réclusion que furent composés les *Mémoires inédits* que Barrière fit paraître cent cinquante ans plus tard, et qui vont jusqu'à l'année 1683. On y a constaté, par endroits, des preuves d'altération d'esprit.

3. Louis-Henri II de Loménie, comte de Brienne, marié en 1689 à une fille du premier président Brûlart, mourut à Paris, le 14 mars 1743, âgé d'environ quatre-vingt-cinq ans. C'est le père du célèbre archevêque de Toulouse, ministre de Louis XVI. Si c'est bien de ce personnage qu'il s'agit ici, la rédaction serait postérieure à 1743, tandis que nous savons qu'elle se place entre 1739 et 1740. D'autre part, comment notre

mort enfermé, et deux filles. Sa sœur[1] et sa fille aînée[2] épousèrent MM. de Gamaches, père et fils; et l'autre fille[3], M. de Poigny Angennes[4]. Ainsi ont fini les Loménie[5].

auteur dit-il que ce fils est « aussi mort enfermé, » et, deux lignes plus loin, que « les Loménie ont ainsi fini »? Le duc de Luynes, qui, par sa femme, était beau-frère de Louis-Henri II, ne parle pas de folie (tomes IV, p. 439-440, et V, p. 227). Quant à l'extinction des Loménie-Brienne, elle n'était pas encore près d'avoir lieu. Peut-être Saint-Simon ne pense-t-il qu'à leur existence ministérielle, finie en 1663.

1. Marie-Antoinette de Loménie de Brienne, mariée le 4 juin 1642 à Nicolas-Joachim Rouault, marquis de Gamaches (voyez notre tome I, p. 104), devenue veuve en 1689, et morte le 8 décembre 1704, à près de quatre-vingts ans. On a d'elle les caractères de Brienne et de sa mère, dans la *Galerie de Mlle de Montpensier*. Saint-Simon avait son portrait à la Ferté, avec celui de la princesse de Conti, son amie.

2. Lisez : *cadette*. — Louise-Madeleine de Loménie, mariée en 1680 à Claude Rouault, comte de Cayeux, puis marquis de Gamaches (aussi cité dans le tome I, p. 104, note 6), devint veuve le 2 décembre 1736, et mourut à Paris, dans sa quatre-vingt-unième année, le 11 décembre 1739. Voyez la suite des *Mémoires*, tomes IV, p. 199, et XVII, p. 53.

3. Anne-Marie-Thérèse de Loménie, mariée en mai 1678, et morte le 7 mars 1680, à vingt-trois ans, laissant un fils que nous verrons figurer sous le titre de marquis d'Angennes, et qui fut tué à Malplaquet, dernier de sa branche.

4. Joseph d'Angennes, marquis de Poigny (branche cadette des Rambouillet), guidon des gendarmes de la maison du Roi en 1675, enseigne de 1682 à 1683, mourut à Paris le 19 mars 1687, âgé de trente-quatre ans et s'étant remarié avec Marie de Châtillon.

5. Quoique leurs preuves de noblesse pour l'Ordre, en 1619, remontassent à 1470, ce n'était pas une vieille famille : on ne connaît rien de bien sûr avant le père de M. de la Ville-aux-Clercs, qui était greffier du Conseil et que le comte de Retz fit tuer dans de singulières circonstances, le jour de la Saint-Barthélemy. On les disait originaires de Limoges, où il y avait encore des marchands de ce nom, et où un Jean de Loménie se fit recevoir trésorier provincial des ponts et chaussées en 1654[a]. Quant au titre si ancien de comte de Brienne, il vint à Henri-Auguste de Loménie par la vente du comté que lui fit, vers 1623, le cardinal de Richelieu; celui-ci l'avait acquis des demoiselles de Luxembourg, héritières de Charles, vingt-cinquième comte et duc à

[a] Le fils d'un bourgeois de Limoges du nom de Loménie épousa, sous Louis XIV, Geneviève Béjard, belle-sœur de Molière. Voyez le commentaire du *Pourceaugnac*, dans le tome VII des *Œuvres*, p. 218.

M. de Lionne[1] eut la charge de M. de Brienne[2]; sa famille a encore moins duré, et n'a pas fini plus heureusement[3] : tel est d'ordinaire le sort des ministres[4].

Mort du duc de Bracciano. Duchesse de Bracciano; ses premières aventures; prend le nom

En même temps[5] mourut à Rome le duc de Bracciano, à soixante-dix-huit ans, dont tout le mérite consista en sa naissance et en ses grands biens[6]. C'étoit, comme je l'ai dit[7], le premier laïque de Rome, grand d'Espagne, prince du *soglio* du Pape[8] et chef de la maison des Ursins[9]. La sœur de son père[10] étoit la fameuse duchesse

brevet de Brienne (voyez notre tome II, p. 21-23, et, dans les *Écrits inédits de Saint-Simon*, un article des *Duchés éteints*, tome V, p. 226-229), dont l'une, Louise de Luxembourg, femme de M. de Béon du Massès, maria sa fille, aussi en 1623, au même Henri-Auguste de Loménie.

1. Hugues de Lionne : tome IV, p. 97, note 3.

2. C'est le 20 avril 1663 que Lionne reçut ses provisions de secrétaire d'État en remplacement de MM. de Brienne père et fils, à qui l'on paya neuf cent mille livres comptant. Depuis longtemps Lionne, qui était ministre d'État (24 juin 1659), faisait tout dans le département des affaires étrangères, et les Brienne, discrédités par leur auxiliaire, n'avaient plus que la signature. (Bibl. nat., ms. Fr. 7657, fol. 32-33; Armand Baschet, *Histoire du Dépôt des affaires étrangères*, p. 63-64.)

3. Allusion aux tristes fins des enfants de M. de Lionne, que les *Mémoires* feront connaître en leur temps.

4. Il a dit, p. 86, que M. de Sillery se ruinait « en fils de ministre. »

5. Cette nouvelle mort est annoncée par Dangeau le 26 avril (p. 337-338) ; elle datait du 5 : lettre du cardinal de Bouillon, Affaires étrangères, *Rome* 387, fol. 265-267. — Saint-Simon a consacré à M. Bracciano, ou plutôt à sa veuve, la princesse des Ursins, une notable partie de son article sur le duché de Royan. Je place ce morceau inédit de première rédaction, dont les différentes parties reparaîtront tour à tour dans les *Mémoires*, à l'Appendice, n° VI.

6. Nous avons son portrait dans le ms. Clairambault 1237, fol. 53.

7. Ci-dessus, p. 41, à propos du prince Vaïni.

8. *Soglio*, italien : trône. Les princes du *soglio* assistaient le Pape quand il paraissait sur son trône dans les cérémonies publiques, et ce privilège était réservé exclusivement, depuis Sixte V, aux Orsini, aux Colonna, et aux neveux du pontife régnant. Voyez la *Gazette* de 1678, p. 1030, et la notice de M. de San-Gemini, appendice n° III. Le prince de Sonnino (Colonna-Doria) est encore aujourd'hui un des *assistants* du Pape.

9. Les Orsini : ci-dessus, p. 42. Le nom est francisé ainsi dans le *Moréri*.

10. Ferdinand Orsini, duc de San-Gemini, puis de Bracciano à partir

de princesse des Ursins.

de Montmorency[1] qui, après la mort tragique de son mari, en 1632[2], se retira à Moulins, où elle se fit fille de Sainte-Marie[3]. M. de Bracciano, veuf d'une Ludovisio[4] sans enfants, épousa, en février[5] 1675, Anne-Marie[6] de la Trémoïlle, fille de M. de Noirmoutier[7], qui figura assez

de 1645, marié à sa cousine l'héritière de la branche de San-Gemini, laquelle, en 1663, laissa la plupart de ses biens à un fils cadet, qui finit sans alliance en 1696. Un fils aîné, Virginio, fut cardinal de 1641 à 1676. On peut voir dans la *Gazette* de 1653, p. 1181-1188, les détails d'une réception splendide faite par ce duc de Bracciano au pape Innocent X.

1. Marie-Félice Orsini, dite des Ursins, petite-nièce du pape Sixte V, cousine issue de germaine du grand-duc de Toscane et du roi Louis XIII, naquit à Rome le 11 novembre 1600, fut mariée par Marie de Médicis, sa marraine, en juillet 1613 [a], à Henri II, duc de Montmorency. Après la mort du duc, elle entra, en 1634, dans le couvent de visitandines qu'elle avait fondé à Moulins et dont elle éleva l'église, y prit le voile le 30 septembre 1657, ayant alors vingt-cinq ans de veuvage, et y mourut en odeur de sainteté, le 5 juin 1666, à l'âge de soixante-six ans. Sa vie a été écrite par Ch. Cotolendi en 1684, par l'abbé Garreau en 1769, et, de notre temps, par Amédée Renée et M. le comte de Baillon. De plus, Mgr Fliche, chanoine de Troyes, a publié des mémoires sur elle en 1877. Saint-Simon lui a consacré un article élogieux dans sa notice sur le duché éteint de MONTMORENCY, tome V des *Écrits inédits*, p. 162 et 164. Tallemant (tome II, p. 308-309) la représente très éprise de son mari, mais aussi très jalouse et peu agréable. Le chagrin la rendit étique.

2. Voyez notre tome I, p. 154-155.

3. Elle était supérieure de son couvent lorsqu'elle mourut. On y voit encore le beau monument qu'elle fit élever pour recevoir les restes de son mari, et que Mmes de Sévigné et de Grignan allèrent admirer en 1671 et 1676. Mademoiselle raconte une visite que la cour y avait faite en 1660, et c'est là que Mme de Longueville s'était retirée près de sa tante, en 1653.

4. Hippolyte Ludovisio ou Lodovisi, veuve en premières noces d'un Aldobrandini, et morte en 1674.

5. En mars, comme le portent les généalogies, et non en février.

6. *M.*, en abrégé, dans le manuscrit.

7. Saint-Simon écrit : *Noirmonstier*, à l'ancienne forme ; la signature

[a] Saint-Simon adopte la date du 28 novembre 1612 comme jour de la passation du contrat, d'après l'*Histoire généalogique*, tome III, p. 607, et M. de Baillon la recule jusqu'en 1614 ; mais le journal de Jean Héroard et les lettres de Malherbe placent certainement le mariage à la fin de juillet 1613. Henri de Montmorency avait fait casser, en 1610, un premier mariage conclu avec Mlle de Scepeaux-Chemillé.

dans les troubles de la minorité de Louis XIV[1] pour se faire faire duc à brevet[2]. Elle avoit épousé Blaise de Talleyrand[3], qui se faisoit appeler le prince de Chalais[4] et qui fut de ce fameux duel contre MM. de la Frette[5], où le frère

était : *Noirmontier*. — Louis II de la Trémoïlle, marquis de Noirmoutier, fait duc en mars 1650, était né le 25 décembre 1612, et mourut à Châteauvillain, le 12 octobre 1666. Il n'a que quelques lignes dans le duché de ROYAN, vol. 58 des papiers de Saint-Simon (*France* 213), fol. 179 v°.

1. Comparez la suite des *Mémoires*, tomes II de 1873, p. 302 (1700), et III, p. 79 (1701). Ce fut Noirmoutier qui ménagea, en compagnie de M. de Marcillac, l'adhésion du prince de Conti à la vieille Fronde. Quand celle-ci s'accommoda avec Mazarin, Mme de Chevreuse, qui était très attachée à M. de Noirmoutier, obtint pour lui le gouvernement des deux importantes places de Charleville et du Mont-Olympe, que convoitait la maison de Condé. Il avait servi brillamment comme maréchal de camp, surtout à Lens. On a à la Bibliothèque nationale, ms. Fr. 3856 et 3857, deux volumes de sa correspondance, de 1650 à 1655.

2. Les marquisats de Noirmoutier et de Royan avaient été érigés en duché-pairie par brevet de mars 1650 (voyez la *Muse historique* de Loret, tome I, p. 67); mais, par un autre brevet du 8 février 1657, le titre et la dignité furent transférés sur la terre de Montmirail, en Brie. Lors de la « fournée » de 1663, le duc ne put obtenir des lettres patentes d'enregistrement, « pour avoir servi et amené les ennemis en France » (*Journal d'Ol. d'Ormesson*, tome II, p. 68). Les brevets d'érection de 1650 et de 1657 sont publiés dans l'*Histoire généalogique*, tome V, p. 790-792. C'est seulement en 1707 que nous verrons le frère de Mme des Ursins obtenir l'enregistrement pour une nouvelle érection.

3. Adrien-Blaise de Talleyrand, prince de Chalais et marquis d'Excideuil, marié en 1659, mort en 1670, au bourg de Mestre, près Venise, où il allait prendre du service. Il était neveu du favori de Louis XIII.

4. Le titre de prince était déjà porté par son cinquième aïeul, sous Charles VII : voyez leur généalogie dans le volume complémentaire de l'*Histoire généalogique* publié par M. P. de Courcy, p. 76-78, et le dossier TALLEYRAND, au Cabinet des manuscrits, *Pièces originales*, vol. 2788.

5. Gaston-Jean-Baptiste et Nicolas Gruel, fils d'un lieutenant de Roi au pays Chartrain et capitaine des gardes de Monsieur, se qualifiaient, l'un marquis de la Frette (mort le 7 janvier 1686), l'autre marquis d'Amilly (mort le 13 mai 1708). — Leur « fameux » duel eut lieu à Chaillot, en janvier 1662, au sortir d'un bal du Palais-Royal. Le récit en a été fait par Gatien de Courtilz de Sandras, dans deux de ses ouvrages apocryphes : *les Mémoires de M. le comte de Rochefort*, p. 207, et les *Mémoires de M. de Bordeaux*, tome IV, p. 426-430; comparez le *Nouveau siècle de*

aîné du duc de Beauvillier[1] fut tué et qui fit sortir les[2] autres du Royaume[3]. Mme de Chalais alla joindre son mari

Louis XIV, tome II, p. 82-85, et une relation de l'ambassadeur vénitien Grimani reproduite dans les *Archives de la Bastille*, tome III, p. 404-405. Saint-Simon en reparlera dans la suite des *Mémoires*, tomes III de 1873, p. 79, et V, p. 469; il avait fait une première rédaction dans l'article du grand-père des la Frette, nommé chevalier de l'Ordre en 1615, vol. 34 de ses papiers (*France* 189), fol. 88. — La fureur des duels était héréditaire dans cette famille: le père provoqua, en 1626, son propre ami Bouteville, sous prétexte que celui-ci ne l'avait pas pris pour second dans le duel contre Torigny, et, la Frette ayant été blessé, ce fut à la suite de ce duel-là que Bouteville passa en Flandre : voyez notre tome II, p. 34.

1. Non pas le frère aîné, qui s'appelait le comte de Séry et qui mourut prématurément en 1666, faisant place au futur duc de Beauvillier, mais un second fils du duc de Saint-Aignan, Pierre de Beauvillier, chevalier de Saint-Aignan, lequel était né le 14 août 1641 et possédait en commende l'abbaye de Ferrières depuis 1660. Il était cousin germain des la Frette et les servit dans leur duel; mais, au lieu d'y périr, ce fut lui qui tua Henri d'Antin, et, s'étant retiré en Hongrie, il finit glorieusement dans une escarmouche contre les Turcs, peu de jours avant le combat de Saint-Gothard, le 25 juillet 1664. — La même erreur sur ce Saint-Aignan ne se retrouvera pas dans le passage de l'année 1701 (tome III, p. 79), au milieu du portrait de Mme des Ursins, ni en 1714 (tome X, p. 275). M. de Chalais était le provocateur dans le duel de 1662, et, outre le marquis d'Antin, qui fut tué, ses deux autres seconds et lui-même furent blessés, tandis que leurs quatre adversaires n'eurent rien.

2. La première lettre de *les* corrige un *d*.

3. Le Parlement prononça la condamnation à mort, par contumace, le 24 avril 1662. Quoique le jeune roi eût récemment renouvelé toutes les rigueurs des lois contre le duel, le pape Clément X, mis en mouvement par M. de Chaulnes, lequel avait épousé une demi-sœur des deux MM. de la Frette, obtint toutes sortes de tolérances pour eux : après quelques années passées en pays étranger (notamment en Hollande, où ils se distinguèrent dans le combat naval des 11-14 juin 1666, contre la flotte anglaise, et d'où vinrent les meilleurs rapports sur leur attitude : *Archives de la Bastille*, tome III, p. 26 et 409), ils purent revenir à Paris même, et fréquenter, sinon les lieux publics, du moins les maisons les plus ouvertes, pourvu que leurs équipages fussent « sans armes et sans livrées, avec les rideaux un peu tirés. » Ils servirent même dans l'armée de Turenne, en 1674, et très brillamment. Lorsque le marquis de la Frette mourut, en 1686, comme quelqu'un s'étonnait d'une pareille indulgence, unique en son genre, le Roi dut ordonner, pour la forme, qu'on arrêtât le frère survivant; mais, en même temps, on

en Espagne[1], d'où ils passèrent en Italie. Elle alla, toujours devant, à Rome, où la mort empêcha son mari de l'aller trouver. Elle étoit jeune, belle, de beaucoup d'esprit, avec beaucoup de monde[2], de grâces et de langage[3]; elle eut recours[4], à Rome, aux cardinaux de Bouillon et d'Estrées, qui en prirent soin en faveur du nom et de la nation[5], et bientôt après pour des raisons plus touchantes[6].

l'avisa d'avoir à se retirer momentanément hors de Paris. Il y put rentrer bientôt, et, sauf un court intervalle, en 1699, où sa conduite imprudente le fit encore éloigner pour quelque temps, sous peine de voir reprendre les poursuites ordonnées par le Parlement en janvier 1662, on ne l'inquiéta plus. C'est à Paris même que nous le verrons finir ses jours en 1708. Saint-Simon a raconté tout cela dans sa notice sur le duché de CHAULNES (tome VI des *Écrits inédits*, p. 46-47; comparez les *Mémoires de Sourches*, tome I, p. 356, et le *Journal de Dangeau*, tomes I, p. 278, et XII, p. 137). Au contraire, un des seconds de MM. de la Frette, Flamarens, qui avait cru pouvoir invoquer la prescription au bout de vingt ans et revenir dans sa province, fut arrêté et contraint à retourner en Angleterre, où il mourut.

1. Ils passèrent plusieurs années en Espagne, et M. de Chalais y fut blessé en combattant contre les Portugais (*Gazette* de 1665, p. 742). Le roi Charles II et Monsieur sollicitèrent en vain sa grâce et celle de Noirmoutier, son beau-frère et l'un de ses seconds.

2. Mme de Sévigné dit de même : « Mon style est si négligé, qu'il faut avoir un esprit naturel et *du monde* pour pouvoir s'en accommoder. » (*Lettres*, tome II, p. 442.)

3. Mme de Chalais avait déjà pris place, à cette époque, dans la société de l'hôtel d'Albret, à côté de Mme de Sévigné et de Mme Scarron.

4. Cette période peu connue de l'existence de Mme de Chalais n'a guère été étudiée que dans l'introduction de M. Geffroy en tête de ses *Lettres inédites de la princesse des Ursins*, p. v et suivantes. C'est en ce temps-là que la marquise de Sévigné écrivait à sa fille : « Mme de Chalais est folle. On la trouve telle en ce pays-ci. La belle pensée d'aller de ville en ville en Italie, comme une princesse infortunée, au lieu de revenir à Paris, paisiblement chez sa mère, qui l'adore et qui met au rang de tous les malheurs de sa maison l'extravagance de sa fille! Elle a raison : je n'en ai jamais vu une plus ridicule. » (Lettre du 20 avril 1672, dans le recueil Capmas, tome I, p. 288 et 289.)

5. Dès 1674, le cardinal d'Estrées la désigna au Roi pour servir dans l'action diplomatique commencée en vue de la succession d'Espagne.

6. Saint-Simon ne manque jamais une occasion de répéter cette insinuation : voyez notre tome III, p. 3, note 3. Il faut dire que M. Geffroy

Le desir de la retenir à Rome, où ils étoient pour du temps, leur fit naître celui de l'y établir. Elle n'avoit point d'enfants, et presque point de bien[1] : ils écrivirent à la cour qu'un homme de la considération dont étoit à Rome le duc de Bracciano étoit bon à acquérir au Roi[2], et que le moyen de le lui attacher étoit de lui faire épouser Mme de Chalais. La pensée fut approuvée et suivie[3]. M. de Bracciano, tonnelé[4] par les deux cardinaux, se per-

(p. XVII) donne des preuves à peu près décisives d'un commerce de galanterie, au moins par lettres, entre la veuve de M. de Chalais et le cardinal d'Estrées. Elle habitait le couvent de Santa-Maria, à côté du palais de l'ambassade, et menait la vie la plus mondaine.

1. « Pour la nouvelle duchesse de Bracciano, dit M. Geffroy (p. XII-XIII), l'élévation, il faut le dire, était inespérée. La famille des Orsini, dans laquelle elle entrait, se vantait de posséder la dignité princière depuis l'époque de Théodose II; elle avait donné une Bathilde reine de France et sainte canonisée, une Cunégonde reine de Pologne, une Agnès reine de Naples, et jusqu'à six souverains pontifes. Mme de Chalais devenait, par son mariage, duchesse de Bracciano, comtesse d'Anguillara, duchesse de San-Gemini, princesse de Nerola, marquise de Rocca-Antica, comtesse de Galera, marquise de la Penna. Elle apportait la dot modeste de quinze mille livres tournois de rente annuelle. La fortune de son mari, bien autrement considérable, se composait d'immenses domaines et de privilèges héréditaires.... »

2. Le duc de Bracciano était acquis à la France dès avant l'arrivée des d'Estrées, car nous le voyons, en février 1667, lors de l'ambassade du duc de Chaulnes, « prendre soin de faire concerter une excellente symphonie » sur un magnifique théâtre élevé dans la galerie du palais Farnèse (*Gazette*, p. 266), et ses relations avec les ministres de Louis XIV sont souvent mentionnées dans la correspondance diplomatique du cardinal de Retz, à partir de 1666 (*Œuvres*, tome VII, p. 163 et suivantes).

3. M. Geffroy a pu reconstituer l'historique de la négociation matrimoniale conduite par les cardinaux français, et il donne un mémoire, en forme de panégyrique de Mme de Chalais, qui décida M. de Bracciano à demander la main de celle-ci au cardinal et au duc d'Estrées. Louis XIV même lui écrivit, de Dôle, le 6 juin 1674, une lettre de sa propre main.

4. *Tonneler*, attirer les perdrix sous un long filet en forme de tonnelle. Nous retrouverons ce terme dans les *Mémoires* et dans les Additions. Il est aussi au figuré dans Brantôme, et des écrivains plus anciens parlent du genre de chasse auquel on l'avait emprunté.

suada qu'il étoit amoureux de Mme de Chalais. Il n'avoit point d'enfants : le mariage se fit[1], et, la même année, il fut fait chevalier de l'Ordre[2]. Mme de Bracciano étala tout son esprit et tous ses charmes à Rome[3], et fit bientôt du palais des Ursins[4] une espèce de cour, où se rassembloit tout ce qu'il y avoit de plus grand et de meilleure compagnie en hommes et en femmes : c'étoit la mode d'y aller, et être sur un pied de distinction d'y être reçu. Le mari cependant étoit compté pour peu de chose. Le ménage ne fut pas toujours concordant[5]; mais, sans brouillerie ouverte[6], ils furent quelquefois bien aises de se séparer : c'est ce qui donna lieu à la duchesse de Bracciano de faire deux voyages en France[7], au dernier desquels elle

1. Le mariage fut célébré, en mars 1675, au palais Farnèse, qu'habitait le duc d'Estrées comme ambassadeur de France, et l'on y déploya toute la magnificence imaginable (*Gazette*, p. 192; *Histoire de la marine française*, par Eugène Sue, tome II, p. 387-411; introduction de M. Geffroy, p. XIII). Eugène Sue a reproduit des fragments de la correspondance du cardinal d'Estrées avec Pomponne, faisant valoir l'utilité de ce mariage et demandant l'Ordre pour M. de Bracciano.

2. Ci-dessus, p. 41-42.

3. Sur l'intérieur, la vie nouvelle et la société de la duchesse, voyez l'introduction déjà citée de M. Geffroy, p. XV et XVI.

4. Le palais Orsini, sur la place Navone, à côté des statues mutilées de Pasquin et de Marforio, a été remplacé par le palais Braschi.

5. Expression déjà employée pour Mme de Saint-Géran, dans un fragment inédit de Saint-Simon donné à l'Appendice de notre tome III, p. 390.

6. Dans le manuscrit, il n'y a qu'une virgule après *concordant*, et point de ponctuation après *mais*, ni après *ouverte*.

7. Voyez l'introduction de M. Geffroy, p. XVIII-XIX. — La première fois, Mme de Bracciano, arrivée à Paris en février 1677 et établie au couvent du Saint-Sacrement de la porte Montmartre, y reçut toute la cour; ce fut la Grande-Duchesse qui la présenta au Roi et à la Reine, lesquels lui accordèrent les honneurs du Louvre et le tabouret (*Gazette* de 1677, p. 144). L'année suivante, un des plus assidus chez elle était le cardinal de Retz, qui venait là « faire sa pénitence » (*Correspondance de Bussy*, tome IV, p. 240, 243 et 247). Elle était encore en France en 1682, et obtint alors le privilège du *pour* (*Mercure*, novembre 1682, p. 152-154); mais elle rentra à Rome le 12 février 1683, escortée des

passa quatre ou cinq ans[1]. C'est celui où je la connus, et où je puis dire que je fis avec elle une amitié particulière à l'occasion de celle qui étoit entre elle et ma mère dès son précédent voyage[2]. Elle deviendra bientôt un personnage si grandement singulier, que je me suis volontiers étendu sur elle.

d'Estrées, chez qui se célébrèrent, le lendemain, les épousailles de sa sœur la duchesse Lanti (*Gazette* de 1683, p. 140).

1. Ce second voyage est de 1687; le départ de Rome eut lieu à la fin de juin; le séjour en France dura jusqu'à la fin de 1695, année où la duchesse tenta de faire épouser sa nièce Mlle de Royan à notre auteur (tome II, p. 260-274), et, par conséquent, il fut plus long que Saint-Simon ne le dit. Cependant, en 1688, la défection de son mari avait ajouté encore à ses embarras personnels. Fallait-il demeurer en France, « accablée de gueuserie, » ou bien retourner par delà les monts, chez un vieillard de près de quatre-vingts ans, mal disposé pour elle, que sa qualité de française ne pouvait qu'irriter davantage, et dont les affaires d'ailleurs étaient en très piteux état? (*Mémoires de Sourches*, tome II, p. 193.) C'est sans doute en retour de prêts d'argent qu'elle fut forcée alors de constituer à chacune de ses deux demoiselles-suivantes des pensions de trois cents et deux cents livres (Arch. nat., Y 277, fol. 138); mais elle triompha de ces difficultés, s'implanta solidement à la cour, et obtint l'Ordre pour son beau-frère Lanti (dans notre tome III, p. 2-3). Quelques lettres que M. Geffroy a tirées de l'*archivio* Lanti (p. 7-27), mais qui ne vont que jusqu'à 1693, donnent beaucoup de détails sur cette période. Il existe aussi deux lettres au contrôleur général Pontchartrain, datées de 1692 et signées : LA DUCHESSE DE BRACHANE. Plusieurs lettres des années suivantes, 1693, 1695, 1696, adressées à Pontchartrain fils, ont été publiées dans le *Cabinet historique*, tome XI, p. 303-309. Elle repartit pour Rome à la fin de 1695, après une saison à Vichy, et, dans une lettre écrite le 20 décembre, elle rendit compte de la bonne réception qu'on lui avait faite au retour, et de l'appui que lui donnait le cardinal de Janson. Nous avons aussi publié (tome III, p. 171, note 2) partie d'une lettre écrite par elle à M. de Maurepas, le 2 octobre 1696, avec son nouveau titre de princesse des Ursins. Au mois de décembre suivant, elle gagna un procès qu'elle avait contre les jésuites (*Gazette d'Amsterdam*, 1697, n° VI). En 1697 et 1698, les lettres ou documents publiés par M. Combes (*la Princesse des Ursins*, p. 25) la montrent activement mêlée aux affaires espagnoles, et peut-être même gagnant le cardinal Porto-Carrero à l'idée de la candidature d'un prince français.

2. Voyez le passage qui vient d'être indiqué de notre tome II.

Le cardinal de Bouillon, qui étoit lors[1] à Rome en grand splendeur[2], lui rendit le service d'empêcher, par l'autorité du Pape, que les créanciers, très nombreux, ne fussent reçus à mettre le scellé[3]. M. de Bracciano n'avoit point d'enfants; sa femme, depuis son retour, l'avoit tout à fait regagné; il l'avoit faite, comme il est permis à Rome, sa légataire universelle, et ses meubles, son argenterie, ses bijoux et ses pierreries étoient infinis : il n'y eut donc que ses terres qui purent servir à payer les dettes[4]. Don Livio Odescalchi[5], neveu d'Innocent XI, extraordinairement riche[6], acheta pour près de deux millions

1. Nous revenons à la mort de M. de Bracciano, 5 avril 1698.

2. Le manuscrit porte bien : *g^d splendeur*.

3. *Journal de Dangeau*, tome VI, p. 338 : « Il a fait la duchesse de Bracciano, sa femme, sa légatrice universelle. Le Pape n'a point voulu qu'on mît de scellé dans le palais du mort; c'est une grâce que la duchesse de Bracciano a fait demander par le cardinal de Bouillon, prétendant même que c'est un droit qu'ont les quatre barons romains. » Comparez la *Gazette*, p. 212, et la lettre écrite par la veuve au Roi pour le remercier des bons effets de l'intervention du cardinal (Affaires étrangères, *Rome* 390, fol. 71-72). L'inhumation eut lieu le 7 avril.

4. Il est dit dans la généalogie de la maison Orsini, par Litta, que le duc, dénué de mérite personnel, indolent, plein d'incurie, avait vendu une partie de son patrimoine dès 1661. Plusieurs des fiefs qui lui restaient durent faire retour à la Chambre apostolique. Tous comptes faits, la princesse n'eut plus que dix-sept mille livres de rente.

5. Livio Odescalchi, devenu duc de Ceri en 1680, remplit les fonctions de général de l'Église depuis la mort de son oncle jusqu'à l'avènement d'Alexandre VIII, fut fait alors prince de l'Empire, eut une grandesse en mars 1690, le duché de Bracciano en 1696, le duché de Sirmie (Zirmich, *Sirmium*, en Hongrie) en 1698, puis la Toison d'or, et mourut à Rome, sans alliance, le 7 septembre 1713. M. de Bracciano l'avait adopté comme héritier dès 1695, malgré certaines oppositions (*Gazette*, correspondance de Rome, 2 août 1695, p. 399), et, probablement, c'est cette nouvelle qui engagea la duchesse à revenir en Italie. Elle fit rejeter par le tribunal de la rote, en mai 1697, les demandes du prince, et obtint que son mari lui laissât le droit de désigner un successeur pour les honneurs du *soglio* (vol. *Rome* 390, fol. 60).

6. Benoît Odescalchi, « étrange pape, » dit Saint-Simon, ne voulait point faire de népotisme au profit de son héritier; mais il lui laissa tout leur bien patrimonial, qui rapportait plus de quarante mille écus

[Add. St-S. 249] le duché de Bracciano[1], mais avec la condition expresse que Mme de Bracciano en quitteroit le nom[2], et c'est ce qui lui fit prendre celui de princesse des Ursins, sous lequel elle est devenue fameuse. Le cardinal de Bouillon, après ce service rendu pour le scellé, se brouilla avec elle, mais aux couteaux tirés, et[3] ne se sont jamais revus. Mme de Bracciano, car elle en portoit encore le nom,

de rente (*Mémoires de Pomponne*, tome I, p. 24-25). Don Livio est célèbre dans l'histoire de la curiosité comme acquéreur de la collection du cardinal Matthei, en avril 1688, et surtout de celle de la reine Christine, en janvier 1692. Quand il posa sa candidature au trône de Pologne en 1697 (voyez notre tome IV, p. 177, note 2), sans aucune chance de succès, il promit, par manifeste imprimé, de donner ses collections à la République, s'il était élu. Saint-Simon dit de lui, en termes méprisants, à propos du cardinal d'Estrées (Addition au *Journal de Dangeau*, tome XV, p. 309) : « Neveu du Pape fort inepte, sinon à amasser, comme il fit, des biens immenses. » Selon Dangeau (tome II, p. 197), il s'était enrichi à la fabrication des monnaies et à la vente des grains. Plus tard, il entreprit le dessèchement des marais Pontins.

1. Le château de Bracciano, principale forteresse des Orsini au temps où ils étaient des *condottieri* redoutables, est situé à trente-cinq kilomètres N. O. de Rome, sur l'ancien lac Sabatinus. Aujourd'hui, il appartient, avec le titre ducal, aux Torlonia. Don Livio paya cette acquisition trois cent quatre-vingt-six mille écus romains (*Litta*).

2. Voyez le livre de M. Geffroy, p. 39. C'est ainsi que Mme de Bracciano quitta ce nom, pour prendre le titre purement honorifique de princesse des Ursins, mais dès 1696, contrairement à deux Additions où Saint-Simon dit que ce second nom ne date que du temps, « après qu'elle fut veuve, que don Livio Odescalchi, neveu d'Innocent XI, eut acheté le duché de Bracciano » (*Journal*, tomes II, p. 81, et XVIII, p. 211), contrairement aussi, soit à ce qu'il va raconter cinq lignes plus loin, soit à l'habitude que Dangeau ou d'autres, même à Rome, gardèrent, pendant quelques années, de lui maintenir l'ancien titre. Dans la lettre du 2 octobre 1696 dont nous avons déjà donné un passage (tome III, p. 171, note 2; comparez p. 3, note 1), et qui est signée : LA PRINCESSE DES URSINS, elle dit : « Je crois que l'on n'ignore plus en France que M. de Brachane a pris le nom de sa maison depuis que don Livio a acheté Brachane. » Ce qui a pu induire en erreur, c'est que de nombreuses difficultés, dont quelques-unes relatives à la possession du duché, s'élevèrent entre la veuve et l'acheteur, déjà évincé de ses prétentions à l'adoption : voyez le livre de M. Geffroy, p. 50, 55 et 64, et celui de M. Combes, p. 26-27.

3. Le pronom *ils* est sous-entendu après cette conjonction.

prétendit tendre son palais de violet[1], par un privilège particulier aux aînés de la maison Ursine; le cardinal de Bouillon, lors sous-doyen du sacré collège[2], prit l'affirmative pour la faire tendre en noir, et avec tant d'aigreur et de hauteur que c'en a été pour le reste de leur vie. Il en eut, avec cela, le dégoût tout entier[3] : le Pape le condamna et donna gain de cause à Mme de Bracciano, qui ne tarda pas à le rendre au cardinal de Bouillon[4].

1. Couleur de deuil réservée aux souverains et aux cardinaux.

2. Ce ne fut qu'au mois de juillet 1698 que M. de Bouillon devint sous-doyen par la mort du cardinal Altieri : voyez notre tome IV, p. 74, note 3, et le *Journal de Dangeau*, tome VI, p. 382.

3. Le maréchal de Berwick, qui alla à Rome en 1699, recueillit de la bouche même de Mme des Ursins le récit des deux faits[a]. A propos de l'apposition des scellés, comme la présence d'un cardinal empêchait les gens de justice de pénétrer quelque part que ce fût, M. de Bouillon accourut aussitôt chez la princesse, pour la préserver de cet embarras; mais il prétendit dîner à son chevet, et, la princesse refusant absolument, il s'en retourna à jeun, fort irrité. Aussi, peu de jours après, quand parurent les tentures violettes, le cardinal fut le premier à soutenir que ce privilège n'appartenait qu'aux cardinaux. « L'affaire, dit M. de Berwick (p. 345), fut décidée en faveur de Mme de Bracciano, et depuis, non seulement ils ne se sont plus vus, mais ils ont cherché l'un et l'autre à se faire tout le mal possible. » Selon l'abbé Phélippeaux (*Relation sur le quiétisme*, tome II, p. 53-54), le Pape fit dire à la princesse de ne point s'inquiéter de cette affaire. Aussi voyons-nous le cardinal, dans une lettre du 20 juin, publiée par Fr. Ravaisson (*Archives de la Bastille*, tome IX, p. 71-82), se plaindre amèrement que Mme des Ursins méconnaisse tous les services qu'il lui rendait depuis la mort de son mari, « dont vous pouvez bien croire qu'elle n'étoit pas fort affligée. » Dans la correspondance officielle, il raconte d'abord les faits à sa manière, puis éclate en plaintes contre la princesse, et celle-ci, soutenue par Torcy, lui rend la pareille (Affaires étrangères, vol. *Rome* 387, fol. 319-326; 388, fol. 113; 390, fol. 71-72, 158-161; 391, fol. 58-61 et 80-81).

4. Une longue série de lettres écrites par Mme des Ursins aux Noailles (Bibl. nat., ms. Fr. 6919, fol. 99 et suivants), du mois de juin 1698 au même mois de 1699[b], ne roulent que sur les mauvais services du cardinal de Bouillon, soit à son point de vue personnel, soit à celui

[a] Ses mémoires furent communiqués à différentes personnes, par le maréchal de Fitz-James, du vivant même de Saint-Simon.

[b] Celles des 12 juillet, 30 août, 6 et 27 septembre 1698, et du 6 juin 1699, ont été publiées par l'abbé Millot (p. 391-397).

Étrange et hardie tentative du cardinal de Bouillon de faire l'abbé d'Auvergne cardinal.

Il venoit de faire, par le Pape, son neveu l'abbé d'Auvergne[1] grand prévôt du chapitre de Strasbourg[2], et lui-même s'en fit faire chanoine. Il commençoit, sans s'en apercevoir encore, à n'être plus si bien à la cour. L'affaire de Monsieur de Cambray s'examinoit fort sérieusement à Rome[3]; il y avoit ses agents, et ses antagonistes les leurs, avec le jeune abbé Bossuet[4], neveu de Monsieur de Meaux, qui prit cette occasion de le former et de le faire connoître[5]. Le cardinal de Bouillon étoit de la con-

des intérêts français : la princesse ne perdait aucune occasion, non seulement de parer les « traits empoisonnés » de son ennemi, mais de discréditer celui-ci, pour faire passer la direction des affaires de France, comme nous le verrons en 1699, entre les mains du prince de Monaco. Les lettres à Mme de Noailles qu'a données M. Geffroy font suite à celles-ci, mais ne commencent qu'au 20 août 1698 (p. 28). Quelques-unes de celles de 1698 ont été publiées aussi dans le tome IX des *Archives de la Bastille*, p. 75 et suivantes.

1. Voyez notre tome IV, p. 75 et 108. L'abbé d'Auvergne avait hérité, en 1692, par la démission du duc d'Albret, de l'abbaye de Redon et des bénéfices les plus considérables donnés par le cardinal à ce neveu.

2. Cette nouvelle est notée par Dangeau dès le 27 novembre 1697. — Le chapitre de Strasbourg était composé de chanoines-comtes faisant des preuves de noblesse, comme celui de Lyon : voyez le *Journal de Dangeau*, avec Addition de Saint-Simon, tome XIV, p. 344-345. La *Gallia christiana* indique (tome V, col. 827) l'abbé d'Auvergne comme étant prévôt dès 1692; mais le Pape ne promit de le nommer qu'en novembre 1697. C'est à propos de la coadjutorerie de l'évêché pour ce neveu que le cardinal s'attirera bientôt le ressentiment du Roi.

3. Voyez, tome IV, p. 104-105, le point où a été suspendu le récit.

4. Jacques-Bénigne Bossuet, fils d'un frère de Monsieur de Meaux qui était maître des requêtes et d'une sœur(?) de l'écuyer du Mont, était docteur de la maison de Navarre, avait pris part à l'assemblée du clergé de 1690, et possédait la belle abbaye de Savigny depuis 1691 ; mais il ne fut ordonné prêtre qu'à son retour de Rome. Il échangea son abbaye contre celle de Saint-Lucien de Beauvais, à la mort de son oncle (1704), qui l'avait pris pour archidiacre de Brie en 1702, fut nommé évêque de Troyes le 7 mars 1716, abdiqua en 1742, et mourut à Paris le 12 juillet 1743, étant âgé de quatre-vingt-deux ans. L'abbé Ledieu parle beaucoup de lui dans son journal. On lui doit la publication de plusieurs ouvrages de son oncle.

5. Dans l'Avertissement qui précède la publication récente des *Lettres*

grégation où cette affaire se jugeoit[1] : il se contint dans les commencements, et se contenta de toutes les voies sourdes par lesquelles il put servir un ami auquel il avoit de si puissants intérêts[2], comme je les ai expliqués en leur temps[3]; mais peu à peu le pied lui glissa, et ses ma-

de Louis XIV au cardinal de Bouillon (1697-1698), M. l'abbé Verlaque dit de l'abbé Bossuet : « Jamais choix plus malheureux n'eut des suites plus déplorables. La correspondance de l'abbé Bossuet accuse à chaque page son caractère, ses sentiments et ses procédés, et il est impossible de ne pas attribuer à sa fatale influence l'excès de véhémence et d'amertume qui est venu se mêler aux controverses de deux grands évêques, et qui laisse encore tant de tristesse dans l'âme de leurs plus sincères admirateurs. » (Tome IV des *Mélanges historiques* de la collection des Documents inédits sur l'histoire de France, publié en 1882, p. 699-700.) En revanche, on doit dire que la princesse des Ursins, par haine du cardinal de Bouillon, exaltait les qualités de l'abbé, son esprit, son cœur, son honneur, et qu'elle demanda une récompense pour les services rendus par lui en 1698 et 1699 (*Lettres inédites*, publiées par M. Geffroy, p. 37). Par suite, Mme de Maintenon le soutint utilement auprès du Roi : voyez sa *Correspondance générale*, tome IV, p. 228-229. Les lettres de l'abbé Bossuet ont pris place dans les tomes XIII à XV de l'édition in-4° de la correspondance de Bossuet. Il se trouvait à Rome, et allait même en revenir, lorsque commença l'affaire des *Maximes des saints*. Son oncle lui commanda d'y rester pour lui servir d'agent, ainsi que le précepteur qui l'accompagnait, l'abbé Phélippeaux. Celui-ci composa, comme on sait, une *Relation sur le quiétisme*, des plus hostiles à Fénelon, et dont l'exactitude est fortement contestée, mais où se trouvent notés tous les incidents, jour par jour. Fénelon, de son côté, avait envoyé à Rome son parent l'abbé de Chantérac et un ecclésiastique normand, l'abbé de la Templerie.

1. La congrégation du Saint-Office (ci-après, p. 167) était composée de dix-huit cardinaux, dont treize présents seulement; M. l'abbé Verlaque donne leurs noms (p. 712, note). Le travail d'examen fut fait préalablement par une commission de théologiens ou *consulteurs*, auxquels furent adjoints, à partir du 30 janvier 1698, les cardinaux Norris et Ferrari (*ibidem*, p. 713, note 2, et p. 717). Le nombre des propositions à examiner fut réduit de quarante-cinq à trente-sept, et le travail se termina après vingt et une séances, le 30 avril : cinq des consulteurs furent favorables à Fénelon, cinq défavorables. La congrégation commença à siéger le 19 mai.

2. Locution à remarquer : « Avoir de puissants intérêts à quelqu'un. »

3. En 1697 : tome IV, p. 73 et suivantes. — Dans l'apologie que le

nèges, que Messieurs de Paris, de Meaux et de Chartres avoient tant de raisons de ne pas cacher au Roi, lui furent clairement démontrés. Le parti fut pris de n'en pas faire semblant, pour en découvrir davantage et le mettre après, à coup sûr, hors de combat pour la défense de son ami, et en user cependant avec lui, du côté de la cour, avec toutes les apparences de la distinction et de la confiance ordinaire.

Il étoit dans cette position lorsqu'il imagina un trait qui commença et qui avança bien sa perte[1]. L'Empereur n'a-

cardinal composa à son retour, il s'exprime ainsi : « J'étois tout à la fois cardinal, ministre du Roi et ami de l'archevêque de Cambray. Les devoirs attachés à ces trois différentes qualités sembloient se combattre ouvertement : comme cardinal, je pouvois être juge, et je devois être neutre ; comme ministre du Roi, je devois être contraire à l'archevêque de Cambray, qui étoit publiquement dans la disgrâce du Roi ; comme ami de ce prélat, je devois entrer dans tout ce qui pouvoit contribuer à sa justification. Je n'ose dire que j'aie heureusement concilié tant de devoirs ; mais je me flatte d'avoir su les tenir chacun dans leur place : je n'ai jamais oublié pour le Roi ce que je devois à Dieu, ni pour mon ami ce que je devois au Roi. » (Bibl. nat., ms. Fr. 11 435, fol. 3, document cité par M. Verlaque, p. 700.) De même, dans une lettre écrite de Rome, le 20 juin 1698, à Pontchartrain fils (*Archives de la Bastille*, tome IX, p. 72), et où il déclarait impossible pour lui de traiter Fénelon d'hérétique, quiétiste, pélagien, fanatique, le cardinal s'exprimait en ces termes : « Je sais bien que de tels discours n'ont pas plu à M. l'abbé Bossuet et à ceux qui agissent ici contre Monsieur de Cambray. J'ai bien prévu ce qu'ils feroient dire contre ma partialité prétendue en faveur de Monsieur de Cambray, sur laquelle je m'explique d'autant moins que je ne sais, je vous jure, encore quel sera mon sentiment lorsque je le dirai devant le Pape après avoir consulté uniquement mes foibles lumières et les devoirs de ma conscience, ainsi que le Roi lui-même me l'a ordonné.... » Et néanmoins, non seulement la correspondance des agents de Bossuet et celle de Mme des Ursins, mais tous les mémoires et documents contemporains accusent le cardinal, comme le fait Saint-Simon, d'avoir exclusivement travaillé pour son ami.

1. Une première rédaction de l'épisode qui suit se retrouve dans la grande Addition de Saint-Simon sur le cardinal de la Trémoïlle, tome XVIII du *Journal de Dangeau*, p. 215-216, et Saint-Simon la reproduira dans la partie correspondante des *Mémoires*, tome XVI,

voit point de serviteur plus zélé ni plus attaché, entre les princes de l'Empire, que le duc de Saxe-Zeitz, évêque de Javarin[1], et travailloit à Rome depuis assez longtemps à le faire cardinal seul et hors le temps de la promotion des couronnes. Par la même raison, le Roi s'y opposoit de toutes ses forces et en avoit fait mettre un article exprès dans les instructions du cardinal de Bouillon. Vint l'abjuration de l'électeur de Saxe entre les mains de l'évêque de Javarin, pour se rendre éligible en Pologne : l'évêque passa pour l'avoir converti. L'Empereur fit sonner le plus haut qu'il put à Rome le service d'avoir ramené à sa communion un électeur de l'Empire, chef et protecteur-né de tous les protestants d'Allemagne, et renouvela d'ardeur et d'instances à cette occasion pour la promotion de l'évêque. Cette conjoncture parut d'autant plus favorable au cardinal de Bouillon, qu'il voyoit le Pape fort incliné à accorder à l'Empereur sa demande, et que le Pape traitoit le cardinal de Bouillon avec beaucoup de ménagement : il crut donc qu'il n'y avoit pas un moment à perdre pour en profiter. Il écrivit au Roi tout ce qu'il put de plus exagéré sur les engagements du Pape à l'Empereur et sur la promotion de l'évêque de Javarin comme instante; que, dans cette extrémité, tout ce qu'il avoit pu faire pour parer l'affront de voir donner un cardinal seul et *motu proprio*[2] aux instances de l'Empereur, malgré toutes celles du Roi[3], avoit été de trouver moyen que la France en eût un en même temps; qu'il avoit eu toutes les peines imaginables à y réussir, mais à condition que ce françois seroit choisi par le Pape, et que,

p. 449. Voyez aussi un résumé des félonies du cardinal de Bouillon, au tome III des *Écrits inédits*, p. 270-271.

1. Voyez notre tome IV, p. 177 et 499. Les gazettes de 1698 le montrent toujours en mouvement. Il est question de ses manœuvres pour avoir le chapeau dans les *Mémoires de Villars*, tome I, p. 212 et 225.

2. C'est-à-dire du propre mouvement du Pape, sur sa nomination spontanée, en dehors des nominations demandées par les couronnes.

3. *Du Roi* est écrit après coup, en interligne.

pour éviter qu'il n'en prît quelqu'un qui[1] ne fût pas agréable au Roi, il avoit fait effort de tout son crédit auprès du Pape pour lui en faire accepter un le plus attaché au Roi qui pût être[2], et en âge de le servir longtemps; que c'étoit l'abbé d'Auvergne, excepté lequel le Pape lui avoit déclaré qu'il n'en feroit aucun autre. Il joignit à cela tout ce qu'il crut capable de faire avaler au Roi, comme un service aussi adroit que signalé, un mensonge qui pouvoit passer pour unique en son genre. En même temps, il dit au Pape tout ce qu'il put pour lui persuader que, dans la presse et le desir où il étoit de contenter l'Empereur, il croyoit avoir obtenu de la bonté et de l'amitié dont le Roi vouloit bien l'honorer[3] le plus grand point qu'il eût pu se proposer pour tirer Sa Sainteté de la situation forcée où elle se trouvoit, qui étoit de faire condescendre le Roi à la promotion de l'évêque de Javarin en faisant en même temps un françois, chose où jusque-là on n'avoit pu parvenir à amener le Roi; mais qu'en même temps Sa Majesté n'y vouloit consentir que pour son neveu l'abbé d'Auvergne; que c'étoit tout ce qu'il avoit pu tirer du Roi, et qu'il croyoit par là avoir rendu un grand service au Roi et au Pape en le mettant en état de satisfaire l'Empereur sans se brouiller avec le Roi, en faisant à la fois l'évêque de Javarin et l'abbé d'Auvergne. Il arriva, pour le malheur du cardinal de Bouillon, qu'un hameçon si adroitement préparé n'eut pas l'effet qu'il s'étoit promis de sa hardiesse. Le Pape, qui, par les offices pressants qu'il recevoit d'ailleurs que du cardinal de Bouillon, de la part du Roi, contre Monsieur de Cambray[4], et qui étoit en même temps bien informé de la conduite de ce cardinal, toute en faveur du même prélat quoique l'homme

1. Le *q* de *qui* corrige un *d*.

2. Avant « qui pust estre », le manuscrit porte en interligne un premier *et*, qui doit être un lapsus datant de la revision postérieure.

3. *Bien l'honorer* a été ajouté après coup en interligne.

4. Ce membre de phrase est incomplet comme équivalent de celui qui suit.

du Roi à Rome, ne pouvoit ajuster[1] deux choses si contradictoires. Il[2] soupçonna de la profondeur dans l'arrangement du discours et de la proposition du cardinal de Bouillon, et surtout dans l'empressement qui lui échappa de brusquer la promotion de l'évêque et de l'abbé; et cela lui fit prendre le parti d'attendre d'ailleurs des nouvelles de France. D'autre part, le Roi fut surpris au dernier point de la dépêche du cardinal de Bouillon, et, comme il n'avoit eu que trop d'occasions, en sa vie, de le connoître, il ne douta point qu'il n'eût suggéré au Pape un expédient si flatteur à la vanité des Bouillons, mais[3] si destructif de l'intérêt et des ordres du Roi contre la promotion de l'évêque de Javarin. Il entra en colère, et en même temps en crainte que cette promotion se précipitât, et il fit dépêcher un courrier au cardinal de Bouillon, par lequel, sans entrer en aucun raisonnement, il réitéra ses ordres contre la promotion de l'évêque de Javarin, et ajouta en même temps que, si, contre toute attente et malgré toute représentation, le Pape se déterminoit à passer outre, il s'opposoit à ce qu'aucun françois, et particulièrement l'abbé[4] d'Auvergne, fût fait cardinal, à qui il défendoit de l'accepter, même s'il étoit fait, sous peine de désobéissance. Outre cette dépêche au cardinal de Bouillon, le courrier étoit chargé d'une autre portant mêmes ordres au principal agent des évêques opposés à Monsieur de Cambray, avec commandement de plus de l'aller, tout sur-le-champ, montrer au Pape : ce qui fut exécuté. Le Pape, alors, se sut bon gré des soupçons qui l'avoient fait différer, et le cardinal de Bouillon pensa mourir de honte, de dépit et de rage[5]. Le Pape, qui en effet étoit pressé

1. *Ajuster* est écrit en interligne, sur *arranger*, biffé.
2. Le manuscrit porte, très visibles, entre *contradictoires* et *il soupçonna* (sic), deux points consécutifs.
3. *Mais* est en interligne, sur *et*, biffé.
4. *L'abbé* corrige *le ca[rdinal]*.
5. Il protesta n'avoir jamais pensé à l'abbé d'Auvergne, qu'il savait désagréable à la cour : lettres de Bossuet et de son neveu, 20 et 22 avril

de faire l'évêque de Javarin, ne l'étoit pas au point où le cardinal de Bouillon l'avoit mandé pour faire agréer l'expédient qu'il avançoit, et qui, plus françois en son âme qu'impérial[1], voyoit l'extrême répugnance du Roi pour cet évêque, temporisa si bien qu'il mourut sans le faire cardinal[2], et manifesta de plus en plus, par cette conduite, l'audacieux mensonge du cardinal de Bouillon[3], que ce pape avoit fait mander aussi au Roi[4].

Trois mariages se suivirent de près, à la fin de février et au commencement de mars.

Mariage Souvré[5], frère de Barbezieux et maître de la garde-

et 3 juin 1698. La *Relation* de l'abbé Phélippeaux donne quelques renseignements sur ses manœuvres en cour de Rome (tome II, p. 39-40). Quant à la correspondance officielle, elle ne contient rien sur l'abbé d'Auvergne. Aucune instruction n'avait été donnée à l'avance; mais le cardinal, ayant annoncé, le 24 décembre 1697, qu'il y avait des tendances à nommer le candidat impérial, et demandant à mettre quelque nom français en avant, le Roi désigna l'archevêque de Paris (Noailles), sauf à s'opposer à toute nomination, si le cardinal ne voyait pas jour à réussir : ce qui eut lieu en effet. (Affaires étrangères, vol. *Rome* 385, fol. 232; 386, fol. 59-68; 387, fol. 126, 131-134 et 220 v° à 222 v°.)

1. C'est-à-dire plus favorable à la France qu'à l'Empereur.

2. Quoique l'évêque de Javarin n'eût pas renoncé à son idée d'obtenir l'appui de la France (*Mémoires de Villars*, éd. Vogüé, tome I, p. 212), c'est seulement en 1706 qu'il y réussit, et le frère de Mme des Ursins en profita (suite de nos *Mémoires*, tome IV de 1873, p. 278, 284 et 285).

3. Au commencement de 1699, M. de Bouillon recommença d'autres intrigues pour empêcher qu'on ne donnât un chapeau que demandait le roi Jacques : lettre du 22 janvier 1699, ms. Fr. 6919 (Noailles), fol. 141.

4. Ce dernier membre de phrase a été ajouté après coup, dans le blanc qui restait à la fin du paragraphe. D'ailleurs, la construction du commencement est incorrecte.

5. Louis-Nicolas le Tellier, marquis de Souvré (sur l'origine de ce titre, voyez notre tome I, p. 83), né le 23 janvier 1667 et second fils de Louvois, par conséquent frère cadet de Courtenvaux et frère aîné de Barbezieux, avait eu l'abbaye de Bourgueil jusqu'en 1685, puis s'en était démis pour aller apprendre le métier des armes en Allemagne et en Pologne, et avait pris part au siège de Bude en qualité d'aide de camp du prince Charles de Lorraine. Revenu après quelques mois passés comme otage en Allemagne, le Roi lui avait donné un régiment de cavalerie, et peu de jours après, le 3 mai 1689, la charge de maître

robe du Roi, épousa la fille unique[1] du feu marquis de Rebenac, frère du marquis de Feuquière[2], à condition d'en porter les armes et de prendre le nom de Pas dans les actes, qui est celui de MM. de Feuquière[3]. Il en eut beaucoup de biens et la lieutenance générale du gouvernement de Béarn et basse Navarre[4]. Rebenac étoit fort honnête homme, et fort employé et distingué dans les négociations[5].

de Souvré avec Mlle de Rebenac;

de la garde-robe qu'avait le fils de M. de Lionne. En mars 1691, une débauche d'ivrognerie, où son ami Rochefort l'avait blessé, lui avait valu des témoignages de l'indignation du Roi; mais il s'était distingué dans la campagne du Rhin, en 1697. Il eut l'Ordre à la promotion de 1724, et mourut le 10 décembre 1725. A l'occasion de son mariage, le brevet d'assurance de cinq cent cinquante mille livres qu'il avait depuis 1689 fut renouvelé pour lui et sa femme, le 18 février 1698.

1. Catherine-Charlotte de Pas de Rebenac, que nous avons vue figurer aux fêtes de 1698 (tome IV, p. 321), et qui épousa M. de Souvré le 18 février, non le 13 mars, comme on le lit dans le *Moréri :* voyez le *Journal de Dangeau*, tome VI, p. 274 et 297. Elle mourut au château de Louvois, le 16 juillet 1739, âgée de soixante-six ans.

2. Sur ces deux frères, voyez les notes de notre tome IV, p. 321. Ici, Saint-Simon écrit : *Rebenac*, sans accent, et à la marge : *Rebénac*.

3. Voyez les *Mémoires de Luynes*, tome X, p. 256, et un article biographique et généalogique sur la maison de Pas, en Artois, dans le *Nobiliaire de Picardie*, d'Haudicquer de Blancourt, p. 402-412. « La race en est bonne, » disait Henri IV. Armes : de gueules au lion d'argent.

4. Cette charge (antérieurement revêtue du titre de sénéchal) était venue à M. de Rebenac, ainsi que son surnom, par une fille du président d'Esquille. Conservée à son jeune fils depuis 1694, lorsque cet enfant était mort, elle avait été encore donnée à la sœur, en août 1697.

5. Cette dernière phrase a été ajoutée après coup, dans le blanc qui restait. — La *Gazette* de 1698, p. 108, en annonçant le mariage, dit de même que M. de Rebenac « avoit servi le Roi dans plusieurs ambassades et négociations, avec beaucoup de réputation. » Il est un de ceux qui avaient été oubliés dans la promotion de 1688. On n'a pas publié de recueil proprement dit de ses correspondances diplomatiques, pendant les missions que nous avons indiquées, tandis que celle de son grand-père Manassès de Feuquière (1633) vit le jour dès 1753, et que son neveu Feuquière *le Diable*, dont Saint-Simon parlera plusieurs fois, a laissé des mémoires de tactique militaire très estimés ; cependant il se trouve un assez grand nombre de lettres de Rebenac dans la collection publiée par feu Étienne Gallois, en 1845-46, sous le titre de : *Lettres inédites des Feuquières*.

Du vieux Saissac avec une sœur du duc de Chevreuse. [*Add. St-S. 250 et 250bis*]

Le vieux Saissac[1] épousa la dernière sœur du second lit du duc de Chevreuse[2], jeune et jolie, qui, avec peu de bien, le voulut[3] malgré la disproportion d'âge[4], dans l'espérance d'être bientôt veuve et de jouir des grands avantages de son contrat de mariage. C'étoit un homme de grande qualité et de beaucoup d'esprit, que démentoient toutes les qualités de l'âme. Il avoit eu la charge de maître de la garde-robe du Roi de M. de Guitry lorsque le Roi fit pour lui la nouvelle charge de grand maître de la garde-robe[5]. Saissac étoit fort riche, fort gascon,

1. Louis de Guilhem de Castelnau, d'abord appelé l'abbé de Clermont-Lodève, puis le marquis de Saissac, baron des États de Languedoc, vicomte de Lautrec et de Nébouzan, etc., maître de la garde-robe de décembre 1660 à septembre 1671, puis mestre de camp de cavalerie de 1675 à 1680, mourut à Paris le 25 avril 1705, âgé de soixante-treize ans.

2. Jeanne-Thérèse-Pélagie-Charlotte, septième enfant issu de l'alliance de Louis-Charles d'Albert, duc de Luynes, mort en 1690, avec sa seconde femme Anne de Rohan-Montbazon (ci-après, p. 232), était sœur germaine du comte d'Albert, du chevalier de Luynes, de la feue princesse de Guémené, de la princesse de Bournonville, de la marquise d'Heilly et de la comtesse de Verue. Née le 8 octobre 1675 et élevée à Port-Royal, comme ses aînées, elle épousa M. de Saissac le 16 mars 1698, et mourut le 14 janvier 1756, ayant survécu à son mari cinquante et un ans, et ayant perdu en 1715 un fils unique, dernier de la race. Elle laissa pour légataire universel son arrière-petit-neveu le duc de Chevreuse (*Mémoires de Luynes*, tome XIV, p. 381).

3. *Le voulut* corrige *l'a voulu*.

4. Les *Annales de la cour* (tome II, p. 14) disent que le marquis, vieux et goutteux, « n'a point feint d'épouser une fille de dix-huit ans. » Elle avait vingt-deux ans et demi, étant née le 8 octobre 1675. Il avait failli obtenir, en 1696, la jeune et belle Grancey (*Sourches*, tome V, p. 112).

5. Voyez notre tome III, p. 81 et Additions, p. 542. Guitry (ici écrit : *Quitry*), ayant acheté la charge de Soyecourt pour six cent mille livres, la fit ériger en titre de grand maître, et revendit les deux charges de maître, pour cinq cent mille livres, l'une à M. de Nogent, l'autre à l'abbé de Clermont, qui prit alors le nom de marquis de Saissac (*Journal d'Ol. d'Ormesson*, tome II, p. 574). On réserva les fonctions et le détail du service au grand maître, ne laissant aux deux maîtres que l'honneur de suppléer celui-ci et quelques menues fonctions au lever et au coucher, mais point du tout le droit de s'occuper des habits du Roi. Les appointements et profits étaient de dix-huit

gros joueur et beaucoup du grand monde, mais peu estimé, et on se défioit fort de son adresse au jeu[1]. Le Roi, dans ces temps-là[2], jouoit aussi fort gros jeu, et c'étoit le berlan[3] qui étoit à la mode. Un soir que Saissac étoit de la partie du Roi, M. de Louvois vint lui parler à l'oreille. Un moment après, le Roi donna son jeu à M. de Lorge, à qui il dit de le tenir et de continuer pour lui jusqu'à ce qu'il fût revenu, et s'en alla dans son cabinet avec M. de Louvois. Dans cet intervalle, Saissac fit une tenue[4] à M. de Lorge, et qu'il jugea contre toutes les règles du

mille livres environ. Voyez les *Mémoires du duc de Luynes*, tome I, p. 222-223 et 236, et l'*État de la France*, 1698, tome I, p. 191-195.

1. Les *Mémoires du marquis de Sourches* (tome I, p. 208, note 4) le qualifient seulement de « grand joueur, ayant beaucoup gagné ».

2. En 1671 : *Lettres de Mme de Sévigné*, tome II, p. 113-114. Selon le récit très circonstancié de la marquise, Saissac gagnait partout depuis deux mois, et il avait enlevé cinq cent mille écus (d'autres disaient deux millions) au Roi, à l'aide de cartes « ajustées. » Il « savoit si bien le jeu des autres, que toujours il faisoit va-tout sur la dame de pique, parce que les piques étoient dans les autres jeux, et le Roi perdoit toujours à trente et un de trèfle, et disoit : « Le trèfle « ne gagne point contre le pique en ce pays-ci. » Le jeu se tenait alors chez Mme de la Vallière, et Saissac, ayant donné trente pistoles aux valets de chambre pour jeter à la rivière « des cartes qu'ils avoient, qu'il ne trouvoit pas bonnes, » avait introduit son fabricant dans la maison. Le Roi fit avouer lui-même à ce « cartier » qu'il fournissait plusieurs autres personnes « de ces bonnes cartes rangées. » Il se crut obligé de sévir, et défendit au marquis de reparaître devant lui. Saissac recula devant une justification et se retira à Castelnau, en laissant démission et procuration aux mains du maréchal d'Albret : voyez les pièces publiées dans le tome IV des *Archives de la Bastille*, p. 50-51.

3. « BERLAN, jeu de cartes qu'on joue à trois personnes et à trois cartes, où on fait des enchères à l'envi les uns des autres. » (*Furetière*, 1694.) Saint-Simon, comme le duc de Luynes, écrit souvent : *berlan*. Dans les Additions indiquées ici, il parle de reversis, et non de brelan, et Saissac « pousse M. de Lorge de renvis. » Dans la notice inédite de Saint-Simon sur Saissac que l'on trouvera à l'Appendice, n° VII, c'est le brelan à cinq, et le coup est bien mieux expliqué qu'ici.

4. C'est-à-dire tint un coup sur la proposition de son adversaire. Furetière définit la tenue : « Action d'un joueur qui pourroit s'en aller, et qui ne le fait pas. »

jeu, puis un va-tout[1], qu'il gagna ne portant quasi rien. Le coup étoit fort gros. Le soir, M. de Lorge se crut obligé d'avertir le Roi de ce qui s'étoit passé. Le Roi fit arrêter sans bruit le garçon bleu[2] qui tenoit le panier des cartes et le cartier[3] : les cartes se trouvèrent pipées[4], et le cartier, pour avoir grâce, avoua que c'étoit Saissac qui les lui avoit fait faire et l'avoit mis de part avec lui[5]. Le lendemain, Saissac eut ordre de se défaire de sa charge[6] et[7] de s'en aller chez lui. Au bout de quelques années, il obtint la permission d'aller en Angleterre[8] : il y joua plu-

1. Il accepta comme enjeu tout ce que l'adversaire avait sur table.

2. Un garçon du château portant la livrée bleue du Roi. Chez Monsieur, elle était rouge. Le produit des cartes revenait aux valets de chambre.

3. Le fabricant de cartes ou celui qui les débitait.

4. On appelait *pipées* des cartes préparées à l'avance, soit marquées d'un signe imperceptible, qui permettait de les reconnaître au passage, soit disposées dans un ordre de convention. Voyez, dans les *Archives de la Bastille*, tome IV, p. 52, un mémoire dressé par M. de la Reynie à propos de l'affaire Saissac.

5. On peut se souvenir que la découverte d'un fait absolument analogue a amené, en 1884, la dissolution momentanée d'un des principaux cercles de Paris. Mais les mémoires du temps, ceux du comte de Gramont, par exemple, prouvent que la tricherie était alors d'un usage courant, et le propre frère de Saissac avait été accusé aussi d'avoir « pipé » dix-huit mille livres au maréchal de Gramont, en 1666 : voyez la *Correspondance administrative*, tome II, p. 171[a].

6. Il vendit, en septembre 1671, non à Tilladet, comme le dit l'Addition, mais au fils de M. de Lionne, qui, tout aussi malheureux, fut obligé de revendre, en mai 1689, à M. de Souvré, dont le mariage vient d'être raconté ci-dessus, p. 116-117.

7. *Et* est écrit en interligne, sur *et ordre*, biffé.

8. Notre auteur omet une partie importante des aventures du marquis. Après être resté en Guyenne deux ans et y avoir mené une vie assez turbulente (*Archives de la Bastille*, tome IV, p. 65-66), il passa en Angleterre, et en revint sur la fin de la même année 1673, avec une mission du duc de Buckingham, qui, sans doute, lui valut de rentrer en grâce et d'obtenir le commandement d'un régiment de cavalerie (*Lettres de Mme de Sévigné*, tome III, p. 367 ; *Négociations relatives à la succession d'Espagne*, par Mignet, tome IV, p. 238 et 254 ; *Mémoires de*

[a] Depping a lu Clermont-*Lodéac*, au lieu de *Lodève*. Ce chevalier de Clermont-Lodève périt à Candie, en 1669.

sieurs années et gagna extrêmement. A son retour, il eut liberté de se tenir où il voudroit, hors de se présenter devant le Roi[1] : il s'établit à Paris, où il tint grand jeu chez lui. Après[2], Monsieur, à qui tout étoit bon pour le jeu, demanda permission au Roi pour que Saissac pût jouer avec lui à Paris et à Saint-Cloud. Monseigneur, à la prière de Monsieur, obtint la même permission pour Meudon, et, de l'un à l'autre, ces deux princes se le firent accorder pour jouer à Versailles, et de là à Marly, où, sur le pied de joueur, il étoit, à la fin, de presque tous les voyages[3]. C'étoit un homme très singulier, qui comptoit le mépris et les avanies pour rien, et qui avoit encore la fantaisie de ne porter le deuil de personne : il disoit que cela l'attristoit et n'étoit bon à rien, et le soutint ainsi, et de ses plus proches, toute sa vie. Ils le lui rendirent; car, lorsqu'il mourut, M. de Chevreuse ni pas un parent ne[4] portèrent le deuil de lui[5]. Son nom, main-

Pomponne, tome I, p. 497; *Revue historique*, juillet-août 1885, p. 282-284). Mais, cinq ans plus tard, lors de l'affaire des Poisons, le trop fameux Lesage l'accusa d'avoir demandé un secret pour gagner l'argent du Roi, ou du moins celui du public et du roi d'Angleterre, et aussi pour se défaire de son frère et épouser sa belle-sœur (*Archives de la Bastille*, tome VI, p. 34-36). Décrété par la Chambre, il prit la fuite, comme la comtesse de Soissons, se réfugia de nouveau en Angleterre, et y passa dix ans. Nous le voyons, là, en 1685, se battre en duel avec Albergotti et manquer d'épouser Mlle de Gramont (*Mémoires de Sourches*, tome I, p. 208-209 et 260; *Journal de Dangeau*, tome I, p. 155). Jacques II intercéda en vain pour obtenir sa grâce; c'est seulement en 1690 qu'on autorisa Saissac à venir purger sa contumace devant la chambre de l'Arsenal, et il fut renvoyé absous, au bout de quelques jours de Bastille, le 5 août 1692 (*Archives de la Bastille*, tome VII, p. 132, 145, 165-168; *Journal de Dangeau*, tome III, p. 223 et note).

1. Dès son retour, et avant même d'avoir obtenu l'absolution, il vint saluer le Roi (*Journal de Dangeau*, tome III, p. 316 et 326).

2. *Après* est écrit en interligne, sur *A la fin*, biffé.

3. Dangeau le cite deux fois parmi les joueurs de Marly, en 1694 et 1696 : *Journal*, tome V, p. 44 et 427.

4. *De*, par mégarde, au lieu de *ne*, dans le manuscrit.

5. Comparez la suite des *Mémoires*, tome IV de 1873, p. 252. Il faut

tenant éteint[1], étoit Castelnau, non pas des Castelnau du maréchal de France[2]; mais il portoit celui de Clermont-Lodève d'une héritière de cette maison, anciennement éteinte, qui en avoit apporté les biens dans la sienne[3].

Mariage du comte

Le troisième mariage fut plus brillant et mieux assorti pour les âges : ce fut celui du comte d'Ayen[4] avec Mlle d'Au-

dire que l'union ne tarda pas à être troublée entre les deux époux et que les Chevreuse durent intervenir : *Dangeau*, tome VI, p. 427.

1. Par la mort du dernier de ses deux fils, en 1715.

2. Jacques II, marquis de Castelnau-Mauvissière, qui commença à se signaler sous Louis XIII, dans la campagne de 1636, commanda en dernier lieu l'aile gauche à la bataille des Dunes, fut blessé deux jours après (16 juin 1658), au siège de Dunkerque, reçut le bâton de maréchal de France le 20, et mourut de ses blessures le 15 juillet suivant, dans la trente-huitième année de son âge. Il a un article dans les papiers inédits de Saint-Simon (ci-après, appendice VIII), outre deux Additions au *Journal de Dangeau* (tomes IV, p. 443, et V, p. 439) et deux autres mentions dans les *Mémoires*. Sa vie et la généalogie de sa famille, originaire de Touraine, ont été écrites par J. le Laboureur dans l'édition commentée des mémoires de son grand-père Michel de Castelnau-Mauvissière, célèbre ambassadeur de France en Angleterre, et sa biographie a été résumée par M. des Diguères dans l'*Étude sur les Médavy-Grancey*, p. 173-185. C'était, dit Bussy-Rabutin, « un des plus braves hommes de son temps,... d'ailleurs fort bon homme et fort commode. »

3. Il y a une courte filiation de cette maison de Castelnau, de Languedoc, dans l'*Histoire généalogique*, tome I, p. 468-469, et un dossier intéressant des CLERMONT-LODÈVE au Cabinet des titres, n° 4108. Saint-Simon parle de leur grandeur et de leur orgueil dans les *Changements arrivés à la dignité de duc* (tome III des *Écrits inédits*, p. 127), à propos de l'usage introduit par les ducs de cousiner avec leurs parents, mais non de leur permettre la réciprocité. Les *Annales de la cour* prétendent précisément (tome II, p. 15) qu'on avait retiré aux Clermont-Lodève le titre de « cousin du Roi, » sans doute depuis les aventures du marquis de Saissac. Ce marquis avait un frère aîné, de caractère turbulent, qui fut envoyé à la Bastille pour avoir souffleté l'évêque de Lodève en pleins États (*ibidem*), et l'aîné de tous avait été tué en duel par Coligny, en 1651. La terre de Saissac, aux environs de Carcassonne, avait été érigée en marquisat pour leur aïeul, en 1604, et possédait un siège de baron aux États de Languedoc.

4. Adrien-Maurice de Noailles, seul survivant des cinq premiers fils issus de l'alliance du duc Anne-Jules avec Marie-Françoise de Bournonville, était né le 29 septembre 1678 et portait le titre de comte

bigné[1]. Le Roi avoit une grande envie de la faire épouser au prince de Marcillac[2], petit-fils de M. de la Rochefoucauld. Lui et Mme de Maintenon ne s'aimoient point et ne s'étoient jamais aimés[3]; il avoit été toujours fort bien avec Mme de Montespan, et surtout avec Mme de Thiange, dont il aimoit encore les enfants. Le Roi s'en apercevoit; d'Ayen avec Mlle d'Aubigné.

d'Ayen, en Limousin[a]. Mousquetaire en 1692, il avait servi, comme officier, puis comme mestre de camp du régiment de Noailles, sous son père et sous le duc de Vendôme, en Catalogne, de 1694 à 1695, ensuite en Flandre, pendant les campagnes de 1696 et 1697. Nous le verrons accompagner Philippe V à Madrid et recevoir la Toison d'or en 1702, passer brigadier et maréchal de camp en 1704, prendre possession du titre de duc de Noailles la même année et de la charge de capitaine des gardes du corps en 1707, devenir lieutenant général en 1706, grand d'Espagne en 1712, président du conseil des finances en 1715, gouverneur et capitaine des chasses de Saint-Germain-en-Laye en 1717, conseiller au conseil de régence en 1718. Il eut ensuite l'Ordre en 1724, le bâton de maréchal de France en 1734, le commandement en chef des armées d'Italie en 1735, la même fonction en Flandre et en Alsace en 1744, le titre de ministre d'État en 1743 et celui d'ambassadeur extraordinaire à Madrid en 1746, se retira du Conseil et des affaires en 1756, et mourut à Paris le 24 juin 1766.

1. Voyez notre tome IV, p. 300-301. Mlle d'Aubigné avait été élevée à Saint-Cyr par la fidèle Nanon Bailbien. En 1690, Mme de Maintenon disait : « Elle est très jolie; elle a l'esprit fort avancé; bonne fille et toute instruite et remplie de religion. » (*Lettres historiques*, tome I, p. 110.) Il existe d'elle un portrait intéressant, mais médiocre comme facture, au château de Mouchy. — Saint-Simon écrit ici : *Aubigny*, et : *Aubigné* en marge, ainsi qu'aux trois dernières mentions ci-après.

2. François de la Rochefoucauld, prince de Marcillac, était le fils aîné du duc de la Rocheguyon et de Mlle de Louvois. Né le 17 avril 1681, il mourut de la petite vérole le 29 juillet 1699. Pendant ses dernières années, il fut fort assidu auprès du duc de Bourgogne, qui le regretta.

3. Voyez les *Mémoires de Mme de Maintenon*, éd. 1789, tome II, p. 95, 158-160 et 192. Il est aussi parlé de cette hostilité dans les *Mémoires de Mlle d'Aumale*. Saint-Simon y fera encore allusion : tomes VI, p. 379, et X, p. 121. On fut fort étonné, en 1695, de ce que Mme de Maintenon accompagna le Roi dans sa visite chez M. de la Rochefoucauld (*Lettres de Mme de Sévigné*, tome X, p. 288).

[a] Cette terre, à vingt-huit kilomètres O. N. O. de Brive, avait été acquise en 1581, par M. de Noailles, évêque de Dax, et érigée en comté au mois de mars 1593.

il ne laissoit pas de desirer que cela fût autrement entre eux. Comme ils n'avoient jamais été brouillés, et qu'ils n'avoient aucun rapport ensemble, l'embarras étoit la façon de les mettre sur un autre pied[1], d'autant qu'il n'y avoit rien à l'extérieur et qu'ils en savoient trop tous deux pour s'attaquer et n'avoir pas tous les ménagements possibles. M. de la Rochefoucauld, à qui le Roi en parla, n'y consentit que par respect et complaisance[2]; Mme de Maintenon, qui avoit ses raisons pour un autre choix, répondit au Roi froidement. Tant de glace des deux côtés rebutèrent[3] le Roi, qui n'en parla plus que foiblement à Mme de Maintenon, pour lui demander à qui elle pouvoit donner la préférence sur un homme de la naissance, des biens et des charges qu'auroit le prince de Marcillac. Elle lui proposa le comte d'Ayen[4]. A son tour, le Roi ne répondit pas comme Mme de Maintenon l'eût desiré : il n'aimoit point Mme de Noailles ; elle avoit trop d'esprit pour lui, et trop entrante et trop intrigante[5]; c'étoit la mettre dans leur sanctuaire intime, et le Roi avoit peine à s'y résoudre[6]. Mme de Maintenon, qui se vouloit entièrement attacher Monsieur de Paris et, à l'appui de l'affaire de Monsieur

1. Après *pied*, un second *ensemble* est biffé.

2. Les *Annales de la cour* (tome II, p. 384-385) disent cependant que le duc de la Rochefoucauld la voulait pour le prince de Marcillac, et que ce parti paraissait encore plus avantageux que les Noailles, comme extraction, comme situation à la cour, comme titres : aussi croyait-on le mariage assuré. Selon la Beaumelle, on avait songé au prince de Guise, fils de Mme d'Harcourt.

3. Pluriel irrégulier, mais qui s'explique par l'idée des « deux côtés ».

4. On sut dès la fin de 1695 que la jeune fille était promise pour le comte d'Ayen (*Lettres de Mme de Sévigné*, tome X, p. 327), et Dangeau enregistra cette nouvelle en janvier 1696 (*Journal*, tome V, p. 346).

5. Comparez la suite des *Mémoires*, tomes III de 1873, p. 420, VI, p. 167-168, VIII, p. 200-201, et XII, p. 138.

6. Le succès des Noailles fut considéré comme un symptôme de défaite certaine pour l'archevêque de Cambray et ses amis : *Correspondance de Fénelon*, tome VIII, p. 545 et 548. L'abbé Millot s'exprime ainsi dans les *Mémoires de Noailles* (p. 70) : « Elle (Mme de Maintenon) avoit une nièce, fille du comte d'Aubigné, dont la main étoit un objet

de Cambray, se frayer un chemin d'avoir part aux affaires de l'Église[1], et aux bénéfices surtout, qu'elle n'avoit jamais pu entamer au P. de la Chaise[2], tourna si bien le Roi, qui aimoit M. de Noailles, et à[3] le rassurer sur ce qu'elle écarteroit Mme de Noailles de leurs particuliers, que le mariage fut agréé et tout aussitôt conclu[4]. Mme de Maintenon assura six cent mille livres[5] sur son bien après elle; elle en avoit beaucoup plus, et point d'autre héritière. Le Roi donna trois cent mille livres comptant[6], cinq cent

d'ambition pour les premières maisons du Royaume. On osoit à peine y prétendre; on craignoit du moins de témoigner ses desirs. Liée d'amitié avec le maréchal et le cardinal de Noailles, connoissant le mérite précoce du comte d'Ayen, que le Roi sembloit lui-même désigner, elle préféra ce jeune seigneur, parce qu'il méritoit la préférence. » Ensuite vient le texte d'une lettre écrite sur ce sujet, par Mme de Maintenon, à Mme de Saint-Géran; mais il est tiré de la Beaumelle, et faux par conséquent. En revanche, Lavallée a publié deux ou trois autres lettres, moins importantes, mais authentiques.

1. *Églises*, par mégarde, dans le manuscrit.

2. Voyez nos tomes II, p. 198-199 et 357-361, et IV, p. 349. Saint-Simon a étendu davantage cette idée dans la suite des *Mémoires*, tome XII, p. 138, et dans le *Parallèle*, p. 252-253.

3. *A* est ajouté en interligne. Avant cette préposition, il faut sous-entendre : « réussit si bien », ou quelque autre verbe analogue.

4. *Journal de Dangeau*, tome VI, p. 308-310 et 321; *Mémoires de Maintenon*, chap. I du livre XII, tome IV de l'éd. 1789, p. 205-213; Lavallée, *Lettres historiques de Mme de Maintenon*, tome II, p. 31; *Gazette*, 1698, p. 167; *Gazette d'Amsterdam*, 1698, n° XXIX; *Mercure*, avril 1698, p. 216-230[a]; Bertin, *les Mariages dans l'ancienne société française*, p. 232-244. Le duc de Luynes (*Mémoires*, tome V, p. 91-92) constate fort justement que ce mariage fut une source de faveurs infinies pour Adrien-Maurice de Noailles.

5. Saint-Simon se sert ici du signe conventionnel ₶, qu'on pourrait traduire par *francs* aussi bien que par *livres*, puisque, comme Dangeau, il parle tantôt de livres, tantôt de francs et d'écus. Voyez ci-contre, p. 126, note 3, et ci-après, p. 252, note 2.

6. Cette somme fut payée dans l'année, malgré l'épuisement du Trésor.

[a] Cet article du *Mercure*, comme celui qui avait été donné en 1688, contient une longue généalogie des d'Aubigné, établie d'après les documents dont l'inexactitude a été signalée dans notre tome IV, p. 294, note 1.

mille livres sur l'hôtel de ville[1], pour cent mille livres de pierreries, avec les survivances du gouvernement de Roussillon, Perpignan, etc., de M. de Noailles, de trente-huit mille livres de rente au soleil[2], et de celui de Berry de M. d'Aubigné, de trente mille livres de rente; et sur le tout une place de dame du palais. La déclaration s'en fit le mardi 11 mars[3]. Le lendemain, Mme de Maintenon se mit sur son lit au sortir de table, et les portes furent ouvertes aux compliments de toute la cour. Mme la duchesse de Bourgogne, toute habillée, y passa la journée, tenant Mlle d'Aubigné auprès d'elle et faisant les hon-

1. Les créations de rentes sur l'hôtel de ville de Paris, c'est-à-dire de rentes émises par l'intermédiaire de cet hôtel de ville et payables dans ses bureaux, mais sur le produit de certaines fermes ou impositions que le Roi y faisait verser, avaient été multipliées pendant la guerre et s'étaient faites, en dernier lieu, au taux désastreux du denier quatorze (plus de 7,14 p. 0/0); mais, avec la paix, la réduction de ces rentes avait été commencée, et l'on fit, à partir du mois de décembre 1697, des émissions de rentes nouvelles au denier dix-huit, et même au denier vingt, avec des avantages pour les titulaires des anciennes rentes qui, plutôt que de subir le remboursement, apporteraient aux bureaux de constitution un capital équivalent à celui des rentes anciennes dont ils étaient déjà nantis. Cette opération réussit à merveille et soulagea considérablement la dette publique : Forbonnais, *Recherches et considérations sur les finances*, tome II, p. 99-100.

2. Locution plutôt applicable au produit de fonds immobiliers.

3. Voici ce que dit Dangeau à la date du 12 (p. 310; comparez la *Gazette d'Amsterdam* du 20, n° XXIII) : « Le Roi donne à Mlle d'Aubigné 800,000 livres, savoir : 500,000 livres sur la maison de ville et 100,000 écus argent comptant, et pour 100,000 francs de pierreries. Mme de Maintenon lui assure après sa mort 200,000 écus de son bien. Outre cela, le Roi donne au comte d'Ayen les survivances du gouvernement de Roussillon, qu'a le duc de Noailles, et du gouvernement de Berry, qu'a M. d'Aubigné. Le gouvernement de Roussillon vaut 38,000 livres de rente, et celui de Berry en vaut 30. Mme la comtesse d'Ayen sera dame du palais. » On régla que cette nouvelle dame et sa belle-sœur la comtesse d'Estrées feraient leur service avec Mme d'O (*ibidem*, p. 323). Mme de Maintenon ne voulut pas que le maréchal de Noailles cédât tout de suite le titre ducal à son fils, et cela ne se fit qu'en janvier 1704. Elle avait donné dès 1696, à sa nièce, la terre de Grogneul, achetée cent mille écus.

neurs comme une particulière chez une autre[1]. On peut juger si personne s'en dispensa, à commencer par Monseigneur : on y accourut de Paris, et Monsieur, qui y étoit, vint exprès. Le mardi dernier mars, ils furent fiancés le soir[2] à la Chapelle, Mme la duchesse de Bourgogne et toute la cour aux tribunes, et la noce en bas; tout ce qui en étoit avoit vu le Roi chez Mme de Maintenon avant son souper. Le lendemain, tard dans la matinée[3], Mme de Maintenon vint avec toute la noce à la Paroisse[4], où Monsieur de Paris dit la messe et les maria; d'où ils allèrent tous dîner chez M. de Noailles, dans l'appartement de M. le comte de Toulouse, qu'il lui avoit prêté[5]. L'après-dînée, Mme de Maintenon sur son lit et la comtesse d'Ayen sur un autre[6], dans une autre pièce joi-

1. Ceci avait été dit par Dangeau immédiatement avant les lignes que nous venons de reproduire, et en ces termes : « Mme la duchesse de Bourgogne dîna chez Mme de Maintenon. Elle y alla dès le matin, dès qu'elle fut habillée, et y demeura toute l'après-dînée, faisant les honneurs à tous ceux qui venoient faire compliment à Mme de Maintenon sur le mariage de sa nièce. Mme de Maintenon se mit sur son lit pour recevoir les compliments. »

2. *Le soir* est écrit en interligne, sur *à minuit*, biffé.

3. *Journal de Dangeau*, tome VI, p. 321-322. Saint-Simon suit toujours ce texte.

4. L'église paroissiale de Versailles : tome IV, p. 87.

5. M. de Toulouse avait pris l'appartement des Bains, fait jadis pour Mme de Montespan et abandonné par le duc du Maine, en février 1692 (*Mémoires de Sourches*, tome IV, p. 14; *Mémoires de Luynes*, tomes X, p. 173 et 180, et XI, p. 448; Dussieux, *le Château de Versailles*, tome I, p. 291-292). Ce vaste appartement, situé au rez-de-chaussée, sur le parterre du Nord, contient aujourd'hui les portraits des maréchaux de France.

6. L'habitude de recevoir les visites de compliment sur le lit (voyez tome II, p. 274), motivée souvent par des difficultés de préséance, était bien établie. Mme de Motteville raconte (tome I, p. 127) avoir ouï dire à Mme de Senecey que, dans les premiers jours de sa rentrée à la cour (1643), ayant gardé le lit pour recevoir les visites de félicitation, « elle avoit été si longtemps appuyée sur ses coudes, occupée à saluer ceux qui l'étoient venus voir, qu'ils en avoient été écorchés. » Selon Tallemant (tome III, p. 135), Mme de Sablé recevait les visites « tou-

gnante, reçurent encore toute la cour. On s'y portoit, tant la foule y étoit grande, mais la foule du plus distingué. Le soir, on soupa chez Mme de Maintenon, avec elle[1] et Mme la duchesse de Bourgogne[2], et les hommes dans une autre chambre[3]. Après souper, on coucha les mariés dans le même appartement. Le Roi donna la chemise au comte d'Ayen, et Mme la duchesse de Bourgogne à la mariée. Le Roi les vit au lit avec toute la noce ; il tira lui-même leur rideau, et leur dit pour bonsoir qu'il leur donnoit à chacun huit mille livres de pension[4]. Le Roi, en même temps, paya les dettes de M. de la Rochefoucauld,

Le Roi paye les dettes

jours sur son lit, faite comme quatre œufs, et le lit propre comme la dame. » Pareil usage pour les occasions de deuil ; Loret nous montre même, en 1650, le fils de M. de Bellièvre recevant ainsi les condoléances sur la mort de son père (*Muse historique*, tome I, p. 27). Le duc de Luynes donne des détails intéressants sur cette étiquette (*Mémoires*, tome III, p. 150, note). On voit dans les *Historiettes*, tome II, p. 204, que des visiteurs pouvaient, sans inconvenance, s'asseoir sur le lit comme sur un siège.

1. *Elle* corrige *M*°.

2. Soupèrent à cette table : la mariée, sa mère, Mme d'Heudicourt, la duchesse de Noailles, ses trois filles mariées, la marquise de Noailles, la duchesse du Lude, Mmes de Mailly et de Nogaret.

3. Ce détail est le seul qui manque dans Dangeau.

4. Dangeau ajoute, p. 322 : « C'est par-dessus tout ce qu'il leur a déjà donné, et afin que présentement ils jouissent de plus de quatre-vingt mille livres de rente. » Racine écrivait, à ce propos : « Voilà, Dieu merci, de grands biens ; mais ce que j'estime plus que tout cela, c'est qu'il (le marié) est fort sage et très digne de la grande fortune qu'on lui fait. » (*Œuvres*, tome VII, p. 224-225.) Les gazettes de France et étrangères énumérèrent à leur tour les largesses du Roi. Nous avons, dans le registre des Insinuations coté Y 271, fol. 346 v° à 350, le texte du contrat de mariage, dont une partie a été publiée par M. le duc de Noailles, dans son *Histoire de Mme de Maintenon*, tome IV, p. 608-615. Les brevets des gouvernements, en date du 6 mars 1698, ceux des deux pensions de huit mille livres et de la charge de dame du palais, en date du 1er avril, se trouvent dans le recueil des titres de Noailles, au Cabinet des titres : voyez le *Cabinet historique*, 1873, 2e partie, p. 254 et 255. Le brevet de pension pour Mme d'Ayen est motivé en ces termes : « Voulant continuer à lui donner des marques de la considération particulière que S. M. a pour la dame de Maintenon, sa tante.... »

qui se montoient fort haut[1]; ainsi il ne perdit pas tout au mariage de Mlle d'Aubigné, auquel j'ai oublié de remarquer que M. et Mme d'Aubigné se trouvèrent et furent à tout[2].

de M. de la Rochefoucauld.

La joie de M. de la Rochefoucauld fut un peu troublée par la perte qu'il fit de son frère l'abbé de Marcillac[3]: je dis un peu parce que l'amitié n'étoit pas bien vive, quoique bienséante. L'esprit, le bon sens, le goût de la bonne compagnie et la considération, dégagée de celle de la naissance, de la faveur et des places[4], étoient devenus, dans cette famille, un apanage de cadets[5]. Celui-ci et le feu che-

Mort de l'abbé de Marcillac.

1. Dangeau dit, le 20 avril (tome VI, p. 332; comparez les *Annales de la cour*, tome II, p. 409) : « Le bruit court que le Roi a fait un gros présent à M. de la Rochefoucauld, pour payer ses dettes, et qu'il lui a ordonné de n'en point parler. M. de la Rochefoucauld avoit retranché depuis quelques jours sa table et soixante chevaux de son équipage. » Ce duc, qui avait la « bonne coutume » de se plaindre de ses créanciers, eut ainsi, jusqu'à trois fois, des dons de plus en plus considérables pour les payer (*Journal de Dangeau*, tomes IV, p. 223, VI, p. 332, et XV, p. 33; *Mémoires de Saint-Simon*, tome VI, p. 379; *Mémoires de l'abbé de Choisy*, p. 557), sans compter, en 1699, une augmentation de quarante-deux mille livres sur le produit de sa charge de grand veneur.

2. Dangeau parle de Mme d'Aubigné, mais non de son mari.

3. « M. l'abbé de Marcillac, frère du duc de la Rochefoucauld, mourut à Paris, après une longue maladie. Il avoit douze mille écus de rente en deux abbayes, dont la plus considérable étoit la Chaise-Dieu, qui a de très belles collations. » (*Journal de Dangeau*, tome VI, p. 349, 18 mai 1698.) — Henri-Achille de la Rochefoucauld, chevalier de Malte, troisième fils de l'auteur des *Maximes*, né le 8 décembre 1642, avait eu l'abbaye de Fontfroide en 1667, celle de Beauport en 1679, et la Chaise-Dieu le 20 janvier 1687. La dernière de ces abbayes venait d'être ravagée par un incendie, en 1695. Dans la table de son manuscrit de Dangeau, Saint-Simon a écrit cette note sur la mort de l'abbé de Marcillac : « Homme de beaucoup d'esprit, ami intime de feu Monsieur le Prince le héros. » La *Gazette* et le commentateur du Chansonnier identifient à tort avec cet abbé de Marcillac un aîné, Charles de la Rochefoucauld, dont il sera question à la page 130, et qui était mort dès 1691.

4. Le manuscrit ne porte aucune ponctuation depuis *L'esprit*.

5. A propos de tous ces la Rochefoucauld qui, étant de l'ordre de Malte, avaient des abbayes ou des prieurés considérables, on peut rappeler ce qui est dit dans les *Mémoires du comte de Gramont* (éd. 1773,

valier de la Rochefoucauld[1], son frère, qui étoient tendrement unis, avoient pleinement joui de ces avantages et de la douceur de beaucoup d'amis particuliers, dont ils furent fort regrettés. Ils étoient fort goutteux, et on ne les voyoit jamais à la cour[2]. Ceux qui ont vu M. de la Rochefoucauld le père[3] prétendoient que l'abbé de Marcillac en faisoit fort souvenir dans ses manières et dans la conversation[4]. Ce même apanage se maintint dans la seconde génération : M. de Liancourt[5] le recueillit tout entier, et il ne passa plus outre. Les abbayes de l'abbé de Marcillac furent sur-le-champ[6] données à l'abbé de la Rochefoucauld[7], qui en

p. 4) : « Qui vouloit se faisoit chevalier ; abbé, qui pouvoit : j'entends abbé à bénéfice. L'habit ne distinguoit point le chevalier de l'abbé.... » L'habitude de faire doter ainsi les cadets par l'Église, sans qu'ils eussent d'ailleurs les ordres sacrés, était constante chez les la Rochefoucauld, comme M. Bertin l'a fait remarquer (*les Mariages dans l'ancienne société française*, p. 143-147), et Saint-Simon en reparlera (tomes IX, p. 399-401, et X, p. 123 ; comparez l'Addition au tome XIV, p. 291, du *Journal de Dangeau*).

1. Charles, dit le chevalier de la Rochefoucauld, né le 29 novembre 1635 et pourvu de l'abbaye de Molesme en 1652, après le prince de Conti, construisit la nouvelle église de cette abbaye, puis se démit, en 1689, au profit d'un de ses frères, l'abbé de Verteuil, et mourut le 19 ou le 21 novembre 1691, d'après *Sourches* et *Dangeau*, et non pas en 1692, comme le dit l'*Histoire généalogique*. Saint-Simon lui a consacré une Addition, qu'il faut placer ici. [*Add. St-S. 250ter*] Servant comme chevalier de Malte, il avait reçu une blessure à Gigeri.

2. Ici sont biffés les mots : « ce mesme appanag (*sic*) », rétablis deux lignes plus loin.

3. L'auteur des *Maximes*.

4. Mme de Sévigné dit précisément, en 1689, qu'il « tâtonne ses paroles avec des tons et des manières si semblables à celles de son père, qu'on en est touché. » (*Lettres*, tome VIII, p. 402.) Ailleurs (tome X, p. 123), Saint-Simon, rapportant que ni les abbés de Verteuil et de Marcillac, ni le chevalier de Marcillac n'étaient aimés du duc François VII, quoique comptés dans le monde, ajoute qu'ils « ressembloient assez en esprit à leur père. »

5. Henri-Roger de la Rochefoucauld : tome IV, p. 155.

6. La nomination ne se fit pas sur-le-champ, mais dès la première distribution de bénéfices, la veille de l'Assomption.

7. Henri de la Rochefoucauld, frère du duc François VI, né le 27 juil-

avoit déjà beaucoup[1]. Il étoit oncle paternel de M. de la Rochefoucauld, et toutefois de son même âge. Il aimoit tant la chasse, que le nom d'abbé *Tayaut*[2] lui en étoit demeuré. M. de la Rochefoucauld, à qui, dans leurs temps de misère, il avoit donné tout le sien[3], l'aimoit avec une extrême tendresse et une grande considération ; il le logeoit et l'avoit toujours partout avec lui à la cour. C'étoit le meilleur homme, mais le plus court et le plus simple qui fût sur terre, et de la meilleure santé. Ni lui, ni l'abbé de Marcillac n'étoient point dans les ordres[4].

M. le prince de Conti perdit son fils, le prince de la Roche-sur-Yon[5], qui n'avoit que quatre ans. Le Roi en prit le deuil en noir[6]. Il ne portoit point le deuil des en- Le Roi prend le deuil d'un enfant de M. le prince de

let 1634, abbé de la Celle-Notre-Dame (1661) et de Sainte-Colombe de Sens (1670), prieur de Lauville (1689), abbé de la Chaise-Dieu et de Fontfroide (1698), mourut le 16 décembre 1708. Il avait eu aussi, en 1685, une pension de quatre mille livres sur l'archevêché de Sens.

1. La Chaise-Dieu valait plus de vingt mille livres, Fontfroide plus de huit, et Beauport plus de cinq. Lorsque l'abbé de la Rochefoucauld mourut en 1708, son revenu dépassait cinquante mille livres, selon Dangeau.

2. C'est le cri du chasseur qui, ayant vu l'animal, appelle les chiens pour les mettre sur sa piste. Étymologie et orthographe douteuses.

3. Tout son bien.

4. Comparez l'article consacré à cet abbé lors de sa mort, tome VI des *Mémoires*, p. 183-184, le tome X, p. 123, et l'Addition au tome XII du *Journal de Dangeau*, p. 289-290. Les *Annales de la cour* (tome II, p. 431) prétendent que l'abbé de Verteuil, frère du défunt, avait demandé ses abbayes, mais que le Roi, ne voulant pas les mettre en des mains si peu dignes, en fit don à l'oncle, qui vivait depuis longtemps dans la retraite. Nous verrons cet abbé de Verteuil dans l'intimité de Saint-Simon.

5. *N.* (non encore nommé) de Bourbon, né le 1er décembre 1694, mort le 24 avril 1698, avait reçu le titre de la Roche-sur-Yon, porté par son père jusqu'en 1685, et qui venait des Bourbon-Montpensier.

6. En qualité de « personne sacrée, » le roi de France (et de même le roi d'Angleterre) portait en violet le grand deuil, c'est-à-dire celui des têtes couronnées et de leurs enfants, et celui de ses parents jusqu'aux cousins germains inclusivement. Le petit deuil, pour les princes du sang et les princes étrangers, se portait en habit noir. Les dentelles étaient remplacées, pendant les premiers temps, par du linge uni ; le manteau, de drap noir, avait une queue traînante, et le chapeau un

Conti, et pourquoi. [Add.StS.254]

fants au-dessous de sept ans[1], et on[2] ne l'avoit pas porté de ceux de lui et de la Reine[3]; mais il avoit voulu faire cet honneur-là à M. du Maine pour un des siens[4], et n'osa pas, après cela, ne le pas prendre de ceux des princes du sang. Il alla voir Monsieur le Prince et Madame la Princesse, et Mme la princesse de Conti; les princes du sang s'y trouvèrent et le reconduisirent jusque chez Mme de Maintenon[5].

Mort de

Fervacques[6] mourut en ce même temps, en revenant de

crêpe pendant jusqu'à terre. Pour le petit deuil, on prenait la mousseline brodée, « ou autre chose, suivant les modes. » Le deuil ne se portait pas pour un fils ou une fille, et il n'était que de six semaines pour un neveu. Voyez un mémoire officiel, du temps de Louis XIV, dans les papiers de la Maison du Roi, Arch. nat., O¹ 1048, 8e dossier; comparez le *Journal de Dangeau*, avec Additions de Saint-Simon, tomes II, p. 29, 339, 427 et 429, IV, p. 229, V, p. 94 et 431, VI, p. 111, 122 et 312, VII, p. 132 et 426, XI, p. 302 et 399, XV, p. 394, XVIII, p. 348, etc.; le mémoire sur les *Menus plaisirs*, etc., publié dans le tome II de la 2e série de *Mélanges historiques* (collection des Documents inédits), p. 750 et 781; les *Mémoires de Luynes*, tomes VIII, p. 152 et 159, XII, p. 314, XIII, p. 410, XV, p. 311, XVI, p. 247, etc.

1. Voyez l'Addition placée dans le *Journal de Dangeau*, 17 août 1699, tome VII, p. 132, à propos de pareille décision prise pour une fille du même prince de Conti, et une autre Addition, tome XII, p. 356 (suite des *Mémoires*, tome VI, p. 298).

2. *On* corrige *n'*, et, à la ligne suivante, le second *avoit* a été ajouté après coup en interligne, et *voulut* corrigé en *voulu*.

3. Anne-Élisabeth (18 novembre-30 décembre 1662); Marie-Anne (16 novembre-26 décembre 1664); Marie-Thérèse (2 janvier 1667-1er mars 1672); Philippe, duc d'Anjou (5 août 1668-10 juillet 1671); Louis-François, duc d'Anjou (14 juin-4 novembre 1672).

4. En 1694, quand ce duc avait perdu une fille de quinze jours (*Journal*, tome V, p. 84); mais, dans ce cas-là, le Roi, comme grand-père, ne devait pas porter le deuil lui-même, ainsi que Dangeau le rappelle en 1698, à propos du prince de Dombes (tome VI, p. 429). — En 1693, le prince de Conti ayant déjà perdu un enfant de quatre jours, c'est sur sa propre demande qu'on n'avait pas pris le deuil, dit Dangeau à propos de celui de 1694 (tome V, p. 84, avec Addition).

5. *Journal*, tome VI, p. 341 et 343, 3 et 7 mai 1698.

6. Il signait : *Farvacques*. Saint-Simon écrit : *Fervacques* dans le texte, et : *Fervaques* en marge. — Alphonse-Noël de Bullion, marquis de

Bourbon[1]. C'étoit un vieux garçon, honnête homme, toujours galant, qui n'avoit jamais été marié, et qui avoit acheté, il y a longtemps, du grand prévôt[2], le gouvernement du Maine et du Perche, qui vaut quatorze mille livres de rente[3]. Il étoit riche, quoique frère cadet de Bullion[4]. Leur mère[5] étoit sœur aînée de la maréchale de

Fervacques; sa dépouille et son testament.

Fervacques, capitaine de cavalerie en 1667, capitaine-lieutenant des chevau-légers de la Reine de 1671 à 1676, nommé gouverneur et lieutenant général des provinces du Maine et du Perche et du comté de Laval le 13 mars 1671, sous-lieutenant de la capitainerie de la Varenne du Louvre le 28 juillet 1680, mourut, âgé de cinquante-trois ans, le 30 mai 1698, à Cosne, et laissa une fortune de près de cent mille livres de rente. Le titre de Fervacques fut relevé par un neveu.

1. *Journal de Dangeau*, tome VI, p. 355, 30 mai 1698; comparez la *Gazette d'Amsterdam*, nº XLVII, et le *Mercure*, juin 1698, p. 215-220. — Dans la table de son manuscrit de Dangeau, Saint-Simon a noté ce décès ainsi : « † de Fervac (*sic*), frère cadet et non marié de Bullion, et qui avoit acheté le gouvernement du Maine et du Perche, et qui laissa gros à vie à la duchesse de Ventadour, dont il avoit l'honneur d'être cousin germain, et sur quoi les Bullions plaidèrent et perdirent. »

2. Le marquis de Sourches : voyez notre tome IV, p. 150. La vente s'était faite en 1671, un an après que M. de Sourches avait été pourvu, et parce qu'il avait besoin d'argent. Quoique Fervacques eût commandé les gendarmes de la Reine et qu'il possédât de puissantes alliances, l'intervention de M. le Tellier, qui était un des créanciers du grand prévôt, fut nécessaire pour que ce marché eût l'agrément royal. (*Mémoires de Sourches*, tome II, p. 297.) Fervacques fut un des gouverneurs oubliés lors de la promotion du Saint-Esprit de 1688.

3. Ceci est copié du *Journal de Dangeau*, tome VI, p. 355 : « Le marquis de Fervacques, gouverneur du Maine, est mort sur le chemin de Bourbon. Il n'avoit point de brevet de retenue sur son gouvernement, qui vaut quatorze mille livres de rente, et qu'il avoit acheté de M. le grand prévôt. » — Au gouvernement de la province du Maine étaient joints les gouvernements particuliers du comté de Laval et du Perche (moins le Perche-Gouët et le pays de Thimerais).

4. Charles-Denis de Bullion, marquis de Gallardon, de Fervacques et de Montlouet, comte de Thiembronne, etc., né le 17 avril 1651, conseiller au parlement de Metz de 1675 à 1680, fut pourvu de la charge de prévôt de Paris le 14 février 1685, hérita du gouvernement du Maine à la mort de son frère, et mourut, relégué dans ses terres de Beauce, le 20 mai 1721.

5. Noël de Bullion de Bonnelles, le « dernier des hommes, » selon

la Motte[1], qui vint demander au Roi le gouvernement pour Bullion, qui en offroit deux cent mille [livres] pour celui qu'il lui[2] plairoit gratifier. Sur-le-champ il l'accorda, donna à la maréchale douze mille livres d'augmentation de pension[3], et fit mander à Rosen[4], qui étoit à Paris, qu'il lui donnoit les deux cent mille livres de Bullion : la paix lui avoit fait perdre une assez bonne confiscation que le Roi lui avoit donnée[5]. Il se trouva un testament de Fervacques, par lequel, entre autres legs, il donnoit à la duchesse de Ventadour[6] la jouissance, sa vie durant,

Tallemant des Réaux (*Historiettes*, tome IV, p. 465), épousa, le 27 février 1639, Charlotte de Prie, demoiselle de Fervacques, qui mourut à Paris le 14 novembre 1700, âgée de soixante-dix-huit ans. Elle eut trois fils, dont l'aîné mourut en 1671, six semaines après avoir été pourvu de la charge de premier écuyer commandant la petite écurie. Elle joua un certain rôle dans les troubles de la Minorité et fut exilée en 1652, en même temps que Mademoiselle et ses deux maréchales de camp. Son mariage s'était conclu dans des circonstances assez singulières, par la volonté du cardinal de Richelieu, alors que M. de Bonnelles se préparait à épouser la fille du chancelier Séguier qui devint duchesse de Verneuil : voyez les *Historiettes de Tallemant des Réaux*, tome II, p. 149 et 155, et les *Mémoires de Luynes*, tome V, p. 101-102, note.

1. Louise de Prie, demoiselle de Toussy, fille puînée du marquis de ce nom et de Françoise de Saint-Gelais de Lusignan, épousa, le 22 novembre 1650, Philippe de la Motte-Houdancourt, fait maréchal de France et duc de Cardone en 1642. Devenue veuve le 24 mars 1657, elle fut nommée gouvernante des enfants de Louis XIV le 4 septembre 1664, eut les mêmes fonctions auprès des enfants du Dauphin et de ceux du duc de Bourgogne, et mourut dans la nuit du 5 au 6 janvier 1709, à quatre-vingt-cinq ans.

2. *Luy* est écrit en interligne.

3. Ces douze mille livres de pension furent ajoutées, par brevet du 1er juin, aux vingt-quatre mille livres dont elle continuait de jouir pour la table et les appointements de gouvernante (Arch. nat., O[1] 42, fol. 110).

4. Le lieutenant général, plus tard maréchal de France, avec qui Saint-Simon avait lié amitié en 1693 : tome II, p. 142. — L'*n* de *Rosen* a été ajoutée après coup; on francisait souvent ce nom en : *Rose*.

5. Ceci est encore pris de deux articles du *Journal de Dangeau*, tome VI, p. 355 et 356; comparez le *Mercure*, juin 1698, p. 219.

6. Sa cousine germaine, fille de la maréchale de la Motte.

d'une terre de quatorze mille livres de rente ; et, malgré ces legs, il revenoit fort gros à Bullion[1]. Il[2] avoit été conseiller au parlement de Metz[3] après avoir éprouvé à un siège qu'il n'étoit pas propre à la guerre, sans avoir pourtant rien fait de malhonnête : on s'aperçut, à un repas à la tranchée, qu'il ne mangeoit point; on l'en pressa ; il répondit plaisamment qu'il ne mangeoit jamais qu'il ne fût sûr de la digestion ; il avoua franchement sa peur, sans la témoigner autrement que par ses paroles. Il quitta à la fin de la campagne, et n'en fut pas moins estimé. Son père[4] étoit fils de Bullion surintendant des

1. Cette phrase est encore à peu près copiée du premier article de Dangeau, p. 355.

2. *Il*, le même frère aîné et héritier, Bullion.

3. Ce parlement avait été créé par Louis XIII, en 1633. Les charges s'y vendaient moins cher qu'ailleurs. Il fallait trois mois de résidence avant d'être reçu ; mais le service n'était ensuite qu'une vraie sinécure. C'était, comme le dit Barbier (*Journal*, tome I, p. 251), « le pont aux ânes pour passer maître des requêtes, » et beaucoup de financiers se « décrassaient » ainsi. Trois Bullion y avaient figuré avant Charles-Denis. On trouve des listes du personnel dans les mss. Fr. 22 447 (Gaignières) et Nouv. acq. fr. 1917. D'ailleurs, l'histoire de cette cour et de ses membres a été faite par M. Emmanuel Michel, conseiller à la Cour d'appel moderne.

4. Noël de Bullion, seigneur de Bonnelles, marquis de Gallardon, seigneur d'Esclimont, Bullion, Rolincourt, Wideville, etc., reçu conseiller au parlement de Metz en 1633, et à celui de Paris en 1635, eut la survivance de président à mortier en 1637, passa conseiller d'honneur le 20 juin 1643, et devint, trois jours après, commandeur-secrétaire et greffier des ordres, dont il reçut le cordon le 6 juillet. Le 21 septembre 1651, la Régente lui donna un brevet pour jouir des privilèges et honneurs attribués à cette charge alors même qu'il s'en serait défait, et, sous promesse de le comprendre dans la première promotion à venir, elle lui permit de porter, comme les chevaliers et commandeurs, la croix pendante au col et attachée sur ses habits, et le grand collier. Il fut encore pourvu de la charge d'intendant des mêmes ordres le 10 février 1653, obtint, en février 1655, l'érection de la terre de Gallardon en marquisat, se démit de la charge de greffier en 1657, et mourut le 3 août 1670, à cinquante-cinq ans. On a son portrait gravé par N. Poilly.

finances et président à mortier[1]; il fut président à mortier en survivance[2] et se laissa persuader d'en donner la démission pour une place de conseiller d'honneur[3] et la charge de greffier de l'Ordre[4]. Son fils, dont je parlois

1. Claude de Bullion, qui a déjà une note dans notre tome I, p. 104, où Saint-Simon l'a nommé à propos de son fils Montlouet. Tallemant des Réaux lui a consacré une historiette, à laquelle feu Paulin Paris a joint un commentaire abondant (*Historiettes*, tome II, p. 145-160). Selon Tallemant, c'était « un habile homme, et qui avoit plus d'ordre que tous ceux qui sont venus depuis (aux finances). » « Un des plus grands hommes d'État de son temps, » dit Monglat (*Mémoires*, p. 101-102). Quoique doublé de Claude Bouthillier à la surintendance, il dirigea et administra tout lui-même pendant huit ans. Sa mort, en 1640, à soixante-douze ans, serait venue, dit-on, du chagrin d'avoir été soupçonné et malmené par le cardinal de Richelieu. On a son portrait gravé par Poilly, d'après Ph. de Champaigne. Sa fortune était énorme; mais, à part la table, pour laquelle il avait des recherches toutes particulières, il ne menait pas un train comparable à celui qui devint ensuite proverbial chez les surintendants. De ses trois fils, il n'y eut que la descendance de l'aîné qui sut conserver une part de cette richesse; les deux autres et leurs enfants devinrent « gueux comme des peintres » (*Annales de la cour pour 1698*, tome II, p. 118). D'Hozier, dans ses notes sur les membres du Parlement (ms. Clairambault 754, p. 316), dit que le premier auteur connu de cette famille était un batelier de Mâcon, dont le fils, bourgeois de la même ville, fit fortune en fournissant des tuiles pour recouvrir les toits des maisons enlevés par un ouragan. Le père du surintendant était déjà maître des requêtes et avait épousé la fille d'un Lamoignon, conseiller d'État. — Quoique Saint-Simon prononce encore plusieurs fois le nom du surintendant, il [Add. S^tS.252] n'a pas reproduit dans les *Mémoires* la matière d'une importante Addition (*Journal de Dangeau*, tome XIII, p. 299), que nous sommes obligés de placer ici, et où se trouvent deux curieuses anecdotes.

2. Voyez les *Mémoires* d'Amelot de la Houssaye, tome II, p. 238-241.

3. Ces titres de conseiller d'honneur (aujourd'hui *honoraire*) donnaient l'entrée et la voix délibérative, avec rang au-dessus des titulaires actifs, mais non pas le droit de rapporter, ni celui de participer aux épices. Il y avait des conseillers d'honneur de robe, et d'autres d'épée.

4. « M. de Bullion étant mort,... et sa charge n'ayant pu être remplie par son fils, faute de l'âge, on lui fit trouver bon d'en prendre récompense, quoique la Reine, se souvenant des services du père, y résistât. Néanmoins, lui l'en priant, elle l'agréa.... » (*Mémoires de Nicolas Goulas*, tome I, p. 467-468.)

tout à l'heure[1], ne prit une charge de conseiller au parlement de Metz qu'en passant : il acheta la charge de prévôt de Paris[2], à l'ombre de laquelle il reprit l'épée et parut ainsi dans le monde et à Versailles. Sa femme, qui étoit une Rouillé[3], sœur de la marquise de Noailles puis duchesse de Richelieu[4], enrageoit de voir sa sœur femme de qualité. Elle et son mari, sous prétexte de rendre des devoirs à la maréchale de la Motte et à la duchesse de Ventadour, sa fille, de chez qui ils ne bougeoient, se fourroient tant qu'ils pouvoient partout. Mme de Bullion étoit altière, glorieuse, impérieuse[5], et ne supportoit

1. Charles-Denis : ci-dessus, p. 133 et note 4.

2. Ce prévôt était comme le juge seigneurial du Roi dans l'étendue de la circonscription appelée prévôté de Paris, de même que les baillis et sénéchaux dans les provinces où ces noms étaient usités. On faisait remonter l'origine de sa charge jusqu'au règne de Hugues-Capet, et le catalogue des titulaires avait été dressé par le Féron et Godefroy. Au temps de Louis XIV, le prévôt de Paris restait encore le chef nominal de la juridiction civile et criminelle du Châtelet, dont tous les jugements, comme tous les actes des notaires, étaient rendus sous son nom; à vrai dire, et surtout depuis la création du lieutenant civil, son subordonné, mais le président réel de la juridiction, il ne lui était demeuré, de son ancienne puissance, que le titre, les appointements, le droit de présider le jour de son installation, et des privilèges purement honorifiques. C'est en octobre 1684 que la charge, remboursée par le Roi au duc de Coislin, fut vendue à Bullion pour cent cinquante mille livres; il fut pourvu le 14 février 1685, et reçu à serment le 22 mai. Après Bullion, la prévôté de Paris passa aux mains de son fils d'Esclimont, qui se fit rendre le droit de présider en tout temps, mais sans y gagner grand'chose.

3. Marie-Anne Rouillé de Meslay, fille d'un conseiller d'État, mariée le 21 décembre 1677, et morte le 29 septembre 1714, à cinquante-cinq ans.

4. Marguerite-Thérèse Rouillé, mariée : 1° le 4 mai 1687, à Jean-François, marquis de Noailles, que nous avons vu mourir à l'armée en 1696 (tome III, p. 122); 2° le 20 mars 1702, à Armand-Jean de Vignerot du Plessis, duc de Richelieu. Elle devint veuve une seconde fois le 10 mai 1715, et mourut le 27 octobre 1729, dans sa soixante-neuvième année.

5. On avait imprimé jusqu'ici : « impétueuse ». — Dangeau, en enregistrant la mort de Mme de Bullion (*Journal*, tome XV, p. 253), dit

qu'avec peine d'être à la cour, parce qu'elle y vouloit aller, sans parvenir à être de la cour. De bien meilleures qu'elle ne songeoient pas à manger ni à entrer dans les carrosses[1]. Enfin, après de longues douleurs, elle offrit si gros à Mme de Ventadour, dame d'honneur de Madame, pour entrer dans son carrosse, que, tentée de la somme, elle le dit franchement à Monsieur et à Madame, qui, par considération pour elle, y consentirent. Mme de Bullion entra donc ainsi dans le carrosse de Madame, et soupa une fois avec elle et Monsieur à Saint-Cloud, dont elle pensa mourir de joie ; mais elle en demeura là, et le Roi n'en voulut jamais ouïr parler pour manger, ni pour les carrosses de Mme la Dauphine[2]. Un gouvernement de province, quelque petit qu'il fût, étoit donc bien peu de convenance à Bullion, et, si son frère l'avoit eu, au moins avoit-il servi, été capitaine d'une des compagnies de gendarmerie de la Reine[3], et n'avoit jamais été de robe[4]. Bullion et sa femme devoient donc tout à la maréchale de la Motte et à Mme de Ventadour, chez lesquelles ils passoient leur vie; malgré cela, Mme de Bullion, aussi avare que riche et glorieuse, et c'est beaucoup dire, et

que c'était une femme très habile, gouvernant bien sa maison, etc. Saint-Simon, à propos de cette même mort (tome X, p. 320), dépeindra Mme de Bullion ainsi : « Femme d'esprit, mais dominante dans sa famille, habile, altière, ambitieuse, et qui ne se consoloit point d'être Rouillé et femme de Bullion. » Un trait d'insolence d'elle est rapporté dans les *Lettres de Mme de Sévigné*, tome III, p. 2-3.

1. Voyez nos tomes III, p. 207, et IV, p. 39 et 40.

2. Saint-Simon répétera deux fois encore cette anecdote, dont la rédaction primitive est dans une Addition au *Journal de Dangeau*, tome XII, p. 18, à propos du mariage de Mlle de Bullion avec le prince de Talmond, cousin germain de Madame; l'Addition trouvera mieux sa place plus tard (tome V de 1873, p. 360, sur les la Trémoïlle). Amelot de la Houssaye (*Mémoires*, tome II, p. 67-68) met une anecdote pareille au compte de la comtesse de Gacé, fille de Berthelot, et de la duchesse de Richelieu.

3. La Reine avait, comme les princes, une compagnie de gendarmes et une de chevau-légers, commandées chacune par un capitaine-lieutenant.

4. Voyez ci-dessus, p. 132 et note 6.

qui traitoit son mari comme un petit garçon, lui fit attaquer le testament de son frère et faire un procès directement à Mme de Ventadour sur l'usufruit que Fervacques lui avoit laissé. Cette infamie, et faite le lendemain du gouvernement du Maine et du Perche, souleva contre elle la cour et la ville, à n'oser plus se montrer nulle part. Elle soutint la gageure, se brouilla avec ses protectrices, et perdit son procès avec toutes les sauces[1] et avec une acclamation générale[2]. Question fut après de se raccommoder, et de sortir par là de la sorte d'excommunication générale où elle étoit tombée avec tout le monde. Cela dura quelques mois; à force de soumissions, qui lui coûtèrent bien cher, Mme de Ventadour fut assez bonne pour lui pardonner, et peu à peu il n'y parut plus[3].

Duc de Lesdiguières accommodé par ordre du Roi, par le maréchal

Le duc de Lesdiguières, qui étoit fort jeune et fort doux, et qui[4] ne tarda pas à montrer qu'il étoit aussi fort brave[5], eut quelques paroles, en sortant de la comédie, avec Lambert[6], colonel d'infanterie, jeune homme très

1. Au sens d'accessoires, comme l'indique Littré en donnant cet exemple et d'autres analogues.

2. *Journal de Dangeau*, tome VII, p. 32 et 57, mars et avril 1699; *Mémoires de Luynes*, tome V, p. 103, note; *Gazette d'Amsterdam*, 1699, n°s IX et XLVI. Le comte de Bullion attaqua, pour défaut de formalités, le testament, qui avait été fait en route, pendant que sa femme, partie avec Fervacques, entendait la messe. Il eut d'abord gain de cause aux requêtes; mais la grand'chambre, où Mme de Ventadour avait fait porter l'affaire après partage et appointement en première instance, condamna Bullion à payer une rente de treize mille trois cents livres, ce qui était plus avantageux que les stipulations du testament. En reconnaissance, Mme de Ventadour fonda, pour le défunt, une messe quotidienne et un service aux Cordeliers, où était la sépulture de famille.

3. C'est ici que s'arrête l'édition des *Mémoires* publiée en 1835-38, par le libraire Renduel, et reproduisant à peu près l'orthographe de notre manuscrit. On sait qu'un procès l'interrompit après le premier volume.

4. Après *et qui* sont biffés ces mots: « n'avoit pas tardé à montrer ».

5. Nous l'avons déjà vu faire de brillants débuts au siège de Barcelone : tome IV, p. 149.

6. Dangeau, ou plutôt ses éditeurs, ont estropié ce nom. Le *Journal* dit, à la date du 15 mai 1698 : « M. le duc de Lesdiguières eut, ces

duc de Duras seul, son beau-père, avec Lambert. [Add. StS. 253]

suffisant, qui voulut porter ses plaintes aux maréchaux de France, et qui ne savoit apparemment pas que les ducs ne les reconnoissent point[1]. Le Roi le sut, et ordonna à M. de Duras, beau-père de M. de Lesdiguières, d'accommoder seul cette affaire, qui n'alla pas plus loin[2].

M. de Lorraine en Lorraine.

M. de Lorraine arriva à Strasbourg[3], allant en Lorraine. Le marquis d'Huxelles, commandant d'Alsace[4],

jours passés, une querelle, en sortant de la comédie, avec le marquis de *Lambes*, colonel d'infanterie. L'affaire a été raccommodée par MM. les maréchaux de France. » (Tome VI, p. 347.) — Henri-François de Lambert, marquis de Saint-Bris en Auxerrois, né le 13 décembre 1677, fils et petit-fils de deux lieutenants généraux, débuta comme mousquetaire en 1693, puis servit comme sous-lieutenant et lieutenant au régiment du Roi, et acheta, en 1697, le régiment de *Périgord*. Il devint brigadier en 1705, maréchal de camp en 1710, gouverneur d'Auxerre en 1719, lieutenant général en 1720, et mourut le 21 avril 1754, dans sa soixante-dix-huitième année. C'est sa mère que des écrits philosophiques, et surtout un salon littéraire, rendirent célèbre de 1710 à 1733. Lui-même fut d'ailleurs un brillant officier.

1. C'est un point litigieux sur lequel Saint-Simon s'est particulièrement étendu dans le mémoire sur les *Changements arrivés à la dignité de duc et pair*, tome III des *Écrits inédits*, p. 199-207; comparez le même volume, p. 339, et le tome VI, p. 297 (affaire d'Estrées et Ventadour), ainsi que deux Additions au *Journal de Dangeau*, tomes VI, p. 347 (placée ici, n° 253), et XIV, p. 448. Il reprendra la matière dans la suite des *Mémoires*, tome X, p. 47-52. On sait d'ailleurs que l'une des plus belles prérogatives du corps des maréchaux de France était la « juridiction du point d'honneur, » c'est-à-dire le droit d'évoquer les querelles entre gentilshommes et d'y mettre fin par des jugements. Dangeau en cite deux exemples quelques jours avant l'affaire Lesdiguières et Lambert (p. 341 et 343).

2. Cette conclusion n'est point prise dans Dangeau, mais dans l'Addition que Saint-Simon avait placée à cet endroit du *Journal* pour indiquer que M. de Duras avait agi isolément, en dehors de ses collègues, et simplement comme commissaire chargé des ordres du Roi.

3. Le 11 mai, dit Dangeau (tome VI, p. 348). Nous avons vu, en 1697, Léopold de Lorraine rétabli sur le trône ducal par les traités de Ryswyk : tome IV, p. 335 et 347.

4. Il avait cette commission depuis le mois d'avril 1690 (*Journal de Dangeau*, tome III, p. 97), et son rôle avait été considérable dans les campagnes racontées par Saint-Simon. — Le commandement était distinct du gouvernement, et d'un produit beaucoup plus considérable. Sous

l'y reçut moins comme un duc de Lorraine qu'en neveu du Roi, qu'il alloit être[1]. M. d'Elbeuf se hâta de l'aller voir. Il tint en revenant des propos peu mesurés, qui revinrent et déplurent fort à M. de Lorraine : il en fut embarrassé, et essaya de s'en justifier auprès du Roi, à qui cela ne faisoit pas grand chose. Quelque temps après, il voulut retourner en Lorraine, pour montrer qu'il étoit bien en ce pays-là malgré ce qui s'en étoit débité; il n'osa pourtant s'y hasarder sans en parler au Roi, qui ne le lui conseilla pas. C'étoit un homme audacieux, et qui ne vouloit pas avoir le démenti d'un voyage qu'il avoit annoncé; mais il l'eut tout du long. M. de Lorraine, qui en fut averti, en fit parler au Roi, qui au conseil fit succéder la défense, et M. d'Elbeuf demeura tout court[2].

d'où le duc d'Elbeuf revient mal* avec lui.

Louis XV, il valut au delà de quatre-vingt-dix mille livres (*Mémoires de Luynes*, tome II, p. 335).

1. Par son mariage avec Mademoiselle. — Dangeau dit : « M. de Lorraine arriva le 11, en chaise de poste, à Strasbourg, où on lui a fait toutes sortes d'honneurs. Le marquis d'Huxelles l'a régalé magnifiquement et lui a fait voir toutes les fortifications de la ville et de la citadelle.... » Comparez la *Gazette d'Amsterdam*, n° XLII et Extr., le *Mercure*, mai 1698, p. 270-272, et la *Gazette*, p. 250.

2. C'est encore Dangeau qui raconte cela, mais en termes plus mesurés, à la date du 20 mai (tome VI, p. 369) : « M. le duc d'Elbeuf vouloit retourner en Lorraine; il en parla au Roi, qui ne lui a pas conseillé ce voyage. M. de Couvonges, envoyé de Lorraine, a parlé fort différemment de ce que M. d'Elbeuf avoit dit à son retour, et c'est ce qui a obligé S. M., sur les instances que faisoit le duc d'Elbeuf, de lui défendre enfin de faire ce voyage. » Quant aux discours ou rapports du duc d'Elbeuf, fort mal réputé comme moralité et comme véracité (voyez notre tome II, p. 246, note 2), Dangeau avait dit seulement, en annonçant son retour d'un premier voyage à Lunéville (p. 352) : « M. d'Elbeuf parle de M. de Lorraine comme d'un homme qui est dans une très grande dévotion. » Mais il y est revenu deux mois plus tard (p. 380) : « M. le duc d'Elbeuf a reçu des lettres de M. de Lorraine et du comte de Carlingford, qu'il prétend qui le justifient de beaucoup de choses qu'on disoit qu'il avoit avancées de M. de Lorraine sans aucune mission; cela regardoit particulièrement le voyage que devoit faire ce prince en ce pays ici pour rendre ses respects au Roi et pour voir Mademoiselle. » Nous

* *Mal* corrige *br[ouillé]*.

Bouzols, beau-frère de Torcy, fut complimenter de la part du Roi M. de Lorraine à son arrivée[1].

Camp de Compiègne résolu et déclaré.

Le Roi, désormais en pleine paix, voulut étonner l'Europe par une montre de sa puissance[2], qu'elle croyoit avoir épuisée par une guerre aussi générale et aussi longue, et en même temps se donner, et plus encore à Mme de Maintenon, un[3] superbe spectacle sous le nom de Mgr le duc de Bourgogne : ce fut donc sous le prétexte de lui faire voir une image de la guerre et de lui en donner les premières leçons, autant qu'un temps de paix le pouvoit permettre, qu'il déclara un camp à Compiègne, qui seroit commandé par le maréchal de Boufflers, sous ce jeune prince[4]. Les troupes qui, en grand nombre, le devoient composer, furent nommées, et les officiers généraux choisis pour y servir[5]. Le Roi fixa aussi en même temps celui qu'il comptoit d'aller à Compiègne[6], et fit entendre qu'il seroit bien aise d'y avoir une fort grosse cour. Je remets au temps de ce voyage à en parler plus particulièrement[7].

P. la Combe à

Ce pendant l'affaire de Monsieur de Cambray étoit à

verrons du reste M. d'Elbeuf, au mois d'octobre, recevoir la procuration de son cousin et épouser Mademoiselle pour lui.

1. *Journal de Dangeau*, tome VI, p. 352 et 366.

2. Furetière ne donne que la locution « faire montre de », au sens de faire étalage ; mais Littré cite de nombreux exemples, du temps de Louis XIV, analogues à celui que nous trouvons ici.

3. *Une*, par mégarde, dans le manuscrit.

4. La première nouvelle que Dangeau en inscrivit dans son *Journal* est à la date du 19 mai (p. 349) ; il enregistra la nomination de Boufflers, comme officielle, le 23 (p. 351).

5. *Ibidem*, p. 367, 368, 370, 375, 381. Voyez les noms des bataillons et escadrons désignés dans la *Gazette d'Amsterdam*, 1698, Extr. xxx et nos LV et LVIII, et dans le *Mercure*, juin 1698, p. 208-214 et 267-269.

6. Le maréchal de Boufflers ayant rapporté que les moissons ne pouvaient se terminer avant la fin du mois d'août, il fut décidé que le départ de la cour serait remis du 18 au 29 (*Journal*, tome VI, p. 389). Deux bataillons suisses allèrent hâter le travail des champs (p. 401).

7. Ci-après, p. 348.

la cour dans une grande effervescence ; les écrits de part et d'autre se multiplioient[1]. Le P. la Combe[2] fut mis à la Bastille[3], duquel on publia qu'on découvrit d'étranges choses. Mme de Maintenon avoit levé le masque[4] et conféroit continuellement avec Messieurs de Paris, de Meaux

la Bastille.

1. *Journal de Dangeau*, tome VI, p. 339, 350, 356, etc.

2. Notre auteur n'a dit que quelques mots (tome IV, p. 63-64) de ce religieux et de ses « bizarres » relations avec Mme Guyon, sur lesquelles il faut voir, soit la *Correspondance de Fénelon*, tomes VII et XI, soit les mémoires de Languet de Gergy, p. 342 et 347, soit enfin le livre moderne de M. Guerrier, p. 48, 56, 66, etc.

3. Au château de Vincennes, et non à la Bastille ; pareille erreur a déjà été commise en 1696 (tome III, p. 47). Dangeau dit, à la date du 28 avril (p. 339) : « On a mis depuis peu de jours au Bois-de-Vincennes le P. la Combe, accusé d'être grand quiétiste. On prétend que M. l'archevêque (de Paris) l'a vu depuis qu'il est là, et on dit qu'on découvre tous les jours des choses nouvelles sur cette matière. M. l'évêque de Chartres, qui est un des évêques les plus opposés à cette nouvelle opinion, a reçu ordre du Roi de venir ici incessamment. » — Le Père, qui était détenu depuis plusieurs années dans le château de Lourdes, fut amené à Vincennes pour y être interrogé sur les dépositions que M. de la Reynie avait reçues de Mme Guyon (Arch. nat., O[1] 42, fol. 93 v°, 108, 122 v°, 133 et 201 ; lettre du 23 avril, à M. d'Argenson, reproduite dans les *Archives de la Bastille*, tome IX, p. 63-64).

4. Voyez le tome IV, p. 71 et 103. Dans les lettres et documents publiés par la Beaumelle et par Lavallée, ainsi que dans les correspondances de Fénelon et de Bossuet, on peut juger quelles avaient été les hésitations de Mme de Maintenon à l'endroit du quiétisme, de Mme Guyon et de l'archevêque de Cambray. Mais, dès 1696 (au commencement de cette année-là, Fénelon lui écrivit pour s'excuser d'avoir donné dans les erreurs de Mme Guyon), elle avait complètement répudié ces erreurs, écrivant le 30 novembre : « Les affaires de Monsieur de Cambray m'affligent toujours ; mais elles ne m'inquiètent plus.... La liaison qui est entre Monsieur de Cambray et Mme Guyon.... est fondée sur la conformité de la doctrine. On peut en voir le danger étant soutenue par un homme d'une telle vertu, d'un tel esprit, et dans un tel poste. Nous l'avons caché tant que nous avons espéré d'y apporter du remède.... » (Lavallée, *Lettres historiques*, tome I, p. 469-470.) Comparez les lettres de M. de Beauvillier reproduites dans le tome VII de la *Correspondance de Fénelon*, et d'autres pièces venant évidemment des papiers du duc de Chevreuse, p. 224-227, 264-271, 276-277, 396-400, 404, etc., tome IX, p. 159-162, 222, etc. M. Griveau, dans le second volume

Orage contre les ducs de Chevreuse et de Beauvillier et les attachés à Monsieur de Cambray. [*Add. St-S.* 254]

et de Chartres[1]. Ce dernier[2] ne pouvoit pardonner à Monsieur de Cambray le projet bien avéré de lui avoir voulu enlever Mme de Maintenon jusque dans son retranchement de Saint-Cyr[3], et les Noailles, si nouvellement unis à elle par leur mariage[4], avoient auprès d'elle les grâces de la nouveauté, auxquelles elle ne résistoit jamais. Son dessein de porter Monsieur de Paris dans la confiance de la distribution des bénéfices, pour énerver[5] le P. de la Chaise, qu'elle n'aimoit, ni sa société, et de s'introduire dans ce nouveau crédit à l'appui de celui de l'archevêque, lui faisoit embrasser tout ce qui pouvoit l'y porter, et par conséquent une cause dont il étoit une des parties principales, et la rendoit ennemie de tout ce qui la pouvoit contre-balancer auprès du Roi. Les ducs de Chevreuse et de Beauvillier et leurs femmes tenoient directement à lui par une faveur ancienne qui avoit fait naître la confiance, et qui étoit fondée sur l'estime et sur une continuelle expérience de leur vertu. Cette habitude, qui jusqu'alors les avoit rendus les plus florissants et les plus considérés de la cour, avoit contenu l'envie. Il étoit question d'un effort pour déprendre le Roi d'eux. Mme de Maintenon, entraînée par Monsieur de Chartres et piquée[6] de la conduite indépendante d'elle des deux

(p. 1-38) de son *Étude sur la condamnation du livre des* Maximes des saints, établit que le récit de Saint-Simon est confirmé, en ses parties essentielles, par celui du chancelier Daguesseau et par les correspondances.

1. « M. l'archevêque de Paris, MM. les évêques de Meaux et de Chartres furent fort longtemps, le matin, chez Mme de Maintenon. » (*Journal de Dangeau*, tome VI, p. 339, 29 avril.)

2. *Ce dernier* est écrit en interligne, au-dessus d'*Il*, biffé.

3. Tome IV, p. 103.

4. Le mariage du comte d'Ayen avec Mlle d'Aubigné : ci-dessus, p. 125.

5. Ailleurs (*Écrits inédits*, tome III, p. 193), il dit : « Énerver une dignité. » Énerver un cheval, selon Furetière, c'était lui enlever les tendons placés de chaque côté de la tête, entre les yeux et le nez, de façon à rendre la tête plus étroite et plus sèche. Au figuré : annihiler, enlever tout ou partie de la valeur, de la puissance.

6. *Piqué*, sans accord, de même que, plus loin, *corrigé* et *présenté*.

ducs sur les *Maximes des saints*, que l'un avoit corrigées chez l'imprimeur, l'autre directement présentées au Roi en particulier[1], consentoit à leur perte, et le duc de Noailles, qui songeoit à s'assurer la dépouille de M. de Beauvillier, poussoit incessamment à la roue. Il ne vouloit pas moins que la charge de gouverneur des enfants de France, celle de chef du conseil des finances et celle de ministre d'État[2]. Il sentoit que, si le Roi pouvoit se laisser persuader, sous prétexte du danger de la doctrine et de la confiance, d'ôter[3] ses petits-fils à Beauvillier, il n'étoit plus possible qu'il pût demeurer à la cour, et que, par nécessité, les deux autres places seroient en même temps vacantes, et que toutes trois ne pouvoient guère que le regarder dans l'heureuse et nouvelle position où il se trouvoit. Les difficultés qui se rencontroient et qui se multiplioient à Rome sur la condamnation de Monsieur de Cambray, et la conduite qu'y tenoit le cardinal de Bouillon, malgré des ordres si contraires[4], aigrissoit la cabale[5] au dernier point, et devint enfin le moyen qu'elle mit en œuvre pour culbuter les ducs de Chevreuse et de Beauvillier. Mme de Maintenon la[6] proposa au Roi comme un moyen auquel il étoit obligé en conscience pour le succès de la bonne cause, et ôter à la mauvaise les appuis qu'elle faisoit valoir à Rome, où on ne pouvoit croire que, s'il étoit aussi convaincu qu'il vouloit qu'on le crût des opinions de Messieurs de Paris, Meaux et Chartres contre celle de Monsieur de Cambray, il ne laisseroit pas le plus grand protecteur et le plus déclaré de la dernière dans les places [de] son Conseil[7], beau-

1. Tome IV, p. 67, 68, 70 et 71.

2. Sur ces deux charges, voyez l'appendice : LES CONSEILS DU ROI.

3. *Oster* corrige *ostre*. — 4. Ci-dessus, p. 110-112.

5. C'est précisément par le même terme que Bossuet désignait les amis de Mme Guyon : lettre du 17 février 1698, à son neveu.

6. Le manuscrit porte bien *la*, se rapportant sans doute à l'idée de *condamnation* exprimée cinq lignes plus haut, mais à propos de Fénelon.

7. Saint-Simon avait d'abord écrit : « dans son Conseil » ; il a,

coup moins dans celle de gouverneur de ses petits-fils, avec un nombre de subalternes qu'il y avoit mis et qui étoient tous dans cette même doctrine; que cette apparence si plausible[1], soutenue des démarches du cardinal de Bouillon[2], donnoit un poids à Rome qui embarrassoit le Pape; qu'il en répondroit devant Dieu, s'il laissoit plus longtemps un si grand obstacle, et qu'il étoit temps de le renverser et de montrer au Pape, par cet exemple, qu'il n'avoit aucune sorte de ménagement à garder[3].

Tout jeune que j'étois, je fus assez instruit pour tout craindre. Mme de Maintenon étoit pleine jusqu'à répandre : il lui échappoit des imprudences dans les particuliers; elle en lâchoit à Mme la duchesse de Bourgogne, et quelquefois[4] devant des dames du palais. Elle savoit que la comtesse de Roucy[5] n'avoit jamais pardonné à M. de Beauvillier d'avoir été pour M. d'Ambres[6] contre elle dans un procès où il y alloit de tout pour sa mère et pour elle,

après coup, ajouté « les places » entre *dans* et *son*, mais oublié de mettre la préposition *de*.

1. Les deux premières lettres *pl* corrigent *fr*.

2. La *Relation* de l'abbé Phélippeaux donne le détail, presque jour par jour, des manœuvres par lesquelles M. de Bouillon essayait d'entraver l'action des adversaires de Fénelon auprès du Pape et des cardinaux.

3. Selon le chancelier Daguesseau (Vie de son père, dans le tome XIII de ses *Œuvres*, p. 74 et 170-171), personne n'osait aborder la question avec le Roi; ce fut Pontchartrain qui rompit le premier un « silence trop politique, » et qui commença ainsi sa propre déchéance.

4. La première lettre de *quelquefois* corrige un *d*.

5. Fille de la duchesse d'Arpajon : tomes III, p. 178-180, et IV, p. 304.

6. François de Gelas de Voisins, marquis d'Ambres, de Leberon, de Vignolles, etc., né en 1641, fait colonel du régiment de Champagne en 1657, lieutenant général de la haute Guyenne en 1671, quitta bientôt le service à la suite de disputes d'étiquette avec le maréchal d'Albret, et ne mourut que le 1er mars 1721. Il avait épousé, le 25 février 1671, la veuve de Jean-Louis d'Arpajon, marquis de Sévérac, et c'est ainsi qu'il eut à disputer à la duchesse d'Arpajon et à sa fille la valeur de la lieutenance générale de Languedoc, que le duc d'Arpajon avait vendue après l'avoir mise sur la tête de son fils.

et qu'elle gagna[1]. L'orage grondoit; les courtisans s'en aperçurent : les envieux osèrent, pour la première fois, lever la tête. Mme de Roucy, âpre à la vengeance, et plus encore à faire bassement sa cour à Mme de Maintenon[2], ne perdoit point de moments particuliers et en remportoit toujours quelque chose, et elle en triomphoit assez pour avoir l'imprudence de me le confier, quoiqu'elle n'ignorât pas ma liaison intime : tant la haine a d'aveuglement! Je recueillois tout avec soin; je le conférois en moi-même avec d'autres connoissances; j'en raisonnois avec Louville, à qui Pomponne, ami intime des deux ducs, se déploroit[3] ouvertement et apprenoit tout ce qu'il découvroit. Louville, à ma prière, avoit plus d'une fois parlé à M. de Beauvillier; M. de Pomponne, de son côté, ne s'y étoit pas oublié[4]; et tout avoit été inutile. Il ignoroit ce dernier et extrême danger : personne n'avoit osé lui en montrer le détail; il ne le voyoit qu'en gros[5]. Je me résolus donc à le lui faire toucher, et à ne lui rien cacher de tout ce que j'avois découvert et que je viens d'écrire. J'allai donc le trouver; j'exécutai mon dessein dans toute son étendue, et j'ajoutai, comme il étoit vrai, que le

1. Comparez la suite des *Mémoires*, tome VIII, p. 429. L'arrêt fut rendu en conseil des dépêches, le 10 août 1686, comme on le verra dans l'appendice I, p. 474 et note 8.

2. Son portrait est dans notre tome III, p. 192-193. Madame l'accusait d'être moqueuse, médisante, et probablement fausse (recueil Jaeglé, tome I, p. 162). Les *Annales de la cour* (tome I, p. 217) citent d'elle un trait de lésinerie.

3. Littré n'a pas relevé cette forme réfléchie.

4. Une des lettres de Beauvillier à Pomponne (18 juin 1698) est reproduite dans le tome IX des *Archives de la Bastille*, p. 69. Elle récapitule les faits passés.

5. Ailleurs, il dit du même Beauvillier : « Avec tant de lumières et de sagesse, il est surprenant que rien ne l'ait pu détacher, ni le duc son beau-frère, de l'admiration et de l'attachement à Mme Guyon, à laquelle Monsieur de Cambray les tenoit enchaînés, ni que la fausseté de ses prophéties ne leur ait jamais ouvert les yeux. » (Addition au *Journal de Dangeau*, tome XV, p. 231-232; comparez la suite des *Mémoires*, tome X, p. 284.)

Roi étoit fort ébranlé. Il m'écouta sans m'interrompre, avec beaucoup d'attention. Après m'avoir remercié avec tendresse, il m'avoua que lui, son beau-frère et leurs femmes s'apercevoient depuis longtemps de l'entier changement de Mme de Maintenon, de celui de la cour, et même de l'entraînement du Roi[1]. J'en pris occasion de le presser d'avoir moins d'attachement, au moins en apparence, pour ce qui l'exposoit si fort, de montrer plus de complaisance, et de parler au Roi. Il fut inébranlable; il me répondit sans la moindre émotion qu'à tout ce qu'il lui revenoit de plusieurs côtés il ne doutoit point qu'il ne fût dans le péril que je venois de lui représenter, mais qu'il n'avoit jamais souhaité aucune place; que Dieu l'avoit mis en celles où il étoit; que, quand il les lui voudroit ôter, il étoit tout prêt de les lui remettre; qu'il n'y avoit d'attachement que pour le bien qu'il y pourroit faire; que, n'en pouvant plus procurer, il seroit plus que content de n'avoir plus de compte à en rendre à Dieu et de n'avoir plus qu'à le prier dans la retraite, où il n'auroit à penser qu'à son salut; que ses sentiments n'étoient point opiniâtreté; qu'il les croyoit bons, et que, les pensant tels, il n'avoit qu'à attendre la volonté de Dieu en paix et avec soumission, et se garder surtout de faire la moindre chose qui pût lui donner du scrupule en mourant. Il m'embrassa avec tendresse, et je m'en allai si pé-

Sainte magnanimité du duc de Beauvillier.

1. Dès 1696, Beauvillier avait signalé à M. Tronson les manœuvres de la cabale contre Fénelon, en expliquant ses propres relations d'autrefois avec Mme Guyon et demandant des conseils pour se dégager (*Correspondance de Fénelon*, tome VII, p. 224-227, 264-271 et 276-277). Le 9 avril 1697, il avait écrit à Mme de Maintenon que sa femme et lui avaient rompu tout commerce avec Mme Guyon, dont il condamnait les livres absolument, sans aucune restriction; de même à M. Tronson, en lui disant, le 15 avril : « Jamais intrigue de cour n'a été plus étendue, ni plus forte contre un particulier, que celle qui est contre moi. On ne va pas moins qu'à dire qu'il est terrible de voir des princes entre les mains de gens d'une religion nouvelle. » (*Correspondance de Fénelon*, tome VII, p. 396-404; *Correspondance générale de Mme de Maintenon*, tome IV, p. 87-89.)

nétré de ces sentiments si chrétiens, si élevés et si rares[1], que je n'en ai jamais oublié les paroles, tant elles me frappèrent, et que, si je les[2] racontois à cent fois différentes, je crois que je les redirois toutes, et[3] dans le même arrangement que je les entendis[4]. Cependant l'orage arriva au point de maturité, et en même temps un autre prodige[5]. Les Noailles se servoient bien de Monsieur de Paris pour persuader au Roi par conscience un éclat qui retentît jusqu'à Rome, et d'ôter[6] d'auprès des princes tout mauvais levain[7]; mais ni le mari ni la femme n'osèrent jamais lui confier leur but : il[8] étoit trop homme de bien;

1. L'*s* de *rares* est ajoutée après coup.
2. La première lettre de *les* corrige un *p*.
3. *Et* est écrit après coup, en interligne.
4. Comparez ce qu'il dit, à la fin des *Mémoires*, tome XIX, p. 223, de sa fidélité scrupuleuse à reproduire les conversations.
5. Ce qui va suivre sur le rôle de l'archevêque de Paris se retrouve en première rédaction dans l'Addition sur le duc de Beauvillier (*Journal de Dangeau*, tome XV, p. 225), et sera répété dans l'article correspondant des *Mémoires* (tome X, p. 284-285). Là, Saint-Simon se mettra lui-même en scène, rappelant au duc de Beauvillier, à propos de la Constitution, la gratitude qu'il devait conserver pour M. de Noailles.
6. Et pour lui persuader d'ôter....
7. Les jésuites avaient, un moment, tenté d'obtenir une consultation de la Sorbonne sur le point de savoir si un prince ou un grand seigneur pouvait, en conscience, confier l'éducation de son fils à un homme accusé de quiétisme ou d'hérésie; mais, par le conseil de Bossuet, la Sorbonne s'était refusée à répondre. (Notes du temps, dans le ms. Clairambault 1180, fol. 257 v°.) En se bornant à frapper des domestiques inférieurs, le Roi voulut cependant faire ressortir la rigueur de cette mesure. Le 5 juin, il écrivait au cardinal de Bouillon (minute au Dépôt des affaires étrangères, *Rome*, vol. 388, fol. 29) : « Je n'ai pas voulu laisser auprès de mon petit-fils le duc de Bourgogne ceux qui suivoient les maximes de la dame Guyon. Cet exemple doit faire voir combien je suis opposé aux nouveautés, et, comme j'en connois le danger, je n'omettrai jamais rien pour en empêcher le progrès. » Une lettre de Bossuet (15 juin 1698) à M. de la Broue, qu'il voulait mettre à la place de Fénelon, montre quel effet on espérait obtenir de cet « éclat. »
8. Saint-Simon, après avoir d'abord écrit : *ils*, a corrigé l'*s* pour en faire la première lettre d'*estoit*.

ils le connoissoient, ils auroient craint de lui égarer la bouche[1], et Dieu permit qu'il en devînt l'arbitre. Le Roi[2], poussé par les trois évêques sur le gros de l'affaire et pressé en détail par Mme de Maintenon, qui, serrant la mesure[3], lui avoit proposé le duc de Noailles pour toutes places du duc de Beauvillier, ne tenoit plus à ce dernier que par un filet d'ancienne estime et d'habitude, qui cependant le retenoit assez pour le peiner. Dans ce tiraillement, il ne put se décider lui-même, et voulut consulter un des trois prélats. Qu'il ne choisît pas l'évêque de Chartres, sa défiance sur son attachement personnel à Mme de Maintenon, qui le feroit penser tout comme elle, put aisément l'en détourner; mais Monsieur de Meaux n'avoit pas le même inconvénient à craindre : il étoit accoutumé à lui ouvrir son cœur sur ses pensées de conscience et de son domestique intérieur les plus secrètes[4]; Monsieur de Meaux[5] avoit conservé les entrées et la confiance que lui avoit données sa place de précepteur de Monseigneur; il avoit été le seul témoin des différents combats, et à différentes reprises, qui avoient séparé le Roi de Mme de Montespan; Monsieur de Meaux seul en avoit eu le secret, et y avoit porté tous les coups[6]. Malgré tant d'avances, tant d'habitude, tant d'es-

1. Selon Littré, cette locution est tirée du vocabulaire de l'équitation : « Égarer la bouche d'un cheval, la lui gâter en la menant mal. » N'aurait-elle pas de l'analogie avec : égarer la pensée, égarer l'espoir?

2. *Roi* est ajouté en interligne. Auparavant, *devint* est écrit ainsi, et non *devinst*, à l'imparfait du subjonctif.

3. Expression que nous avons déjà rencontrée dans l'Addition 147 (tome III, p. 340). Elle est empruntée à la langue de l'escrime et signifie : presser son adversaire, le serrer de près.

4. Comparez la suite des *Mémoires*, tome XII, p. 113 et suivantes.

5. *M. de Meaux* est écrit en interligne, sur *Il*, biffé. A la ligne suivante, *la* corrige *le*, et *donné* est écrit sans accord.

6. Voyez *Madame de Montespan*, par P. Clément, p. 62-65, 69-70, etc., et *Bossuet précepteur du Dauphin*, par A. Floquet, p. 482-513. Bossuet, à l'occasion de ses entretiens avec la marquise, écrivait au Roi : « Mes paroles ont fait verser à Mme de Montespan beaucoup de larmes, et cer-

time, on ne sait ce qui put l'exclure de la préférence de cette importante consultation et ce qui la fit donner à celui des trois[1] qui portoit son exclusion naturelle par être frère de celui à qui, si M. de Beauvillier étoit perdu, toute sa dépouille étoit dès lors destinée. Néanmoins, quoique de connoissance plus nouvelle même que Monsieur de Chartres, puisqu'il n'avoit jamais approché du Roi que depuis qu'il étoit archevêque de Paris[2], ce fut lui que le Roi préféra. Il se trouva dans ces temps où l'impression de tout ce qui avoit été dit au Roi pour le faire archevêque de Paris et tout ce qu'il en avoit remarqué depuis l'avoient puissamment frappé d'une estime qui lui ouvroit le cœur pour tout ce qui regardoit la conscience, qu'il ne répandoit alors plus volontiers que dans son sein. Aucune réflexion sur ce qu'il étoit à M. de Noailles ne le retint : il lui fit sa consultation si entière, qu'elle alla jusqu'à lui dire qu'en cas qu'il se défît de M. de Beauvillier, c'étoit au[3] duc de Noailles à qui il s'étoit déterminé de donner toutes ses places[4]. Si Monsieur de Paris y eût consenti,

tainement, Sire, il n'y a point de plus juste sujet de pleurer que de sentir qu'on a engagé à la créature un cœur que Dieu doit avoir. Qu'il est malaisé de se retirer d'un funeste engagement! Mais cependant, Sire, il le faut, ou il n'y a point de salut à espérer. » — Mme de Caylus a raconté une scène piquante dont fut suivie, à courte échéance, la séparation obtenue par Bossuet en 1675, et dit qu' « il en advint Mme la duchesse d'Orléans, et ensuite M. le comte de Toulouse. » A cette occasion, Mme de Maintenon aurait écrit à Mme de Saint-Géran une lettre où on lit que Bossuet, n'ayant pas « l'esprit de la cour, » joua alors « un personnage de dupe » et « raccommoda le Roi et Mme de Montespan, au lieu qu'il les avoit voulu convertir. » Mais cette lettre est de la catégorie des lettres faussées ou inventées par la Beaumelle. Feu M. A. Floquet, sans savoir cela, a bien eu raison de contester les expressions et le sens du texte, de même d'ailleurs qu'il rejetait le récit spirituel de Mme de Caylus; en revanche, il rend hommage à la vénération avec laquelle notre auteur, ici et ailleurs (tomes V de 1873, p. 260, et XII, p. 114-115), a reconnu la bonne foi du précepteur de Monseigneur.

1. M. de Noailles, archevêque de Paris.

2. Comparez notre tome II, p. 358-360. — 3. *Au* est récrit sur *à son*.

4. Il est bon de faire observer que la correspondance de Mme de Main-

dans l'instant même la perte de l'un et l'élévation de l'autre étoit déclarée. Mais, si la vertu et le détachement de M. de Beauvillier m'avoient pénétré d'admiration et de surprise, celles[1] de l'archevêque de Paris furent, s'il se peut, encore plus admirables[2], puisqu'il y a peut-être moins à faire pour s'abandonner humblement à la chute et ne s'en vouloir garantir par rien de peur de s'opposer à la volonté de Dieu, qu'il[3] n'y a à prendre sur soi pour conserver dans les plus grandes places le protecteur de son adversaire et d'une cause qu'on a si solennellement entrepris de faire condamner, et devenir sciemment l'obstacle de la plus grande fortune d'un frère avec qui on est parfaitement uni, et des établissements de sa maison les plus éclatants et les plus solides. C'est là pourtant ce que, sans balancer, fit l'archevêque de Paris[4]. Il s'écria sur la pensée du Roi comme passant le but, lui représenta[5] avec force la vertu, la candeur, la droiture de M. de Beauvillier, la sécurité où le Roi devoit être à son égard

Grande et prodigieuse action de l'archevêque de Paris.

tenon, telle que Lavallée l'a reconstituée, ne parle point de ce projet de donner au duc de Noailles la succession de M. de Beauvillier.

1. L'accord avec *vertu* et *détachement* voudrait le masculin *ceux*.

2. Comparez la suite des *Mémoires*, tomes II de 1873, p. 185 et 188, VII, p. 124, X, p. 284-285, XI, p. 57, etc.

3. *Il* corrige *pr*. Nous avons déjà dit que Saint-Simon figurait, avec ou sans élision, la conjonction *que* par une seule lettre *q*, dont la queue se relève à droite en forme de signe d'abréviation : il n'a donc pas eu à la modifier ici, malgré le remplacement de *pour* par *il*.

4. Sa conduite à l'égard de Fénelon et de Mme Guyon, depuis 1695, est exposée dans les lettres à son frère l'abbé publiées au tome IX des *Archives de la Bastille*, p. 48-52. Dans une autre relation faite par lui-même, en 1708, pour le duc son neveu (*Correspondance administrative sous le règne de Louis XIV*, tome IV, p. 274), le prélat dit : « Les autres craignirent que je ne fusse trop modéré ; ils virent, dans la suite, qu'ils avoient eu tort, et que je fis mon devoir aussi bien qu'eux sur la condamnation du livre de Monsieur de Cambray. » C'est lui qui, en 1703, fit mettre Mme Guyon en liberté, et cela lui valut la reconnaissance de tout le « petit troupeau » (suite des *Mémoires*, tome III, p. 402).

5. Il semble que Saint-Simon, ayant d'abord écrit *reprocha*, l'ait changé, par surcharge, en *représenta*.

pour ses petits-fils[1], le tort extrême que cette chute feroit à sa réputation, attirer[2] dans Rome un dangereux blâme à la bonne cause par celui qu'y encourroient ceux qui seroient si naturellement soupçonnés de l'avoir opérée. Il conclut à ôter d'auprès des princes quelques subalternes dont on n'étoit pas si sûr, et dont la disgrâce feroit voir à Rome la partialité et les soins du Roi, sans faire un éclat aussi préjudiciable et aussi scandaleux que seroit celui d'ôter M. de Beauvillier[3]. Ce fut ce qui le sauva, et le Roi en fut fort aise. Le fond[4] d'estime et la force de l'habitude n'avoient pu être arrachés[5] par tous les soins que Mme de Maintenon avoit pris d'en venir à bout, et par elle-même, et par tout ce qu'elle avoit pu y employer d'ailleurs[6]. Il en fut de même, à divers degrés, du duc de Chevreuse, que la chute de M. de Beauvillier eût entraîné, et que sa conservation raffermit; et le Roi, rassuré sur le point de la conscience par un homme en qui, sur ce

1. *Petit fils*, sans accord, dans le manuscrit, et, deux lignes plus loin, *encoureroient*, ce qui est toujours l'orthographe de Saint-Simon.

2. Par attirer, en attirant.

3. Selon le chancelier Daguesseau (*Œuvres*, tome XIII, p. 75 et 174-176), M. de Noailles, « plus chrétien que politique, » consulta Daguesseau père, qui lui conseilla d'épargner M. de Beauvillier, comme ayant fait amende honorable, ainsi que sa femme et les Chevreuse.

4. *Fonds*, comme toujours, dans le manuscrit.

5. *Avoit* est au singulier, et *arrachés* au pluriel.

6. Cette insinuation ne s'accorde guère avec le ton des lettres qu'elle adressait à l'archevêque de Noailles, et où il est parlé des mesures rigoureuses prises à contre-cœur contre M. de Beauvillier. En juin 1698, au moment de l'exécution dont il va être parlé, elle disait : « Je ne doute point que M. le duc de Beauvillier ne soit fâché de me perdre. Mon amitié pour lui étoit très sincère; je crois qu'il en avoit pour moi.... Nos quiétistes de la cour abjurent Mme Guyon presque aussi mal à propos qu'ils l'avoient soutenue. Le livre de Monsieur de Meaux, disent-ils, leur ouvre les yeux, et il n'y a rien, dans le livre de Monsieur de Meaux, qui ne vienne d'eux. » Le 7 août : « J'ai voulu voir M. de Beauvillier pour nous affliger ensemble. Je suis très édifiée de tout ce que je vis en lui; mais M. l'abbé de Langeron et M. du Puy ne lui tiennent guère moins au cœur que Monsieur de Cambray.... » (*Correspondance générale*, tome IV, p. 237 et 245-246; Griveau, *Étude*, etc., tome II, p. 5-10.)

point, il avoit mis sa confiance et qui, de plus, s'y trouvoit aussi puissamment intéressé, respira et devint inaccessible aux coups qu'à l'appui de cette affaire on voulut leur porter désormais. Mais l'orage tomba[1] sur les autres, sans que M. de Beauvillier, trop suspect à leur égard, les pût sauver. Ce fut pourtant avec lui-même que le Roi décida leur disgrâce[2]. Il fut longtemps seul avec lui, le matin du lundi 2 juin, avant le Conseil, et, l'après-dînée, on sut que l'abbé de Beaumont[3], sous-précepteur, l'abbé de Langeron[4], lecteur, du Puy et l'Échelle[5], gentilshommes

Quatre domestiques

1. *Tomba* a été écrit après coup en interligne.

2. Les deux phrases qui suivent sont presque textuellement transcrites du *Journal de Dangeau*, tome VI, p. 356. Comparez la *Gazette d'Amsterdam*, n°s XLVII et XLVIII. Lavallée a eu tort de placer en juin 1697, au lieu de 1698 (tome IV, p. 165), une lettre où Mme de Maintenon *dit* que le Roi diffère l'exécution de peur de peiner M. de Beauvillier.

3. Pantaléon[a] de Beaumont, né en 1660, fils d'Henri de Beaumont, seigneur du Gibaut et maréchal de camp, et d'une sœur consanguine de Fénelon, avait été nommé sous-précepteur en 1689 (*Journal de Dangeau*, avec Addition, tome IV, p. 346). Après la disgrâce, il rejoignit à Cambray l'archevêque, qui le fit son grand vicaire; mais il ne put obtenir sa succession en 1715, n'eut un siège épiscopal, celui de Saintes, qu'en 1716, et mourut dans cette ville le 10 octobre 1744, laissant au séminaire un assez grand nombre de manuscrits de son oncle. « C'étoit, dit ailleurs Saint-Simon, le fanatisme et l'abjection même du plus plat sulpicien. » (Addition au *Journal de Dangeau*, tome IV, p. 346.)

4. François Andrault de Langeron, fils de cette dame d'honneur de Madame la Princesse dont il a été parlé en 1696 (tome III, p. 207), né le 20 juin 1658, et fait prieur d'Anzeline, avait suivi Fénelon dans sa mission de Poitou, en 1686, puis pris une part active à ses relations avec Bossuet. Il était prêtre et lecteur des princes depuis 1689[b]. Lui aussi se retira à Cambray, où il mourut le 10 novembre 1710. Sur lui et sa famille, voyez le tome VIII des *Mémoires*, p. 102.

5. L'un et l'autre ont été déjà nommés à propos du « petit trou-

[a] La *Gallia christiana* l'appelle *Léon* et dit qu'il était doyen commendataire de Carennac : c'est l'ancien prieuré de Fénelon, que l'abbé de Chantérac offrit tout de suite, en 1698, d'abandonner au profit du disgracié.

[b] Il y a une erreur, à son sujet, dans l'Addition 126 (tome II, p. 410), où il est dit que Fénelon, « devenu intime de Mme de Langeron, procura à son fils une place de sous-précepteur, qui lui fut toujours intimement uni. » C'est l'abbé de Beaumont qui avait eu une des deux places de sous-précepteur, le Roi s'étant réservé de donner lui-même l'autre à l'abbé Fleury. Les

de la manche[1] de Mgr le duc de Bourgogne, étoient chassés sans aucune conservation pécuniaire[2], et Fénelon[3], exempt des gardes du corps, cassé, sans autre faute que le malheur d'être frère de Monsieur de Cambray. On apprit tout de suite que M. de Beauvillier avoit ordre de présenter au Roi un mémoire des sujets qu'il croiroit propres à remplir les quatre places auprès des princes[4]. Rien ne marqua plus la rage de la cabale que Fénelon cassé, qui, par son emploi, n'approchoit point des princes, et dont la doctrine, assurément, étoit nulle[5]. Aussi

principaux des enfants de France chassés et remplacés, et le frère de Monsieur de Cambray cassé.

peau » de Mme Guyon : tome II, p. 345, et Addition 126, p. 412, où ils ont leur éloge; comparez les *Mémoires du marquis de Sourches*, tome III, p. 138, qui vantent leur sagesse et leur piété. On a deux lettres de du Puy au marquis de Fénelon (1733), dans la *Correspondance*, tome XI, p. 76 et suivantes. Il avait été dénoncé dès 1696 comme ayant perverti la duchesse de Guiche (*Correspondance générale de Mme de Maintenon*, tome IV, p. 58-59).

1. Tome II, p. 4. — Les deux amis de Fénelon avaient été nommés le 16 septembre 1689. Ces charges rapportaient six mille livres.

2. C'est-à-dire sans que rien leur fût conservé de leurs gages et appointements. L'archevêque fut en même temps rayé de tous les états, et le Roi promit à Bossuet qu'il ne reviendrait jamais à la cour.

3. Henri-Joseph-François de Salignac, chevalier puis comte de Fénelon, demi-frère de l'archevêque, avait été nommé exempt en 1691, dans la deuxième brigade de la compagnie de Noailles. Il mourut à Paris, le 2 mars 1735, âgé de soixante-quinze ans.

4. On n'épargna que les abbés Fleury et de Catelan.

5. Il avait eu précisément sa charge d'exempt par M. de Noailles et malgré son propre frère, qui ne lui trouvait pas une conduite assez réglée et cherchait à le convertir. M. de Noailles lui eût fait même avoir un régiment, s'il n'avait été mal noté auprès du Roi et dans son corps. D'autre part, entre Monsieur de Cambray et ce frère, il y avait peu d'intimité. « Je suis persuadé qu'il m'aime, disait Fénelon; je ne l'ai jamais haï.... » (*Correspondance de Fénelon*, tome II, p. 21, 28-30, 47-48, 54, 56-58, 63.)

fonctions de sous-précepteur et de lecteur étaient d'ailleurs à peu près les mêmes (*Dangeau*, tome XVI, p. 365). On a publié plusieurs lettres de M. de Langeron dans la correspondance de Bossuet et dans celle de Fénelon; quelques-unes doivent venir des archives du château de Mouchy (vol. 68). C'est à lui que l'abbé de Chantérac, pendant son séjour à Rome, adressait des rapports fréquents qui sont imprimés avec la correspondance sur le quiétisme, et l'on a une lettre touchante de l'archevêque sur sa mort.

Mme de Maintenon fut-elle outrée de s'être vue toucher au but, pour n'avoir plus d'espérance contre des gens qui, échappés de ce naufrage, ne pouvoient plus être attaqués, ni donner sur eux aucune prise. Aussi[1] ne leur pardonna-t-elle jamais; mais, en habile femme, elle sut prendre son parti, ployer sous le goût du Roi, et vivre peu à peu, à l'extérieur au moins, honnêtement avec d'anciens amis, puisqu'elle n'avoit pu les perdre[2]. M. de Noailles fut encore plus outré qu'elle, et fut longtemps en grand froid avec son frère. Mme de Noailles n'en étoit pas moins affligée; mais elle en savoit trop pour ne[3] pas sentir les conséquences de cette brouillerie domestique. Elle mit donc tous ses soins, d'abord pour empêcher le plus qu'elle pût qu'on ne s'en aperçût, ensuite pour[4] les raccommoder : à quoi il fallut bien que son mari en vînt. Le maréchal de Villeroy, M. de la Rochefoucauld, un gros d'envieux qui, chacun à sa façon, avoit[5] poussé à la roue, et qui, ravis de la chute des deux beaux-frères, auroient encore été plus piqués d'en voir profiter M. de Noailles, furent[6] désolés d'un si grand coup manqué, et par leur jalousie et par leur espérance sur la dépouille. Mme la duchesse de Bourgogne, qui, à force de n'être occupée qu'à plaire au Roi et à Mme de Maintenon, prenoit en jeune personne toutes les impressions que lui donnoit cette tante si factice[7], et qui ne cachoit pas toujours celles qu'elle avoit prises, parut[8], depuis cette époque, un[9] grand éloi-

1. A remarquer la différence de signification qu'il y a entre cet *aussi* et celui qui commence la phrase précédente, avec le sens où l'on emploie d'ordinaire *aussi bien*. Comparez ci-après, p. 196, et ci-dessus, p. 61.

2. Dans son *Étude sur la condamnation du livre des* Maximes, M. Griveau établit qu'il y eut réconciliation immédiate. Voyez les lettres de Mme de Maintenon citées plus haut, p. 153, note 6.

3. *Ne* corrige *n'en*, afin d'éviter une répétition.

4. Après *pour* est biffé un premier *racomoder* (sic).

5. *Avoit* est au singulier, quoique la suite soit au pluriel.

6. La lettre *f* de *furent* corrige une autre lettre, et *d'un* corrige *de*.

7. On sait qu'elle traitait Mme de Maintenon de « tante ».

8. Fit paraître; emploi omis par Littré. — 9. *Une*, dans le manuscrit.

gnement pour MM. et Mmes de Chevreuse et de Beauvillier à travers tous les ménagements que le goût du Roi lui imposoit, et plus encore l'amitié tendre et toute l'intime confiance de Mgr le duc de Bourgogne pour eux. Ce qui acheva d'ôter toute espérance à la cabale qui les avoit voulu perdre fut de voir, deux jours après[1], les quatre places vacantes chez[2] les princes remplies de quatre hommes proposés par M. de Beauvillier : les abbés le Fèvre[3] et Vittement[4],

1. Le 4 juin : *Journal de Dangeau*, tome VI, p. 360.

2. *Chez* corrige *aup[rès]* (?).

3. Nicolas le Fèvre, fils d'un procureur au Parlement. Ses provisions de sous-précepteur des princes sont dans le registre de la maison du Roi O[1] 42, ainsi que celles de ses compagnons, fol. 112 et suivants. Ayant quitté le barreau pour l'Église, sous la protection d'un grand seigneur, il avait renoncé à obtenir des bénéfices pour suivre simplement la carrière sacerdotale, et même, après quelques années passées dans le diocèse de Beauvais, il s'était retiré et caché à l'Hôpital général. Ses relations avec le prince de Conti, l'archevêque de Paris et l'abbé Fleury le firent choisir par le Roi. Quand l'éducation des princes fut terminée, il retourna encore dans la solitude et n'accepta que sur les instances du cardinal de Noailles la direction des Filles de Sainte-Anne. Il mourut le 24 août 1708, à soixante-sept ans et quelques mois. Voyez son éloge dans le *Moréri*, d'après les *Mémoires de Trévoux*, et quelques notes du P. Léonard, Arch. nat., M 762, tome I, fol. 107. Le nouveau sous-précepteur eut charge d'inspirer au prince l'horreur des nouveautés religieuses et de retenir, plutôt que d'exciter son goût pour apprendre. Au contraire, on lui recommanda fort les frères cadets, comme n'aimant que la chasse et les armes, détestant toute science et ne voyant dans les livres qu'une invention diabolique. (*Dépêches vénitiennes*, filza 191, p. 219-220.)

4. Jean Vittement, né d'une humble famille, à Dormans, le 29 avril 1655, et élevé comme boursier au collège de Beauvais (à Paris), y avait débuté en qualité de professeur de philosophie, mais ne s'était pas moins occupé des poètes classiques que des philosophes, et, à la suite de leçons données par lui à l'abbé de Louvois, il était devenu recteur de l'Université de Paris et coadjuteur du principal du collège de Beauvais. Il se démit de cette dernière charge pour passer lecteur des princes, rendit aussi un petit bénéfice que Louvois lui avait fait donner, et, de même que l'abbé le Fèvre, se fit une sorte de retraite au milieu de la cour. Le Roi le força de suivre Philippe V en Espagne ; mais il en revint dès 1702 pour reprendre sa vie simple, d'où le Régent le tira, le 22 avril 1716, pour devenir sous-précepteur de Louis XV. Il quitta

Puységur[1] et Montviel[2]. Vittement dut ce choix à son mérite et à la beauté de la harangue qu'il avoit faite au Roi sur la paix, à la tête de l'Université, dont il étoit alors recteur[3], et qui fut universellement admirée[4].

une dernière fois la cour en 1722, sans avoir jamais accepté ni bénéfice, ni récompense, ni place à l'Académie française, et mourut à Dormans, le 31 août 1731. Il a, comme l'abbé le Fèvre, un article fort élogieux dans le *Moréri*. Saint-Simon lui a consacré deux Additions qui se répètent l'une l'autre : *Journal de Dangeau*, tomes XVI, p. 365, et XVIII, p. 49; comparez les *Mémoires*, tomes X, p. 37, et XVIII, p. 257.

1. Jacques-François de Chastenet, marquis de Puységur : tome I, p. 233.

2. *Montvill* (sic) a été corrigé en *Montviel*. — Jacques de Vassal, marquis de Montviel, lieutenant au régiment du Roi en 1680, capitaine en 1684, commandant en 1696, avait fait depuis lors les fonctions de maréchal général des logis. Nommé gentilhomme de la manche le 5 juin 1698, il accompagna Philippe V en Espagne, comme aide de camp et brigadier, revint à la fin de 1702, passa brigadier d'infanterie à la fin de 1703, remplit de nouveau les fonctions de maréchal général des logis jusqu'en 1713, fut fait inspecteur général de l'infanterie en 1716, maréchal de camp en 1718, lieutenant général en 1734, et mourut à Paris, le 19 septembre 1744, âgé de quatre-vingt-cinq ans.

3. L'Université de Paris, divisée en quatre facultés : des arts, de théologie, de droit et de médecine, était gouvernée par un recteur, qui devait toujours être un maître de la faculté des arts, nommé à l'élection de trois en trois mois, et qui présidait un tribunal composé des doyens des facultés et des procureurs des nations. Dans les cérémonies, il portait une robe violette, avec une escarcelle à l'antique, un mantelet fourré d'hermine et le bonnet carré. Il prétendait avoir immédiatement rang après les princes du sang, et, quand il haranguait le Roi, celui-ci, par une faveur spéciale pour l'Université, lui permettait de ne pas parler à genoux. Souvent il était continué deux ou trois ans dans ses fonctions. La procession qu'il faisait tous les trois mois dans Paris est bien connue.

4. Cette harangue datait du mardi 26 novembre 1697 (*Dangeau*, tome VI, p. 233); une copie s'en trouve dans les notes recueillies par le P. Léonard sur Vittement : Arch. nat., M 762, tome II, fol. 125-127. « Son discours, la manière de le prononcer, sa personne, plurent si fort au monarque, qu'il dit aux courtisans qui l'environnoient que, depuis qu'il étoit sur le trône, jamais harangue ni orateur ne lui avoient fait autant de plaisir. » (*Moréri*.) En mai 1698, il prononça, dans les classes extérieures de la Sorbonne, un panégyrique du Roi en latin (*Gazette d'Amsterdam*, n° XLI); certaines phrases, sur la conduite des

Louville conseilla au duc de Beauvillier les deux gentilshommes de la manche; il avoit été avec eux dans le régiment d'infanterie du Roi, capitaine. Puységur en étoit lieutenant-colonel[1], et par là fort connu du Roi; il l'étoit extrêmement de tout le monde[2] parce qu'il avoit été l'âme de toutes les campagnes de M. de Luxembourg toute la dernière guerre : outre ses fonctions de maréchal des logis de l'armée, qu'il faisoit avec grande étendue et grande supériorité[3], il soulageoit M. de Luxembourg pour tous les autres ordres de l'armée; il avoit la principale part à ses projets de campagnes et à leur exécution,

Anglais qui avaient trahi leur roi légitime pour passer à l'usurpateur, excitèrent la susceptibilité de l'ambassadeur Portland, et firent que dorénavant les panégyriques durent être soumis à l'examen du prévôt des marchands. Dans ses provisions de lecteur, le Roi dit qu'il lui donne cette charge « sur les bons témoignages qui nous ont été rendus de sa capacité, de son érudition et de sa connoissance parfaite des belles-lettres : ce que nous avons connu nous-même dans l'éloquent discours qu'il fit, il y a quelque temps, en notre présence. » Il faut ajouter que Vittement avait aussi adressé à Bossuet, comme conservateur des privilèges de l'Université, une harangue très forte contre le quiétisme, à la suite de laquelle Bossuet l'avait présenté au Roi. Fort surpris de sa nomination, il manifesta modestement le désir de la refuser, dit le P. Léonard. Les appointements étaient de quatre mille cinq cents livres, avec des gratifications. Il s'occupa particulièrement du duc d'Anjou.

1. Depuis novembre 1693. C'est dans ce corps que Puységur avait fait tout son avancement. Il était brigadier depuis le 3 janvier 1696.

2. Fénelon l'estimait beaucoup : voyez sa *Correspondance*, tomes I, p. 302 et 504, et II, p. 120, 135, 141, 142, 151.

3. Le maréchal des logis des armées servait d'intermédiaire entre le commandant en chef et le major général ou les officiers des armées pour tout ce qui était marches, campements, quartiers de fourrages et ordres de bataille. Quoique n'ayant aucune autorité sur les troupes, comme il était seul initié directement au secret des mouvements de l'armée, son importance était très grande, et, pour peu qu'il fût entendu et appliqué, son rôle devenait considérable. Il était nommé par provisions, avec des gages fixes de quatre mille huit cents livres et une paye particulière pendant la campagne. (*Mémoires de Feuquière*, tome I, p. 143-145.) Les charges étaient au nombre de quatre; Puységur possédait la sienne depuis 1690, et, contre l'usage, on lui en maintint les fonctions alors même qu'il fut monté en grade. Montviel le suppléa souvent.

et la confiance en lui étoit telle que M. de Luxembourg ne se cachoit pas de ne rien penser et de ne rien faire pour la guerre sans lui[1]. Montviel, ancien capitaine au même régiment[2], étoit fort attaché à Puységur; et tous deux fort amis de Louville, et très propres à cet emploi auprès d'un prince dont l'âge demandoit désormais plus d'application pour les choses du monde, et surtout de la guerre, que pour celles de l'étude[3].

En même temps que ces amis de Monsieur de Cambray furent chassés, Mme Guyon fut transférée de Vincennes, où étoit le P. la Combe, à la Bastille[4], et, sur ce qu'on lui

1. Ceci a déjà été dit, en d'autres termes, à propos du maréchal de Luxembourg (tome II, p. 230), et se retrouvera dans un autre portrait de Puységur, en 1703. Il avait écrit une histoire des quatre dernières campagnes de Luxembourg, qui fut perdue, mais que le chevalier de Beaurain put reconstituer plus tard, d'après les notes, et publia en trois volumes in-folio (1756).

2. Homme d'esprit et de mérite, dit Dangeau (tome IX, p. 65).

3. *De l'* corrige *du ca[binet]*. — Avant que l'on sût le second choix du Roi, Racine écrivait à son fils, alors en Hollande : « M. le maréchal de Noailles avoit songé à vous, et en avoit même parlé; mais vous voyez bien, par le choix de M. de Puységur, que, M. le duc de Bourgogne n'étant plus enfant, on veut mettre auprès de lui des gens d'une expérience consommée, surtout pour la guerre.... Tout le monde a trouvé ce choix du Roi très sage, et vous ne devez pas douter qu'on ne lui donne un collègue aussi avancé en âge et aussi expérimenté que lui. » (*Œuvres*, tome VII, p. 246-248.) La nomination de Montviel ne fut connue que le 5 juin, un jour après celle de Puységur. Dangeau dit : « Le matin, à Versailles, le Roi nomma pour second gentilhomme de la manche de Mgr le duc de Bourgogne Monvielle (*sic*), un des premiers capitaines du régiment du Roi, qui faisoit la charge de maréchal des logis dans l'armée de Catinat l'année passée; il est l'ami intime de Puységur. » (*Journal*, tome VI, p. 361.)

4. En octobre 1696, Mme Guyon, malade ou voulant sortir de Vincennes, avait signé « de tout son cœur » une déclaration rédigée par M. Tronson, et pris l'engagement de se mettre sous la conduite du curé de Saint-Sulpice : moyennant quoi elle avait été envoyée à Vaugirard, dans la maison des Filles dévotes de Saint-Thomas-de-Villeneuve (Arch. nat., registres de la maison du Roi, O[1] 40, fol. 194, 213 v°, 215, 312). En avril 1698, le P. de la Combe, ayant été ramené à Vincennes, écrivit

mit auprès d'elle deux femmes pour la servir, peut-être pour l'espionner[1], on crut qu'elle étoit là pour sa vie. Cet éclat ne laissa pas de porter fortement sur les ducs de Chevreuse et de Beauvillier et sur leurs épouses. A Versailles, où ils vivoient fort peu avec le monde, cela ne parut guère; mais, le jeudi suivant, octave de la Fête-Dieu[2], c'est-à-dire le quatrième jour après l'éclat[3], le Roi alla à Marly : ils essuyèrent une désertion presque

à Mme Guyon une lettre dans laquelle, faisant l'aveu de « l'illusion, de l'erreur et du péché dans certaines choses qui sont arrivées avec trop de liberté entre nous, » et déplorant ses manquements passés aux lois de Dieu et à celles de l'Église, il la conjurait d'imiter son exemple et de donner une semblable rétractation. Cette lettre, répandue aussitôt dans le public, fut présentée à Mme Guyon le 14 mai, par l'archevêque et le curé de Saint-Sulpice; mais elle répondit fort tranquillement qu'il fallait que le Père fût devenu fou (comme en effet cela fut patent dès l'année suivante), et que, pour elle, sa conscience ne lui reprochait absolument rien. Deux jours plus tard, elle adressa une longue protestation, dans le même sens, à la duchesse de Beauvillier. Ce fut à raison de ces faits que, d'une part, on saisit ses papiers (le 23 mai : lettre de M. de la Reynie dans le ms. Fr. 13925), et que, d'autre part, l'archevêque obtint un ordre de la faire conduire à la Bastille (31 mai-4 juin). Voyez le registre O[1] 42, fol. 93 v°, 108, 133 et 201; la *Correspondance administrative sous Louis XIV*, par Depping, tome II, p. 695 et suivantes; les *Archives de la Bastille*, par Fr. Ravaisson, tome IX, p. 39 et suivantes; les *Annales de la cour*, tome II, p. 423-427; la *Gazette d'Amsterdam*, 1698, n° XLIX; le *Dictionnaire critique* de Jal, p. 668; les papiers du P. Léonard, Arch. nat., M 757, p. 90-91; *Madame Guyon*, par M. Guerrier, p. 405 et suivantes; la *Correspondance de Fénelon*, tomes IX, p. 36-37, 79-89, et XI, p. 76-90 et 119-139, etc.

1. Une de ces filles fut placée à Vincennes, sans aucune communication avec le barnabite. Celle qui resta auprès de la prisonnière, et qui avait été fournie par le gouverneur du château de Vincennes, déposa avoir été témoin de familiarités indécentes entre sa maîtresse et le Père, et reçut une gratification de neuf cents livres à la fin de 1699 (*Archives de la Bastille*, tome IX, p. 54, 92 et 95-96). M. Griveau (*Étude sur la condamnation du livre des* Maximes des saints, tome I, p. 415-416) estime que l'une et l'autre devaient servir d'espionnes.

2. Le 5 juin : *Journal de Dangeau*, tome VI, p. 360. Le Roi ne partit pour Marly qu'après avoir accompagné le saint sacrement au reposoir.

3. *L'éclat* est écrit en interligne.

générale. M. de Beauvillier, qui étoit en année, servoit jusqu'au dîner inclus, et le marquis de Gesvres[1] achevoit toujours les journées. Tout étoit local : à Versailles, le service étoit précis et réglé, et ces[2] grandes entrées[3] attendoient dans les cabinets, quand ils avoient à attendre ; à Marly, où le Roi n'en avoit que deux, et encore à peine[4], nulle grande entrée n'y mettoit le pied : il falloit attendre dans la chambre du Roi ou dans les salons, mêlés[5] avec

1. Bernard-François Potier, marquis de Gesvres, fils aîné du duc de ce nom, était né le 15 juillet 1655 et avait depuis 1658 la survivance du gouvernement de Valois, depuis 1670 celle de la charge de premier gentilhomme de la chambre, depuis 1677 la capitainerie du château de Montceaux. Fait mestre de camp de cavalerie en 1675 et promu brigadier en 1690, il avait vendu le régiment dès 1691. Son père lui céda le duché de Tresmes en 1703. Devenu gouverneur de Paris en 1704, il eut l'Ordre en 1724, et ne mourut que le 12 avril 1739, au château de Saint-Ouen.

2. Le manuscrit porte bien *ces;* mais ne faudrait-il pas lire *les?*

3. Nous avons déjà dit un mot (tome III, p. 202) des entrées, dont les *Mémoires* parleront plus longuement en d'autres occasions. On distinguait les « grandes entrées, » les « premières entrées » et les simples « entrées de la chambre. » Les grandes entrées, ce « comble des grâces, » comme dira Saint-Simon, « la plus insigne et la plus rare faveur, et la privance la plus commode, la plus grande et la plus utile » (*Écrits inédits*, tome VI, p. 378), n'appartenaient qu'aux enfants du Roi, aux princes du sang à qui il les avait accordées, au grand chambellan, aux quatre premiers gentilshommes de la chambre, aux grand maître et maîtres de la garde-robe, aux quatre premiers valets de chambre, au premier médecin et au premier chirurgien, c'est-à-dire aux officiers ou domestiques dont la présence était nécessaire pour que le Roi sortît de son lit, et à leurs survivanciers ou aux démissionnaires. Louis XIV les avait données aussi à certains favoris, tels que Lauzun. Seules, les grandes entrées pouvaient venir faire leur cour sans que le premier gentilhomme de service les annonçât. L'« entrée de la chambre » ne commençait qu'une fois le Roi sorti du lit. Voyez l'*État de la France* de 1698, tome I, p. 252-256 ; la suite des *Mémoires*, tomes VIII, p. 83, XII, p. 22, etc. ; les Additions au *Journal de Dangeau*, tomes I, p. 258-259, et XVI, p. 27 ; les *Mémoires de Luynes*, tomes I, p. 244-250, 262-263, VI, p. 275, etc.

4. Jusqu'en 1699, il n'y eut que quatre appartements de distinction dans le château de Marly : ceux du Roi, du Dauphin, du duc de Chartres et de Mme de Maintenon.

5. Ce masculin pluriel se justifie par l'idée des personnages qui

tout le courtisan[1], et cette attente prenoit une grande partie de la matinée lorsqu'il n'y avoit pas Conseil, qui y étoit bien moins fréquent qu'à Versailles. Pour les dames, les plus retirées partout ailleurs ne le pouvoient guère être à Marly : elles s'assembloient pour le dîner; presque jusqu'au souper, elles demeuroient dans le salon, et, par-ci par-là, les distinguées dans la première pièce de l'appartement de Mme de Maintenon[2], où elle ni le Roi ne se tenoient pas, mais où elles le voyoient passer plus à leur aise, et mieux remarquées. Mmes de Chevreuse et de Beauvillier, accoutumées à voir l'élite des dames se ramasser autour d'elles partout, se trouvèrent, tout ce voyage-là[3] et quelques autres ensuite, fort esseulées. Personne ne les approcha celui-ci, et, si le hasard ou quelque soin en amenoit auprès d'elles, c'étoit[4] sur des épines, et elles ne cherchoient qu'à se dissiper : ce qui arrivoit bientôt après. Cela parut bien nouveau et assez amer aux deux sœurs; mais, semblables à leurs maris en vertu et en bienséances, elles ne coururent après personne, se tinrent tranquilles, virent sans dédain ce flux de la cour[5], mais sans paroître embarrassées,

avaient les grandes entrées; nous avons eu déjà le pronom *ils* trois lignes plus haut.

1. Comparez la description plus complète de cet appartement dans la suite des *Mémoires*, tomes III de 1873, p. 24, et VIII, p. 179, et voyez les magnifiques atlas de plans et perspectives de Marly conservés aux Archives nationales, O[1] 1470-1472.

2. En mars 1695, Mme de Maintenon avait échangé son appartement d'en haut contre celui que Monseigneur occupait en bas, pour que le Roi n'eût plus à monter (*Journal de Dangeau*, tomes V, p. 71 et 163, et XIII, p. 485).

3. Le voyage du 5 au 14 juin.

4. Le *c'* de *c'estoit* semble corriger un *et*.

5. Littré eût dû relever cette expression de « flux de la cour, » qui ne paraît pas très juste, puisqu'il s'agit de courtisans que la prudence fait s'écarter des disgraciés, et, par conséquent, de reflux, plutôt que de flux, ce mot désignant la marée montante. Malherbe a dit (*Œuvres*, tome III, p. 482) : « La cour a ses flux et reflux comme la mer. »

reçurent bien le peu et le rare qui leur vint, mais sans empressement et à leur façon ordinaire, et surtout sans rien chercher[1], et ne[2] laissèrent pas de bien remarquer et distinguer les différentes allures et tous[3] les degrés de crainte, de politique ou d'éloignement. Leurs maris, aussi courtisés et encore plus environnés qu'elles, éprouvèrent encore plus d'abandon, et ne s'en émurent pas davantage[4]. Tout cela eut[5] un temps, et, peu à peu, on se

1. Ces deux dames, malgré l'alliance de leur sœur avec le duc de Mortemart, n'avaient jamais fait la cour à Mme de Montespan, et elles ne profitaient qu'avec discrétion de l'amitié de Mme de Maintenon (*Souvenirs de Mme de Caylus*, p. 500).

2. La première lettre de *ne* corrige un *p*.

3. *Tous*, qui termine la page 147 du manuscrit, est répété par mégarde au commencement de la page 148.

4. Le 10 juin, M. de Beauvillier écrivait à M. Tronson, en lui demandant conseil : « Je suis à la veille d'être éloigné de la cour, si je ne dis précisément que Mme Guyon est une folle ou une méchante. Je me remets entre vos mains, sans volonté.... Voyez donc, Monsieur, devant Dieu, ce que j'offre à Mme de Maintenon (un désaveu de tout commerce ultérieur avec Mme Guyon), et s'il faut ajouter ou diminuer quelque chose.... » Quand le duc eut reçu la réponse de son conseiller, il écrivit à Mme de Maintenon et à l'archevêque de Paris, rappelant à ce dernier que, depuis longtemps, au su du prélat et avec son approbation, il rendait compte à M. Tronson de « toutes ses pratiques et de tous ses sentiments les plus intimes ; » que, « pour s'assurer de plus en plus sur une matière si importante, » il était allé spontanément, en avril 1697, avec sa femme et les Chevreuse, déclarer qu'ils abandonnaient la doctrine suspecte. En même temps, il envoya à l'archevêque une copie de la lettre justificative qu'il venait d'adresser à M. de Pomponne, terminée par cette phrase : « Ce n'est point par estime de Mme Guyon, comme on a voulu le faire entendre, que j'ai proposé, pour être auprès de M. le duc de Bourgogne, des personnes qui la connoissoient. En voici deux preuves bien certaines : l'une, c'est que, moi-même, je ne la connoissois pas lorsque le Roi me fit l'honneur de m'attacher à la personne de ce prince ; l'autre, c'est que je la connoissois quand j'ai proposé ceux qui sont auprès de MM. les ducs d'Anjou et de Berry, et qu'il n'y a pas un seul d'eux tous qui ait jamais eu le moindre commerce avec elle.... » (*Correspondance de Fénelon*, tome IX, p. 160 et 222 ; *Archives de la Bastille*, tome IX, p. 68-70.)

5. *Eut* corrige *un*.

rapprocha d'eux et d'elles[1], parce qu'on vit le Roi les traiter avec la même distinction, et que la même politique qui avoit éloigné d'eux le gros du monde les[2] rapprocha dans les suites, et que l'envie, lasse de bouder inutilement, fit enfin comme les autres.

Pendant ces dégoûts, la Reynie[3] interrogea plusieurs fois Mme Guyon et le P. la Combe. Il se répandit que ce barnabite disoit beaucoup, mais que Mme Guyon se défendoit avec beaucoup d'esprit et de réserve[4]. Les écrits continuoient[5]; le Roi loua publiquement l'histoire

1. Par mégarde, Saint-Simon a répété *et d'eux* en interligne, après *elles*.

2. *L'es*, avec apostrophe, dans le manuscrit; peut-être pour *l'en?*

3. L'ancien lieutenant général de police, resté simple conseiller d'État en 1697, fut depuis lors chargé de diverses enquêtes et informations judiciaires auxquelles il était plus apte que personne. M. Fr. Ravaisson n'a pas trouvé les neuf interrogatoires qu'il fit subir à Mme Guyon. D'Argenson lui succéda dans la conduite de cette procédure, en septembre.

4. Voyez ci-dessus, p. 143 et 160. On écrivait de Paris à la *Gazette d'Amsterdam*, le 13 juin (n° XLIX), à propos d'interrogatoires subis par Mme Guyon : « On prétend que le P. la Combe, barnabite qui étoit autrefois de ses sectateurs, a découvert plusieurs choses qui se passoient dans cette cabale dévote, dont le public parle diversement, selon la coutume, et suivant les impressions qui lui sont données pour et contre. » Voici le texte du *Journal de Dangeau* (28 juin, tome VI, p. 373) que suit en ce moment notre auteur : « On ne parle ici que du dernier livre de Monsieur de Meaux contre Monsieur de Cambray, où toute la doctrine de Mme Guyon est étalée. Cette dame est toujours à la Bastille, où M. de la Reynie, par ordre du Roi, l'a déjà interrogée plusieurs fois; on parle de lui confronter le P. de la Combe, qui, dans son interrogatoire, n'a pas été si réservé qu'elle. On dit qu'elle se défend avec beaucoup d'esprit et de fermeté. »

5. Il avait paru, de 1697 à 1698, de nombreuses réponses de Fénelon, en forme de lettres ou de déclarations pastorales, aux instructions, écrits, traités ou déclarations de l'archevêque de Paris et des évêques de Meaux et de Chartres, touchant les *Maximes des saints*, l'oraison passive, la charité, l'amour naturel, etc. Huet écrivait, le 21 mars 1698 : « J'ai reçu tous les ouvrages de Monsieur de Cambray et de ses adversaires; la matière est présentement assez éclaircie : il ne faut plus qu'une décision de Rome. » (*Archives de la Bastille*, tome IX, p. 63.) Mais Fénelon voyait plus justement les choses, et, le 16 avril 1698, il écrivait à l'abbé de Chantérac (*Correspondance*, tome IX, p. 9) : « On

de toute cette affaire que Monsieur de Meaux lui avoit présentée[1], et dit qu'il n'y avoit pas avancé un mot qui ne fût vrai[2]. Monsieur de Meaux étoit, ce voyage-là, fort

s'imagine peut-être à Rome que l'affaire s'adoucira en France en se prolongeant. Tout au contraire, Monsieur de Meaux n'en sera que plus forcené. Le goût du public pour mes lettres va lui faire écrire tout ce que la fureur et l'artifice peuvent inspirer; il faut même y préparer les esprits. On peut tout attendre d'un homme qui a fait ce dernier gros livre.... » Il est vrai que des amis de Fénelon, comme l'abbé Brisacier, lui reprochaient aussi d'avoir quitté ses habitudes de modération pour céder à l'entraînement et aux exemples de violence (*Correspondance de Fénelon*, tome IX, p. 23). C'était moins une guerre qu'un duel entre les deux prélats, selon le mot de l'abbé le Gendre (*Mémoires*, p. 239).

1. Ce livre, la *Relation sur le quiétisme*, avait été présenté au Roi (sans doute en manuscrit) dès le 3 mars : voyez le *Journal de Dangeau*, tome VI, p. 303, et la lettre de Fénelon au Nonce, 1er mars 1698. Le mois suivant (*ibidem*, p. 332), Fénelon avait fait imprimer « des lettres dont M. l'archevêque de Paris et M. l'évêque de Meaux se plaignent fort, et travaillent, chacun de leur côté, à y faire réponse. » Ces réponses furent connues dès le 20 mai (*ibidem*, p. 350) : « On dit qu'elles sont très bien faites et très fortes, et vont être publiques. » Ce fut seulement le 26 juin que, l'impression de la *Relation* étant achevée, Monsieur de Meaux en offrit un exemplaire au Roi, lequel avait eu, deux jours auparavant, une longue conférence avec le cardinal de Noailles et avait pris connaissance du livre (p. 371). Voyez la *Correspondance de Fénelon*, tome IX, p. 249 et suivantes; les *Mémoires de l'abbé le Gendre*, p. 239-241; la *Relation* de Phélippeaux, tome II, p. 32-36; le livre de M. Guerrier sur *Madame Guyon*, p. 422-438; la *Gazette d'Amsterdam*, nos LIII et Extr. LV, etc.

2. Ce sont là les propres termes dont se sert Dangeau. Dans sa table manuscrite du *Journal*, Saint-Simon note ainsi le fait : « Monsieur de Meaux présente au Roi son livre, historique de tout le procédé réciproque dans l'affaire de Monsieur de Cambray, qui fait grand bruit et grande impression, et que le Roi autorise. » Effectivement, cette publication consomma la ruine du prélat contre qui elle était dirigée. Mme de Maintenon écrivait, le 29 juin, ces mots : « Le livre de Monsieur de Meaux réveille la colère du Roi sur ce que nous l'avons laissé faire (Fénelon) archevêque. Il m'en fait de grands reproches. Il faut que toute la peine de cette affaire tombe sur moi. » (*Correspondance générale*, tome IV, p. 237.) Madame, qui se fit faire une définition du quiétisme par Bossuet, fut convaincue que Fénelon et ses amis n'avaient eu d'autre vue que de gouverner la cour et le Roi par le moyen de

brillant à Marly, et le Roi avoit chargé le Nonce[1] d'envoyer ce livre[2] au Pape. Rome fut agitée de tout cet éclat : l'affaire, qui dormoit un peu à la congrégation du Saint-Office[3], où elle avoit été renvoyée, reprit couleur, et couleur qui commença à devenir fort louche pour Monsieur de Cambray[4].

Mme de Maintenon, et que le partage du butin était préparé à l'avance entre eux. « La religion, écrivait-elle à l'électrice de Hanovre, est ce qu'on avait le moins en vue dans cette affaire; mais Mme de Maintenon, voyant que Monsieur de Meaux avait découvert la fourberie et qu'il pourrait y avoir un éclat, eut peur que le Roi ne s'aperçût de la manière dont elle l'avait mené : elle vira donc de bord sur-le-champ, et abandonna Mme Guyon, avec tout son parti.... » (Recueil Rolland, p. 185 et 196-197, et recueil Jaeglé, tome I, p. 197 et 198; comparez les lettres des 7 et 17 août.)

1. Le nonce du Pape était Marc-Daniel Delfini, noble vénitien et neveu d'un cardinal de même nom. Nommé vice-légat d'Avignon en octobre 1691, archevêque de Damas et nonce en France en décembre 1695, évêque de Brescia en 1698, il devint cardinal en 1699, et mourut le 5 août 1704, à l'âge de cinquante ans.

2. *Ce livre* a été ajouté après coup en interligne, et le pronom *l'* biffé entre *de* et *envoyer*, sans élider la préposition, comme il eût convenu.

3. Cette congrégation (ci-dessus, p. 111, note 1) siégeait d'une façon permanente, pour juger toutes les questions d'hérésie, d'apostasie, de magie, etc. : voyez Lunadoro, *Relazione della corte di Roma*, éd. 1698, p. 45. On peut suivre dans les lettres de l'abbé de Chantérac (tome IX de la *Correspondance de Fénelon*) et dans la *Relation* de Phélippeaux toute la procédure de 1698. Quand les consulteurs eurent fini l'examen préalable, en juin, l'affaire passa aux mains des cardinaux et du Pape, qui tinrent trois séances par semaine. Le cardinal de Bouillon sut faire des absences à point nommé, lorsque vint le moment d'opiner.

4. Voici ce que disait Dangeau, à la date du 30 juillet (p. 374) : « On écrit de Rome que l'affaire de M. l'archevêque de Cambray, qui est, depuis deux mois, renvoyée à la congrégation du Saint-Office, commence à aller fort mal pour lui. On croit que son livre y sera condamné. M. le Nonce envoya au Pape, il y a six semaines, par ordre du Roi, le mémoire de cet archevêque, que Monsieur de Meaux vient de faire imprimer dans ce dernier livre de la *Relation du quiétisme*. Les amis de Monsieur de Cambray disent qu'il répondra sûrement au livre de Monsieur de Meaux. » L'abbé de Beaufort écrivait, en juin, à M. de Noailles, évêque de Châlons : « J'ai donné à l'abbé de Voussienne la relation de Monsieur de Meaux sur le quiétisme, que M. le Dieu m'a

Monsieur de Meaux consulte Monsieur de la Trappe sur Monsieur de Cambray, la publie* à son

Dans ces entrefaites[1], il arriva une chose qui ne laissa pas de m'importuner[2]. Monsieur de Meaux étoit anciennement ami de Monsieur de la Trappe; il l'étoit allé voir quelquefois, et ils s'écrivoient de temps en temps; ils s'aimoient, et ils s'estimoient encore davantage. Monsieur

envoyée pour vous; il m'a promis de vous l'envoyer aussitôt qu'il seroit à Voussienne, c'est-à-dire dans la fin de la semaine. Cette relation rend la cause si honteuse, que tout le monde l'abjure. On dit ici tout publiquement que MM. de Beauvillier et de Chevreuse, avec leurs dames, l'ont abjurée entre les mains de Monsieur de Grenoble, et le premier des deux a dit que, quoique son abjuration ne fût pas vraisemblable, elle étoit néanmoins véritable. L'abbé de Maulévrier abjure comme les autres, et il a écrit à Monsieur de Cambray qu'il n'auroit plus de commerce avec lui. On écrit de Rome que l'affaire pourroit bien finir plus tôt qu'on ne pense : cela seroit fort à desirer; quand on y aura vu la relation de Monsieur de Meaux et le dernier écrit du P. de la Combe, qui avoue des familiarités criminelles avec Mme Guyon, peut-être se pressera-t-on davantage. » (*Archives de la Bastille*, tome IX, p. 73.) En effet, à Rome, où l'archevêque de Paris et M. de Beauvillier, chacun de son côté, écrivirent pour qu'on pressât le jugement (lettres publiées par M. Kervyn de Lettenhove dans les *Notices et extraits sur les collections d'autographes de M. de Stassart*, p. 46-47 et 62), les amis de Fénelon manifestèrent leur indignation de ces disgrâces, qu'ils considéraient comme un triomphe pour l'archevêque de Paris, une preuve du ressentiment tout-puissant de Mme de Maintenon, et une façon d'influer sur la décision du Pape. (*Correspondance de Fénelon*, tome IV, p. 215-218; Nisard, *Une polémique religieuse au dix-septième siècle*, dans la *Revue des Deux Mondes*, 15 juillet 1845, p. 315 et 322.) Fénelon lui-même se rendait bien compte de la portée de ces coups successifs : voyez ses lettres du 6 et du 13 juin à l'abbé de Chantérac, ainsi que la correspondance de Bossuet, des mois de juin, juillet et août.

1. Ici, Saint-Simon interrompt le récit de l'affaire même du quiétisme; mais il n'y a pas de coupure d'alinéa dans le manuscrit, tout le morceau formant un seul paragraphe de la page 142 à la page 177.

2. Cet épisode incident n'est point emprunté à Dangeau, comme tout ce qui précède. On le retrouve, un peu réduit, dans une lettre que Saint-Simon écrivit au garde des sceaux Chauvelin le 20 mars 1728, et où il comparait sa propre situation vis-à-vis des princes outragés par son mémoire au Régent et la situation de Rancé, en 1698, vis-à-vis de Monsieur de Cambray : voyez le texte de cette lettre dans le tome XXI (complémentaire) de l'édition de 1873, p. 252-253.

* Publie la réponse ou la consultation.

de Meaux, dans les premières crises de la dispute, lui envoya ses premiers écrits, ceux que Monsieur de Cambray publia d'abord, et en même temps les *Maximes des saints;* il le pria d'examiner ces différents ouvrages, et, sans en faire un lui-même, dont il n'avoit ni le temps ni la santé, de lui mander franchement et en amitié ce qu'il en pensoit. Monsieur de la Trappe lut attentivement tout ce que Monsieur de Meaux lui avoit envoyé[1]. Tout savant et grand théologien qu'il fût, le livre des *Maximes des saints* l'étonna et le scandalisa beaucoup. Plus il l'étudia, et plus ces mêmes sentiments le pénétrèrent. Il fallut enfin répondre après avoir bien examiné. Il crut répondre en particulier, et à son ami; il compta qu'il n'écrivoit qu'à lui et que sa lettre ne seroit vue de personne : il ne la mesura donc point comme on fait un jugement, et il manda tout net à Monsieur de Meaux, après une dissertation fort courte, que, si Monsieur de Cambray avoit raison, il falloit brûler l'Évangile et se plaindre de Jésus-Christ, qui n'étoit venu au monde que pour nous tromper[2]. La force terrible de cette expression[3] étoit si effrayante, que Monsieur de Meaux la crut digne d'être montrée à Mme de Maintenon, et Mme de Maintenon, qui ne cherchoit qu'à accabler Monsieur de Cambray de toutes les autorités

insu, et le brouille pour toujours avec cet archevêque et avec ses amis.

1. M. l'abbé Dubois a exposé le rôle de Monsieur de la Trappe dans son *Histoire de Rancé*, tome II, p. 503-515.

2. Deux lettres de Monsieur de la Trappe à Bossuet, datées de mars et d'avril 1697, parurent en tête de la *Relation* de Bossuet, et elles sont imprimées dans ses *Œuvres*, ainsi que dans le recueil de *Lettres d'Armand-Jean le Bouthillier de Rancé* publié, en 1846, par M. Gonod, p. 397-401. Il y a une troisième lettre, adressée au curé de Vareddes. Voyez aussi les papiers du P. Léonard, Bibl. nat., ms. Fr. 24 123, fol. 46 v°, 64 et 65.

3. Rancé disait un peu autrement, dans la lettre du 14 avril : « En vérité, si les chimères de ces fanatiques avoient lieu, il faudroit fermer le livre des divines Écritures, laisser l'Évangile, quelque saintes et quelque nécessaires qu'en soient les pratiques, comme si elles ne nous étoient d'aucune utilité; il faudroit, dis-je, compter pour rien la vie et la conduite de Jésus-Christ.... »

possibles[1], voulut absolument qu'on imprimât cette réponse de Monsieur de la Trappe à Monsieur de Meaux[2]. On peut imaginer quel triomphe d'une part et quels cris perçants de l'autre[3]. Monsieur de Cambray et ses amis n'eurent[4] pas assez de voix ni de plumes pour se plaindre[5] et pour tomber sur Monsieur de la Trappe, qui, de son désert, osoit anathématiser un évêque et juger de son autorité, et de la manière la plus violente et la plus cruelle, une question qui étoit déférée au Pape et qui étoit actuellement sous son examen. Ils en firent même faire des reproches amers à Monsieur de la Trappe, et de là éclatèrent contre lui. Monsieur de la Trappe fut très

1. Le signe du pluriel a été ajouté après coup à *possible*.

2. Madame écrivait, le 7 août : « .... Je vois bien que le mystique n'est pas du tout mon affaire. Mme de Maintenon le comprend mieux que moi; tout, en elle, est mystérieux. Rien ne m'a plus étonnée, je vous l'assure, que de voir cette dame abandonner l'archevêque de Cambray, qui était si fort son ami. Ils mangeaient et buvaient souvent ensemble. Il n'y avait pas de partie de plaisir pour la dame dont ne fût aussi l'archevêque : musique, assemblées d'amis, il était invité partout; et maintenant on le persécute à outrance. Aussi je le plains de tout mon cœur, car ce brave homme doit bien souffrir en se voyant abandonné et persécuté par ceux en qui il avait mis toute sa confiance.... » Et le 17 : « .... Il n'est que trop vrai que Monsieur de Cambray est ambitieux; sans cela, il n'aurait pas été si longtemps intime avec Mme de Maintenon, en compagnie de laquelle il a régné, pour ainsi dire, pendant un certain temps. Mais elle a changé tout d'un coup, et ceux qui prétendent tout savoir assurent que tout cela vient de ce qu'il n'a pas voulu conseiller que le mariage fût déclaré. » (Recueils Rolland, p. 190 et 193, et Jaeglé, tome I, p. 201 et 203.)

3. Les éditeurs de la *Correspondance de Fénelon* ont inséré dans le tome VII, p. 524-535, une lettre de l'abbé des Lyons, doyen de Senlis, sur l'étonnement douloureux que lui causèrent les deux épîtres de M. de Rancé. On trouvera, sur le même sujet, une lettre de l'abbé Testu dans le volume du Dépôt des affaires étrangères coté *France* 1044. Le duc de Nevers rima aussi des satires plaisantes.

4. La négation élidée *n'* corrige une *s'*, et, plus loin, le pluriel a été ajouté après coup à *plumes*.

5. Fénelon, quoique ne connaissant pas M. de Rancé, crut devoir lui écrire une lettre, qui est dans le tome VII de sa *Correspondance*, p. 515-520.

affligé de l'impression de sa lettre, et de se voir sur la scène au moment qu'il s'en étoit le moins défié. Il prit le parti d'écrire une seconde lettre à Monsieur de Meaux, et, en même temps, de la publier : il lui faisoit des reproches, mais comme un ami, d'avoir communiqué sa réponse sur sa dispute avec Monsieur de Cambray, qu'il lui avoit écrite[1] avec ouverture de cœur, dans sa confiance accoutumée de leur commerce de lettres que celle-ci seroit brûlée aussitôt qu'elle auroit été lue; qu'il étoit affligé avec amertume de la peine qu'il apprenoit de toutes parts qu'elle causoit à des personnes dont il avoit toujours particulièrement honoré les vertus, les places et les personnes; qu'il l'étoit encore davantage du bruit qu'il lui revenoit que faisoit sa réponse, lui qui, depuis tant d'années, ne cherchoit qu'à être oublié, qui, dans aucun temps, n'étoit entré dans aucune affaire de l'Église, et qui, en les évitant toutes, ne s'étoit vu forcé qu'avec un très grand déplaisir à[2] se défendre sur des questions monastiques de son état, qui l'avoient conduit plus loin qu'il n'auroit voulu, mais qu'il n'avoit pu abandonner en conscience[3]; qu'il étoit vrai que ce qu'il lui avoit mandé sur Monsieur de Cambray, il l'avoit pensé, et qu'il le penseroit toujours, mais que, sans penser autrement, ni chercher le moins du monde à se déguiser, surtout sur des points de doctrine, ou il se seroit tu, s'il avoit pu craindre de se voir imprimé, parce que son partage étoit la retraite et le silence, ou, s'il avoit été forcé à s'expliquer, il l'au-

1. L'*e* final d'*écrite* a été ajouté après coup.
2. *A* est écrit en interligne, sur *de*, biffé.
3. C'est un souvenir de la polémique que M. de Rancé avait eu à soutenir contre les bénédictins à propos de son livre : *De la sainteté et des devoirs de la vie monastique* (1683), et du *Traité des études monastiques* de Mabillon (1691). Saint-Simon avait dans sa bibliothèque la réponse à ce dernier ouvrage (n° 140 de son catalogue), avec plusieurs autres livres de M. de Rancé, sans compter huit volumes manuscrits de réflexions pieuses ou de traités de théologie, qui sont aujourd'hui aux Affaires étrangères.

roit fait au moins dans des termes mesurés, convenables à être publiés et propres à répondre à sa vénération pour l'épiscopat, et en particulier au respect qu'il avoit pour la personne, la vertu et le savoir de Monsieur de Cambray, et que l'entière différence de sentiment où il étoit de lui[1] ne devoit pas altérer pour sa dignité dans l'Église, ni pour sa personne[2]. C'étoit là dire, ce semble, tout ce qu'il étoit possible de plus satisfaisant, et c'étoit à Monsieur de Meaux, et plus encore à Mme de Maintenon, qu'il s'en falloit prendre, qui avoient commis une si grande infidélité pour exciter tout ce fracas; mais Monsieur de Cambray et ses amis, à bout de colère contre leur persécutrice et d'écrits faits et à faire au fond contre Monsieur de Meaux, ne se contentèrent de rien, et ne le pardonnèrent de leur vie à Monsieur de la Trappe.

Il arrive quelquefois aux plus gens de bien[3] de diviniser certaines passions, et telle est la foiblesse de l'homme. J'étois passionnément attaché à Monsieur de la Trappe; je l'étois intimement à Monsieur de Beauvillier, et fort à M. de Chevreuse; ils ne se cachoient de rien devant moi, et quelquefois il leur échappoit des amertumes sur Monsieur de la Trappe, que j'aurois voulu ne pas entendre. Je me souviens qu'ayant dîné en particulier chez M. de Beauvillier, il nous proposa, à M. de Chevreuse, au duc de Béthune[4] et à moi, une promenade en carrosse[5] autour

1. C'est-à-dire l'entière différence qu'il y avait entre sa façon de penser et celle de Monsieur de Cambray.

2. On ne trouve pas tout cela dans la seconde lettre reproduite par M. Gonod (1846), p. 400-401, avec plusieurs lettres à l'abbé Nicaise (p. 222-235, 239, 267-268, 274-280 et 285), où Rancé, tout en regrettant la divulgation de ce qu'il avait écrit, condamnait les doctrines de Fénelon, demandait une répression sévère, et approuvait fortement les livres de Bossuet et de Godet des Marais.

3. Littré cite des exemples de cette façon de parler pris dans Bossuet, Bourdaloue, Massillon.

4. Armand Ier de Béthune, qui avait quitté le duché de Charost en 1695, pour le passer à son fils : tome III, p. 93.

5. Après *carrosse*, le manuscrit porte une *L*, effacée du doigt.

du canal de Fontainebleau[1]. La duchesse de Béthune étoit la grande âme du petit troupeau, l'amie de tous les temps de Mme Guyon, et celle devant qui Monsieur de Cambray étoit en respect et en admiration, et tous ses amis en vénération profonde[2]. Le petit troupeau avoit donc réuni dans une liaison intime la fille de M. Foucquet[3] et les filles de M. Colbert[4]; et le duc de Béthune, qui n'alloit pas, en ce genre, à la cheville du pied[5] de sa femme[6], étoit, à cause d'elle, fort recueilli[7] des deux ducs

Duchesse de Béthune principale amie de Mme Guyon.

1. Ce canal, de six cents toises de long sur vingt de large, avait été achevé en 1661, et poussé jusqu'au grand parterre du jardin, selon le projet du roi Henri IV, qui était passionné pour cette entreprise. Voyez, dans le *Journal de Dangeau*, tome XIV, p. 481, la description d'une promenade du Roi, en 1713. — En 1697, la cour resta à Fontainebleau du 19 septembre au 25 octobre.

2. Cette fille unique de la première femme du surintendant a déjà été nommée en 1695 (tome II, p. 345), comme une des « principales brebis du petit troupeau. » Elle avait connu Mme Guyon à Montargis, et son frère consanguin, le comte de Vaux, avait épousé Mlle Guyon en 1689.

3. Nicolas Foucquet, vicomte de Melun et de Vaux, marquis de Belle-Isle, né à Paris et baptisé en l'église Saint-Jean-en-Grève le 27 janvier 1615, fut d'abord destiné à l'Église et pourvu, en 1631, de la dignité de trésorier de la basilique Saint-Martin de Tours; puis, entrant dans la robe, il devint successivement conseiller au parlement de Metz (1633), maître des requêtes à vingt et un ans (1636), intendant de justice, police et finances auprès de diverses armées et dans les généralités de Grenoble et de Paris (1643-1650), procureur général au parlement de Paris (octobre 1650), surintendant des finances et ministre d'État (8 et 10 février 1653). Disgracié et arrêté le 5 septembre 1661, condamné, trois ans plus tard, à la détention perpétuelle, il finit ses jours dans le donjon de Pignerol, le 23 mars 1680.

4. Allusion à l'inimitié légendaire de Colbert pour Foucquet, qui succomba en 1661. Les deux filles aînées de Colbert avaient épousé MM. de Beauvillier et de Chevreuse.

5. Locution figurée que Furetière ne donne pas.

6. Enveloppé dans la disgrâce de Foucquet et relégué à Montargis, le duc avait pris asile chez le père de Mme Guyon (la Beaumelle, *Mémoires sur Mme de Maintenon*, éd. 1789, tome IV, p. 15; M. Guerrier, *Madame Guyon*, p. 37-38). Il était d'ailleurs dévot et assidu au banc d'œuvre de Saint-Eustache (Chansonnier, ms. Fr. 12689, p. 494).

7. Au sens d'accueillir, traiter favorablement, avec une nuance de

Complaisance des ducs de Chevreuse et de Beauvillier pour moi, sur Monsieur de la Trappe.

et des deux duchesses. A peine fûmes-nous vers le canal, que le bonhomme Béthune mit la conversation sur Monsieur de la Trappe, à propos de Monsieur de Cambray, dont on parloit; les deux autres suivirent, et tous trois se lâchèrent tant et si bien, qu'après avoir un peu répondu, puis gardé le silence pour ne les pas exciter encore davantage, je sentis que je ne pouvois plus supporter leurs propos. Je leur dis donc naïvement que je sentois bien que ce n'étoit pas à moi, à mon âge, à exiger qu'ils se tussent, mais qu'à tout âge on pouvoit sortir d'un carrosse; que je les assurois que je ne les en aimerois et ne les en verrois pas moins; en ajoutant que c'étoit pour moi la dernière épreuve où mon attachement pût être mis, mais que je leur demandois l'amitié d'avoir aussi égard à ma foiblesse, s'ils vouloient l'appeler ainsi, et[1] de me mettre pied à terre : après quoi ils diroient tout ce qu'ils voudroient en pleine liberté. MM. de Chevreuse et de Beauvillier sourirent. « Eh bien! dirent-ils, nous avons raison, mais nous n'en parlerons plus; » et firent taire le duc de Béthune, qui vouloit toujours bavarder. J'insistai, et sans fâcherie, à sortir, pour les laisser à leur aise. Jamais ils ne le voulurent souffrir, et ils eurent cette amitié pour moi que jamais depuis je ne leur en ai ouï dire un mot. Pour le bonhomme Béthune, il n'étoit pas si maître de lui; mais, comme aussi je ne m'en contraignois pas comme pour les deux autres, je lui répondois de façon que c'en étoit pour longtemps.

Plaisante et

Encore ce mot, pour sa singularité. Le duc de Charost[2],

charité ou de condescendance. Cet emploi est régulier au moyen âge, dans Froissart par exemple.

1. *Et* est écrit en interligne, sur *mais*, biffé.

2. Armand II de Béthune, marquis de Charost, né le 5 mars 1663, lieutenant au régiment du Roi en 1683 et capitaine en 1684, colonel du régiment de Brie en 1684, lieutenant général des provinces de Picardie, Boulonnais, etc., en 1687, colonel du régiment de Vermandois en 1690, brigadier en 1693, gouverneur de Doullens en 1694, maréchal de camp en 1696, avait pris le titre de duc de Charost, sur la démission de son

son fils, ne bougeoit de chez moi et étoit intimement de mes amis[1]; il étoit aussi un des premiers tenants du petit troupeau, et, comme tel, protégé des ducs de Chevreuse et de Beauvillier, qui nous avoient liés[2] ensemble, mais qui ne lui parloient jamais de quoi que ce soit que des affaires de leur communion. Par même raison, Charost étoit infatué à l'excès de Monsieur de Cambray et fort aliéné[3] de Monsieur de la Trappe. Nous badinions et plaisantions fort ordinairement[4] ensemble, et, de temps en temps, il se licencioit[5] avec moi sur Monsieur de la Trappe. Je l'avertis plusieurs fois de laisser ce chapitre : que, tout autre, je l'abandonnois[6] à tout ce qu'il voudroit dire et en badinerois avec lui, mais que celui-là étoit plus fort que moi, et que je le conjurois d'épargner ma patience et les sorties que je ne pourrois retenir. Malgré ces avis très souvent réitérés, il se mit sur ce chapitre à Marly[7], dans la chambre de Mme de Saint-Simon, où nous avions dîné et où il n'étoit resté que Mmes du Châtelet et de Nogaret avec nous. Je parai d'abord; je le fis souvenir après de ce que je lui avois tant de fois répété : il poussa toujours sa pointe, et, de propos en propos, de

Fort singulière aventure entre le duc de Charost et moi, sur Monsieur de Cambray et Monsieur de la Trappe.

père, en 1695. Il devint lieutenant général en 1702, capitaine des gardes en 1711, gouverneur de Calais en 1712 et gouverneur du roi Louis XV en 1722, se démit de son duché le 22 mars 1724, eut l'Ordre le 3 juin suivant, le titre de chef du conseil des finances en 1730, et mourut le 23 octobre 1747.

1. *Mémoires*, tomes VI, p. 256, VIII, p. 358 et 426, XVII, p. 257.

2. *Lié*, sans accord, dans le manuscrit.

3. Littré cite cet exemple de Fénelon : « aliénés de la vie de Dieu. »

4. Le manuscrit porte *ord^e*, en abrégé, et non *ord^t*.

5. Nous trouvons des exemples de : « se licencier à parler de ..., » et de : « se licencier à toutes sortes de désordres, » mais non de : « se licencier sur, » c'est-à-dire se licencier à parler sur quelqu'un.

6. *Abandois*, dans le manuscrit.

7. Nous avons dit que M. et Mme de Saint-Simon avaient été invités à Marly aussitôt après leur mariage. On voit, par les *Mémoires* et par le *Journal de Dangeau*, qu'en 1711 ils occupaient le second pavillon du côté du bourg, mais que la princesse de Conti le leur prit, et qu'ils furent alors placés dans le premier pavillon en bas, du côté de la chapelle.

plaisanterie fort aigre et où il ne se retenoit plus, il me lâcha, avec un air de mépris pour Monsieur de la Trappe, que c'étoit mon patriarche, devant qui tout autre n'étoit rien. Ce mot enfin combla la mesure. « Il est vrai, répondis-je d'un air animé, que ce l'est; mais vous et moi avons chacun le nôtre, et la différence qu'il y a entre les deux, c'est que le mien n'a jamais été repris de justice[1]. » Il y avoit déjà longtemps que Monsieur de Cambray avoit été condamné à Rome[2]. A ce mot, voilà Charost qui chancelle (nous étions debout), qui veut répondre, et qui balbutie : la gorge s'enfle, les yeux lui sortent de la tête, et la langue de la bouche; Mme de Nogaret s'écrie; Mme du Châtelet saute à sa cravate, qu'elle lui défait, et le col de sa chemise; Mme de Saint-Simon court à un pot d'eau, lui en jette, et tâche de l'asseoir et de lui en faire avaler. Moi, immobile, je considérois le changement si subit[3] qu'opère un excès de colère et un comble d'infatuation, sans toutefois pouvoir être mécontent de ma réponse. Il fut plus de trois ou quatre *Pater* à se remettre; puis sa première parole fut que ce n'étoit rien, qu'il étoit bien, et de remercier les dames. Alors je lui fis excuse, et le fis souvenir que je le lui avois bien dit. Il voulut répondre; les dames interrompirent, on parla de toute autre chose, et Charost se raccoutra[4] et s'en alla peu après. Nous n'en fûmes pas un instant moins bien, ni moins librement ensemble, et dès la même journée; mais ce que j'y gagnai, c'est qu'il ne se commit jamais plus à quoi que ce soit sur[5] Monsieur de la Trappe. Quand il fut sorti, les dames

1. Littré ne cite aucun exemple indiquant de quelle époque date cette locution, qu'il n'a même pas relevée ici.

2. En 1699.

3. *Si subit* est en interligne, de même que *toutefois* deux lignes plus bas.

4. C'est-à-dire : se rajusta, répara le désordre de sa toilette (sens auquel Furetière dit que le terme est bas), mais non pas se remit, comme l'a interprété Littré.

5. Littré cite des exemples de : « se commettre avec » ou « contre », mais non de : « se commettre sur quelqu'un. »

me grondèrent et se mirent toutes trois sur moi[1] : je ne fis qu'en rire. Pour elles, elles ne pouvoient revenir de l'étonnement et de l'effroi de ce qu'elles avoient vu, et nous convînmes, pour la chose et pour l'amour de Charost, de n'en parler à personne ; et en effet qui que ce soit ne l'a su.

Caretti, empirique, devient grand seigneur.

Un événement singulier[2], que le Grand-Duc[3] manda à Monsieur, surprit extrêmement tout ce qui, à Paris et à la cour, avoit connu Caretti[4]. C'étoit un Italien qui s'y étoit arrêté[5] longtemps et qui gagnoit de l'argent en faisant l'empirique. Ses remèdes eurent quelques succès. Les médecins, jaloux à leur ordinaire, lui firent toutes sortes de querelles, puis de tours, pour le faire échouer, et s'avantagèrent[6] tant qu'ils purent des mauvais succès qui lui arrivoient. Les meilleurs remèdes et les plus habiles échouent à bien des maladies ; à plus forte raison ces sortes de gens qui donnent le même remède, tout au plus déguisé, à toutes sortes de maux[7], et qui, à tout

1. M'attaquèrent, se mirent à elles trois contre moi seul.

2. Ceci est pris du *Journal de Dangeau*, 9 juin 1698, tome VI, p. 363. — Dans sa table manuscrite du *Journal*, Saint-Simon avait relevé le fait en ces termes : « Carette, fameux par les remèdes qu'il donnoit pour de l'argent, qui avoit fait de grandes cures, et si maltraité des médecins à Paris, gagne en Italie un procès qui constate sa naissance des seigneurs de Caretto. »

3. Le grand-duc Côme III, beau-frère de Monsieur : ci-dessus, p. 73.

4. Déjà nommé en 1695, à propos de la mort du maréchal de Luxembourg : tome II, p. 231. Nous l'avons alors identifié avec un Octave del Caretto, marquis de Balestrine de Savonne (*sic*), qui se fit délivrer certaines pièces par la Chambre des comptes de Paris, le 21 août 1694.

5. *Arresté* est en interligne, sur *attiré*, biffé.

6. Littré a relevé des exemples de *s'avantager*, en ce sens, dans Montaigne et d'autres auteurs du seizième siècle.

7. Même pensée et mêmes expressions dans les *Annales de la cour pour 1698*, tome II, p. 324, qui disent à propos d'un autre empirique, Chambon, soignant la maladie du duc de Vendôme : « Celui-ci, qui n'étoit pas différent de ceux qui exercent cette profession, c'est-à-dire qui se font tout blanc de leur épée, comme s'il eût été quelque Esculape, n'étoit pourtant qu'un véritable charlatan aussi bien que les autres. S'il avoit guéri quatre personnes, il en avoit tué quatre dou-

hasard, entreprennent les plus désespérés et des gens à l'agonie à qui les médecins ne peuvent plus rien faire, dans l'espérance que, si ces malades viennent à réchapper, on criera au miracle du remède et qu'on courra[1] après eux, et que, s'ils n'y réussissent pas, ils auront une excuse bien légitime par l'extrémité que ces malades ont attendue avant de les appeler[2]. Caret[3] vécut ainsi assez longtemps, et n'avoit d'autre subsistance que son industrie. Il avoit de l'esprit, du langage, de la conduite : il réussit assez pour se mettre en quelque réputation[4]. Caderousse[5], alors fort du monde et depuis longtemps dé-

zaines; les cures même qu'il avoit faites n'avoient été que l'effet du hasard. Il en étoit de lui comme du médecin Carette, qui n'avoit qu'un remède pour toutes sortes de maux, et qui cependant vouloit qu'on le crût le plus habile homme du monde.... » C'est aussi de Caretti que la Bruyère avait dit, dans le chapitre *De quelques usages* (tome II, p. 198) : « Carro Carri débarque avec une recette qu'il appelle un prompt remède, et qui quelquefois est un poison lent; c'est un bien de famille, mais amélioré en ses mains : de spécifique qu'il étoit contre la colique, il guérit de la fièvre quarte, de la pleurésie, de l'hydropisie, de l'apoplexie, de l'épilepsie. Forcez un peu votre mémoire, nommez une maladie, la première qui vous viendra en l'esprit : l'hémorragie, dites-vous? il la guérit.... » Saint-Simon s'est-il souvenu de ce passage du moraliste qu'il goûtait tant?

1. *Courera*, dans le manuscrit : voyez ci-dessus, p. 153, note 1.

2. En énumérant les empiriques qui étaient à la mode comme Caretti, l'annotateur des *Mémoires du marquis de Sourches* (tome I, p. 213) dit : « Les médecins étoient fort déchaînés contre eux; mais ils avoient tort, car on ne leur mettoit jamais de malades entre les mains qu'ils ne fussent désespérés, et, s'ils en sauvoient quelques-uns, ils en laissoient bien mourir beaucoup d'autres. »

3. Ici, et jusqu'au bout de l'épisode, *Caret*, tandis que le manuscrit porte *Caretti* plus haut et à la marge. On écrivait aussi : *Carretto*.

4. Parmi les écrivains du temps qui parlent de ses succès et de la vogue qu'il obtint, nous pouvons citer surtout, outre la Bruyère, Dangeau, le marquis de Sourches et Mme de Sévigné.

5. Just-Joseph-François de Tournon de Cadart d'Ancezune, créé duc de Caderousse, au Comtat-Venaissin, par le pape Alexandre VII, en 1663, et reçu dans cette dignité, à Avignon, le 12 décembre 1665, remplit les fonctions d'aide de camp du Roi. Il mourut le 28 février 1730, âgé de quatre-vingt-quatre ans onze mois et six jours.

sespéré de la poitrine[1], se mit entre ses mains, et guérit parfaitement[2]. Cela le mit sur un grand pied, qui fut soutenu par d'autres fort belles cures[3]. La plus singulière fut celle de M. la Feuillade[4], abandonné solennellement des médecins, qui le signèrent[5], et que Caret ne voulut pas entreprendre sans cette formalité. Il se mouroit d'avoir, depuis quelque temps, quitté une canule qu'il portoit depuis une grande blessure qu'il avoit eue autrefois à travers du corps[6]. Caret le guérit parfaitement, et en peu de temps[7]. Il étoit fort cher pour ces sortes d'entreprises et faisoit consigner gros[8]. Enrichi et en

1. C'est ce que rapportent le Chansonnier, ms. Fr. 12 620, p. 115, et les *Mémoires de Sourches*, tome I, p. 315.

2. *Journal de Dangeau*, avril 1685, tome I, p. 152; comparez tome XV, p. 353, Addition de Saint-Simon.

3. Il guérit, semble-t-il, M. de Mortemart en 1688 (*ibidem*, tome II, p. 119), mais échoua avec Mme de Fontanges, le jeune Bréauté, la Dauphine-Bavière, Mmes de Coulanges et Legras, Mlle de Montlouet, le maréchal de Luxembourg, le duc du Lude, etc.

4. Le vieux maréchal, mort en 1691.

5. Qui déclarèrent par écrit qu'ils renonçaient à le guérir.

6. Il y a un cas pareil dans le *Journal de P. de l'Estoile*, année 1610, tome X, p. 191.

7. Voici ce qu'en racontent les *Nouvelles extraordinaires de divers endroits*, dans les feuilles des 17 et 29 février 1684 : « Celui qui traite le duc de la Feuillade n'est pas médecin, mais homme de qualité, qui a plus de trente mille livres de rente et est venu le traiter comme son ami. Il est de la maison de Carette, dont M. le marquis de Grana est aussi[a]. — La santé de M. le maréchal de la Feuillade va de mieux en mieux par les soins et l'expérience consommée du sieur Caretto, qui, par un emplâtre qu'il lui applique sur le nombril, lui fait vider son abcès : invention que notre Faculté n'avoit pas encore trouvée. » Les *Mémoires de Sourches* parlent aussi d'un abcès dans le corps.

8. Pour soigner Mme Legras, qui mourut en 1684, il se fit payer douze cents livres d'avance (*Caractères* de la Bruyère, tome II, p. 412). Les *Nouvelles solides et choisies* du jeudi 13 septembre 1685 disent : « Le sieur Caretto, qui avoit entrepris de guérir le duc d'Ulude (*sic*) comme il a fait M. de la Feuillade, reçut un présent de quatre cents pistoles pour lui donner courage à faire de son mieux; mais il a eu le

[a] Othon-Henri de Carretto, marquis de Grana, gouverneur des Pays-Bas espagnols, mort le 19 juin 1685.

honneur, en dépit des médecins, et avec des amis considérables, il se mit à faire l'homme de qualité et à se dire de la maison Caretti[1] et héritier de la maison Scevoli[2]; que d'autres héritiers, plus puissants que son père, lui

déplaisir de voir mourir son malade après avoir usé trois jours de ses remèdes. » L'année précédente, comme il était parti pour les Flandres, le bruit avait couru qu'il emportait cinquante mille livres de gain; on racontait qu'il faisait payer deux louis la goutte d'un certain spécifique à boire dans une eau minérale, et, quand Mme de Coulanges, soignée par lui sans succès, lui offrit une magnifique tabatière, il se montra fort peu satisfait du présent, prétendant qu'il avait fourni « deux cent cinquante pistoles de bouteilles. » La Bruyère avait dit de lui (tome II, p. 198-199) : « Les médecins reçoivent pour leurs visites ce qu'on leur donne; quelques-uns se contentent d'un remerciement: Carro Carri est si sûr de son remède et de l'effet qui en doit suivre, qu'il n'hésite pas de s'en faire payer d'avance et de recevoir avant que de donner. Si le mal est incurable, tant mieux : il n'en est que plus digne de son application et de son remède. Commencez par lui livrer quelques sacs de mille francs, passez-lui un contrat de constitution, donnez-lui une de vos terres, la plus petite, et ne soyez pas ensuite plus inquiet de lui que de votre guérison. L'émulation de cet homme a peuplé le monde de noms en *o* et en *i*, noms vénérables, qui imposent aux malades et aux maladies.... »

1. Sont-ce les Carretto, marquis de Savone et de Finale, près de Gênes, dont le dernier héritier avait été dépouillé par les Espagnols en 1602? Leur généalogie se trouve dans Sansovino, *Origine e fatti delle famiglie illustre d'Italia*, 1609, fol. 202-209, dans le tome II de l'ouvrage du P. Anselme, p. 49-52, et dans le *Moréri*. Il y a en outre des *Tabulæ genealogicæ gentis Carettensis*, etc., publiées en 1741, par J. Bricherius Columbus. — Les mots *et héritier*, qui suivent, corrigent *des Ducs*.

2. Et non *Savoli*, comme on avait lu jusqu'ici. — Nous avons déjà vu, au tome II, p. 231, note de note, qu'il existait dans le même temps un autre aventurier et chimiste protestant, du nom de Nicolas Cevoli del Carretto, se disant patricien romain, qui fut naturalisé en France en janvier 1685, avec permission de tenir un laboratoire, attendu que, « par une grande pratique et un long travail en chimie, il y a acquis des connoissances qui peuvent être très utiles au public. » (Arch. nat., O[1] 29, fol. 92; permission enregistrée à la Chambre des comptes le 13 avril suivant.) Du reste, j'indiquerai aux Additions et corrections trois ou quatre autres marquis de Caretti ou del Caretto, vrais ou prétendus, qui, soit criminels, soit intrigants, eurent alors maille à partir avec les justices française, pontificale ou piémontaise.

avoient enlevé cette riche succession et son propre bien, et l'avoient réduit à la misère et au métier qu'il faisoit pour vivre. On se moqua de lui, et ses protecteurs même; personne n'en voulut rien croire[1] : il le maintint toujours, et, se trouvant enfin assez à son aise, il dit qu'il s'en alloit tâcher de faire voir qu'il avoit raison, et il obtint de Monsieur une recommandation de sa personne et de ses intérêts pour le Grand-Duc. Il fit après quelques voyages à Bruxelles[2] et quelques cures aux Pays-Bas, et repassa ici, allant effectivement en Italie[3]. Au bout de quatre ou cinq ans, il gagna son procès à Florence, et le Grand-Duc manda à Monsieur que sa naissance et son droit avoient été reconnus, qu'il lui avoit été adjugé cent mille livres de rente dans l'État ecclésiastique, et qu'il croyoit que le Pape l'en alloit faire mettre en possession[4]. En effet, cet empirique vécut encore longtemps grand seigneur.

1. Voyez ce que Mme de Sévigné dit du « ridicule marquis de Caretti » et de ses extravagances (*Lettres*, tome X, p. 177 et 190).

2. Il se trouvait à Tournay lorsque le Roi l'appela pour soigner la Dauphine, en 1690 (*Journal de Dangeau*, tome III, p. 81-84), et, à ce propos, l'annotateur des *Mémoires de Sourches* (tome III, p. 215) dit que c'était « un gentilhomme italien qui prétendoit être d'une maison souveraine, mais qui, depuis longtemps, faisoit, en quelque manière, profession d'être médecin en se faisant toujours appeler *marquis.* » En 1694, Mme de Sévigné s'écrie (tome X, p. 168) : « C'est une cruelle chose que de mettre sa vie entre les mains d'un médecin qui croit fermement qu'il va prendre possession d'une souveraineté en Italie! »

3. C'est durant ce dernier séjour qu'il soigna Mme de Coulanges.

4. Tout cela est pris de Dangeau, qui dit, à la date du 9 juin 1698 (tome VI, p. 363) : « M. le Grand-Duc a mandé à Monsieur que Carette avoit gagné son procès à Florence, qu'il le faisoit mettre en possession de plusieurs terres qui sont dans ses États, et qui, toutes ensemble, valent bien cinquante mille livres de rente; qu'il avoit été reconnu héritier de la maison de Scevoli, et qu'en conséquence du jugement qui avoit été rendu à Florence, il avoit droit de demander plus de cent mille livres de rente qui sont dans l'État ecclésiastique, et dont il croit que le Pape le fera mettre en possession. Ainsi cet homme que nous avons vu ici faisant la médecine, et que nous traitions de vision-

Curiosités sur la maison de Rohan. Ses

La beauté de Mme de Soubise[1] avoit achevé ce que les intrigues de la Fronde et la faveur de la fameuse duchesse

naire sur sa naissance et sur ses biens, se trouve effectivement homme de bonne maison et fort riche. »

1. Anne de Rohan-Chabot, mariée en 1663 au prince de Soubise. Saint-Simon a déjà parlé de ses relations avec le Roi : tome I, p. 85-86, et tome III, p. 312. Comme il s'étendra plus au long sur ce sujet en divers endroits (ci-après, p. 252-259, et tomes V de 1873, p. 217-218, IX, p. 331, XII, p. 88-90, etc.), nous examinerons dans l'appendice XI si la princesse fut vraiment la maîtresse secrète de Louis XIV, ou bien si, au contraire, elle mérita sa considération en repoussant toutes les tentatives de séduction, ainsi que l'affirment des contemporains parfaitement dignes de foi. — C'est un article du *Journal de Dangeau*, faisant suite à celui de Caretti, sous la date du 10 juin 1698, tome VI, p. 364, qui a fourni à notre auteur l'occasion de reprendre les études ou paraphrases historiques qu'il avait faites antérieurement, d'abord en 1710, sur la « princerie » des maisons de Lorraine, de Rohan et de la Tour (*Écrits inédits*, tome III, p. 255-309), puis, en 1711, à propos d'un projet de mariage avec une fille de Madame la Duchesse (papiers Saint-Simon, vol. 45, *France* 200, fol. 1-4) ; en 1721, sur le titre princier des Rohan (voyez l'Appendice, n° XI) ; puis encore, douze ans plus tard ou environ, sur les divers duchés de leur maison, d'après la généalogie insérée en 1728 au tome IV de la continuation du P. Anselme. Une partie seulement de ce dernier travail, celle qui a trait au duché de ROHAN éteint en 1638, a paru dans le tome V des *Écrits inédits*, p. 497-502 ; le grand article du duché existant de MONTBAZON, où la généalogie de Rohan est exposée depuis l'an 1105 (papiers Saint-Simon, vol. 58, aujourd'hui *France* 213, fol. 9-16 v°), reste encore inédit ; nous le donnerons plus tard. Ne reprenant son sujet, ici, qu'à un point de vue spécial, il le traitera encore une fois dans la suite des *Mémoires*, mais en établissant plus complètement les derniers degrés de la filiation historique, à propos du procès des Guémené et Soubise contre le duc de Rohan-Chabot (tome V de 1873, p. 61-83), et une troisième fois, à l'occasion du titre d'*Altesse* réclamé par le prince de Rohan (tome XVIII, p. 237-241). Enfin, en 1753, les Soubise ayant émis de nouvelles prétentions, notre duc revint de nouveau aussi sur certains côtés du sujet, dans le factum intitulé : *Matériaux pour servir à un mémoire sur les qualités prises par M. de Soubise*, factum compris dans le tome IV des *Écrits inédits*, p. 395-433, et dont les principaux éléments sont dans le volume Saint-Simon 45 (*France* 200), fol. 28-72. Comme, dans toutes ces occasions, Saint-Simon s'est exclusivement servi de la filiation de Rohan établie par les auteurs de l'*Histoire généalogique*, c'est cet ouvrage qui servira à le contrôler ; mais j'emploierai aussi les travaux faits pour la maison de

de Chevreuse[1] et de sa belle-sœur la belle Mme de Montbazon[2] avoient commencé. Je l'expliquerai le plus courtement qu'il me sera possible[3]. grandes alliances.

Jamais aucun de la maison de Rohan n'avoit imaginé d'être princes[4]; jamais de souveraineté chez eux[5]; jamais, Juveigneurs ou cadets de Rohan

Rohan, soit du vivant de notre auteur, soit après sa mort, comme : la grande généalogie historique dressée, entre 1732 et 1740, par le bénédictin dom Morice, pour répondre aux allégations de l'*Histoire de Bretagne* de dom Lobineau (1707)[a]; les derniers chapitres du *Traité des différentes sortes de preuves qui servent à établir la vérité de l'histoire*, publié par le P. Griffet, en 1769, d'après les archives de Rohan; et enfin la *Réponse* anonyme que l'abbé Georgel, familier du cardinal de Rohan, fit paraître en 1771, au mémoire, également anonyme, de l'académicien Gibert sur *les Rangs et les honneurs de la cour* (1770).

1. Tome I, p. 167, note 3, et ci-après, p. 231.

2. Marie de Bretagne-Avaugour épousa, par contrat du 5 mars 1628, Hercule de Rohan, duc de Montbazon, veuf en premières noces de Madeleine de Lenoncourt et père de Mme de Chevreuse. Elle perdit son mari le 16 octobre 1654, et mourut elle-même le 28 avril 1657, âgée d'au moins quarante-cinq ans. Voyez ci-après, p. 229-230.

3. Presque tous les principaux arguments de Saint-Simon contre les Rohan se retrouvent dans le mémoire fait par Clairambault (son ms. 1195, fol. 105 v° à 110), en 1696, sur les princes étrangers.

4. Les continuateurs du P. Anselme (*Histoire généalogique*, tome IV, p. 51) commencent ainsi leur article : « La maison de Rohan est, sans contredit, l'une des plus illustres de la province de Bretagne; mais tous les auteurs ne conviennent pas de son origine. Le P. Anselme, dans son *Palais de l'honneur*, imprimé en 1663, p. 597, la dit issue des anciens comtes de Vannes, et, dans son *Histoire des grands officiers*, édition de 1674, il avance que Alain de Rohan, Ier du nom, étoit fils d'Eudes Ier, vicomte de Porhoët, et d'Anne de Léon.... Quoi qu'il en soit de ces degrés et de la charte d'Alain Fergent, de l'an 1087[b], l'on commencera cette généalogie par : Alain Ier, vicomte de Rohan,... assista l'an 1119, etc. » Au contraire, le *Moréri* de 1759 accepte la charte en question comme prouvant la descendance des premiers ducs de Bretagne, ou tout au moins des comtes de Vannes, « les plus distingués d'entre les anciens souverains de Bretagne.... »

5. Le *Moréri* continue ainsi : « On lit dans Grégoire de Tours et dans

[a] Les deux énormes volumes de dom Morice sont encore inédits; mais il en existe plusieurs exemplaires : j'emploierai celui des Archives nationales, MM 758 et 759. Le travail est bien plus complet que dans l'*Histoire généalogique*. Les pièces se retrouvent dans les mss. de la Bibl. nat. 22337-22344.

[b] Sur cette charte rapportée par l'historien d'Argentré, et où il est dit

décidés n'avoir rien que de commun, en tout et partout, avec tous autres juveigneurs nobles et libres de Bretagne.

en Bretagne ni en France, depuis qu'ils y furent venus sous Louis XI[1], aucune autre distinction que celles des établissements que méritoient leurs grandes possessions de terres[2], leurs hautes alliances[3] et une naissance qui, sans avoir d'autre origine que celle de la noblesse, ni avoir jamais été distinguée de ce corps, étoit pourtant fort au-dessus de la noblesse ordinaire et se pouvoit dire de la plus haute qualité. Ils avoient, par leur baronnie, le second

d'autres historiens que les terres possédées par ces princes portoient le nom de *royaume*, et c'est suivant cet usage que, dans un acte de fondation, le Porhoët, le Rohan et pays contigus sont qualifiés du même titre. Par un autre acte de 1092, on apprend que les comtes de Porhoët et de Rohan avoient leurs barons, ainsi que les comtes de Champagne, de Flandre, et les autres souverains de leur temps.... »

1. Le premier Rohan qui entra alors au service de France paraît être Jean de Montauban, que Louis XI nomma, en 1461, amiral, bailli du Cotentin, grand maître et réformateur des eaux et forêts de France (*Histoire généalogique*, tome IV, p. 81); sa fille unique rapporta l'héritage aux Rohan-Guémené. Mais notre auteur doit faire plutôt allusion à Jean II, vicomte de Rohan, qui s'attacha à Louis XI en 1470, et à Pierre de Rohan, seigneur de Gyé, qui fut fait maréchal de France en 1475 : ci-après, p. 193 et 197. Brantôme rapporte une lettre de Louis XI relative à Jean II, et il s'écrie ensuite : « Quelle finesse! surtout, il vouloit retirer à soi M. de Rohan, qui étoit lors un grand seigneur, comme aujourd'hui. » (*Œuvres*, tome II, p. 337.) Le P. Griffet, dans son *Traité des preuves* (p. 437), soutient et établit que, dès ce temps-là, les Rohan eurent le traitement de prince en France.

2. « Un autre avantage, qui se rencontre rarement ailleurs que dans cette maison, c'est qu'au lieu que les autres se sont agrandies par les biens que leur ont fait tomber leurs alliances, celle de Rohan, au contraire, possède depuis sept siècles les plus grandes terres, dont elle jouit encore aujourd'hui, telles que sont le comté de Porhoët, le duché de Rohan et la principauté de Guémené. » (*Moréri.*)

3. On comptait qu'ils avaient trois alliances avec la maison de Bretagne, deux avec celle de Navarre, une avec celles de Castille, de Milan et de Lorraine, toutes ayant produit postérité. Saint-Simon parle de ces alliances « actives et passives » dans la notice MONTBAZON (*France* 213), fol. 13.

que les Rohan descendent en ligne directe de Conan, roi des Bretons, voyez une note de l'abbé Georgel, dans sa *Réponse au mémoire sur les rangs et les honneurs de la cour* (1771), p. 35. Il n'en est pas question dans l'édition du *Moréri* (1733) que possédait Saint-Simon.

rang en Bretagne[1], et puis ils l'alternèrent avec les barons de Vitré[2]; mais cela n'influoit point sur leurs cadets, quoique sortis de plus d'une sœur des ducs de Bretagne. Ils[3] ne purent obtenir aucune préférence sur les autres puînés nobles de Bretagne, et Alain VI, vicomte de Rohan[4], fut obligé, vers 1300, par Jean II, duc de Bretagne[5], de

1. Les états de la province de Bretagne, qui furent maintenus par la charte de réunion du duché à la France (1532), se composaient, sous Louis XIV, des neuf évêques de la province, d'une quarantaine d'abbés, des députés des neuf chapitres de cathédrales, des titulaires des neuf baronnies, des gentilshommes originaires de la province et y possédant des terres, de ceux qui étaient en outre convoqués par le gouvernement, et des députés de quarante communautés de la province, représentant le tiers état. Les neuf baronnies étaient : Vitré, Léon, la Roche-Bernard, Châteaubriand, Ancenis, le Pont (Pontchâteau et Pontlabbé, alternativement), Derval, Malestroit et Quintin. Les barons siégeaient à côté du président de la noblesse, lequel était alternativement, comme on va le voir plus loin, le baron de Vitré et celui de Léon, ou, à défaut de l'un et de l'autre, le plus ancien des barons présents. Le Roi accordait aux barons le titre de cousin (mémoire de Clairambault pour M. de Pontchartrain, en 1696, ms. Clairambault 1193, fol. 130). — Léon, ville épiscopale très ancienne, et le pays de Léonais avaient été une principauté particulière jusqu'au temps où Jean Ier, duc de Bretagne, s'en rendit acquéreur. Cette baronnie fut apportée à Jean Ier, vicomte de Rohan, mort en 1395, par sa première femme, fille unique d'Hervé, seigneur de Léon, et de Marguerite d'Avaugour. Nous verrons ailleurs que, sous Henri IV, le titre de prince de Léon fut relevé par Henri, duc de Rohan, et, sous Louis XIV, par le fils aîné du duc de Rohan-Chabot.

2. Vitré, ancien apanage des cadets de Bretagne, avait dans son ressort plusieurs marquisats, vicomtés et autres terres, avec cent paroisses environ. Cette baronnie arriva aux Laval en 1239, et aux la Trémoïlle en 1521, par l'héritière de Laval dont il sera parlé p. 190.

3. *Ils* a été écrit en interligne, et un point ajouté après *Bretagne*. On aimerait mieux ce point une ligne plus haut, après *cadets*.

4. Mort entre 1303 et 1304, à soixante-douze ans : voyez l'*Histoire généalogique*, tome IV, p. 53, d'où notre auteur tire textuellement tout le reste de la phrase, sans se reporter à l'*Histoire de Bretagne* de dom Lobineau, citée en marge par les continuateurs du P. Anselme.

5. *J. II*, dans le manuscrit. — Jean II, petit-fils de Pierre de Dreux, dit *Mauclerc*, naquit le 4 janvier 1239 et devint duc en 1286. L'acte passé entre ce duc et Alain VI est reproduit dans les Preuves du travail de dom Morice, sous la date de 1299.

reconnoître que, selon la coutume de cette province, tous les juveigneurs[1] de Rohan devoient être hommes liges[2] du duc de Bretagne, et qu'il avoit droit de retirer[3] de leurs terres tous les émoluments et profits de fief qu'il pouvoit retirer de celles de ses autres sujets libres[4]. C'est ce duc de Bretagne[5] qui[6] fut écrasé par la chute d'une muraille à Lyon, à l'entrée du pape Clément V[7], où il accompagnoit Philippe le Bel[8], qui l'avoit fait duc et pair

1. Le *Coutumier général* (tome II, p. 774), cité par Littré, s'exprime ainsi : « Il y a trois formes de tenues nobles : la première est appelée *lige* ou *à ligence*, qui est quand le vassal tient prochement et ligement du seigneur ; la seconde est la tenue du juveigneur d'aîné *en parage et ramage*, qui est du puîné vassal ou des descendants de lui à son frère aîné seigneur ou descendant dudit aîné.... » Voyez les *Commentaires sur les coutumes de Bretagne*, par d'Argentré, col. 1400-1423 ; le *Glossaire* de Du Cange, art. JUNIORATUS et JOVIGNORS, et le tome V de nos *Mémoires*, éd. 1873, p. 79-80. M. le baron Ernouf a publié récemment un mémoire sur l'origine probable du droit de juveigneurie.

2. *Lige*, sans accord, dans le manuscrit. — L'homme ou vassal lige (*ligius* en bas latin) s'engageait par les termes de son hommage à conserver au seigneur « foi et loyauté envers et contre tous, » et à être son « homme de bouche et de mains. » Voyez le *Glossaire du droit français*, par Laurière, tome II, p. 43-46, 56-60, l'article LIGIUS du *Glossaire* de Du Cange, et les *Commentaires* de d'Argentré, col. 1403-1405.

3. Saint-Simon avait écrit deux fois de suite : « de retirer », et a biffé le second ; mais il n'a pas corrigé *ils* en *il* avant le verbe *avoit*.

4. Par *émoluments* on entendait les produits casuels quelconques ; par *profits de fief*, les droits dus au seigneur dominant lorsqu'il y avait mutation de propriété, comme quints et requints, lods et ventes, rachats, etc.

5. Voyez son article dans l'*Histoire généalogique*, tome I, p. 448.

6. *Qui* corrige *que*.

7. Bertrand de Got, archevêque de Bordeaux, élu pape à Pérouse, le 5 juin 1305, moyennant un accommodement secret avec Philippe le Bel, dont il avait été jusque-là l'ennemi déclaré, voulut manifester cette réconciliation en choisissant la ville de Lyon comme lieu de son intronisation. Peu après, en 1309, Clément V établit la résidence du saint-siège à Avignon : état de choses qui devait durer soixante-dix ans. Il mourut à Roquemaure, le 20 avril 1314.

8. Philippe IV, dit *le Bel* ou *le Grand*, né en 1268, monta sur le trône en 1285, et mourut le 29 novembre 1314.

en 1297[1], et il mourut à Lyon le 18 novembre 1305, quatre jours après la chute de ce mur[2]. Cela n'a point varié depuis : ainsi[3], pour les cadets, nulle préférence sur ceux des autres maisons nobles de Bretagne[4]. Voici maintenant pour les aînés.

Alain IX, vicomte de Rohan[5], est sans doute celui qui, par ses grands biens, ses hautes alliances et celles de ses enfants, a fait le plus d'honneur à sa[6] maison, dont il étoit le chef. Sa mère[7] étoit fille du connétable de Clisson[8]. Sa première femme[9], dont il ne vint point de postérité masculine, étoit fille de Jean[10] V, duc de Bre-

Vicomtes de Rohan décidés alterner avec les comtes de Laval Montfort jusqu'à ce que ces derniers eussent la

1. Les pièces de cette érection sont insérées dans le tome III de l'*Histoire généalogique*, p. 38 et suivantes. Le titre de duc qu'elles confirmèrent définitivement pour les souverains bretons n'avait pas été porté par Jean Ier, qui ne se qualifiait que comte de Bretagne, et Pierre *Mauclerc* ne paraît l'avoir pris qu'accidentellement. L'érection en pairie de 1297 fut une récompense offerte à Jean II, qui était en guerre avec la France depuis 1294, et qui, par la suite, aida Philippe le Bel à triompher des Anglais, puis des Flamands. Alain de Rohan l'accompagna en Flandre.

2. Outre le duc Jean II, cette muraille, en s'écroulant sous le poids des spectateurs, écrasa un frère du Pape et grand nombre d'autres personnages. Philippe le Bel et son frère furent blessés légèrement; Clément V lui-même perdit une escarboucle de sa tiare. Son couronnement, et non son entrée, eut lieu le dimanche 14 novembre, dans l'église de Saint-Just, et c'est au retour que l'accident arriva. (*Recueil des historiens de la France*, tome XXI, p. 26, 139 et 715.)

3. Le manuscrit ne porte aucune ponctuation avant *ainsy*.

4. Ce paragraphe et le suivant sont transcrits dans le mémoire de 1753 (tome IV des *Écrits inédits*, p. 414-415).

5. *Histoire généalogique*, tome IV, p. 56. Alain IX mourut le 20 mars 1462, à quatre-vingts ans environ.

6. *Sa* corrige *la :* ce qui nécessite une virgule entre *maison* et *dont*.

7. Béatrix de Clisson, comtesse de Porhoët, morte dernière du nom, le 20 septembre 1448, étant veuve d'Alain VIII depuis 1429.

8. Olivier IV, sire de Clisson et comte de Porhoët, fait connétable de France après son frère d'armes du Guesclin, le 28 novembre 1380, mourut, retiré en Bretagne, le 23 avril 1407.

9. Marguerite de Bretagne, mariée au château de Nantes, le 26 juin 1407, et morte le 13 avril 1428.

10. *J.*, en abrégé, dans le manuscrit, pour *Jean*, ainsi que pour *Jeanne*, fille du roi de Navarre, et *Ch.*, pour *Charles*, à la ligne suivante.

propriété du lieu de Vitré.

tagne[1], et de Jeanne[2], fille de Charles le Mauvais, roi de Navarre[3]. La seconde femme du même Alain, qui étoit Lorraine-Vaudémont[4], continua la postérité, à laquelle je reviendrai[5]. Du premier lit, il[6] maria sa seconde fille[7] à Jean d'Orléans[8], comte d'Angoulême, second fils du duc d'Orléans[9] frère de Charles VI[10], assassiné par ordre du duc de Bourgogne[11]; et cette Rohan fut mère de Charles[12] d'Orléans, comte d'Angoulême[13], père du roi François Ier.

1. Jean, surnommé *le Vaillant* et *le Conquérant* parce qu'il triompha, en 1364, de son compétiteur Charles de Blois. Demeuré maître de la Bretagne par le traité de Guérande, en 1365, il vint rendre hommage à Charles V l'année suivante, et mourut le 1er novembre 1399, à soixante ans environ.

2. Jeanne d'Évreux, troisième femme de Jean V de Bretagne, mariée le 11 septembre 1386, devint veuve en 1399, se remaria en 1402 à Henri IV, roi d'Angleterre, et mourut le 10 juillet 1437.

3. Charles II, né en 1332, comte d'Évreux en 1343, devint roi de Navarre en 1350, comme héritier de Jeanne de France, sa mère, et mourut d'accident le 1er janvier 1387. Son surnom fut mérité par une suite d'actions violentes et criminelles. Secousse a écrit des mémoires sur lui.

4. Marie de Lorraine, fille d'Antoine, comte de Vaudémont et de Guise, et de Marie, comtesse d'Harcourt, Aumale, Lillebonne, Brionne, etc., fut mariée par contrat du 16 novembre 1450, et mourut le 23 avril 1454. Alain IX se remaria, l'année suivante, à une Maillé.

5. Ci-après, p. 192. — 6. *Il* est ajouté en interligne.

7. Marguerite de Rohan, mariée par contrat du 31 août 1449, et morte après 1496 (*Histoire généalogique*, tomes I, p. 209, et IV, p. 57).

8. « J. d'Orléans », dans le manuscrit. — Jean, dit *le Bon*, né le 26 juin 1404, mourut le 30 avril 1467. Il avait dû épouser une sœur aînée de Marguerite de Rohan, accordée avec lui en 1431. On a son panégyrique écrit par Papire Masson, et traduit par Jean du Port, sieur des Rosiers.

9. Louis de France, duc d'Orléans, comte de Valois, de Blois, d'Angoulême, etc., second fils du roi Charles V, né le 13 mars 1371, et assassiné à Paris, le 23 novembre 1407.

10. Charles VI, né le 3 décembre 1368, couronné roi le 4 novembre 1380, frappé de frénésie en 1392, et mort le 22 octobre 1422.

11. Jean sans Peur, duc de Bourgogne, comte de Flandre et d'Artois, pair de France, né le 28 mai 1371, devenu duc en 1404, et assassiné à Montereau, le 10 septembre 1419, en représailles du meurtre de 1407.

12. *Ch.*, en abrégé, dans le manuscrit.

13. Ce comte d'Angoulême, renommé pour son courage et sa pru-

Certainement voilà de la grandeur[1], et qui fut soutenue par les emplois et la figure que cet Alain IX, vicomte de Rohan, fit toute sa vie[2]; néanmoins, Pierre, duc de Bretagne[3], fils de Jean VI, duc de Bretagne[4], frère de la femme, défunte alors, de ce même vicomte de Rohan, ordonna, le 25 mai 1451, en pleins états, à Vannes[5], que ledit Alain IX, vicomte de Rohan, auroit séance, le premier jour, à la première place au côté gauche après les seigneurs de son sang; que, le second jour, cette place seroit occupée par Guy, comte de Laval[6]; et ainsi à l'alternative jusqu'à ce que ce dernier ou ses successeurs fussent propriétaires du lieu de Vitré[7]. Cela fut exécuté de la sorte, et c'est-

dence, mourut le 1er janvier 1496, à trente-sept ans. C'est de Louise de Savoie qu'il eut le roi François Ier. Notice MONTBAZON (*France* 213), fol. 13 v° et 14.

1. Voyez, à ce sujet, les pages 52 à 55 de la *Réponse* de l'abbé Georgel.

2. Il y a une énumération des principaux actes de sa vie dans l'*Histoire généalogique;* mais dom Morice a réuni beaucoup plus de détails.

3. Pierre II, dit *le Simple*, devenu duc de Bretagne par la mort de son frère aîné François, en juillet 1450, et mort sans enfants le 22 septembre 1457.

4. Jean VI (*J. VI*, en abrégé, dans le manuscrit), surnommé *le Bon* et *le Sage*, naquit le 24 décembre 1389, succéda à son père Jean V le 1er novembre 1399, et mourut le 28 août 1442.

5. Les sessions des états de Bretagne, annuelles jusqu'en 1630, puis biennales, se tenaient dans une ville de second rang : Vitré, Dinan, Vannes, Ploërmel, Saint-Brieuc, etc., plutôt qu'à Nantes ou à Rennes.

6. Guy XIV, sire de Laval, Vitré, etc., en faveur de qui le comté de Laval fut érigé par lettres du 17 août 1429. Il mourut le 2 septembre 1486, ayant épousé en premières noces (1435) une fille du duc Jean VI, et en secondes noces une Dinan, dont la mère était Rohan. Son fils aîné, Guy XV, n'étant encore que seigneur du Gavre, obtint de Louis XI, en 1467, un brevet pour jouir des honneurs et priviléges princiers (*Chartrier de Thouars*, publié par M. le duc de la Trémoïlle, 1877, p. 69).

7. Il transcrit textuellement l'*Histoire généalogique*, tome IV, p. 56, laquelle renvoie au premier volume de dom Lobineau. Sur la disposition des places dans ces assemblées, voyez le mémoire dressé par l'intendant en 1698, et reproduit par Depping dans le tome Ier de la *Correspondance administrative sous le règne de Louis XIV*, p. 464. Quant à la décision de 1451, dom Morice en donne le texte dans ses Preuves, et il raconte

à-dire que la possession levoit l'alternative et que le vicomte de Rohan n'en pouvoit pas prétendre avec le baron de Vitré, qui le devoit toujours précéder[1]. Il faut remarquer que ce comte de Laval dont il s'agit ici étoit de la maison de Montfort en Bretagne, depuis longtemps éteinte[2] et fondue par une héritière dans celle de la Trémoïlle[3], qui en a eu Vitré et Laval, que ces Montforts

qu'ayant été obtenue par surprise, elle donna lieu, à partir de 1460, à de longues procédures. Henri III dut intervenir dans un de ces conflits, en 1579 (Arch. nat., KK 600, fol. 469), et c'est l'objet du XIVe plaidoyer d'Olivier Patru. En dernier ressort, les deux barons continuèrent à présider alternativement, de session en session, le corps de la noblesse.

1. Dans la rédaction de 1753 (tome IV des *Écrits inédits*, p. 415), il y a, à cet endroit, au lieu de la phrase qui va suivre, un paragraphe ainsi conçu : « Deux choses ici à remarquer. La première, que le vicomte de Rohan est ici bien marqué n'être point masculinement issu des souverains de Bretagne. S'il en eût été, le duc Pierre n'eût pas déclaré sa séance après les seigneurs du sang de Bretagne. L'autre remarque est que le rang des baronnies entr'elles décida du rang du vicomte de Rohan. Ainsi il demeure bien prouvé que ni les aînés ni les cadets de la maison de Rohan n'ont jamais eu de préséance, ni de préférence, ni de distinction par naissance, sur les aînés ni sur les cadets des autres maisons nobles de Bretagne ; et cela dans leur plus grande splendeur. »

2. Deux degrés de cette maison, qu'il ne faut pas confondre avec celle de Montfort-l'Amaury, et qui était « une maison fort ordinaire, » comme le dit le mémoire de 1753 (comparez la suite des *Mémoires*, tome XIII, p. 405-410), sont établis dans l'*Histoire généalogique*, tome VII, p. 73. Saint-Simon en parle dans sa notice MONTBAZON (*France* 213, fol. 18). — Anne, dame de Laval, de Vitré, du Gavre, etc., héritière de Guy XI de Montmorency-Laval, épousa, par contrat du 22 janvier 1404, Jean de Montfort, qui, conformément à ce contrat et à un arrêt confirmatif du Parlement, prit le nom de Guy XIII, sire de Laval, avec les armes de cette famille, lorsque son beau-frère fut mort (1413). Anne de Laval perdit son mari en 1415, au retour de la Palestine, et elle ne mourut que le 25 janvier 1465. (*Histoire généalogique*, tome III, p. 626 et suivantes.)

3. Guy XVI, dernier comte de Laval, eut de sa première femme, fille du roi de Naples Frédéric d'Aragon, outre trois enfants mâles, morts jeunes, deux filles : Catherine, qui porta le comté dans la maison de Rieux; et Anne, qui épousa en 1521 François de la Trémoïlle, vicomte de Thouars, prince de Talmond, etc., et lui porta, avec la baronnie de

avoient eu de[1] même par une héritière de la branche aînée de Laval Montmorency[2].

Voilà donc[3] l'aîné de la maison de Rohan et vicomte de Rohan, et au plus haut point de toute sorte de splendeur, en alternative décidée et subie avec le comte de Laval, lequel[4], devenant propriétaire du lieu de Vitré, le devoit toujours précéder, et les juveigneurs ou cadets de la maison de Rohan semblables en tout et partout aux juveigneurs de toutes les autres maisons nobles de Bretagne;

Vitré et des droits éventuels sur le royaume de Naples, d'autres droits sur la terre de Laval, qui revint en effet à son fils, le premier duc de Thouars, par suite de la mort sans enfants de l'héritière de Catherine de Laval (1567).

1. *De* corrige *den*. *Eu* est bien au singulier.

2. Emme de Laval, dernière héritière des barons de ce nom, qui prétendaient remonter jusqu'au temps de Charlemagne, épousa en premières noces Robert III, comte d'Alençon, et en secondes Mathieu II de Montmorency, dit *le Grand*, fait connétable de France en 1218 et mort en 1230. Le fils que ce connétable avait eu d'un premier mariage avec la fille du comte de Soissons continua le nom de Montmorency, tandis que celui qui naquit d'Emme de Laval releva le nom de sa famille maternelle, tout en conservant les armes de Montmorency, mais avec une brisure de cinq coquilles sur la croix, comme cadet et en souvenir d'un voyage fait à la terre sainte en 1247. Voyez une note dans les *Mémoires du duc de Luynes*, tome XVII, p. 51, l'*Histoire généalogique*, tome III, p. 626, et la suite de nos *Mémoires*, tome XIII, p. 402-410. André du Chesne a fait une *Histoire généalogique de la maison de Montmorency et de Laval* (1623).

3. Ce nouveau paragraphe est l'équivalent de celui du mémoire de 1753 que nous avons reproduit p. 190, note 1; en cet endroit-ci, le mémoire, avant de passer au maréchal de Gyé (ci-après, p. 197), contient les deux phrases qui suivent: « Quoique le duc de Rohan-Chabot alterne aux états de Bretagne avec le duc de la Trémoïlle, cela n'ôte aucune force à ce qui résulte du jugement du duc Pierre de Bretagne, qui est que les vicomtes de Rohan n'ont jamais eu de rang en Bretagne que celui de leur baronnie. Il n'est pas inutile de remarquer qu'alors même, et depuis, ces vicomtes de Rohan n'ont laissé de faire des alliances communes et ordinaires, mais bonnes, telles que les autres grandes maisons en faisoient aussi, dont aucune alors n'en faisoit, non seulement de basses, ni même de petites. »

4. *Lequel* est écrit en interligne, sur *et qui*, biffé.

et cela par les deux décisions que je viens de rapporter, qui ont toujours depuis été exécutées[1].

Jean II[2], fils d'Alain IX que je viens d'expliquer et d'Ant.[3] de Lorraine-Vaudémont, sa seconde femme, épousa en 1461 Marie[4], fille de François[5] Ier, duc de Bretagne[6], et d'Isabelle Stuart[7], fille de Jacques Ier, roi d'Écosse[8]. Cette vicomtesse de Rohan n'eut point de frère, mais une sœur[9], qui fut première femme, sans enfants, de Fran-

1. Le P. Griffet et l'abbé Georgel ont fait leurs objections à cette thèse dans le *Traité* de 1769, p. 434-435, et dans la *Réponse* de 1771, p. 121-128.

2. *Histoire généalogique*, tome IV, p. 57. Jean II, vicomte de Rohan, comte de Porhoët, de Léon et de la Garnache, né le 16 novembre 1452, quitta en 1470 le service du duc de Bretagne pour s'attacher à celui de Louis XI, sans toutefois renoncer à son pays, où il joua un rôle des plus considérables jusqu'à la guerre décisive de 1488. Nommé lieutenant général pour le roi de France en basse Bretagne, le 1er septembre 1491, il présida plusieurs fois les états comme commissaire royal, et mourut à Blain, le 1er avril 1516. — M. A. de la Borderie a révélé récemment (*Archives de Bretagne*, tome II, p. 54) la part prise par ce vicomte de Rohan à une conspiration de l'an 1492, qui avait pour but d'introduire les Anglais en Bretagne, par ressentiment de l'alliance de la duchesse Anne avec Charles VIII.

3. Ainsi, pour *Marie*. Ce lapsus vient de ce que cette femme d'Alain IX (ci-dessus, p. 188) était fille d'Antoine de Lorraine, comte de Vaudémont.

4. Marie de Bretagne, mariée par un traité du 10 février 1455 qui n'eut son accomplissement que le 8 mars 1462, Jean de Rohan n'ayant pas dix ans. Elle mourut en 1507. Son mari obtint un million pour la moitié qui devait lui revenir des meubles du duc François, mais ne put rien avoir des domaines.

5. *Fr.*, en abrégé.

6. Ce prince, né le 11 mai 1414, succéda à son père Jean VI le 29 août 1442, et mourut le 17 juillet 1450.

7. Mariée en juillet 1441, et morte vers 1498. Voyez l'*Histoire généalogique*, tome I, p. 458.

8. Couronné roi en 1424, après un interrègne de dix-huit ans, pendant lequel les Anglais l'avaient retenu prisonnier, Jacques Ier fut massacré par des rebelles le 20 février 1437, à l'âge de quarante-quatre ans. La première fille issue de son alliance avec Jeanne de Beaufort-Somerset épousa en 1436 Louis, dauphin de France, plus tard Louis XI.

9. Marguerite, mariée en 1455 à son cousin François II, et morte le 15 septembre 1469.

çois II[1], dernier duc de Bretagne, qui, d'une Grailly-Foix[2] dont la mère étoit Éléonor de Navarre[3], eut Anne, duchesse héritière de Bretagne, deux fois reine de France[4], et par qui la Bretagne a été réunie à la couronne, c'est-à-dire depuis sa mort[5]. Ce vicomte de Rohan n'eut point de mâles qui aient eu postérité[6], et deux filles, qui se marièrent dans leur maison, l'aînée[7] au fils du maréchal de Gyé[8], la cadette[9] au seigneur de Guémené[10]. Ainsi nuls mâles sortis des filles de Bretagne, et jusqu'ici rien qui sente les princes[11]. Retournons sur nos pas.

1. *Fr. II*, en abrégé. — Né le 23 juin 1435, et devenu duc en 1458, comme descendant de Jean IV, ce prince mourut le 9 septembre 1488 au moment où il venait d'obtenir la paix du roi Charles VIII.

2. Marguerite de Foix, mariée le 27 juin 1471, morte le 15 mai 1486.

3. Ci-après, p. 203.

4. Anne de Bretagne, née à Nantes le 26 janvier 1477, dut d'abord épouser le sire d'Albret, puis l'archiduc Maximilien d'Autriche; mais, après la mort de son père, pour consommer l'union de la Bretagne à la France, on la maria au roi Charles VIII, le 6 décembre 1491. Devenue veuve en 1498, et n'ayant point gardé d'enfants, elle se remaria, le 8 janvier 1499, avec Louis XII, successeur de son premier mari. Elle mourut à Blois, le 9 janvier 1514, laissant deux filles, dont l'aînée apporta ses droits sur le duché de Bretagne à François Ier.

5. La réunion de la Bretagne ne fut consommée qu'en 1532, et le titre ducal conféré alors au fils de François Ier.

6. Dom Morice énumère trois fils, morts jeunes; François (1469-1488), Jean (1476-1505), et Georges (1479-1502). Un quatrième, Jacques, né en 1478, mourut sans postérité, le 23 octobre 1527, « faible d'esprit » selon Brantôme; un cinquième, Claude (1480-1540), fut évêque de Quimper et porta en même temps le titre de vicomte de Rohan.

7. Anne, mariée le 27 septembre 1515 à Pierre de Rohan, baron de Frontenay, devenue veuve en 1524, et morte en 1529. Son père avait stipulé que, faute de mâles, elle porterait à son cousin les titres et armes de la branche vicomtale. Les *Nouvelles de la reine de Navarre* racontent (n° XXI) le roman de ses amours avec un bâtard de Gonzague.

8. Pierre de Rohan : ci-après, p. 197.

9. Marie, mariée par contrat du 17 novembre 1511, devenue veuve en 1527, testa le 9 juin 1542.

10. Louis IV de Rohan, seigneur de Guémené, Montbazon, etc. Sur cette branche, voyez ci-après, p. 196, 197 et 225.

11. Les derniers sceaux décrits dans l'*Histoire généalogique* (p. 57

Jean Ier, vicomte de Rohan[1], grand-père d'Alain IX, vicomte de Rohan, duquel j'ai parlé d'abord, étoit fils d'une Rostrenan[2] et figura fort dans le parti de Charles de Blois, c'est-à-dire de Châtillon[3], contre celui de Montfort[4], c'est-à-dire des cadets de la maison de Bretagne, compétiteurs pour ce duché, que le dernier emporta. Ce vicomte de Rohan épousa l'héritière de Léon[5], dont il eut Alain VIII[6], père d'Alain IX, vicomtes[7] de Rohan;

et 58) ne portent que : JEHAN, VICOMTE DE ROHAN ; LÉON, COMTE DE PORHOËT, et : HAUT ET PUISSANT JACQUES, VICOMTE DE ROHAN, COMTE DE PORHOËT, SEIGNEUR DE LÉON. Il y a une série de sceaux plus anciens, du treizième siècle, dans l'*Histoire de Bretagne*, de dom Lobineau, tome II, planches, n°s XX à XXVI.

1. *Histoire généalogique*, tome IV, p. 54-55. Ce vicomte de Rohan, un des plus vaillants compagnons d'Olivier de Clisson et de Bertrand du Guesclin, prit part ensuite, soit aux guerres, soit aux traités de paix qui se firent entre la Bretagne et la France, et mourut le 24 février 1395. Il est souvent cité dans les *Chroniques de J. Froissart*.

2. Jeanne de Rostrenan (ou plutôt Rostrenen), mariée à Alain VII, vicomte de Rohan, dont Froissart parle beaucoup aussi, et remariée à un anglais en 1354 (*Histoire généalogique*, p. 54).

3. *Ch.*, en abrégé. — Charles de Blois, né en 1319, fils de Guy Ier de Châtillon, comte de Blois, ayant été reconnu par la France (1341) comme duc de Bretagne, en vertu des stipulations de son mariage avec la nièce du duc Jean III (1337), fut obligé de disputer le duché aux comtes de Montfort (ci-dessous), et, après diverses alternatives, perdit « la bataille, la vie et l'État tout ensemble » au combat d'Auray, 29 septembre 1364.

4. Jean, comte de Montfort, issu d'un second mariage du duc Artus II et demi-frère de Jean III, s'empara du titre de duc à la mort de celui-ci, en 1341, quoique le parlement de France l'eût adjugé à Charles de Blois, et il soutint ses prétentions par les armes, mais périt au milieu de la guerre, le 26 septembre 1345. Ce fut son fils, Jean V, qui finit par triompher à Auray, et mourut le 1er novembre 1399, âgé de soixante ans.

5. Jeanne, fille unique et héritière d'Hervé, dernier seigneur de Léon, et de Marguerite d'Avaugour. Elle mourut le 10 septembre 1372.

6. *Histoire généalogique*, tome IV, p. 55-56. Alain VIII, gendre et compagnon d'armes du connétable de Clisson, mourut le 25 juillet 1429. Il avait été lieutenant général du duché.

7. L'*s* du pluriel semble avoir été ajoutée après coup.

puis, en secondes noces, en 1377, Jeanne *la Jeune*[1], dernière fille de Philippe[2] III, comte d'Évreux[3], fils d'un fils puîné du roi Philippe III le Hardi[4] et devenu roi de Navarre par son mariage avec l'héritière de Navarre[5], fille du roi Louis X le Hutin[6]. Ainsi cette vicomtesse de Rohan étoit sœur de Charles le Mauvais, roi de Navarre[7], de Blanche[8], seconde femme du roi Philippe de Valois[9], de Marie[10], première femme de Pierre IV, roi d'Aragon[11], et d'Agnès, femme de Gaston-Phébus, comte de Foix[12],

1. *Histoire généalogique*, tomes I, p. 283, et IV, p. 55. Jeanne de Navarre se maria avant 1377, époque où elle avait déjà un fils.

2. La première lettre de *Philippe* corrige un *C*.

3. Philippe, surnommé *le Bon* et *le Sage*, mourut à Xérès, le 16 septembre 1343, âgé de quarante-deux ans, en ayant régné quatorze et demi.

4. Fils de saint Louis, né le 1er mai 1245, couronné roi de France le 30 août 1271, et mort à Perpignan, le 5 octobre 1285. C'est de son second mariage avec Marie de Brabant que naquit en 1276 Louis de France, tige des comtes d'Évreux rois de Navarre.

5. Jeanne de France, née le 28 janvier 1311, mariée à Philippe d'Évreux le 27 mars 1316, et morte à Conflans, le 6 octobre 1349. Son mari et elle étant trop jeunes en 1316, la Navarre resta entre les mains du roi de France jusqu'à la mort de Charles le Bel.

6. Louis X, fils aîné de Philippe le Bel, né le 4 octobre 1289, couronné roi de Navarre le 1er octobre 1307, comme héritier par sa mère des comtes de Champagne, rois de Navarre depuis 1234, et roi de France le 24 août 1315, mourut à Vincennes, le 5 juin suivant.

7. Ci-dessus, p. 188.

8. Blanche de Navarre, mariée le 29 janvier 1349, et morte le 5 octobre 1398, n'ayant eu qu'une fille, ci-après, p. 203, note 5.

9. Philippe VI, fils de Charles de Valois et petit-fils de Philippe le Hardi, naquit en 1293, succéda à son cousin germain Charles le Bel en 1328, et mourut le 22 août 1350.

10. *M.*, en abrégé, dans le manuscrit.

11. Pierre IV, dit *le Cérémonieux*, né en 1319, couronné roi en 1336, épousa en 1338 Marie de Navarre, la perdit en 1346, et se remaria l'année suivante avec Éléonore de Portugal. Mort en 1387.

12. Gaston III, surnommé *Phébus*, comte de Foix et vicomte de Béarn, dernier prince de cette race, mort en 1391, épousa Agnès de Navarre en 1348, mais la renvoya ensuite, ayant eu d'elle un fils unique, qu'il laissa mourir en prison en 1382. Voyez l'article du duché de NEMOURS dans les *Écrits inédits de Saint-Simon*, tome V, p. 14-15.

si célèbre dans Froissart[1]. Aussi faut-il remarquer que Philippe III, roi de Navarre, étoit mort en 1343, Jeanne[2] de France, sa femme, en 1349. Charles le Mauvais ne mourut qu'en 1385[3], mais en quel état, et depuis combien d'années[4]? Philippe de Valois étoit mort en 1350; Blanche de Navarre, sa seconde[5] femme, ne mourut qu'en 1398, et n'eut qu'une fille, qui ne fut point mariée[6]. La reine d'Aragon mourut en 1346, et la comtesse de Foix ne laissa point d'enfants. Il se voit donc, par ces dates, que le père, la mère, les sœurs, hors une veuve sans enfants et retirée[7], les beaux-frères, hors le comte de Foix, tout étoit mort avant le mariage de cette vicomtesse de Rohan; et, si on y regarde, il ne se trouvera point de postérité, si ce n'est de Charles le Mauvais, qui survécut ce mariage, qui toutefois fut extrêmement[8] grand. Il n'en vint qu'un fils[9],

1. Le grand historien Jean Froissart, né vers 1337 à Valenciennes, et mort après 1400, laissant quatre livres de *Chroniques* qui embrassent l'histoire de presque toute l'Europe pendant les trois derniers quarts du quatorzième siècle. En 1388, ayant fini deux livres de son œuvre, et manquant de renseignements sur les guerres du midi, Froissart se transporta à la cour du comte de Foix, et il eut beaucoup à se louer de l'accueil qui lui fut fait : voyez le premier chapitre du livre III. Saint-Simon ne connaissait les *Chroniques* que par une des éditions incomplètes et incorrectes de Denis Sauvage, celle de 1574 (nº 665 de son catalogue).

2. *J.*, dans le manuscrit.

3. Erreur, pour 1386, ancien style, ou 1387, nouveau style.

4. Le manuscrit porte bien ici un point d'interrogation. — Les chroniqueurs racontent que, pour ranimer ses forces épuisées par la débauche, Charles le Mauvais se faisait envelopper dans des draps imbibés d'eau-de-vie, et que le feu prit à ces draps par l'imprudence d'un valet.

5. *2de* corrige *3de*.

6. Blanche de France, née posthume en 1351, fut promise en 1370 à un prince d'Aragon, mais mourut l'année suivante, se rendant en Espagne.

7. La comtesse de Foix.

8. *Estremem^t*, dans le manuscrit.

9. Charles de Rohan, tige de la branche de Guémené, né le 8 février 1378, mourut le 29 décembre 1438, ayant joué un rôle considérable à la cour du duc de Bretagne et ayant reçu, en 1420, le privilège héréditaire de s'asseoir sur le marchepied du trône, au côté gauche, dans les réunions des états, et d'y porter la couronne du duc.

dont le fils[1] fut père de Louis de Rohan[2], seigneur de Guémené[3], qui épousa la fille aînée du dernier vicomte de Rohan[4], et le maréchal de Gyé[5], dont le second fils épousa l'autre fille du dernier vicomte de Rohan, comme je l'ai dit[6]. Quoique la branche de Guémené soit l'aînée par l'extinction de celle des vicomtes directs et par le mariage de la fille aînée[7] du dernier vicomte, parlons d'abord de celle de Gyé, quoique cadette, parce qu'il s'y trouvera plutôt matière que dans l'autre, et parce qu'elle [est] éteinte.

Le maréchal de Gyé[8] a trop figuré pour avoir rien à en Le Parlement

1. Louis Ier, seigneur de Guémené, Gyé, etc., épousa, en 1443, sa parente la fille de l'amiral de Montauban. Il fut gouverneur de Nantes, chancelier du duché, etc., et mourut le 15 décembre 1457, empoisonné.

2. Ici, Saint-Simon se trompe et passe deux degrés (*Histoire généalogique*, tome IV, p. 60). C'est l'arrière-petit-fils de Louis Ier, Louis IV, seigneur de Guémené et de Montbazon, qui épousa, le 17 novembre 1511, Marie de Rohan, et mourut le 14 juin 1527 : ci-dessus, p. 193.

3. Guémené-sur-l'Escorf (ancien Kemenet-Guengamp), bourg du Morbihan, à l'O. de Pontivy. Cette terre rendait hommage de juveigneurie à Rohan, et les Guémené n'eurent une baronnie des états, celle de Lanvaux, qu'en 1486. Ménage dit qu'on prononçait : « Guymenay ».

4. On pourrait dire aussi que Jean II ne fut pas le « dernier vicomte de Rohan, » puisqu'il eut un fils qui ne mourut qu'en 1527, sans alliance, il est vrai, et que son autre fils, évêque de Quimper, releva le titre.

5. Ci-dessous, note 8. — 6. Ci-dessus, p. 193.

7. L'*Histoire généalogique* (tome IV, p. 58) met en première ligne Anne de Rohan, mariée au fils cadet du maréchal, et en seconde seulement Marie, mariée au seigneur de Guémené. En effet, quoique la date du mariage de celle-ci soit 1511 (1505 dans l'*Histoire*), et celle du mariage de l'autre 1515 (textes dans le ms. Fr. 22341, fol. 238 et 297), Anne était l'aînée : son mariage fut retardé par les aventures que raconte la reine de Navarre.

8. Pierre de Rohan, seigneur de Gyé-sur-Seine (cédé par le roi de Navarre au premier Guémené, vers 1400), du Verger, de Porhoët, etc., etc., né à Mortiercrolles vers 1451, fait maréchal de France par Louis XI, en 1476, se maintint en faveur et à la tête des armées de Charles VIII et de Louis XII, ainsi que de leurs conseils, jusqu'en 1504, époque où, poursuivi par la haine de la reine Anne de Bretagne et traîné de juridiction en juridiction, il fut privé de ses charges et de ses pensions. Il mourut à Paris, le 22 avril 1513.

par égards, non par rang, aux obsèques de l'archevêque de Lyon, fils du maréchal de Gyé.

dire[1]; mais, parmi tous ses emplois et ses alliances, et de son fils aîné[2], à deux filles d'Armagnac[3], qui leur apportèrent le comté de Guise[4], il y eut si peu de princerie en son fait, que, le Parlement ayant eu ordre d'assister aux obsèques de l'archevêque de Lyon[5], son fils[6],

1. Brantôme l'a placé dans ses GRANDS CAPITAINES FRANÇOIS (*Œuvres*, tome II, p. 350-354). Son procès, dont Paul Lacroix, dans l'*Histoire du seizième siècle* (1834), tome III, p. 32 et suivantes, et M. Antoine Dupuy, dans *la Réunion de la Bretagne à la France* (1880), tome II, p. 268-275, n'avaient donné que les traits principaux, vient d'être publié dans la collection des Documents inédits sur l'histoire de France, par M. René de Maulde. Bien entendu, dom Morice lui a consacré un très long article. Sa mère, Marie de Montauban, était petite-fille de Bonne Visconti et parente des ducs d'Orléans et du Roi lui-même, par Isabeau de Bavière. Ce fut son beau-père, l'amiral, qui l'entraîna à la cour de Louis XI dès 1461. Dix ans plus tard, le jeune Gyé avait déjà une charge de chambellan et la capitainerie de Blois.

2. Charles de Rohan, seigneur de Gyé et vicomte de Fronsac, chambellan du roi Louis XII, grand échanson, chevalier de l'ordre du Roi, etc. (*Histoire généalogique*, tome IV, p. 69).

3. C'est-à-dire que le père et le fils épousèrent les deux filles de Jacques d'Armagnac, duc de Nemours, décapité le 4 août 1477, et de Louise d'Anjou : 1° Marguerite, fille aînée, mariée par contrat du 8 juin 1503 au maréchal, veuf de Françoise de Penhoët; 2° Charlotte, fille puînée, mariée, le 4 janvier 1504, à Charles de Rohan-Gyé, qui précède. (*Histoire généalogique*, tomes III, p. 431, et IV, p. 69.) Voyez les actes et lettres dans le ms. Fr. 22341, fol. 131-146. Le maréchal perdit sa seconde femme dès le 15 novembre 1503, et sa belle-fille testa le 12 août 1504.

4. Marguerite et Charlotte d'Armagnac apportaient à leurs maris les titres de duc de Nemours et de comte de Guise. Charles de Rohan-Gyé échangea avec le Roi, en 1527, le comté de Guise, en Thiérache, qui avait été créé en 1444 pour Charles d'Anjou, comte du Maine, et donné en 1492 aux deux frères d'Armagnac; comme le duc René de Lorraine et son fils Claude, comte d'Aumale, en revendiquaient la propriété, ce fut pour terminer ce litige que François Ier remit le comté aux mains de Claude de Lorraine et l'érigea en duché-pairie. Charles de Rohan prit le titre de comte d'Orbec à partir de 1527.

5. François de Rohan, comblé d'abbayes dès son enfance et nommé évêque d'Angers à vingt et un ans, en 1499, fut élu archevêque de Lyon à la fin de 1500, sans quitter l'autre siège, et mourut à la Roche-sur-Yon, le 4 octobre 1536. M. Péricaud a fait une notice sur lui, en 1854.

6. *Son fils* est ajouté en interligne.

mort à Paris en 1536, pendant une assemblée que François Ier y avoit convoquée[1], le Parlement répondit que la[2] Cour, en considération des mérites du feu maréchal de Gyé et de son fils, lui rendroit volontiers l'honneur qu'elle avoit coutume de rendre aux princes et aux grands du Royaume[3]. Or, si ce prélat avoit été de rang à recevoir[4] cet honneur, le Parlement le lui auroit rendu tout de suite sans répondre, et on voit qu'il ne répondit que pour montrer que c'étoit, non par rang, mais en considération des mérites du père et du fils, qu'il iroit à ses obsèques[5]. Outre cet archevêque, qui fit fort parler de lui dans le clergé, le[6] maréchal de Gyé eut deux autres fils; la branche de l'aîné[7] finit à son petit-fils[8], sur tous lesquels il n'y a

1. En prenant à peu près textuellement cette dernière partie de sa phrase dans l'*Histoire généalogique* (tome IV, p. 69), notre auteur fait une faute d'inattention, car il y est dit : « .... convoqua en 1527 un synode provincial à Lyon, se trouva *au mois de septembre de l'année suivante* à Paris, à l'assemblée convoquée par le roi François Ier, *et mourut* en 1536. » Il s'agit de l'assemblée réunie dans la grand'salle du Palais, le 10 septembre 1528, pour recevoir un héraut d'armes de l'Empereur : voyez le *Journal d'un bourgeois de Paris sous le règne de François Ier*, p. 368, et la *Gallia christiana*, tome IV, col. 181. Mézeray mentionne la présence de l'archevêque de Lyon en cette occasion.

2. La première lettre de *la* corrige un *c*, et, à la ligne suivante, *feu* est en interligne.

3. Cette citation, sauf l'erreur signalée, est empruntée à l'*Histoire généalogique*. Le registre original du Parlement est en déficit.

4. La première lettre de *recevoir* corrige un *p*.

5. Comparez une rédaction différente dans le mémoire de 1753, tome IV des *Écrits inédits*, p. 417; la même erreur s'y trouve, quoique sous une autre forme. Voyez aussi la *Réponse* de l'abbé Georgel, p. 67. Dom Morice se contente de dire que le Parlement assista aux obsèques par considération pour la mémoire du maréchal.

6. *Le* corrige *il;* puis, avant *eut*, Saint-Simon a biffé *en*, et il a écrit *fils* après *autres*, en interligne.

7. Charles de Rohan-Gyé, déjà nommé, qui mourut le 5 mai 1528.

8. François de Rohan-Gyé (1513-1559), ambassadeur à Rome en 1539 et 1547, chambellan et chevalier de l'ordre du Roi, n'eut que des filles de sa première femme, Catherine de Silly de la Rocheguyon, et

rien à remarquer[1]. Les sœurs de ce dernier épousèrent : l'aînée[2], un Beauvillier[3] dont le duc de Beauvillier est descendu[4]; la cadette[5], le marquis de Rothelin[6] frère et oncle des ducs de Longueville[7], et de ce mariage vint Léonor, duc de Longueville[8], d'où sont sortis tous les

leur laissa une fortune très compromise par ses dépenses à l'étranger, à l'armée et à la cour. Il était issu d'un second mariage de son père avec Jeanne de Saint-Séverin, mariage contracté malgré le maréchal, qui eût voulu que ce fils épousât l'héritière de Rohan.

1. Cependant dom Morice leur a consacré des articles importants.

2. Claude de Rohan, mariée : 1° en 1537, à Claude de Beauvillier; 2° à Julien de Clermont, baron de Thoury; morte après 1579.

3. Claude Ier de Beauvillier, capitaine de cinquante lances, gouverneur de Blois, etc., pour qui la terre de Saint-Aignan, venant de sa mère, fut érigée en comté, mais qui mourut sans enfants, deux ans après ce mariage.

4. Ce n'est pas de Claude, mais de son frère puîné René, que sortit la branche du duc de Beauvillier. Saint-Simon a négligé de se reporter à la page 714 du même tome IV de l'*Histoire généalogique* qu'il avait en main.

5. Jacqueline de Rohan, née vers 1520, mariée à Lyon, par contrat du 19 juillet 1536, et morte à Blandy, en juillet 1587. Son mariage fut fait par Marguerite de Navarre, et elle devint une fervente réformée, vers 1557, comme sa belle-sœur Isabelle d'Albret. Elle écartelait les armes de Rohan de celles de Navarre et d'Évreux, avec la guivre de Milan sur le tout, et se qualifiait princesse de Châtel-Aillon. Outre son fils Léonor, Mme de Rothelin eut une fille, qui épousa Louis Ier, prince de Condé. Ayant conservé fort tard sa beauté « en aussi belle fleur que la première, » elle ne voulut point cependant se remarier, dit Brantôme. Voyez l'*Histoire du château de Blandy*, par Taillandier (1854), *la France protestante*, des frères Haag, tome VIII, p. 505-506, le livre intitulé : *Jacqueline de Rohan, marquise de Rothelin*, par Mme R. de Perrot, Neufchâtel (1884), et le vol. 2529 des *Pièces originales*, dossier ROHAN.

6. *Le* corrige *un*. — François d'Orléans-Longueville, fils du duc de ce nom et de Jeanne de Hochberg, marquise de Rothelin, né le 11 mars 1514, mourut le 25 octobre 1548.

7. Louis II d'Orléans, né à Blandy le 5 juin 1510, mort en 1537, et son fils François III, mort sans alliance en 1551.

8. Léonor d'Orléans devint, par la mort de son cousin, en 1551, duc de Longueville, etc., fut pair et grand chambellan de France, et mourut en août 1573, à trente-trois ans, étant alors reconnu prince du sang.

autres depuis[1], et que sa mère et sa femme[2] firent tant valoir : c'est de ce marquis de Rothelin que les Rothelins d'aujourd'hui[3] sont bâtards[4].

Le second fils[5] du maréchal de Gyé, gendre cadet du dernier vicomte de Rohan[6], n'eut qu'un fils[7], qui fit un grand mariage[8] : il épousa Isabelle[9], fille de Jean, sire

1. Le dernier fut cet arrière-petit-fils de Léonor qui périt au passage du Rhin alors qu'il allait être nommé roi de Pologne : voyez notre tome III, p. 294 ; comparez le tome V de 1873, p. 277, et l'*Histoire généalogique*, tome I, p. 219-223.

2. La femme, mariée en 1563, était Marie de Bourbon, duchesse d'Estouteville et comtesse de Saint-Pol par son père, veuve en premières noces du comte d'Enghien, et en secondes du duc de Nevers. Elle ne mourut que le 7 avril 1601. C'est grâce à ces deux alliances que les Longueville furent déclarés princes du sang en 1571 (*Histoire généalogique*, tome I, p. 219-220).

3. Henri, marquis de Rothelin, et ses fils les marquis Philippe et Alexandre, dont les *Mémoires* parleront, et l'abbé, académicien et numismate, Charles d'Orléans-Rothelin. — Ici, Saint-Simon écrit : *Rotelin*, tandis que, plus haut, il a suivi l'orthographe ordinaire. C'est la petite ville de Rotelen, en Brisgau, à une lieue de Bâle, donnée en 1315 à un margrave de Bade-Durlach, de la branche de Hochberg.

4. Il eut ce bâtard, leur auteur, d'une maîtresse qui portait le nom de Blosset ; cependant d'Hozier les a prétendus légitimes. La généalogie a été établie par les continuateurs du P. Anselme, tome I, p. 224 et suivantes.

5. Pierre, baron de Frontenay, de la Marche et de Gyé, vicomte de Carentan, etc., tué à la bataille de Pavie, aux côtés de François Ier, son cousin (*Histoire généalogique*, tome IV, p. 71).

6. Anne de Rohan, qu'il épousa en septembre 1515 (ci-dessus, p. 193 et 197, note 7), se titrait vicomtesse de Rohan, comtesse de Porhoët, dame de Léon et de Frontenay. Elle mourut en 1529.

7. René Ier, vicomte de Rohan, prince de Léon, comte de Porhoët, seigneur de Beauvoir et de la Garnache, chevalier de l'ordre du Roi et capitaine d'une compagnie des ordonnances, né en 1516, tué le 20 octobre 1552. « Très bon et vaillant seigneur et capitaine, et très bon serviteur du Roi, » dit Brantôme (tomes I, p. 347, et IV, p. 281). Pendant dix ans, Ambroise Paré l'accompagna comme chirurgien, avant de passer au service d'Antoine de Navarre.

8. Voyez la *Réponse* de l'abbé Georgel (1771), p. 71-72 et 141, et les *Nouvelles lettres de la reine de Navarre*, publiées par Génin, p. 124-125.

9. Ci-après, p. 204.

d'Albret[1], et de Catherine[2] de Grailly, dite de Foix[3], reine de Navarre. C'est ce qu'il faut expliquer[4]. Elle étoit fille de Gaston, prince de Viane[5], et de Madeleine de France[6], sœur puînée de Louis XI; et le prince de Viane étoit[7] Grailly[8], dit de Foix, dont l'héritière[9] étoit tombée dans sa maison avec les comtés de[10] Foix,

1. Jean II: ci-après, p. 203.—2. *Cath.*, en abrégé.—3. Ci-après, p. 204.

4. Ce qui suit, à propos de Catherine de Foix, est à comparer avec les articles sur les Grailly et les Foix insérés par Saint-Simon dans ses notes sur les duchés et comtés-pairies, tomes V des *Écrits inédits*, p. 12-31, et VI, p. 166-176, 198-201, et avec le tableau synoptique reproduit en fin du même tome VI, avec la notice MONTBAZON (*France* 213), fol. 14, ainsi qu'avec la suite des *Mémoires*, tome XVIII, p. 26-28, et avec la rédaction postérieure du mémoire de 1753, tome IV des *Écrits inédits*, p. 397-404; le tout dressé d'après l'*Histoire généalogique*, tome III, p. 367 et suivantes. De l'aveu des écrivains les plus compétents, il était impossible de justifier parfaitement les prétentions de la maison de Grailly-Foix : voyez un mémoire dans le ms. Clairambault 718, p. 225-249.

5. Mort avant ses parents, le 23 novembre 1470. Son titre de prince de Viane venait de la petite ville de Viana, en Navarre, sur l'Èbre, vis-à-vis de Logrono, érigée en principauté depuis 1421 ou 1423.

6. *Magd.*, en abrégé, dans le manuscrit. — Madeleine de France, née le 1er décembre 1443, fille du roi Charles VII et de Marie d'Anjou, épousa le prince de Viane le 7 mars 1462, et mourut en 1486.

7. Saint-Simon avait d'abord écrit : « Viane de Gaston IV de Grailly ». Après avoir réparé son oubli en écrivant en interligne : « estoit fils » avant « de Gaston », il a biffé *fils* et *de Gaston IV de*, et laissé simplement *estoit* en interligne, mais sans modifier la suite de sa phrase, ou du moins ajouter la conjonction nécessaire avant l'autre « estoit » qui vient deux lignes plus loin.

8. Grailly ou Greilly, puis Grilly, est une petite ville de l'ancien pays de Gex, sur les bords du lac de Genève. La généalogie de la famille de ce nom, avant sa jonction avec la maison de Foix, se trouve dans l'*Histoire généalogique* et dans le *Moréri*. Elle était, dira ailleurs Saint-Simon (tome X, p. 135; comparez l'*Addition au Journal de Dangeau*, tome XV, p. 88), « de Bresse, du nom de Greilly, et par corruption Grailly.... »

9. Isabelle, sœur de Mathieu, vicomte de Castelbon, dernier comte de Foix après Gaston-Phébus et mort en 1398, épousa Archambaud de Grailly, captal de Buch, en 1381, devint veuve en 1412, et mourut en 1426 (*Histoire généalogique*, tome III, p. 350; généalogie du duc de RANDAN, dans le tome VI des *Écrits inédits de Saint-Simon*, p. 166).

10 *De* est écrit deux fois.

de Bigorre et de Béarn[1], qu'ils possédoient[2], [et] étoit fils de Gaston IV, comte de Foix[3], etc., que Charles VII fit comte-pair de France en 1458[4], et d'Éléonor[5], fille de Jean II, roi d'Aragon[6], et de sa seconde femme[7], Blanche, reine héritière de Navarre[8]. Éléonor en hérita, survécut Gaston son fils[9], et mourut quarante-deux jours après son couronnement à Pampelune[10]. Gaston, son fils, prince de Viane, n'avoit laissé qu'un fils et une fille : le

1. Au comté de Foix, héritage patrimonial de cette famille, qui descendait des anciens comtes de Carcassonne, était venue se joindre la vicomté de Béarn, vers la fin du treizième siècle, par le mariage de l'héritière avec Roger-Bernard III ; mais, quant au comté de Bigorre (capitale, Tarbes), qui fut uni à la couronne par Philippe le Bel, c'est seulement en 1425 que Charles VII reconnut les droits des Grailly-Foix sur ce pays, comme représentant la maison de Béarn, et qu'il les remit en possession. Cet état de choses subsista jusqu'en 1607, que le roi Henri IV réunit ses propres domaines à la couronne.

2. *Il possédoit*, corrigé en *ils possédoient* au cours de la transcription.

3. Mort à Roncevaux en juillet 1472 (*Histoire généalogique*, tome III, p. 373-374).

4. Les lettres d'érection, du mois d'août 1458, sont dans l'*Histoire généalogique*, tome III, p. 342.

5. Mariée par contrat du 22 décembre 1434, morte le 12 février 1479 (*Histoire généalogique*, tomes I, p. 289, et III, p. 374).

6. Jean II d'Aragon, duc de Peñafiel, né le 28 juin 1397, second fils du roi Ferdinand IV, devint roi de Navarre, par sa femme, en 1429, succéda à son frère Alphonse V, comme roi d'Aragon, en 1458, et mourut le 19 janvier 1479.

7. Sa première, et non sa seconde femme.

8. Blanche, dernière héritière de la maison d'Évreux, était fille du roi Charles III de Navarre et veuve de Martin, roi de Sicile. Elle se remaria, par contrat du 5 novembre 1419, à Jean II d'Aragon, et mourut le 1er avril 1441. Son mari convola en secondes noces, trois ans plus tard, avec une fille de l'amirante de Castille.

9. Gaston mourut d'une blessure reçue dans un tournoi, à Libourne (*Œuvres de Brantôme*, tome III, p. 55 ; *Écrits inédits de Saint-Simon*, duché de Nemours, tomes V, p. 18, et VI, p. 173-174).

10. « Cette comtesse de Foix, qui survécut son mari et son fils aîné, fut couronnée reine de Navarre neuf jours après la mort de son père ; ne lui survécut que vingt-quatre jours.... » (*Écrits inédits*, duché de Nemours, tome V, p. 17.)

fils[1] fut couronné à Pampelune, et mourut trois mois après, à Pau, en 1482[2], empoisonné, tout jeune et sans alliance; Catherine[3], sa sœur unique, lui succéda, et fut aussi couronnée à Pampelune, avec Jean d'Albret[4], son mari, en 1494. Ils se brouillèrent et furent chassés de leur royaume, en 1512, par Ferdinand le Catholique[5], roi d'Aragon, qui s'en empara; et depuis la Navarre est demeurée à l'Espagne. Ils en moururent tous deux de douleur, lui en 1516, elle en 1517[6], et ne laissèrent d'enfants qui parurent qu'Henri d'Albret[7], roi de Navarre, une comtesse d'Astarac-Grailly-Foix[8], morte sans enfants, et Isabelle, mariée en 1534 à René Ier de Rohan, fils du second fils du maréchal de Gyé[9] : tellement que, par l'événement, René Ier de Rohan épousa la sœur du père de Jeanne d'Albret[10], mère de notre roi

1. François-Phébus. — 2. Le 20 janvier 1483, nouveau style.

3. *Cath.*, en abrégé, comme ci-dessus, p. 202. Elle fut mariée au mois de janvier 1484 (*Histoire généalogique*, tome III, p. 376).

4. *J.*, en abrégé, dans le manuscrit. — Jean II, fils d'Alain le Grand et de Françoise de Bretagne (*Histoire généalogique*, tome VI, p. 215).

5. Ferdinand V, dit *le Catholique*, petit-fils de Jean II et de Blanche de Navarre, réunit, par héritage, alliance ou conquête, les couronnes de Castille et de Léon, de Grenade, de Naples, de Sicile et de Navarre à celle d'Aragon. Mort le 23 janvier 1516.

6. Lui le 17 juin 1516, et elle le 12 février 1517, à Mont-de-Marsan, étant âgée de quarante-sept ans. Comparez l'article du duché de NEMOURS, tome V des *Écrits inédits*, p. 19-20.

7. Né en avril 1503, marié en 1527 à Marguerite d'Angoulême, et mort le 29 mai 1555. Comparez l'article du duché de NEMOURS, p. 20.

8. Anne, mariée à Jean de Foix-Candalle, comte d'Astarac, mort sans postérité en 1532. — Le pays d'Astarac, ancien démembrement du duché de Gascogne, avait eu une longue dynastie de comtes particuliers avant de venir par mariage aux comtes de Candalle, branche cadette issue du grand captal de Buch (*Histoire généalogique*, tomes III, p. 384, et VI, p. 215).

9. Ci-dessus, p. 201.

10. Née le 16 novembre 1528, à Saint-Germain-en-Laye, elle se maria le 21 octobre 1548 avec Antoine de Bourbon, duc de Vendôme, premier prince du sang, qui devint ainsi roi de Navarre, et, restée veuve en 1562, elle se fit calviniste, et mourut le 9 juin 1572, à quarante-quatre ans.

Henri IV[1]. Avec ce détail, je pense au moins qu'on ne m'accusera pas d'avoir dissimulé rien des grandeurs de la maison de Rohan[2].

De ce mariage de René Ier de Rohan et d'Isabelle d'Albret[3], des fils[4] qui ne parurent point, et une fille[5]

1. Ainsi, dira ailleurs Saint-Simon, en parlant encore de la maison de Grailly (tome X, p. 135), « le hasard d'une alliance redoublée de la maison des comtes de Foix lui porta, contre toute apparence, le comté de Foix et tous les autres États de cette puissante maison. Un autre hasard, aussi peu apparent, la rendit héritière du royaume de Navarre. Un troisième hasard, aussi bizarre, lui enleva le tout presque aussitôt, pour le faire passer dans la maison d'Albret, et de là, bientôt après, dans la maison de Bourbon, par la mère d'Henri IV. »

2. Dans son mémoire confidentiel de 1706, sur les ducs et pairs, d'Hozier dit : « Quoique les factums de M. le duc de Rohan contre M. de Soubise aient donné à douter si la maison de Rohan descend à droiture des premiers princes de Bretagne, on est persuadé dans ce pays qu'elle les a pour ses ancêtres paternels, et il demeure encore pour constant que c'est le plus illustre et le plus noble sang de cette province, et l'un des premiers du Royaume, car tout est grand dans cette maison.... » (Ms. Clairambault 719, p. 36.)

3. Sur ce mariage, les conditions où il se conclut, les charmes de l'épouse, etc., voyez le début du livre de M. le baron de Ruble intitulé : *le Duc de Nemours et Mademoiselle de Rohan* (1883), p. 2-8. Isabelle ou Isabeau d'Albret, élevée auprès de sa belle-sœur la reine Marguerite de Navarre, avait dû faire un mariage politique avec le duc Frédéric de Bavière ; mais, ce prince n'y ayant pas accédé, la reine obtint de donner Isabelle à René de Rohan, dont François Ier lui avait confié la tutelle honoraire. Les deux époux étaient d'ailleurs parents assez proches, car Isabeau d'Albret avait pour bisaïeule paternelle Catherine de Rohan, fille d'Alain IX et de Marguerite de Bretagne. Le contrat fut signé par toute la cour, à Fontainebleau, le 16 août 1534. Vingt ans plus tard, Mme de Rohan fut la marraine du prince qui devait être Henri IV.

4. *Des* corrige *un*. — Un de ces fils, René II, qui, comme sa mère et les autres enfants, embrassa la religion protestante, porta d'abord le nom de Pontivy, puis celui de Frontenay, et enfin le titre de vicomte de Rohan, se distingua parmi les capitaines du parti de Jeanne d'Albret, s'empara de tout le littoral de la Saintonge, et de Saintes même, défendit glorieusement Lusignan en 1574-75, et mourut à la Rochelle, en 1586, âgé de trente-six ans. Voyez ci-après, p. 212, et le tome IV, p. 419, des *Écrits inédits*, mémoire de 1753.

5. Françoise de Rohan, née vers 1535 ou 1536, et élevée presque

qui[1] ne parut que trop, mais, par cela même, fatal en bonheur suivi de branche en branche et de génération en génération[2] à la maison de Rohan[3], eut la première distinction qui ait été accordée à cette maison[4].

Mlle de la Gar- M. de Nemours[5], dont l'esprit, la gentillesse et la galan-

constamment avec Jeanne d'Albret, sa cousine, mais privée de ses deux protectrices en 1549 et forcée de retourner chez sa mère, dont les affaires étaient en fort mauvais état, dut se marier avec son cousin, fils unique du comte de Montbazon; le fiancé étant devenu aveugle, il n'y eut pas de suite donnée au contrat de mariage déjà conclu entre eux et signé le 26 octobre 1551, et Françoise entra comme fille d'honneur, en avril 1553, dans la maison de Catherine de Médicis. On va voir ce qu'il en advint.

1. Manuscrit : « qui qui ». — 2. *En génération* est écrit en interligne.

3. C'est-à-dire que la conduite irrégulière de Mlle de Rohan fut l'origine « fatale, » marquée par le destin, d'un bonheur dont sa maison profita après elle de branche en branche et de génération en génération. On trouve dans les *Mémoires de J. Rou* (tome II, p. 225) : « Années qui m'ont été fatales en bonheur. » Voyez ci-après, p. 235.

4. L'historiette qui va suivre, et dont il y a une première rédaction dans les *Duchés vérifiés sans pairie* (vol. 58 des papiers, aujourd'hui *France* 213, fol. 171 v° : voyez notre appendice X), et une troisième dans le mémoire de 1753 (*Écrits inédits de Saint-Simon*, tome IV, p. 418), a fourni à M. le comte H. de la Ferrière le sujet d'un article dans la *Revue des Deux Mondes*, 1er octobre 1882, et a été, en 1883, l'objet de l'étude déjà citée de M. de Ruble. Après avoir reproduit, dans son Avertissement, le « spirituel et malveillant récit » dans lequel Saint-Simon, « avec l'aisance et la malice d'un contemporain du Régent, raconte l'origine des prétentions ducales de la maison de Rohan, » M. de Ruble ajoute : « Ce récit est émaillé d'erreurs de fait que nous rectifierons en leur lieu, et contient en plus les appréciations les plus injustes. Nos travaux nous ont conduit sur la trace de la vérité et nous ont permis de restituer à la triste histoire de Mlle de Rohan son caractère touchant. Au lieu de la petite aventurière courant après un mari, les pièces originales ont fait surgir une fille séduite, mais ferme, d'un grand caractère, dans l'âme de laquelle vibrent le respect de la foi jurée et tous les nobles sentiments.... » C'est le récit de Varillas, dans son *Histoire d'Henri III*, livre v, qui a inspiré celui de Saint-Simon, quoique Bayle en eût déjà relevé les inexactitudes.

5. Jacques de Savoie, deuxième duc de Nemours de cette maison, né à l'abbaye de Vauluisant le 12 octobre 1531, mourut à Annecy, le 15 juin 1585. Son rôle fut considérable à la cour de France et dans

terie ont été si célébrées[1], fit un enfant à cette fille de Rohan, qu'on appeloit Mlle de la Garnache[2], sous promesse de mariage[3]; en même temps, il étoit bien avec

nache; son aventure. Duchesse de Loudun à vie

toutes les guerres. Il eut les charges de colonel général de l'infanterie et de la cavalerie légère et le gouvernement du Lyonnais.

1. Saint-Simon écrit : *gentilesse*, et : *galenterie*. — C'est une allusion évidente à l'historiette de ce prince par Brantôme, tome IV de ses *Œuvres*, p. 164-187. Jacques de Savoie a fourni le type du héros de *la Princesse de Clèves*, « fleur de toute chevalerie. » On a un portrait de lui, aux trois crayons, dans le ms. Clairambault 1114, fol. 268.

2. On ne l'appelait que : « Mademoiselle de Rohan. » C'est le *Moréri* qui a placé son article au mot GARNACHE (LA). Varillas a inventé un autre nom : « Mademoiselle de Léon. » — La terre de la Garnache, gros bourg de la Vendée, auprès de Challans, avec un château fort construit par le connétable de Clisson, et celle de Beauvoir-sur-Mer, accordées à Mme de Rohan comme douaire, ne revinrent à sa fille qu'en septembre 1563, et ce fut à la Garnache qu'elle s'établit après le mariage du duc de Nemours, au milieu d'une petite cour de savants et de poètes.

3. Françoise de Rohan, vivant à la cour côte à côte avec Jeanne de Savoie, sœur du beau duc, se trouva naturellement rapprochée de celui-ci, et leur liaison amoureuse commença dès 1553. Malgré les promesses verbales de mariage que M. de Nemours lui prodiguait, même en public, elle ne céda qu'en mai 1556, alors que le duc négociait un mariage avec Lucrèce d'Este. Une grossesse étant survenue, il se hâta de repartir pour l'armée d'Italie. Les choses ne purent être cachées longtemps, et, renvoyée par la Reine, Mlle de Rohan alla accoucher à Pau, le 24 mars 1557[a]. Son amant refusant de tenir les engagements pris et désavouant l'enfant, elle entama contre lui, le 24 janvier 1559, une procédure d'autant plus compliquée qu'elle se confondit, en quelque sorte, avec la lutte des d'Albret et des Navarre, c'est-à-dire du parti protestant, dont la plaignante avait adopté les opinions en 1561[b], contre les Guise et le parti catholique. Le duc était poursuivi pour « promesse de présent et mariage consommé. » Après bien des alternatives, voyant la plaignante privée de l'appui du roi de Navarre et Mme de Guise devenue veuve, il n'eut point de cesse que le Roi ne lui donnât les moyens d'échapper aux juridictions régulières, devant lesquelles Mlle de Rohan aurait produit toutes sortes de témoignages irrécusables. Le lendemain même du jour où un arrêt inique du Conseil renvoyait les parties devant

[a] Selon les *Mémoires d'État* de Ribier, tome II, p. 714, il aurait été question alors de la marier au fils de Mathias Corvin, roi de Hongrie.

[b] Bayle dit qu'elle n'aurait abjuré qu'en 1588. Ce fut cependant de la différence de religion que Jacques de Savoie argua pour se défendre.

seulement. Mme de Guise[1]. Toutes ces aventures-là me mèneroient trop loin[2] : c'étoit Anne d'Este[3], dont la mère[4] étoit seconde fille de Louis XII. M. de Guise[5] fut tué par Poltrot[6]; Mme de Guise, après avoir gardé les bienséances, voulut épouser M. de Nemours. Lui ne demandoit pas mieux, et cependant amusoit Mlle de la Garnache[7]. Enfin l'amu-

l'officialité de Lyon, gagnée d'avance à la cause du duc, il épousa Mme de Guise.

1. La réputation galante de Jacques de Savoie avait commencé de bonne heure. Dès 1549, il devait épouser une nièce de Mme de Valentinois; en 1555, dans le temps qu'il semblait engagé le plus formellement avec Mlle de Rohan, la duchesse de Guise, très éprise de lui, le posa en prétendant à la main de sa sœur Lucrèce d'Este, et cette alliance lui parut si avantageuse, qu'il repoussa alors, en revenant d'Italie, les instances de la Reine en faveur de Mlle de Rohan. Plus tard, en 1559 et 1560, on voulut lui faire épouser une grande reine, Élisabeth d'Angleterre, qui semblait s'y prêter, et il alla à Londres avec la qualité d'ambassadeur extraordinaire; l'affaire n'eut pas de suites. Il dut encore, un moment, se marier avec Marie de Bourbon, duchesse d'Estouteville et veuve du comte d'Enghien; mais, depuis longtemps, Mme de Guise était sa maîtresse.

2. Il y reviendra encore en 1707, tome V de 1873, p. 277-279.

3. Anne d'Este, fille du duc de Ferrare Hercule II et petite-fille de Lucrèce Borgia, était née le 16 novembre 1531, et avait épousé le duc de Guise le 4 décembre 1549. Elle se remaria en 1566 avec Jacques de Savoie, et mourut le 17 mai 1607. C'était, selon Brantôme, « la plus belle femme de la Chrétienté. » Elle avait une charge dans la maison de Marie de Médicis.

4. Renée de France, née le 25 octobre 1510, mariée le 30 juillet 1527 à Hercule II d'Este, duc de Ferrare, de Modène et de Reggio (1508-1558), et morte à Montargis le 12 juin 1575. On sait quel rôle elle joua, soit comme protectrice des savants et des lettrés, soit comme disciple de Calvin.

5. François de Lorraine, second duc de Guise, grand maître, grand chambellan, lieutenant général de l'État, etc., né le 17 février 1519, blessé le 18 février 1563, devant Orléans, et mort le 24. La veille, Mlle de Rohan venait d'obtenir un jugement par défaut contre son séducteur.

6. Jean Poltrot, sieur de Méré, ancien page du vicomte d'Aubeterre et protestant ardent, mêlé à toutes les entreprises de Benjamin de Rohan-Soubise, avait été recommandé par celui-ci à Coligny et envoyé comme espion dans le camp catholique. Méré fut écartelé à Paris le 18 mars suivant.

7. Ici, Saint-Simon commence à se tromper, car la rupture remon-

sement fut si long, qu'elle s'en impatienta et qu'elle en découvrit la cause[1]. La voilà aux hauts cris, et Mme de Guise sur le haut ton que lui faisoit prendre la splendeur de sa mère et la puissance de la maison de Guise, dont elle disposoit, et qui, pour ses grandes vues, trouvoit son compte dans ce second mariage. Il n'en falloit pas tant pour émouvoir la reine de Navarre, Jeanne d'Albret, et tout ce qui tenoit à son parti et aux princes de Bourbon contre les Guises. La reine de Navarre protesta, avec tout cet[2] appui, qu'elle ne souffriroit pas que M. de Nemours fît cet affront à une fille qui avoit l'honneur d'être sa nièce[3], et le pauvre M. de Nemours étoit bien embarrassé. Personne des[4] intéressés ne faisoit là un beau personnage : Mme de Guise vouloit enlever M. de Nemours à sa parole de haute lutte; M. de Nemours convenoit de l'avoir donnée, il n'osoit y manquer, et pourtant ne la vouloit point tenir; la bonne la Garnache demeuroit abusée, et, en attendant ce qui arriveroit de son mariage, faisoit de sa turpitude la principale pièce de son sac[5] et toute la force des cris de ceux qui la protégeoient. La fin de tout cela fut qu'elle en fut pour sa honte, et ses protecteurs pour leurs cris[6], et que M. de Nemours épousa Mme de Guise

tait, comme on l'a vu, à 1557, et, en 1563, le duc de Nemours était au plus fort des procédures entamées contre lui par Françoise de Rohan, depuis quatre ans; il n'y avait eu qu'une réconciliation momentanée en 1561. Voyez le livre de M. de Ruble, p. 116 et suivantes.

1. Il y avait des années que la liaison de Mme de Guise avec le duc Jacques était chose connue à la cour, et Mlle de Rohan ne pouvait l'ignorer, surtout depuis qu'elle faisait faire enquête sur enquête; leur mariage fut annoncé longtemps d'avance, et ce fut pour en préparer les voies, ou plutôt pour lever tous les obstacles, que le Roi et la Reine, en juillet 1564, firent solliciter du Pape le renvoi du procès Nemours-Rohan par-devant l'archevêque de Lyon.

2. *Cette*, dans le manuscrit. — 3. Sa cousine germaine.

4. *Des* corrige *ne*.

5. Allusion aux sacs où s'entassaient les pièces de procédure.

6. Voici comment le *Moréri*, qui prenait son article dans Bayle, caractérise la conclusion de cette affaire : « Lorsqu'il (le duc de Nemours)

en 1566[1]. Mlle de la Garnache disparut[2], et alla élever son poupon dans l'obscurité, où il vécut et mourut[3]. Après

se vit sommé de tenir sa parole, il s'en moqua avec d'autant plus de hardiesse, qu'il ne voyoit pas qu'Antoine, roi de Navarre, quoique premier prince du sang, eût ou assez de vigueur, ou assez d'autorité, pour le contraindre de réparer l'honneur de la demoiselle. Ce fut bien pis après que le roi de Navarre, qui avoit eu quelque sorte de crédit pendant le Triumvirat, eut été tué.... Le duc de Nemours, sorti de France au commencement des troubles, à cause qu'on avoit découvert qu'il avoit voulu enlever le duc d'Anjou, frère du roi Charles IX, avoit été rappelé bientôt et avoit servi utilement contre ceux de la Religion. Cela et la mort du roi de Navarre l'encouragèrent à presser la cour de Rome de déclarer nul son engagement. Il obtint tout ce qu'il voulut. Le bon droit de la demoiselle de Rohan fut entièrement opprimé, à cause qu'elle s'étoit déclarée pour le parti réformé : de sorte qu'il lui fallut avaler l'affront de se voir mère sans avoir été mariée, et le déplaisir de voir son infidèle galant marié avec la veuve du duc de Guise, et aussi honoré partout et caressé des dames que s'il avoit été le plus honnête homme du monde.... » Il y a une lettre du roi de Navarre, très vive, très favorable à Françoise de Rohan, dans le recueil des *Lettres d'Antoine de Bourbon et de Jeanne d'Albret* publié par M. le marquis de Rochambeau, p. 222-223. Ce prince, peu de mois avant de mourir, arracha au duc de Nemours une promesse écrite et bien en forme de tenir ses engagements et d'épouser Françoise; mais cela ne servit de rien.

1. Le contrat fut passé le 29 avril 1566, et le mariage célébré le 5 mai, à Saint-Maur-des-Fossés.

2. Non seulement Françoise de Rohan fit opposition au mariage, mais elle en demanda la cassation au Pape. Pour des raisons toutes politiques, le tribunal de rote rendit un jugement en faveur du duc de Nemours, et, sur un recours de l'appelante au Pape en personne, celui-ci confirma le jugement, le 6 août 1576. Le Conseil du roi Charles IX avait de même repoussé une demande en appel comme d'abus, et, le 2 décembre 1575, Henri III avait défendu à Mlle de Rohan de porter le nom de « dame de Nemours. » Enfin, le 12 juin 1579, Jacques de Savoie répandit un acte de désaveu officiel, portant que « celui qui se disait fils de Mlle de Rohan, lequel se faisait nommer par son nom et aussi du nom de la maison de Nemours, » ne lui « était rien. » L'année suivante, pour faire rendre la liberté à ce fils, que le duc de Mayenne tenait prisonnier depuis trois ans, Mlle de Rohan consentit, non pas à reconnaître le mariage de son amant avec Mme de Guise, mais à accepter un divorce.

3. Cet enfant, né à Pau le 24 mars 1557 et nommé Henri, fut élevé par Jeanne d'Albret dans la religion protestante, puis guerroya avec les Allemands, sous le titre de prince de Genevois (Jacques de Savoie avait

plusieurs années, comme la suite infatigable et le talent de savoir se retourner est encore un apanage spécial de la maison de Rohan, Mlle de la Garnache se remontra à demi[1], essaya de faire pitié à Mme de Nemours et d'obtenir quelque dédommagement par elle. Elle la toucha enfin, et Mme de Nemours obtint, personnellement pour elle et sans aucune suite après elle, l'érection de la seigneurie de Loudun[2] en duché, sans pairie, en 1576[3]. Mlle de la Garnache[4] alors reparut tout à fait, sous le nom de duchesse de Loudun, et jouit du rang de duchesse, qui fut éteint, avec ce duché, par sa mort[5]. Telle est la première

le duché de ce nom depuis 1564), rentra en France, tomba entre les mains du duc de Mayenne, qui le retint prisonnier jusqu'à l'accommodement de 1580, et, par la suite, persista encore à se faire appeler du nom de Nemours dans le parti protestant. Sa conduite ultérieure fut d'ailleurs fort mauvaise, même à l'égard de sa mère, qu'il expulsa du château de la Garnache, et, renié par ses propres parents Rohan, il mourut en 1596, ne laissant qu'un bâtard.

1. Après *demi*, Saint-Simon avait écrit, puis a biffé : *après bien des années*, qui eût fait double emploi avec le commencement de la phrase.

2. Loudun et le petit pays de Loudunois, en Poitou, avaient été déjà érigés deux fois en fief, puis réunis à la couronne. L'érection de 1579 donna lieu à quelques incidents dans le Parlement.

3. Erreur de date : les lettres de don du duché de Loudun sont du 16 novembre 1579, et non de 1576 ; voyez l'*Histoire généalogique*, tomes III, p. 513, et V, p. 627-630, et le livre de M. de Ruble, p. 137. — Outre cela, le jeune Henri de Rohan, rendu à la liberté, fut gratifié d'une rente de vingt mille livres sur une abbaye du cardinal de Ferrare, frère de Mme de Nemours, et, après la signature de la transaction du 22 janvier 1580, la nouvelle duchesse de Loudun reçut une rente de cinquante mille livres sur l'hôtel de ville de Paris. Elle n'en crut pas moins devoir protester une dernière fois de son bon droit et de la légitimité de son fils; mais il paraît, par une lettre d'elle que cite M. de Ruble, qu'elle n'eut plus que des rapports de courtoisie avec Mme de Nemours.

4. Avant *Mlle de la Garnache*, le manuscrit porte un *pour*, biffé et remplacé par un point, et *alors*, qui suit, est écrit en interligne, sur *qui*, biffé également.

5. M. de Ruble a raconté les derniers temps de l'existence de Françoise de Rohan, troublés par les incidents de la guerre civile et par la turbulence de son propre fils. Elle finit par faire un mariage morgana-

époque d'un rang dans la maison, et non à la maison de Rohan, qui, avec toutes ces alliances si grandes et si immédiates, n'en avoit jamais eu et n'y avoit jamais prétendu.

René II de Rohan[1], frère de la duchesse de Loudun et fils comme elle d'Isabelle de Navarre, ne figura point, non plus que ses autres frères[2]; mais ils n'eurent point de postérité, et il en eut. Ses deux fils et ses deux filles[3] firent tous parler d'eux, et, comme leur père, qui s'étoit fait huguenot, et encore[4] plus comme leur mère, qui fut une héroïne de ce parti, ils l'embrassèrent[5]. Elle[6] étoit

tique, ou du moins par échanger une promesse écrite de mariage, sous les auspices du duc de Mercœur, avec un capitaine breton, François Lefelle, seigneur de Guébriant (9 août 1586). Elle mourut en décembre 1591, peu après que le roi Henri IV, qui l'appelait « ma tante la duchesse de Loudunois, » eut confirmé l'érection de son duché. Le duc de Nemours était mort en Italie six ans auparavant.

1. Ci-dessus, p. 205, et note 4.

2. Cependant, outre que René II, comme on l'a vu, eut un rôle militaire fort important, dom Morice et les biographes protestants parlent de l'aîné, Henri, dit *le Goutteux* (1535-1575), qui fut compromis dans les conspirations de 1559, puis, faute de pouvoir servir le protestantisme sur les champs de bataille, fit établir un prêche à Blain, et contribua beaucoup à répandre les nouvelles opinions dans le pays. Bizarre, ne s'accordant avec sa mère que pour persécuter les catholiques, brouillé avec son frère Jean, il mourut le 26 juin 1575. J.-A. de Thou le range parmi les morts illustres de cette année (*Histoire universelle*, tome VII, p. 307). — Jean, seigneur de Frontenay, qui se fit marier en 1561 par Théodore de Bèze, fut gentilhomme ordinaire du Roi, figura dans les guerres civiles à côté du prince de Condé, et mourut vers 1571. — Louis, seigneur de Gyé, mourut sans alliance.

3. Ci-après, p. 213-215.

4. *Encore* corrige *comme*. A la suite, *qui* corrige *hér*[*oïne*], et le manuscrit porte *un* au lieu de *une*.

5. Ces conversions se firent à l'instigation de la cour de Navarre.

6. Catherine de Parthenay-Lusignan, dame de Soubise, née au Parc, en Poitou, le 22 mars 1554, mariée en premières noces dès 1568, et en secondes par contrat du 15 août 1575; morte au Parc, le 26 octobre 1631. (Article dans *la France protestante*, tome VI, p. 342-346.) Elle avait dû épouser le fils de Coligny. « Elle étoit, dit dom Morice, une des plus fermes colonnes du calvinisme, tant par la beauté et l'élévation de son esprit, que par ses richesses, qu'elle prodiguoit pour la défense de ce parti. »

veuve de Charles[1] de Quellenec, baron du Pont, qui périt à la Saint-Barthélemy[2], et fille et héritière de Jean l'Archevêque[3], seigneur de Soubise[4], et d'une Bouchard-Aubeterre[5]. Elle[6] et ses deux filles se sont rendues fa-

1. *Ch.*, dans le manuscrit, et *J.*, pour *Jean*, à la ligne suivante.

2. Voyez l'*Histoire généalogique*, tome IV, p. 72, que notre auteur recommence à suivre. Ce gentilhomme prit une part considérable aux guerres civiles, sous le nom de Pont-Soubise; lorsqu'il fut tué dans la cour du Louvre, le 24 août 1572, il était en procès avec sa femme, qui voulait faire rompre leur mariage pour cause d'impuissance (*la France protestante*, tome VIII, p. 339). Elle se remaria avec René de Rohan dès qu'il fut devenu chef de la maison.

3. Jean de Parthenay-l'Archevêque, dont la vie a été étudiée par les biographes protestants, et les mémoires (on en attribue la rédaction au mathématicien Viète) publiés en 1879, par M. Jules Bonnet. Gentilhomme de la chambre et chevalier de l'ordre du Roi, ce seigneur de Soubise avait commandé une armée d'Henri II en Toscane, et, y ayant pris une grande ferveur pour la religion protestante, il était devenu l'un des principaux lieutenants de Condé. Homme « de grande menée et de grand service, » dit J. le Laboureur, il mourut le 1er septembre 1566, âgé d'environ cinquante-quatre ans. Voyez le *Dictionnaire de Moréri*, art. PARTHENAY et SOUBISE. La Roque explique, dans son traité de l'*Origine des noms* (éd. in-4°, p. 29-30), ce surnom de l'Archevêque accolé à Parthenay. Grande famille : on voit, dès le treizième siècle, Hugues l'Archevêque figurer, comme sire de Parthenay et de Vouvant, avec ses chevaliers, à la cour d'Alphonse, comte de Poitiers.

4. Petite ville de Saintonge, proche de Rochefort et de la Rochelle. C'est là que Louis XIV voulut d'abord établir un grand port; mais, le refus des Rohan de céder leurs droits, comme celui des Mortemart pour Tonnay-Charente, fit choisir Rochefort. On écrit, dans les géographies : *Soubize;* mais l'autre orthographe a prévalu dans l'histoire.

5. Antoinette Bouchard d'Aubeterre, d'une famille qui prétendait remonter à un Bouchard écuyer de Charlemagne, et dont la dernière héritière se maria en 1597 à M. d'Esparbès, créé maréchal de France sous Louis XIII, avait fait partie des filles de la reine Catherine. M. de Soubise, qu'elle épousa après le siège de Metz, le 9 mai 1553, embrassa la religion protestante à la suite de la conjuration d'Amboise et du supplice de son ami la Renaudie. Les idées nouvelles avaient été communiquées à cette famille par la duchesse de Ferrare (Renée de France), dont Mme de Soubise mère fut la gouvernante, puis la compagne en Italie, et un prêche était établi dans leurs terres.

6. Catherine de Parthenay a son historiette dans Tallemant des Réaux

meuses dans la Rochelle, où elles soutinrent les dernières extrémités, jusqu'à manger les cuirs de leurs carrosses[1], pendant le siège que Louis XIII y mit[2]. Sa fille aînée[3], plus opiniâtre, s'il se pouvoit, qu'elle, mourut de regret de sa prise, fort peu après, au château du Parc[4], en Poitou, où elles avoient été reléguées en sortant de la Rochelle[5]. La

(tome III, p. 410-411), qui en fait une femme de vertu, mais visionnaire. « C'était en effet, dit l'historien moderne qui va être cité ci-après, note 2, c'était une grande rêveuse, fort distraite, amoureuse des sciences mathématiques, écriveuse, toujours la plume à la main, vivant entourée de chats; bienfaisante, d'un courage tout viril, moqueuse à l'occasion, parfois avec méchanceté, souvent fiévreuse, avec des découragements qu'elle appelait ses « traîneries, » qui ne duraient pas longtemps : un caractère, en un mot, tendu à l'héroïque et au bizarre. » Comparez, dans nos Additions et corrections, quelques lignes inédites de Saint-Simon. Elle composa des élégies, des pièces de théâtre, la satire de l'*Apologie pour le roi Henri IV*, fit une traduction des *Préceptes d'Isocrate*, etc. Sa tante Anne de Parthenay, dame de Marennes, avait été également une savante et un bel esprit.

1. M. L. Delayant, historien de la Rochelle, rapporte que chacun, dans la ville assiégée, avait sur sa fenêtre un plant d'herbe qui fournissait la principale nourriture. On raclait les peaux des animaux pour en faire une gelée; on mangeait tout ce qui était cuir, et même le parchemin des titres et contrats. C'est ainsi qu'à Metz, en 1552, selon Ambroise Paré, les bottes, collets et autres objets de cuir étaient entrés dans la « boucherie obsidionale, » tout comme les ânes, mulets, chevaux, chiens, chats et rats. Les mémoires du temps disent toutefois que les dames de Rohan souffrirent moins que les Rochelais, et qu'elles eurent toujours trois ou quatre onces de pain par jour, avec de la chair de cheval.

2. En 1627-1628. Voyez les biographies de Bayle, de Moréri, et l'étude de M. Laugel : *Famille et jeunesse d'Henri de Rohan*, dans *la Revue des Deux Mondes*, 1er mai 1879.

3. La première lettre de *Sa* est corrigée. — Henriette de Rohan, née à la Rochelle, en mars 1577, et nommée par Henri de Navarre, mourut le 24 août 1624, sans alliance. Elle était bossue et fort exaltée (*Historiettes de Tallemant des Réaux*, tome III, p. 431). Selon Malherbe (*Œuvres*, tome III, p. 382-383), ses saillies faisaient rire toute la cour.

4. Le Parc-Soubise, commune de Mouchamps, en Vendée. Le château est habité aujourd'hui par M. le comte de Chabot, qui en a rappelé les souvenirs historiques dans son livre : *la Chasse du chevreuil* (1880).

5. Mme de Soubise, traitée aussi durement que les assiégés dont elle avait partagé les souffrances, fut menée prisonnière au château de Niort. Sa fille aînée étant morte dès 1624 (et non en juillet 1629, comme le

mère y mourut deux ans après, en 1631, et l'autre fille[1] les survécut jusqu'en 1646 ; toutes les deux point mariées. Elles avoient une autre sœur[2], entre elles deux[3], qui fut la première femme d'un prince palatin des Deux-Ponts[4], en 1604, et qui mourut en 1607.

Leurs deux frères[5] furent Henri et Benjamin de Rohan, seigneur de Soubise. Henri[6] fut le dernier chef des hu- H. de Rohan fait duc et pair. Son mariage

dit l'*Histoire généalogique*), elle ne pouvait avoir avec elle, à la Rochelle, que la cadette (ci-après, note 1), et Saint-Simon se trompe en parlant des deux filles, et spécialement de l'aînée. Dans sa rédaction primitive (appendice IX, p. 522), il ne parle que de la seconde et de sa belle-sœur (la duchesse), ce qui est conforme aux récits du temps. Dans l'Addition 255 (ci-après, p. 426), il y a une autre confusion.

1. Anne de Rohan, morte à Paris le 20 septembre 1646, dans sa soixante-deuxième année. Comme sa mère, Anne de Rohan écrivit, mais surtout des poèmes, des élégies de famille. « Bonne fille fort simple, quoiqu'elle sût du latin et que, toute sa vie, elle eût fait des vers, » dit Tallemant des Réaux (tome III, p. 430), elle dut épouser un fils du maréchal de Brissac, puis le marquis de Bonnivet, ou le fils unique de la princesse douairière d'Orange. M. Paul Marchegay et M. Jules Bonnet ont étudié sa vie et son œuvre poétique.

2. Catherine, née le 20 juin 1578, mariée le 28 août 1604, et morte le 10 mai 1607. Sa mère eût voulu qu'Henri IV l'épousât, et c'est elle, dit-on, qui répondit à ce roi : « Je suis trop pauvre pour être votre femme, et de trop bonne maison pour être votre maîtresse » (*Histoire généalogique*, tome IV, p. 72). Saint-Simon conteste ce « *dictum* des Rohan » (*Écrits inédits*, tome V, p. 499-500). Son père fut qualifié « très haut, très puissant et très illustre prince, » et sa mère « très haute, très puissante et très illustre dame, » dans son contrat de mariage, ratifié par Henri IV le 18 janvier 1603.

3. Les trois sœurs sont appelées les « princesses Armoriques » dans le *Journal d'Henri III*.

4. Jean II, dit *le Jeune*, duc de Bavière à Deux-Ponts et comte palatin du Rhin, né le 26 mars 1584, succéda à son père le 12 août 1604, et, comme lui, prit une part active aux affaires du protestantisme allemand. Mlle de Rohan avait trouvé là, selon l'expression de son frère, une « cour demi-française, mais un prince tout entièrement français. » Elle n'en eut qu'une fille, d'où sortirent les princes de Birkenfeld, et son mari, s'étant remarié avec une fille de l'électeur palatin, mourut le 30 juillet 1665.

5. Ils eurent pour tuteur leur oncle le roi de Navarre.

6. Henri II de Rohan, prince de Léon, né à Blain le 21 août 1579,

et celui de son unique héritière. Enfants de celle-ci.

guenots en France. Le duc de Sully[1], surintendant des finances et si bien avec Henri IV, et huguenot aussi, le favorisa fort auprès d'Henri IV, dans la haine du maréchal de Bouillon[2] : Henri IV le fit duc et pair en 1603[3], et,

entra au service en 1597, fut colonel général des Suisses de 1605 à 1614, mais s'engagea dans le parti huguenot en 1615, fut nommé général des troupes de ce parti en 1621, ne rentra dans le devoir qu'en 1629, et mourut en Suisse, le 13 avril 1638, de blessures reçues à la bataille de Rheinfeld : *Histoire généalogique*, tome IV, p. 73 ; comparez *la France protestante*, tome VIII, p. 474-499, les articles de M. Laugel sur *la Famille et la jeunesse d'Henri de Rohan*, dans la *Revue des Deux Mondes*, 1er mai et 1er juin 1879, et les livres, encore plus récents, de M. Schybergson : *le Duc de Rohan et la chute du parti protestant* (1881), de M. Mention : *de Duce Rohanio post pacem apud Alesium* (1883), et de M. H. de la Garde : *le Duc de Rohan* (1884).

1. Maximilien de Béthune, baron de Rosny, né en 1559, dans la religion protestante, que son père avait embrassée, débuta comme enseigne d'infanterie en 1576, s'attacha tout aussitôt à la personne d'Henri de Navarre, devint son chambellan et membre de son conseil d'État en 1580, lui servit de ministre jusqu'à son installation sur le trône de France, entra dans le conseil des finances en 1596, devint grand voyer en 1597, surintendant des finances en 1598, surintendant et grand maître de l'artillerie en 1599, marquis de Rosny, gouverneur de la Bastille et surintendant des fortifications en 1602, gouverneur du Poitou en 1603, duc-pair de Sully en 1606, grand maître des ports et havres en 1610. Il se retira des affaires en 1611, mais fit plusieurs tentatives, par la suite, pour y rentrer, et, en 1634, échangea sa charge de grand maître de l'artillerie contre le bâton de maréchal de France. Mort au château de Villebon, le 21 décembre 1641.

2. Voyez les *Œconomies royales* de Sully, l'*Histoire du duc de Bouillon*, par Marsollier (1719), et le second article de M. Laugel, p. 603, 612 et 617. Pierre de l'Estoile (*Journal*, tome X, p. 277-278) donne les origines de cette inimitié, et dom Morice s'étend sur le même point.

3. Les lettres d'érection, datées du mois d'avril 1603, sont dans l'*Histoire généalogique*, tome IV, p. 202-204. C'est la vicomté de Rohan qui fut érigée en duché-pairie mâle, comme « la plus ancienne vicomté de France, celle qui, depuis plus de douze cents ans, a tenu titre, et qui s'étend bien en quarante paroisses, etc. » La fameuse devise :

Roi ne puis,
Duc ne daigne,
Rohan suis,

cessait donc d'être vraie. — Ce premier duché de ROHAN figure dans les

moins de deux ans après, M. de Sully lui donna sa fille en mariage[1]. C'est ce grand homme qui se signala tant à la tête d'un parti abattu, et qui, réconcilié avec la cour, s'illustra encore davantage par les négociations dont il fut chargé en Suisse[2] et par ses belles actions à la tête de l'armée du Roi en Valteline, où il mourut de ses blessures, en 1638[3], avec la réputation d'un grand capitaine et d'un grand homme de cabinet[4]. Il ne laissa qu'une

notices des *Duchés et comtés-pairies éteints*, au tome V des *Écrits inédits de Saint-Simon*, p. 497-502. La partie de l'article relative à Henri de Rohan n'est qu'une paraphrase de l'*Histoire généalogique*, notre auteur s'étant réservé de faire la filiation complète des Rohan à propos du duché de Montbazon. Il ne lui a consacré non plus que quelques lignes dans le mémoire de 1721 (ci-après, appendice IX, p. 521), et dans celui de 1753 (tome IV des *Écrits inédits*, p. 420).

1. Henri de Rohan, que son maître eût voulu marier avec la fille du roi de Suède, épousa, à Ablon, le 13 février 1605, Marguerite de Béthune, fille aînée de M. de Rosny. Elle mourut à Paris, le 21 octobre 1660, dans sa soixante-cinquième année. Fort mignonne et jolie, mais par trop galante, dit Tallemant (tome III, p. 412 et suivantes). Elle abjura deux fois.

2. La première lettre de *Suisse* est une *s* corrigée en *S* majuscule. — Après la paix de 1629, qui mettait fin aux guerres civiles, Rohan se retira à Venise et y devint généralissime des troupes levées contre les Impériaux, titre qu'il conserva lorsque Richelieu, en 1632, le fit nommer ambassadeur extraordinaire près des Cantons suisses, puis général de tous les gens de guerre qui étaient à la solde de la France dans ce pays (12 juillet 1633). La défiance du cardinal le fit renvoyer à Venise dès l'année suivante; mais on le rappela en 1635.

3. La Valteline est une vallée catholique de l'Italie septentrionale qui s'étend de l'Adda au lac de Côme et établit la communication entre le Tyrol et le Milanais. Elle avait été délivrée par le marquis de Cœuvres du protectorat pontifical (1624), et son indépendance assurée moyennant payement d'un léger tribut aux Grisons protestants; mais, quand la guerre éclata, en 1634, entre la France, l'Espagne et l'Empire, ces deux dernières puissances se hâtèrent d'envahir la vallée. Le duc de Rohan les en chassa par quatre victoires, que Louis XIII récompensa largement; puis, malade et mal soutenu, il dut se retirer devant un soulèvement des Grisons, et c'est alors qu'étant allé rejoindre le duc Bernard de Weymar, qui commandait sur le Rhin, il fut blessé en combattant sous ses ordres, et mourut à l'abbaye de Kœnigsfeld, en Suisse.

4. On a du duc Henri de Rohan, outre quelques traités de politique ou

[Add. St-S. 255] fille[1], unique héritière, qui porta tous ses grands biens en mariage, en 1645, malgré sa mère, à Henri Chabot[2], en 1645[3], à condition de porter, lui et leur postérité, le

d'art militaire, la relation des voyages qu'il avait faits de 1598 à 1600, un *Discours politique* sur la mort d'Henri IV, des *Mémoires*, qui furent publiés avant Saint-Simon et de son vivant (il avait l'édition in-4° de 1646), un recueil particulier sur la guerre de la Valteline, que Zürlauben fit paraître en 1758, etc. Quoique Tallemant des Réaux (*Historiettes*, tome III, p. 411-412) le dépeigne comme un petit homme de mauvaise mine, assez illettré, peut-être peu vaillant, on s'accorde pour l'estimer et comme capitaine et comme écrivain. Ses *Mémoires* ont même été qualifiés par Henri Martin de « chef-d'œuvre par la vigueur de la pensée et la puissante concision du style. »

1. Huit autres enfants étaient morts en bas âge. — Marguerite de Rohan, titrée, comme seule héritière, duchesse de Rohan, princesse de Léon et comtesse de Porhoët, se maria à Sully, le 16 juin 1645, et mourut à Paris, le 9 août 1684, âgée de soixante-sept ans, et portant alors le titre de princesse de Rohan. — Ce qui va suivre se retrouve, en première rédaction, dans l'Addition indiquée ci-contre (n° 255), qui finit, par un retour en arrière, sur l'histoire de Françoise de Rohan et du duc de Nemours.

2. *H.*, en abrégé, dans le manuscrit. — Henri Chabot, seigneur de Saint-Aulaye, d'abord destiné à l'Église, avait fait ensuite quelques campagnes avec Monsieur, comme volontaire, et était devenu gentilhomme ordinaire, puis premier maréchal des logis de ce prince. Entre son mariage et son élévation au titre ducal, on lui donna le gouvernement d'Anjou (1647). Mort le 27 février 1655, à trente-neuf ans. — Saint-Simon reviendra (tome V de 1873, p. 61-66) sur son mariage, sa famille et son duché.

3. Cette répétition de « en 1645 » est dans le manuscrit. — Le contrat de mariage des 6-11 juin 1645, dont copie est dans les papiers de dom Morice (ms. Fr. 22 344, fol. 191-198), fut signé du Roi, de la Reine et des princes et princesses du sang. Marguerite de Rohan y était qualifiée de « très haute, puissante et illustre princesse, » conformément au brevet qu'elle avait obtenu auparavant et qui portait « qu'en cas qu'elle vînt à se marier avec le comte de Chabot, comme elle le désirait, son rang et dignité de princesse lui fussent conservés, avec tous les autres avantages et prérogatives dont elle avait ci-devant joui et jouissait présentement. » Il n'eût pas tenu à elle d'épouser quelque grand personnage, comme le comte de Soissons, le duc de Weymar ou le duc de Nemours. Ce fut le duc d'Enghien, dont Chabot était le confident, qui aida celui-ci à triompher.

nom et les armes[1] de Rohan; et fut fait[2] duc et pair, comme on sait, par lettres nouvelles et avec rang du jour de sa réception au Parlement[3]. La mère, qui étoit huguenote, ne vouloit point ce mariage[4], et la fille, qui étoit catholique, soutenue de Monsieur Gaston et de Monsieur le Prince[5], se moqua d'elle[6]. De ce mariage vint : le duc de Rohan, la seconde femme de M. de Soubise, la seconde

1. Les armes de Rohan sont : de gueules à neuf mâcles d'or; les Rohan-Chabot les écartelèrent des armes de Chabot : d'or à trois chabots de gueules en pal. — Les mâcles sont des losanges évidés dans le même sens, et les chabots de petits poissons à grosse tête carrée (*cottus gobio*) qu'on trouve dans les ruisseaux pierreux. Ces dernières armoiries étaient donc des armes *parlantes*. Quant à celles des Rohan, qui, probablement, rappelaient les mailles des anciennes cottes d'armes, elles inspirèrent la devise ou dicton en forme de jeu de mots : *Sine macula macla*. Les mâcles figurent encore partout dans la décoration de l'hôtel Soubise.

2. Il faut sous-entendre *il* avant *fut fait*.

3. Les lettres d'érection, du mois de décembre 1648, et les pièces relatives à la réception, qui n'eut lieu que le 15 juillet 1652, sont imprimées dans le tome IV de l'*Histoire généalogique*, p. 550-556. Il n'y est point question du rang que devait prendre le nouveau duc, parce que, l'érection étant nouvelle, ce rang ne pouvait partir que du jour de la réception, sans aucunement remonter à la première érection de 1603.

4. Bien que de famille huguenote, Henri Chabot était catholique; le mariage fut célébré à l'église, en stipulant, quoi qu'en ait dit Benoist, que les enfants à venir seraient élevés dans cette religion.

5. C'étaient l'un et l'autre qui avaient obtenu ces lettres de duché. L'enregistrement de 1652 eut lieu, par leurs soins, au milieu de l'anarchie qui suivit le combat du faubourg Saint-Antoine et l'incendie de l'hôtel de ville. Monsieur fit aussitôt entrer le nouveau duc dans son conseil de gouvernement.

6. Voyez les récits de *Mademoiselle*, tome I, p. 110-115, de *Mme de Motteville*, tome I, p. 239-243, de *Nicolas Goulas*, tome II, p. 87-88, et surtout l'historiette de *Tallemant des Réaux*, tome III, p. 418 et suivantes, toute en contradiction avec les dires de Mademoiselle, qui affirme que l'héritière de Rohan « avoit toujours vécu dans la réputation d'une vertu nonpareille. » Saint-Simon parlera ailleurs du prétendu Tancrède de Rohan que la mère de Marguerite produisit pour supplanter sa fille, mais dont la mort prématurée, dans un des combats de la Fronde, amena une réconciliation entre elles.

femme du prince d'Espinoy, et Mme de Coëtquen, que [nous] avons tous vus[1].

Benjamin de Rohan, sr de Soubise, duc à brevet ou non vérifié.

M. de Soubise[2], frère de ce grand duc de Rohan, ne fit parler de lui que par l'audace et l'opiniâtreté de ses continuelles défections[3] quoique, à la paix que le Roi donna en 1626 aux huguenots, il l'eût fait duc à brevet[4]. On n'en ouït plus parler en France depuis la prise de la Rochelle, et il mourut en Angleterre, sans considération[5],

1. Saint-Simon avait d'abord écrit simplement : « tous veus ». Il a, postérieurement, corrigé *tous* en *que*, et *veus* en *avons*, mais a oublié d'ajouter le pronom *nous*. — En effet, ces quatre personnages ont déjà paru dans les *Mémoires*.

2. Benjamin de Rohan, seigneur de Soubise, né en 1583, fit son éducation militaire en Hollande, puis revint se mettre à la tête du parti huguenot, fut presque constamment battu de 1621 à 1625, obtint, après la paix de 1626, l'érection de la baronnie de Frontenay en duché-pairie, mais reprit bientôt les armes, et, quoique gracié avec son frère en 1629, il se retira en Angleterre, et mourut à Londres le 9 octobre 1642, laissant son héritage à sa nièce Marguerite. Voyez l'*Histoire généalogique*, tome IV, p. 72, et l'article plus détaillé que Saint-Simon lui a consacré à la suite de celui de son frère, *Écrits inédits*, tome V, p. 500-502.

3. Il insiste sur ces « défections » et « félonies » dans son mémoire de 1710 et dans l'article ROHAN (*Écrits inédits*, tomes III, p. 276, et V, p. 501).

4. « Le Roi ayant accordé la paix aux habitants de la Rochelle et aux calvinistes le 5 février 1626, Benjamin de Rohan obtint l'érection de sa baronnie de Frontenay en duché-pairie, par lettres données à Nantes au mois de juillet de la même année; mais elles ne furent point enregistrées. » (*Histoire généalogique*, tome IV, p. 72.) A propos de cette érection, sa mère écrivait : « .... C'est chose dont il ne se soucie guère, comme n'étant point haussé de rang par là, sinon en une seule cérémonie, qui est quand les pairs se trouvent au Palais; car, en toutes autres, ceux de sa maison égalent les ducs, et les aînés même les ont toujours, jusques ici, précédés : si bien que, tant que j'ai été à la cour, on m'a donné toujours rang avant les duchesses, encore que mon mari n'ait jamais été duc. » (Griffet, *Traité des preuves de la vérité de l'histoire*, p. 409.) — Frontenay-la-Batu, en Poitou, avait été acheté par le maréchal de Gyé (1501); ce fut plus tard le duché de Rohan-Rohan.

5. L'abbé Georgel affirme le contraire (*Réponse* de 1771, p. 113) : « Benjamin de Rohan étant mort en Angleterre, le roi Charles Ier le fit enterrer dans la chapelle royale de l'église de Westminster, à côté du

où il s'étoit retiré, sans avoir été marié, vers 1641[1].

Voilà donc une duchesse à vie, un duc et pair, et un duc à brevet dans la maison de Rohan; mais cette génération commence à montrer autre chose[2]. M. de Sully, en faisant le mariage de sa fille, représenta si bien à Henri IV l'honneur que cette branche de Rohan avoit de lui appartenir de fort près, et d'être même l'héritière de la Navarre, s'il n'avoit point d'enfants, par Isabelle de Navarre, sa grand tante et leur grand mère[3], qu'il obtint un tabouret

M. de Sully obtient un tabouret de grâce aux deux sœurs du duc de Rohan, son gendre, non mariées.

superbe mausolée de la reine Élisabeth, et lui fit rendre tous les honneurs funèbres qu'on eût pu rendre aux plus grands princes. Tous les seigneurs françois qui étoient alors en Angleterre et les grands de ce royaume assistèrent à ses funérailles suivant les ordres qu'ils en avoient reçus de Charles Ier. » C'est ce que dit en effet la relation imprimée du temps, reproduite dans les Preuves de dom Morice.

1. L'*Histoire généalogique*, que suit notre auteur, dit : « après l'an 1640 » ; mais, dans les Additions qui terminent le tome IX, la date exacte est rétablie : 9 octobre 1642. Les obsèques eurent lieu le 9 décembre.

2. Comparez ce qui va suivre avec l'Addition n° 255, avec une autre Addition sur les Guémené (*Journal*, tome X, p. 145), avec plusieurs passages des mémoires insérés dans les *Écrits inédits*, tomes III, p. 274-275 et 332, et IV, p. 420-421, avec la notice inédite MONTBAZON (*France* 213, fol. 11 v°), avec le mémoire sur les *Rangs étrangers à l'État*, vol. 45 des papiers de Saint-Simon (*France* 200, fol. 160 et suivants), etc.

3. Voici comment, plus tard, le roi mineur s'exprima dans les lettres d'érection de 1648 (*Histoire généalogique*, tome IV, p. 551) : « Les feus Rois, d'heureuse mémoire, nos très honorés seigneurs aïeul et père, savoient encore bien mieux que personne que notredit cousin le duc de Rohan (Henri) étoit le plus proche parent du côté maternel (par ladite maison de Navarre) qu'eût en France et ailleurs notredit feu seigneur et aïeul Henri le Grand : en sorte qu'il étoit non seulement prince du sang de ladite maison de Navarre, mais même s'est vu aussi longtemps héritier présomptif de cette couronne sous ce grand monarque, comme il étoit d'ailleurs prince de Bretagne et successeur apparent de la couronne d'Écosse, si Jacques, roi d'Angleterre et d'Écosse, fût mort sans enfants.... » Et plus loin (p. 553) : « Nous avons, dès auparavant la passation de leur contrat (1645), accordé à notredite cousine (Marguerite), par brevet signé de notre main, la continuation et assurance des honneurs et avantages dus à sa qualité de princesse par tant de titres, et nommément par celui d'une si proche parenté avec notre maison royale

de grâce aux deux sœurs de son gendre, l'autre étant déjà mariée[1], mais en leur déclarant bien que ce n'étoit que par cette unique considération de la proche parenté de Navarre, que cette distinction ne regardoit point la maison de Rohan, et ne passeroit pas même au delà de ces deux filles. C'est la première époque de rang, ou plutôt d'honneurs, sans dignité, dans la maison de Rohan, et non à cette maison[2].

Dispute de préséance au premier mariage de Monsieur Gaston, entre les duchesses d'Halluin et de Rohan, décidée en faveur de la première.

Aux fiançailles et mariage de Monsieur Gaston avec Mlle de Montpensier[3], princes ni grands n'eurent point de rang, marchèrent entre eux en confusion et se placèrent comme ils purent. Les dames ne furent pas d'avis de faire de même, et voulurent marcher en rang. C'étoit à Nantes, et le cardinal de Richelieu faisoit la cérémonie. La duchesse de Rohan, qui suivoit la duchesse d'Halluin[4], qu'on a aussi quelquefois appelée[5] la maréchale de Schonberg[6], voulut la précéder; l'autre s'en défendit; la contestation s'échauffa; des paroles, elles en vinrent aux

de Navarre, qu'elle n'a point, du côté de son père, de plus prochés parents en France que la Reine-régente, notre très honorée dame et mère, à cause du feu roi, de glorieuse mémoire, et que notre très cher oncle le duc d'Orléans.... » Les lettres d'érection du duché de Frontenay (1626) n'avaient pas été moins explicites. Rappelons toutefois que toutes ces lettres étaient libellées par les impétrants.

1. Ci-dessus, p. 214-215. Comparez l'appendice IX, p. 522-524.

2. Ceci, déjà dit p. 212, est une chicane sans valeur, car toutes les concessions faites aux personnages qu'il indique se motivaient surtout de l'ancienneté de la maison de Rohan et de ses alliances princières.

3. Mariage célébré le 6 août 1626, entre Gaston d'Orléans et Marie de Bourbon, héritière des Montpensier, d'où vint la grande Mademoiselle : tome I, p. 122, note 4.

4. Anne d'Halluin-Piennes, dont le premier mariage avec le fils aîné du duc d'Épernon (ci-dessous, p. 224) avait été dissous d'un consentement mutuel, se remaria en 1620 avec Charles de Schonberg, maréchal de France en 1637, lequel n'eut point d'enfants de cette alliance, non plus que d'un second mariage avec Marie d'Hautefort (tome I, p. 165). Anne d'Halluin mourut à Nanteuil-le-Haudouin, en novembre 1641.

5. Le premier *p* d'*appellée* (sic) paraît avoir été ajouté après coup.

6. Le comte de Schonberg prit le titre de duc d'Halluin en se ma-

poussades et aux égratignures : le scandale ne fut pas long, et sur-le-champ la dispute fut jugée, et décidée en faveur de Mme d'Halluin, comme l'ancienne de Mme de Rohan, qui subit le jugement[1]. Voilà[2] la première époque de prétention, et la prétention fut malheureuse ; encore n'est-il rien moins que clair qu'elle roulât sur la maison de Rohan, qui, jusqu'alors et bien longtemps depuis, n'en avoit aucune, mais bien sur l'ancienneté entre duchesses, car on voit que Mme de Rohan ne disputa à pas une autre[3]. Mme d'Halluin étoit fille de M. de Piennes[4], tué du vivant de son père[5] par ordre du duc de

riant, mais reprit celui de maréchal de Schonberg en recevant le bâton (*Gazette*, 28 novembre 1637).

1. Cette anecdote se trouve dans l'*Histoire généalogique*, au 3e duché d'HALLUIN, tome IV, p. 332, comme tirée des mss. Brienne, y compris les mots « poussades » et « égratignements. » Cependant on verra plus loin que Saint-Simon l'a prise dans le *Cérémonial françois*, tome II, p. 127. La phrase finale est ainsi conçue : « La contention fut jugée sur-le-champ en faveur de Mme d'Alluin (*sic*), comme duchesse de plus ancienne pairie. » L'affaire est mentionnée aussi dans le mémoire de 1696 sur les droits des princes étrangers (ms. Clairambault 1195, fol. 105 v° à 110). Tallemant (tome III, p. 415-417) parle d'une autre circonstance où Mme de Rohan refusa de passer la première. Ce qui ajoutait du piquant à ces contestations, c'est que M. de Candalle, premier mari de la duchesse d'Halluin, était l'amant attitré de la duchesse de Rohan, et qu'il fut probablement le père du jeune bâtard Tancrède.

2. On avait imprimé jusqu'ici : « Voici », et, à la ligne précédente : « Mme la duchesse d'Halluin ».

3. On voit, dans la correspondance de Malherbe avec Peiresc (*Œuvres*, tome III, p. 93-94 et 163-164), lors des noces du duc de Vendôme et du couronnement de 1610, la duchesse et Mlle de Rohan venant immédiatement après les Vendôme et les Mayenne, avant Mme de Sully, « et puis le reste selon leurs qualités. » Malherbe ajoute : « Mlle de Rohan a bien eu de la peine à obtenir le rang qu'elle a, et enfin il lui a été accordé par gratification et sans attribution d'aucun droit au préjudice des personnes qui y prétendent intérêt. »

4. Florimond d'Halluin, marquis de Piennes et de Maignelay. — L'orthographe du nom, d'après les signatures, était *Hallewin* et *Hallwin*.

5. Charles d'Halluin, seigneur de Piennes et de Maignelay, qui avait suivi le parti huguenot jusqu'à la déclaration de 1562, rendit ensuite de grands services au roi Charles IX, à Henri III, et surtout aux Guises, qui

Mayenne[1], dans[2] la Fère, dont il étoit gouverneur, en 1592[3]; et son père avoit été fait duc et pair au commencement de 1588[4]. Il avoit marié M. de Piennes, son fils, à une fille du maréchal de Retz[5], qui n'en eut qu'un fils[6], mort tout jeune en 1598, et Mme d'Halluin dont il s'agit ici. Elle épousa le fils[7] aîné du duc d'Épernon[8], et, en faveur de ce mariage, le duché-pairie[9] d'Halluin fut de nouveau érigé pour eux, mais avec l'ancien rang du grand-père de la mariée[10]. Ils se brouillèrent, se démarièrent, et n'eurent point d'enfants[11]. En 1620, Mme d'Halluin épousa

le firent faire chevalier des ordres à la première promotion (1578), duc d'Halluin en 1588, gouverneur de Metz et du pays Messin, conseiller d'État, etc. Il a son article dans les *Chevaliers du Saint-Esprit*, vol. 34 (*France* 189) des papiers de Saint-Simon, fol. 64, et dans la notice du premier duché d'HALLUIN, tome V des *Écrits inédits*, p. 413-418.

1. Charles de Lorraine : ci-après, p. 270.

2. Le *d* de *dans* corrige *et p*.

3. Ce sont en partie les termes dont se sert l'*Histoire généalogique*, duché d'HALLUIN, tome III, p. 914. Saint-Simon, qui suit cet ouvrage, donne plus de détails dans l'article des *Écrits inédits*, tome V, p. 417.

4. Les lettres d'érection, du mois de mai 1587, enregistrées le 29 février 1588, sont dans l'*Histoire généalogique*, tome III, p. 900. C'est le marquisat de Maignelay qui devenait duché d'Halluin.

5. Marguerite-Claude de Gondy, mariée en 1588, ne mourut qu'en 1650, à quatre-vingts ans. Elle était fille d'Albert de Gondy, premier duc de Retz (*Rais*), maréchal de France en 1567, chevalier des ordres en 1579, premier gentilhomme de la chambre et grand chambellan, gouverneur de Provence, généralissime des armées d'Henri III, etc., né à Florence, le 4 novembre 1522, mort à Paris, le 21 avril 1602. Les *Mémoires* reparleront de lui.

6. Charles, duc d'Halluin et marquis de Piennes, mort à sept ans.

7. *Le fils* corrige *en 15*, suivi d'un point.

8. Henri de Nogaret de la Vallette, comte de Candalle, premier gentilhomme de la chambre, chevalier des ordres, généralissime des armées vénitiennes, mort à Casal, en 1639, fils de Jean-Louis, duc d'Épernon : voyez notre tome II, p. 22 et 93, et son article dans les *Écrits inédits*, tome V, p. 297, duché d'ÉPERNON.

9. *Parie*, dans le manuscrit.

10. Lettres du mois de février 1611, reproduites dans l'*Histoire généalogique*, tome IV, p. 241-242.

11. « Son mariage tourna si mal, quoique fait des deux côtés avec

M. de Schonberg, avec des lettres en continuation de pairie[1] : tellement que Mme de Rohan, dont l'érection étoit antérieure aux deux continuations de pairie qu'avoit obtenues Mme d'Halluin à tous ses deux mariages, pouvoit bien n'avoir pas grand tort d'être fâchée de la voir remonter à la première érection de son grand-père, antérieure à celle de Rohan[2]. On ne voit pas d'ailleurs que cette duchesse de Rohan, qui étoit la fille de M. de Sully et mère de l'héritière qui épousa le Chabot, ait jamais rien prétendu ni disputé, excepté cette ridicule aventure, que j'ai voulu expliquer afin de ne rien omettre[3]. Passons maintenant à la branche de Guémené[4].

Louis de Rohan, seigneur de Guémené, frère aîné du maréchal de Gyé dont je viens d'épuiser la branche, ne fournit rien à remarquer[5], non plus que ses trois généra-

tant d'avantages, qu'ils consentirent, mari et femme et les deux familles, à la dissolution juridique, n'ayant point d'enfants. » (*Écrits inédits*, tome V, p. 297.) Cela eut lieu en 1619.

1. Déclaration royale du 9 décembre 1620, enregistrée les 20 et 22 février 1621 malgré l'opposition de M. de Candalle : *Histoire généalogique*, tome IV, p. 330-332 ; *Écrits inédits*, tome V, p. 297 et 301. L'année suivante, M. de Candalle obtint permission de se qualifier duc, et même il fit ériger la terre de Villebois en duché-pairie de la Vallette.

2. Ce fait ayant été relevé par Gibert, dans son *Mémoire sur les rangs et les honneurs de la cour*, p. 128, d'après *le Cérémonial françois*, l'abbé Georgel, dans sa *Réponse* (p. 84 et note 3), en contesta l'exactitude, comme n'étant pas relaté de même dans le *Mercure françois*, tome XII, p. 379 ; il estimait d'ailleurs que, si Mme de Rohan, moins ancienne comme date de pairie, prétendait prendre le pas sur l'autre duchesse, ce ne pouvait être que comme princesse de naissance.

3. On la retrouve dans la notice Montbazon (*France* 213), fol. 12, et dans le mémoire de 1753 (tome IV des *Écrits inédits*, p. 420-421), avec cette mention : « Cela se lit au second tome du *Cérémonial françois*. »

4. Voyez ci-dessus, p. 193 et 196-197. — Comparez l'article Montbazon des *Duchés-pairies existants*, dans le volume 58 (aujourd'hui *France* 213) des papiers de Saint-Simon, fol. 9 v° à 16 v° et fol. 101 ; le mémoire de 1753, dans les *Écrits inédits*, tome IV, p. 422-430, etc.

5. Louis II, dit *le Grand*, créé baron de Lanvaux, en 1485, par le duc François II de Bretagne, fit le pèlerinage de terre sainte en 1488, et mourut le 25 mai 1508 (*Histoire généalogique*, tome IV, p. 60).

tions suivantes[1]. La quatrième fut[2] Louis VI de Rohan, qui, en 1549[3], fit ériger la seigneurie de Montbazon[4] en comté, et celle de Guémené en principauté, en 1547 et 1549[5]. Il y a nombre de ces principautés d'érection en France[6], dont pas une n'a jamais donné et ne donne encore aucune espèce de distinction à la terre, que le nom,

1. L'*Histoire généalogique* ne dit rien sur Louis III, IV et V; mais dom Morice a fait leurs biographies, comme celles de Louis I et de Louis II.

2. *Fut* est en interligne, et ensuite *VI* corrige *IV*. L'erreur se retrouve, non corrigée, dans le mémoire de 1753, tome IV des *Écrits inédits*, p. 422.

3. Cette date, légèrement fautive, comme on va le voir à la note 5, fait double emploi avec celles qui terminent la phrase. De plus, Louis VI, né le 3 avril 1540, n'eût pu *faire* ériger Montbazon en comté en 1549.

4. Petite ville de Touraine, dont la baronnie n'appartenait à cette branche que depuis trois générations.

5. L'*Histoire généalogique*, tome IV, p. 61, dit simplement : « Louis de Rohan, VIe du nom, prince de Guémené, comte de Montbazon et de Montauban, seigneur de Sainte-Maure, de Nouâtre, la Rochemoisan et de Marigny, baron de Lanvaux, sénéchal d'Anjou. Ce fut en sa faveur que la terre de Guémené fut érigée en principauté, et la baronnie de Montbazon en comté, au mois de février 1548. Les lettres en furent enregistrées le 10 décembre 1549, comme il a été rapporté ci-devant, p. 45. » A la page indiquée, on trouve en effet le procès-verbal de l'enregistrement de 1549; mais il ne concerne que l'érection du comté de Montbazon, pour Louis V, et non pour Louis VI : celle de la principauté de Guémené ne fut faite qu'en septembre 1570, pour Louis VI, et enregistrée en 1571. Le texte des lettres de Montbazon est dans le mémorial PP (P 2308) de la Chambre des comptes de Paris; celui des lettres de 1570 a été publié par dom Morice dans ses *Preuves pour servir à l'histoire de Bretagne*, tome III, col. 1366-1368. Louis VI de Rohan, qui mourut le 4 mai 1611, à soixante et onze ans, était aveugle depuis son enfance, et ne parut pas, pour cette raison, à la cour, mais eut néanmoins plusieurs grandes charges. C'est parce qu'on ne comptait pas qu'il eût de lignée que sa sœur fut mariée avec l'héritier de Gyé. (*Lettres de la reine de Navarre*, publiées par Génin, p. 394-396.)

6. Dans le mémoire de 1753 (tome IV des *Écrits inédits*, p. 422), notre auteur ajoute : « Comme Henrichemont, Talmond, Tingry, et tant d'autres qui ne donnent aucun rang ni distinction. » Comparez *ibidem*, p. 428. — L'*État de la France* de 1698, tome II, p. 193-196, énumère une quarantaine de terres ayant titre de principauté. Quelques lettres d'érection sont réunies dans le carton des Archives nationales coté K 617, dossier n° 25.

ni à celui[1] qui en a obtenu l'érection non plus, ni à ses successeurs. Aussi ce Louis de Rohan a-t-il vécu et est-il mort sans aucun rang ni honneurs, non plus que ses pères, et sans la moindre prétention[2]; mais, désormais, il faut prendre garde à tout ce qui sortira de lui. Il épousa la fille aînée du dernier Rohan de la branche de Gyé[3], qui étoit frère de Mmes de Beauvillier et de Rothelin Longueville, comme je l'ai dit ci-dessus[4], et qui fut ambassadeur à Rome en 1548[5], lequel, en secondes noces, épousa la sœur de son gendre[6], dont il n'eut point d'enfants.

De ce Louis VI de Rohan et de Léonor de Rohan-Gyé, quatre fils[7] et cinq filles[8], qui, comme les précédentes de leur maison, et même plusieurs veuves de seigneurs de Rohan, épousèrent des seigneurs, et même des gentilshommes particuliers[9].

Les quatre fils furent : Louis, en faveur de qui Henri III Louis,

1. Dans *à celuy*, *à* c corrige *au*.

2. Il ne faut pas accepter cette assertion sans avoir comparé les notices de dom Morice sur les divers personnages qu'elle touche.

3. François de Rohan, seigneur du Verger et de Gyé : ci-dessus, p. 199, note 8. Sa fille Léonor, mariée avec l'agrément du Roi, mourut le 20 septembre 1583, et le mari prit pour seconde femme Françoise de Laval, veuve de M. de Lenoncourt.

4. Pages 199-200. — 5. *Histoire généalogique*, tome IV, p. 70.

6. Renée de Rohan, fille de Louis V, mariée : 1° à François de Rohan (24 avril 1549); 2° à René de Laval, seigneur de Loué; 3° à Jean de Laval, marquis de Nesle (*Histoire généalogique*, tome III, p. 638). Elle a un article dans le *Dictionnaire* de Bayle.

7. Sans compter quatre autre fils morts jeunes.

8. Plus une sixième, qui ne se maria point.

9. Renée, née le 28 octobre 1558, épousa en 1578 Jean de Coëtquen, comte de Combourg; Lucrèce, née le 26 mars 1560, épousa Jacques Tournemine de Coëtmur, le 12 novembre 1574; Isabeau, née le 1er mai 1561, épousa Nicolas de Pellevé, fils du comte de Flers; Sylvie, née le 16 octobre 1570, épousa, le 23 janvier 1594, François d'Espinay-Broon, puis Antoine de Sillans, fils du baron de Creuilly; Marguerite, née le 14 mars 1574, épousa en 1605 Charles, marquis d'Espinay et comte de Durtal, puis Philibert, vicomte de Pompadour. De tous ces personnages, ce sont probablement Nicolas de Pellevé et Jacques Tournemine que notre auteur qualifie de « gentilshommes particuliers. »

puis Hercule, de Rohan, faits l'un après l'autre ducs et pairs de Montbazon. Famille de ce dernier.

érigea le duché[1] de Montbazon en duché-pairie, en 1588[2]; il mourut un an après, sans enfants[3]; Pierre, prince de Guémené[4], qui, d'une Lenoncourt[5], ne laissa[6] qu'une fille, Anne de Rohan[7], qui épousa le fils de son frère, qui va suivre, et d'elle son cousin germain[8]; Hercule[9], duc et pair de Montbazon par une érection nouvelle par Henri IV, en 1595, avec rang de cette[10] nouvelle érection[11]; et Alexan-

1. Lisez : *comté*.

2. Lettres de mai 1588, reproduites dans l'*Histoire généalogique*, tome IV, p. 46-48, et où les alliances princières de la maison de Rohan sont mises en lumière : voyez la *Réponse* de l'abbé Georgel, p. 75-76, et la notice de Saint-Simon sur le duché de MONTBAZON (*France* 213), fol. 15.

3. Il mourut le 1er novembre 1589, à vingt-sept ans; on a des vers que le président de Thou fit en rencontrant son corps, ramené par les troupes royales. Il avait prêté serment de pair le 27 avril précédent, à Tours, et avait pris une part brillante au combat d'Arques. Henri III, qui, par attachement pour la mémoire de M. de Lenoncourt, avait fait épouser la veuve de celui-ci au prince de Guémené, en 1586, fiança sa fille unique avec le duc de Montbazon en 1588; mais le duc mourut avant qu'elle fût assez âgée pour consommer le mariage.

4. Capitaine de cent hommes d'armes, chevalier des ordres, conseiller d'État, sénéchal d'Anjou et de la Flèche, etc. (1567-1622).

5. Erreur : Madeleine de Lenoncourt était la fiancée de Louis, et elle se maria, le 24 octobre 1594, avec Hercule. Pierre eut deux femmes : Madeleine de Rieux-Châteauneuf, de qui vint une fille unique, et Antoinette d'Avaugour, tante de cette Marie d'Avaugour-Bretagne qui, comme on le verra plus loin, fut la seconde femme d'Hercule. — Notre auteur se perd encore une fois dans la filiation de l'*Histoire généalogique*.

6. *Ne* corrige *esp*[*ousa*].

7. Anne, princesse de Guémené, fut mariée, avec dispense de parenté, à Louis VII, par contrat du 11 septembre 1616, et mourut le 13 mars 1685, à quatre-vingt-un ans : ci-après, p. 233.

8. Redondance, pour éviter une confusion à craindre à cause de *son frère*, qui précède.

9. *Hercules*, dans le manuscrit, comme dans l'*Histoire généalogique*, p. 63. Ce duc naquit le 27 août 1568 et fut d'abord connu, au temps d'Henri III et d'Henri IV, sous le titre de comte de Rochefort. Dom Morice lui a consacré un article très détaillé. — Le titre de *duc*, qui suit *Hercules*, est écrit deux fois, par mégarde.

10. *Cette* corrige *celle*.

11. Les lettres d'érection nouvelle furent données à Chartres, avant

dre, marquis de Marigny, et qui mourut sans enfants, ayant pris le nom de comte de Rochefort, duquel il se faut souvenir[1].

Hercule, susdit duc de Montbazon, fut grand veneur[2], gouverneur de Paris et de l'Ile-de-France[3], chevalier du Saint-Esprit, en son rang de duc, en 1597[4]; homme de tête et d'esprit, qui figura fort[5], et sa femme et leurs enfants encore davantage. Lassé de leurs intrigues, qui, suivant l'étoile de la maison de Rohan, étoient utiles à cette maison, mais qui lui faisoient peu d'honneur, il les laissa faire et se retira en Touraine, où il demeura longues années, et y mourut à quatre-vingt-six ans, en 1654[6],

l'entrée dans Paris, au mois de mars 1594 (et non 1595), et enregistrées le 13 mai 1595 : *Histoire généalogique*, tome IV, p. 48-50 et 63.

1. Ci-après, p. 239. Né le 2 juillet 1578, il mourut en mai 1638. *L'Histoire généalogique* le qualifie seulement de marquis de Marigny, ajoutant qu'il fut fait chevalier des ordres en 1619 et qu'il épousa en 1624 une demoiselle Tarneau, d'une famille du parlement de Bordeaux. — Le comté de Rochefort avait pour chef-lieu un petit bourg de ce nom situé dans le pays d'Yveline, à sept kilomètres N. de Dourdan. Hercule de Rohan y construisit, dans le style féodal, un château des plus singuliers, aujourd'hui possédé par M. le duc de la Rocheguyon. Quant à Marigny, c'est un bourg de Normandie, proche de Saint-Lô, que le frère de M. de Montbazon vendit à J. Habert de Montmor, mais dont les Rohan obtinrent le retrait. La seigneurie ne rapportait que huit mille livres de rente.

2. De 1602 à sa mort (*Histoire généalogique*, tome VIII, p. 733).

3. Il eut ces gouvernements en 1619 et 1620, à la suite d'une réconciliation qu'il avait préparée entre le Roi et sa mère. On lui donna aussi les gouvernements de Nantes, de Rouen, de Dourdan, d'Amiens, et la charge de chevalier d'honneur de la Reine (1624). Au sacre de Louis XIII, il porta le premier honneur, mais fut empêché par le prince de Condé de prendre place parmi les pairs laïques (*Mémoires de Fontenay-Mareuil*, p. 39).

4. Entre le connétable Henri de Montmorency et son frère, plus tard duc de Damville : voyez l'Addition 6, dans notre tome I, p. 310.

5. Il a son historiette dans Tallemant des Réaux, tome IV, p. 471-473. On trouve dans les *Lettres de Mme de Sévigné* des mots naïfs de lui, qui ne laissent guère soupçonner un homme « de tête et d'esprit. » Les plaisants faisaient rimer son nom avec « âne sans raison » et lui donnaient les sobriquets d'*Onosandre* ou de *prince de Béthisy*. Cependant dom Morice lui prête de grandes qualités.

6. Mort au château de Couziers, le 16 octobre 1654, à quatre-vingt-

sans s'être démis de son duché. Il avoit épousé en 1628, en secondes noces[1], Marie[2], fille de Claude d'Avaugour[3] et de Catherine Foucquet de la Varenne[4]. Le trisaïeul, de père en fils, de ce Claude d'Avaugour étoit le bâtard du dernier duc de Bretagne[5], et le grand-père paternel du comte de Vertus d'aujourd'hui[6].

six ans. Il avait servi pendant soixante-neuf ans, sous quatre rois différents. C'est sur son épaule que s'appuyait Henri IV quand ce prince fut frappé par Ravaillac, et ce fut lui qui le porta au Louvre.

1. Nous avons dit qu'il avait épousé en premières noces, en 1594, Madeleine de Lenoncourt, fiancée de son frère aîné. L'ayant perdue en 1602, il resta veuf vingt-six ans, avec un fils et une fille.

2. *M.*, en abrégé, dans le manuscrit. — Marie de Bretagne d'Avaugour, mariée par contrat du 5 mars 1628, à Champtocé, mourut à Paris, le 28 avril 1657, âgée de quarante-cinq ans environ.

3. Claude de Bretagne, baron d'Avaugour, comte de Vertus et de Goëllo, etc., mort le 6 août 1637, à cinquante-cinq ans, gouverneur de Rennes, Saint-Malo et Vannes, conseiller d'État.

4. *Cath.*, en abrégé, dans le manuscrit. — Fille de Guillaume, marquis de la Varenne et baron de Sainte-Suzanne, et petite-fille de cet autre la Varenne dont l'histoire a été racontée en 1697, tome IV, p. 326-330, elle se maria en mai 1609, et mourut le 10 mai 1670, à quatre-vingts ans. Notre auteur reviendra plus d'une fois sur l' « orde quartier » que cette mésalliance introduisit dans la généalogie de Rohan, et qu'on reprocha fort à Mme de Montbazon pendant sa querelle avec les Condé et Longueville. Le prince de Guémené lui-même, entendant dire un jour que M. d'Avaugour voulait entrer en carrosse au Louvre, s'écria : « Ah! du moins a-t-il droit d'y entrer par la cour des cuisines! » La comtesse de Vertus et sa famille ont leur historiette dans Tallemant des Réaux, tome IV, p. 452-460, suivie d'une page sur Mme de Montbazon (p. 461) et de plusieurs pages sur le comte de Vertus, son frère (p. 474-477). La mère était cette galante beauté pour qui l'on parodia un quatrain de Pibrac : « Vertus toute nue. »

5. Le duc François II eut d'Antoinette de Maignelay, dame de Cholet et veuve de M. de Villequier, un bâtard, nommé François, qu'il fit baron d'Avaugour (premier baron de Bretagne), comte de Vertus et de Goëllo, seigneur de Clisson, etc., et que le roi Charles VIII nomma son lieutenant dans le duché en 1494. Sa filiation et sa descendance sont exposées dans l'*Histoire généalogique*, tome I, p. 467-471; comparez la suite des *Mémoires*, tome V, p. 123-124. Le Parlement, et la cour par suite, refusaient la « princerie » à cette maison comme aux Courtenay.

6. C'est Claude d'Avaugour, bien entendu, et non François, comme

Du premier lit : M. de Montbazon (Louis, prince de Guémené, depuis duc de Montbazon[1]), et la connétable de Luynes[2], mère du duc de Luynes[3], qui épousa en secondes noces, en 1622[4], le duc de Chevreuse[5], dernier

le ferait croire la construction défectueuse, qui eut pour petit-fils Henri-François, comte de Goëllo, puis de Vertus, né le 17 juin 1685, mort le 2 septembre 1746. — La rédaction de cette partie des *Mémoires* est antérieure à 1746, puisque Saint-Simon parle du comte de Vertus comme existant.

1. Louis VII, né à Couziers, le 5 août 1598, mort à Paris, le 18 février 1667. A la fin de 1620, son père se démit en sa faveur du gouvernement de l'Île-de-France, et, en février 1621, des gouvernements de Soissons, Noyon, Coucy et Chauny, mais en s'en réservant l'exercice pendant dix ans, et, de fait, il les garda jusqu'à ce qu'il trouvât une occasion de les vendre, en 1649.

2. Marie de Rohan, née en décembre 1600, épousa : 1° par contrat du 11 septembre 1617, le connétable de Luynes, qui mourut en 1621; 2° par contrat du 19 avril 1622, Claude de Lorraine, duc de Chevreuse. Elle mourut le 12 août 1679. Tallemant dit (*Historiettes*, tome I, p. 400) que, lors de son premier mariage, c'était une « jolie friponne, éveillée et ne demandant pas mieux. » Plus tard, le nombre de ses conquêtes fut grand : on cite, entre autres, les comtes de Moret et de Holland, M. de Châteauneuf, Charles IV de Lorraine, le marquis de Laigues, etc.

3. Louis-Charles, duc de Luynes : tome II, p. 92.

4. *En 1622* est écrit en interligne.

5. Claude de Lorraine, né le 5 juin 1578, titré d'abord prince de Joinville, puis duc de Chevreuse par brevet non enregistré de l'an 1612, chevalier de l'Ordre et grand chambellan en 1621, eut, par son mariage avec la connétable, les charges de grand fauconnier et de premier gentilhomme de la chambre que la mort de M. de Luynes laissait vacantes, et il entra, du même coup, dans la familiarité de Marie de Médicis. En 1625, ayant la procuration du roi Charles Ier pour le mariage de Madame, il reçut l'ordre de la Jarretière; il eut successivement les gouvernements de la Marche, du Bourbonnais, de l'Auvergne et de la Picardie, et mourut à Paris, le 24 janvier 1657. Il avait dû épouser Mlle de Mayenne, puis Mlle de Vendôme, puis la veuve du maréchal de Fervacques. C'était le mieux fait des Guise de ce temps-là, avec quelque esprit et de la valeur, ou plutôt du sang-froid, follement prodigue, très sourd à la fin de sa vie, et néanmoins fort amateur de débauches. Voyez sa notice dans les *Duchés éteints*, tome VI des *Écrits inédits de Saint-Simon*, p. 55-57 et 59, et son historiette dans le tome Ier de *Tallemant des Réaux*, p. 401-402, 404 et 406-408. Son portrait et celui de sa femme font partie de la galerie du château d'Eu.

fils du duc de Guise[1] tué à Blois, laquelle devint si fameuse sous ce dernier nom[2].

Du second lit : M. de Soubise, que nous avons tous vu[3], [Add. St-S. 256] père du prince[4] et du cardinal de Rohan[5], et Anne de Rohan[6], qui a été la seconde femme du duc de Luynes,

1. Henri de Lorraine, Ier du nom, duc de Guise, pair et grand maître de France, etc., né le 31 décembre 1550, tué pendant la tenue des seconds états de Blois, le 23 décembre 1588, par ordre du roi Henri III. Il avait épousé une fille de François de Clèves, comte de Nevers.

2. Voyez ci-après, p. 240 et suivantes, et comparez un portrait dans la notice du duché de CHEVREUSE, tome VI des *Écrits inédits de Saint-Simon*, p. 56-57. — La terre de Chevreuse, au S. O. de Versailles, était une baronnie érigée en duché, au mois de décembre 1545, pour le duc et la duchesse d'Étampes, puis, en 1555, pour le cardinal de Lorraine. La duchesse, devenue veuve, se la fit adjuger par décret en 1663, et la donna au fils issu de son premier mariage, le duc de Luynes, n'ayant plus du second qu'une fille, abbesse de Jouarre. Elle prit alors le titre de princesse de Chevreuse, pour laisser le titre ducal à son petit-fils, l'ami de Saint-Simon.

3. Tome I, p. 41, etc.

4. Il ne s'agit pas du fils aîné, Louis, prince de Rohan, né le 11 mars 1666 et mort le 5 novembre 1689, mestre de camp de cavalerie, mais du second, Hercule-Mériadec, né le 8 mai 1669, à qui on fit quitter l'état ecclésiastique pour succéder au titre de son frère. Son père lui abandonna le gouvernement de Champagne et Brie en 1694, et le commandement des gendarmes de la garde en 1703. Fait mestre de camp de cavalerie en 1690, brigadier en 1696, maréchal de camp en 1702, lieutenant général en 1704, il obtint l'érection du duché de Rohan-Rohan (Frontenay) en 1714, et mourut le 26 janvier 1749.

5. Armand-Gaston-Maximilien, né le 14 juin 1674, chanoine de Strasbourg en 1694, coadjuteur de cet évêché et évêque *in partibus* de Tibériade en 1701, évêque de Strasbourg en 1704, cardinal en 1712, grand aumônier et commandeur de l'Ordre en 1713, membre de l'Académie française en 1704 et de l'Académie des inscriptions et belles-lettres en 1701, proviseur de Sorbonne, etc.; mort le 19 juillet 1749. Il eut les abbayes du Moutier, de Foigny, de la Chaise-Dieu, de Saint-Waast d'Arras, de Lire, etc.

6. Morte le 29 octobre 1684, à quarante-quatre ans, ayant été mariée, en octobre 1661, avec dispense de la parenté, car le duc de Luynes était son parrain et son neveu : voyez l'Addition indiquée ci-contre et la suite des *Mémoires*, tome IX, p. 380. Mme de Sévigné la peint « jeune, belle, reposée, toute tranquille et toute en paix. » (*Lettres*,

fils de sa sœur, dont elle a eu le comte d'Albert[1], le chevalier de Luynes[2], et plusieurs filles, toutes mariées[3].

Le prince de Guémené étoit un homme de beaucoup d'esprit, et encore plus Anne de Rohan, sa femme, fille de Pierre, prince de Guémené, frère aîné de son père[4]. Lui, [Add. St-S. 257]

tome VII, p. 309). Non moins belle que vertueuse, rapporte aussi Saint-Simon, elle mourut saintement. Toutefois, un des pamphlets de l'*Histoire amoureuse des Gaules* (tome II, p. 47) prétend que Mme de Chevreuse essaya de la faire agréer au Roi en 1665; un autre dit (p. 72-73) qu'elle eut un commerce galant avec le président Tambonneau, et que c'était une des plus belles femmes de France, mais peu ou point spirituelle. C'est la Mélinde du *Dictionnaire des précieuses*, et son portrait, par elle-même, fait partie de la *Galerie de Mlle de Montpensier*. D'un premier mariage avec Marie Séguier, le duc de Luynes avait eu le père du duc de Chevreuse et sept autres enfants.

1. Tome II, p. 313.

2. Charles-Hercule, chevalier de Luynes, fait capitaine de vaisseau en 1692, et pour qui on créa en 1716 les deux charges de commandant des gardes du pavillon amiral et de garde-examinateur des plans, cartes et journaux de la marine. Il passa chef d'escadre en 1722, et mourut, sans alliance, le 31 janvier 1734, à soixante ans.

3. Mmes de Guémené, de Bournonville, de Gouffier d'Heilly, de Verue et de Saissac : ci-dessus, p. 118, note 2.

4. Ci-dessus, p. 228. Comparez l'Addition indiquée ci-contre, n° 257, et voyez l'historiette des deux époux dans *Tallemant des Réaux*, tome IV, p. 478-484. La princesse a sa place dans le *Dictionnaire des précieuses*, sous le nom de Gélinte (tomes I, p. 106, et II, p. 249-250) : « Précieuse qui est de haute naissance, qui sait beaucoup, qui parle bien, et dont la vertu n'est pas moins connue que la beauté. » On possède aussi son portrait, par elle-même, dans la *Galerie de Mlle de Montpensier*. Elle faisait de l'hébreu avec les savants, et était très liée avec Arnauld d'Andilly et l'abbé de Saint-Cyran, qui l'attachèrent pendant un temps à Port-Royal. Mme de Motteville (tome I, p. 10) prétend que la connétable de Luynes eût voulu faire répudier la jeune reine par Louis XIII, pour qu'il épousât cette Anne de Rohan. Quant au mari, dont il reste une série de bons mots, c'est de lui que Scarron disait :

Le bon prince Guimené,
D'esprit si provisionné
Que tout ce qu'il dit fait bien rire....

Avec cela, une triste tournure et des manies singulières ; mais Tallemant s'étonne qu'un couple comme les Montbazon eût pu produire des gens d'esprit comme M. de Guémené et Mme de Chevreuse.

elle et Mme de Chevreuse, toute leur vie, ne furent qu'un, et avec eux, en quatrième, leur belle-mère, seconde femme de leur père, qui avoit autant d'esprit et d'intrigue qu'eux[1]; et, ce qui peut passer pour un miracle, toutes trois parfaitement belles et fort galantes[2], sans que leur beauté ni leur galanterie ait jamais formé le moindre nuage de galanterie[3] ni de brouillerie entre elles. Le prince de Guémené non seulement voyoit trop clair pour ignorer ce qui se passoit dans sa maison[4], mais il y trouvoit son compte, et, dès là, non seulement il le trouvoit fort bon, mais il étoit des confidences, sans en faire semblant au

1. Ces trois dames ont été étudiées et caractérisées par Victor Cousin dans les livres intitulés : *Madame de Chevreuse* et *la Jeunesse de Mme de Longueville*. La belle-mère, Mme de Montbazon (Marie d'Avaugour), tint jusqu'à près de quarante ans « le premier rang de la beauté et de la galanterie. » (*Mémoires de Mme de Motteville*, tomes I, p. 38-39, 135-136 et 315, et IV, p. 93-95.) C'était une femme massive et de taille extraordinaire (voyez les *Historiettes*, tomes III, p. 305, et IV, p. 461-470), comme aussi son mari était fort et puissant. On a un portrait d'elle, du temps, au musée de Versailles, n° 3384, et une estampe gravée chez J. le Blond, qui fait pendant à un semblable portrait de Mme de Guémené. Mme de Motteville, Lenet, Tallemant et bien d'autres contemporains portent témoignage de ses succès. La chronique galante cite à son compte Hocquincourt, Bullion-Bonnelles, Ardier-Vineuil, les ducs de Guise et de Longueville, puis le duc de Beaufort, Rouville, etc., etc. Selon Tallemant, il faudrait ajouter à cette liste le nom du père de notre auteur, au temps de sa grande faveur, et celui de M. de Chevreuse, propre gendre du duc de Montbazon.

2. A l'époque de la Fronde, Mme de Chevreuse n'avait plus guère de traces de sa beauté passée.

3. Ainsi dans le manuscrit. *Ni de brouillerie* a été ajouté en interligne; correction incomplète, à ce qu'il semble. — Tallemant mettait Mme de Guémené bien au-dessus de Mme de Montbazon, et comme beauté, malgré un visage trop plat, et comme esprit et caractère.

4. « Mme de Guémené, belle-fille de Mme de Montbazon, étoit aussi une des plus belles personnes du monde, et ne lui cédoit guère en la quantité d'amants.... » (*Mémoires de Mme de Motteville*, tome I, p. 10 et 39.) Elle fut successivement la maîtresse du duc de Montmorency, du comte de Soissons, de Bouteville, de M. de Thou, qui finirent tous mal, et du financier d'Hémery; mais la perte de ses enfants l'amena enfin à se retirer du monde et à mener une sainte vie.

dehors : leçon utile à la grandeur d'une maison quand il y a des beautés qui savent faire usage de leurs charmes, heureusement fatale à la maison de Rohan, pour le répéter encore[1], et que M. de Soubise a si exactement et si utilement suivie[2].

M. de Luynes fait asseoir, pour une fois seulement, Mlle de Montbazon, la veille de leurs noces, depuis duchesse de Chevreuse.

Le connétable de Luynes, qui ne l'étoit pas encore[3], mais que je nomme ainsi pour le distinguer de son fils, voulut entrer agréablement dans la maison du duc de Montbazon en épousant sa fille en septembre 1617, et faire en même temps éclater sa faveur par une distinction extraordinaire : il obtint que Mlle de Montbazon seroit assise dès la veille de son mariage avec lui, grâce qui se terminoit là, sans influer sur le reste de la famille[4]. C'étoit

1. Comme à la page 206, le terme de *fatal* signifie que cette habileté héréditaire eut la plus heureuse influence sur les destinées de la maison de Rohan. Littré n'a pas relevé ces exemples à côté d'autres analogues.

2. Ci-après, p. 252 et suivantes.

3. Charles d'Albert (tome I, p. 146 et note 4), depuis l'assassinat du maréchal d'Ancre, gouvernait le jeune Roi et dirigeait tout, avec les titres de premier gentilhomme de la chambre et de grand fauconnier, de lieutenant au gouvernement de l'Ile-de-France, de gouverneur de la Picardie, de capitaine des Tuileries et de la Bastille, etc. Il ne fut fait duc et pair et chevalier des ordres qu'en 1619, connétable qu'en 1621. Sa femme fut nommée, à la fin de 1618, surintendante générale de la maison et finances de la Reine.

4. Toute cette argumentation contre les Rohan repose sur un passage des mémoires de Fontenay-Mareuil, qui étaient encore inédits (on ne les a imprimés qu'en 1826), mais dont Saint-Simon avait une copie, prise sans doute par lui chez le duc de Gesvres, et conservée aujourd'hui au Dépôt des affaires étrangères, vol. *France* 401. Fontenay dit (p. 125 de l'éd. Michaud et Poujoulat[a]) que M. de Luynes, redoutant de prendre femme, comme on l'eût voulu, dans la maison de Vendôme, « choisit enfin Mlle de Montbazon, laquelle étoit d'une grande maison, d'âge proportionné, fort belle, et avoit des biens suffisamment; mais, parce qu'il ne vouloit pas qu'elle se tînt debout devant la Reine pendant que tant d'autres de moindre naissance qu'elle seroient assises, et qu'il n'avoit

a. Le texte imprimé, conforme à l'original, présente quelques différences avec celui du manuscrit reproduit par le P. Griffet (voyez plus loin), qui n'était pas bien persuadé que ce fût l'œuvre de Fontenay lui-même. L'original autographe, venant des Gesvres, est à la Bibliothèque nationale, mss. Fr. 13 721 et 13 722.

en un mot un tabouret de grâce et pour une seule fois,

encore rien de prêt pour être duc et pair, il prit l'expédient de lui faire donner le tabouret devant que de l'épouser, comme l'avoient déjà les filles de l'autre branche de Rohan, pour lui faire continuer après qu'elle seroit mariée, ainsi qu'il se pratique à l'égard des bâtardes de France, qui ne perdent jamais leur rang ni les privilèges qu'elles ont, qui que ce soit qu'elles épousent : ce que personne n'osa contredire. Aussitôt après, on fit venir la comtesse de Rochefort, belle-fille de M. de Montbazon, pour s'asseoir aussi; mais le marquis de Marigny, frère de M. de Montbazon, n'eut point les entrées dans le Louvre, ni sa femme le tabouret, quand depuis il se maria, cette grâce ayant été bornée aux descendants de M. de Montbazon. » Ici vient une addition que Saint-Simon, pour les besoins de sa thèse, a passée sous silence, tandis que le P. Griffet et l'abbé Georgel l'ont considérée comme absolument favorable à la leur : « Ç'avoit été encore, dit Fontenay-Mareuil, en faveur d'un autre mariage que celles de l'autre branche de Rohan l'avoient eu : car le roi Henri le Grand, pour tenir le duc des Deux-Ponts, de la maison palatine, et qui étoit fort considéré en Allemagne, tout à fait dans ses intérêts, lui voulant faire épouser Mlle Catherine de Rohan, sœur aînée de M. de Rohan, et qui étoit sa parente bien proche, étant sortie d'une fille de Navarre, il ne put jamais l'y obliger, les Allemands ne se dépariant pas volontiers, jusques à ce que, pour montrer qu'elle étoit princesse, il lui eût fait donner le tabouret. Il est vrai que M. de Rohan l'avoit toujours prétendu, et disoit qu'il lui appartenoit mieux qu'aux filles de Savoie, de Lorraine et autres, puisqu'il étoit prince du sang de Navarre et le plus proche héritier de cette couronne, sa grand'mère et le bisaïeul du Roi étant enfants de Jean d'Albret et de Catherine de Foix, roi et reine de Navarre, et qu'ils auroient certainement été traités comme tels du temps des autres rois, sans la religion, qui les avoit toujours tenus éloignés et mal à la cour. Mais quelques-uns répondoient à cela qu'en ces sortes de choses la descente par les femmes n'est pas considérée comme celle des hommes, parce que cela iroit à l'infini, et que le Roi même, qui les aimoit tant, en étoit si bien persuadé, qu'il ne leur donna que le tabouret, sans tous les autres attributs des princes. » — Saint-Simon était mort depuis douze ans quand ce texte de Fontenay-Mareuil fut repris, dans le même sens, par un historien très secondaire, Richard de Bury, qui le commenta d'une façon désobligeante pour les Rohan, au tome Ier, p. 220, d'une nouvelle *Histoire de la vie de Louis XIII* (1768). C'est en vue de rétorquer les dires de Fontenay-Mareuil et les conclusions de Bury que le P. Griffet, qui venait de donner l'*Histoire de Tancrède de Rohan*, fit paraître (1769) son *Traité des différentes sortes de preuves qui servent à établir la vérité dans l'histoire*. Les derniers chapour faire briller la faveur du favori[1] et témoigner à M. de Montbazon combien ce mariage étoit agréable au Roi[2].

A la promotion de 1619[3], M. de Luynes obtint une dispense d'âge pour le frère de sa femme, qui n'avoit que vingt et un ans[4] et qu'on appeloit alors le comte de Rochefort, qui prit après le nom de prince de Guémené jusqu'à

Obtient dispense d'âge et la première place après les ducs pour le prince de Gué-

pitres de ce livre sont uniquement consacrés à établir que, depuis l'arrivée des Rohan en France, ils avaient, toujours et tous, joui des honneurs attribués à la qualité de prince; que la propre belle-sœur de Marie de Rohan, celle qu'on appelait alors la comtesse de Rochefort, plus tard princesse de Guémené, avait eu le tabouret en se mariant, un an avant elle (1616), et cela, au dire de Mme de Motteville, quoique Marie de Médicis « ne l'accordât pas légèrement; » que Luynes n'était pas encore tout-puissant à cette époque, et que son crédit n'avait été pour rien dans l'obtention du premier, ni même du second tabouret; que c'était, non pas une faveur accordée en considération, soit du mariage de 1604 avec le prince de Deux-Ponts, soit de la proche parenté avec Henri IV, soit enfin de l'affection de la Reine mère pour sa filleule Marie de Rohan, mais bien un droit acquis aux Rohan de par leur origine princière. La critique et l'argumentation du P. Griffet, appuyées sur une phrase de Mme de Motteville, qui n'écrivait que de ouï-dire et ne précisait même rien, ne sont peut-être pas très concluantes ni convaincantes en tant que possession du tabouret avant 1617; mais, à regarder d'un peu près le texte de Fontenay-Mareuil, à la fin surtout, on reconnaît que lui-même ne contestait guère plus le droit des Rohan et le principe de ce droit que Mme de Motteville ou que les autres contemporains, Monglat par exemple (*Mémoires*, p. 12), ou Brienne (*Mémoires*, p. 14). Saint-Simon, et après lui Richard de Bury, ont singulièrement renchéri sur ce texte, base de la polémique que continuèrent, pendant quelques années encore, l'académicien Gibert et l'abbé Georgel.

1. A la ligne précédente, *en* corrige *un*, et, ici, *favori* est biffé une première fois, puis récrit, la lettre *f* corrigeant un *p*.

2. Comparez l'Addition indiquée ci-dessus, n° 255, et trois passages sur le même sujet dans le mémoire de 1710 et dans le mémoire de 1753 : *Écrits inédits*, tomes III, p. 274 et 332, et IV, p. 423.

3. La promotion de l'Ordre qui eut lieu le dernier décembre 1619 : tome I, Addition n° 6, p. 311-313.

4. Et non dix-sept, comme le portent les registres de l'Ordre, ni dix-neuf, comme l'écrit l'abbé Georgel. Pour les princes eux-mêmes, l'âge régulier était vingt-cinq ans.

mené, son beau-frère, en la promotion de 1619.

la mort de son père[1]. M. de Luynes[2] obtint encore pour lui qu'il marcheroit le premier des gentilshommes[3] de cette promotion, c'est-à-dire immédiatement[4] après lui-même, qui en étoit le dernier duc[5]. Mais cela n'empêcha pas que, jusqu'à ce qu'il le fût devenu lui-même par la mort de son père, trente-cinq ans après, il n'ait toujours

1. « Le comte de Rochefort, depuis prince de Guémené,... vieilli sous ce nom du vivant du duc de Montbazon, n'en voulut pas changer à sa mort. Son fils porta le nom de duc de Montbazon, et il est mort à Liège sous ce nom, depuis assez peu d'années. Son fils, le prince de Guémené d'aujourd'hui, vieilli avec ce nom du vivant de son père, comme son grand-père du vivant du sien, l'a imité en ne changeant point de nom. » (Mémoire de 1711, dans le tome III des *Écrits inédits*, p. 162-163; comparez le mémoire de 1753, dans le tome IV, p. 425.)

2. La dernière lettre de *Luynes* est ajoutée après coup.

3. Saint-Simon affectait de se servir du mot, tant soit peu dénigrant, de « gentilshommes » pour tout ce qui n'était pas « titré. » Aussi, quand on fit une verte réponse, en 1728, à son mémoire contre les princes, l'auteur du morceau insista sur ce que cette expression avait de singulier dans la bouche de ducs et pairs « dont le premier état est d'avoir été anciennement gentilshommes, » et dit qu'ils eussent dû s'en mieux souvenir : « François Ier et Henri IV se faisoient un honneur d'affirmer les choses les plus graves par leur *foi de gentilhomme*.... Le gentilhomme ancien l'est, pour ainsi dire, par la grâce de Dieu, puisqu'on ne peut trouver son origine. Le duc n'est duc que par la grâce du Roi.... » (Supplément aux *Mémoires*, tome XXI de l'édition de 1873, p. 259.)

4. La première lettre d'*imédiatem*[t] corrige *a[près]*.

5. Dans le chapitre du 5 décembre, on adopta cette modification à l'article 82 des statuts, qui faisait marcher les princes suivant l'ancienneté de leurs duchés : « Après les enfants et frères du Roi et les princes de son sang, marcheront les princes issus des maisons souveraines, soit qu'ils soient ducs ou non, selon l'antiquité de leur réception en l'Ordre, et seront reçus au même rang qu'ils auront été nommés; puis, les ducs qui ne sont princes, suivant le rang de leurs duchés. » (Mémoire de d'Hozier, en 1688, reproduit dans l'Appendice du tome II des *Mémoires de Sourches*, p. 332.) C'est le 23 du même mois qu'il fut réglé que les gentilshommes, *hormis le comte de Rochefort* et les ducs, marcheraient dans leur rang de nomination (*ibidem*, p. 332). Fontenay-Mareuil (*Mémoires*, p. 144) affirme que cette concession pour le comte de Rochefort fut faite à la prière de M. de Luynes, tandis que « le marquis de Marigny, son oncle, n'eut point d'autre rang que celui de sa nomination. » Comparez l'autre passage de ses *Mémoires* déjà cité p. 235, note 4.

été précédé par tous les gentilshommes plus anciens chevaliers de l'Ordre que lui, sans difficulté aucune, ni réclamation de sa part[1]. Le marquis de Marigny[2], frère de son père, qui, pour combler la famille de la femme du favori, fut aussi de cette même promotion, y marcha le cinquante-cinquième parmi les gentilshommes, et n'en eut que quatre de toute la promotion après lui[3]. Ainsi, avec toute la faveur de M. de Luynes, qui se déploya toujours toute entière sur la maison de sa femme, avec un emploi aussi important qu'étoit pour lors le gouver-

M. de Marigny, frère du duc de Montbazon, le 55e parmi les gentilshommes en la promotion de 1619.

1. Notre auteur a répété partout ces arguments, dans le mémoire de 1710, dans celui de 1711, dans celui de 1753 (tome III des *Écrits inédits*, p. 157-159 et 274, et tome IV, p. 424), et dans la notice MONTBAZON. On trouve aussi l'ordre de marche des princes compris en cette promotion dans la notice sur le duché de VENDÔME, tome V des *Écrits inédits*, p. 457. — L'abbé Georgel prétend (p. 160-161 de sa *Réponse*) que, dans tous les chapitres postérieurs à la mort du père de M. le prince de Guémené, celui-ci eut rang avec les princes et avant les ducs.

2. Ci-dessus, p. 229. Comparez sa notice dans le volume inédit des *Légères notions sur les chevaliers du Saint-Esprit*, papiers Saint-Simon, vol. *France* 189, fol. 107.

3. Il n'est pas constant dans sa façon de calculer. D'après la première rédaction de 1710 (tome III des *Écrits*, p. 275), le marquis de Marigny « passa le quarante-huitième, après César-Auguste de Bellegarde, baron de Termes, et avant François de Silly, comte de la Rochequyon, et trois autres seulement qui terminèrent cette nombreuse promotion, sans que la maison de Rohan imaginât alors de se plaindre. » Dans le mémoire de 1711 (p. 159), il le compte au soixantième rang. Dans le mémoire de 1753 (tome IV, p. 424), il dit que le frère n'eut que « quatre gentilshommes après lui, des quarante-sept de la promotion, sans faire la plus légère difficulté. » Dans notre Addition 6 (tome I, p. 312), il lui donne, comme ici, le no 55. — Cette partie de l'argumentation, employée aussi par Gibert contre le P. Griffet, a été combattue en dernier lieu par l'abbé Georgel (*Réponse* de 1771, p. 154-161 et 222-224). L'abbé cite la protestation que le marquis de Marigny fit inscrire dans les registres, le 30 décembre, en ces termes : « Sur ce qui a été représenté que le marquis de Marigny appréhendoit que cela pût préjudicier au rang qu'il prétend appartenir à sa maison, il a été dit et arrêté que ce sera sans aucun préjudice du rang qui lui pourroit appartenir, et qu'il lui en sera délivré acte par le sieur de Sceaux, comme greffier de l'Ordre. »

nement de Paris et de l'Ile-de-France[1], avec une charge aussi favorable[2] que celle de grand veneur[3] auprès d'un jeune roi passionné pour la chasse au point qu'étoit Louis XIII[4], et dont le fils avoit la survivance du père, avec l'exemple des tabourets de grâce des deux sœurs du célèbre duc de Rohan et l'avancement d'un jour de celui de Mme de Luynes[5], on[6] voit que MM. de Rohan n'avoient pas encore imaginé devoir avoir des honneurs et des distinctions au-dessus des gens de qualité non titrés, beaucoup moins à être princes[7].

Art et degrés Mais voici le commencement. Mme de Chevreuse[8] avoit

1. Ces deux gouvernements, réunis pour M. de Montbazon (p. 229), furent séparés depuis : voyez le *Mémoire de la généralité de Paris*, publié en 1881, p. 121-122 et 125. Les limites de l'Ile-de-France ont été déterminées par M. Longnon dans le premier volume (1875) des *Mémoires de la Société de l'Histoire de Paris et de l'Ile-de-France*.

2. Procurant des occasions de gagner la faveur du Prince.

3. L'*État de la France* donne le détail des attributions de cette charge et de ses produits : voyez l'édition de 1698, tome I, p. 580-581. De M. de Montbazon, qui la posséda à partir de 1602, elle passa à son fils, puis à son petit-fils, le trop célèbre chevalier de Rohan, ci-après, p. 297-298 (*Histoire généalogique*, tome VIII, p. 733 et 734).

4. Il a déjà été parlé de cette passion, origine de la faveur de Claude de Saint-Simon : tome I, p. 143. Tous les mémoires du temps en rapportent des preuves, et Tallemant (tome II, p. 245) prétend qu'elle contribua beaucoup à rendre le jeune roi trop sauvage. M. Armand Baschet a réuni nombre d'informations sur le même sujet, dans son livre : *le Roi chez la Reine*, p. 71-72, 76-77, 224-236, etc. C'est à Louis XIII qu'en 1625 Villeroy dédia la première édition de la *Chasse royale* composée par Charles IX.

5. Ci-dessus, p. 221 et 235. — 6. L'*o* d'*on* corrige un *O* majuscule.

7. C'est contre cette conclusion que s'élèvent vivement dom Morice, le P. Griffet, l'abbé Georgel : voyez la *Réponse* de 1771, p. 54, 56-60, 63-69, 121, 131-133, 137, 166, 181-184, 205-207, etc. Ils soutiennent que le droit princier était acquis aux Rohan, non seulement comme alliés de maisons souveraines, mais aussi comme descendants directs de souverains, et ils montrent ce droit reconnu en tous temps et tous pays, ou du moins réservé quand il n'y avait pas jouissance.

8. Comparez ce qui va suivre et l'Addition correspondante, n° 255, avec le portrait de Mme de Chevreuse qui est dans la notice du duché de son mari, tome VI des *Écrits inédits*, p. 56-57, avec un passage du

été de tout temps dans la plus intime confidence de la Reine. Elle en fut chassée plus d'une fois par Louis XIII[1], et, de l'aventure du Val-de-Grâce[2], où la Reine fut fouillée et visitée jusque dans son sein par le chancelier Séguier[3], qui pourtant en acquit ses bonnes grâces pour le reste de sa vie par la manière dont il s'y conduisit, Mme de Chevreuse et Beringhen[4] se sauvèrent hors du Royaume, et plusieurs autres furent chassés et perdus, que la Reine fit revenir et récompensa tout aussitôt qu'elle fut régente. Mme de Chevreuse étoit encore alors en Flandres, et, quoiqu'elle se trouva trompée, à son retour, dans l'opinion qu'elle avoit conçue d'être absolument maîtresse de l'esprit de la Reine et du gouvernement[5], elle ne

qui procurent le tabouret à la princesse de Guémené.

mémoire de 1753, tome IV, p. 425-427, avec la notice inédite de MONTBAZON (*France* 213, fol. 15), ou avec un passage des *Brouillons des projets*, etc., tome III des mêmes *Écrits inédits*, p. 332.

1. Elle fut tour à tour reléguée ou obligée de chercher asile à Dampierre, à Tours, en Lorraine, en Espagne, en Angleterre, en Flandre.

2. Il a déjà été fait allusion à cette « aventure » dans notre premier volume, p. 189-190, à propos des Beringhen, et l'allusion se répétera encore deux fois au moins (tomes IV de 1873, p. 15, et XI, p. 360).

3. En 1637 : voyez les *Mémoires de la Porte*, p. 27, ceux *de Monglat*, p. 61, ceux *de Mme de Motteville*, tome I, p. 34-35 et 66, les *Historiettes de Tallemant*, tome II, p. 7, etc. On saisit une correspondance secrète avec Mme du Fargis, la Lorraine et l'Espagne, dont une partie est aujourd'hui à la Bibliothèque nationale, ms. Fr. 3747, fol. 1-43, ainsi qu'un volume d'enquêtes relatives à l'affaire du Val-de-Grâce, acquis en 1850, actuellement ms. Fr. 10215.

4. Henri de Beringhen (1603-1692) : tome I, p. 192 et 194, notes. Voyez l'*Histoire de France pendant la minorité de Louis XIV*, par M. Chéruel, tome I, p. 38, 275, 276, 282, etc.

5. Comparez tome I, p. 190-191, et la notice sur Claude de Saint-Simon, *ibidem*, p. 450. La duchesse arriva à Paris le 14 juin 1643, et fut nommée surintendante de la maison de la Reine mère. « Dès qu'elle apprit la mort de Louis XIII, elle revint en France : la Reine, qui avoit eu de l'amitié pour elle, fit ce qu'elle put pour la lier d'intérêts avec le cardinal Mazarin; mais, comme elle vouloit procurer des charges et des gouvernements à toutes ses créatures et introduire le marquis de Châteauneuf dans le ministère, il fut impossible de réussir dans cette union et de la contenter : ce qui l'obligea de se jeter dans le parti des

laissa pas de conserver toute sa faveur malgré le cardinal Mazarin. Les histoires et les mémoires de ces temps-là[1] sont pleins de tout ce que[2] fit la Fronde[3], qui domina la cour et l'État, et à qui Monsieur le Prince dut sa prison, puis sa délivrance[4], et le cardinal Mazarin son apparente ruine par deux fois[5]. Ces mêmes histoires dépeignent l'hôtel de Chevreuse[6] et l'hôtel de Guémené[7] comme le

mécontents. » (*Mémoires de M. de* ***, p. 471.) Mme de Motteville (tome I, p. 127-129) donne les motifs de ce changement. Comparez l'*Histoire de France pendant la minorité de Louis XIV*, tome I, p. 147-165.

1. Priolo et Priorato, l'*Histoire du temps*, les mémoires de Gourville, de Lenet, de Gramont, de G. Joly, de la Chastre, de la Fare, du cardinal de Retz, de la Rochefoucauld, de Mmes de Nemours, de la Fayette, etc.

2. *Que* a été ajouté après coup en interligne.

3. « Pendant cinq ans, dit M. Chéruel (*Histoire de France pendant la minorité de Louis XIV*, tome III, p. 3), la Fronde a troublé la France, allumé des guerres civiles, couvert le pays de ruines et de misère, et compromis toutes les conquêtes et la gloire des cinq premières années de la minorité de Louis XIV. Tour à tour soutenue par le Parlement et par les Princes, elle a toujours été une coalition d'intérêts et d'intrigues qui se couvraient du prétexte du bien public. »

4. Emprisonné avec M. de Conti et M. de Longueville en janvier 1650, Condé n'eut sa liberté qu'en février 1651, comme nous avons déjà eu occasion de le dire (tome III, p. 215, note 4). Sur cette détention des Princes, voyez l'*Histoire de France pendant la minorité de Louis XIV*, tome III, p. 355-386, et, sur leur délivrance, tome IV, p. 243-280.

5. Sans cesser ses relations avec la Reine et la cour, il sortit de France une première fois, en 1651, lorsque le Parlement l'eut décrété d'accusation, et une autre fois, du mois de juillet 1652 au mois de février 1653, après la période la plus chaude de la seconde Fronde. Bossuet a critiqué sa conduite dans ces circonstances. « Deux fois, dit-il, ce grand politique, ce judicieux favori sut céder au temps et s'éloigner de la cour; mais, il le faut dire, toujours il y vouloit revenir trop tôt. » (*Oraison funèbre de M. le Tellier*.) En effet, son second retour, en 1653, rejeta le Parlement dans de nouveaux excès.

6. Le premier hôtel de Chevreuse, situé rue Saint-Thomas-du-Louvre, avec perspective sur le parterre des Tuileries, et acquis de M. de la Vieuville, en 1620, par le connétable de Luynes, avait pris ensuite le nom du second mari de Marie de Rohan. Celle-ci le vendit plus tard au duc d'Épernon, de qui il passa aux Longueville. Devenu l'hôtel des fermiers généraux sous Louis XV, il a été démoli pour agrandir la place du Carrousel.

7. L'hôtel de Guémené, occupant l'encoignure sud-est de la place

centre de tous les conseils de la Fronde, où M. de Beaufort[1] et le coadjuteur, depuis cardinal de Retz[2], étoient en adoration[3] et disposoient du parlement de Paris et de

Royale, communiquait avec la rue Saint-Antoine par une impasse qui conserve encore son nom. Il a été habité, il y a un demi-siècle, par Victor Hugo, et est maintenant le siège d'une école (place des Vosges, n° 6). Avant les Guémené, c'est là que Marion de l'Orme logeait.

1. François de Vendôme, duc de Beaufort et pair de France, fils du bâtard d'Henri IV et de Françoise de Lorraine-Mercœur, né en janvier 1616, prit part aux guerres de Louis XIII à partir de 1630, fut emprisonné à Vincennes de 1643 à 1648, se jeta alors dans le parti des Princes et de la Fronde parisienne, obtint, après les troubles, la survivance de la charge de grand maître et surintendant de la navigation, conduisit en 1664 l'entreprise de Gigeri, et périt dans l'île de Candie le 25 juin 1669, étant alors généralissime des troupes chrétiennes. Il avait l'Ordre depuis 1661. On connaît sa passion pour Mme de Montbazon et sa popularité, en 1649, comme « roi des halles. » Saint-Simon parle assez longuement de lui dans les *Duchés-pairies éteints*, tome V des *Écrits inédits*, p. 463 et 466-468.

2. Jean-François-Paul de Gondy, petit-fils du maréchal de Retz (ci-dessus, p. 224), né à Montmirail en septembre 1613, eut dès son enfance les abbayes de Buzay, de Quimperlé, de la Chaume, et un canonicat à Notre-Dame de Paris, se fit recevoir docteur de Sorbonne, devint coadjuteur de son oncle l'archevêque de Paris en 1643, avec le titre d'archevêque de Corinthe *in partibus*, mais ne put jamais occuper le siège archiépiscopal à cause de son rôle actif dans la Fronde. Nommé cependant cardinal en septembre 1651, malgré l'opposition de Mazarin, il subit une détention de deux ans, erra ensuite de pays en pays, donna sa démission de l'archevêché de Paris en 1662, après la mort du cardinal, eut en retour l'abbaye de Saint-Denis, remplit plusieurs missions diplomatiques à Rome, se retira enfin dans sa souveraineté de Commercy, et revint mourir à Paris, dans l'hôtel Lesdiguières, le 24 août 1679, onze jours après Mme de Chevreuse. Ses fameux *Mémoires*, ses opuscules et sa correspondance remplissent déjà six volumes de notre collection des Grands Écrivains. Saint-Simon, qui avait l'édition de 1717 des *Mémoires*, en parlera plusieurs fois. Il a consacré à Retz un article des *Duchés-pairies éteints*, tome VI des *Écrits inédits*, p. 73-78.

3. Le cardinal Mazarin écrivait à Michel le Tellier, en octobre 1650 : « Si Mme de Chevreuse ne cherche que le repos, elle le peut bien avoir plus honorablement, avec plus de sûreté et avec de très grands avantages pour sa maison, dans les bonnes grâces de la Reine, que non pas s'opiniâtrant à vouloir, contre son devoir (ayant promis à la Reine et à moi que, le coadjuteur manquant, elle seroit sa plus grande ennemie),

tout le parti. Mme de Chevreuse, qui, dans des intérêts souvent si opposés à ceux du cardinal Mazarin[1], conservoit toujours sa place dans le cœur de la Reine[2] et son ascendant sur son esprit timide, défiant, incertain et variable[3], avoit introduit dans son amitié la princesse de

demeurer étroitement unie avec lui, lorsqu'il n'oublie rien pour se faire connoître le plus méchant homme du monde et pour mettre tout le Royaume sens dessus dessous; et certainement personne ne peut être plus éloignée de repos que celle qui voudra être liée avec l'esprit le plus étrange et le plus inquiet qui soit peut-être au monde. » (*Lettres du cardinal Mazarin*, publiées par M. Chéruel, tome III, p. 900-901; comparez p. 969.) Le repos devait venir plus tard, et alors, « l'humilité ayant fait mourir depuis longtemps dans son cœur toute la grandeur du siècle, elle défendit que l'on fît revivre à sa mort la moindre marque de cette grandeur, qu'elle voulut achever d'ensevelir sous la simplicité de sa tombe. » (Épitaphe transportée de Gagny à Dampierre.)

1. On sait combien étaient étroits les rapports de Mazarin avec la Régente. Vivement combattu par Mme de Chevreuse pendant la première Fronde, le cardinal se fit, au contraire, très bien seconder par elle en 1649 et 1651-52, dans les négociations avec les Parlementaires, le duc de Lorraine, etc.

2. Mme de Motteville rapporte (*Mémoires*, tome III, p. 6) que la reine Anne d'Autriche n'accordait la faveur du baiser, en 1649, qu'à quatre femmes seulement : sa belle-sœur Madame, sa nièce Mademoiselle, sa cousine et favorite Madame la Princesse, et Mme de Chevreuse. « Aimée infiniment de la Reine, dit encore le même auteur (tome I, p. 27), dans le vrai, Mme de Chevreuse fut la seule cause de tous ses malheurs. »

3. C'est peut-être par rancune de ce qui s'était passé à la mort de Louis XIII que Saint-Simon est très dénigrant pour Anne d'Autriche. Tous les contemporains qui l'approchèrent sont moins sévères. S'il faut reconnaître avec Mme de Motteville qu'elle était paresseuse de son naturel, avec M. de *** qu'elle n'avait pas toutes les lumières nécessaires pour gouverner l'État par elle-même, la justice ordonne aussi de constater que ces mêmes auteurs la représentent sage, vertueuse, bonne, compatissante, point soupçonneuse, « toujours égale en toutes les actions de sa vie, » capable de déployer une fermeté nonpareille pour le maintien de l'autorité royale et pour les intérêts de la France. Ce fut surtout pendant la Fronde qu'elle fit preuve d'une véritable vigueur au profit de son fils et du cardinal Mazarin, vigueur à laquelle Louis XIV rend hommage dans ses *Mémoires* (tome I, p. 121), aussi bien que Mazarin dans ses lettres (*Minorité de Louis XIV*, tome IV, p. 272), ou que Mme de Motteville dans ses *Mémoires* (tomes I et II, *passim*).

Guémené, sa belle-sœur, et la duchesse de Montbazon, leur belle-mère[1]; mais surtout Mme de Guémené avoit plu infiniment à la Reine par le liant[2], les grâces et l'artifice caché de son esprit. Cela fut cultivé d'une part, et protégé de l'autre avec tant de soin par Mme de Chevreuse, que Mme de Guémené fut de tous les particuliers[3]; et la Reine[4] l'approchoit d'autant plus d'elle qu'elle en apprenoit tout ce que l'autre vouloit bien, à la vérité, lui dire d'une cabale où elle étoit de tout, et dont elle ne disoit à la Reine que ce qui étoit utile à leurs desseins. Dans ces conversations, ou seule avec la Reine, ou en tiers avec elle et Mme de Chevreuse, la Reine la faisoit asseoir : c'étoit une commodité pour causer plus longtemps, qu'elle accordoit, bien seule ainsi, à d'autres, et même au commandeur de Jars[5], qui, sans façon, se mettoit dans

1. Ci-dessus, p. 183 et 234. « Marie d'Avaugour, femme d'Hercule de Rohan, duc de Montbazon, avoit tant de charmes sur son visage et dans son esprit, qu'il étoit impossible de la voir sans l'aimer. La duchesse de Chevreuse, sa belle-fille, s'étant emparée de son esprit, se servoit d'elle pour fortifier son parti, et les amants de la duchesse de Montbazon n'osoient refuser d'y entrer. » (*Mémoires de M. de ****, p. 471.) Mme de Motteville vante moins son esprit que « son corps ».

2. Nous retrouvons cette expression dans les Additions au *Journal de Dangeau*, tomes X, p. 25, et XVII, p. 207.

3. De toutes les réunions privées, intimes, qui se tenaient chez la Reine : voyez tome IV, p. 74. Mme de Motteville parle quelque part (tome IV, p. 312) du « particulier » que ne connaissent pas les historiens.

4. *La Reine* est ajouté en interligne. A la suite, *delle* est écrit sans apostrophe.

5. François de Rochechouart, dernier représentant de la branche de Jars, naquit en 1595, fut reçu dans l'ordre de Malte en 1607, alla faire ses caravanes, puis revint à la cour et prit dès lors une part active aux intrigues contre le cardinal de Richelieu. Exilé en Angleterre après la journée des Dupes, mais rappelé en 1631, il comparut en 1633, comme complice des projets de Mme de Chevreuse, devant une commission que présidait Laffemas, fut condamné à mort, et n'eut sa grâce que sur l'échafaud. Louis XIII étant mort, le chevalier fut récompensé par toutes sortes de faveurs, et, en 1647, on lui fit obtenir la commanderie de Lagny-le-Sec, qui valait vingt mille livres, puis deux abbayes (dont Saint-Satur en 1652) de pareil revenu; mais Mazarin, qui craignait

un fauteuil[1]. La Reine alloit souvent au Val-de-Grâce[2]. Mme de Guémené l'y alloit voir; d'autres dames y étoient quelquefois reçues, et y trouvoient Mme de Guémené assise, qui se levoit, puis se rassoyoit sans façons[3] : tellement que, le Val-de-Grâce devenant peu à peu[4] plus étendu, elle accoutuma imperceptiblement et poliment ces demi-particuliers[5] à son tabouret. A la fin, la belle-mère et les belles-sœurs crurent qu'il étoit temps d'aller plus loin : Mme de Guémené n'alla plus au Palais-Royal[6] que de loin à loin et à mesure que la Reine se plaignoit

l'effet de ses flatteries ou de ses emportements sur le jeune roi, le tint à l'écart. Il mourut le 2 avril 1670. Malgré l'importance de son rôle pendant une partie du règne de Louis XIII, la Régence et la Fronde, Saint-Simon n'a trouvé que cette seule occasion de dire quelques mots de lui dans les *Mémoires*, tandis que, dans la notice du duché éteint de MONTAUSIER, à propos du commandeur de Souvré, il avait raconté sa condamnation en 1633 et diverses autres anecdotes très curieuses. En publiant dans la *Revue historique*, 1881, tome XV, p. 338-341, cette notice, qui, depuis, a été réimprimée par M. Faugère dans les *Écrits inédits*, tome VI, p. 332-336, j'ai indiqué les principaux auteurs ou documents qu'on peut en rapprocher. Depuis cette époque, M. Chéruel a cité un curieux jugement de Mazarin sur le commandeur, dans l'*Histoire de France pendant la minorité de Louis XIV*, tome I, p. 141, note.

1. Ce fait se retrouve dans une Addition sur l'étiquette, tome II, p. 298, du *Journal de Dangeau* : « Le commandeur de Jars, qui avoit couru fortune pour elle (la Reine) jusqu'à l'échafaud, du temps du cardinal de Richelieu, alloit, pendant la Régence, toutes les après-dînées, dans le cabinet de la Reine, et s'y entretenoit souvent une heure seul avec elle, et toujours chacun dans un fauteuil. » Guitaut et Chandenier étaient aussi admis à ces « particuliers. »

2. Voyez notamment, sur les retraites qu'elle faisait dans ce monastère en 1647 et sur son projet de s'y fixer définitivement, les *Mémoires de Mme de Motteville*, tomes I, p. 331-333, et IV, p. 311.

3. Ici, *façons* est au pluriel, et, quatre lignes plus haut, il est au singulier.

4. *Peu à peu* est écrit en interligne.

5. C'est-à-dire les personnes qui formaient ces réunions plus nombreuses et presque officielles.

6. Où la cour s'était installée après la mort de Louis XIII, mais que Louis XIV quitta dix ans plus tard, par ressentiment des scènes dont ce palais fut le théâtre pendant la Fronde (*Motteville*, tome IV, p. 35).

de son absence; puis elle la laissa demander pourquoi elle ne la voyoit point, et cessa enfin[1] tout à fait d'y aller. La Reine en parloit souvent à Mme de Montbazon[2] et à Mme de Chevreuse; les excuses s'épuisèrent, et Mme de Chevreuse prit son temps de dire franchement à la Reine à quoi il tenoit. La Reine, surprise, voulut se défendre d'accorder ce qui n'avoit eu lieu que comme bonté et familiarité[3] ignorée et sans conséquence. Mme de Chevreuse répondit que tout le monde savoit qu'elle étoit assise et l'y voyoit au Val-de-Grâce, qui ne pouvoit plus s'appeler un particulier au nombre de gens où ce particulier s'étoit étendu; qu'elle ne voyoit point de différence entre le Val-de-Grâce et le Palais-Royal, ni pourquoi, sa belle-sœur assise devant toute la cour de la Reine en un lieu, elle seroit debout en un autre; et [ce fut ainsi], moitié figue moitié raisin[4], avec la Fronde en croupe[5], qu'elle arracha le tabouret en plein, partout, pour la princesse de Guémené[6]. Ce tabouret ne passa pas plus avant

1. *Enfin* a été ajouté après coup en interligne, au-dessus de *tout*.

2. La première lettre de *Montbazon* corrige *C[hevreuse]*.

3. Après *familiarité*, Saint-Simon a effacé du doigt un point qu'il venait d'écrire, pour ajouter : « ignorée et sans conséquence ».

4. Cette locution était usitée, au temps de Saint-Simon, dans le sens de : moitié par adresse, moitié par force, comme le prouvent les exemples de Mme de Sévigné et de Lesage cités par Littré à côté de celui-ci, et suivis de l'explication historique qu'en donnait Gaignières. On l'a aussi dans les *Historiettes* de Tallemant, tome I, p. 482.

5. C'est-à-dire en faisant sentir que toute la Fronde était derrière elle, prête à l'appuyer. C'est une association de deux idées, de deux éléments, aussi bien que de deux personnages : voyez les *Historiettes*, tome II, p. 21. Littré a imprimé, d'après une ancienne édition : « la fraude en croupe ». En effet Saint-Simon a écrit : *frode*, mais par mégarde, pour *fronde*. Plus tard (tome II de 1873, p. 307), il dira : « Mme de Soubise..., avec le Roi en croupe,... »

6. Comme la Palatine, Mme de Guémené ménageait à la fois la cour et la Fronde; Mazarin lui donnait des subsides. — Le *Cérémonial françois*, si bien connu de Saint-Simon, mentionne un fait relatif à cette princesse qui devait être très sensible à notre auteur : c'est que, le 8 février 1647, à l'audience de l'ambassadeur portugais, elle prit rang immé-

Autres tabourets de grâce en même temps.

pour lors dans la maison de Rohan, et n'y produisit point d'autres distinctions[1]. En même temps, la Reine fit la même grâce à la marquise de Senecey[2], sa dame d'honneur, chassée pour elle, et à qui, en arrivant à la régence, elle avoit rendu sa charge, qui lui avoit été ôtée[3],

diatement après Mademoiselle et avant les duchesses de Ventadour, de la Trémoïlle et de Saint-Simon (tome II, p. 864; *Réponse* de l'abbé Georgel, p. 91).

1. A partir d'ici, le récit de Saint-Simon est, volontairement ou non, inexact et peut induire en erreur. Non seulement la concession du tabouret à Mme de Guémené fut suivie de pareille grâce pour l'héritière du duc de Rohan, mais on l'accorda aussi à la fille de Mme de Montbazon, celle qui épousa plus tard le duc de Luynes[a]. De plus, dans la « guerre des Tabourets » dont il va être parlé, ces tabourets des dames de Rohan furent expressément mis hors de cause par les princes du sang et la noblesse (déclaration du 5 octobre), tandis que Saint-Simon voudrait faire croire le contraire. Il y a encore quelques erreurs de détail; mais celles-ci portent sur le fond même de l'affaire.

2. Il a déjà été parlé du renvoi de Mme de Senecey (9 octobre 1638) et de son retour en grâce, ainsi que de sa fille la comtesse de Fleix, dans notre tome I, p. 190-191; il en sera encore question plus tard, tomes IV de 1873, p. 15-16, X, p. 135-136, XIII, p. 386 et 396. Comparez la notice de Mme de Senecey, comme gouvernante des enfants de France, dans le tome IV des *Écrits inédits*, p. 471-472, et dans l'article RANDAN des *Duchés éteints*, tome VI, p. 192-195. M. de Senecey a aussi son article dans les notices inédites sur les *Chevaliers du Saint-Esprit*. On a placé les portraits de l'un et de l'autre au musée de Versailles, n°s 3389 et 3390.

3. Mme de Senecey, installée gouvernante du jeune roi le 10 juin 1643, reprit, en mars 1646, sa charge de dame d'honneur, et passa le reste de sa vie auprès d'Anne d'Autriche, comme « l'ombre de son corps. » (*Mémoires de Mme de Motteville*, tomes I, p. 20-22, 125-126, 166-167, et II, p. 20, 21, 88, 262-264 et 286; *Mémoires de Monglat*, p. 139 et 183, etc.) Mazarin lui confia aussi ses nièces. Tallemant donne de curieux détails sur sa rentrée en fonctions, dans les *Historiettes*, tome IV, p. 388.

[a] M. Chéruel (*Minorité de Louis XIV*, tome II, p. 122-124) a cru qu'il devait s'agir de Marie-Éléonore, fille aînée de Mme de Montbazon; mais elle était depuis longtemps aux Bénédictines de Montargis, tout entière à ses devoirs de religion, et elle fit profession le 12 avril 1646. Ce fut à la fois pour récompenser la mère d'avoir dévoilé, en 1645, les intrigues de Mme de Chevreuse avec la Flandre, pour la détacher de Gaston d'Orléans, et pour gagner M. de Beaufort par elle, que Mazarin fit accorder le tabouret à son autre fille.

et récompensé[1] de la survivance à la comtesse de Fleix, sa fille, toutes deux veuves[2], qui eut aussi le tabouret[3].

Elles en jouirent quelques années, jusqu'à ce que plusieurs personnes de qualité, excitées par Monsieur Gaston et Monsieur le Prince, s'assemblèrent en grand nombre[4], invitèrent les ducs de se joindre à eux, et, sous le nom de la noblesse, demandèrent la suppression de ces tabourets[5] Tous ôtés, puis rendus.

1. Il y a bien *récompensé*, qui, à la rigueur, peut s'interpréter de deux façons : ou bien, en ôtant la charge à Mme de Senecey, on avait donné une « récompense, » une compensation à sa fille, qui, du même coup, perdait la survivance; ou plutôt c'est Anne d'Autriche, qui, en rendant la charge de dame d'honneur à la mère, crut devoir indemniser la fille, car celle-ci ne fut remise en possession de la survivance que le 27 octobre 1655 (*Gazette*, p. 1224; *Mémoires de Mme de Motteville*, tome IV, p. 91 et 92; *Muse historique*, tome II, p. 118).

2. Le manuscrit porte : *veves*, au lieu de *vefves*.

3. En octobre 1648, selon le *Journal de Dubuisson-Aubenay*, tome I, p. 82. Mme de Motteville, qui reproche aux deux dames une gloriole et une ambition déréglées (tome II, p. 262-264), se récuse de juger si les prétentions de Mme de Fleix et des Grailly-Foix étaient fondées, ou bien chimériques, comme la cour le croyait généralement. Le titre ducal leur fut concédé en 1661 (*ibidem*, tome IV, p. 215, 237, 446, 453).

4. Nous verrons un texte de l'acte d'union de la noblesse paraître plus tard dans les *Mémoires*, tome XIII, p. 387-390, et il y aura lieu alors de le comparer, soit avec le document original conservé dans le dossier des archives K 118[A], n° 24, soit avec d'autres documents et avec les mémoires contemporains. M. Chéruel a parlé de ces assemblées de 1649 : 1° dans le tome V de son édition des *Mémoires de Saint-Simon*, p. 438-441; 2° dans sa récente *Histoire de France pendant la minorité de Louis XIV*, tome III, p. 309-311 et 419-422. En outre, dans son livre sur *Saint-Simon considéré comme historien*, p. 245-246, il a donné des lettres où Claude de Saint-Simon raconte avoir été chargé, à cette occasion et avec M. de Schonberg, de défendre les intérêts des ducs devant la Reine et les ministres. Ils ne rencontrèrent de résistance que chez le prince de Condé, qui était engagé pour les Bouillon. « Tous les officiers de la couronne, disait Claude, comme aussi la noblesse, s'intéressent avec nous en cette affaire, qui nous touche vivement à l'honneur et à tout; nous faisons grande union et résolution afin de ne pas endurer cette injure. » Comparez l'Appendice de notre tome I, p. 472.

5. C'est dans les premiers jours d'octobre 1649 qu'éclata cette « guerre des Tabourets, » où la noblesse visait bien moins, comme je l'ai dit, les Rohan que les Bouillon ou les dames de Senecey, et que Mme de Pons,

et des honneurs accordés à MM. de Bouillon par l'échange de Sedan, que le Parlement n'avoit pas voulu enregistrer avec ces articles et quelques autres qui ne le sont pas encore aujourd'hui[1]. Ces assemblées, dont les princes vou-

la princesse de Marcillac, les Matignon, Vitry, Beuvron, etc., chez lesquels la « chimère de Mme de Fleix » avait éveillé de semblables prétentions, et pour qui les princes du sang avaient demandé ou obtenu soit des brevets de tabouret, soit les honneurs princiers : voyez le *Journal de Dubuisson-Aubenay*, tome I, p. 89, les *Mémoires de Mme de Motteville*, tome III, p. 56-77, et les pièces du temps réunies dans le ms. Clairambault 718, p. 157-209. Seul, le prince de Condé voulait que la petite Mlle de Montbazon fût formellement comprise dans la révocation générale des brevets postérieurs à la mort de Louis XIII : la mère répliqua que c'était un droit attaché à leur maison, dont sa fille aurait joui avant 1643, si elle eût été d'âge à paraître à la cour [a], et elle intéressa à sa cause le duc d'Orléans et l'abbé de la Rivière, qui finirent par assoupir l'affaire. Mais Saint-Simon se trompe quand il dit que la noblesse était poussée par Gaston et par le prince de Condé : c'est au contraire contre ceux-ci et leurs protégés que le Palais-Royal eut l'habileté de détourner la protestation, et, lorsque, sous cette influence secrète, le maréchal de l'Hospital eut présenté la requête des gentilshommes, le 4 octobre, Anne d'Autriche s'empressa, le 10, d'accorder la révocation de tous les brevets et autres actes concernant les honneurs de la cour, tabourets, entrées, etc., qu'elle avait pu concéder « par voies extraordinaires. »

1. Les terres de Sedan, de Raucourt et de Bouillon jouissaient de la qualification de souveraineté, avec droits régaliens, reconnue par diverses déclarations des rois Henri II, Charles IX, Henri IV et Louis XIII, mais non admise par le Parlement, ni par la Chambre des comptes de Paris. J'aurai à dire un peu plus loin (p. 266) comment, sous Henri IV, l'héritière de ces souverainetés les avait fait passer dans la maison de la Tour. Sous Louis XIII, quoique le cardinal de Richelieu eût toujours songé à les réunir à la couronne, les événements de 1641 forcèrent de reconnaître à nouveau leurs « prérogatives, prééminences, dignités et préséances; » mais, dès l'année suivante, le duc de Bouillon ayant été arrêté pour participation aux menées coupables de Gaston d'Orléans et contraint de s'éloigner de France assez longtemps, Sedan fut occupé. La Régence négocia avec persistance une cession qui mît fin à cet état de choses gênant; ce fut, pour le cardinal Mazarin, un moyen de détacher le duc de Bouillon du parti de la Fronde. Le contrat d'échange se signa enfin le 20 mars 1651, bien après les assemblées de 1649; mais, antérieurement, par deux brevets du 21 mars 1647 et du 2 avril 1649,

[a] Un mémoire rédigé en ce sens se trouve dans les papiers de la Pairie, Arch. nat., KK 597, fol. 205.

loient effrayer la cour pour d'autres vues[1], durèrent assez de semaines pour l'inquiéter par des demandes plus embarrassantes, qui l'engagèrent à s'accommoder avec Monsieur et Monsieur le Prince. Les tabourets furent supprimés, et quelques autres légères demandes accordées : avec quoi les assemblées finirent absolument[2].

Assez longtemps après, la cour prit tout à fait le dessus pour toujours, et, blessée alors des suppressions extorquées, elle rendit les tabourets[3].

M. de Bouillon et Turenne s'étaient fait assurer, pour eux et leur maison, la possession et jouissance du rang de « princes étrangers issus de maisons souveraines et habitués dans le Royaume » (K 118[A], n° 9 *bis*, original; Bibl. nat., ms. Fr. 4180, fol. 235-236; *Généalogie de la maison d'Auvergne*, par Baluze, tome II, p. 820 et 821), et les deux frères prirent fort mal la révocation momentanée de ces brevets. La cession de 1651, dont les *Mémoires* parleront encore bien des fois, est l'objet d'un historique plus complet dans le *Mémoire sur les maisons de Lorraine, Rohan et la Tour* (1710), au tome III des *Écrits inédits de Saint-Simon*, p. 256-264. L'enregistrement du contrat eut lieu en Parlement le 20 février 1652, sous toutes réserves et avec mention de l'opposition que les ducs d'Uzès, de Sully, de Ventadour, de Lesdiguières, de Brissac, d'Halluin et de Saint-Simon faisaient à la qualité de prince (*Histoire généalogique*, tome IV, p. 514-520).

1. « Au milieu de tous ces troubles, la noblesse s'assembla en corps aux Augustins, nomma des syndics, tint publiquement des séances réglées. On eût cru que c'était pour réformer la France et pour assembler les États généraux : c'était pour un tabouret que la Reine avait accordé à Mme de Pons.... » (Voltaire, *Siècle de Louis XIV*, chap. IV.) Comparez ce passage du tome XII de nos *Mémoires*, p. 323 : « On vit la haute noblesse s'émouvoir et se rassembler en 1649, et demander et obtenir l'adjonction des ducs contre les nouveaux rangs accordés à MM. de Bouillon et de Rohan, comme injurieux à la noblesse et nuisibles à l'État. On lui vit obtenir ce qu'elle demandoit, qui fut rendu après l'orage à qui il avoit été ôté. Enfin on vit cette assemblée vouloir se mêler des affaires et embarrasser la cour, etc. »

2. Les deux dernières réunions eurent lieu le 12 et le 13 octobre, la noblesse ayant voté l'envoi d'une adresse de remerciements à la Reine et la signification du succès obtenu aux ducs et pairs et aux princes étrangers. Il est vrai que de nouvelles assemblées eurent lieu en 1650, et surtout en 1651; mais l'objet en fut alors plus exclusivement politique.

3. Ce n'est pas « assez longtemps après, » mais au bout de quelques

M. de Soubise et ses deux femmes : la première, debout ; la seconde,

M. de Soubise[1], né, comme il le disoit lui-même, mais bien bas, à ses amis particuliers, en riant et s'applaudissant de sa bonne fortune et de sa sage politique, né gentilhomme avec quatre mille livres[2] de rente et devenu

jours seulement, que la cour revint en secret sur une partie des « suppressions extorquées, » qu'elle avait eu l'adresse de préserver de l'enregistrement au Parlement. Pour les Bouillon, un brevet du 26 octobre 1649 reconnut en leur faveur la souveraineté de Bouillon et des principautés de Sedan et Raucourt; puis, en mars 1651, une déclaration maintint tous leurs privilèges et prérogatives, et cette déclaration fut encore confirmée par un brevet du 15 février 1652 et un arrêt du conseil d'en haut du 25 mai suivant (originaux, Arch. nat., K 118^{A}, n°s 9 *ter*, 30, 43$^{1-6}$). Pour Mme de Fleix, son tabouret lui fut « continué, » comme femme de l'aîné de la maison de Foix, par un brevet du 22 novembre 1649 (Arch. nat., O^{1} 12, fol. 22 v°; Bibl. nat., mss. Fr. 4180, fol. 240-241, et Clairambault 721, p. 217-219; *Mémoires de Mme de Motteville*, tome II, p. 262-263; comparez l'Addition au *Journal de Dangeau*, tome XV, p. 88). Les Rohan eurent deux brevets de confirmation du tabouret, signés les 10 octobre et 14 novembre 1649 (Arch. nat., O^{1} 12, fol. 29; Bibl. nat., ms Fr. 4180, fol. 238), pour Mlle de Montbazon, « comme étant de la maison de Rohan, laquelle a joui de tous temps de cette prérogative. » La seule condition imposée par prudence fut que Mlle de Montbazon ne se présenterait pas au cercle de la Reine avant trois mois. Sa mère, appuyée par tous les frondeurs, Beaufort en tête, et par le duc d'Orléans, contre les Condé, que cette reconnaissance du droit antérieur des Rohan blessait tout particulièrement, consentit au délai moyennant qu'on lui facilitât la vente des gouvernements de son mari[a] : voyez les récits de Nicolas Goulas, de Talon, de Monglat, de Mme de Motteville. Du reste, le même délai fut imposé à Mme de Fleix; quant à Mmes de Marcillac et de Pons, on leur promit un dédommagement pécuniaire et le premier tabouret que la cour pourrait donner à l'avenir.

1. Comparez le dernier portrait de ce prince, dans le tome IX des *Mémoires*, p. 331.

2. Le manuscrit porte : « 4000 ᵗᵗ », ce dernier signe corrigeant un quatrième zéro (40 000). Mme de Caylus, dans un long passage de ses *Souvenirs* qui concorde bien, il faut le reconnaître, avec les dires de notre auteur, donne un chiffre un peu différent : « A peine M. de Soubise avoit-il alors six mille livres de rente.... » (*Souvenirs*, p. 486.)

a. Tallemant (*Historiettes*, tome IV, p. 484) rapporte que, dans cette occasion, Mme de Guémené se déclara toute prête à « jouer du poignard pour l'intérêt de sa maison. »

prince à la fin avec quatre cent mille livres de rente[1], avoit épousé une riche veuve, qui n'étoit rien d'elle ni de son premier mari, dont elle n'avoit point d'enfants, qui lui donna tout son bien par le contrat de mariage[2]. Elle ne fut point assise, et M. de Soubise, ni pas un des siens, n'imagina de le prétendre. Cette femme mourut en 1660[3]. Avec ce bien demeuré à M. de Soubise[4], on songea, dans la famille, à le remarier et à en tirer parti. Mme de Chevreuse, toujours la[5] mieux avec la Reine, et d'autant plus que les troubles étoient bien disparus et que le cardinal Mazarin étoit mort en 1661, qui eût été obstacle aux vues élevées de Mme de Chevreuse, imagina d'unir son crédit à celui de Mme de Rohan[6], qui, sans faveur comme elle, étoit fort considérée, pour faire le mariage de sa fille aînée[7] en lui faisant donner le tabouret[8]. C'étoit en 1663.

assise, belle, le fait prince, etc.

1. Mme de Motteville rapporte que, de même, le prince de Condé, père du héros, qui avait débuté avec dix mille livres de rente, laissa, en 1646, un million de revenu, sans compter ses gouvernements et sa charge de grand maître (*Mémoires*, tome I, p. 298).

2. Catherine de Lionne, née le 3 septembre 1633, épousa : 1° le 29 avril 1651, Pompone-François le Conte, marquis de Nonant; 2° le 27 avril 1660, M. de Soubise; et mourut le 11 août suivant, sans enfants, « ayant fait son mari légataire de ses biens. » Elle était d'une famille parisienne qui paraît n'avoir rien de commun avec celle du célèbre ministre, et fille d'un grand audiencier.

3. Le zéro corrige un 2.

4. Il y a de curieux détails sur ce cas de captation par mariage dans un mémoire de l'avocat Cl. Duplessis (*Œuvres*, tome I, p. 907-911).

5. La première lettre de *la* corrige *a*[*u*].

6. Marguerite, fille du duc Henri et femme d'Henri Chabot.

7. Anne de Rohan-Chabot, la belle princesse de Soubise qui est l'objet principal de cette longue digression, et sur laquelle il y a des rédactions antérieures dans le mémoire de 1721 (notre appendice IX, p. 531), dans la grande Addition sur Louis XIV (*Journal de Dangeau*, tome XVI, p. 52) et dans une autre Addition, tome III, p. 255, et une rédaction postérieure dans le *Parallèle*, p. 78-79, sans compter les divers endroits des *Mémoires* où ses amours royales sont racontées, tantôt avec son nom écrit en toutes lettres, tantôt sous le voile de l'anonyme.

8. La duchesse Marguerite préféra toujours cette fille aînée à son fils, et elle l'avantagea : voyez la suite des *Mémoires*, tome V, p. 64.

M. de Louvois étoit encore trop petit garçon, et son père[1] trop fin et trop politique, pour oser branler devant M. de Turenne, comme il[2] s'y éleva longtemps depuis[3], et ce grand capitaine étoit dans l'apogée de sa faveur et de sa considération personnelle, avec un crédit que rien ne balançoit[4]. Il étoit lors[5] fort huguenot, Mme de Rohan encore davantage[6]. Cet intérêt et la figure qu'ils faisoient dans leur religion les avoient intimement unis : il ne bougeoit de chez elle[7], et, quand ses filles alloient au bal ou en quelque autre partie où la bienséance de ce temps-là vouloit que des hommes de nom les accompagnassent, Mme de Rohan, à cause de M. de Turenne, ne les confioit jamais qu'à MM. de Duras ou de Lorge, ses neveux, qui étoient chez elle comme les enfants de la maison ; et j'ai vu cette intimité de mon beau-père avec ces trois dames[8] exister la même depuis un si grand nombre d'années. M. de Turenne entra donc dans cette affaire comme dans la sienne propre ; Mme de Rohan la poursuivit comme une grâce qu'elle demandoit instamment ; Mme de Chevreuse y mit tout son crédit et toutes ses anciennes liaisons avec la Reine ; et ils l'emportèrent[9]. Ils obtinrent presque en

1. Michel le Tellier n'était encore que secrétaire d'État et ministre, mais partageait les fonctions, depuis un an, avec son fils et survivancier : voyez nos notes du tome I, p. 83 et 84.

2. *Il*, Louvois, et non le Tellier.

3. Il a déjà été fait allusion à cette inimitié, tome IV, p. 80 ; comparez la suite des *Mémoires*, tomes XI, p. 95, XII, p. 21, 55-56, etc.

4. Ci-après, p. 283-284.

5. Par distraction, l'auteur, en relisant ce passage, a récrit l'adverbe *lors* à la fin de la ligne, sans faire attention qu'il était déjà au commencement de la ligne suivante.

6. Tallemant des Réaux dit que la duchesse Marguerite abjura deux fois le protestantisme, notamment pour se marier, et notre auteur, en parlant de son mariage (p. 219), a écrit qu'elle était catholique. Ce qui est certain, c'est qu'elle mourut protestante, malgré les instances du Roi, et fut enterrée à Charenton.

7. *Elles*, avec l'*s* biffée.

8. Mmes de Soubise, de Coëtquen et d'Espinoy, déjà citées.

9. Le mariage eut lieu à Dampierre le 16 avril 1663 (*Gazette*, p. 371). C'est

même temps de faire Mme de Soubise dame du palais[1], et, une fois à la cour, sa beauté fit le reste[2]. Le Roi ne fut pas longtemps sans en être épris. Tout s'use : l'humeur de Mme de Montespan le fatiguoit; au plus fort même de sa faveur, il avoit eu des passades ailleurs, et lui avoit même donné des rivales[3]. Celle-ci sut bien se conduire :

alors que François de Rohan échangea son titre primitif de comte de Rochefort contre celui de prince de Soubise; mais cette principauté ne fut de nouveau érigée en sa faveur qu'au mois de mars 1667 (Arch. nat., K 617, n° 25). Le mariage avait été fait par Rancé : ci-après, p. 527.

1. C'est seulement à la fin de 1673 que Mme de Soubise fut mise au nombre des dames du palais qui remplacèrent alors les filles d'honneur, avec Mmes de Chevreuse, d'Harcourt, d'Albret et de Rochefort.

2. Sur la beauté de Mme de Soubise, qui était rousse, avec « le plus beau teint du monde, un beau visage, mais les yeux petits, » voyez l'Addition au *Journal de Dangeau*, tome XII, p. 324, et la suite des *Mémoires*, tomes VI, p. 249, XII, p. 88. On a mis son portrait au musée de Versailles, dans l'antichambre de la Reine, salle n° 117, toile n° 2110. Deux estampes la représentent : l'une, jeune, montée sur un palefroi et abritée d'un parasol; l'autre, à la date de 1695. Mme de Montespan, selon certains pamphlets du temps, prétendait qu'elle avait un sang malsain et le corps couvert d'ulcères. Saint-Simon dit que, malgré les écrouelles, elle sut se conserver belle jusqu'à la fin.

3. Dans la grande Addition sur Louis XIV (*Journal de Dangeau*, tome XVI, p. 52), il dit : « D'autres (amours) succédèrent (à Mme de Fontanges); presque tous ne furent que passades; un seul subsista longtemps; une infâme politique le souffrit, pour le moins.... » Suit, sans que le nom de Mme de Soubise soit prononcé, une première rédaction du récit qu'on va lire, rédaction qui se retrouvera presque textuellement dans la suite des *Mémoires*, tome XII, p. 88-90. — On connait comme maîtresses de passage, comme *doublets* de Mme de Montespan, selon l'expression employée ailleurs par Saint-Simon, Mlles de Fontanges et de Ludres, peut-être Mmes de Thiange et d'Heudicourt. Plus tard, en 1681, Bussy-Rabutin écrivait à sa cousine (*Lettres de Mme de Sévigné*, tome VII, p. 147) : « Si ce temps dure, un chemin sûr aux belles filles pour se sauver, ce sera de passer par les mains du Roi.... » — Le mot de *passade*, qu'il n'est pas besoin d'expliquer[a], a son pendant dans cette phrase de Mme de Sévigné, en 1676 : « C'est comme si, les duels étant défendus, les rencontres étoient permises. » De son côté, Madame disait (lettre du 24 décembre 1716) : « Le Roi était galant, mais souvent

[a] Voyez ce sens-là et un autre dans les *Historiettes* de Tallemant, tome IV, p. 234 et 238.

Bontemps porta les paroles[1]; le secret extrême fut exigé, et la frayeur de M. de Soubise fort exagérée. La maréchale de Rochefort, accoutumée au métier[2], fut choisie pour confidente; elle donnoit les rendez-vous chez elle, où Bontemps les venoit avertir, et toutes deux, bien seules et bien affublées, se rendoient par des derrières[3] chez le Roi. La maréchale de Rochefort m'a conté qu'elle avoit pensé mourir une fois d'embarras : il y eut du mécompte, Bontemps arriva mal à propos; il fallut, sous divers prétextes, se défaire de la compagnie qu'on avoit laissée[4] entrer parce qu'on ne comptoit sur rien ce jour-là, et toutefois garder Mme de Soubise pour la conduire après où elle étoit attendue et ne pas faire perdre du temps à un amant dont toutes les heures étoient compassées[5]. Au bout d'un temps assez considérable, le pénétrant courtisan[6] s'aperçut, mais ne se le dit qu'à l'oreille, et, d'oreille en

débauché; tout lui était bon, pourvu que ce fussent des femmes. » Rivalités peu redoutables d'ailleurs, puisque M. de la Rongère écrivait à Bussy, en 1677 : « Mme de Ludres a redonné au Roi de l'amour pour Mme de Montespan, qui commençoit à baisser. Voilà tout l'effet de ses charmes. » (*Correspondance de Bussy*, tome III, p. 350.)

1. Ce qui suit a déjà été raconté presque au début des *Mémoires*, à propos de la maréchale de Rochefort (tome I, p. 85-86, et Additions 13 et 14, p. 351-353), et se retrouvera dans le grand portrait de Louis XIV. Comparez le *Parallèle*, p. 79.

2. Voyez ce que Walckenaër a dit ou résumé sur cette dame dans ses *Mémoires sur Mme de Sévigné*, tome V, p. 249-250.

3. « Le cabinet des Chasses était alors un escalier ou degré dérobé qui permettait d'arriver plus ou moins en secret dans la chambre du Roi ou dans son cabinet. Comme les personnes qui montaient chez le Roi par le degré dérobé ne passaient pas par la salle des Gardes et l'antichambre, c'est-à-dire par les devants, on disait qu'elles entraient par les derrières, c'est-à-dire par les cabinets situés derrière l'appartement du Roi : cabinet des Agates et cabinet du Billard. » (Dussieux, *le Château de Versailles*, tome I, p. 230.)

4. *Laissé*, sans accord, dans le manuscrit.

5. Les heures, le temps mesurés comme au compas. Nous avons : « compasser sa marche, » dans les *Mémoires de Sourches*, tome I, p. 454; une « vie compassée, » dans les *Lettres de Mme de Sévigné*, tome VI, p. 493.

6. Les courtisans, habitués à pénétrer les secrets.

oreille, personne n'en douta plus[1]. M. de Soubise, instruit à l'école de son père et d'un frère aîné infiniment plus âgé que lui[2], ne prit pas le parti le plus honnête, mais le plus utile : il se tint toute sa vie rarement à la cour[3], se renferma dans le gouvernement de ses affaires domestiques, ne fit jamais semblant de se douter de rien, et sa femme évita avec grand soin tout ce qui pouvoit trop marquer; mais, assidue à la cour, imposant à tout ce qui la composoit, dominant les ministres, et ayant tant qu'elle vouloit des audiences du Roi dans son cabinet, quand il s'agissoit de grâces ou de choses qui devoient avoir des suites, afin qu'il ne parût pas qu'elle les eût obtenues dans des moments plus secrets, elle se mettoit toute habillée, aux heures publiques de cour, à la porte du cabinet. Dès que le Roi l'y voyoit, il alloit toujours à elle, avec un air plus[4] qu'ouvert, mais, en quelque sorte, respectueux. Si ce qu'elle vouloit dire étoit court, l'audience se passoit ainsi à l'oreille devant tout le monde; s'il y en avoit pour plus longtemps, elle demandoit d'entrer : le Roi la menoit dans le fond du premier[5] cabinet, joignant la

1. Les observations à faire sur cette historiette des amours de Mme de Soubise sont renvoyées à l'Appendice, n° XI.

2. Le duc de Montbazon et le prince de Guémené.

3. Ses services militaires ne laissèrent pas pourtant de le faire remarquer. La façon dont il s'était comporté, en 1664, comme volontaire à la bataille de Saint-Gothard, lui ayant valu la sous-lieutenance des gendarmes de la garde, il fit, en cette qualité, la campagne de Flandre, puis prit part, en 1672, au passage du Rhin et à la campagne de Hollande, devint capitaine-lieutenant des gendarmes et brigadier des armées en 1673, se distingua et fut blessé à Seneff, fit la campagne de 1676 comme maréchal de camp, passa lieutenant général dès l'année suivante, et servit aux sièges de Valenciennes et de Saint-Omer, ainsi qu'à la bataille de Saint-Denis. Il fit de même les campagnes de 1690 à 1693, mais se retira de la vie militaire après la bataille de Steinkerque, où il commandait l'aile gauche de l'infanterie. Voyez son article dans la *Chronologie militaire* et le dossier Rohan, au Cabinet des titres, n° 15190, fol. 212-215.

4. *Plus* corrige *très*. — 5. P^r^ corrige c[*abinet*].

pièce où étoit tout le monde; les battants de la porte du cabinet demeuroient ouverts jusqu'à ce qu'elle sortît de ce même côté, et de celui des autres cabinets[1]; et cela s'est toujours passé de la sorte. Mais le plaisant, c'est que ces portes ne demeuroient ouvertes que pour elle, et se fermoient toujours quand le Roi donnoit audience à d'autres dames[2]. Depuis qu'il n'y eut plus rien entre eux, l'amitié et la même considération subsistèrent, et les mêmes précautions de bienséance. Elle écrivoit très souvent au Roi, et de Versailles à Versailles; le Roi lui répondoit toujours de sa main, et c'étoit Bontemps ou Blouin qui les rendoient[3] au Roi et faisoient passer ses réponses[4]. C'est de

1. Pour l'intelligence de ce manège, il faut se reporter aux plans du temps que M. Dussieux a donnés à la suite du tome Ier du *Château de Versailles*. On y voit que, de l'antichambre du Roi, les portes étant en enfilade, les courtisans pouvaient suivre tout ce qui se passait, soit dans la chambre royale, soit dans les cabinets du Conseil et des Perruques.

2. Voici l'autre rédaction (tome XII, p. 90) : « C'étoit toujours à des heures publiques, mais dans le premier cabinet du Roi, qui étoit et est encore celui du Conseil, tous deux assis au fond, mais les portes des deux côtés absolument ouvertes, affectation qui ne se pratiquoit jamais que lorsqu'elle étoit avec le Roi, et la pièce publique contiguë à ce cabinet pleine de tous les courtisans. »

3. Qui rendoient les lettres.

4. Comparez la suite des *Mémoires*, tomes V, p. 217-218, et VI, p. 249. En fait de style, les lettres de Mme de Soubise n'avaient pas une grande réputation. Mme de Sévigné disait à Mme de Grignan, en 1671 : « Cette fille n'écrit pas comme vous, elle n'a pas de l'esprit comme vous; mais elle a de la tendresse et de l'amitié comme vous (pour sa mère). » (*Lettres*, tome II, p. 343; comparez p. 204-205.) Comme écriture et comme orthographe, on peut voir un spécimen exposé au musée des Archives nationales, n° 910. Voici le texte d'une autre lettre autographe, prise entre celles que renferment les dossiers du Contrôle général (G7 541); elle est adressée à M. Desmarais (*sic*), et appartient à l'année 1704 : « Ce lundi. Jay demendé à mr de chamiliar pourquoy il avois le retardé le jugemens de lafaire des peage du Rhone car ie ne luy en aurois pas parlé mes ie croiois quil le savoit en devant estre juge il ma dit Monsieur que son intention estois bonne et quil voulois en conferer avec nous pour coperer conjointement avec vous pour nous faire plaisir et que sy vous luy en voulies dire un mot aujourdhuy vous pouries la raporter

la sorte qu'elle fit M. de Soubise prince par degrés et par occasions, et que, peu à peu, elle en obtint tout le rang[1].

Mmes de Guémené assises, 1678 et 1679; puis Mme de Montauban,

Ce fut pourtant Monsieur dont ils se servirent pour faire asseoir la Bautru[2], veuve [de] M. de Ranes[3], que le prince de Montauban[4], frère du prince de Guémené, épousa en 1681[5]. Elle jouoit fort chez Monsieur. M. de

mardi iose dont Monsieur vous suplier tres humblement dans vouloir parler ie conte sur lhonneur de vostre amite et sy ie nestois pas retenu par un pied que lon dit estre la goute iorois eu celuy daler ches vous. La Princesse de Soubise. » — Des lettres de Mme de Maintenon à Mme de Soubise, et d'autres, très amicales, de la reine de Portugal (1674), sont dans le tome VI des *Œuvres de Louis XIV*, p. 393-401 et 524-526.

1. On a vu que la principauté de Soubise avait été érigée de nouveau pour lui dès 1667, bien avant cette faveur de sa femme.

2. Charlotte de Bautru, fille du comte de Nogent, capitaine des gardes de la porte, épousa : 1° le 21 décembre 1664, M. de Ranes, qui suit; 2° le 2 août 1682, le prince de Rohan-Montauban. Elle mourut le 10 décembre 1725, âgée de quatre-vingt-quatre ans.

3. Le manuscrit porte *vefve M. de Rannes. M.* peut être là pour *marquis*, aussi bien que pour *Monsieur*. — Nicolas d'Argouges, marquis de Ranes, bailli et gouverneur d'Alençon en 1663 et 1665, cornette des chevau-légers de la garde en 1664, colonel général des dragons en 1669, brigadier en 1672, maréchal de camp en 1675, lieutenant général en 1677, tué le 16 juillet 1678, auprès d'Offenbourg. Voyez son éloge dans la *Gazette* de 1678, p. 682, et dans la *Correspondance de Bussy*, tome IV, p. 159. Le *Journal d'Olivier d'Ormesson* (tome II, p. 284-285) parle de son mariage. On y joua *l'Étourdi* de Molière. — Cette famille des marquis de Ranes et de Gratot, en Normandie, était de bien meilleure souche que celle des d'Argouges de robe que nous avons déjà rencontrés; mais le marquisat ne datait que de 1672.

4. Jean-Baptiste-Armand, chevalier de Rohan, puis prince de Montauban, naquit le 28 juillet 1657, et mourut à Brie-Comte-Robert, le 4 octobre 1704. Il s'était distingué, tout jeune, à Sinzheim.

5. Lisez : *1682*, comme huit lignes plus loin. — Mme de Ranes visait depuis longtemps à épouser le chevalier de Rohan, qui venait de quitter la soutane, et par qui elle espérait arriver au tabouret; mais elle trouvait de l'opposition chez les Rohan, qui prétendaient qu'étant assez âgée pour être sa mère plutôt que sa femme, elle n'apportait pas d'ailleurs assez de fortune, et avait quatre ou cinq enfants de son premier mariage. Un arrêt du Parlement lui défendit de passer outre; mais, aussitôt que le chevalier se vit majeur, il en obtint la levée, et sa femme « s'assit » comme princesse de Rohan (*Mémoires du marquis de Sourches*, tome I,

1682. [Add. St-S. 258 et 259] Montauban n'avoit point de rang, quoique sa belle-sœur fût assise, leur père vivant et point démis, par le crédit de Mme de Soubise[1], sur le même exemple de la belle-sœur de Mme de Chevreuse. Le Roi disoit toujours que Monsieur lui avoit escroqué ce tabouret[2]; et, du tabouret, les deux frères devinrent princes comme M. de Soubise[3].

M. de Guémené se maria la première fois en 1678[4], puis en 1679[5]; M. de Montauban, son frère, en 1682, et n'a point laissé d'enfants[6].

MM. de Soubise Il est néanmoins[7] vrai que Mme de Soubise, qui ja-

p. 135; comparez deux passages de *la France devenue italienne*, dans le tome III de l'édition Livet de l'*Histoire amoureuse des Gaules*, p. 504-505 et 507-508). Dès 1690, elle plaidait en séparation contre son mari. Saint-Simon fera, en 1704, le portrait de cette « espèce de monstre » (tome IV de 1873, p. 177-178; comparez les Additions indiquées ci-contre). — Les *Annales de la cour pour 1697* et *1698* contiennent (tomes II, p. 176-183) un long article sur la princesse, à propos d'une querelle entre elle et Mme de Grancey, autre favorite de Monsieur. Il y est dit que Mme de Montauban « faisoit rire Monsieur quand même il n'en eût pas eu l'envie, et elle avoit hérité cela de ses ancêtres qu'elle avoit une grande disposition pour le comique; car elle étoit fille du comte de Nogent, sœur du chevalier de Nogent qui vit encore, et dont le métier, depuis qu'il avoit quitté la guerre, étoit de faire rire le marquis de Louvois.... »

1. Les sept mots compris entre ces deux virgules sont en interligne.

2. Comparez les Additions 255, 258 et 259 (p. 428-430), un passage des *Brouillons des projets sur lesquels il faudroit travailler petit à petit*, tome III des *Écrits inédits*, p. 333, et la notice inédite du duché de MONTBAZON (vol. *France* 213), fol. 16.

3. Le paragraphe de trois lignes qui suit a été ajouté après coup dans un blanc qui restait à la fin du paragraphe précédent.

4. Dans le manuscrit, le *8* de *1678* corrige un *5*, et *puis* corrige *et en*.

5. Charles III de Rohan, prince de Guémené (1655-1727), dont Saint-Simon a parlé en 1694 (tome II, p. 16, etc.), épousa : 1° par contrat du 5 février 1678, Marie-Anne d'Albert de Luynes; 2° par contrat du 30 novembre 1679, Charlotte-Élisabeth de Cochefillet de Vaucellas, fille du comte de Vauvineux. Celle-ci et le prince assistaient au mariage de Saint-Simon, comme cousins maternels de la mariée.

6. Une seule fille, Jeanne-Armande, mourut sans avoir été mariée, dit l'*Histoire généalogique;* religieuse, disent les Additions. Le prince eut en outre deux bâtards, que mentionne l'*Histoire généalogique*.

7. *Néantmoins* est écrit en interligne, sur *pourtant*, biffé.

mais ne fut refusée de rien, ne put pourtant venir à bout d'une seule chose. A la promotion de 1688[1], le duc de Montbazon[2], fou depuis longtemps, étoit enfermé à Liège[3].

et comte d'Auvergne s'excluent de l'Ordre

1. Il a déjà été parlé dans notre tome I, p. 322, de cette promotion de l'Ordre et des embarras qui se produisirent alors, et nous avons inséré à cette occasion une grande Addition (n° 6) de Saint-Simon au passage du *Journal de Dangeau* concernant 1688 ; mais depuis, dans les papiers conservés aux Affaires étrangères, c'est-à-dire dans le volume des *Légères notions.... des chevaliers du Saint-Esprit* (vol. 34, aujourd'hui *France* 189), j'ai rencontré un historique complet de la promotion, que je crois devoir placer à l'Appendice, sous le n° XII. On y trouvera, avec plus de développements, ce qui concerne les Bouillon et Rohan. Il en est parlé en outre dans le mémoire sur les *Changements arrivés à la dignité de duc et pair* (1711), tome III des *Écrits inédits*, p. 47-49, 67-68 et 154, et dans le mémoire de 1753 contre le prince de Soubise, tome IV, p. 427-428. Le volume 33 des papiers de Saint-Simon (*France* 188) renferme encore, à côté des mémoires pour les princes lorrains, un long factum du prince de Soubise pour justifier sa prétention de 1688, des extraits du registre de l'Ordre, etc. Dans le volume 34, il faut signaler aussi (fol. 157-159) un « État des rangs dans l'ordre du Saint-Esprit, des auteurs en naissance, dignités, offices de la couronne, grandes charges et grands gouvernements, qui, à ces titres, ont eu des prétentions, la plupart souffertes, et quelques-unes heureuses ; » puis, un mémoire sur le « Rang et ordre observé en la réception.... entre les ducs-pairs et les princes issus de maisons souveraines.... » jusqu'en 1633 (fol. 165-169), etc. Une assez grande quantité de copies de documents relatifs à la promotion de 1688 occupe une partie des mss. Clairambault 721, 907 et 1160, et c'est peut-être à cette source que Saint-Simon a puisé.

2. Charles II de Rohan, né en juillet 1633, et qualifié d'abord comte de Montauban, puis duc de Montbazon à la mort de son père (1667), mourut dans une abbaye proche Liège, le 3 juillet 1699 : voyez l'*Histoire généalogique*, tome IV, p. 64, et le mémoire de 1753, tome IV des *Écrits inédits*, p. 429.

3. Un des pamphlets reproduits par M. Ch. Livet à la suite de l'*Histoire amoureuse des Gaules* renferme (tome III, p. 506-507) ce passage sur le duc Charles II : « Ce duc, après la mort du bonhomme le prince de Guéméné, n'ayatn pu avoir la charge de grand veneur qu'il avoit, et qui fut donnée au chevalier de Rohan, son frère, eut encore le dégoût que le Roi ne le voulut pas faire recevoir duc et pair : ce qui lui appartenoit pourtant comme aîné d'une maison qui jouissoit de cette prérogative. Le refus du Roi étoit fondé sur sa folie ; mais lui, ne se rendant point de justice, il dit au Roi cent pauvretés qui, dans la bouche d'un autre,

à la promotion de 1688. Colère du Roi. Fausseté insigne sur les registres de l'Ordre.

Il étoit fils du frère aîné de M. de Soubise, ce prince de Guémené, chevalier de l'Ordre en 1619, dont j'ai parlé ci-dessus[1]. Il ne s'étoit point démis de son duché; il étoit interdit, et par conséquent hors d'état de s'en démettre, comme de faire tout autre acte[2]. M. de Bouillon

auroient été fort outrageantes; mais, le Roi ayant pris le tout de la part d'où cela venoit, il se contenta d'envoyer querir la princesse de Guémené, sa mère, avec qui il convint de le faire enfermer à la Bastille. Au bout de quelque temps, sa prison ayant été changée en un ordre de s'en aller à une de ses terres, il se sauva en Flandres. Les Espagnols, qui connoissoient mieux son nom que sa tête, lui donnèrent de l'emploi avec une pension considérable. Cependant la campagne de Lille survint, et, le Roi s'étant approché d'Andermonde, les Espagnols lâchèrent les écluses et l'obligèrent de se retirer (1667). Le duc étoit dedans, et, voyant la retraite de notre armée, il se mit sur le rempart, et cria à gorge déployée : « Le Roi boit! » Beaucoup d'autres folies, jointes à celles-là, obligèrent les Espagnols de le congédier. Il se retira je ne sais où, jusqu'à ce que ses parents l'eussent fait enfermer. » Les *Annales de la cour pour 1698*, tome II, p. 182, insinuent qu'il n'était peut-être pas assez fou pour justifier les mesures de rigueur prises par son héritier. Quoi qu'il en fût, lorsque sa mère mourut en 1685, avec deux cent mille livres de rente en terres, elle se contenta de lui faire une pension de six mille livres (il était déjà déclaré fou), et donna tout son bien à ses petits-fils (*Mémoires de Sourches*, tome I, p. 194, et *Journal de Dangeau*, tome I, p. 135). Le Roi avait fait désigner un président de la Cour des aides pour gérer ses affaires.

1. Pages 237-240.

2. Cependant, quatre ans plus tard, on obtint de lui une démission dont l'original autographe est conservé dans les papiers de la Pairie (Arch. nat., K 623, nº 42) : « Nous, Charles de Rohan, duc de Montbazon, consentons que Charles le prince de Guémené, mon fils aisné, soit receu à la dignité de pair de France en la cour de parlement de Paris, priant Messieurs mes parens de faire tout ce qui dépendra deus pour lui procurer cest avantage. Fait à Liège, ce vint et set mai 1692. Charles de Rohan, duc de Montbazon. — Nous, François de Rohan, prince de Soubise, certifions que l'escript cy dessus est de lescriture et signature de M. de Montbason. Fait au camp devant Namur, ce cinquiesme juin mil six cent quatre vingt douse. Le P. de Soubise. » — Le 14 du mois suivant, Charles III fut reçu en place de son père, et Claude de Saint-Simon, choisi pour un des témoins de l'information, déposa en ces termes : « Soit par l'illustre nom que M. le prince de Guémené porte, soit par ses services et ceux d'un très grand nombre de grands

étoit exilé[1]. Cette promotion fut la première où le Roi fit passer les ducs à brevet, les maréchaux de France et les grands officiers de sa maison avant les gentilshommes de cette même promotion[2], mais les gentilshommes dès lors chevaliers de l'Ordre continuant à les précéder. Le comte d'Auvergne[3] et M. de Soubise furent mis sur la liste du Roi[4]. Ils demandèrent de précéder les ducs à brevet

personnages que cette maison a donnés à l'État, il le croit très digne du titre, qualité de pair de France, héréditaires en deux branches de sa famille. » (*Ibidem.*) Le nouveau duc continua néanmoins à signer : CHARLES DE ROHAN, PRINCE DE GUÉMENÉ.

1. Le duc de Bouillon (Godefroy-Frédéric-Maurice) et sa femme avaient été exilés dans leurs terres, en même temps que le cardinal, de 1685 à 1689 : voyez notre tome I, p. 96, note 1.

2. Dans la notice sur le duché d'ÉPERNON, Saint-Simon a trouvé l'occasion d'exposer plus longuement quel rang les officiers de la couronne occupaient avant la promotion de 1688, mêlés avec les « gens de qualité non titrés. » Il dit en terminant : « A la promotion de 1688, Louis XIV, jaloux d'élever tout ce qui l'approchoit, mit pour la première fois les charges de sa maison à la tête des gens de qualité : Tilladet, capitaine des Cent-Suisses ; la Salle, maître de la garde-robe ; Beringhen, premier écuyer ; Dangeau, chevalier d'honneur de Mme la Dauphine, car les charges supérieures étoient remplies par les ducs. Et cette nouveauté en faveur des charges engagea à mettre encore avant eux les maréchaux de France, et à les y mettre en leur rang d'ancienneté de maréchaux de France après les ducs. C'est ce qui ne s'étoit point encore fait de les mettre immédiatement après les ducs, ni de suite sans interruption, ni en gardant entre eux leur ancienneté. » (*Écrits inédits*, tome V, p. 327.) Comparez notre appendice XII.

3. Frère cadet du duc de Bouillon : tome I.

4. J'ai déjà indiqué et reproduit en partie (tome I, p. 61, note 3) la liste écrite de la main même du Roi, dans son état définitif. Ce fut le 2 décembre 1688 que S. M. la communiqua dans un chapitre convoqué si secrètement ou si tardivement qu'il n'y avait de présents, comme membres de l'Ordre, que les princes de la maison royale, l'archevêque de Paris, et un ou deux ducs et pairs. La surprise fut grande qu'une moitié de la promotion appartînt aux gens de guerre. (*Mémoires de Sourches*, tome II, p. 288, 293 et 294 ; *Journal de Dangeau*, tome II, p. 221, etc.) La liste donnée par MM. de Dangeau et de Sourches énumère : 1° quatre cardinaux et prélats ; 2° trente-deux ducs, princes et maréchaux ; 3° trente-huit gens de qualité non titrés, en commençant

et les maréchaux de France de cette même promotion, et Mme de Soubise que le prince de Guémené, qui n'en étoit pas, en fût mis et y tînt le rang de duc de Montbazon[1]. Elle en savoit trop pour l'espérer; mais elle compta d'obtenir l'autre demande en compensation du refus de celle-ci[2]. Pour cette fois, elle se trompa : non seulement le Roi tint ferme, mais il se fâcha jusqu'à ordonner à[3] Châteauneuf, greffier de l'Ordre[4], en plein chapitre, de mettre sur son registre que MM. de Soubise et comte d'Auvergne s'excusoient d'être de la promotion pour ne vouloir pas prendre l'Ordre dans le rang où leurs pères et leurs prédécesseurs s'étoient tenus honorés de le recevoir. Cela fit grand bruit, et la mortification fut cuisante; mais Mme de Soubise y sut pourvoir : elle amadoua et intimida si bien Châteauneuf, qui étoit de ses amis et un fort pauvre homme, qu'elle lui fit écrire sur ses registres que ces Messieurs n'avoient pas pris l'Ordre pour n'avoir pas voulu céder à des cadets de la maison de Lorraine[5]. Ils n'avoient jamais osé parler d'eux, ni des

par les marquis de Tilladet et de la Salle. En tout, c'étaient soixante-quatorze noms, auxquels celui de M. de Sourdis fut ajouté après coup.

1. Le comte de Soissons avait décliné également la faveur que le Roi voulait lui faire; mais il se tira fort habilement d'affaire. Voyez le *Journal de Dangeau*, tome II, p. 221, une Addition de Saint-Simon au tome XII, p. 324, un chapitre entier du mémoire de 1711 sur les *Changements arrivés à la dignité de duc et pair*, tome III des *Écrits inédits*, p. 155-161, et une page du mémoire de 1753, *ibidem*, tome IV, p. 427-428.

2. Il est parlé du refus de M. de Soubise dans les *Lettres de Mme de Sévigné*, tome VIII, p. 298 et 362, mais non de la combinaison pour le prince de Guémené. Je donnerai l'indication des mémoires du premier dans l'appendice XII, avec le texte même du procès-verbal du 2 décembre, dont une partie est reproduite dans la *Réponse* de l'abbé Georgel (1771), p. 163.

3. Ce second *à* corrige *et*.

4. Ce secrétaire d'État, dont il a été déjà parlé plus d'une fois, avait été pourvu de la charge de greffier de l'Ordre le 27 avril 1683.

5. D'après les *Mémoires du marquis de Sourches* (tome II, p. 296), on aurait inscrit « que M. de Soubise avoit refusé l'Ordre parce qu'il n'avoit pas voulu céder aux ducs, quoiqu'il se trouvât plusieurs exemples dans

ducs ; il ne s'étoit agi que de passer après le dernier duc et devant[1] le premier des ducs à brevet et des maréchaux de France, qui n'avoient jamais été mis les premiers des gentilshommes d'une promotion[2] et qui, encore alors et depuis, n'avoient aucun rang dans l'Ordre que de leur ancienneté de promotion, et, dans celle où ils étoient reçus, celui où, avec les gentilshommes, ils se trouvoient écrits dans la liste du Roi, qui, dans celle-ci, les avoit écrits les premiers[3]. Ainsi l'adresse, pour ne rien dire de plus, substitua à une vérité fâcheuse à leurs idées une fausseté à devenir preuve d'une prétention de préséance qu'ils n'avoient jamais imaginée : cela ne fut su que bien des années après[4], et le rare est qu'il n'en a été autre chose. Pour MM. de Bouillon, aucun d'eux, jusque-là, n'avoit été à portée de l'Ordre[5] dans aucune promotion jusqu'à celle-ci. Le père du maréchal de Bouillon[6] étoit, comme tous les siens, sans prétention, et il mourut[7] de ses blessures en 1557, qu'il avoit reçues auprès de Saint-

les registres que MM. de Rohan avoient passé après les ducs, » et, pour le comte d'Auvergne, « qu'il étoit impossible qu'il prît rang dans la promotion que parmi les gentilshommes. »

1. *Devant* est ajouté en interligne.

2. *D'une prom[otion]* est écrit en interligne.

3. Voyez les *Mémoires de Sourches*, tome II, p. 69-70, et le *Journal de Dangeau*, tome II, p. 403. Dans la liste du 2 décembre 1688, les cinq maréchaux, entremêlés avec les ducs à brevet (Béthune et la Vieuville), viennent immédiatement après les dix-neuf ducs et pairs.

4. Les ducs négligèrent de vérifier sur-le-champ la transcription, et, lorsqu'ils parvinrent à avoir communication des registres, « leur étonnement fut complet d'y trouver écrit tout ce qui pouvoit être le plus opposé à la vérité et à la volonté du Roi. » (*Écrits inédits*, tome III, p. 157; comparez notre appendice XII.)

5. C'est-à-dire à portée de demander ou de recevoir l'Ordre.

6. François III de la Tour, vicomte de Turenne, né le 25 janvier 1527, capitaine des cent gentilshommes de la maison, fut fait chevalier après la bataille de Cérisolles, et mourut le 13 août 1557. Il était fils de cet autre vicomte de Turenne qui avait épousé Éléonore d'Autriche au nom du roi François Ier : tome IV, p. 78, note 3.

7. *Mourut* remplace *fut tué*, biffé auparavant.

Quentin[1], longtemps avant l'institution de l'Ordre[2]. Le maréchal de Bouillon[3] vécut et mourut huguenot, en 1623. Ce[4] duc de Bouillon[5] ne se fit catholique qu'en 1637, et mourut en 1652, sans promotion entre-deux[6], et M. de Turenne, son frère, ne se convertit qu'en 1668[7], et fut tué en 1675, aussi sans promotion entre-deux. Ce n'étoit que depuis la possession des biens de l'héritière de Sedan[8] que le maréchal de Bouillon, et ses enfants encore plus que lui, avoient commencé à hasarder quelques prétentions,

1. Bataille du 10 août 1557, dans laquelle le duc de Savoie défit et prit le connétable de Montmorency, beau-père du vicomte de Turenne. Baluze a donné le texte du testament fait par M. de Turenne le 13 août, dans le camp du vainqueur.

2. L'institution de l'ordre du Saint-Esprit fut faite par Henri III, et la première cérémonie eut lieu le 31 décembre 1578.

3. Tome II, p. 126. Sur ce premier duc de Bouillon et sur son rôle dans le protestantisme, voyez, outre ses *Mémoires*, l'*Histoire généalogique de la maison d'Auvergne*, par Baluze, *la France protestante*, des frères Haag, tome VI, p. 385, le livre de M. Laugel: *la Réforme au XVIe siècle*, p. 145-228, etc. C'est en 1575 qu'il embrassa le protestantisme. Nos *Mémoires* reviendront longuement sur lui (tomes V de 1873, p. 85-87, 98-99, VIII, p. 74, etc.); on trouvera aussi plusieurs articles dans la partie inédite de l'œuvre de Saint-Simon.

4. *Ce* corrige *Le*.

5. Frédéric-Maurice : tome I, p. 199, note 3, et ci-dessus, p. 31.

6. La dernière promotion de Louis XIII eut lieu en 1633, et la première de Louis XIV en 1661.

7. La première condition pour entrer dans l'Ordre était d'être catholique. Il avait été bruit de la conversion de Turenne en 1660; mais ce fut seulement le 23 octobre 1668 qu'il abjura entre les mains de Bossuet : voyez le *Journal d'Olivier d'Ormesson*, tome II, p. 558-559; la *Gazette* de 1668, p. 1130; une lettre de Louis XIV au Pape (31 janvier 1669), dans ses *Œuvres*, tome V, p. 443; les *Mémoires de l'abbé de Choisy*, p. 652-654; l'*Histoire de la maison d'Auvergne*, par Baluze, tome I, p. 462, etc. Chacun revendiqua l'honneur de cette conversion si glorieuse. « J'admire ceux qui se croient si sûrs de ce qui se passait au fond de l'âme d'un Bouillon, » a dit Sainte-Beuve à ce propos. (Tamizey de Larroque, *Lettres de Jean Chapelain*, tome II, p. 645, note.)

8. Charlotte de la Marck, née le 5 novembre 1574, épousa Henri de la Tour le 15 octobre 1591, mais mourut sans enfants le 15 mai 1594, léguant à son oncle, M. de Maulévrier, ses terres situées en France, et à

et le frère puîné du père[1] de cette héritière, et qui, par transaction toujours exécutée, précéda toute sa vie, en tous actes, lieux et occasions, le maréchal de Bouillon[2], fut le vingt-quatrième parmi les gentilshommes dans la première promotion[3], et son fils[4] le cinquante-unième[5] dans celle de 1619, la même où le marquis de Marigny dont j'ai parlé fut le cinquante-cinquième[6].

Voilà une longue parenthèse avant de venir au fait qui l'a engagée, mais dont la curiosité pourra dédommager. Il faut pourtant en essayer une autre, dont on ne peut passer le récit pour bien entendre le fait dont il s'agit cette année.

Je ne sais où s'est pris[7] l'origine du traitement si distingué que reçoivent en Sorbonne les princes ou[8] ceux qui

Distinction de ceux qui ont

son mari tout ce qu'elle avait en pays de droit écrit. Henri de la Tour fit passer ces biens aux enfants qui vinrent de son second mariage avec une fille du prince d'Orange.

1. Le père était Henri-Robert de la Marck, duc de Bouillon et prince souverain de Sedan, marié en 1558 à la fille aînée du duc de Montpensier, et mort en 1574, laissant trois fils, qui finirent avant leur sœur. L'oncle de celle-ci était Charles-Robert de la Marck, comte de Maulévrier et de Braisne, baron de Mauny, capitaine des Cent-Suisses de la garde et mignon du roi Henri III, qui mourut en septembre 1622, ayant d'abord réclamé les biens de la maison à la suite de la mort de son dernier neveu (1588), puis cédé ses droits, en 1601, au maréchal de Bouillon, ainsi que le duc de Montpensier l'avait déjà fait en 1594. Le texte de cette transaction (original aux Archives nationales, K 107, n° 16) a été publié par Baluze, tome II, p. 796-798. — Le portrait de M. de Maulévrier, comme chevalier de l'Ordre (1578), est dans le ms. Clairambault 1114, fol. 30.

2. Non seulement cette préséance était stipulée dans la transaction de 1601 ; mais Charles-Robert de la Marck se réservait le droit de porter le titre de duc de Bouillon, aussi bien que le maréchal.

3. Voyez l'Addition 6, tome I, p. 308.

4. Louis de la Marck, fils cadet, titré marquis de Mauny, capitaine des gardes du corps de Louis XIII et gouverneur de Caen, mourut en 1626, sans postérité légitime. Son frère aîné n'eut point d'enfants mâles : voyez une Addition au *Journal de Dangeau*, tome II, p. 345.

5. Le manuscrit porte : *51*. Dans l'Addition 6 (tome I, p. 312), c'est *41*.

6. Ci-dessus, p. 239.

7. Ainsi, sans accord, dans le manuscrit. — 8. *On* corrige *et*.

rang de prince étranger étant en licence.

en ont le rang pendant leur licence[1]. Ce ne peut être de la maison de Lorraine[2]. Sa puissance a bien pu dominer cette célèbre école au point de lui faire commettre l'attentat de dégrader Henri III et de le déclarer, sans droit ni autorité quelconque, déchu de la couronne après l'exécution de Blois de la fin de 1588[3], et, après sa mort, Henri IV exclus de la couronne[4]. Cette même puissance auroit donc bien pu imaginer ces honneurs et se les faire rendre; mais elle-même ne les prétendoit pas alors, au moins le principal et qui emporte les autres distinctions, qui ne sont que locales. Elles consistent en celles-ci : le prince, ou celui qui en a le rang, qui soutient une thèse[5]

1. Pendant la durée de leurs études de licence.

2. Sur les « forfaits sans mesure et sans nombre » de la maison de Lorraine depuis le seizième siècle, on trouve plusieurs articles ou fragments d'articles dans l'œuvre de Saint-Simon, notamment dans le mémoire de 1710 composé à l'occasion du cardinal de Bouillon : *Écrits inédits*, tome III, p. 277-301. Notre auteur y fait, d'après l'*Histoire des guerres civiles* de Davila, de préférence à l'ouvrage du président de Thou, un résumé des dissensions intestines jusqu'à l'assassinat d'Henri IV. Comparez les *Projets de gouvernement du duc de Bourgogne*, p. 102, et la suite des *Mémoires*, tome VII, p. 93.

3. Assassinat du duc de Guise et de son frère le cardinal, au château de Blois, 23-24 décembre 1588.

4. Les dix derniers mots ont été ajoutés après coup, en interligne. — Il fait allusion à la déclaration du 7 janvier 1589, par laquelle la Faculté de théologie, dévouée aux Ligueurs, déchargea les Français de tout serment de fidélité au roi Henri III, et que suivirent un décret du 5 avril défendant de prier désormais pour Henri III et les déclarations des 10 février et 7 mai 1590 contre l'hérétique Henri de Navarre.

5. Tout ce qui concerne les études et les examens en Sorbonne (ci-après, p. 274, note 9, et 287, note 3) était minutieusement réglé par les *Statuta sacræ Facultatis theologiæ Parisiensis*. Devenu maître ès arts de l'Université au bout de deux années de philosophie, l'étudiant en théologie travaillait trois ans, et, muni d'un certificat d'assiduité, il venait subir l'examen devant quatre docteurs avant de passer la première thèse ou *tentative*, qui lui donnait le degré ou grade de bachelier « formé, » avec lequel il « entrait en licence » moyennant deux examens préalables. La préparation à la licence durait deux ans, pendant lesquels non seulement le bachelier assistait et prenait part aux *actes* publics,

a des gants[1] dans ses mains et son bonnet[2] sur la tête

« sur les bancs, » mais il passait lui-même, devant dix docteurs, trois thèses successives, la grande ordinaire ou *majeure*, la petite ordinaire ou *mineure*, et la *sorbonique*, avant de recevoir la licence (*baccalaureus licentiandus*). Licencié enfin, il lui fallait encore faire une soutenance de trois heures, la *vesperie* ou *vespertine*, sur l'Écriture sainte, l'histoire ecclésiastique et la morale, et, le lendemain, à Notre-Dame, soutenir un dernier acte, l'*aulique*, en prenant le bonnet de docteur des mains du chancelier de l'Université. Selon le P. Quesnel, parlant du docteur Arnauld, les soutenances de licence, animées par l'assistance active d'une foule de jeunes bacheliers, en même temps que par la présence de docteurs, de savants, de hauts dignitaires, de personnages de la cour, de curieux de toute sorte, et rehaussées en outre, fort souvent, par un grand apparat, formaient, « dans le genre des exercices de littérature, un des plus beaux spectacles qui se trouvent dans le monde. » Ces actes se passaient à la Sorbonne, au-dessous de la bibliothèque, dans une grande salle où les docteurs de la Faculté de théologie tenaient leurs assemblées de *prima mensis*. Les dix docteurs qui composaient le jury d'examen, touchant trente sols pour chaque thèse et assistant au moins à deux arguments chacun, se tenaient sur de hauts sièges, avec des pupitres devant eux, à droite et à gauche du président. Les autres docteurs avaient droit également d'intervenir dans l'argumentation et de harceler sans relâche le candidat. Il serait superflu d'ajouter que la langue latine était seule admise; les *Statuta* disent : « Non affectent curiosas et novas pronunciationes.... Caveant a verbis gallicis.... Abstineant verbis gallicis, nec profanis, inanibus et frivolibus disputationibus tempus terant.... » La *majeure* roulait sur la Positive (Écriture sainte, conciles, histoire ecclésiastique), et durait dix heures; la *mineure*, plus courte, sur la Controverse, ne durait que cinq heures; mais la *sorbonique*, sur la Théologie scolastique, ne durait pas moins de douze heures, pendant lesquelles on permettait à peine au candidat une légère réfection : « Nil alimenti sumat respondens, quam quod liquidum sit, aut instar jusculi, vel obsonii concreti seu glaciati, et ad summum ova duo; qui cibus celerrime sorbebitur, argumentatione nullatenus intermissa.... » (*Statuta*, éd. in-4° de 1715, p. 21.) Mais, la veille de l'acte, et aussi après sa terminaison, le « répondant » offrait au prieur un repas. — Il fallait être diacre pour obtenir la licence, et prêtre pour *accedere ad lauream doctoratus*. Cinq boules d'insuffisance faisaient refuser le candidat. — A la suite du recueil des *Statuta* de 1715, on trouve (p. 62-67) le formulaire et le cérémonial des diverses soutenances, puis la formule unique pour les diplômes de bachelier, de licencié et de docteur.

1. Saint-Simon écrit : *gands*.

2. Le bonnet carré. C'est ainsi couvert que le prince de Conti

pendant toute l'action, et il est traité de *Sérénissime Prince,* tant par ceux qui argumentent contre lui, que par celui qui préside à la thèse[1]; il l'est aussi d'*Altesse Sérénissime*[2], et le proviseur de Sorbonne[3] la lui donne dans ses lettres de doctorat. Quelque grands et puissants qu'aient été ceux de la maison de Lorraine en France depuis qu'ils s'y vinrent établir sous François Ier[4] jusqu'à la destruction de la Ligue sous Henri IV, aucun d'eux n'a été traité d'*Altesse* que le duc de Lorraine souverain et l'aîné ou le chef de leur maison. De ceux qui ont, pour ainsi dire[5], régné en France parmi les troubles qu'ils y formèrent, nul n'a été plus respecté, ni plus grandement traité que le duc de Mayenne[6], qui, pendant sa gestion de « lieu-

avait passé sa thèse en 1646 : *Journal d'Ol. d'Ormesson,* tome I, p. 351.

1. Ici, *tèse,* dans le manuscrit.

2. Il a déjà été parlé de ces titres ci-dessus, p. 38 et 40. Voyez le chapitre XXIX, intitulé : « Traitement de *Sérénissime Prince* et d'*Altesse Sérénissime,* c'est-à-dire celui entier des princes du sang, accordé, en tous actes de Sorbonne et ailleurs, aux abbés soutenants ou disputants, ou à ceux qui y président, qui sont ou qui ont rang de princes étrangers, » dans le mémoire de 1711 sur les *Changements arrivés à la dignité de duc et pair,* tome III des *Écrits inédits,* p. 69-70. Plus loin (p. 180), il dit : « Monsieur le Prince le héros a vu naître le *Sérénissime* sous ce règne-ci, déjà bien avancé.... » Les *Mémoires de Lénet* (p. 627) confirment ce fait, rapporté aussi dans les *Mémoires* d'Amelot de la Houssaye, tome II, p. 415. Voyez ci-après, p. 273, note 5.

3. Tome II, p. 353, note 4.

4. « Claude de Lorraine, comte de Guise, frère d'Antoine, duc de Lorraine, fut le premier qui vint s'établir en France sous François Ier, et, par son grand mérite, fut élevé en grande autorité. Il en abusa bientôt, etc.... » (Mémoire de 1710, dans le tome III des *Écrits inédits,* p. 277-278.)

5. *Dire,* oublié d'abord, a été ajouté après coup en interligne.

6. Charles de Lorraine, second fils de François, duc de Guise, et d'Anne d'Este (ci-dessus, p. 208), naquit le 26 mars 1554, et n'eut le titre de duc de Mayenne ou du Maine, comme on disait souvent, qu'au mois de septembre 1573, par érection de ce marquisat en duché-pairie. Il était alors grand chambellan de France et gouverneur de Bourgogne. En 1578, il remplaça son beau-père, le marquis de Villars (Savoie), comme amiral de France, se démit en 1582, et reçut l'Ordre. A la suite de l'assassinat de ses frères, il devint chef de la Ligue catholique, ne

tenant général de l'État et de couronne de France[1], » n'omit aucune de celles qui sont réservées à la personne et à l'autorité de nos rois. Il fit en son propre nom des déclarations et des édits[2] qui furent enregistrés au Parlement[3]; il fit des maréchaux de France qui en exer-

fit son accommodement avec Henri IV qu'après la journée de Fontaine-Française, et mourut à Soissons, le 3 octobre 1611.

1. C'est le 4 mars 1589 qu'il reçut du conseil de l'Union le titre de lieutenant général de l'État royal et couronne de France, et le 7 que le Parlement ratifia cette nomination. Dans un manifeste publié aussitôt après, l'Union réclama pour elle et pour le lieutenant général toutes les attributions de la couronne, le droit de grâce et de rémission, la nomination aux offices et bénéfices, etc. Huit mois plus tard, ils proclamèrent roi, sous le nom de Charles X, le vieux cardinal de Bourbon. Voyez les pièces exposées au musée des Archives nationales et décrites dans l'*Inventaire* sous les n°s 745, 751, 755, 757, etc.

2. « *Édit* signifie une loi nouvelle, une chose qui n'a pas encore été faite, et il commence par ces mots : « A tous présents et à venir. » Il est scellé en cire verte, avec un lacet rouge et vert. La cire verte marque qu'il est irrévocable. Les édits ne sont datés que du mois et de l'année. — *Déclaration* est l'interprétation d'un édit ou d'une ordonnance, pour les réformer ou casser en tout ou en partie; elle commence en ces termes : « A tous ceux qui ces présentes lettres verront, Salut. » Elle est scellée du grand sceau en cire jaune, sur double queue de parchemin, et datée du jour, mois et année. — Une *ordonnance* est un règlement extrait des édits; elle commence par les mots : « A tous « présents et à venir, Salut. » Elle est cachetée en cire verte sur lacs de soie verte et rouge, datée du mois et de l'année. » (*Mémoires du duc de Luynes*, tome XII, p. 187.)

3. Depuis le quatorzième siècle, l'enregistrement des actes royaux était obligatoire. Suivant leur nature, on le requérait du Parlement, de la Chambre des comptes, de la Cour des aides, isolément ou successivement. Ce n'était plus une simple formalité, car ces trois cours avaient pris l'habitude de faire des remontrances, parfois très vives, lorsque l'acte à enregistrer les blessait ou leur déplaisait pour une raison quelconque. Parfois, l'autorité royale déférait à ces remontrances, et retirait ou modifiait l'acte présenté; parfois aussi, elle se bornait à renvoyer le même acte, avec des lettres closes requérant de nouveau l'enregistrement, et, quand les magistrats persistaient dans leur refus, on finissait par leur adresser une « jussion » expresse, qui les obligeait à céder sous de simples réserves de forme, ou bien le Roi venait lui-même faire faire l'enregistrement en lit de justice. Sous Louis XIV, l'enregistrement

cèrent les offices, et dont quelques-uns les conservèrent en faisant leur traité avec Henri IV[1]; il punit de mort et d'exil, et donna grâce de la vie; il disposa en roi des charges, des emplois, des bénéfices de toutes les sortes, et grand nombre de ses pourvus gardèrent[2] leurs places à la paix[3]. On ne peut donc pas croire qu'au temps de l'exercice de l'autorité et de la puissance royale qu'il exerça[4] en plein dans son parti, qui étoit presque toute la France, et Paris surtout, personne de ce parti lui eût osé, ni voulu même refuser aucun des honneurs et des distinctions, même nouvelles, qu'il eût voulu s'arroger. Les histoires et les mémoires de ces malheureux temps[5] rapportent une infinité d'actes de M. de Mayenne et de

n'avait plus ces inconvénients, le droit de remontrances ayant été supprimé par une déclaration du 24 février 1673. Il ne fut rétabli que le 15 septembre 1715. Voyez la suite des *Mémoires*, tomes V, p. 199-200, X, p. 401-403, XVI, p. 195, 196, 305-306, etc.

1. C'est au commencement de 1593 que le duc de Mayenne créa amiral de France M. de Brancas-Villars, et maréchaux MM. de la Chastre, de Rosne, de Boisdauphin et de Saint-Paul. Après les événements de mars 1594, M. de Villars vendit la Normandie à Henri IV et se fit confirmer comme amiral; de même, M. de la Chastre, en rendant Orléans et Bourges, et M. de Boisdauphin, en remettant au nouveau roi Sablé et Château-Gontier, obtinrent la confirmation de leur bâton de maréchal. Il y a des actes de confirmation de plusieurs « pourvus » du duc de Mayenne, après mars 1594, dans les arrêts du conseil d'État.

2. Les lettres *ga* de « gardèrent » corrigent *co*[*nservèrent*].

3. Comparez divers passages sur M. de Mayenne, le « Cromwell de la France, » dans les *Écrits inédits*, tomes III, p. 286-294 (mémoire de 1710 sur les *Maisons de Lorraine, de Rohan et de la Tour*), et V, p. 231 et 245 (notice sur le duché de MAYENNE). Saint-Simon est implacable pour le prince lorrain, tandis que Fontenay-Mareuil, dont pourtant il pratiquait beaucoup les mémoires, rend justice à certains actes.

4. Cette répétition d'*exerça* après *exercice* est bien dans le manuscrit.

5. On peut citer les mémoires de Villeroy et ceux de Sully, les histoires de Davila, de J.-A. de Thou, de Pierre Matthieu, d'Agrippa d'Aubigné, la *Vie du duc de Mayenne* publiée dès 1613 par Nervèze, les *Mémoires de la Ligue*, les *Lettres du cardinal d'Ossat*, les *Mémoires du duc de Nevers*, et autres ouvrages qu'avait Saint-Simon. Mézeray et le P. Daniel insistent aussi sur la puissance que M. de Mayenne s'était arrogée.

lettres de toutes sortes de personnes à lui écrites[1]. Dans pas une de ces pièces il ne se trouve d'*Altesse;* c'est *vous* partout[2], et jusqu'à son propre secrétaire ne lui écrit jamais autrement[3]. Il est donc vrai qu'il n'imaginoit pas de prétendre ce traitement, comme alors ni le duc de Lorraine ni aucun autre souverain qui se faisoient[4] donner l'*Altesse* n'imaginoient pas le *Sérénissime*[5]. Ce superlatif ne leur est venu dans la tête et dans l'usage que longtemps depuis, lorsque leurs cadets se sont fait traiter d'*Altesse*, pour se distinguer d'eux, et cette distinction a été de courte durée : les mêmes qui s'étoient fait donner l'*Altesse* comme les souverains, ont pris aussi le *Sérénissime* presque aussitôt qu'ils l'ont vu inventer; et de là est venue de nos jours l'*Altesse Royale*, qui n'étoit que pour les enfants de nos rois, descendue aux leurs[6], et, à cause

1. Henri Martin (*Histoire de France*, tome X, p. 305, note) a remarqué que, pendant les états de 1589, Mayenne souscrivait ses lettres à l'assemblée : « Votre bien humble et affectionné serviteur, » et que l'assemblée faisait de même. La noblesse et le tiers état ne consentirent qu'avec peine à lui donner le « Monseigneur », comme le faisaient déjà les députés du clergé. Ses lettres au Parlement sont souscrites : « Votre humble et plus affectionné à vous servir », ou « à vous obéir ».

2. Les *Mémoires de Villeroy* (p. 254-255) contiennent une lettre où ce ministre dit au duc, en 1594 : « Monseigneur », et : « vous ».

3. Le secrétaire du prince était des Portes-Baudouin. — Comparez deux ou trois pages de la notice du duché de MERCOEUR, dans le tome V des *Écrits inédits*, p. 245-247, le mémoire de 1753, dans le tome IV, p. 432-433, et surtout la suite des *Mémoires*, tome VI, p. 362-365. Saint-Simon avait dans ses papiers (vol. 40, *France* 195) un protocole des formules de suscription, souscription, etc., du temps de Louis XIII.

4. La correction exigerait : « de ceux qui se faisoient.... »

5. Qualificatif « pris apparemment sur la *Sérénité* des doges de Venise et de Gênes, lesquels ne prennent point l'*Altesse*. » (*Mémoires*, tome VI, p. 364.) On disait : la « sérénissime reine de Pologne, » et : la « sérénissime reine d'Angleterre, » de même que : la « sérénissime république de Venise. » Longtemps le titre de *Sérénité* ou celui de *Grandeur* avait seul été employé pour les souverains autres que l'Empereur, et ce fut seulement vers la fin du dix-septième siècle que les Polonais accordèrent le *Sérénissime*, en place d'*Illustrissime*, à l'électeur de Brandebourg.

6. Aux enfants des enfants.

de cela, Monsieur et Madame[1] la quitter[2], et M. de Savoie[3], M. le grand-duc de Toscane[4], et, longtemps après, M. de Lorraine[5], la prendre sous prétexte d'avoir épousé des petites-filles de France qui en étoient traitées, tandis que les ducs de Lorraine et de Savoie gendres[6] de nos Rois et leurs beaux-frères[7] s'étoient contentés de la simple *Altesse*[8].

Depuis M. de Mayenne, aucun de sa maison n'a été sur les bancs de Sorbonne[9], jusqu'à un fils de Monsieur le

1. Philippe, duc d'Orléans, et sa seconde femme.

2. Pour régir cet infinitif et le suivant, il faut sous-entendre un second « on a vu » (trois lignes plus haut) avant « Monsieur et Madame ».

3. Victor-Amédée II.

4. Ces six mots sont ajoutés en interligne. — Il s'agit du mari de la fille de Monsieur, Côme III de Médicis (tome III, p. 60).

5. *Lorraine* est écrit en interligne, sur *Savoye*, biffé. — C'est le duc Léopold, rétabli dans ses États en 1697, et que nous allons voir épouser la dernière fille de Monsieur. Saint-Simon fit, vers 1717, sur le titre d'*Altesse Royale* accordé à ce prince par le conseil de régence, un article qui est dans le volume 44 de ses papiers (*France* 199), fol. 154-158.

6. Le signe du pluriel a été ajouté après coup. Cinq mots plus loin, il manque à *leurs*.

7. Charles II ou III, duc de Lorraine, épousa en 1558 Claude, fille du roi Henri II, et Henri II, leur fils, épousa en 1599 Catherine de Bourbon, sœur d'Henri IV; Emmanuel-Philibert, duc de Savoie, avait épousé en 1559 la fille de François Ier, et Victor-Amédée Ier, leur petit-fils, épousa en 1619 Christine de France, fille d'Henri IV et sœur de Louis XIII.

8. Furetière dit qu'on donne le titre d'*Altesse Royale* à Monsieur, frère du Roi, celui d'*Altesse Sérénissime* à M. le prince de Condé, et celui d'*Altesse*, simplement, au duc de Savoie et aux autres princes souverains. Selon Tallemant (*Historiettes*, tome III, p. 450), lorsque Marguerite de Rohan, fille du grand duc Henri, allait au temple de Charenton, elle se plaignait d'être étouffée par « cette foule d'*Altesses* de Mlle de Bouillon, de la Trémoïlle, de Turenne, etc. »

9. La Sorbonne, premier collège fondé dans le quartier de l'Université, sous saint Louis, pour servir d'asile aux pauvres écoliers, n'était devenue que plus tard une association séculière pour l'enseignement de la théologie, tel qu'on le pratiquait, non seulement au collège de Navarre, où il y avait une autre société de docteurs presque aussi fameuse, mais encore dans les collèges du Trésorier, d'Harcourt, du cardinal le Moine, des Cholets, de Montaigu, etc., ou dans les maisons religieuses,

Grand[1] et, longtemps après, un autre[2], tous deux de nos

comme Saint-Victor et Sainte-Geneviève. Ce qui mettait la Sorbonne au premier rang, c'est qu'elle était devenue le centre de la Faculté de théologie, que celle-ci y tenait ses assemblées mensuelles de *prima mensis*; que les élèves de tous les autres établissements y venaient passer leurs examens et prendre leurs degrés (ci-dessus, p. 268, note 5), et que surtout elle attirait la fleur des sujets destinés aux grandes charges de l'Église, si bien qu'on en était venu à dire couramment : « un bachelier, un docteur de Sorbonne, » au lieu de : « un bachelier, un docteur de la Faculté de Paris, » et : « étudier en Sorbonne, » pour : « étudier en théologie; » usage abusif, contre lequel Piganiol de la Force raconte que le premier président de Harlay protestait vivement. — Dans la maison de Sorbonne, on distinguait les hôtes (*hospites*) et les associés (*socii*) : les premiers venant pour achever leurs études de théologie et ayant reçu le diplôme de bachelier, puis passé un examen d'admission, la thèse *Robertine*, et obtenu la majorité des voix dans trois scrutins; les seconds ayant, outre la Robertine et les examens des hôtes, subi deux autres épreuves et professé gratuitement un cours de philosophie. On ne faisait exception à cette règle que pour quelques personnes de grande extraction, qui pouvaient se faire recevoir de la *société* en même temps que de la *maison*. Aussi faut-il bien distinguer entre les docteurs ou bacheliers de la *maison* de Sorbonne, et ceux de la *maison et société*. Ces derniers seulement avaient part à l'administration de l'établissement, à la gestion des revenus, au maintien des statuts, à la discipline intérieure, etc., et pouvaient seuls être élus aux fonctions de proviseur et de prieur dont il sera parlé tout à l'heure, tous étant d'ailleurs parfaitement égaux entre eux, quels que fussent leur âge et leur dignité. Ils étaient au nombre d'une centaine environ, prélats, abbés, vicaires généraux, chanoines, curés de grandes paroisses, etc. Trente-six, comme boursiers, logeaient dans les bâtiments dus à la libéralité du cardinal de Richelieu. — Les six chaires d'enseignement qui étaient établies en dehors de la Sorbonne, dans un bâtiment « en bossage rustique » construit, ainsi que tout le reste de la maison, par le grand cardinal, étaient absolument indépendantes de la Société et ne se soutenaient que par des fondations particulières : ce qui n'empêchait pas que leur enseignement ne fût compris sous le même nom générique de Sorbonne.

1. Ce fils de M. d'Armagnac, grand écuyer, est François-Armand, né le 13 février 1665, dit d'abord le chevalier, ensuite l'abbé de Lorraine, pourvu de l'abbaye des Châteliers en 1676, puis de celle de Saint-Faron de Meaux en 1686, et de celle de Royaumont en 1689, nommé évêque de Bayeux le 7 mai 1718, mort le 9 juin 1728. Voyez la suite des *Mémoires*, tomes V, p. 365-366, et XIV, p. 361-362.

2. *Autres*, avec l'*s* biffée. — François-Louis-Anne-Marie, dit l'abbé

jours, et qui trouvèrent ces distinctions établies en Sorbonne pour beaucoup moins qu'eux, et qui les ont eues. Le cardinal de Guise[1], archevêque de Reims[2], mort à la suite de Louis XIII pendant le siège de Saint-Jean-d'Angely[3], n'a jamais été que sous-diacre[4], et n'avoit jamais songé à entrer en licence; beaucoup moins M. de Guise de Naples[5], archevêque de Reims aussi dans son enfance,

d'Armagnac, né le 23 septembre 1680, pourvu de l'abbaye de Montier-en-Der en 1700, de celle de la Chaise-Dieu en 1708, et mort à Monaco le 19 octobre 1712.

1. Louis de Lorraine, troisième cardinal de Guise, né le 22 janvier 1575 et consacré malgré lui à l'Église plutôt qu'aux armes, reçut, à partir de 1594, un grand nombre de riches abbayes, et fut nommé archevêque-duc de Reims en 1605, mais ne fut jamais sacré. Paul V lui donna le chapeau en 1615. Il mourut le 21 juin 1621, ayant eu plusieurs enfants de la belle Charlotte des Essarts, comtesse de Romorantin, qu'il avait peut-être épousée secrètement. Voyez son article dans l'*Histoire généalogique*, tome II, p. 88-89, auquel Saint-Simon a dû se reporter pour faire, en première rédaction, la notice du duché de GUISE (tome V des *Écrits inédits*, p. 99 et 103).

2. L'archevêché de Reims, qui donnait les titres de premier duc et pair de France, de légat-né du saint-siège et de primat de la Gaule belgique, avec six suffragants et un revenu de cinquante mille livres environ, avait eu déjà trois titulaires de la maison de Lorraine.

3. Cette ville, un des principaux centres du protestantisme, était défendue par Benjamin de Soubise, qui fut obligé de se rendre au bout de six semaines, le 24 juin 1621. Charles IX l'avait prise de même sur les huguenots en 1569. Le cardinal de Guise mourut d'une maladie contractée au début du siège, où il s'était très bien comporté.

4. Le sous-diaconat, premier des ordres majeurs, ne devait pas être conféré avant la vingt-deuxième année; il n'empêchait pas d'obtenir une dispense pour mariage, mais était insuffisant pour parvenir à la licence. Quoique simple sous-diacre, Louis de Lorraine fut mis au nombre des cardinaux-prêtres par Paul V, et il eut, avant sa vingt-cinquième année, « tout le rang et toutes les fonctions de pair de France comme archevêque-duc de Reims. »

5. Henri II de Lorraine, dit *de Naples*, neveu du précédent : tome II, p. 198. Il eut neuf abbayes dès l'âge de douze ans et l'archevêché de Reims à quinze, mais quitta tous ces bénéfices en 1640, lorsque la mort de son frère aîné l'eut fait hériter du titre ducal. On sait quelle vie d'aventures il mena ensuite. Son surnom vint des deux expéditions qui faillirent lui donner le royaume de Naples. Voyez sa notice dans

et qui ne l'a jamais été que commendataire[1]. D'autres maisons souveraines, aucun n'a été prélat en France, ni été[2] en Sorbonne ; et toutes ces choses sont des faits certains.

Il faut donc dire que le cardinal de Bouillon est celui en faveur duquel ils ont été inventés[3]; il étoit né en

Abbé de Bouillon, devenu cardinal par le

l'article du duché de GUISE, tome V des *Écrits inédits*, p. 106 et 108, et son historiette dans *Tallemant*, tomes III, p. 312, et V, p. 334-347.

1. Dans les anciens temps, quand un siège épiscopal devenait vacant, l'administration en était confiée au diocésain le plus proche, avec titre d'évêque commendataire. Puis l'abus s'était introduit de donner, sous cette forme, la jouissance des droits honorifiques et des revenus des évêchés, aussi bien que des abbayes et prieurés, à des personnages non revêtus du caractère sacré, ou du moins n'ayant que les premiers ordres, et ne pouvant, par conséquent, être pourvus en titre et diriger la discipline ecclésiastique ou religieuse. C'est ainsi que le bâtard Henri de Bourbon-Verneuil, ayant eu à onze ans l'évêché de Metz, l'administra de 1621 à 1652 quoique non ordonné, et qu'il conserva ensuite son abbaye de Saint-Germain-des-Prés jusqu'au jour où il épousa la duchesse de Sully.

2. Ni figuré sur les bancs de la Sorbonne, comme plus haut.

3. C'est effectivement à propos de sa première soutenance, sous le nom de duc d'Albret, que la Faculté prit cette décision, qui fut annexée à l'article XIX des *Statuta* (éd. 1715, p. 10-11) : « Anno Domini 1664, die 1 februarii. Quilibet exterus princeps qui se in posterum sistet Facultati responsurus, solita indutus veste (epitogio purpureo) aulam ingredictur, et in eodem quo cæteri qui responsuri sunt sedebit loco, ibique manebit, ut moris est, nulla re prorsus immutata, dum præses aperiet actum, præludetque oratiuncula ingenuus adolescens : qua dicta, in sedem solitam per apparitorem Princeps ducetur responsurus. Ibi sedebit aperto capite dum propositam repetet quæstionem, dum jurabit, leget probabitque theses, et dicendo : *Et hæc sunt*, etc. Dum sua præses proponet tria media, erit etiam capite nudo, sicuti et quando repetet prima vice primum cujusque medii argumentum. Quo sic repetito, ubi præses annuerit dato signo, poterit Princeps operire caput. Postquam tribus mediis satisfecerit, dicet aperto capite : *Et hæc sunt*, etc. Quantum vero spectat ad baccalaureos disputantes, audiet Princeps nudo capite, et semel repetet primum cujuslibet baccalaurei disputantis argumentum ; sed, iterum repetendo, poterit operire caput.... Tandem, finito actu, dicet nudo capite : *Et hæc sunt*, etc. » Ce règlement offensa vivement les jeunes bacheliers de condition : *Journal d'Ol. d'Ormesson*, tome II, p. 104.

hasard des coadjutoreries de Langres, puis de Reims, tombées sur l'abbé le Tellier, est le premier qui ait eu ces distinctions en Sorbonne.

août 1643, et fut cardinal en août 1669; il avoit donc vingt-six ans quand il le fut, et c'est dans cet intervalle qu'il obtint ces honneurs en Sorbonne. La façon dont il fut cardinal montrera toute seule comment ces distinctions lui furent déférées en Sorbonne[1].

M. de Turenne fut fait maréchal général des camps et armées de France[2] le 7 avril 1660[3], la cour étant à Montpellier[4]. Son neveu avoit alors dix-sept ans[5]. Cette époque marque donc bien en quelle situation étoit M. de Turenne. Elle ne déchut pas depuis, et personne n'ignore le degré de faveur, de crédit, d'autorité où a toujours été ce grand homme depuis qu'après tant d'écarts il se fut sincèrement attaché au Roi et au gouvernement la dernière fois[6]. Il seroit aussi difficile de ne savoir pas l'attachement extrême qu'il eut pour la grandeur et les distinctions de sa maison, qui, toute sa vie, le conduisit et fut sa passion dominante[7], et tous les avantages qu'il sut lui pro-

1. Comparez le récit qui va suivre avec un récit analogue des *Mémoires de l'abbé de Choisy*, p. 555-556 et 651-654, résumé dans le tome I des *Curiosités historiques*, 1759, p. 141-143.

2. Il a déjà été parlé (tome I, p. 132) de la création, ou plutôt du renouvellement de cette charge en faveur de Turenne.

3. La véritable date est : 5 avril 1660; l'original des provisions se conserve aux Archives nationales, K 118[B], n° 99[2].

4. La cour se rendait d'Avignon à la frontière d'Espagne, où eut lieu, deux mois plus tard, l'entrevue de l'île des Faisans.

5. Emmanuel-Théodose de la Tour-d'Auvergne, alors duc d'Albret (titre que l'on avait donné à Henri-Jules de Bourbon-Condé jusqu'en 1646), possédait déjà les abbayes de Tournus et de Saint-Ouen de Rouen. — On avait soin de dire : le *duc* d'Albret, et non : l'*abbé*.

6. C'est en février 1652 que Turenne, rompant avec les Princes et l'étranger, avait repris sa place à la tête de l'armée royale. Depuis lors, chaque année avait été marquée par une série d'opérations heureuses, que couronnèrent, en 1658, la bataille des Dunes et la conquête de presque toute la Flandre, suivies de la conclusion de la paix. De là ce grand crédit, dont il a déjà été parlé plus haut, p. 254.

7. Mme de Motteville attribue également à ce mobile, à cette préoccupation dominante, la conduite du duc de Bouillon pendant la Fronde : voyez ses *Mémoires*, tome II, p. 297-298 et 308.

curer par toutes sortes d'occasions et de moyens[1]. Il regarda son neveu comme y pouvant beaucoup contribuer en le poussant dans l'Église, et M. de Péréfixe[2], archevêque de Paris, dans la confiance et le crédit où il étoit à la cour, comme un instrument très propre à l'avancer. Il étoit son ami, et ce prélat s'en faisoit un grand honneur : il lui recommanda fort son neveu, qui eut l'esprit de lui faire une cour assidue et de le gagner aussi personnellement. Il arriva que M. de Louvois, déjà considérable par soi aussi bien que par son père, et qui n'avoit ni sa modestie ni sa retenue, imagina de capter si bien l'évêque de Langres[3] qu'il fît l'abbé le Tellier[4], son frère, son coadjuteur. Ce prélat étoit ce fameux abbé de la Rivière[5] qui

1. Saint-Simon, qui avait d'abord écrit : « touttes de moyens (*sic*) », a ajouté en interligne : *sorte* (sic) *d'occasions et de*, ce qui fait une répétition de la préposition *de*.

2. Hardouin de Beaumont de Péréfixe, fils d'un maître d'hôtel du cardinal de Richelieu, chez qui il fit lui-même les fonctions de maître de chambre, naquit en 1605, et il n'était encore que docteur en théologie lorsque la Régente le choisit, en 1644, pour être précepteur du jeune roi. En 1648, on le nomma évêque de Rodez; mais il se démit de ce siège pour vaquer plus librement à ses fonctions, et n'eut plus d'autre qualité que celle de membre du conseil de conscience jusqu'en juillet 1662, époque où il fut pourvu de l'archevêché de Paris. Depuis l'année précédente, il possédait les charges réunies de chancelier et de garde des sceaux de l'Ordre, et, le 17 juillet 1662, treize jours avant sa nomination comme archevêque, il avait été élu proviseur de Sorbonne. Il était de l'Académie française depuis 1654, et fit paraître une histoire d'Henri IV en 1661. Mort à Paris, le 1er janvier 1671. Saint-Simon lui a consacré, comme précepteur du Roi, une notice qui est imprimée au tome IV des *Écrits inédits*, p. 439-441; notice défavorable au prélat, comme le sont d'ailleurs les *Mémoires de Mme de Motteville*.

3. L'évêché de Langres, dont il a déjà été parlé à propos de M. de Simiane-Gordes (tome II, p. 364-367), avait le titre de duché-pairie et un revenu de plus de vingt mille livres. Le diocèse s'étendait partie en Champagne et partie en Bourgogne.

4. Charles-Maurice le Tellier, qui devint archevêque de Reims : tome I, p. 64.

5. Louis Barbier, dit de la Rivière, homme de bas lieu et de la lie du peuple selon Monglat, fils d'un déchargeur de bois selon la chro-

avoit si longtemps gouverné Monsieur Gaston[1], qui, par là, avoit tant figuré pendant les troubles de la minorité du Roi[2], qui étoit devenu ministre[3], qui avoit tant fait compter tous les partis avec lui, qui avoit eu la nomination au cardinalat[4], et qui, tout homme de rien qu'il

nique, ou d'un commissaire de l'artillerie suivant l'*Histoire généalogique* (tome II, p. 237), avait commencé par être maître d'école ou « pédant » de collège[a] avant de s'attacher à Gaston d'Orléans comme chapelain. Devenu aumônier, favori et confident de ce prince, il eut, par son crédit, de nombreuses et grosses abbayes, avec le titre de premier aumônier de Madame, acheta la charge de chancelier des ordres en 1645, et obtint la nomination du Roi pour le cardinalat en avril 1648, en récompense de ce qu'il avait fait l'union entre Gaston et le prince de Condé; mais il partagea la disgrâce des Princes au commencement de 1650, se retira alors dans sa terre de Petit-Bourg, et ne reçut qu'en février 1655 l'évêché de Langres, comme compensation du chapeau non obtenu. Il eut aussi la charge de grand aumônier de la Reine, et mourut à Paris, le 30 janvier 1670, dans sa soixante-dix-septième année. Saint-Simon a fait sa notice, comme pair ecclésiastique : elle est placée ci-après, appendice XIII.

1. Quoique Monsieur sût qu'il l'avait trahi plusieurs fois, c'est uniquement sur ses avis qu'il se dirigeait en toutes choses, et on eut beaucoup de peine à le détacher de ce conseiller intime : voyez l'*Histoire de France pendant la Minorité*, tome III, p. 348-354, 372, 384 et 395. C'était d'ailleurs un intrigant insatiable, en même temps que lâche.

2. Les mémoires de ce temps-là abondent en anecdotes et en renseignements sur cet abbé de la Rivière, notamment ceux de *Mme de Motteville*, de *Nicolas Goulas* et de *M. de ****, le *Journal d'Olivier d'Ormesson*, etc.

3. Il fut déclaré ministre d'État le 26 novembre 1648.

4. Cette « affaire du chapeau » occupe une grande place dans les mémoires indiqués plus haut. Le cardinal Mazarin, après avoir aidé l'abbé à obtenir la nomination du Roi et l'agrément du saint-siège, redoutait sa rivalité dans le Conseil : il lui suscita un prince du sang royal pour concurrent. « Telle était alors la force du préjugé, que le prince de Conti, frère du grand Condé, voulait aussi couvrir sa couronne de prince d'un chapeau rouge. Et tel était en même temps le pouvoir des intrigues, qu'un abbé sans naissance et sans mérite, nommé la Ri-

a. On croit que c'est à lui que s'appliquaient ces vers de la première satire de Boileau :

. . . . Le sort burlesque, en ce siècle de fer,
D'un pédant, quand il veut, sait faire un duc et pair.

étoit et enfin perdu[1], eut, en dédommagement de ce qu'il avoit été et prétendu[2], cet évêché duché-pairie et force bénéfices[3]. Il savoit par expérience active et passive ce que peuvent les ministres : il fut ravi de s'acquérir M. de Louvois et son père, et alla, avec les deux frères, dire sa résolution à M. le Tellier. Celui-ci fut épouvanté d'un siège de cette dignité ; mais l'affaire étoit faite[4] : il ne put s'empêcher de se joindre à eux pour la faire agréer au Roi[5]. Le bruit qu'elle fit réveilla le cardinal Antoine Barberin[6], archevêque-duc de Reims. Sa puissance et

vière, disputait ce chapeau romain au prince. Ils ne l'eurent ni l'un ni l'autre : le prince, parce qu'enfin il sut le mépriser ; la Rivière, parce qu'on se moqua de son ambition. » (Voltaire, *le Siècle de Louis XIV*, chap. IV.)

1. Fin de l'année 1649 et commencement de 1650.

2. Il avait brigué ou refusé l'archevêché de Reims et manqué l'évêché de Noyon, aussi pairie ecclésiastique.

3. Saint-Taurin d'Évreux, Saint-Benoît-sur-Loire, Saint-Père-en-Vallée, la Grasse, la Sauve-Majeure, Lire, etc.

4. La façon dont les choses sont présentées par un familier de M. le Tellier, Olivier d'Ormesson (ci-après, p. 282, note 3, et 283, notes 1 et 3), prouverait que le père prit aux négociations une part plus directe que notre auteur ne le dit.

5. Cela se passait vers le 30 mai 1668 : *Journal d'Olivier d'Ormesson*, tome II, p. 545. L'abbé le Tellier était alors maître de la chapelle du Roi, et il venait de faire un séjour à Rome.

6. Antoine Barberini, fils du duc de Monterotondo et neveu du pape Urbain VIII, fut d'abord destiné à l'ordre de Malte par son oncle, qui lui fit obtenir un grand prieuré en 1623 et qui lui donna en outre plusieurs abbayes, puis le fit cardinal et légat d'Avignon et d'Urbin en 1627, légat *a latere* en Piémont en 1629, camerlingue en 1638, légat de Bologne, de Ferrare et de la Romagne, et généralissime des troupes de l'Église en 1641. Il dirigeait tout à Rome lorsque mourut Urbain VIII : les persécutions du nouveau pape le forcèrent, à la fin de 1645, d'aller demander un asile à la France, dont il avait eu le protectorat depuis 1633, avec l'abbaye de Saint-Évroult (1639), et, quoiqu'on lui imputât certains griefs qui étaient peut-être mal fondés, Mazarin, ne pouvant oublier que c'était le premier auteur de sa fortune, lui fit donner successivement la charge de grand aumônier de la Régente (1651), l'évêché de Poitiers (1652), la charge de grand aumônier de France, avec des lettres de naturalité (1653), enfin l'archevêché de Reims et une place

sa chute à Rome[1], la protection que le cardinal Mazarin lui avoit accordée, et à sa famille fugitive en France[2], ne lui avoit pas donné moins d'expérience et d'instruction qu'à la Rivière, touchant les ministres : il accourut dès le lendemain chez le Tellier, où il envoya chercher ses fils, leur fit de grands reproches de s'être adressés à Monsieur de Langres plutôt qu'à lui, et, de ce pas, alla demander au Roi la coadjutorerie de Reims pour l'abbé le Tellier, et l'obtint sur-le-champ[3]. Une si prodigieuse for-

de ministre d'État (1657). Le cardinal Antoine (appellation familière qu'on employait pour le distinguer de son frère aîné, François, et de son oncle Antoine, également cardinaux) mourut en Italie, le 3 août 1671, à soixante-quatre ans. Saint-Simon lui a consacré quelques lignes dans sa chronologie des Pairs ecclésiastiques (vol. 44 de ses papiers, aujourd'hui *France* 199, fol. 130). Nanteuil nous a laissé de lui un très beau portrait *ad vivum*, 1663. Plusieurs autres portraits sont réunis dans le ms. Clairambault 1143, fol. 35-40.

1. Cette chute était la conséquence naturelle et ordinaire du changement de pape : voyez les *Mémoires d'Omer Talon*, p. 161 et suivantes; le *Journal d'Olivier d'Ormesson*, tome I, p. 227, 332, 345 et suivantes; l'*Histoire de France pendant la minorité de Louis XIV*, par M. Chéruel, tome II, p. 148 et suivantes; le tome II des *Lettres de Mazarin*, publiées par le même, à partir de la page 156, etc.

2. Persécutés et dépouillés par Innocent X malgré leurs relations avec la France, les frères du cardinal Antoine, c'est-à-dire le cardinal François, qui avait été secrétaire d'État, et Thaddée Barberini, préfet de Rome, se réfugièrent à Paris au mois de février 1646. Mazarin prit chaudement en main leur cause, et profita des premiers succès remportés dans l'expédition sur les côtes d'Italie pour demander que le Pape reçût les Barberini en grâce et leur rendît les biens confisqués (octobre 1646); ce ne fut cependant qu'en 1653 qu'ils purent rentrer dans leur pays. Quand Mazarin fit donner au cardinal Antoine l'archevêché de Reims, le pape d'alors, Alexandre VII, ne pouvant obtenir qu'il abandonnât le poste de camerlingue, lui refusa ses bulles, et il ne les eut que de Clément IX, en 1667. Il partit aussitôt pour la France.

3. C'est en effet dans les premiers jours de juin 1668 qu'on donna cette nouvelle coadjutorerie à l'abbé le Tellier[a], qui fut sacré arche-

[a] Cela ressort du récit d'Olivier d'Ormesson; cependant la *Gallia christiana*, à l'article de l'évêque de Langres, dit que l'abbé le Tellier fut nommé coadjuteur de Reims le 8 juillet. On ne le remplaça pas à Langres, et ce siège passa peu après à M. de Simiane.

tune pour un homme de l'état et de l'âge de l'abbé le Tellier, qui n'avoit pas encore vingt-sept ans entièrement accomplis, fit un grand bruit dans le monde, et surprit jusqu'à sa famille et jusqu'à lui-même[1]. M. de Turenne, qui n'aimoit pas M. de Louvois, ni guère mieux M. le Tellier[2], en fut piqué au dernier point[3]. C'étoit de plus un morceau unique, qu'il convoitoit pour son neveu, qui, déjà plein d'ambition, fut enragé de se le voir ôter, et par l'abbé le Tellier. Ils imaginèrent la coadjutorerie de Paris, et, avec les avances d'amitié intime qu'ils avoient avec M. de Péréfixe, ils le lui persuadèrent si bien et si tôt, qu'il ne le desira pas moins passionnément qu'eux :

vêque de Nazianze le 11 novembre suivant. Olivier d'Ormesson (*Journal*, tome II, p. 546-547) dit : « Il y avoit longtemps que l'on ménageoit cette coadjutorerie avec M. le cardinal Antoine, et l'on croit que celle de Langres n'avoit été recherchée et obtenue que pour faciliter l'obtention de celle de Reims.... M. le Tellier, ayant obtenu l'agrément de M. le cardinal Antoine, le dit au Roi et marqua que la coadjutorerie de Reims étoit un même titre de duché que Langres, une plus grande dignité, étant archevêché, et néanmoins qu'il ne desiroit l'une plus que l'autre que parce que Reims n'étoit qu'à deux journées de Paris.... »

1. « M. l'abbé le Tellier.... en témoignoit une joie très grande, comme d'un établissement très élevé et beaucoup au delà de ses espérances.... Tout le monde considère cette grâce comme trop considérable pour M. l'abbé le Tellier, à son âge, etc., et que c'étoit un effet de la bonne fortune de M. le Tellier et de la puissance que les trois ministres ont sur le Roi. » (*Ibidem.*)

2. Dans son récit de cette affaire, que, plus loin, nous rapprocherons du récit de Saint-Simon, l'abbé de Choisy dit (*Mémoires*, p. 651-652) que Louvois et son père étaient hostiles à Turenne et aux Bouillon, soit à cause des différences de rang et de privilèges que la Sorbonne avait accordées à ces derniers, soit par ressentiment d'un mot de Turenne sur l'attitude respective de Colbert et de le Tellier dans le procès de Foucquet. Il a déjà été fait allusion à cette inimitié en 1697, tome IV, p. 80, note 3.

3. Olivier d'Ormesson raconte (p. 546) qu'allant faire ses compliments à M. le Tellier, il rencontra l'oncle du jeune duc d'Albret : « Je vis M. de Turenne, qui, me parlant de la coadjutorerie, dit qu'il ne falloit plus que M. le Tellier parlât de modération, et que, sur cette affaire, il le trouvoit embarrassé quand il en parloit, car il ne savoit comment accorder sa modestie avec cela. »

il la demanda au Roi, et fut bien étonné d'y trouver de la résistance. Il ne se rebuta point; M. de Turenne vint au secours, qui s'y mit tout entier, comme pour un coup de partie[1]. Le Roi, dans l'embarras du refus à M. de Péréfixe, qu'il aimoit et qu'il considéroit fort, et encore plus à M. de Turenne dans la posture où il étoit[2], et qui étoit pourtant résolu de ne hasarder pas[3] de faire un second coadjuteur de Retz[4], en sortit par proposer[5] à M. de Turenne sa nomination au cardinalat au lieu de la coadjutorerie, et se trouva heureux et obligé à M. de Turenne de ce qu'il voulut bien l'accepter. La promotion des couronnes étoit instante[6] : ainsi ils n'attendirent

1. Coup qui décide le gain ou la perte de la partie (*Académie*).

2. L'abbé de Choisy, qui a laissé deux rédactions différentes de son récit, dit, dans la première, que Turenne « avoit fait la pluie et le beau temps à la campagne de Lille; mais, depuis la paix, sa faveur étoit fort baissée, et les courtisans, qui s'en étoient aperçus, n'étoient plus dans son antichambre. » Dans la rédaction définitive : « M. de Turenne n'étoit pas alors en faveur; la campagne de 1667 avoit été trop brillante pour lui : les ministres s'étoient réunis contre lui.... Son crédit recommença en 1670. » (*Mémoires de l'abbé de Choisy*, p. 550 et 654.)

3. *Pas* est répété, par mégarde, à la fin de la ligne et au commencement de la suivante.

4. Ci-dessus, p. 243. — « Le Roi, qui se souvenoit encore de la guerre de Paris, où le coadjuteur cardinal de Retz lui avoit fait tant de peine, refusa tout net à Turenne la coadjutorerie. « Le duc d'Albret, « lui dit-il, est trop jeune pour le charger du soin de tant d'âmes. » Mais il le refusa dans les termes du monde les plus obligeants. » (*Mémoires de l'abbé de Choisy*, p. 650-651.) On sait en effet quelle difficulté le gouvernement royal avait eue à obtenir que Retz se démît de l'archevêché de Paris, dont il était absolument impossible que l'exercice lui fût remis. Cela explique, dans Louis XIV, la répugnance pour les coadjutoreries dont parlera notre auteur (tome XI, p. 343).

5. La première lettre de *proposer* corrige un *d*. — Nous avons déjà noté au passage ou rencontré de pareilles constructions où l'infinitif se trouve régi par la préposition *par*.

6. L'abbé de Choisy dit, avec quelque différence : « Cette nomination paroissoit alors fort éloignée, le pape Clément IX, qui n'étoit pape que depuis un an, n'ayant pas encore songé de faire la promotion

pas[1], et se dépiquèrent ainsi de la coadjutorerie de l'abbé le Tellier[2].

M. de Péréfixe étoit proviseur de Sorbonne, et en étoit d'autant plus le maître qu'il s'étoit plus que prêté à toutes les volontés de la cour contre M. Arnauld[3] et ses [Add. StS. 260 et 261]

de ses créatures, qui devoit précéder celle des couronnes. » (*Mémoires*, p. 651.)

1. Le Roi écrivit au Pape et au cardinal Rospigliosi qu'il donnait sa nomination au duc d'Albret; ses lettres, du 18 novembre 1668, sont imprimées dans l'ouvrage de Baluze, tome II, p. 843-844, et dans les *Mémoires de l'abbé de Choisy*, p. 652. Le lendemain, Turenne annonça à Olivier d'Ormesson que cela s'était fait « sans aucune participation des ministres. » Clément IX ne fit la nomination que le 5 août 1669.

2. Selon la seconde rédaction de l'abbé de Choisy (p. 654 et 657), la conversion de Turenne fut une occasion de hâter les choses. Dans la première (p. 556; comparez p. 652-653), il dit que Turenne, vexé de ce que son neveu avait figuré en simple docteur au sacre du nouveau coadjuteur de Reims, « pour se dépiquer, alla prier le Roi de rendre publique la nomination de son neveu au cardinalat. Le Roi, qui se souvenoit des grandes obligations qu'il lui avoit, et qui l'aimoit dans le fond, n'osa le refuser. Il fut fait véritablement cardinal l'année suivante. » Malgré des écarts insignifiants entre le récit de l'abbé de Choisy et celui de notre auteur, il est bien difficile de ne pas voir là le fait d'un emprunt de ce dernier, soit aux souvenirs directs de l'abbé, qui fit un séjour à la Ferté-Vidame, en 1708, avec le cardinal de Bouillon lui-même, et qui y conçut la pensée d'écrire des mémoires sur la vie de ce prélat, soit à ses *Mémoires*, qui parurent en 1727 (n° 788 du catalogue de Saint-Simon). On remarquera l'emploi par Choisy du verbe *se dépiquer*, qui se retrouve ici aussi. Nous l'avons déjà rencontré au tome II, p. 338, et au tome III, p. 38, et il est employé d'ailleurs, au même sens, dans les lettres de Coulanges et de Mme de Sévigné (tome X, p. 335, 354 et 364), dans le *Journal de Dangeau* (tome XI, p. 458, etc.); mais l'usage que Saint-Simon en fait ici, dans la même phrase et au même propos que l'abbé, n'est-il pas un indice des plus probants? — Pour juger si cette idée d'un emprunt est exacte, le lecteur n'aura qu'à se reporter aux deux rédactions de Choisy. J'ai déjà dit que le même récit se trouve résumé dans les *Curiosités historiques* de 1759 (tome I, p. 141-143).

3. Antoine Arnauld, né à Paris le 6 février 1612, mort à Bruxelles le 8 août 1694, est ce docteur, théologien, philosophe et écrivain, dont le rôle dans les disputes sur la grâce, ainsi que ses luttes avec la Sorbonne et avec les adversaires de Port-Royal, sa polémique brillante

amis[1], et qu'il avoit fait main basse sur la Sorbonne[2] et répandu grand nombre de lettres de cachet[3]. D'autre part,

contre les protestants, enfin son long exil à l'étranger, sont choses trop connues pour qu'il y ait lieu d'en dire plus ici.

1. Les vrais ou prétendus partisans du jansénisme. Dans la notice sur M. de Péréfixe indiquée plus haut, Saint-Simon s'exprime en ces termes : « Il se prêta à tout ce que la cour et les jésuites voulurent; il dévasta la Sorbonne, enleva et emprisonna les religieuses de Port-Royal, et leur ôta les sacrements même à la mort; dissipa tout ce qui leur étoit uni, persécuta, sous le nom de *jansénistes*, tous ceux que les jésuites voulurent, etc. » (*Écrits inédits*, tome IV, p. 440; comparez la suite des *Mémoires*, tome VII, p. 134.)

2. Antoine Arnauld, ayant fini sa licence, en 1638, sans être reçu de la maison de Sorbonne, ne fut admis de la société que tardivement et avec de grandes difficultés, le 31 octobre 1643, alors qu'il était prêtre et docteur en théologie de la Faculté de Paris depuis deux ans. Son livre sur *la Fréquente communion* et la lettre dans laquelle il contestait l'existence des propositions condamnées chez C. Jansenius le firent censurer et exclure de la Sorbonne, et même de la Faculté de théologie, en 1656. Dès lors, il se consacra tout entier à la lutte contre les protestants, d'une part, contre les jésuites, de l'autre. Saint-Simon avait dans sa bibliothèque le livre de *la Fréquente communion*, celui de *la Perpétuité de la foi touchant l'Eucharistie*, et l'*Histoire et concorde des quatre évangélistes.*

3. Les lettres de cachet s'appelaient ainsi de ce que, à la différence des lettres patentes, elles arrivaient à destination pliées, fermées et scellées du cachet secret. Portant la signature du Roi et le contreseing d'un secrétaire d'État, elles étaient censées émaner directement du souverain; mais, le plus souvent, le secrétaire d'État était seul instruit de l'affaire. L'objet des lettres de cachet n'était pas uniquement, comme on l'a cru souvent, d'envoyer quelqu'un en exil ou en prison; elles servaient aussi bien à l'en faire revenir, à convoquer des compagnies ou des personnages particuliers, à faire injonction de délibérer sur quelque matière ou de se rendre à une cérémonie, à une réunion. La formule était en général celle-ci : « Monsr *** (*ou* Nos amés et féaux les ***), je vous fais cette lettre pour vous dire que ma volonté est que vous fassiez *telle chose* dans *tel* temps. Si n'y faites faute. Sur ce, je prie Dieu qu'il vous ait en sa sainte et digne garde.... » La lettre de cachet n'indiquait, comme on voit, ni les motifs, ni les conditions de l'ordre; c'était la simple expression de la volonté royale. Elle pouvait d'ailleurs s'adresser aussi bien à la personne chargée d'exécuter l'ordre qu'à celle qui en était l'objet. Remise à

le jeune abbé s'étoit dévoué aux jésuites, auxquels il a été toute sa vie abandonné, et dont il a tiré de grands services[1]. Avec ces[2] secours, M. de Turenne put prétendre pour lui toutes les nouveautés qu'il voulut[3]; elles s'exécu-

destination, soit par un officier de police ou un exempt de la garde du Roi, soit par quelque haut personnage, selon les circonstances, il fallait que le porteur justifiât de l'exécution ou du motif qui l'avait empêchée. Sans que l'usage des lettres de cachet ait eu la même extension sous Louis XIV que sous son successeur, il est très vrai qu'on s'en servit énormément au cours des dissensions philosophiques et religieuses. Dans une Addition au *Journal de Dangeau*, tome XVI, p. 171, Saint-Simon dit qu'il se trouva, en septembre 1715, que presque tous les prisonniers auxquels la liberté fut rendue par le Régent « l'étoient sous prétexte de jansénisme ou de la Constitution, plusieurs anciens et comme oubliés.... Les ministres avoient fait arrêter beaucoup de gens sans avoir dit pourquoi, et quelquefois même à l'insu du Roi. » On aura plus de renseignements sur les lettres de cachet dans l'ouvrage publié par Mirabeau en 1782, touchant cette matière; dans l'*Encyclopédie méthodique de jurisprudence;* dans un mémoire de M. Joly intitulé : *les Lettres de cachet dans la généralité de Caen au* XVIII*e siècle;* dans un autre mémoire, plus considérable, de M. Ph. Van der Haeghen, publié, en 1881, par le *Messager des sciences historiques de Belgique*, d'après les papiers de l'intendance de Languedoc. C'est surtout dans les registres de la maison du Roi qu'il faudrait étudier cette matière. Le registre O[1] 274 contient (fol. 1-4) les divers types de rédaction.

1. Voyez tome IV, p. 75. — 2. Le *c* de *ces* corrige une *s*.

3. A propos des soutenances suivantes, où le jeune duc d'Albret eut les honneurs de prince, la qualification de *Serenissimus Princeps*, etc., comme cela a été expliqué p. 268-270 et 277 : thèses de philosophie passées au collège de Navarre le 10 juillet 1661 (*Gazette*, p. 680); thèses de théologie soutenues en Sorbonne le 28 février 1664 (avec dédicace au Roi), et dont Olivier d'Ormesson rend compte à cette date; thèses de licence en Sorbonne, 5 mars et 30 juillet 1666, 14 mai 1667 (*Gazette* de 1666, p. 292; *Gazettes en vers*, publiées par le feu baron J. de Rothschild, tome I, col. 731 et 751, tome II, col. 94, 129-130 et 849-850). Ce dernier acte de licence fut honoré de la présence du grand Condé et de son fils, du comte de Saint-Pol, de MM. de Turenne et de Bouillon, de plusieurs ducs et pairs, et de « maints messieurs à robe et rapière. » Le 19 septembre 1667, le jeune duc tint sa vespertine sur l'histoire sainte, ayant pour président M. de Péréfixe, qui « l'élogisa le mieux du monde. » Le jour suivant, dans la grande salle du palais archiépiscopal, il reçut le bonnet de docteur (*Gazettes en vers*, tome II, col. 1021-

tèrent plus tôt que personne ne s'en fut avisé, et, une fois faites, et sans dispute ni plaintes, la cour n'en dit rien aussi, et ne voulut pas courre après[1] et donner ce dégoût amer à M. de Turenne[2]. N'est-ce point là voler un peu sur les grands chemins? Si on examine bien tout ce rang de prince étranger[3], même dans ceux qui le sont par naissance, on le trouvera tout composé de pareils brigandages[4].

Abbé de Soubise, depuis

Sur cet exemple, l'abbé de Soubise[5] prétendit les mêmes distinctions[6] : il y trouva de la résistance; Mme de

1624). Tout cela venait donc de se terminer lorsque l'abbé le Tellier, qui avait subi les mêmes épreuves avec un grand éclat (*Gazette* de 1663, p. 143, et de 1665, p. 375), fut déclaré coadjuteur de Langres : il faut marquer cette antériorité, car le récit de Saint-Simon pourrait porter à erreur et faire croire le contraire. — Les textes latins des rapports, brevets d'admission et discours concernant ces divers actes sorboniques sont imprimés dans les Preuves de l'*Histoire généalogique de la maison d'Auvergne*, par Baluze, tome II, p. 838-842.

1. Cet infinitif de forme primitive, conforme à l'étymologie latine, n'est plus usité que dans le vocabulaire de la vénerie ; mais les grands écrivains du dix-septième siècle l'employaient comme Saint-Simon, et l'on trouve l'expression *courre après* dans Mme de Sévigné.

2. Les deux phrases qui suivent ont été ajoutées après coup dans le blanc resté à la fin du paragraphe et dans l'interligne au-dessous.

3. *Étrangers*, avec l'*s* biffée.

4. Nous avons déjà rencontré de ces imprécations contre les princes qu'en un autre endroit il appelle « les ennemis de la couronne, les pestes et les gangrènes mortifères de la couronne. » Il est hors de doute que deux passages considérables des *Mémoires de Fontenay-Mareuil* (p. 25-27 et 290-292) ont servi de base aux amplifications multiples sur ce thème qui se trouvent, soit dans les *Mémoires*, soit dans les œuvres antérieures de notre auteur, et notamment à celle qui fait partie du mémoire de 1710 sur les maisons de Lorraine, Rohan et Bouillon, tome III des *Écrits inédits*, p. 304-309.

5. Armand-Gaston, troisième fils de la princesse : ci-dessus, p. 232, note 5. Il avait obtenu l'abbaye du Moutier-en-Argonne en août 1692, et venait de recevoir, au mois d'avril 1698, l'abbaye de Lire, valant plus de dix-huit mille livres. Saint-Simon parlera longuement de lui en 1700 et 1713 (suite des *Mémoires*, tomes II, p. 309-310, et X, p. 28-39).

6. En sortant du collège d'Harcourt et passant ses premières thèses de Sorbonne, le 2 mars 1696, il avait affecté de ne se tenir couvert que

Soubise n'eut pas peine à la vaincre. Le Roi a toujours regardé celui-ci avec d'autres yeux que les autres enfants de Mme de Soubise[1], lui[2] et un plus jeune qu'on appeloit le prince Maximilien[3], car, depuis elle, tout fut et se nomma prince dans cette maison; mais ce prince Maximilien fut tué de fort bonne heure et n'eut[4] pas le temps, comme l'abbé, de profiter de l'affection particulière du Roi. Il[5] commanda au proviseur et à la Sorbonne, et l'abbé de Soubise fut traité comme l'avoit été le cardinal de Bouillon[6]. La suite naturelle étoit que tout finît de

cardinal de Rohan, obtient par ordre du Roi les mêmes distinctions en Sorbonne.

par instants et pour la forme : voyez son éloge académique dans le tome XXIII de l'*Histoire de l'Académie des inscriptions*, p. 338-350, et les *Mémoires* d'Amelot de la Houssaye, tome II, p. 117. L'abbé Georgel (*Réponse*, p. 213-214) dit qu'en 1694 l'intendant d'Alsace avait reçu ordre de lui faire rendre les mêmes honneurs, dans le chapitre de Strasbourg, qu'aux chanoines issus des maisons souveraines d'Allemagne.

1. Elle avait perdu trois fils aînés en 1687, 1689 et 1693.

2. Il était né en 1674. A quinze ans, Mme de Sévigné le trouvait « assez grand, un peu trop gros, le visage du fils de l'Amour. » (*Lettres*, tome IX, p. 310.) Nous avons un beau portrait de lui, gravé par N. Habert, d'après la peinture de Jouvenet jeune (1703). Le marquis d'Argenson dit que, de son temps, le cardinal prétendait ressembler à Louis XIV, « tant dans la figure que dans le caractère; » et il ajoute : « En effet Mme la princesse de Soubise, sa mère, étoit très belle; l'on sait que Louis XIV en fut amoureux, et l'époque de ce penchant se rapproche de l'année 1674, qui est celle de la naissance du cardinal de Rohan.... » (*Loisirs d'un ministre*, dans l'édition des *Mémoires* de 1857, tome I, p. 43.)

3. Maximilien-Gaston-Guy-Benjamin de Rohan, né le 15 août 1680, enseigne aux gendarmes de la garde en 1697, sous-lieutenant en 1705, fut tué à la bataille de Ramillies, le 23 mai 1706.

4. Il y a deux apostrophes, dont une biffée, au-dessus du verbe *eut*.

5. *Il*, le Roi.

6. Les choses s'étaient passées de même en 1685, pour le second fils, qui devint plus tard duc de Rohan-Rohan : voyez le *Journal de Dangeau*, tome I, p. 112, avec une Addition de Saint-Simon, qui a cru avoir affaire là au même abbé de Rohan qu'en 1698, sans s'apercevoir que c'eût été un intervalle de treize ans entre les thèses. Nous plaçons cette Addition à côté de celle de 1698 (n°s 260 et 261). A cette dernière époque, voici ce que Pontchartrain écrivait à Mme de Soubise, le 9 février : « Madame, comme il n'y a pas d'apparence que l'on puisse à présent faire voir les lettres de société de Sorbonne de M. l'abbé de

même. Il avoit été prieur de Sorbonne[1] pour briller et

Lorraine et de M. le cardinal de Bouillon, et qu'il peut néanmoins vous être important que M. l'abbé de Rohan puisse prendre possession du priorat de Sorbonne et être reçu associé, S. M., dont les ordres et les intentions sont toujours que la maison de Rohan soit traitée en toutes choses comme les maisons de Lorraine et de Bouillon, a jugé plus à propos d'ordonner que M. l'abbé de Rohan soit reçu à la société et priorat de Sorbonne sans avoir, quant à présent, des lettres de société, et que M. l'archevêque de Reims diffère à lui en donner jusques à ce que l'on ait pu voir celles de M. l'abbé de Lorraine ou de M. le cardinal de Bouillon, ou de quelque prince de la maison de Savoie, afin que celles que l'on expédiera à M. l'abbé de Rohan soient expédiées dans les mêmes termes et d'une manière absolument conforme. C'est ce que S. M. a bien voulu dire elle-même à M. l'archevêque de Reims, qu s'y est soumis avec le respect qui est dû aux volontés du Roi et avec les sentiments qu'on doit avoir pour votre personne et pour la grandeur de votre maison. S. M. m'a, en même temps, commandé de vous le faire savoir, et elle m'a de plus ordonné d'écrire dès à présent à M. le cardinal de Bouillon qu'il ait à lui faire remettre incessamment entre les mains ses lettres de société, de prêtrise et de diaconat, et toutes celles qu'il pourroit avoir qui auroient trait à la décision des qualités qui doivent être employées dans les lettres de société de M. l'abbé de Rohan. Cette décision, Madame, que j'ai ordre du Roi de vous apprendre, est trop conforme à ce que vous desirez pour ne pas vous en faire mon compliment, faisant profession, comme je fais, d'être avec plus de respect et d'attachement que personne, Madame, votre très humble et très obéissant serviteur. » (Arch. nat., KK 600, fol. 473.)

1. On appelait ainsi un bachelier en licence élu pour gouverner la maison pendant un an et pour régler et ouvrir les sorboniques par une harangue, après laquelle il proposait un argument. La *Gazette d'Amsterdam* de 1698 (n° LVIII) enregistre ce fait, sous la date de Paris, le 14 juillet : « Le 11 de ce mois, l'abbé de Soubise, prieur de Sorbonne, fit, à l'ouverture de la sorbonique, un discours de plus d'une heure à la louange du Roi, en présence de deux cardinaux et de vingt-quatre archevêques et évêques. Il eut toujours son bonnet sur la tête, comme prince : ce qui ne s'étoit point encore vu. Le lendemain, il donna à dîner à Messieurs de Sorbonne. » Le *Mercure* fit un long compte rendu de cette solennité (mois de juillet 1698, p. 236-245); comparez un autre article dans le mois de janvier 1699, p. 143-156, et, à la suite, p. 156-160, la description d'une thèse dédiée par l'abbé Fyot à la maison de Rohan. L'éloge académique de l'ancien prieur déclare que son panégyrique du Roi était « comparable à celui de Trajan, mais plus éloquent que l'œuvre de Pline. »

capter cette école, irritée des ordres du Roi à son égard : il en fallut venir à ses lettres de doctorat[1], et c'est le point qui a causé toute cette disgression pour l'entendre[2]. Monsieur de Reims[3] n'y voulut point mettre d'*Altesse Sérénissime*[4]. Il étoit proviseur de Sorbonne et alléguoit que M. de Péréfixe, qui les avoit données avec ce traitement à M. de Bouillon[5], depuis cardinal, n'étoit pas duc et pair[6]. Mme de Soubise en vint à bout aussi aisément que du reste. Le Roi l'ordonna à l'archevêque de Reims, et lui dit pour toute raison qu'il ne donnoit pas ces[7] lettres comme archevêque de Reims, mais comme proviseur de Sorbonne, et qu'il le vouloit ainsi : on peut juger qu'il fut bientôt obéi[8].

1. Voyez ci-dessus, p. 274, note 9. Le doctorat assurait la préférence sur tous autres gradués pour obtenir les bénéfices vacants, selon les termes du Concordat. Les lettres de docteur étaient délivrées par le proviseur et enregistrées par le conseil de la Sorbonne.

2. Pour le faire entendre. — Voici le passage du *Journal de Dangeau* (tome VI, p. 364, 10 juin 1698) qui a donné lieu véritablement à cette « disgression, » et que Saint-Simon va paraphraser : « J'appris que M. l'archevêque de Reims, comme proviseur de Sorbonne, avoit enfin donné de l'*Altesse Sérénissime* à l'abbé de Soubise dans ses lettres de docteur, et cela parce qu'on en avoit usé de même pour le duc d'Albret, présentement cardinal de Bouillon, qui a envoyé ici les lettres qu'on lui donna en ce temps-là. Il ne prétendoit point pourtant que ce qui a été fait pour sa maison fût une règle pour la maison de Rohan, et il a même écrit sur cela à M. de Pontchartrain, en termes très forts et dont la maison de Rohan n'est pas contente. Cela n'empêchera pas pourtant que le mariage de Mlle de Château-Thierry, sa nièce, avec M. de Montbazon, aîné de la maison de Rohan, ne s'achève. » Comparez les *Mémoires de Sourches*, tome VI, p. 6, et une lettre de Racine, dans le tome V de ses *Œuvres*, p. 121-122.

3. L'ancien coadjuteur le Tellier, devenu archevêque à la mort du cardinal Antoine.

4. Ou, plus exactement, de *Serenissimus Princeps*, au lieu de *Magister*, puisque les lettres et autres actes de la Sorbonne se rédigeaient en latin.

5. Ces lettres, je l'ai dit, sont imprimées dans l'ouvrage de Baluze.

6. Le duché-pairie de Saint-Cloud ne fut érigé que pour M. de Harlay, son successeur, en 1674.

7. La première lettre de *ces* est une *s* corrigée en *c*.

8. Une semblable contestation eut encore lieu en 1752, à propos

Fiançailles du prince de Montbazon et de la fille du duc de Bouillon dans le cabinet du Roi. [*Add. S^tS. 261 bis*]

Presque aussitôt après[1], le prince de Montbazon[2], second fils du prince de Guémené, car l'aîné étoit enfermé dans une abbaye[3], épousa une fille du duc de Bouillon[4]. Mme de Soubise obtint que les fiançailles se feroient dans le cabinet du Roi[5].

de la thèse soutenue par le second fils de M. de Guémené, et elle se rattacha de fort près aux autres prétentions du prince de Soubise d'alors, contre lesquelles Saint-Simon fit ce mémoire de 1753 qui a été cité plusieurs fois ici, et qu'on peut considérer comme une des dernières œuvres sorties de sa plume. Le duc de Luynes, dans ce qu'il dit de l'affaire de 1752, semblerait en avoir causé avec Saint-Simon (*Mémoires de Luynes*, tome XII, p. 222-223); il parle, comme lui, du fauteuil, des gants, du bonnet sur la tête, et ajoute : « Ces honneurs sont un effet de la faveur de feu Mme de Soubise auprès de Louis XIV.... » M. de Bauffremont rédigea un fort bon mémoire, quoique diffus, sur le cas de 1752 et sur les griefs de tant d'illustres maisons de la noblesse ou du Parlement lésées dans leur orgueil.

1. C'est l'article de Dangeau cité plus haut (p. 291, note 2) qui a attiré l'attention de notre auteur sur le mariage dont il va parler, et un second article, à la date du 21 juin (tome VI, p. 369), lui a fait noter le fait exceptionnel des fiançailles célébrées dans le cabinet du Roi, « où il n'y a que les filles de princes qui soient fiancées. »

2. François-Armand de Rohan, dit le prince de Montbazon, était né le 4 décembre 1682. Pourvu en juin 1702 du commandement du régiment de Picardie, il passa brigadier en 1708, servit jusqu'à la fin de la guerre, et mourut le 26 juin 1717. Il avait failli épouser, à treize ans, Mlle de Clérambault (*Mémoires de Sourches*, tome V, p. 99).

3. On ne sait ce qu'il veut dire : le premier fils issu du second mariage du prince de Guémené avec Mlle de Cochefillet de Vaucellas, Louis-Henri, né le 30 octobre 1681, était mort à sept ans, le 22 janvier 1689. C'est le grand-père (ci-dessus, p. 261) qui était enfermé comme fou.

4. Louise-Julie de la Tour, dite Mlle de Château-Thierry, fille du duc Godefroy-Maurice et de Marie-Anne Mancini, avait été trouvée fort jolie lors de son entrée dans le monde, en janvier 1697. Elle épousa le prince de Montbazon le 22 juin 1698, et mourut le 1er novembre 1750, à soixante et onze ans, sans laisser d'enfants. Il y a un article sur son mariage dans le *Mercure* de juin 1698, p. 262-265.

5. Les fiançailles y eurent lieu en effet le 21 juin : voyez le *Mercure*, p. 259. Dangeau rapporte que le contrat (copie aux Archives, Y 271, fol. 186; *Histoire généalogique de la maison d'Auvergne*, tome II, p. 837) ne fut point signé par le secrétaire d'État, et il ajoute cet autre détail : « On avoit accoutumé aussi de mettre dans ces contrats que le Roi

Avant de quitter cette maison, il faut dire que le prince de Guémené mort duc de Montbazon en février 1667 et frère de M. de Soubise avoit trente et un ans plus que lui, et Mme de Chevreuse, morte en 1679, leur sœur, suivoit le siècle[1]. La princesse de Guémené morte duchesse de Montbazon en 1657[2], mère de M. de Soubise[3], étoit cette belle Mme de Montbazon dont on a fait ce conte, qui a trouvé croyance[4], que l'abbé de Rancé, depuis ce célèbre abbé de la Trappe, en étoit fort amoureux et bien traité; qu'il la quitta à Paris se portant fort bien, pour aller faire un tour à la campagne; que, bientôt après, y ayant appris qu'elle étoit tombée malade, il étoit accouru, et qu'étant entré brusquement dans son appartement, le

donnoit cent mille livres à la mariée, quoique, dans le fond, on les donnât rarement; mais cela ne laissoit pas de se mettre. M. de Bouillon souhaitoit qu'il fût mis dans celui-ci; mais le Roi veut abolir cette coutume. » En mai 1683, une fille de Mme de Soubise avait été fiancée de même dans le grand cabinet (*Gazette*, p. 252). — Saint-Simon reviendra encore sur cette « distinction emblée par les princes étrangers » (tome IX, p. 447-448); elle fut supprimée en 1718 (tome XIV, p. 400).

1. Elle était née en décembre 1600, et n'avait été baptisée qu'en février 1602, à Saint-Eustache, ayant Marie de Médicis pour marraine.

2. Ci-dessus, p. 230, 234, 245, etc. Jamais Mme de Montbazon (Marie de Bretagne-Avaugour) ne porta le nom de Guémené.

3. Les deux autres enfants étaient issus du premier mariage avec Madeleine de Lenoncourt.

4. Cette légende semble s'être produite publiquement, pour la première fois, dans le pamphlet protestant de Daniel de la Roque imprimé à l'étranger, en 1685, sous le titre de : *les Véritables motifs de la conversion de l'abbé de la Trappe, avec quelques réflexions sur sa vie et sur ses écrits, ou les Entretiens de Timocrate et de Philandre sur un livre qui a pour titre :* les S. Devoirs de la vie monastique, p. 25-28. Tallemant des Réaux nous eût dit ce qu'il en savait, si, au moment même où il venait d'écrire en marge de son historiette de Mme de Montbazon (tome IV, p. 468) ces premiers mots : « L'abbé de Rancé, Bouthillier, qui en étoit passionnément amoureux ... », un scrupule ne l'eût poussé à réserver cette anecdote pour ses *Mémoires de la Régence*, aujourd'hui perdus, ou qui n'ont jamais été rédigés. Le dernier biographe de Rancé, M. l'abbé Dubois, a fait justice de la légende, que Châteaubriand, au contraire, avait admise.

premier objet qui[1] y étoit tombé sous ses yeux avoit été sa tête, que les chirurgiens, en l'ouvrant, avoient séparée[2]; qu'il n'avoit appris sa mort que par là, et que la surprise et l'horreur de ce spectacle, joint à la douleur d'un homme passionné et heureux, l'avoit converti, jeté dans la retraite, et de là dans l'ordre de Saint-Bernard et dans sa réforme[3]. Il n'y a rien de vrai en cela, mais seulement des choses qui ont donné cours à cette fiction. Je l'ai demandé franchement à Monsieur de la Trappe, non pas grossièrement l'amour, et beaucoup moins le bonheur[4], mais le fait; et voici ce que j'en ai appris. Il étoit intimement de ses amis, ne bougeoit de l'hôtel de Montbazon[5], et ami de tous les personnages de la Fronde, de M. de Châteauneuf[6], de Mme de Chevreuse, de M. de Mon-

1. *Qui* corrige *qu'il*.

2. Parce que la morte était de grande taille, et le cercueil trop court.

3. Saint Bernard (1046-1116), abbé de Tiron, fut l'auteur d'une réforme de la règle de Saint-Benoît que suivirent nombre d'abbayes de France ou d'Angleterre, celle de Cîteaux entre autres, dont l' « étroite observance » fut adoptée par les religieux de la Trappe, à l'instigation de Rancé, en 1663. L'histoire de cette réforme, par dom Gervaise, a été publiée en 1746.

4. C'est-à-dire ce qu'il en était de ses amours avec la belle Montbazon et du succès qu'il avait eu auprès d'elle.

5. Ce membre de phrase : « ne bougeoit de l'hôtel de Montbazon » est écrit en interligne. — L'hôtel de Montbazon était situé dans la rue de Béthisy, une des voies du quartier de la Vieille-Monnaie que le percement de la rue de Rivoli a fait disparaître de nos jours, et l'on vient d'en rappeler l'emplacement par une inscription; mais Sauval dit que le duc de Montbazon quitta cette demeure dix ou douze ans avant sa mort, c'est-à-dire vers 1643, pour aller habiter rue Barbette, au voisinage de la place Royale, des Guémené, des principaux frondeurs, etc. (*Histoire et recherches des antiquités de la ville de Paris*, tome II, p. 124.)

6. Le vieux garde des sceaux Charles de l'Aubespine, marquis de Châteauneuf-sur-Cher, oncle de la mère de Saint-Simon : tome I, p. 167 et 212. Ayant été longtemps un des amants de Mme de Chevreuse, il avait subi dix ans de détention, de 1633 à 1643, pour participation à ses intrigues. Elle parvint à lui faire rendre les sceaux de 1650 à 1651, et il fut ensuite presque premier ministre, mais quitta la politique en 1653, et mourut peu après. Quelques contemporains l'esti-

trésor[1], et de ce qui s'appeloit alors les Importants[2], mais plus particulièrement de M. de Beaufort, avec qui il faisoit très souvent des parties de chasse, et dans la dernière intimité avec le cardinal de Retz, et qui a duré jusqu'à sa mort[3]. Mme de Montbazon mourut de la rougeole en fort peu de jours[4]. M. de Rancé étoit auprès d'elle, ne la quitta point, lui vit recevoir les sacrements, et fut pré-

maient « l'esprit le plus fin de la France, » le seul homme, avec Chavigny peut-être, qui fût capable de remplacer Mazarin au ministère.

1. Claude de Bourdeille, comte de Montrésor, né vers 1608, et mort à Paris, le 2 juillet 1663. On connaît ses longs services auprès de Monsieur Gaston, dont il était grand veneur, sa participation aux conspirations de ce prince, puis aux intrigues de Mme de Chevreuse, pour laquelle il fut emprisonné de 1646 à 1647, son rôle actif dans le parti dirigé par Retz et Beaufort, et enfin ses mémoires, publiés dès 1663.

2. Le parti des Importants n'est pas du temps de la Fronde, mais d'une époque bien antérieure, 1643 et 1644. « Il se forma, dit la Rochefoucauld, une cabale de la plupart de ceux qui avoient été attachés à la Reine pendant la vie du feu Roi, qui fut nommée des *Importants*. Bien qu'elle fût composée de personnes différentes d'intérêt, de qualité et de profession, tous convenoient d'être ennemis du cardinal Mazarin, de publier les vertus imaginaires du duc de Beaufort, et d'affecter un faux honneur, dont Saint-Ibal, Montrésor, le comte de Béthune et quelques autres s'étoient érigés en dispensateurs. » (*Mémoires de la Rochefoucauld*, tome II, p. 68-69.) On dit que le nom d'*Importants* avait été inventé par Mme Cornuel. M. Chéruel a raconté la naissance du parti, ses progrès, et enfin sa défaite par Mazarin, dans le tome Ier de l'*Histoire de France pendant la minorité de Louis XIV*, p. 137-203.

3. Voyez, dans le *Port-Royal* de Sainte-Beuve, tome V, p. 583 et 584, un mémoire de M. Chantelauze où il est question de séjours de Rancé chez le cardinal, à Commercy ou à Rome, et le tome VII des *Œuvres de Retz*, p. 58, note 14. Saint-Simon a parlé aussi de cette intimité dans sa notice sur le duché de Retz (*Écrits inédits*, tome VI, p. 76 et 78) : « Une confiance et une tendresse nourrie par la conformité des esprits. » Comparez le pamphlet de D. de la Roque, p. 19-21.

4. Le 28 avril 1657. La *Gazette* (p. 431) dit que le mal dura cinq jours et que la duchesse finit « tout à fait chrétiennement. » Mme de Motteville (tome IV, p. 93-95) rapporte qu'elle fut enlevée en trois heures : « Le deuil qu'elle portoit alors comme veuve:... la rendoit si belle, qu'en elle on pouvoit dire que l'ordre de la nature se trouvoit changé. » Les vers de Loret sur cette mort sont reproduits dans les *Historiettes de Tallemant*, tome IV, p. 470.

sent à sa mort. La vérité est que, déjà touché et tiraillé entre Dieu et le monde, méditant déjà depuis quelque temps une retraite, les réflexions que cette mort si prompte firent[1] faire à son cœur et à son esprit achevèrent de le déterminer; et, peu après, il s'en alla en sa maison de Véretz[2], en Touraine, qui fut le commencement de sa séparation du monde[3].

La princesse de Guémené, si initiée auprès de la Reine mère par Mme de Chevreuse, sœur de son mari et de M. de Soubise, et qui attrapa le tabouret par les bricoles[4] des par-

1. C'est le pluriel *réflexions* qui a induit Saint-Simon à faire ce lapsus.

2. Château sur le Cher, à douze kilomètres S. de Tours. Sur les séjours que Rancé y fit, voyez son histoire par M. l'abbé Dubois, tome I, p. 69-70 et 104-124. Il le vendit en 1662. C'était une résidence merveilleuse, où l'abbé d'Effiat reçut Mme de Sévigné en 1675. Piganiol de la Force en a fait la description. Les terres des Montbazon étaient fort proches de là.

3. La fausseté de la légende contre laquelle proteste ici Saint-Simon, et dont il n'avait pas parlé dans sa rédaction primitive (Appendice, n° IX, p. 527), mais bien dans la notice du duché de MONTBAZON (ci-après, Additions et corrections), fut établie de bonne heure : voyez le *Journal de Mathieu Marais*, tome III, p. 378, le *Jugement critique* de dom Gervaise, p. 150-159, et les *Mélanges* de Vigneul-Marville, éd. 1725, tome III, p. 170-171. Selon Maupeou et Marsollier, biographes de Rancé, c'est en veillant sur le cadavre de Gaston d'Orléans (février 1660) qu'il se résolut à changer de vie, et en effet Mademoiselle dit (*Mémoires*, tome III, p. 426) : « Dans le temps de la mort de Monsieur, Dieu commençoit à le toucher, et, comme les esprits vifs prennent feu aisément, celui de l'amour du Créateur lui fit abandonner tout celui qu'il avoit eu pour le monde. » Dans deux lettres à Arnauld d'Andilly qui ont passé récemment en vente (catalogue Baylé, n° 155, et catalogue Monmerqué, n° 122), Rancé manifeste une véritable émotion : « Quelle leçon, dit-il, pour ceux qui ne sont pas détachés du monde, et pour ceux qui sont persuadés de son néant et qui travaillent à s'en déprendre!... Les impressions de ce coup ont été grandes en moi : Dieu veuille qu'elles me servent pour mon salut, et que je n'aie pas vu inutilement le plus pitoyable spectacle qui fut jamais!... » Sa conversion définitive daterait donc de 1660; mais, antérieurement, Marsollier cite des événements providentiels où l'abbé, encore mondain et grand chasseur, avait vu des témoignages de la volonté de Dieu.

4. Au sens de ricochet, venant du terme employé aux jeux de paume ou de billard pour dire que la balle ou la bille frappent soit la muraille,

ticuliers et du Val-de-Grâce[1], mourut[2] duchesse de Montbazon[3] en 1685, à quatre-vingt-un ans[4]. Elle étoit mère du duc de Montbazon mort fou en 1699, enfermé depuis longues années à Liège[5], et du chevalier de Rohan[6] décapité pour crime de lèse-majesté, 17 novembre 1674[7],

soit la bande de billard, avant d'arriver au but. Comparez une Addition à Dangeau, tome X, p. 108, et la suite des *Mémoires*, tome XV, p. 334.

1. Ci-dessus, p. 245-247.

2. *Mourut* est écrit en interligne, sur *estoit mère*, biffé.

3. Ce titre lui était revenu depuis la mort des parents de son mari; mais elle ne le porta point.

4. *Histoire généalogique*, tome IV, p. 64. — 5. Ci-dessus, p. 261.

6. Louis de Rohan, qui, de l'aveu, peut-être plaisant, du prince de Guémené, passait pour être fils du comte de Soissons (*Historiettes de Tallemant*, tome I, p. 481-482, note), était, selon le même Tallemant (p. 484), bien fait, avec du cœur, mais peu d'esprit, ou du moins de rectitude dans les idées. Dom Morice dit : « L'homme de son temps le mieux fait, de la plus grande mine, et qui avoit les plus belles jambes. » Bussy, la Fare, le marquis de Beauvau ont raconté ses exploits galants. Des Courtilz de Sandras a fait, parmi ses romans apocryphes, une *Histoire du chevalier de Rohan* (1713). Il se distingua à l'attaque des lignes espagnoles (31 août 1654) et au siège de Landrecies (1655), n'échappa à la mort que par une sorte de miracle le jour de la prise du fort de Serin (30 juin 1664), reçut plusieurs blessures sur la Meuse, en 1673, dans une affaire où étaient avec lui deux hommes qui furent ensuite ses complices, la Tréaumont et le chevalier des Préaux, et eut, la même année, un démêlé peu honorable avec le chevalier de Lorraine. L'année suivante, arrêté et jugé pour un complot qui devait faciliter la descente des Hollandais en Normandie, il fut décapité devant la Bastille, avec le chevalier des Préaux, le professeur hollandais Van den Enden et Mme de Malortie de Villars. Son portrait original est conservé dans la famille de Luynes, et une copie en a été placée au musée de Versailles, n° 4242. Il était né vers 1636. « Le seul fou qui ait conspiré.... depuis la mort de Mazarin, » dit notre auteur, dans le *Parallèle*, p. 406.

7. Le 27, et non le 17 (*Histoire généalogique*, tome IV, p. 64). — Les documents abondent au Cabinet des manuscrits, sur ce procès de lèse-majesté, et, parmi les ouvrages ou articles modernes qui ont été consacrés à la conspiration de 1674, il suffira de citer : *Trois drames historiques*, par P. Clément, p. 217-299; *la Police sous Louis XIV*, par le même, p. 150-166 et 411-426; les *Archives de la Bastille*, de Fr. Ravaisson, tome VII, p. 402-491; les *Mémoires sur Claude Pellot*, par

quelque temps après avoir[1] vendu à M. de Soyecourt[2] sa charge de grand veneur, qu'il avoit eue en survivance de son père[3], et que M. de la Rochefoucauld eut à la mort de Soyecourt.

Mariage du fils du duc de la

Plusieurs mariages suivirent de près celui de M. de Montbazon[4]. M. de la Force[5] maria son fils aîné[6] à Mlle de Bos-

M. O'Reilly, tome II, p. 323-367; les *Variétés historiques et littéraires*, par Édouard Fournier, tome II, p. 301-314; *Bourdaloue*, par le P. Lauras, tome II, p. 268-276, etc. Eugène Sue en a fait le sujet d'un roman historique, mis ensuite à la scène. Saint-Simon en parle dans le duché de MONTBAZON, vol. *France* 213, fol. 15 v°. Des pièces du procès il ressort que le chevalier était un ambitieux aigri par la disgrâce dont le Roi l'avait frappé en 1669, pour l'enlèvement de la duchesse Mazarin, et par les refus que, depuis lors, il avait toujours éprouvés, demandant tantôt le gouvernement de Guyenne, la charge de colonel général de l'infanterie ou celle de grand maître de la garde-robe, tantôt le grade de lieutenant général ou la permission de former un régiment étranger.

1. Ce verbe auxiliaire a été ajouté en interligne, après coup.

2. Maximilien-Antoine de Belleforière, marquis de Soyecourt (on prononçait et écrivait souvent : *Saucourt*), pourvu du gouvernement de Rue en 1652 et de la charge de maître de la garde-robe le 20 septembre 1653, la quitta pour acheter celle de grand veneur, dont il eut les provisions le 12 décembre 1669. Il avait reçu l'Ordre à la promotion de 1661, et avait servi d'aide de camp au Roi en 1667. Il mourut le 12 juillet 1679. Les *Mémoires* reparleront de lui.

3. Ci-dessus, p. 240. — Le serment, comme survivancier, fut prêté le 9 février 1656 (*Histoire généalogique*, tome VIII, p. 733).

4. C'est encore dans le *Journal de Dangeau*, après l'article sur l'abbé de Soubise (tome VI, p. 364-367), que notre auteur trouve mentionnés les deux mariages qui suivent.

5. Ce duc et sa femme ont été cités plus haut, p. 58.

6. Henri-Jacques de Caumont était né le 5 mars 1675. Son père lui ayant cédé le duché en en conservant les honneurs (brevet du 15 juin 1698, dans le registre O[1] 42, fol. 117 v°), il porta le titre de duc de Caumont jusqu'à la mort de M. de la Force, en 1699. Quand celui-ci avait été persécuté pour se convertir au catholicisme, en janvier 1686, comme plusieurs de ses enfants étaient trop petits pour qu'on les mît au collège ou au couvent, la duchesse de Saint-Simon (Charlotte de l'Aubespine) avait reçu des mains de M. de la Reynie ceux qui n'avaient pas encore sept ans, avec mission « d'en prendre soin, tant pour leur santé que pour leur instruction. » (*Correspondance administrative sous Louis XIV*, tome IV, p. 350 et 393; *Bulletin de la Société de l'Histoire*

melet[1], fille unique, extrêmement riche, d'un président à mortier du parlement de Rouen et d'une fille de Chavigny[2] secrétaire d'État, sœur de la maréchale de Clérambault, de l'ancien évêque de Troyes[3], etc. Force et de Mlle de Bosmelet. [Add. St-S. 262]

La Vallière[4] épousa une fille du duc de Noailles[5]. De la Vallière

du Protestantisme français, 2e année, 1854, p. 69.) Six mois plus tard, le père et les quatre fils avaient abjuré. En 1696 et 1697, on avait songé à donner à l'aîné Mlle de Cosnac (*Mémoires de Daniel de Cosnac*, tome II, p. 157-161). Nous verrons que, par la suite, il déploya un grand zèle, excessif même, pour la conversion des protestants, qu'il fut conseiller au conseil de Régence, et que son rôle, au temps du Système, fut des plus regrettables. Il mourut le 20 juillet 1726.

1. Anne-Marie Beuzelin de Bosmelet, mariée le 18 juin, apportait une dot et des espérances considérables; mais il paraît que c'était une personne assez déplaisante, déjà dédaignée par les Luxembourg, et qui eût pu être la mère du jeune duc. Son mariage avec celui-ci était préparé depuis 1696. (*Lettres de Mme de Sévigné*, tome X, p. 356 et 364-365.) Le Roi signa le contrat de mariage, dont copie est au registre des Insinuations Y 274, fol. 47. Elle mourut à Paris, le 16 novembre 1752, âgée de quatre-vingt-quatre ans. Son portrait par Fr. de Troy, conservé au musée de Rouen, a figuré à l'exposition du Trocadéro, en 1878 (n° 749).

2. Renée Bouthillier de Chavigny épousa, le 12 décembre 1661, Jean Beuzelin, seigneur de Bosmelet, et ils moururent les 10 et 20 mars 1711, elle étant âgée de soixante-huit ans. Son mari, déjà président en 1662, passait pour un homme probe, mais de capacité médiocre (Depping, *Correspondance administrative*, tome II, p. 122).

3. Tous déjà nommés plusieurs fois, notamment ci-dessus, p. 95.

4. Charles-François de la Baume le Blanc, marquis de la Vallière, né le 23 janvier 1670 et pourvu, dès 1676, du gouvernement de Bourbonnais, en place de son père, avait débuté dans les mousquetaires; il possédait depuis 1692 un régiment de cavalerie, depuis 1697 la lieutenance du gouvernement d'Amboise, et il venait d'être nommé, en mai 1698, menin du Dauphin. Il passa brigadier en 1702, obtint, en 1704, pour ses brillants faits d'armes, la charge de commissaire général de la cavalerie légère et le grade de maréchal de camp, fut fait lieutenant général en 1709, menin du nouveau Dauphin et gouverneur d'Amboise en 1711, mestre de camp général de la cavalerie en 1714. Louis XV, en février 1723, érigea de nouveau pour lui le duché créé pour sa tante en 1667. Il mourut le 22 août 1739.

5. Marie-Thérèse de Noailles, quatrième fille, née le 5 octobre 1684, mariée le 16 juin 1698, devint dame du palais en 1707, et ne mourut que le 17 mai 1784, à près de cent ans. Saint-Simon dira plusieurs fois

et d'une fille du duc de Noailles.

Mme la princesse de Conti, cousine germaine de la Vallière et qui l'aimoit fort[1], parla libéralement dans le contrat[2] et fit la noce en sa belle maison dans l'avenue de Versailles[3]. Ce fut une espèce de fête, où Monseigneur se trouva[4].

De la Carte et

Il s'en fit un autre[5] assez bizarre[6]. La Carte[7], gentil-

que c'était la plus spirituelle et la plus insinuante des Noailles. Comme ses nombreuses sœurs, elle n'avait que cent cinquante mille livres de dot. — Outre ce que le *Journal de Dangeau* dit de ce mariage (tome VI, p. 345-346 et 367), voyez encore le *Mercure*, juin 1698, p. 242-249, et les *Annales de la cour*, tome II, p. 382-383, 386 et 433. M. Bertin en a parlé dans *les Mariages dans l'ancienne société française*, p. 244-246.

1. Selon les *Annales*, elle avait d'abord voulu marier son cousin avec une fille de Mme d'Espinoy, puis s'était rabattue sur les Noailles, qu'elle voyait en faveur depuis le mariage du comte d'Ayen.

2. Non seulement elle fit donner à son cousin, par avance, une des places de menin, mais elle obtint du Roi permission de disposer en sa faveur des terres jadis érigées en duché de Vaujours pour Mlle de la Vallière, et sur lesquelles elle se proposait de faire établir un nouveau titre. La donation fut passée par elle le 8 juin : Arch. nat., Y 271, fol. 46.

3. Cette maison, aujourd'hui l'hôtel de ville de Versailles, avait été primitivement acquise du chevalier de Lorraine pour le comte de Vermandois. On en admirait surtout les jardins, où bien des fêtes furent données, et un appartement de bains donnant sur l'avenue de Sceaux; c'est là qu'aboutit actuellement le chemin de fer de la Rive gauche.

4. *Journal de Dangeau*, tome VI, p. 366-367, et *Mercure* déjà cité. Monseigneur ne tarda pas à prendre M. de la Vallière en très grande affection.

5. *Autre* corrige *encore*.

6. *Dangeau*, p. 346, 353 et 385; *Sourches*, tome VI, p. 35, 45 et 48. — Dans la table de son manuscrit du *Journal*, Saint-Simon avait fait cette note : « Mariage de la Carte, capitaine des gardes de Monsieur et son étrange favori, avec la seconde fille de la duchesse de la Ferté; prend le nom et les armes et la livrée de Saint-Nectaire, et s'appellera le marquis de la Ferté, moyennant de l'argent qu'il donne au duc de la Ferté, qui n'a point de garçons et n'a que deux frères, un jésuite et un chevalier de Malte, lequel s'y oppose avec Saint-Nectaire depuis chevalier de l'Ordre en 1724. » Il en parle aussi dans la notice du duché éteint de LA FERTÉ, tome VI des *Écrits inédits*, p. 297-298.

7. François-Gabriel Thibault, dit le marquis de la Carte, baptisé le 8 décembre 1669, en Poitou, reçu page du Roi en 1686, avait, selon le duc de Luynes, quitté le petit collet[a] pour s'attacher à Monsieur et

[a] Il avait eu cependant, de 1691 à 1696, une lieutenance, puis une compagnie au régiment des gardes.

homme[1] de Poitou fort mince et fort pauvre[2], s'attacha à Monsieur, qui prit pour lui un goût que sa figure, des plus communes, ne méritoit pas de celui de ce prince[3], qui s'en entêta extraordinairement[4], et qui, de charge en charge chez lui[5], le fit rapidement monter à celle de premier gentilhomme de sa chambre[6] et lui fit beaucoup de grâces pécuniaires[7]. A la fin, il le voulut marier. La

d'une fille du duc de la Ferté.

acheter, en janvier 1696, une moitié de la charge de premier maître d'hôtel de ce prince; puis, en la revendant à M. de Matharel, il avait acquis du marquis d'Estampes la survivance de la moitié de celle de capitaine des gardes (mai 1696). Monsieur lui avait donné aussi le gouvernement de Joinville (septembre 1696).

1. Le *g* de *gentilhomme* corrige un second *C* majuscule.

2. Les preuves de ce personnage jusqu'en 1440, pour entrer dans les pages, sont conservées au Cabinet des titres, vol. 286, n° 37. La famille avait eu trois chevaliers ou commandeurs de Malte, reçus en 1633, 1649 et 1689; sa généalogie est insérée au second registre de l'*Armorial général* de d'Hozier. Le père, qui possédait le château d'Uzay, auprès de Saint-Maixent, et avait une charge de lieutenant de Roi au bas Poitou, ne mourut qu'en 1720. La Carte, château situé dans la paroisse de Cherveux, leur appartenait depuis 1450, selon la généalogie, qui leur attribue aussi quelques bonnes alliances.

3. On comprend qu'il veut dire que le prince montrait d'ordinaire un meilleur goût; mais la phrase est singulière.

4. Voyez une pièce du Chansonnier, ms. Fr. 12692, p. 11, qui est reproduite dans le *Nouveau siècle de Louis XIV*, tome IV, p. 80.

5. Dans la table du volume du *Journal* où Dangeau a noté les deux acquisitions successives faites par M. de la Carte en 1696, Saint-Simon a relevé le fait en ces termes : « La Carte, qui, d'officier au régiment des gardes, étoit devenu un étrange favori de Monsieur et avoit eu une moitié de charge de son premier maître d'hôtel, achète de M. d'Estampes une moitié de celle de capitaine de ses gardes. »

6. *Sa* est en interligne. — Ceci est une erreur : nous avons vu déjà que, des deux charges de premier gentilhomme de la chambre de Monsieur, l'une appartenait aux deux frères Châtillon, et l'autre au comte de Sassenage. La Carte n'eut jamais que la moitié d'une des deux charges de capitaine des gardes du corps du prince, l'autre moitié étant possédée par M. d'Estampes, et l'autre charge par la Fare.

7. Le 14 mai 1697, Monsieur lui avait constitué une pension de quatre mille livres; il en ajouta une autre, de six mille, à l'occasion de son mariage, le 22 juillet 1698. Madame parle aussi d'un don datant de 1696 (recueil Rolland, p. 154). Tous ces faits, bien connus à la cour,

duchesse de la Ferté avoit encore une fille[1], qui avoit un peu rôti le balai[2] et qui commençoit à monter en graine[3] : elle étoit fort bien avec Monsieur, qui lui proposa ce mariage ; elle se fit prier, et elle voulut que la Carte prît les livrées et les armes[4] de sa fille et le nom de marquis de la Ferté[5]. Cela l'honoroit trop pour n'y pas consentir avec joie ; mais le duc de la Ferté, de tout temps

inspiraient au Roi une profonde aversion pour le favori, et il ne lui permit jamais d'approcher de sa personne.

1. Mlle de Mennetou, Françoise-Charlotte de Senneterre (tome II, p. 80, note 6), cette « égueulée » avec laquelle Saint-Simon avait été obligé de danser un branle en 1694, et qui, alors, avait failli épouser le chevalier de Soissons. Elle a figuré aussi dans le principal branle, au bal des noces de 1697 (tome IV, p. 320). Excellente musicienne, danseuse et chanteuse, elle avait été admise à jouer du clavecin devant le Roi, n'ayant que neuf ans. Elle jouait aussi de la flûte. C'était une fort jolie personne, élégante, mais de taille un peu irrégulière. (Chansonnier, mss. Fr. 12 690, p. 507, et 12 692, p. 188 ; *Journal de Dangeau*, tome II, p. 450 ; second supplément du *Parnasse françois* [1755], p. 11.) La collection Hennin renferme deux portraits d'elle (nos 6198 et 6171) ; l'un la représente en pied, l'autre jouant du clavecin. Elle fut mariée le 22 juillet 1698, et, trente ans plus tard, après un long veuvage, épousa en secondes noces (avril 1729), Jean-François de Malortie, marquis de Boudeville, de même famille que François de Malortie, seigneur de Villars, dont la femme, Anne Sarrau, fut exécutée avec le chevalier de Rohan, le 27 novembre 1674. Elle mourut le 4 novembre 1745, à la Ferté, ayant soixante-six ans.

2. Saint-Simon écrit : *ballet*. Il applique la même expression à Mme de Maintenon en plusieurs endroits. Ce n'est évidemment pas au sens de végéter et être réduit, faute de bois, à brûler son balai, comme le croit Littré, mais au sens de mener une vie dévergondée, une vie d'enfer, comme les sorcières qui se rendent au sabbat sur leur balai.

3. Expression déjà employée pour Mlle de Croissy : tome III, p. 35.

4. La maison de Senneterre ou Saint-Nectaire portait pour armes : d'azur à cinq fusées (losanges allongés) d'argent rangées en fasce.

5. *Journal de Dangeau*, tome VI, p. 385. — La terre de la Ferté-Nabert, en Orléanais, avait été érigée en duché, en 1665, pour le maréchal de Senneterre, mort en 1681, grand-père de Mlle de Mennetou, laquelle n'avait que deux oncles, jésuite et chevalier de Malte, et des cousins, des branches de Châteauneuf et de Brinon, cadettes. Il fut donc convenu que, faute de descendance masculine, M. de la Carte deviendrait propriétaire des terres de la Ferté, Mennetou, Ligonneau, etc.,

brouillé avec sa femme, et non sans cause[1], séparé d'elle et qui ne la voyoit point, se fit tenir à quatre[2], et les Saint-Nectaires[3] encore plus, qui s'opposèrent en forme à la prostitution de leur nom et de leurs armes[4]. Après bien du vacarme et des propos fâcheux, Monsieur apaisa tout avec de l'argent[5] : tous consentirent, et la duchesse

prendrait le nom de la Ferté-Senneterre, et en écartèlerait les armes avec les siennes propres.

1. Le mari (dans notre tome III, p. 93) était un débauché « jusqu'à la crapule, » qui, toujours ivre, « se tua avant l'âge, fort comme il étoit, après en avoir tué bien d'autres à coups de verre. » Autrement, il eût réussi par sa prestance, son esprit, sa belle conduite à la guerre. Le Roi fit de vains efforts pour qu'il se corrigeât. Voyez sa notice dans le duché de LA FERTÉ, tome VI des *Écrits inédits*, p. 294-297. Le recueil inédit de caractères conservé au musée Britannique (ms. Addit. 29 507, fol. 25) dit de lui : « D'une médiocre taille pour la hauteur, mais, quoique jeune, d'une grosseur et d'une graisse à dégoûter toute la terre. Il n'a de l'esprit que pour raffiner sur les débauches du vin et des femmes. En un mot, c'est un homme à enterrer de toutes manières. » — La duchesse, type de la MESSALINE des *Caractères*, disait-on, était en procès avec lui (*Correspondance administrative*, tome II, p. 283; Arch. nat., O[1] 40, fol. 262), et elle ne le vit que malgré elle et passagèrement à l'occasion du mariage de leur fille (Chansonnier, ms. Fr. 12 692, p. 367).

2. Littré a recueilli de nombreux exemples de cette locution, au sens de faire la plus vive résistance, soit réelle, soit feinte.

3. Sur ce nom de famille, devenu définitivement Senneterre, voyez notre tome III, p. 27, note 1.

4. Ce furent le chevalier de la Ferté[a], frère cadet du duc, et leur cousin germain, le marquis de Senneterre-Brinon, qui firent une tentative d'opposition; mais Monsieur obtint au profit de son favori un arrêt du Conseil du 24 novembre 1698. D'ailleurs, M. de la Carte s'était hâté de faire entériner les lettres patentes lui permettant de changer son nom pour celui de la Ferté-Senneterre (*Journal de Dangeau*, tome VI, p. 385 et 465; *Gazette d'Amsterdam*, 1698, n°s LXI et LXII; Arch. nat., X[1A] 8693, fol. 373.) Le fils issu de cette alliance hérita des deux noms et du titre : *Dictionnaire critique* de Jal, p. 1122.

5. Comparez tout ce qui vient d'être dit avec l'article de Mlle de Mennetou, « les délices de sa mère, » dans la notice déjà indiquée du duché de LA FERTÉ, tome VI des *Écrits inédits*, p. 297-298.

[a] Selon le Chansonnier (ms. Fr. 12 692, p. 485), ce chevalier avait été aimé de sa nièce.

de la Ferté donna une fête à Monsieur en faisant la noce[1].

Mariage de Sassenage avec une fille du duc de Chevreuse, veuve de Morstin.

Sassenage[2], autre premier gentilhomme de la chambre de Monsieur, épousa la veuve de Morstin, fille du duc de Chevreuse[3]. C'étoit une âme d'élite du petit troupeau de Mme Guyon et de Monsieur de Cambray[4], qui, avec toute la profondeur de cette dévotion, voulut se remarier[5]. Ce gendre n'étoit pas plus fait pour cette famille que M. de Levis[6], et beaucoup moins pour une femme si mystique[7]; il a pourtant très bien vécu avec eux tous[8].

120000 # à Monsieur le Grand, et 60000 # au

Le Roi, qui venoit de payer les dettes de M. de la Rochefoucauld[9] et qui aimoit fort aussi Monsieur le Grand, ne voulut apparemment pas faire de jalousie entre ces

1. Le mariage fut célébré à Saint-Cloud, par le premier aumônier de Monsieur : « Outre le régal qu'on y donna aux conviés, il y eut, le soir, un magnifique soupé (*sic*), par ordre de Monsieur, dans un appartement du Palais-Royal, à la fin duquel la duchesse de la Ferté, mère de la mariée, donna une belle symphonie, et mena ensuite les mariés coucher chez elle. » (*Gazette d'Amsterdam*, n° LXII.) Les *Mémoires de Sourches* disent que « la magnificence de cette fête alla presque aussi loin qu'auroit pu aller celle des noces d'un grand prince. » Mme de la Ferté avait déjà donné un « grand régal » à Monseigneur, le 27 janvier précédent.

2. Ismidon-René, comte de Sassenage, dont Saint-Simon a parlé à propos des changements faits dans les deux charges, en 1694 : tome II, p. 208.

3. Tome II, p. 325, note 8. — 4. Tome IV, p. 67.

5. Le mariage eut lieu le 4 août : *Journal*, tome VI, p. 392.

6. Celui qui avait épousé une autre fille de M. de Chevreuse au commencement de l'année : voyez tome IV, p. 224, et ci-dessus, p. 25. Fénelon écrivait au duc de Chevreuse, à propos de ce mariage, le 4 février 1698 (*Correspondance*, tome I, p. 64) : « Dieu vous a donné un gendre qui a beaucoup de naissance, avec un bien proportionné. On assure qu'il a le mérite de sa profession.... »

7. Étant exempt des gardes du corps, on disait qu'il avait plu à la princesse de Conti, comme à bien d'autres, pour sa jeunesse et ses avantages, et Madame la Duchesse avait fait des vers là-dessus (Chansonnier, mss. Fr. 12 691, p. 368, et 12 692, p. 4; *Nouveau siècle de Louis XIV*, tome IV, p. 150).

8. Ce furent Sassenage et sa femme qui vendirent au banquier et armateur nantais des Casaux du Hallay l'hôtel de Morstin, sur le quai Malaquais. Le comte de Toulouse acheta la terre de Châteauvillain.

9. Ci-dessus, p. 128-129.

deux émules, en cas que son présent fût éventé : il en fit un de quarante mille écus à Monsieur le Grand, et un autre de vingt mille écus au chevalier de Lorraine[1].

chevalier de Lorraine.

Il fit arrêter Charnacé[2] en province, où, déjà fort mécontent de sa conduite en Anjou, où il étoit retiré chez lui[3],

Charnacé arrêté pour fausse monnoie.

1. Dangeau a d'abord enregistré le dernier don, que le Roi accompagna des paroles les plus obligeantes, à la date du 12 juillet (tome VI, p. 380), puis l'autre, à la date du 14 août (p. 396), en ces termes : « Le bruit se répandit que le Roi donnoit quarante mille écus à Monsieur le Grand, mais qu'on tiendroit ce présent-là secret, comme celui qu'il fit, il y a quelque temps, à M. de la Rochefoucauld. » Le 12 mars précédent, le chevalier de Lorraine avait obtenu un arrêt de surséance contre ses créanciers (Arch. nat., E 1904).

2. Jacques-Philippe de Girard, baron de Vaux, de la Blanchaudière, etc., né le 31 mai 1640, était petit-neveu d'un diplomate célèbre, Hercule, baron de Charnacé (en Champigné, dép. de Maine-et-Loire), tué au siège de Breda (1637), et c'est en janvier 1673 qu'il avait obtenu, en souvenir des services de son père, de son aïeul et de son grand-oncle, l'autorisation de relever le titre de marquis de Charnacé, qu'il avait d'ailleurs toujours porté. Après avoir débuté dans les pages du Roi, puis avoir servi dans les mousquetaires, en 1660, il avait acheté, avec l'argent fourni par Foucquet, une lieutenance aux gardes du corps, mais avait été forcé de la céder à la Ilhière, dont il a été parlé au tome IV, p. 124 (arrêt du 26 septembre 1664, Arch. nat., E 1725). Pensionné de deux mille livres le 16 avril 1665, il s'était fait maintenir dans sa noblesse le 9 octobre 1666. Il est question de lui dans les *Mémoires de M. d'Artagnan*, tome III, p. 77 et suivantes. Mort à Lauzerte, en Quercy, le 25 octobre 1720.

3. N'ayant plus qu'une charge sans fonctions de lieutenant général de l'artillerie en l'Ile-de-France et commandant en chef de l'Arsenal, il habitait d'ordinaire dans le Maine, au château de Linière, paroisse de Ballée. Avant de partir pour le Béarn, où le reléguait une lettre de cachet, il vint à Paris pour épouser (contrat du 25 mai 1689, Arch. nat., Y 255, fol. 156 v°; *Journal de Dangeau*, tome II, p. 404) Anne-Louise de Bouillé, fille de Philippe, comte de Créance, et cousine de la première duchesse du Lude. C'est la même personne qui, après avoir vécu quatorze ans avec le marquis de Pomenars et sous son nom, s'était avisée de l'accuser de rapt, avec l'appui de M. de Créance, son père, et était parvenue à le faire pendre en effigie. Depuis, redevenue Mlle de Bouillé, elle avait vécu de même avec Charnacé, et, en se mariant, ils mirent un enfant « sous le poêle[a]. » Charnacé était effective-

[a] Figurèrent néanmoins au contrat de mariage beaucoup de cousins et de cousines, plusieurs Beauvau, et, entre autres, l'évêque de Sarlat.

il l'avoit relégué ailleurs[1] et de là [fait] conduire à Montauban, fort accusé de beaucoup de méchantes choses, surtout de fausse monnoie[2]. C'étoit un garçon d'esprit, qui avoit été page du Roi[3] et officier dans ses gardes du

ment bien digne de succéder à ce Pomenars qui, entre autres méfaits, était coutumier de faux-monnayage, mais dont l'esprit et même les actions pendables faisaient rire aux larmes Mme de Sévigné, tout empressée à protester contre l'injustice dont il était l'objet et à lui faire fête quand Mme de Chaulnes, gouvernante de la province, l'amenait aux Rochers. Charnacé ne laissa point de postérité; mais son nom fut continué par la descendance d'un frère.

1. Dangeau parle, en 1689, de sa relégation en Béarn (tome II, p. 404). Au mois de mai 1691, on voit par des lettres de l'intendant de Tours (Arch. nat., G⁷ 520) qu'il y avait une information commencée contre lui à la Flèche et que les témoins étaient au nombre de plus de quatre cents. Vers ces temps-là, ou peu auparavant, il eut avec le beau-frère de notre auteur, Henri-Albert, duc de Brissac, son voisin, des démêlés de chicane dont les mémoires et factums se trouvent dans le ms. Clairambault 1140, fol. 73 et suivants.

2. Ceci est pris de Dangeau, qui dit, en 1689 (tome II, p. 404) : « Il y a beaucoup d'accusations contre lui, et l'intendant de la province a envoyé des informations fort fâcheuses pour lui; » et, à la date du 27 juin 1698 (*Journal*, tome VI, p. 372, avec Addition) : « Le Roi a fait arrêter M. de Charnacé, autrefois officier des gardes du corps; il y a déjà longtemps qu'on est mécontent de la conduite de cet homme, et il étoit même chassé de la province d'Anjou, dont il est. On l'accuse, en dernier lieu, d'avoir fait et débité de la fausse monnoie, et on le mène à Montauban, où l'on va instruire son procès. » La correspondance de l'intendant de Montauban fait connaître que c'est à Gimont que Charnacé avait été relégué, avec son complice présumé, le P. Moquet, religieux augustin, et que, faute de preuves, on se borna à les placer dans des lieux de relégation séparée, sous bonne surveillance (Arch. nat., G⁷ 394; *Correspondance des contrôleurs généraux avec les intendants des provinces*, tome I, n° 1771).

3. On distinguait les pages de la chambre, ceux de la grande écurie et ceux de la petite. Les premiers étaient au nombre de vingt-quatre et servaient sous les ordres du grand chambellan, à raison de six pour chacun des premiers gentilshommes de la chambre. C'étaient, comme nous l'avons expliqué à propos du père et de l'oncle de notre auteur (tome I, p. 143 et 431), les « pages d'honneur » par excellence, et les places se réservaient généralement pour les fils des meilleures maisons. Il y avait eu un temps où l'on exigeait des candidats, outre une noblesse

corps; fort du monde, et puis retiré chez lui, où il avoit souvent fait bien des fredaines[1]; mais il avoit toujours trouvé bonté et protection dans le Roi. Il en fit une, entre autres, pleine d'esprit et dont on ne put que rire[2]. Il

pure, un revenu de six mille livres. Le costume était magnifique et fort coûteux : voyez l'*État de la France*, année 1698, p. 149-155, et les *Mémoires de Luynes*, tome III, p. 364. A la grande écurie, il y avait cinquante autres pages, et trente à la petite. Les uns et les autres devaient faire preuves de noblesse paternelle, sans traces d'anoblissement, jusqu'en 1550. On pourvoyait à leur instruction en toutes manières, sous la direction de gouverneurs, sous-gouverneurs, précepteurs, aumôniers, etc. Le juge général des armes et maisons de France, d'Hozier, était chargé, depuis l'avènement de Louis XIV, de recevoir les preuves de noblesse des candidats : ces preuves, conservées aujourd'hui au Cabinet des titres (n°s 275 à 292), aux Archives nationales (O¹ 954-972), et dans les papiers Clairambault (mss. 809 et 810; comparez mss. 285, fol. 222, et 286, fol. 889), vont de 1660 ou 1680 à la fin du règne de Louis XVI. Les listes des pages, pendant le même temps à peu près, ont été imprimées dans le *Nobiliaire* de Saint-Allais, tome V, p. 529-564. L'*État de la France* donne tout au long le détail des fonctions de chacune des trois catégories de pages, soit à la cour ou à l'armée, à la chasse ou en voyage, à table, etc.

1. Il y a une lettre de son père, en 1669, sur les désordres qu'on avait à lui reprocher, dans les mss. *Mélanges Colbert*, vol. 154, fol. 34, et c'est certainement lui qui, en août 1661, faisait des offres à Foucquet pour le débarrasser de ses ennemis (lettre citée par M. Bonnemère : *la France sous Louis XIV*, tome I, p. 325-326, d'après les papiers de Foucquet). Il fallait d'ailleurs que sa réputation fût bien établie pour que certaines clefs des *Caractères* aient remplacé par le nom de Charnacé celui de M. de Bercy, très improprement inscrit à côté du portrait suivant, qui date de la fin de 1688 : « Typhon fournit un grand de chiens et de chevaux; que ne lui fournit-il point? Sa protection le rend audacieux; il est impunément dans sa province tout ce qui lui plaît d'être, assassin, parjure; il brûle ses voisins, et il n'a pas besoin d'asile. Il faut enfin que le Prince se mêle lui-même de sa punition. » (*Œuvres de la Bruyère*, tome II, p. 195 et 407.) Voilà des traits qui conviennent à Charnacé bien exactement, sinon uniquement, car les exactions et les crimes de fausse monnaie et autres n'étaient pas rares parmi les TYPHONS du temps : M. Bonnemère a relevé des cas pareils ou analogues; quant aux chiens, voyez ci-après, p. 310, note 5, fin.

2. M. Feuillet de Conches, dans ses *Causeries d'un curieux* (tome I, p. 336), fait observer que l'historiette qu'on va lire est renouvelée de

Il déplace plaisamment une maison de paysan qui l'offusquoit. [Add. S^tS. 263]

avoit une très longue et parfaitement belle avenue devant sa maison en Anjou[1], dans laquelle étoit placée une maison de paysan et son petit jardin, qui s'y étoit apparemment trouvée lorsqu'elle fut plantée, et que jamais Charnacé ni son père[2] n'avoient pu réduire ce paysan à la leur vendre[3], quelque avantage qu'ils lui en eussent offert; et c'est une opiniâtreté dont quantité de petits propriétaires se piquent pour faire enrager des gens à la convenance, et quelquefois à la nécessité desquels ils sont[4]. Charnacé, ne sachant plus qu'y faire, avoit laissé cela là depuis très longtemps, sans en plus parler. Enfin, fatigué de cette chaumine qui lui bouchoit tout l'agrément de son avenue, il imagina un tour de passe-passe. Le paysan qui y demeuroit, et à qui elle appartenoit, étoit tailleur de son métier quand il trouvoit à l'exercer, et il étoit chez lui tout seul, sans femme ni enfants. Charnacé l'envoie chercher, lui dit qu'il est mandé à la cour pour un emploi de conséquence, qu'il est pressé de s'y rendre, mais qu'il lui faut une livrée. Ils font marché comptant; mais Charnacé stipule qu'il ne veut point se fier à ses délais et que, moyennant quelque chose de plus, il ne veut point qu'il sorte de chez lui que sa livrée ne soit faite, et qu'il le couchera, le nourrira et le payera avant de le renvoyer. Le tailleur s'y accorde[5] et se met à travailler. Pendant qu'il y est occupé, Charnacé fait prendre avec la

celle d'Alcibiade avec le peintre Agatharcus, rapportée par Plutarque. On l'a aussi attribuée au marquis de Chandenier (*Mémoires de la Société des Antiquaires de l'Ouest*, 1884, p. 318, note 6).

1. Sans doute la maison de Linière, où nous avons dit qu'il habitait ordinairement en 1689 : voyez ci-après, p. 310, note 5.

2. Philippe de Girard, seigneur de Charnacé, Ballée, Linière, etc., fut capitaine dans le régiment de l'ambassadeur Charnacé, qu'il suivit auprès du roi de Suède, mais se retira de chagrin quand il perdit sa femme, après un an de mariage (1640). Il vivait encore en 1669.

3. Le manuscrit porte bien : « la leur vendre », malgré le *que* qui précède.

4. C'est-à-dire qui se trouvent obligés par un intérêt de convenance, ou même par une nécessité réelle, d'accepter leurs conditions.

5. En tombe d'accord, y consent.

dernière exactitude le plan et les dimensions de sa maison et de son jardin, des pièces de l'intérieur, jusque de la position des ustensiles et du petit meuble[1], fait démonter la maison et emporter tout ce qui y étoit, remonte la maison, telle qu'elle étoit au juste dedans et dehors, à quatre portées de mousquet à côté de son avenue, replace tous les meubles et ustensiles dans la même position en laquelle on[2] les avoit trouvés, et rétablit le petit jardin de même, en même temps fait aplanir et nettoyer l'endroit de l'avenue où elle étoit, en sorte qu'il n'y parût pas. Tout cela fut exécuté encore plus tôt que la livrée faite, et cependant le tailleur doucement gardé à vue, de peur de quelque indiscrétion. Enfin, la[3] besogne achevée de part et d'autre, Charnacé amuse son homme jusqu'à la nuit bien noire, le paye, et le renvoie content. Le voilà qui enfile l'avenue : bientôt, il la trouve longue; après, il va aux arbres, et n'en trouve plus. Il s'aperçoit qu'il a passé[4] le bout, et revient à tâtons chercher les arbres; il les suit à l'estime[5], puis croise[6], et ne trouve point sa maison. Il ne comprend point cette aventure. La nuit se passe dans cet exercice; le jour arrive et devient bientôt assez clair pour aviser sa maison : il ne voit rien; il se frotte les yeux, il cherche[7] d'autres objets, pour découvrir si c'est la faute de sa vue. Enfin il croit que le diable s'en mêle et qu'il a emporté sa maison. A force d'aller, de venir, et de porter sa vue de tous côtés, il aperçoit, à une assez grande distance de l'avenue, une maison qui ressemble à la sienne comme deux gouttes d'eau. Il ne

1. Mobilier.

2. *Ion*, par mégarde, dans le manuscrit, à cause de *position* qui précède.

3. *La* semble corriger *les*. — 4. Les lettres *a p* corrigent *est*.

5. Terme de marine exprimant le calcul par estimation que, chaque jour, le marin fait du chemin parcouru par son bâtiment, et du point où il doit être arrivé.

6. Traverser le chemin que l'on suit, au lieu de continuer tout droit. Cette expression s'employait particulièrement en vénerie.

7. Le premier *c* de *cherche* corrige un *r*.

peut croire que ce la soit[1]; mais la curiosité le fait aller où elle est, et où il n'a jamais vu de maison. Plus il approche, plus il reconnoît que c'est la sienne. Pour s'assurer mieux de ce qui lui tourne la tête, il présente sa clef : elle ouvre; il entre : il retrouve tout ce qu'il y avoit laissé, et précisément dans la même place. Il est prêt à en pâmer[2], et il demeure convaincu que c'est[3] un tour de sorcier. La journée ne fut pas bien avancée, que la risée[4] du château et du village l'instruisit de la vérité du sortilège et le mit en furie : il veut plaider, il veut demander justice à l'intendant; et partout on s'en moque. Le Roi le sut, qui en rit aussi, et Charnacé eut son avenue libre. S'il n'avoit jamais fait pis, il auroit conservé sa réputation et sa liberté[5].

1. Que ce soit sa maison.

2. Littré, par de nombreux exemples du dix-septième siècle, montre que *pâmer* s'employait autant ou plus en verbe neutre que sous la forme réfléchie, comme plus loin, p. 340.

3. *C'est* corrige un premier *un*. — 4. Rire général.

5. Cette historiette a été rapportée et paraphrasée par le député J.-F. Bodin, dans ses *Recherches historiques sur l'Anjou et ses monuments* (1823), tome II, p. 341-350, d'après Dangeau et les *Mémoires de Saint-Simon*, éd. 1791, tome IX, p. 126-130; mais cet écrivain a commis de nombreuses inexactitudes. En premier lieu, il fait notre marquis de Charnacé fils du diplomate tué devant Breda, qu'il appelle : Girard, baron de Charnacé. En second lieu, il place la scène de la « chaumine » au château du Fresne, près de la terre d'Elnon (?), département de la Sarthe, par ce seul motif que le Fresne avait autrefois appartenu à la famille de Charnacé, tandis que l'acte de mariage de notre Charnacé prouve qu'il habitait ordinairement la terre de Linière. L'historien de cette contrée, M. Célestin Port, en parlant du château du Frêne, commune d'Auverse, où il y avait du reste une magnifique avenue d'une demi-lieue de long, et où Charnacé était né en 1640, doute que le fait se soit passé là (*Dictionnaire historique, géographique et biographique du département de Maine-et-Loire*, tome II, p. 209). En troisième lieu, Bodin prétend que Louis XIV, prévenu en faveur du marquis, l'honorait toujours d'une protection bienveillante, et, par cette impunité, l'autorisait à jouer dans son canton le rôle d'un petit tyran. Il rapproche de l'historiette du tailleur celle des petites propriétés de Luciennes que Louis XIV donna à Cavoye, « parce que ces terres étaient à beaucoup de particuliers, qui lui faisaient tous les jours des difficultés nouvelles. » Mais il est bien probable que ce ne fut pas

Carrosse de la duchesse de Verneuil exclus des entrées des ambassadeurs.

Comme presque[1] tout ce [que] j'ai écrit depuis que j'ai parlé de la brillante ambassade de Milord Portland[2] s'est passé pendant qu'il étoit ici, je ne ferai point difficulté d'ajouter en cet endroit un[3] oubli que j'ai fait sur son entrée, dont je n'ai rien dit parce qu'à la magnificence près elle se passa comme toutes les autres[4]; mais il y eut une difficulté[5]. Depuis que Mme de Verneuil fut, à sa grande surprise à elle-même, devenue princesse du sang[6], elle avoit envoyé son carrosse aux entrées des am-

là une expropriation forcée, et que, pour faire plaisir à son « valet de chambre, » le Roi ne dépouilla pas de gré ou de force « les propriétaires de Luciennes. » Bodin rapporte, d'après le *Dictionnaire topographique et historique du Maine*, du chanoine le Paige (1777), que les exactions et violences de Charnacé furent dénoncées par un nommé Pioger, son voisin de campagne, grand chasseur, qui offrait tous les ans des chiens à Louis XIV : apprenant que le marquis avait tiré sur des chiens qui avaient cette destination, et même qu'il menaçait d'en faire autant au maître qui les dressait, le Roi fit immédiatement expédier une lettre d'exil, que Charnacé ne put jamais faire révoquer. Il existait en effet à Auvers-le-Hamon, près de Sablé, une dynastie de Pioger, qui dressaient des chiens couchants pour le Roi. Bodin ajoute que d'ailleurs Charnacé était accusé « par la voix publique d'avoir, pour s'exercer au tir, fait descendre d'un coup de fusil un couvreur qui réparait la couverture de son château. » On sait que ce fait fut attribué, sous Louis XV, au comte de Charolais.

1. *Presque* est écrit en interligne.

2. Ci-dessus, p. 59-72. — 3. *Un* corrige *ce*.

4. Ci-dessus, p. 60, note 4. Voyez le *Mercure* d'août 1698, p. 275 et suivantes; la *Gazette*, p. 131; la *Gazette d'Amsterdam*, n°s XXII et XXIII; les *Annales de la cour*, tome II, p. 374; les *Lettres de Madame*, recueil Jaeglé, tome I, p. 189; les *Mémoires de Sourches*, tome VI, p. 17; les *Œuvres de Racine*, tome VII, p. 222, etc.; et, sur les entrées, le Supplément au *Corps diplomatique* de Du Mont, tome IV, p. 37-38, 46-47. M. de Sourches dit que, bien loin d'être magnifique, celle de Portland fut trouvée ridicule.

5. Cette nouvelle anecdote est encore tirée du *Journal de Dangeau*, tome VI, p. 376-377, 5 juillet 1698.

6. Tome I, p. 94. Comparez un article du mémoire contre les princes légitimés, fait par Saint-Simon en 1712 et publié dans les *Écrits inédits*, tome II, p. 21. Mme de Sévigné note les commencements de cette « principauté » dès 1680 (*Lettres*, tome VI, p. 203 et 326). Le 16 avril

bassadeurs, qui n'y avoient pas pris garde[1]. Portland, attentif à tout, en fut averti et déclara qu'il ne souffriroit pas que ce carrosse passât devant le sien; que, si d'autres ambassadeurs l'avoient souffert, c'étoit leur affaire, mais qu'il ne feroit point d'entrée[2], bien résolument, plutôt qu'endurer une nouveauté sans exemple avec des ambassadeurs d'Angleterre, ou qu'il[3] en écriroit, si on vouloit, et en attendroit les ordres là-dessus : qui étoit tout ce qu'il pouvoit faire[4]. Il[5] se fit des allées et des venues, qui n'ébranlèrent point la fermeté de Portland : sur quoi on aima mieux que le carrosse de Mme de Verneuil ne se présentât point, que d'insister davantage ou de se commettre à la réponse d'un pays où les bâtards des rois sont ce qu'ils ont été partout, et ce qu'ils devroient toujours être, c'est-à-dire des néants sans état et sans nom, si ce n'est par les charges et par les dignités qui les en tire et qui les met[6] au rang exact de celles dont ils sont revêtus. Heemskerck[7], réveillé pour son entrée par cette aventure, forma la même difficulté que Portland, et eut le même succès[8].

1697, Mme de Verneuil avait reçu du Roi une pension de douze mille livres, « pour marques particulières de sa considération et lui donner les moyens de survenir à la dépense à laquelle son état l'engage » (Arch. nat., O[1] 41, fol. 64). Selon les *Annales de la cour* (tome II, p 173), c'est la duchesse du Lude qui avait obtenu cette faveur pour sa mère; mais celle-ci eût prétendu avoir une pension de vingt mille livres au moins, comme les princesses du sang.

1. Voyez une lettre de l'ambassadeur Erizzo dans la copie des *Dépêches vénitiennes*, filza 191, p. 88, et d'autres qui ont trait à l'incident de l'entrée de Portland, p. 274-275 et 283.

2. *Entrées* avait été écrit au pluriel; l'*s* est biffée.

3. La conjonction a été ajoutée après coup entre *ou* et *il*.

4. Voyez la correspondance de Portland, dans le recueil déjà cité de Grimblot, tome I, p. 205-210, et le journal ms. Fr. 10 713, fol. 10-12.

5. *Il* corrige *et*.

6. Les deux verbes sont ainsi, au singulier, dans le manuscrit.

7. L'ambassadeur de Hollande : ci-dessus, p. 7.

8. La *Gazette* rend compte de son entrée, qui eut lieu le 24 août (p. 418). Comparez le journal ms. Fr. 10 713, fol. 12-15.

Querelle de M. le prince de Conti et du Grand Prieur, qui est mis à la Bastille et n'en sort qu'en allant demander pardon en propres termes à M. le prince de Conti.

Il arriva à Meudon une scène fort étrange[1]. On jouoit après souper, et Monseigneur s'alla coucher; assez de courtisans demeurèrent à jouer ou à voir jouer. M. le prince de Conti et le Grand Prieur[2] étoient des acteurs. Il y eut un coup qui fit une dispute. On a déjà vu en plus d'un endroit[3] que ce prince et MM. de Vendôme ne s'aimoient pas, et d'une manière même assez déclarée. La faveur de M. de Vendôme, qui ne l'étoit pas moins[4], sa préférence sur les princes du sang pour le commandement des armées, ses rangs et ses distinctions crus à pas de géant, touchant presque le niveau des princes du sang, avoient tellement augmenté l'audace du Grand Prieur, qu'il lui échappa dans la dispute une aigreur et des propos qui eussent été trop forts dans un égal, et qui lui attirèrent[5] une cruelle repartie, où le prince de Conti tançoit à bout portant et sa fidélité au jeu et son courage à la guerre, l'un et l'autre, à la vérité, fort peu nets[6]. Là-dessus, le Grand Prieur s'emporte, jette les cartes, et lui demande satisfaction, l'épée à la main, de

1. Cette scène se passa le 28 juillet, selon le récit de Dangeau (tome VI, p. 387-388, 390 et 392-393), que Saint-Simon suit encore ici, le 27, selon M. de Sourches (tome VI, p. 49-54). On la trouve aussi racontée dans une lettre de Madame que je citerai, dans une lettre de Racine à son fils (*Œuvres*, tome VII, p. 269), dans la *Gazette d'Amsterdam*, n° LXIII, dans les *Annales de la cour*, tome II, p. 400-402 et 406-407, etc. Quelques pièces relatives à ce conflit, entre autres la relation envoyée à Venise par l'ambassadeur Erizzo, (copie des *Dépêches vénitiennes*, filza 191, p. 263-265 et 279-282), ont été réunies dans le tome X des *Archives de la Bastille*, p. 173-175. Jal avait reproduit, sans connaître les faits, l'ordre d'envoi du Grand Prieur à la Bastille et l'ordre de mise en liberté (*Dictionnaire critique*, p. 1241).

2. Philippe de Vendôme, frère cadet du duc : tome I, p. 303. Nous avons déjà vu les deux frères prendre querelle au jeu, chez Mme d'Armagnac, avec Roquelaure (tome II, p. 246-250), et le second, en 1698 même (ci-dessus, p. 67-68), contester la préséance à l'ambassadeur anglais.

3. Notamment tomes I, p. 279-304, II, p. 185, 232, 246 et 288-291, IV, p. 137 et 144.

4. Qui n'était pas moins déclarée.

5. *Attièrent*, dans le manuscrit. — 6. C'est-à-dire suspects à bon droit.

cette insulte. Le prince de Conti, d'un sourire de mépris, l'avertit qu'il lui manquoit de respect, mais qu'en même temps il étoit facile à rencontrer, parce qu'il alloit partout et tout seul[1]. L'arrivée de Monseigneur, tout nu en robe de chambre, que quelqu'un alla avertir, imposa à tous deux. Il ordonna au marquis de Gesvres, qui s'y trouva, d'aller rendre compte au Roi de ce qu'il venoit d'arriver, et chacun s'en alla se coucher[2]. Le marquis de Gesvres[3], au réveil du Roi, s'acquitta de sa commission : sur quoi, le Roi manda à Monseigneur d'envoyer, par l'exempt des gardes servant auprès de lui, le Grand Prieur à la Bastille. Celui-ci étoit déjà venu de Meudon pour parler au Roi de son affaire, et fit demander audience par la Vienne. Le Roi lui manda qu'il lui défendoit de se présenter devant lui, et lui ordonna de s'en aller sur-le-champ à la Bastille, où il trouveroit ordre de le recevoir. Il fallut obéir. Un moment après, arriva M. le prince de Conti, qui entretint le Roi en particulier dans son cabinet[4].

1. « Parce qu'il se promenoit beaucoup, » dit Dangeau.

2. Madame dit : « Le prince de Conti, le duc de la Feuillade et le grand prieur de Vendôme jouaient à l'hombre, à Meudon; le prince de Conti jouait. Le Grand Prieur, à ce que raconte le prince de Conti, avait codille sûr en main, et frappa sur la carte afin que la Feuillade coupât : ce qu'il fit; et alors le prince de Conti perdit codille. Il dit au Grand Prieur : « Vous jouez avec trop grand avantage, faisant couper « à codille sûr. » Le Grand Prieur répondit : « Tout autre que vous « ne me dirait pas cela! » « Je prends ces Messieurs à témoins, dit le « prince de Conti, que je n'ai rien dit qui vous puisse offenser; mais, « pour le codille, vous l'aviez sûr dans votre main. » Monsieur le Duc et M. le marquis de Gesvres regardaient le jeu. Le Grand Prieur se leva et dit : « Il n'y a plus moyen de jouer avec vous. » Le prince de Conti répondit : « Après ceci, il dépendra de vous de jouer avec moi « ou non; mais, pour le présent, il y a encore cinq poules à jouer. Je « veux que vous les acheviez. » Tout en jurant qu'on ne l'y prendrait plus, le Grand Prieur finit la partie : après quoi, le Dauphin lui défendit de plus rien dire à M. de Conti. » (*Correspondance de Madame*, recueil Jaeglé, tome I, p. 199-200, et recueil Rolland, p. 186-187.)

3. Premier gentilhomme en survivance : ci-dessus, p. 162.

4. Il y eut deux scènes, et non pas une seule, d'après les récits de

Le lendemain, 30 juillet, M. de Vendôme arriva d'Anet, eut audience du Roi, et de là alla chez M. le prince de Conti. Ce fut un grand émoi à la cour. Les princes du sang prirent l'affaire fort haut, et les bâtards si embarrassés[1], que, le 2 août, M. du Maine et M. le comte de Toulouse allèrent voir M. le prince de Conti. Enfin l'affaire s'accommoda à Marly. Le 6 août, le matin, Monseigneur pria le Roi de vouloir bien pardonner au Grand Prieur et le faire sortir de la Bastille, et l'assura que M. le prince de Conti lui pardonnoit aussi. Là-dessus, le Roi envoya chercher M. de Vendôme : il lui dit qu'il alloit faire expédier l'ordre pour faire sortir son frère de la Bastille; qu'il pourroit, le lendemain, l'amener à Marly, où d'abord il vouloit qu'il allât demander pardon à M. le prince de Conti, après[2] à Monseigneur; qu'il le verroit ensuite, et que, de là, il s'en retourneroit à Paris. Il ajouta qu'au retour à Versailles, le Grand Prieur pourroit y venir[3]. La chose fut exécutée de point en

Madame, de Racine, de l'ambassadeur Erizzo et des *Annales de la cour*, et, par hasard, Dangeau, que suit notre auteur, se trouve n'être pas exact. Ce fut seulement le lundi 29 que les choses prirent une tournure plus vive. Ce jour-là, comme le prince de Conti traversait seul la cour de Meudon, le Grand Prieur alla lui demander raison. Le prince de Conti se fâcha tout rouge, et dit : « Tout autre, quel qu'il puisse être, que j'aurais offensé, je lui ferais raison; mais, pour vous, misérable, je vous méprise trop pour cela. Allez à la tranchée de Barcelone! » Tout Meudon accourut. Les deux adversaires se mirent tellement en colère, qu'ils se reprochèrent ce qu'ils savaient l'un de l'autre, et s'injurièrent comme des palefreniers. Le prince se rendit incontinent chez Monseigneur, puis chez le Roi, et leur raconta tout. Le Grand Prieur voulut en faire autant; mais M. le Dauphin refusa de le voir, ainsi que le Roi, qui lui fit dire d'aller prendre ses ordres chez M. de Pontchartrain. On avait déjà expédié la lettre de cachet pour la Bastille, qui a été publiée par Jal et par Ravaisson. Le soir même, à neuf heures, le Grand Prieur s'y rendit.

1. Il faut sous-entendre un verbe : se trouvèrent, ou furent. — Le *b* d'*embarrassés* corrigé un *p*.

2. *Après* est en interligne, au-dessus d'*ensuite*, biffé.

3. Tout cela est copié presque textuellement du *Journal de Dangeau*.

point de la sorte le lendemain jeudi, 7 août, les deux pardons demandés et en propres termes, et M. de Vendôme présent avec son frère. Ce ne fut pas sans que nature pâtît cruellement en tous les deux ; mais il fallut avaler le calice et calmer les princes du sang, qui étoient extrêmement animés[1].

L'électeur de Saxe reconnu roi de Pologne par le Roi.

Pendant les jours de cette querelle[2], un envoyé de l'électeur de Saxe qui venoit d'arriver[3] à Paris eut audience du Roi, et son maître fut publiquement reconnu ici roi de Pologne[4].

1. Dangeau dit : « M. de Vendôme s'est comporté dans toute cette affaire avec beaucoup d'esprit et tant de sagesse, qu'il a désarmé les princes du sang, qui étoient fort animés. » (*Journal*, tome VI, p. 393.) Dans ses notes de l'année 1698 (Arch. nat., M 757, p. 105-106), le P. Léonard ajoute quelques détails sur l'accommodement : « ....Pendant le temps de sa détention (du Grand Prieur), M. le duc de Vendôme, son frère aîné, fut toujours en mouvement.... Le 12..., S. M., l'ayant fait entrer dans son cabinet, lui fit une forte mercuriale du manque de respect qu'il avoit eu pour M. de Conti, prince du sang, et pour Mgr le Dauphin, dans la maison duquel il s'étoit emporté. Le Grand Prieur a demandé pardon à Mgr le Dauphin de son emportement dans sa maison. Il a embrassé les genoux de M. le prince de Conti, en lui demandant pardon ; qui lui dit qu'il lui pardonnoit, qu'il ne songeoit plus à ce qui s'étoit passé entr'eux, et qu'il vouloit vivre avec lui en bonne amitié.... Le Grand Prieur alla ensuite à l'hôtel de Condé, voir les princes du sang, savoir : Monsieur le Prince et M. le duc de Bourbon, son fils, pour leur demander pardon de ce qui lui étoit arrivé avec M. le prince de Conti. » Les rapports de l'ambassadeur Erizzo font connaître que le duc du Maine, quoique allié au prince de Conti, et le comte de Toulouse, tous deux intéressés à la cause des bâtards, prirent la défense du Grand Prieur, comme Saint-Simon le raconte.

2. *Journal de Dangeau*, 29 juillet (tome VI, p. 388) : « Le Roi, après son lever, donna audience au général Jourdan, envoyé du nouveau roi de Pologne. Il eut audience ensuite de toute la maison royale. » C'était un livonien, major général dans les troupes de l'Électeur. Il est appelé *Jordan* par la *Gazette d'Amsterdam* (n° LXIII) et par le *Mercure historique et politique*, qui reproduit ses discours (tome XXV, p. 445-447), et *Jordanis* par le baron de Breteuil, dans ses mémoires sur les réceptions d'ambassadeurs (ms. Arsenal 3860, p. 207).

3. L'apostrophe, avant *arriver*, manque dans le manuscrit.

4. Dangeau dit que les voies avaient été préparées, pour cette recon-

Presque en même temps[1], c'est-à-dire le 29 mai[2], dans la matinée, Mme de Saint-Simon accoucha fort heureusement, et Dieu nous fit la grâce de nous donner un fils[3]. Il porta, comme j'avois fait, le nom de vidame de

Naissance de mon fils aîné.

naissance, par le nonce du Pape, dont les collègues en Pologne avaient tant fait pour l'accommodement avec le primat (ci-dessus, p. 46).

1. Cette fois, ce n'est pas Dangeau qui a fourni l'information à notre auteur, et celui-ci dut avoir quelque dépit de voir que la naissance de son héritier n'était pas consignée dans le *Journal*. Nous en trouvons l'annonce dans la *Gazette d'Amsterdam*, dont le correspondant de Paris dit, à la date du 4 août (nº LXIV) : « La duchesse de Saint-Simon est accouchée d'un fils, dont le maréchal de Lorge a été le parrain. » Ce baptême avait eu lieu le jour même.

2. Lisez : *juillet*. Ce lapsus est des plus étonnants, surtout après les dates qui ont été données quelques lignes plus haut, et je dois dire qu'il m'a induit à mettre *mai*, et non *juillet* (comme les généalogistes), dans le tableau de filiation des ducs de Saint-Simon, tome I, p. 415.

3. Jacques-Louis de Rouvroy, dont l'acte de baptême n'a pas été relevé avant l'incendie du dépôt des registres paroissiaux de Paris, conserva le titre de vidame de Chartres jusqu'en 1722, époque à laquelle son père, revenant avec lui d'Espagne, où il avait obtenu la Toison d'or pour ce fils aîné, lui fit prendre le titre de duc de Ruffec. Dès les premiers temps de la Régence, il avait eu la survivance du gouvernement de Blaye (21 octobre 1715), et, le 25 septembre 1717, le commandement du régiment de cavalerie de Saint-Aignan, qui reçut le nom de Saint-Simon. Le duc de Ruffec ne prit séance au Parlement que le 12 janvier 1733, sur démission de son père ; il fit la campagne de cette même année sur le Rhin, fut promu brigadier le 20 février 1734, mais quitta l'armée en mars 1735, pour cause de mauvaise santé, et mourut à Paris le 16 juillet 1746, dans sa quarante-neuvième année. La *Gazette*, à l'occasion de sa mort, lui attribua les titres de gouverneur de Blaye et de grand bailli de Senlis. Il avait épousé, le 26 mars 1727, la princesse de Bournonville (Catherine-Charlotte-Thérèse de Gramont), qui mourut le 21 mars 1755, ayant eu une seule fille, Marie-Christine-Chrétienne de Rouvroy Saint-Simon, née à Paris le 7 mai 1728, laquelle épousa, le 10 décembre 1749, Charles-Maurice Grimaldi de Monaco, comte de Valentinois, et hérita du comté de Rasse, du duché de Ruffec et de Saint-Simon, de la grandesse d'Espagne et de toute la succession de son grand-père paternel, mais mourut sans enfants, le 4 juillet 1774, dernière représentante de la branche ducale. Elle avait pris le tabouret le 4 juin 1754, et avait été nommée dame pour accompagner Madame le 27 octobre 1762. Voyez le tableau généalogique dans

Chartres[1]. Je ne sais pourquoi on a la fantaisie des noms singuliers; mais ils séduisent en toutes nations, et ceux mêmes qui en sentent le foible les imitent. Il est vrai que les titres de comtes[2] et de marquis[3] sont tombés dans la poussière par la quantité de gens de rien, et même sans terres, qui les usurpent, et par là tombés dans le néant : si bien même que les gens de qualité qui sont marquis

notre tome I, p. 415 et 427, et la *Notice sur la vie et les mémoires de Saint-Simon*, par M. Chéruel (1876), p. LXVII. — Les contemporains du duc de Ruffec, Mathieu Marais, le duc de Luynes, disent que c'était un homme plein de morgue, uniquement infatué, comme son père, de tout ce qui était pairie, qu'on ne savait si son silence était hauteur ou manque d'esprit, et qu'il mourut épuisé par des excès de jeunesse.

1. Tome I, p. 23 et Appendice, p. 441-443.

2. Sur le titre de comte, voyez les *Projets de rétablissement du royaume de France*, tome IV des *Écrits inédits de Saint-Simon*, p. 234-235.

3. *Ibidem*, p. 232-234. — On dit que la première érection de marquisat (titre d'origine germanique) fut faite en février 1505, pour Louis de Villeneuve-Trans, seigneur de Seranon, chambellan de Charles VIII et chef de la flotte qui coopéra à la conquête de Naples, en 1495, puis ambassadeur du roi Louis XII à Rome et compagnon d'armes de Gaston de Foix et de Bayart. Le premier marquisat de l'Ile-de-France, celui de Nesle, ne fut créé qu'en 1545, pour Louis de Sainte-Maure. L'enregistrement de l'érection de 1505 souffrit beaucoup de difficultés au parlement d'Aix, et les comtes qui siégeaient dans les États contestèrent la préséance au nouveau marquis. Autrement, de par l'usage général et les coutumes locales, les marquis prenaient le pas sur les comtes, et la preuve même en est dans l'abus qu'on arriva à faire de ce titre au temps de Louis XIV, où Mme de Sévigné écrivait à son cousin Bussy (*Lettres*, tome IV, p. 287) : « Je n'ai encore vu personne qui se soit trouvé déshonoré de ce titre (de comte).... Il n'a point été profané comme celui de marquis. Quand un homme veut usurper un titre, ce n'est point celui de comte, mais celui de marquis.... » Mme de Sévigné, dont le marquisat, d'ailleurs, ne portant sur aucune terre érigée régulièrement, n'était point reconnu par la Chambre des comptes, nous fait connaître en un autre endroit (*Lettres*, tome V, p. 17, et recueil Capmas, tome I, p. 410) que son gendre, voulant vendre la terre de Vénéjan, chercha à la faire préalablement décorer d'un titre de marquisat, qui eût tenté quelque acquéreur par la facilité d'en obtenir le renouvellement. Quoique le marquis fût supérieur au comte dans la hiérarchie nobiliaire, l'usage s'était introduit que presque tous les fils de comte prissent un marquisat parmi leurs titres terriens, pour s'en qua-

ou comtes, qu'ils me permettent de le dire, ont le ridicule d'être blessés qu'on leur donne[1] ces titres en parlant à eux[2]. Il reste pourtant vrai que ces titres émanent d'une érection de terre[3] et d'une grâce du Roi, et, quoique cela n'ait plus de distinction, ces titres, dans leur origine et bien longtemps depuis, ont eu des fonctions[4], et que[5]

lifier jusqu'à la mort de leur père, et reprendre alors, plus légalement, le titre de comte. Voyez les citations curieuses de Littré, art. MARQUIS.

1. *Donne* a été ajouté après coup, en interligne.

2. Saint-Simon, au contraire, tenait beaucoup à la conservation de ces titres et à une hiérarchie régulière. Le fond principal de ses *Projets de rétablissement du royaume de France*, indiqués plus haut, est une « nécessité de remédier, avant tout, à l'incroyable confusion des titres. » Il voulait des distinctions, et comme honneurs et comme droits et comme costumes, variant suivant les titres de marquis, de comte, de vicomte, de baron ou de baronnet. Nous avons aussi de lui, dans le volume 60 de ses papiers (*France* 215, fol. 70-75), un mémoire de six feuillets sur les ducs, comtes et marquis. A la fin des *Mémoires* (tome XVIII, p. 153), il s'écrie : « Qui veut se faire annoncer marquis ou comte le devient aussitôt pour tout le monde, qui en rit, mais qui l'y appelle, sans autre droit ni titre que l'impudence de se l'être donné à soi-même.... Tout est plein de marquis et de comtes, les uns de qualité grande ou moindre, les autres canailles ou peu s'en faut, pour la plupart, ceux-ci, de pure usurpation de titre. »

3. Le titre était attaché à une terre ou à un ensemble de terres plus ou moins considérable selon la hiérarchie[a], et il ne pouvait se transmettre régulièrement aux héritiers de celui qui avait obtenu l'érection que s'ils conservaient la terre. Faute d'héritiers, le titre périssait; mais un nouveau possesseur pouvait assez facilement faire faire une seconde érection. Autrement, les titres ne devaient pas s'accoler directement à un nom patronymique, comme Saint-Simon nous le dira (tome III de 1873, p. 258) : « Marquiser ou comtiser un nom bourgeois de famille ne se faisoit pas, alors que le *de* s'usurpoit partout. »

4. Allusion aux anciens comtes, dont l'existence et les fonctions remontaient à l'organisation gallo-romaine, et aux anciens marquis ou gardiens des marches frontières (*marchiones fines Regni tuentes*). Sur les premiers, voyez un passage des *Mémoires*, tome X, p. 363 et 364.

5. Ce *que* semble singulier ici, parce que l'équivalent a été oublié deux lignes plus haut, avant « quoique cela ».

a Pour un marquisat, trois baronnies et six châtellenies tenues du Roi en un seul hommage; pour un comté, deux baronnies et trois châtellenies. — Il était bien rare que ces conditions fussent exactement observées.

leurs distinctions ont duré bien au delà de ces fonctions[1]. Les vidames, au contraire, ne sont que les premiers officiers de la maison de certains évêques, par un fief inféodé d'eux[2], et, à titre de leurs premiers vassaux, conduisoient tous leurs autres vassaux à la guerre, du temps qu'elle se faisoit ainsi entre les seigneurs, les uns contre les autres, ou dans les armées que nos Rois assembloient contre leurs ennemis avant qu'ils eussent établi leur milice sur le pied que peu à peu elle a été mise, et que peu à peu ils ont anéanti le service[3], avec le besoin des vassaux[4], et toute la puissance et l'autorité des seigneurs[5].

1. Sous les deux premières races, le comte était un officier supérieur, délégué immédiat du souverain dans une circonscription délimitée, avec les pouvoirs militaire, civil et judiciaire; de même, le marquis dans les territoires frontières ou marches. Après Charlemagne, presque tous ces dignitaires s'arrogèrent comme patrimoine héréditaire les territoires dont ils n'avaient eu que l'administration jusque-là, devinrent des seigneurs féodaux, et perdirent leur caractère primitif de fonctionnaires, qui eût été incompatible avec le nouvel ordre de choses. Pour juger de ce que les savants professaient sur ces matières un peu obscures au temps de Saint-Simon, il suffit de se reporter à l'article Duc du *Moréri*.

2. C'est-à-dire que le titre de vidame et les fonctions inhérentes à ce titre étaient attachés à un fief mouvant, non pas du Roi, mais de l'évêque, et que celui-ci en donnait l'inféodation. Cela a été suffisamment expliqué pour le vidamé de Chartres dans l'Appendice de notre tome I, p. 443. On peut se reporter aussi au mot VIDAMES dans le *Dictionnaire de Moréri*, ou aux autorités qui y sont citées, parmi lesquelles figure un *Traité des Vidames* de Jean Pillet. Il y a un article important de Brussel dans son *Nouvel examen de l'usage général des fiefs* (1750), tome II, p. 755-768.

3. Régulièrement, il faudrait : « et que peu à peu ils *eussent* anéanti le service », cette partie de la phrase se reliant à *avant que*, et non à *sur le pied que*.

4. C'est-à-dire le besoin de recourir aux vassaux et arrière-vassaux. — Le manuscrit porte *vasseaux*, avec correction de l'*e*.

5. Après des essais infructueux d'organisation d'une armée permanente sous Charles V, ce fut Charles VII qui institua d'une façon fixe et régulière la cavalerie des gens d'armes ou compagnies d'ordonnances et l'infanterie des francs-archers, paysans choisis dans chaque paroisse et exemptés de l'imposition. Louis XI et Charles VIII se servirent de

Il n'y eut donc jamais de comparaison entre le titre de vidame[1], qui ne marque que le vassal et[2] l'officier d'un évêque, et les titres qui, par fief, émanent des Rois. Mais, comme[3] on n'a guère connu de vidames[4] que ceux de Laon, d'Amiens, du Mans et de Chartres[5], et qu'entre ceux-là un Montoire, dont la maison avoit pris le nom de Vendôme par en avoir épousé l'héritière, dont les Montoires relevoient[6]; parce que, dis-je, ce Ven-

mercenaires étrangers. François Ier, en 1534, créa sept légions provinciales, auxquelles on renonça bientôt pour en former les régiments d'infanterie, de même que les compagnies de gendarmes ou de chevau-légers devinrent l'origine de la cavalerie légère.

1. En latin, *vice-dominus*, vice-seigneur, suppléant du seigneur. Étienne Pasquier a dit, exactement comme notre auteur, qui peut-être le suit en ce moment : « VIDAME, qui, de sa première institution, étoit le juge temporel des évêchés et collèges ecclésiastiques, que nos ancêtres appelèrent en latin *vice-dominus*.... Depuis, tout ainsi que nos Rois firent de leurs comtes-juges des vasseaux (*sic*[a]), aussi firent le semblable les ecclésiastiques de leurs vidames. Et de là est que nous voyons les vidames de Chartres, d'Amiens et de Reims être très riches et avoir amples seigneuries, que l'on relève des évêques. » (*Recherches de la France*, liv. VIII, chap. 5, dans les *Œuvres*, éd. 1723, tome I, col. 769.)

2. *Et* corrige *d*[*'un*]. — 3. *Comme* corrige un *q*.

4. Le signe du pluriel a été ajouté après coup.

5. Nous avons déjà indiqué ces vidamés et leurs propriétaires au temps de Louis XIV; le *Dictionnaire de Moréri* ne cite en plus que le vidame de Reims, celui de Gerberoy (titre annexé à l'évêché même de Beauvais), et le vidame d'Esneval ou de Normandie, qui, lui, relevait nûment de la couronne. Du Cange en compte dix. Le titre de vidame de Châlons était porté, en 1698, par un conseiller au Parlement, François Guillaume. Certaines abbayes aussi avaient leurs vidames, ou bien des avoués, titre à peu près équivalent.

6. *Histoire généalogique*, tome VIII, p. 725-731. — Montoire est actuellement un des chefs-lieux de canton de l'arrondissement de Vendôme. Agnès de Vendôme, dernière héritière des comtes de cette ville, dont la filiation est établie jusqu'au temps de Hugues Capet, épousa, vers la fin du douzième siècle, Pierre, seigneur de Montoire, et leur fils releva le titre de comte en 1218. Trois générations plus tard, la terre de la Ferté fut apportée dans la branche des Vendôme seigneurs

a Saint-Simon a d'abord suivi cette orthographe, deux lignes plus haut, et c'est précisément l'édition de 1723 qui figure dans le catalogue de sa bibliothèque.

dôme[1] s'illustra par sa gentillesse, ses galanteries, ses grands biens, sa magnificence et la splendeur du tournoi qu'il donna[2], et par les intrigues et les grandes affaires où il n'eut que trop de part, puisqu'elles le firent périr dans la Bastille[3], ce nom de vidame de Chartres a paru

de la Chartre-sur-le-Loir, par l'héritière de Pierre de Mésalent, chevalier, et de Mahaud de Poissy, dame de la Ferté-Arnauld et de Villepreux. Son petit-fils Robert devint vidame de Chartres en épousant l'héritière du dernier vidame de la famille de Meslay (Meslay-le-Vidame, entre Chartres et Châteaudun), et c'est alors que la terre de la Ferté quitta son surnom d'*Arnauld*, qu'elle tenait d'un fils de Guillaume de Ferrières, qui vivait en 1128, pour devenir la Ferté-au-Vidame. Un frère de Robert, Jean, vaillant serviteur de Charles VII, épousa la veuve du maréchal Gilles de Retz (le *Barbe-bleue* de la légende) et fut le trisaïeul du vidame nommé ci-dessous, dont Brantôme a fait l'éloge.

1. François de Vendôme, chevalier de l'ordre du Roi, qui succéda à Bonnivet, en 1557, comme colonel général des bandes de Piémont, puis fut gouverneur de Calais et du Calaisis. Notre auteur va faire allusion à l'éloge de ce personnage par Brantôme, dans ses GRANDS CAPITAINES FRANÇOIS (*Œuvres*, tome VI, p. 113-123). C'est aussi un des principaux héros du roman de Mme de la Fayette, *la Princesse de Clèves*.

2. *Donne* corrigé en *donna*. — Ce n'est pas précisément un tournoi que donna le vidame; mais Brantôme raconte que, prié par un espagnol de venir lui servir de parrain dans un duel outre-monts, « à ses propres coûts et dépens, il mena au combat en Italie Artiague, avec cent gentilshommes, en poste, tous vêtus d'une même parure et fort superbe, tant de la poste que de pied, et chacun une chaîne d'or au col faisant trois tours...; et lui seul fit les frais du combat, qui n'étoient pas petits.... » (*Œuvres de Brantôme*, tome VI, p. 114.) Ensuite vient la description d'un festin que le vidame offrit à la cour d'Angleterre, en 1550. Brantôme fait entendre que Catherine de Médicis l'« aima et porta jusqu'au jour de sa viduité, » puis le haït au point de concourir à sa disgrâce. Le président de Thou le qualifie d'homme « illustre par sa naissance, puissant en biens, grand en esprit et en courage, mais trop amateur du mal. » On estima ses terres, quand il mourut, à près de trois millions.

3. Après la mort d'Henri II, le nouveau roi fit mettre le vidame à la Bastille, sous l'accusation d'avoir connu les menées du prince de Condé, son parent. Il n'en sortit qu'à la mort de François II, étant atteint d'un mal qui l'enleva quelques jours après ce prince, le 16 décembre 1560. (*Antoine de Bourbon et Jeanne d'Albret*, par le baron de Ruble, tome II, p. 325-333; *Lettres de Catherine de Médicis*, publiées par le comte H. de la Ferrière, tome I, p. LXXXII et 147.)

beau, et, ce fief ayant toujours appartenu aux mêmes qui avoient la terre de la Ferté-Arnauld[1], qui, de ce Vendôme, tomba par sa sœur aux Ferrières[2], et de ceux-ci, encore par une sœur, aux la Fin[3], Louis XIII l'ayant fait ache-

1. Voyez la liste des vidames insérée par M. Lucien Merlet dans ses *Lettres des rois de France.... aux.... habitants de Chartres* (1855), p. 110-111, note (cette liste présente des différences notables avec l'*Histoire généalogique*); la notice consacrée à la Ferté-Arnauld ou au-Vidame dans l'*Annuaire du département d'Eure-et-Loir* pour 1851, la *Notice sur la vie et les mémoires de Saint-Simon*, par M. Chéruel, p. LXIII-LXIV et LXXIII, et le livre de M. Armand Baschet sur *le Duc de Saint-Simon*, p. 55-66 et 193.

2. Ce n'est pas la sœur du vidame, mais sa tante, Louise de Vendôme, qui épousa, le 12 septembre 1519, François de Ferrières, seigneur de Maligny, en Bourgogne, et fut mère de : 1° Jean de Ferrières, vidame de Chartres, mort sans postérité; 2° Edme de Ferrières, dit le jeune Maligny; 3° Béraude de Ferrières, femme : 1° du seigneur de Bédeuil; 2° (17 avril 1559) de Jean de la Fin, seigneur de Beauvoir-la-Nocle, et qui fut dame d'honneur de Catherine de Navarre, et mère de Prégent de la Fin, vidame de Chartres. (*Histoire généalogique*, tome VIII, p. 730; Cabinet des titres, dossier BOURBON 3006, fol. 1-4, notice sur les vidames de Chartres, princes de Chabanais, dressée d'après les titres du Trésor de la Ferté, vers 1635.) Jean de Ferrières-Maligny, fils aîné de Louise de Vendôme, joua un rôle considérable dans le parti protestant après la mort de son cousin germain, aux projets duquel il avait été mêlé (*Antoine de Bourbon et Jeanne d'Albret*, tome II, p. 343-348; *Histoire universelle*, par J.-A. de Thou, tomes V, p. 626, et VI, p. 390; *Lettres de Catherine de Médicis*, tome I, p. LXXXI, LXXXII et 161; *la France protestante*, tome V, art. FERRIÈRES). Condamné à mort en même temps que Coligny et Montgommery, pour lèse-majesté, il trouva un asile à l'étranger, avec son frère Edme, qui se noya à Genève en 1560. C'est lui sans doute qui fit établir à la Ferté-Vidame un temple réformé, dont la destruction eut lieu dans une sédition, cent ans plus tard (Benoît, *Histoire de l'édit de Nantes*, tome IV, p. 459). Sa vie a été écrite en 1858 par M. Léon de Bastard. Après lui, le vidamé passa à sa sœur, qui, devenue veuve en 1599, mourut le 3 septembre 1618, à la Ferté-Vidame. Cette terre était évaluée alors à près de trois cent mille écus, et avait une certaine importance comme maison forte.

3. Saint-Simon a déjà raconté ce qui va suivre, mais plus au long, dans notre tome II, p. 14-15. Quand Prégent de la Fin mourut, en octobre 1624, sans postérité, allant conduire la cavalerie, comme maréchal de camp, au secours de Breda, sa terre était saisie par les créanciers.

ter à mon père, parce qu'il n'y a que vingt lieues de là à Versailles, il acheta en même temps ce fief dans Chartres, qui en est le vidamé[1], et m'en fit porter le nom[2], que j'ai fait après porter à mon fils[3].

Éclat entre le duc de Bouillon et le duc d'Albret, son fils.

Un peu devant le voyage de Compiègne, M. de Bouillon et le duc d'Albret[4], son fils aîné, se brouillèrent avec éclat[5]. Il y avoit quelque temps que, de l'agrément du père, le fils avoit fait un voyage à Turenne, pour en rapporter le présent qui se faisoit aux[6] fils aînés du seigneur de Turenne la première fois qu'il y alloit[7]. Le duc d'Albret y avoit mené des gens d'affaires, qui y trouvèrent un testament du maréchal de Bouillon[8], portant, à ce qu'ils prétendirent, une substitution dûment faite et insinuée partout où il appartenoit, qui assuroit tout d'aîné en aîné[9],

1. Voyez notre tome I, Appendice, p. 443. — « Qui en est le vidamé, » c'est-à-dire qui est le siège du vidame et de son titre.

2. Tome I, p. 22.

3. A la fin de ce paragraphe, le manuscrit porte deux crochets ainsi espacés [ ].

4. Tomes II, p. 128, et III, p. 24. Reçu dans l'ordre de Malte le 10 avril 1670 et destiné à l'Église, pourvu de l'abbaye de Bonport dès 1677, à dix ans, et reçu docteur de Sorbonne avec grand apparat (*Mémoires*, tome III de 1873, p. 309-311; *Écrits inédits*, tome III, p. 146 et 373), présenté au Pape en 1690 (*Mémoires de Coulanges*, p. 190 et 195), ce nouveau duc d'Albret avait quitté ses bénéfices à la mort du prince de Turenne, son frère aîné (1692), pour prendre l'épée; mais il conservait le titre sous lequel on l'avait connu jusque-là.

5. *Sourches*, tome VI, p. 45; *Dangeau*, tome VI, p. 379, 380 et 386. Comparez une Addition de Saint-Simon à ce *Journal*, tome XI, p. 74, et d'autres passages des *Mémoires*, tomes IV, p. 398, V, p. 163, et VIII, p. 92.

6. *Au*, corrigé en *aux*.

7. Ce détail manque dans le *Journal*, que, pour le reste, notre auteur va paraphraser. Les états de la vicomté fixaient le montant du présent: en 1703, il y en eut un de quinze mille livres (Arch. nat., R² 491). — Il eût dû, correctement, écrire : « qu'ils y alloient », ayant corrigé *au* en *aux*.

8. Son bisaïeul : ci-dessus, p. 266.

9. C'est-à-dire qui réglait à jamais la transmission de tous les biens de famille d'aîné en aîné, sans qu'aucune partie en pût être distraite par aliénation ou par legs. — Le testament du maréchal, fait à Sedan le 17 mai 1613, fut imprimé en 1708, dans les Preuves de l'*Histoire de*

qui[1], par conséquent, lioit les mains à M. de Bouillon sur tout avantage à ses cadets, et le mettoit de plus hors d'état de payer ses créanciers personnels que sur ses[2] revenus pendant sa vie[3]. Au retour de M. d'Albret, ce feu couva sous la cendre; on tourna M. de Bouillon; on n'osoit tout dire. A la fin, on vint au fait, et M. d'Albret porta le testament au lieutenant civil[4]. A quel-

la maison d'Auvergne, tome II, p. 799 et 800. On y lit cette clause : « Que si mon fils aîné décède sans enfants mâles ou femelles, de mon vivant ou après, en ce cas tout ce que à icelui ai laissé ci-dessus appartiendra pour le tout, et sans aucune distraction de trébellianique, que je prohibe, à mon second fils ou à l'aîné de ses mâles, s'il étoit prédécédé. Et si mon second fils n'avoit laissé que des filles, lesdits biens viendront à mon troisième fils, si Dieu m'en donne, ou à son fils aîné, ainsi d'aîné mâle en aîné mâle, sans rien morceler..., bornant le présent fidéicommis et substitution à deux degrés, qui seront comptés par personnes et sans compter le premier institué : ce que je déclare afin d'éviter toute obscurité et occasion de procès.... Mais, d'autant que j'ai grande espérance du bon naturel de mon fils aîné, je veux que, s'il laisse des enfants à lui survivants, il puisse librement pourvoir ainsi qu'il avisera à la conservation de sa maison; mais, s'il n'avoit disposé, j'appelle son fils aîné, en laissant la légitime aux autres.... » Les substitutions, prohibées par certaines coutumes, avaient été réduites à trois degrés par les ordonnances d'Orléans (1560) et de Blois (1561); aujourd'hui, elles ne peuvent s'étendre, pour la quotité disponible, au delà des petits-enfants ou des neveux. L'enregistrement au greffe et la publication en audience publique étaient prescrits par l'ordonnance de Moulins.

1. Avant ce *qui*, Saint-Simon a biffé une conjonction *et*.

2. On avait, jusqu'ici, lu et imprimé : *les*, quoique Saint-Simon ait écrit : *ces*, corrigé en *ses*.

3. C'est-à-dire que le duc de Bouillon, simple usufruitier, ne devait jamais toucher que les revenus.

4. « .... M. d'Albret prétend que tous les biens de la maison de Bouillon sont substitués à l'aîné, et qu'ainsi M. son père ne peut ni vendre, ni engager, ni emprunter, ni avantager ses cadets. Il a porté ce testament à M. le lieutenant civil, et veut qu'il ait toute sa force et teneur. M. d'Albret avoit prié Mme la duchesse du Lude d'en parler à M. de Bouillon : mais il n'a pas attendu sa réponse.... M. de la Trémoïlle approuve et soutient le procédé du duc d'Albret, son gendre. Ils prétendent tous deux que le testament dont il est question a été enregistré à Brive-la-Gaillarde, à Sarlat, à Turenne et à Sedan, et qu'ainsi il ne tiendra qu'à eux de faire perdre aux créanciers de M. de Bouillon

ques semaines de là[1], M. de Bouillon étant allé à Évreux[2], son fils y envoya lui signifier un exploit par un huissier à la chaîne, qui sont ceux qui peuvent exploiter indifféremment partout et que chacun qui veut emploie quand on veut faire une signification délicate et forte, parce que ceux-là sont toujours fort respectés et instrumentent avec une grosse chaîne d'or au col, d'où pend une médaille du Roi; ils sont en même temps huissiers du Conseil, et y servent avec cette chaîne[3]. Cette démarche

tout ce qui leur est dû.... » (*Journal de Dangeau*, tome VI, p. 379.) — La charge de lieutenant général civil du prévôt de Paris, dont les attributions criminelles avaient été détachées en 1337, et les attributions de police en 1667 (tome IV, p. 10, note 7), appartenait depuis 1671 à Jean le Camus, non moins connu pour son amitié avec Mme de Sévigné et pour l'antipathie que Bussy manifestait à son égard, que pour son activité à la réforme des lois et sa sévérité dans la répression des délits. Saint-Simon dira de lui que c'était « la plus haute représentation du magistrat. » Les fonctions consistaient, comme présidant de fait le Châtelet (voyez ci-dessus, p. 137, note 2, ce que j'ai dit du prévôt de Paris), à recevoir toutes les requêtes en matière civile, à juger les contestations urgentes sur rapport de *référé*, et à prononcer dans les affaires de famille, comme le font aujourd'hui les présidents des tribunaux de première instance. Le lieutenant civil tenait lui-même la chambre civile, où se jugeaient les affaires au-dessous de mille livres. Sa charge était vénale, et le prix en fut porté de trois cent mille livres à cinq cent mille, lorsque M. le Camus mourut.

1. Les deux premières mentions, dans le *Journal*, sont à la date du 10 et du 11 juillet. A la date du 24 (p. 386), on lit : « M. le duc d'Albret a envoyé un huissier de la chaîne à M. le duc de Bouillon, qui est à Évreux, qui lui a porté un exploit; cet huissier étoit accompagné d'un valet de chambre du duc d'Albret : cette circonstance a augmenté l'indignation du père, et les courtisans, et le Roi même, ont paru désapprouver le procédé de M. d'Albret.... »

2. L'ancien comté d'Évreux, réuni à la couronne par cession du roi Charles III de Navarre (ci-dessus, p. 195), en 1405, avait été compris, en 1651 (ci-dessus, p. 250), dans l'ensemble des domaines cédés en échange de Sedan. A deux kilomètres de la ville était le château de Navarre, ancienne résidence des princes de ce nom, que le duc de Bouillon fit reconstruire par Mansart en 1686.

3. Voyez la notice sur *les Conseils du Roi*, dans notre tome IV, p. 414, et une pièce publiée par M. G. Hanotaux à la suite de son livre

causa un grand vacarme : M. de Bouillon jeta les hauts cris, fit ses plaintes au Roi, et lui en dit, dans[1] sa colère, tout ce qu'il put de pis, et il exigea de sa plus proche famille et de ses amis de ne point voir le duc d'Albret. Le Roi s'expliqua assez partialement en faveur de M. de Bouillon pour mettre toute la cour de son côté, et ce procédé du fils y mit presque tout le monde, indépendamment de l'esprit courtisan. M. d'Albret, assez gauche et assez empêtré de son naturel[2], n'osa presque plus se montrer, quoique fort soutenu de M. de la Trémoïlle, son beau-père[3], et cette affaire le renferma fort dans l'obscurité et dans la mauvaise compagnie, quoiqu'il eût beaucoup d'esprit, et même fort orné, mais, avec cela, peu agréable[4].

Un arrêt du parlement de Dijon[5] fit en même [temps] un grand bruit[6] : il fit brûler le curé de Seurre[7], con- Curé de Seurre, ami de

sur les *Origines de l'institution des intendants des provinces*, p. 269-273.

1. La première lettre de *dans* corrige *e[n]*.

2. Spanheim, dans ses notes sur les principaux courtisans (*Relation de la cour de France*, Appendice, p. 413), range le duc d'Albret parmi les gens nuls. Il était mal vu du Roi.

3. Dangeau ajoute (p. 380) que M. de la Trémoïlle se défendait d'avoir connu les choses avant que l'affaire eût été portée au Châtelet.

4. L'affaire n'en finit pas là, quoi que semble dire Saint-Simon. Ce n'était qu'un premier acte, où, M. d'Albret ayant voulu faire mettre les scellés chez un intendant de son père, le Châtelet lui donna tort tout d'une voix (*Journal*, p. 386). Nous verrons le procès s'engager vivement en 1699, aboutir à une réconciliation en décembre 1700, puis finir en 1707, au profit de M. de Bouillon. Les factums et mémoires sont dans le ms. Clairambault 1115 et dans le dossier 17 024 du Cabinet des titres, fol. 355-635.

5. Cette cour, dont l'institution remontait à Louis XI (1476), et qui tenait le quatrième rang, comme ancienneté, dans les douze parlements de France, avait pour ressort, outre le duché de Bourgogne, le comté de Charolais et les pays de Bresse, Bugey et Gex, mais non les comtés de Mâcon, Auxerre et Bar-sur-Seine, qui relevaient du parlement de Paris.

6. La phrase qui suit est tirée du *Journal de Dangeau*, p. 401.

7. Seurre, ancienne ville forte sur la Saône, au N. E. de Chalon et près de la frontière franc-comtoise, avait reçu le nom de Bellegarde en 1620, étant alors érigé en duché-pairie pour le favori d'Henri IV

Mme Guyon, brûlé à Dijon.

Réponse de Monsieur de Cambray à Monsieur de Meaux.

vaincu de beaucoup d'abominations ensuite[1] des erreurs de Molinos et[2] fort des amis de Mme Guyon[3]. Cela vint fort mal à propos en cadence[4] avec la réponse de Monsieur de Cambray aux *États d'oraison* de Monsieur de Meaux, qui n'eut rien moins que[5] le succès et l'applaudis-

et de Louis XIII; mais l'appellation primitive avait reparu lorsque, Seurre ayant été racheté par le prince de Condé, le nom ducal avait été reporté sur la terre de Choisy, en Orléanais.

1. A la suite, comme conséquence.

2. *Et* est en interligne, sur *et il est[oit]*, biffé.

3. La *Gazette d'Amsterdam* (n° LXIX) enregistra la nouvelle en ces termes, sous la date du 22 août (Dangeau l'avait eue deux jours auparavant) : « On écrit de Bourgogne que le curé de Seurre, fameux quiétiste et ami de Mme Guyon, a enfin été condamné à être brûlé vif par arrêt du parlement de Dijon : ce qui parott presque incroyable. On ajoute que cet arrêt, qui décrète quelques-uns des complices, a mis la consternation dans le parti, qui néanmoins ne se croit pas entièrement perdu, quelques informations que l'on fasse, parce que le docteur de Sorbonne qui avoit entrepris le procès contre le sieur Robert, curé de Seurre, ne s'en mêle plus, se contentant d'y avoir dépensé six à sept mille livres pour lui faire faire son procès. » — En modifiant à peine le texte de Dangeau, notre auteur a commis une grosse erreur; car le curé Philibert Robert échappa par la fuite à l'exécution de l'arrêt rendu par défaut contre lui le 13 août, non seulement pour quiétisme, mais aussi pour inceste spirituel (*Archives de la Bastille*, tome IX, p. 78). Il se réfugia d'abord à Avignon, chez un chanoine, puis à Rome même; d'où ayant été obligé de fuir le 11 mai 1699, il fut arrêté à Florence et ramené dans les prisons du Saint-Office, sans qu'on ait su ce qu'il devint ensuite. Voyez sa notice dans le *Moréri*.

4. Nous avons déjà rencontré (tome I, p. 98) l'expression : « plus de cadence dès les premiers pas, » c'est-à-dire plus de précision dans les pas de danse, plus de justesse à suivre l'accompagnement des instruments. Ici de même, mais avec une autre tournure, Saint-Simon veut dire que l'affaire du curé de Seurre tomba, coïncida mal à propos avec l'apparition de la réponse de Fénelon, et nuisit à cette réponse. Comparez, dans une Addition au *Journal de Dangeau*, tome XVII, p. 120 : « Les représentations étoient en cadence de tout ce qui se passoit. » Mme de Motteville dit (*Mémoires*, tome II, p. 438) : « Ne pouvant s'empêcher de danser, il fallut attendre pour voir sur quelle cadence on les réjouiroit; » et le jeune Brienne (*Mémoires inédits*, tome II, p. 328) : « Sortir de cadence » à la danse.

5. Cette conjonction *que* a été ajoutée en interligne.

sement qu'avoit eu ce livre[1], et qu'il conserva toujours[2].

1. S'agit-il bien de l'*Instruction sur les états d'oraison* que nous avons vue paraître en avril 1697, et à laquelle Fénelon avait riposté par les *Maximes des saints* (tome IV, p. 66 et suivantes)? Notre auteur ne veut-il pas plutôt parler de la *Relation sur le quiétisme* dont il a annoncé la publication par Bossuet, si bien accueillie en juin 1698 (ci-dessus, p. 166)? Dangeau dit seulement, à la date du 23 août (tome VI, p. 402-403) : « Les réponses de Monsieur de Cambray aux lettres de M. l'archevêque de Paris et de Monsieur de Meaux commencent à paroître ici; il y a déjà quelque temps qu'elles sont à Rome. La réponse à Monsieur de Paris est en latin, et celle à Monsieur de Meaux est en françois. » A la fin de 1697, Bossuet avait prouvé, par ses deux opuscules *Mystici in tuto* et *Schola in tuto*, que la doctrine des vrais mystiques et scolastiques n'avait rien de commun avec les textes énumérés dans les *Maximes des saints*, et, par le *Quietismus redivivus*, que le livre de Fénelon reproduisait les erreurs du quiétisme. Cette polémique s'était continuée de part et d'autre par des recueils ou des lettres rendues publiques, et c'est à quoi Dangeau fait allusion; mais le « livre » qui assura le triomphe de Bossuet en 1698 est sa *Relation*, à laquelle Fénelon fit effectivement une réponse peu heureuse. (*Journal des savants*, 1698, p. 138-139, 225-231, 281-290, 384 et 404.)

2. Fénelon avait envoyé au Pape sa *Réponse à la Relation* dès la fin de juillet; mais il eut beaucoup de difficulté pour la faire imprimer, ainsi que pour en répandre les exemplaires à la cour, des mesures sévères ayant été prises par les ministres, quoique, selon certaines personnes, l'archevêque de Paris et Bossuet lui-même eussent demandé en grâce au Roi de la laisser paraître, persuadés qu'elle achèverait de discréditer l'auteur[a]. L'impression eut lieu sans doute à Rouen, peut-être par les soins du P. Tournemine, et le livre (s. l. n. d.) commença à se débiter « sous le manteau » dans les derniers jours du mois d'août. « Ceux qui ont vu cette pièce, lit-on dans la *Gazette d'Amsterdam* (n° LXXI), disent qu'elle est écrite avec beaucoup de modération et qu'elle détruit diverses impressions fort désavantageuses qu'on avoit données de la conduite de ce prélat, qui nie absolument d'avoir lu les écrits de Mme Guyon cités par Monsieur de Meaux, dont les écrits ne sont pas si modérés. » Madame, au contraire, dans deux lettres du 31 août et du 21 septembre, fait connaître l'effet défavorable produit par ce nouveau livre, où, pour son propre compte, elle disait trouver tout

a. C'est seulement le 8 juillet que M. d'Argenson reçut l'ordre de cesser toutes poursuites et recherches, sans qu'il y parût rien de la part du Roi, « ne devant pas empêcher Monsieur de Cambray d'écrire pendant que les autres prélats le font. » (Registres de la maison du Roi, année 1698, O[1] 42, fol. 116, 134-136 et 143 v°.)

Monsieur de Paris avoit, quelque temps auparavant, fait une visite aux ducs de Chevreuse et de Beauvillier. Ils avoient su la belle action qu'il avoit faite à l'égard du dernier, et qui portoit sur tous les deux : ils se séparèrent donc fort contents de part et d'autre, et ils firent depuis, dans toutes les suites de cette affaire, une grande différence de lui aux deux autres prélats[1].

Mort de la duchesse de Richelieu.

La duchesse de Richelieu[2] mourut d'une longue, cruelle et bien étrange maladie[3] : on lui trouva tous les os de la tête cariés jusqu'au col, et tout le reste parfaitement sain. Elle étoit Acigné, de très bonne maison de Bre-

très clair et très intelligible, sauf l'Avertissement ; mais on poussa Bossuet à achever d'écraser son adversaire, et il fit paraître des *Remarques sur la réponse de l'archevêque de Cambray à la Relation sur le quiétisme* (Anisson, 1698, in-12), dont le *Journal des savants* parla avec éloges, tandis qu'il n'avait dit mot de la *Réponse* de Fénelon. D'Argenson fut, vers le même temps, chargé d'aller interroger Mme Guyon et ses servantes à la Bastille, sur un mémoire dressé par l'archevêque de Paris.

1. Bossuet et Godet des Marais. — L'archevêque de Paris avait fait paraître en juin une réponse très vive contre Fénelon ; mais sa modération dans la victoire et sa magnanimité envers M. de Beauvillier le rendirent suspect : on le dénonça à Mme de Maintenon comme janséniste, encourageant ou inspirant les ennemis de la bonne doctrine (*Correspondance générale de Mme de Maintenon*, tome IV, p. 261). Son frère, l'évêque de Châlons, plus actif et plus ardent, examina soigneusement la *Réponse* de Monsieur de Cambray, et proclama qu'avec des endroits très beaux et bien écrits, il y avait beaucoup de « galimatias, » comme dans les *Maximes;* que c'était, en un mot, « un livre très dangereux et digne de censure. » Cette *Réponse*, disait-il, « est certainement éblouissante : le public en a porté un bon jugement ; j'en suis indigné. Si j'avois le temps, et que j'eusse suivi la dispute particulière, je ferois de belles notes dessus !... » (*Archives de la Bastille*, tome IX, p. 74.)

2. Il n'a été parlé jusqu'ici que de la première femme de M. de Richelieu, Anne Poussart de Fors, morte le 28 mai 1684. Le duc s'était remarié tout aussitôt, le 30 juillet 1684, avec Anne-Marguerite d'Acigné, qui mourut à Paris, le 19 août 1698, âgée de quarante-cinq ans, et dont le corps fut conduit le 22 aux caveaux de l'église de la Sorbonne, par un de ses parents, l'abbé de la Rochejaquelin. — Saint-Simon trouve la mention de cette mort dans le *Journal de Dangeau*, tome VI, p. 401, à côté de l'article du curé de Seurre.

3. « Après une longue maladie, » dit simplement Dangeau ; « après

tagne[1] et fort proche parente de ma mère[2], qui étoit issue de germaine de sa mère[3], et fort de ses amies[4]. C'est la seule dont M. de Richelieu ait eu des enfants[5].

De la princesse d'Espinoy douairière; ses enfants, ses progrès. [Add. StS. 264]

La princesse d'Espinoy la mère[6] mourut la veille ou le même jour, plus tristement encore. Elle étoit du voyage de Compiègne[7], et vouloit être de celui de Marly qui le précédoit immédiatement[8]. Allant à Versailles pour se présenter le soir même pour Marly[9], elle vint à six chevaux[10] chez Mme de Saint-Simon, dont la porte étoit

avoir langui un an entier, et après avoir éprouvé tous les remèdes des médecins de la Faculté et des empiriques, » disent les *Mémoires de Sourches* (tomes V, p. 374 et 378, et VI, p. 57).

1. Il y en a une filiation dans l'ouvrage du frère Augustin du Paz (1620) : *Histoire généalogique de plusieurs maisons illustres de Bretagne*, p. 582-611. On disait que c'était un rameau des comtes de Rennes.

2. Charlotte de l'Aubespine d'Hauterive : tome I, p. 25.

3. Mme de Richelieu était fille de Jean-Léonard d'Acigné, comte de Grandbois, et de Marie-Anne d'Acigné, de la branche aînée. Le grand-père paternel, Honorat d'Acigné, avait épousé Jacqueline de Laval-Lezay, fille d'Isabelle de Rochechouart-Mortemart, et celle-ci était sœur de la mère d'Éléonore de Volvire, mère de Mme de Saint-Simon : voyez tome I, p. 213.

4. Elle était très vertueuse, dit Gaignières dans son commentaire du Chansonnier, encore que la naissance d'un fils tant attendu eût donné lieu à des médisances (ms. Fr. 12 692, p. 202).

5. Trois filles (cinq selon le Chansonnier) : Mlle de Richelieu, née le 22 juin 1685, qui devint marquise du Châtelet; Mlle de Fronsac, née le 12 août 1686, et une troisième, née le 27 juin 1689, qui entrèrent l'une et l'autre en religion ; et un fils, qui, né prématurément le 13 mars 1696, devait, sous le nom de maréchal-duc de Richelieu, avoir une existence aussi longue qu'étonnamment remplie. — Il fut question de faire épouser tout de suite au père Mlle de Tourbes ou Mlle de Nevers (*Correspondance générale de Mme de Maintenon*, tome IV, p. 247); nous le verrons se remarier en 1702, avec Mme de Noailles (ci-dessus, p. 137).

6. Jeanne-Pélagie de Rohan-Chabot : tome III, p. 312, et ci-dessus, p. 20 et 220. Elle était née le 3 juillet 1651, et mourut le 18 août 1698.

7. C'est-à-dire désignée pour le voyage qui devait se faire au camp.

8. Ce séjour à Marly dura du 19 au 23 août.

9. C'est-à-dire pour demander à être portée sur la liste.

10. Les courtisans attelaient six chevaux pour aller hors Paris; seules, les princesses du sang avaient l'habitude de marcher ainsi dans la ville : voyez une Addition au *Journal de Dangeau*, tome XIII, p. 351.

encore fermée de sa couche, mais qui lui fut ouverte par l'amitié intime d'elle et de ses sœurs avec MM.[1] de Duras et de Lorge, dont j'ai parlé[2]. Quoiqu'elle mît beaucoup de rouge, elle la parut tant[3] partout où on n'en met point, et les veines si grosses, que Mme de Saint-Simon ne put s'empêcher de lui dire qu'elle feroit mieux de se faire saigner que d'aller à Versailles. Mme d'Espinoy répondit qu'elle en avoit été fort tentée par le grand besoin qu'elle s'en sentoit, mais qu'elle n'en avoit pas eu le temps à tout[4] ce qu'elle avoit eu à faire avant Compiègne; qu'il falloit qu'elle allât à Marly, et que, là, elle se feroit saigner. Du logis, elle alla débarquer[5] tout droit chez M. de Barbezieux, à Versailles[6]. Elle entra chez lui en bonne santé; l'instant d'après, elle se trouva mal; on ne fit que la jeter sur le lit de Barbezieux : elle étoit morte[7]. On lui

1. *Mrs* corrige *Mr*. — 2. Ci-dessus, p. 254.

3. Elle parut si rouge. — 4. A cause de tout.

5. Les lettres *ar* de ce verbe semblent en corriger deux autres.

6. A la mort de son père, Barbezieux avait conservé le logement de la Surintendance des bâtiments, où les Colbert avaient habité avant Louvois, à côté du château; aujourd'hui, n° 6 de la rue de la Bibliothèque.

7. Dangeau dit (tome VI, p. 399) : « Mme la princesse d'Espinoy la mère tomba en apoplexie chez M. de Barbezieux, à cinq heures et demie, et mourut à huit heures trois quarts, sans que la connoissance lui revint. » La *Gazette d'Amsterdam* (n° LIX) et les *Mémoires de Sourches* (tome VI, p. 56) rapportent que, se trouvant mal au jeu chez Mme d'Armagnac, elle se fit porter chez Barbezieux, à qui elle avoit à parler, mais que, lorsqu'on la ramena à son appartement, il fallut la déposer en passant sur un lit du chevalier de Tilladet, et qu'elle y expira après avoir jeté un grand cri. Les *Annales de la cour* (tome II, p. 432) racontent que, saisie d'une violente douleur au sortir de l'appartement de Barbezieux, elle n'eut que la force de s'accrocher à un volet de fenêtre, puis perdit connaissance, fut transportée dans son propre appartement, et expira un quart d'heure après. Bien des gens attribuèrent cette apoplexie à des pertes faites au jeu de lansquenet. Mme de Maintenon écrivait, dès le 22 août : « La mort de Mme d'Espinoy a surpris, et c'est tout. *On* se défait des idées tristes le plus tôt qu'on peut, et j'ai vu plus de gens résolus à se faire saigner de temps en temps qu'à faire une bonne confession. » (*Correspondance générale*, tome IV, p. 286, lettre que l'éditeur de ce recueil a datée à tort de 1699.)

trouva la tête noyée de sang[1]. Ce fut une vraie perte pour sa famille et pour ses amis, et elle en avoit beaucoup. C'étoit une femme d'esprit et de grand sens, bonne et aussi vraie et sûre que sa sœur de Soubise étoit fausse, noble, généreuse, bonne et utile amie, accorte[2], qui aimoit passionnément ses enfants, et qui, excepté ses amis, ne faisoit guère de choses sans vues[3]. Le prince d'Espinoy[4], qui l'avoit épousée en secondes noces, avoit obtenu un tabouret de grâce par son premier mariage avec une[5] fille

1. Les médecins lui trouvèrent « beaucoup de sang extravasé dans la tête. » Son testament, connu peu après, commençait ainsi : « Comme il n'est rien de si commun que de mourir de mort subite.... » (*Mémoires de Sourches*, tome VI, p. 56-57.)

2. *Accort*, courtois, complaisant, qui sait s'accorder à l'humeur des personnes avec qui il a affaire. (*Furetière*.)

3. Presque toute la matière des pages qui vont suivre se retrouve en rédaction antérieure dans la notice que Saint-Simon avait faite sur le duché de MELUN-JOYEUSE, et qui est publiée au tome VI des *Écrits inédits*. Il y dit (p. 356) de Mme d'Espinoy : « C'étoit la plus noble et la plus nette joueuse du monde, la meilleure femme, la plus sensée et la plus fidèle amie, généreuse et le cœur haut, dont ses enfants prirent à l'excès. » Après sa mort, Madame écrivait : « C'était une de mes bonnes amies..., une dame du plus grand mérite, avec beaucoup de politesse et de jugement, et ayant la meilleure conduite du monde. Elle ne pensait qu'à servir ses amis et ses parents, et était de la meilleure compagnie. » (Recueil Brunet, tome I, p. 32.) Le Chansonnier (ms. Fr. 12 619, p. 320) lui prête beaucoup d'esprit, mais trop vif; aimable, familière, mais glorieuse. L'annotateur des *Mémoires de Sourches* dit (tome II, p. 106) : « Une des femmes du Royaume qui avoient le meilleur esprit, comme elle l'avoit bien fait voir en faisant revenir dans sa maison plus de vingt-cinq mille écus de rente par son savoir-faire. » Cependant les *Annales de la cour* (tome II, p. 247-248) citent un cas important où ces manèges et ce crédit n'empêchèrent pas le prince d'Espinoy de perdre un gros procès contre M. de Bournonville.

4. Alexandre-Guillaume de Melun, prince d'Espinoy, marquis de Roubaix, vicomte de Gand, connétable héréditaire de Flandre, sénéchal de Hainaut, gouverneur de la ville de Tournay avant la conquête, mort au château d'Antoing, le 16 février 1679. Voyez son article dans la notice du duché de MELUN, tome VI des *Écrits inédits*, p. 355, et dans les *Chevaliers du Saint-Esprit*, vol. 34. Saint-Simon (*France* 189), fol. 123 v°.

5. *Une* est écrit deux fois de suite.

du vieux Charost[1], dont une seule fille[2], première femme du petit-fils de ce bonhomme[3]. Mme d'Espinoy étoit demeurée veuve avec deux fils[4] et deux filles[5]. M. d'Espinoy avoit été chevalier de l'Ordre de la promotion de 1661 et y avoit marché le vingt-neuvième, c'est-à-dire le dix-huitième des gentilshommes, entre le comte de Tonnerre[6] et le maréchal d'Albret[7], et n'imaginoit pas être prince, quoique de grande, ancienne et illustre maison[8].

1. Louise-Anne de Béthune, fille de Louis de Béthune, duc de Charost (tome I, p. 212), et de Marie Lescalopier, épousa le prince d'Espinoy le 19 avril 1665, et mourut à Antoing, le 14 septembre 1666, à vingt-trois ou vingt-cinq ans, en couche.

2. Louise-Marie-Thérèse de Melun, née en 1666, mariée le 2 novembre 1680, et morte le 31 octobre 1683. Elle ne fut tenue sur les fonts baptismaux qu'en janvier 1676, par le Roi et la Reine.

3. Armand II de Béthune, duc de Charost : ci-dessus, p. 174. C'est en l'honneur du « bonhomme » que son gendre obtint, le 20 avril 1665, un brevet pour entrer dans les carrosses et faire prendre le tabouret à sa femme, privilèges transmissibles aux aînés mâles à venir de leur mariage (ms. Lancelot 63, fol. 4, et mss. Clairambault 721, p. 514-515, et 1195, fol. 127-128 ; *Journal d'Olivier d'Ormesson*, tome II, p. 344).

4. Louis de Melun, prince d'Espinoy : tome I, p. 265 ; et François-Michel-Auguste de Melun, dit le prince de Melun, qui, étant né le 14 décembre 1674, mourut en décembre 1691.

5. Marie-Marguerite-Françoise, dite Mlle d'Espinoy : tome IV, p. 320 ; et Anne-Julie, dite Mlle de Melun, née à Paris le 11 août 1672, morte le 2 novembre 1734. Toutes deux ne prirent point alliance. D'après ce qui sera dit p. 338, Mlle de Melun que nous avons vue figurer, en 1697, aux noces du duc de Bourgogne, devait être la seconde, et non l'aînée.

6. François, comte de Clermont-Tonnerre, mort en 1679 : tome II, p. 31.

7. Comparez l'article de cette promotion dans l'Addition 6, tome I, p. 314, un passage des *Brouillons sur lesquels il faudroit travailler*, tome III des *Écrits inédits*, p. 334-335, et la notice Melun, tome VI, p. 355.

8. Voyez tome I, p. 30. Dans ce même dernier article des *Écrits inédits*, après avoir établi la généalogie de Melun, Saint-Simon s'exprime ainsi (p. 348) : « Ces deux maisons de Montmorency et de Melun étoient les deux plus distinguées qui fussent à la plus voisine portée de Paris et de nos Rois, et ce peu d'alliances (qu'elles eurent ensemble) fait soupçonner que la première, voulant y être sans pair, écarta l'autre, et que cette jalousie les empêcha de s'allier ensemble. Quoi qu'il en soit, celle de Melun parvint enfin aux offices de la couronne, et on va voir qu'elle ne

Il étoit mort en 1679, et n'avoit jamais fait aucune figure[1]. Mme d'Espinoy, fort laide[2], étoit sœur du duc de Rohan-Chabot et de deux beautés, Mme de Soubise, de qui j'ai parlé il n'y a pas longtemps[3] et assez pour n'en plus rien dire, et Mme de Coëtquen, célèbre par le secret du siège de Gand que M. de Turenne, amoureux d'elle, ne lui put cacher, et qui transpira par elle, en sorte que le Roi, qui ne l'avoit dit qu'à M. de Louvois et à lui, leur en parla à tous deux, et que M. de Turenne eut la bonne foi d'avouer sa faute[4]. Entre une déesse et une nymphe, cette troisième sœur n'étoit qu'une mortelle, qui vivoit avec Mme de Soubise dans l'accortise[5] et la subordination de sa beauté et de sa faveur, et dans l'amertume de lui avoir vu faire pièce à pièce MM. de Rohan princes[6], tandis qu'elle ne savoit pas même si elle obtiendroit la continuation du tabouret de grâce pour son fils. Tous les biens[7] de ses enfants étoient en Flandres;

brilla pas moins aux Pays-Bas qu'elle avoit commencé de faire en France. » Quelques auteurs la faisaient remonter à un certain Aurélien favori de Clovis et comptaient au moins vingt-deux générations depuis Josselin, vicomte (?) de Melun en 998. C'est en 1327 qu'un de ses descendants, en épousant l'héritière d'Espinoy (près Carvin, Pas-de-Calais) et de la vicomté de Gand, avait pris pied dans les Flandres, où ils possédaient encore le marquisat de Roubaix, la prévôté de Douay, Bapaume, Antoing, Cysoing, etc. « Nos Rois, dit le *Moréri*, dès les premiers âges de la France, ont traité de *cousin* l'aîné des Melun, et ils se sont réservé de consentir à leurs mariages, de les agréer et d'en signer l'acte. »

1. Il avait eu un bras cassé au siège de Douay, en 1667.

2. Le Chansonnier cité plus haut dit que, quoique laide, elle était agréable par un teint beau et vif, une belle taille. On a des portraits d'elle dans les gravures de modes de Trouvain, de Bonnart, etc.

3. Ci-dessus, p. 253 et suivantes.

4. Tout cela a déjà été dit par Saint-Simon, mais rectifié par nous, dans le tome III, p. 312, à propos des trois sœurs.

5. Il l'a déjà qualifiée d'*accorte*, p. 333. Furetière dit que *accortise* et *accortement*, nouveaux au temps d'Étienne Pasquier, ont vieilli. Il y a une île d'Accortise dans la *Carte de la cour*, par Guéret (1663), p. 56.

6. Ci-dessus, p. 259, etc.

7. Après avoir écrit : « tout le bien », Saint-Simon a mis au pluriel *les* et *biens*, mais non *tout*.

cela l'avoit engagée à y faire de longs séjours. M. [le] Peletier de Souzy[1] y étoit intendant : lui et son frère le contrôleur général étoient créatures de M. de Louvois[2]; par conséquent, il étoit le maître en Flandres[3]. Le besoin que Mme d'Espinoy en eut et les services qu'il lui rendit les lièrent d'une amitié si intime, qu'elle dura toute leur vie et passa réciproquement à leurs enfants, quoiqu'ils eussent fait tout ce qu'il falloit pour l'éteindre; car, M. [le] Peletier ayant perdu sa femme[4], Mme d'Espinoy l'épousa, et, quoique ce mariage n'ait jamais été déclaré, il ne fut pourtant ignoré de personne[5]. C'est cette première liaison avec [le] Peletier qui forma la sienne avec M. de Louvois, qui devint son intime ami. Il la trouva propre au monde et à la cour, il lui conseilla de s'y mettre; elle le crut : elle s'y introduisit par le gros jeu et par Monsieur, et, soutenue par Louvois, elle fut bientôt de tout. Ce fut par lui qu'elle obtint le tabouret de grâce

1. Tomes III, p. 282, et IV, p. 264.

2. Tome IV, p. 259-260.

3. C'est en février et en juin 1668 que Souzy fut chargé successivement d'administrer les deux nouvelles provinces de Franche-Comté, puis de Flandre, qui, comme frontières, étaient du département de Louvois ; mais il quitta Lille dès le commencement de 1684, pour venir seconder son frère au contrôle général des finances.

4. Marie-Madeleine Guérin des Forts, fille d'un maître des comptes, mariée en août 1669. Elle mourut subitement, le 21 septembre 1691 (*Journal de Dangeau*, tome III, p. 406). De ce mariage étaient venus un fils, qui fut ministre de Louis XV, sous le nom de le Peletier des Forts, et dont sortit la branche dite de Saint-Fargeau, et une fille, qui fut la mère de M. Turgot, prévôt des marchands, et la grand'mère de l'illustre ministre du même nom.

5. Comparez les *Écrits inédits*, tome VI, p. 356. — Non seulement le Chansonnier parle de ses amours avec Souzy (ms. Fr. 12 619, p. 387), mais les *Annales de la cour* (tome II, p. 432-433) disent que tout le monde alla faire ses condoléances à l'intendant, et que le Roi lui-même affectait de connaître cette union, à tel point qu'un jour de grande perte au jeu pour Mme d'Espinoy, il fit avouer à Souzy que c'était lui qui l'avait aidée à payer sa dette. C'est sans doute aussi Souzy qui procurait à son amie des « avis de finance » fort productifs, ou les moyens d'en tirer parti : voyez les *Archives de la Bastille*, tome XI, p. 35, 36 et 44.

pour son fils, qui n'étoit pas encore dans le monde[1]; l'autre fils mourut en y entrant[2]. Le desir de rendre ce tabouret plus solide lui fit briguer le mariage de Mlle de Commercy[3], dès lors dans toute la confiance déclarée de Monseigneur, ainsi que Mme et Mlle de Lillebonne, sa mère et sa sœur aînée[4]. Cette raison, et dans une fille de la maison de Lorraine fort belle et fort bien faite, la fit passer sur plusieurs années plus que n'avoit son fils[5] et sur la médiocrité du bien, qui étoit nul et qui alors ne paroissoit pas pouvoir augmenter[6]. Le mariage se fit[7], et la belle-mère et la belle-fille vécurent toujours dans la plus étroite amitié. Avec ce surcroît de princes vrais et[8] faux dont son fils étoit environné de si près[9], bien leur fâchoit de ne l'être pas aussi[10]. Elle étoit intrigante, et le fut assez pour introduire ses filles à la cour et en même temps faire en sorte qu'elles[11] ne se trouvassent presque jamais dans les temps où on s'assoyoit, quoiqu'il n'y en eût guère d'autres de faire sa cour à Versailles, où pourtant j'ai été au souper du Roi derrière toutes les deux, mais cela étoit extrêmement rare; et, bientôt après

1. Ce fils (ci-dessus, p. 334, note 4), tenu au baptême par le Roi et la Reine, avait été élevé avec Saint-Simon (tome IV de 1873, p. 165-166).

2. Ci-dessus, p. 334, note 4.

3. Élisabeth de Lorraine-Lillebonne : tomes II, p. 184, et IV, p. 320 et 337. Le duc de Luynes indique dans ses *Mémoires*, tome XII, p. 69, quelle était l'illégitimité de l'origine de cette dame.

4. Tome II, p. 184.

5. Elle avait neuf ou dix ans de plus que lui; mais le Chansonnier (ms. Fr. 12 691, p. 369) dit qu'elle était aussi vertueuse que belle.

6. C'est seulement en 1723 que nous la verrons recueillir l'immense héritage de M. de Vaudémont.

7. Le 8 octobre 1691. Monseigneur et la princesse de Conti firent des cadeaux de diamants. Comparez le tome VI des *Écrits inédits*, p. 356-357.

8. *Et* corrige *f[aux]*. — 9. Les princes de la maison de Lorraine.

10. Comparez, pour ce qui suit, divers passages du tome III des *Écrits inédits de Saint-Simon*, p. 114, 149, 168, 175, 335, outre l'article du duché de Melun, dans le tome VI.

11. *Elle*, au singulier, dans le manuscrit.

qu'elles eurent gagné Marly[1], où le salon et le manger avec le Roi mettoit à l'aise sur les tabourets[2], elles ne s'y trouvèrent plus, mais avec un entregent, une politesse[3] à tout le monde, qu'on voyoit toute tendue à obtenir tolérance et silence[4]. L'aînée paroissoit peu, la cadette[5] étoit de tout[6] : elle se fourra chez Mme la princesse de Conti[7], encore plus chez Madame la Duchesse, et, tant qu'elle

Entreprise de Mlle de Melun, qui frise de près l'affront.

1. Dangeau nous montre Mlle de Melun invitée à Marly à partir du mois d'août 1698. Les deux sœurs eurent le logement de leur mère à Versailles, trois mois plus tard.

2. C'est-à-dire que l'intimité du salon unique et l'usage d'admettre les dames invitées à la table royale supprimaient toute différence de traitement entre celles qui pouvaient s'asseoir et celles qui eussent dû rester debout à Versailles : voyez, pour plus de détails, la suite des *Mémoires*, tome V, p. 326-327, et une lettre de Madame (recueil Brunet, tome I, p. 262), que dégoûtait cette promiscuité du salon. En 1702, l'affluence des dames força à transporter les tables dans un salon qui séparait l'appartement du Roi de celui de Mme de Maintenon.

3. *Politessa* corrigé en *politesse*. — A remarquer la préposition *à* qui suit, au sens de : à l'égard de, envers.

4. Il veut dire que, si elles n'avaient été couvertes par un crédit exceptionnel, leur absence systématique eût été désapprouvée, car le Roi ne tolérait pas ces façons d'agir. Comparez l'article des *Écrits inédits*, tome VI, p. 360, où il rapporte que les deux sœurs évitaient d'aller chez la duchesse de Bourgogne, mais que Mlle de Melun, à Marly, la voyait comme si elle avait été présentée. Il reproduit, à ce sujet, une anecdote qu'on ne retrouve point ici, et les pages précédentes donnent des détails qui manquent aussi dans les *Mémoires*.

5. C'est Mlle de Melun qu'on avait voulu marier au marquis de la Vallière, en faisant duc celui-ci : ci-dessus, p. 300, note 1. Elle était, dit le Chansonnier (ms. Fr. 12 692, p. 21), blanche, blonde, avec une jolie taille et bon air, mais le menton trop court ; fort vaine et glorieuse. Ce ne doit pas être elle qui, en 1695, reléguée au couvent de Notre-Dame du faubourg Saint-Marcel, fut transférée pendant six mois à Malnoue, puis ramenée à Paris (Arch. nat., O¹ 39, fol. 37 v° et 201 v°).

6. Le duc de Luynes dit que les deux sœurs avaient eu les honneurs de la présentation, par faveur exceptionnelle, mais que cependant Mlle de Melun ne montait pas dans les carrosses (*Mémoires du duc de Luynes*, tomes II, p. 329-330, et VII, p. 295).

7. C'est celle-ci qui fit obtenir aux deux sœurs le logement occupé à Versailles par leur mère (*Journal de Dangeau*, tome VI, p. 466).

pouvoit, par elle et par le jeu, dans les parties de Monseigneur[1]. Sa mère, qui savoit se conduire, la tenoit souple et mesurée, et fort en arrière avec tout le monde. Quand elle l'eut perdue[2], elle hasarda. A une musique où le Roi étoit, à Versailles, Mlle de Melun, qui s'accoutumoit à n'être plus si polie, se trouva la première après la dernière duchesse. Bientôt après il en arriva une autre, qui alla pour se placer, et à qui tout fit place en se baissant, comme cela se faisoit toujours. Mlle de Melun ne branla pas, et ne fit que se lever et se rasseoir. C'étoit la première fois que femme ou fille non titrée, même maréchale de France, n'eût pas donné sa place en ces lieux-là aux duchesses et aux princesses étrangères ou en ayant rang.

1. Voyez diverses mentions du même *Journal*, tomes III à VII, et comparez la suite des *Mémoires*, tome VIII, p. 234. Dans l'article des *Écrits inédits*, après des détails sur la manière d'esquiver l'affront du tabouret, il dit : « Cela dura de la sorte plusieurs années. Mlle d'Espinoy, laide et sentant la préférence de sa mère pour sa sœur, la suivoit de plus en plus rarement à Versailles. Mlle de Melun, de figure alors très revenante et, quoique vertueuse, fort propre au monde, ne quittoit point sa mère, qui la mit un peu dans le jeu, qui leur ouvrit, l'une après l'autre, les portes de Marly, et les mit ensuite de tout. Elle sut s'aider de Madame la Duchesse et, dès que son frère fut marié, de Mme la princesse de Conti et de Monseigneur, avec qui elle usurpa beaucoup de familiarité. »

2. Quand Mlle de Melun eut perdu sa mère. — Il avait dit plus clairement, dans son mémoire sur les *Changements arrivés à la dignité de duc et pair :* « Mlles d'Espinoy ont été partout où on s'assit (*sic*) jusqu'au mariage de leur frère, que l'espérance ouverte pour d'autres temps les a fait abstenir des lieux où on s'assit. Le Roi a été souvent tenté de leur commander d'y venir : feu Monsieur leur en a paré le coup diverses fois.... Pour Mlle de Melun, Marly a suppléé à une cour plus assidue à Versailles : moyennant quoi elle a gaiement doublé ce cap. » Et, dans les *Brouillons des projets sur lesquels il faudroit travailler*, etc. : « Cette époque (du mariage du frère) est celle où ils ont perdu terre, et, jamais depuis, ces filles ne se sont trouvées aux lieux où on s'asseoit, et le font impunément tête haute.... » (*Écrits inédits*, tome III, p. 149 et 335.) Enfin, dans l'Addition n° 264 : « Après la mort de leur mère, assez longtemps enflées de ce qu'on leur souffroit cette délicatesse du tabouret, il arriva à la cadette, etc. »

Le Roi, qui le vit, rougit, le montra à Monsieur, et, comme il se tournoit de l'autre côté, où étoit Mlle de Melun, en levant la voix, Monsieur l'interrompit, et, le prenant par le genou[1], se leva et lui demanda, tout effrayé, ce qu'il alloit faire. « La faire ôter de là! » dit le Roi en colère. Monsieur redoubla d'instances pour éviter l'affront, et se donna pour caution que cela n'arriveroit jamais. Le Roi eut peine à se contenir le reste de la musique. Tout ce qui y étoit voyoit bien de quoi il étoit question, et la fille, entre deux duchesses, se pâmoit de honte et de frayeur jusqu'à perdre toute contenance. Au sortir de là, Monsieur lui lava bien la tête, et la rendit sage pour l'avenir. C'étoit l'hiver devant la mort de Monsieur[2]; *mais* j'ai voulu l'ajouter ici tout de suite.

Mort du duc d'Estrées, et sa dépouille.

J'anticiperai aussi Compiègne[3] pour parler de deux morts arrivées pendant que le Roi y étoit, de M. de Chaulnes et du duc d'Estrées[4]. Ce dernier[5] périt, avant cinquante ans, de l'opération de la taille[6]. Il avoit refusé l'ambassade

1. Saint-Simon écrit : *genouil*.

2. Par conséquent l'hiver de 1700-1701. Suivant la rédaction de cette anecdote qui se trouve dans la notice de Melun-Joyeuse (tome VI des *Écrits inédits*, p. 361), la « musique » était offerte au roi et à la reine d'Angleterre.

3. C'est-à-dire : je passerai provisoirement par-dessus le récit du camp de Compiègne.

4. Morts mentionnées par Dangeau, tome VI, p. 407, 412-413, 417-422.

5. François-Annibal III, duc d'Estrées : tome III, p. 93 et Additions, p. 542. Il mourut le 11 septembre 1698, à quarante-neuf ans et huit mois. Il avait commandé pendant un temps le régiment d'Auvergne et avait fait une mission de compliments en Espagne (août 1670). Le Roi, qui l'estimait comme sage et honnête homme, avait songé à lui pour aller en otage à Turin : voyez notre tome III, p. 433.

6. Sur cette opération, voyez l'Encyclopédie (1765), tome XV, p. 846-850. Dangeau dit qu'elle fut faite au duc d'Estrées par le chirurgien Mareschal, d'après certains procédés du frère Pierre, et les *Mémoires de Sourches* (tome VI, p. 59) ajoutent que la pierre pesait quatre onces et demie. Les *Annales de la cour* (tome II, p. 427-428) donnent quelques détails sur les circonstances atmosphériques qui amenèrent une suppression subite de la suppuration, « de sorte qu'il fut troussé en moins de rien. »

de Rome[1], que son père[2] exerçoit quand il mourut, et qui[3] y avoit tellement gâté ses affaires, que son fils ne voulut pas continuer la même ruine : dont le Roi fut un peu fâché[4]. Il laissa un fils[5], fort mal à son aise, de sa première

1. Le manuscrit porte : *l'Amb^{de} Rome.*

2. François-Annibal II, connu d'abord sous le titre de marquis de Cœuvres, se distingua dans les guerres qui eurent lieu à partir de la mort de Louis XIII, eut jusqu'en 1656 la charge de sénéchal et gouverneur du Quercy, parvint au grade de lieutenant général en 1667, succéda en mai 1670 à son père le maréchal d'Estrées, comme titulaire du duché créé en 1648, et, dès le mois d'août suivant, fut désigné pour le poste d'ambassadeur extraordinaire auprès du saint-siège, que le maréchal avait occupé en 1621 et 1636. Il reçut en 1671 le gouvernement de l'Ile-de-France, sur la démission de son frère cadet le vice-amiral, eut en outre le gouvernement particulier des villes de Soissons, Noyon et Laon, et mourut à Rome, le 30 janvier 1687, étant âgé de soixante-quatre ans et ayant fait les fonctions d'ambassadeur pendant près de quinze, avec tant de succès, que le Pape lui fit rendre les mêmes honneurs funèbres qu'aux princes souverains. Voyez son article dans la notice du duché d'Estrées, tome VI des *Écrits inédits*, p. 143 (pour 134) et 135, les *Mémoires de Sourches*, tome II, p. 6 et 23, etc. Comme appointements à Rome, il touchait vingt-quatre mille écus, plus des gratifications considérables. Les *Mémoires de Pomponne* donnent quelques détails sur son action diplomatique (tome II, p. 8 et suivantes), que M Charles Gérin a étudiée dans des écrits récents.

3. Lequel père.

4. Dans l'article du duché d'Estrées, parmi les *Duchés-pairies éteints*, Saint-Simon dit du fils : « Il fut pressé par le Roi d'aller ambassadeur à Rome à la mort de son père, et le Roi ne revint jamais parfaitement à son égard de son refus opiniâtre, fondé sur l'état de ses affaires et sur la ruine de celles de son père. C'étoit un homme plein d'honneur, qui avoit des amis, et des plus distingués, dont l'esprit et le savoir ne paroissoient pas ce qu'ils auroient pu. Il avoit aussi de la piété, mais du singulier, et un tic qui lui démontoit le visage à tout moment.... » (*Écrits inédits*, tome VI, p. 136.) Dangeau dit que le père laissa deux cent mille livres de dettes, mais que l'abolition des franchises, alors imminente, fut aussi un des motifs du refus du fils (*Journal*, tome II, p. 19 et 26-27). Les *Annales de la cour* (tome II, p. 428) évaluent les dettes à dix-sept cent mille livres.

5. Louis-Armand d'Estrées, né le 3 septembre 1682 et titré marquis de Cœuvres, ne prit séance comme duc d'Estrées qu'en 1713, rendit son gouvernement de l'Ile-de-France en 1719, et mourut à Paris le 16 juillet 1723.

femme[1], fille du fameux Lionne, ministre et secrétaire d'État, et n'eut point d'enfants de sa seconde femme, qui étoit Bautru[2], sœur de l'abbé de Vaubrun[3]. Le cardinal d'Estrées obtint du Roi le gouvernement de l'Ile-de-France[4], etc., pour son petit-neveu, et de Monsieur, qui s'en fit honneur, la capitainerie de Villers-Cotterets[5], que MM. d'Estrées avoient toujours eue par la bienséance de leur petit gouvernement de Soissons[6].

Mort du duc de Chaulnes.

M. de Chaulnes[7] mourut enfin de douleur de l'échange forcé de son gouvernement de Bretagne, où il étoit adoré et qui lui donna jusqu'au bout, et corps et particuliers,

1. François-Annibal III, n'étant encore que comte de Nanteuil, avait épousé, le 10 février 1670 (*Dictionnaire critique* de Jal, p. 550), Madeleine de Lionne, qui mourut le 18 septembre 1684, ayant eu cinq enfants.

2. Madeleine-Diane de Bautru de Vaubrun, fille du lieutenant général, fut mariée le 23 août 1688, et mourut à Paris, le 6 février 1753, ayant perdu trois enfants en jeune âge. Son contrat de mariage est transcrit dans le registre des Insinuations du Châtelet, aux Archives nationales, Y 253, fol. 469 v°.

3. Nicolas-Guillaume de Bautru de Vaubrun, docteur de la maison et société de Sorbonne, pourvu de l'abbaye de Cormery en 1680 et d'une des charges de lecteur du Roi en janvier 1696, fut exilé en Anjou de 1700 à 1710, vendit sa charge de lecteur en 1720, reçut l'abbaye de Saint-Georges-sur-Loire en novembre 1732, et mourut à Paris le 14 novembre 1746, à quatre-vingt-quatre ans.

4. Ci-dessus, p. 229 et 240. Avec l'Ile-de-France, le jeune duc eut le gouvernement du Soissonnais et des villes et citadelles de Laon, Noyon et Soissons, qui valait vingt-huit mille livres. Dès le seizième siècle, ses ancêtres portaient le titre de vicomte de Soissons, ainsi que ceux de premier baron et de sénéchal du Bourbonnais.

5. Ce château, réédifié par François Ier, faisait partie de l'apanage de Monsieur dans le pays de Valois; on y avait donné plusieurs belles fêtes à la cour, et Louis XIV en aimait beaucoup la situation à proximité de Compiègne. Il sert actuellement de dépôt de mendicité.

6. Et aussi de leur terre de Nanteuil-le-Haudouin : lorsque le maréchal d'Estrées racheta celle-ci de son cousin, en 1710, il acquit en même temps la capitainerie de Villers-Cotterets, pour dix mille livres.

7. Ce duc mourut à Paris le vendredi 5 septembre (*Journal de Dangeau*, tome VI, p. 412). L'Addition faite à l'occasion de sa mort a déjà été placée dans notre tome III, p. 370-372, n° 184.

les marques les plus continuelles de sa vénération, de son attachement et de ses regrets[1]. On eut grand peine à obtenir de lui la démission du gouvernement de Guyenne, dont on lui avoit d'abord expédié les provisions pour l'échange[2]. Cette démission étoit nécessaire pour expédier les mêmes provisions au duc de Chevreuse et en même temps la survivance au duc de Chaulnes[3], mais avec le commandement et les appointements privativement[4] au duc de Chevreuse. C'est ainsi que, depuis que le Roi s'étoit fait une règle de ne plus accorder de survivances[5],

1. Saint-Simon a déjà dit, dans le tome II, p. 254-258, à propos de l'« échange forcé, » une partie de ce qu'il va répéter ici. La fin de M. de Chaulnes fut peut-être avancée par un empirique (lettre de Mme de Coulanges, dans les *Lettres de Mme de Sévigné*, tome X, p. 501). Les *Annales de la cour* (tome II, p. 421) racontent qu'au lit de mort il se réconcilia avec le cardinal d'Estrées.

2. C'est-à-dire qu'en le contraignant à abandonner son gouvernement de Bretagne pour prendre celui de Guyenne, on lui avait fait expédier les provisions de ce dernier, qui ne devaient lui servir, en quelque sorte, que pour donner la démission fictive qui va être expliquée ici, tandis qu'en 1695 les choses avaient été inexactement exposées.

3. Ce n'est donc point, comme il a été dit en 1695, tome II, p. 255, la survivance qui était donnée au duc de Chevreuse, le « neveu, l'ami et l'héritier du duc de Chaulnes, et de son même nom, à qui il avoit substitué tous ses biens, etc. »

4. Nous retrouverons cet adverbe ainsi employé au sens de : à l'exclusion, par privation de quelqu'un; Littré n'en a cité qu'un exemple, de l'*Esprit des lois*.

5. Fontenay-Mareuil (*Mémoires*, p. 34) dit que l'usage (ou, plus probablement, l'abus) des survivances s'était introduit par le fait de Marie de Médicis, à partir de 1610[a]. Saint-Simon, qui, personnellement, croyait nécessaire de supprimer toutes les survivances et les brevets de retenue, et même la vénalité des charges, répétera plusieurs fois encore que Louis XIV professait ce principe pour les survivances, sauf en ce qui concernait les charges des secrétaires d'État (tomes V de 1873, p. 115 et 129, et VI, p. 213). Pour faire passer sa charge à son héritier, un titulaire n'avait plus d'autre moyen que de donner purement sa démis-

[a] L'usage existait bien puisque, en 1588, Henri III avait promis aux états généraux d'abolir les survivances : promesse aussi peu tenue que le fut ensuite un règlement du dernier février 1625 déclarant nulles et non avenues toutes survivances et retenues.

[il] les donnoit en effet, mais sous une autre forme, et comme à l'envers[1], mais fort rarement[2]. Ce ne fut qu'environ deux mois avant la mort de M. de Chaulnes qu'il y consentit enfin[3], mais sans un vrai retour, ni de lui, ni de la duchesse de Chaulnes, pour M. ni Mme de Chevreuse, et sans avoir jamais voulu ouïr parler de Guyenne, ni de quoi que ce fût qui eût rapport à ce gouvernement[4].

J'ai assez parlé de ce seigneur[5] pour n'avoir rien à y ajouter, si ce n'est que ce fut une grande perte pour ses

sion et d'obtenir de nouvelles provisions pour ce successeur désigné. D'ailleurs, tout en déclarant franchement son aversion pour les survivances, le Roi ne manquait guère de donner « aux enfants des pères qui mouroient dans le service les charges dans lesquelles ils avoient fait leur devoir. » (*Journal de Dangeau*, tome VII, p. 30.) L'abus reparut, plus florissant que jamais, sous la Régence.

1. En sens inverse, puisque le démissionnaire, plus ancien et plus âgé, était censé devoir survivre au titulaire plus jeune, et recevait, pour ce cas, l'assurance de rentrer dans la possession de sa charge.

2. « Ce n'est pas une survivance, car le mot n'y est point; mais c'est la même chose dans le fond. » (*Journal de Dangeau*, tome I, p. 345; comparez le tome VI, p. 317, où est racontée l'affaire du duc de Chaulnes, et deux autres cas dans les *Mémoires du marquis de Sourches*, tome II, p. 196.) Dangeau lui-même s'y trompait parfois (tome II, p. 365); la *Gazette* aussi, qui, conservant les vieilles formules, avait annoncé en 1695 que M. de Chevreuse venait d'obtenir la survivance du gouvernement de Guyenne, et qui, en 1698, dit que le survivancier se trouve revêtu du gouvernement par la mort du duc de Chaulnes.

3. En mars 1698, cinq mois et demi avant sa mort. « Jusqu'ici, dit Dangeau (tome VI, p. 317), M. le duc de Chaulnes n'avoit point voulu donner sa démission à M. de Chevreuse : il vouloit toujours garder le titre, et ne se contentoit pas d'en avoir les revenus et la survivance; mais enfin, voyant que le Roi demeuroit ferme à vouloir que le titre fût sur M. de Chevreuse, M. de Chaulnes y a consenti. »

4. Cependant il touchait les appointements, nous dit Dangeau. Nous verrons plus tard que M. de Chevreuse serait « mort de faim » sans ce gouvernement.

5. Non seulement en 1695, à propos de l'échange, mais aussi à propos du procès des ducs et pairs, de Courtin et Harlay, etc. De plus, il a consacré au duc un assez long article des *Duchés-pairies éteints*, qu'on trouve au tome VI de ses *Écrits inédits*, p. 45-52.

amis, et il en avoit beaucoup. Il fut regretté de tout le monde, et, en Bretagne, ce fut un deuil général[1]. Il ne laissa point d'enfants, mais force dettes : tous deux[2] étoient fort magnifiques et ne s'étoient jamais souciés de laisser grand chose au duc de Chevreuse, leur héritier substitué, ou plutôt son second fils[3] par son mariage[4]. Les profits immenses[5] du droit d'amirauté de Bretagne[6],

1. Comparez notre tome II, p. 256-257, et les *Écrits inédits*, tome VI, p. 47-51. C'est en septembre 1670 que le duc avait pris possession du gouvernement de Bretagne. Une petite partie de sa correspondance avec Colbert, relativement à cette province, a été publiée dans le recueil de Depping, tome I, p. 497-557. J'ai déjà eu l'occasion de dire que les sentiments de la population bretonne ne laissaient pas d'être mélangés, à l'égard du duc, de beaucoup d'amertume, depuis l'impitoyable répression des troubles de 1675 et 1676. Quoique son amie, Mme de Sévigné ne cachait pas qu'il était alors exécré et vivement combattu, et le fils de la marquise paraît aussi avoir été très peu satisfait de l'indolence avec laquelle le duc traita ensuite les affaires. Un livre récent de M. Arthur de la Borderie : *la Révolte du papier timbré advenue en Bretagne en 1675* (1885), conclut dans un sens tout à fait défavorable à M. de Chaulnes.

2. Le duc et la duchesse.

3. Louis-Auguste d'Albert, second fils survivant (trois autres étaient morts en bas âge) du duc de Chevreuse, né le 20 décembre 1676, fut astreint par la substitution du duc de Chaulnes (cousin germain de son aïeul) à relever, comme celui-ci l'avait fait, non seulement le titre de vidame d'Amiens, puis celui de duc de Chaulnes, mais aussi le nom et les armes de la maison d'Ailly. Toutefois, la terre de Chaulnes ne fut érigée de nouveau pour lui en duché-pairie qu'au mois d'octobre 1711. Nommé capitaine au régiment du Roi en 1695, il eut un régiment d'infanterie à la fin de la même année, puis un régiment de dragons en 1701, passa sous-lieutenant aux chevau-légers de la garde en 1702, capitaine-lieutenant en 1704, fut nommé lieutenant général en 1718, chevalier des ordres en 1724, gouverneur d'Amiens en 1729, maréchal de France en 1741, et mourut le 9 novembre 1744.

4. Comparez tome II, p. 255. — En mariant sa fille au duc de Chevreuse, Colbert avait obtenu que M. et Mme de Chaulnes substituassent leur bien au second fils à venir de ce mariage, et c'est pour les consoler de ce sacrifice qu'il leur avait fait obtenir l'ambassade à Rome et le gouvernement de Bretagne (*Écrits inédits*, tome VI, p. 45).

5. *Immense*, au singulier, dans le manuscrit.

6. Voyez notre tome II, p. 254 et notes 6 et 7.

attachés au gouvernement de cette province, et qui, pendant les guerres, avoient été fort haut[1], avoient fait croire qu'il laisseroit beaucoup de richesses : il se trouva qu'il avoit tout dépensé[2] et qu'il avoit disposé par un testament, en legs pieux et de domestiques, et en quarante mille livres à son ami intime le Chancelier[3], de tout ce qui lui restoit à donner[4]. M. de Chevreuse en eut cent dix mille livres de rente du gouvernement, et son second fils beaucoup de meubles précieux et d'argenterie[5], avec Chaulnes et Picquigny[6], en payant les dettes[7].

Mort de La duchesse de Choiseul[8], sœur de la Vallière[9], mou-

1. En 1692, la part du duc dans les prises des armateurs de son amirauté avait atteint huit ou neuf cent mille livres (*Journal de Dangeau*, tome IV, p. 179).

2. Il avait pris le château et la terre de Dampierre à viager, en 1695 (*Lettres de Mme de Sévigné*, tome X, p. 322).

3. Boucherat.

4. Saint-Simon prend ces détails dans le *Journal de Dangeau*, tome VI, p. 413, mais ne copie pas exactement : « On mande de Paris que M. de Chaulnes avoit fait un testament olographe, par lequel il donne vingt mille écus (soixante mille livres) à M. le Chancelier, et quarante mille livres à ses domestiques. On dit ici qu'il ne pouvoit disposer que de ces cent mille livres-là. » Comparez les *Mémoires de Sourches*, tome VI, p. 63. Le Chancelier était désigné comme exécuteur testamentaire.

5. Selon la *Gazette d'Amsterdam* (1698, n° CI), la vente des meubles atteignit cent mille livres. L'hôtel de la place Royale fut acquis en 1701, par M. Nicolay, premier président de la Chambre des comptes, et resta depuis lors à cette famille, qui ne l'a vendu que dans notre siècle. L'hôtel de Versailles, bâti en 1672 (Arch. nat., O[1] 16, fol. 206 v°), rue des Bons-Enfants, devint plus tard la demeure des Bullion.

6. Ces deux terres ont déjà été l'objet de notes dans le tome III, p. 284. Il existe un livre sur *Picquigny et ses seigneurs, vidames d'Amiens*, publié par M. Darsy, Abbeville, 1860. — M. de Chevreuse eut à soutenir un procès contre MM. de Mailly et de Vervins, qui prétendaient de grands droits sur les deux terres, comme héritiers des maisons d'Ailly et d'Ongnies : il fut condamné le 22 août 1699 (*Journal de Dangeau*, tome VII, p. 135-136 ; *Gazette d'Amsterdam*, 1699, n° LXX).

7. Une certaine quantité de factums relatifs à la succession de Chaulnes et aux procès remplissent le volume 2034 de la collection des papiers Joly de Fleury, au Cabinet des manuscrits.

8. Louise-Gabrielle de la Vallière. — 9. Ci-dessus, p. 299.

rut aussi en même temps[1], pulmonique[2], belle et faite au tour, avec un esprit charmant, et à la plus belle fleur de son âge, mais d'une conduite si déplorable, qu'elle en étoit tombée jusque dans le mépris de ses amants[3]. J'en ai suffisamment parlé ailleurs. Son mari, amoureux et crédule jusqu'à en avoir perdu le bâton de maréchal de France, comme je l'ai raconté[4], brouillé et séparé après coup, ne voulut pas même la voir à sa mort[5].

la duchesse de Choiseul.

1. Le 7 novembre 1698 : *Journal de Dangeau*, tome VI, p. 456. Elle était condamnée par les médecins depuis trois mois.

2. Nous avons eu le terme de *péripulmonie* (tome II, p. 231) pour nommer la maladie du maréchal de Luxembourg. Ci-dessus, p. 24 et 179, il a été parlé de consomption et de maladie de poitrine. Tous les dictionnaires du temps donnent *pulmonique*.

3. Tome I, p. 117-119, et Addition 29. On a vu qu'elle avait été deux fois chassée de la cour malgré l'amitié de la princesse de Conti, qui la pensionnait : mais, avant 1686 et de 1687 à 1693, elle avait brillé au premier rang dans les fêtes de Versailles, à Marly, à Saint-Cloud, etc. Il y a deux pages sur elle dans le livre de M. Lair : *Louise de la Vallière*, p. 334-336.

4. En 1693 : tome I, p. 119.

5. C'est Dangeau qui dit cela. Nous verrons le duc se remarier dès 1699. De son premier mariage, il lui restait deux filles, qui moururent sans alliance en 1710 et 1720, l'une née en 1683, l'autre en 1692. De plus, la duchesse était accouchée, le 8 octobre 1697, d'une autre fille, Augustine-Françoise, que la séparation des deux époux depuis 1693 (elle habitant rue Saint-Dominique, lui au Temple), et surtout ce fait que le duc était comme otage à Turin au temps de la conception, ne permirent pas de faire passer pour enfant légitime. On en attribuait la paternité au comte d'Albert. Plus tard, ainsi que Saint-Simon le raconte dans l'Addition 29 (notre tome I, p. 360), mais non dans les *Mémoires*, les amis de cette jeune fille entreprirent de la faire mettre en possession de l'héritage du mari de sa mère et de ses sœurs, et, tout d'abord, ils la firent baptiser sous condition comme fille du duc de Choiseul, le 13 juillet 1723 (elle avait été élevée jusque-là sous le nom de Mlle de Saint-Cyr, par la marquise d'Hautefort, amie de sa mère). Puis un procès en revendication d'héritage engagé par elle contre son oncle maternel le duc de la Vallière se termina en 1726, à son profit, quoique tout Paris la tînt pour bâtarde; mais elle mourut peu après, le 3 juillet 1728, sans alliance. (Cabinet des titres, dossier CHOISEUL, fol. 215 et 289-297; *Histoire généalogique*, tome IV, p. 856; *Mémoires*

Camp de Compiègne superbe. Magnificence inouïe du maréchal de Boufflers.

Il n'étoit[1] question que de Compiègne, où soixante mille hommes venoient former un camp[2]. Il en fut en ce genre comme du mariage de Mgr le duc de Bourgogne au sien[3] : le Roi témoigna qu'il comptoit que les troupes seroient belles et que chacun s'y piqueroit d'émulation ; c'en fut assez pour exciter une telle émulation, qu'on eut, après tout, lieu de s'en repentir[4]. Non seulement il n'y eut rien de si parfaitement beau que toutes les troupes[5], et toutes à tel point qu'on ne sut à quels corps en donner le prix; mais leurs commandants ajoutèrent à la beauté majestueuse et guerrière des hommes, des armes, des chevaux, les parures et la magnificence de la cour, et les officiers s'épuisèrent encore par des uniformes qui auroient pu orner des fêtes[6]. Les colonels, et jusqu'à beau-

de Mathieu Marais, tome III, p. 85, 99, 105, 133, 135; *Journal de l'avocat Barbier*, tomes I, p. 356-357 et 421, et II, p. 46.)

1. *Estion*, dans le manuscrit. Ce *lapsus* est amené par le mot *question* qui suit immédiatement.

2. Ci-dessus, p. 142. — 3. Tome IV, p. 306-308.

4. Comparez l'Addition sur Louis XIV dans le *Journal de Dangeau*, tome XVI, p. 29, et les passages correspondants dans le tome XII des *Mémoires*, p. 40-41, et dans le *Parallèle*, p. 214 et 265. Il faut aussi rapprocher du récit qui va suivre, non seulement le *Journal de Dangeau*, où Saint-Simon a pris presque tous les détails de faits, mais aussi les gazettes françaises ou étrangères, le *Mercure* (septembre 1698), et surtout le récit des *Annales de la cour*. Je donnerai à l'Appendice, n° XIV, quelques extraits des *Annales* et de la *Gazette d'Amsterdam*. Le *Supplément de la clef du Journal historique* (de Verdun), tome I, p. 93-97, résume les rapports envoyés à Guillaume III par un agent militaire. Parmi les publications locales relatives au camp de 1698, il faut citer la lettre : *l'Illustre Compiègne*, de Fleury de Frémicourt, réimprimée, avec notes, par M. F. Pouy, en 1870; *la Rivale travestie ou les Aventures galantes*, par Nodot (1699), et un article de M. G. de Juzancourt dans le *Bulletin de la Société historique de Compiègne*, tome V, 1882, p. 56-68.

5. L'armée compta cinquante-quatre bataillons, de sept cents hommes chacun, et cent cinquante-trois escadrons, de cent cinquante hommes : soit, en tout, une soixantaine de mille hommes (*Gazette d'Amsterdam*, Extr. XXX, n°s LV et Extr., et LVIII; *Journal de Dangeau*, tome VI, p. 381). Le régiment de Saint-Simon n'en fit pas partie.

6. Quelques mois auparavant, quand il songeait à faire le camp à

coup de simples capitaines, eurent des tables abondantes et délicates; six lieutenants généraux et quatorze maréchaux de camp employés[1] s'y distinguèrent par une grande dépense; mais le maréchal de Boufflers[2] étonna par sa dépense et par l'ordre surprenant d'une abondance et d'une recherche[3] de goût, de magnificence et de politesse qui, dans l'ordinaire de la durée de tout le camp et à toutes les heures de la nuit et du jour, put apprendre au Roi même ce que c'étoit que donner une fête vraiment magnifique et superbe, et à Monsieur le Prince, dont l'art et le goût y surpassoit tout le monde[4], ce que c'étoit que l'élégance, le nouveau et l'exquis. Jamais spectacle si éclatant, si éblouissant, il le faut dire : si effrayant; et en même temps rien de si tranquille que lui et toute sa maison dans ce traitement universel[5], de si sourd que tous les préparatifs[6], de si coulant de source que le prodige de l'exécution, de si simple, de si modeste, de si dégagé de tout soin, que ce général qui néanmoins avoit tout ordonné et ordonnoit sans cesse, tandis qu'il ne paroissoit occupé que des[7] soins du commandement de cette armée[8]. Les tables sans nombre, et toujours neu-

Achères, le Roi avait défendu « qu'on habillât les soldats et cavaliers dont les habits pouvoient encore servir, et interdit toute dorure neuve aux officiers, voulant ménager la bourse de gens qui, sans ses défenses expresses, ne l'auroient pas ménagée. » (*Dangeau*, tome VI, p. 317.)

1. Le nombre et les noms de ces officiers généraux sont donnés par Dangeau (p. 367-370). Il faut ajouter aux quatorze maréchaux de camp M. de Pracomtal, désigné pour la réserve. Le duc de Bourgogne, comme généralissime, eut six aides de camp. L'intendance fut confiée à M. Phélypeaux, intendant de la généralité de Paris et frère du contrôleur général Pontchartrain; Berthelot de Pléneuf eut le service des vivres, et Landais celui de l'artillerie. Comparez la *Gazette d'Amsterdam*, n°s LII et LIII.

2. Nommé commandant en chef : ci-dessus, p. 142.

3. *Recherge*, corrigé en *recherche*.

4. Ci-dessus, p. 71, à propos de la fête donnée à Milord Portland.

5. Dans cette manière de traiter tout le monde.

6. Discrétion et précaution à dissimuler les préparatifs.

7. *Des* corrige *du*.

8. Les recueils de Caractères publiés ou écrits vers 1700 ne font pas

ves[1], et à tous les moments servies à mesure qu'il se présentoit ou officiers, ou courtisans, ou spectateurs. Jusqu'aux bayeurs[2] les plus inconnus, tout étoit retenu, invité, et comme forcé par l'attention, la civilité et la promptitude du nombre infini de ses officiers[3]. Et pareillement toutes sortes de liqueurs chaudes et froides, et tout ce qui peut être le plus vastement et le plus splendidement compris dans le genre des rafraîchissements, les vins françois, étrangers, ceux de liqueur les plus rares, y étoient comme abandonnés à profusion ; et les mesures étoient si bien

tant de mérite de ces qualités-là à Boufflers. « Pendant qu'il a servi, il s'est plus distingué par son équipage et par sa cantine que par ses actions, » dit l'un d'eux (Appendice de la *Relation* de Spanheim, p. 395). Des vers coururent aussi contre lui ; en voici que l'éditeur du *Nouveau siècle de Louis XIV* (1793) a fait suivre, en guise de commentaire, du récit du camp de Compiègne par Saint-Simon (tome III, p. 6 et suivantes) :

Louis a choisi ce héros,
. . . .
Car ce monarque étoit bien sûr
Qu'il feroit mieux devant Compiègne
Qu'il n'avoit fait devant Namur.

1. Sur lesquelles le service et le menu se renouvelaient sans cesse. « Aux deux grandes tables..., lorsque l'on desservoit l'entremets, on ôtoit aussi tous les couverts et la nappe ; on levoit ensuite, avec beaucoup de promptitude, un tapis de cuir qui couvroit une autre nappe bien blanche, et des valets, en pareil nombre que ceux qui servoient à table, donnoient dans un instant des couverts de vermeil doré.... Il y avoit quatre cents douzaines de serviettes, quatre-vingts douzaines d'assiettes d'argent et six douzaines de vermeil, des plats et des corbeilles d'argent pour le fruit, et le reste à proportion. » (*Mercure*, septembre, p. 172-175.)

2. Du verbe *bayer*, contempler un spectacle la bouche béante, en badaud (même étymologie) de rang inférieur. Au seizième siècle, *bayard* et *bayarde*. Le *Dictionnaire de Trévoux* est le premier qui définisse *bayeur*. Nous trouverons bientôt, dans le même sens, *voyeur* ou *voyeux* et *voyeuse*, d'où il se peut que vienne le terme vulgaire qui sert à qualifier les badauds ou gamins errant sur la voie publique.

3. On racontait que le maréchal avait réglé la dépense de sa maison à six mille livres par jour (*Gazette d'Amsterdam*, n° LX). Le *Mercure* du mois de septembre dit (p. 174) : « Il y avait plus de soixante et douze cuisiniers, et au moins trois cent quarante domestiques, dont plus de six-vingts portoient la livrée. »

prises, que l'abondance de gibier et de venaison arrivoit[1] de tous côtés, et que les mers de Normandie, de Hollande, d'Angleterre, de Bretagne, et jusqu'à la Méditerranée, fournissoient tout ce qu'elles avoient de plus monstreux[2] et de plus exquis, à jours et point nommés, avec un ordre inimitable, et un nombre de courriers et de petites voitures de poste prodigieux[3]. Enfin jusqu'à l'eau, qui fut soupçonnée de se troubler ou de s'épuiser par le grand nombre de bouches[4], arrivoit de Sainte-Reine[5], de la Seine[6] et des sources les plus estimées. Et il n'est possible

1. *Arrivoient*, au pluriel, dans le manuscrit.

2. *Monstreux* n'est pas un lapsus, car on lit dans les *Observations* de Ménage : « Plusieurs personnes, non seulement de la ville, mais de la cour, disent : *monstreux;* le grand usage est pour *monstrueux.* » Dans l'étymologie latine *monstruosus*, l'*u* n'a rien d'organique, puisque cet adjectif vient de *monstrum*, et non de *monstrus*, quatrième déclinaison.

3. « On n'y a point regardé la dépense quand on a pu tirer de loin ce que le pays ne produisoit point et ce qui pouvoit marquer la magnificence. Il arrivoit tous les jours et à tous moments des exprès de tous côtés, qui apportoient des ortolans, des perdrix rouges, des gelinottes de bois, des veaux de rivière de Rouen et veaux de Gand, faisans, chapons de Bruges, et généralement ce que chaque pays produit de plus exquis et de plus rare. Pour les jours maigres, on apportoit de Dieppe, de Calais et de Dunkerque le plus beau poisson qui se pêchât sur ces côtes. Il y avoit des gens à Gand et à Bruxelles qui n'y étoient que pour envoyer des esturgeons et des saumons. Quatorze chevaux en relais apportoient tous les jours de Paris des légumes et des fruits.... La profusion de toutes sortes de vins y étoit extrême : on choisissoit du Champagne, du Bourgogne, du vin du Rhin ou du vin de Moselle, et de toutes sortes de vins étrangers.... Dans les jours ordinaires, il s'est consumé cinquante douzaines de bouteilles, et, dans les jours où le Roi et les princes y sont venus manger, quatre-vingts. On a consumé en un jour deux mille prises de café et un muid de liqueurs.... » (*Mercure* de septembre, p. 173.)

4. Le signe du pluriel de *bouches* a été ajouté après coup.

5. Alise-Sainte-Reine, en Bourgogne, à quinze kilomètres N. E. de Semur et à quelque distance de la route de poste qui reliait Dijon et Montbard. Cette localité possédait des eaux ferrugineuses et alcalines, qui alimentaient un hôpital, et qui se débitent encore aujourd'hui dans un établissement de bains. Le *Grand dictionnaire géographique* de la Martinière parle de ces sources comme très renommées.

6. Peut-être allait-on prendre cette eau à Saint-Seine-l'Abbaye, loca-

d'imaginer rien, en aucun genre, qui ne fût là sous la main, et pour le dernier survenant de paille[1], comme pour l'homme le plus principal[2] et le plus attendu : des maisons de bois meublées comme les maisons de Paris les plus superbes, et tout en neuf et fait exprès[3], avec un goût et une galanterie singulière, et des tentes immenses, magnifiques, et dont le nombre pouvoit seul former un camp; les cuisines, les divers lieux et les divers officiers pour cette suite sans interruption de tables[4] et pour tous leurs différents services, les sommelleries[5], les offices[6], tout cela formoit un spectacle dont l'ordre, le silence, l'exactitude, la diligence et la parfaite propreté ravissoit[7] de surprise et d'admiration[8].

lité peu distante de la source de la Seine, et qui, malgré trois ou quatre lieues d'éloignement en plus que Sainte-Reine, avait l'avantage de se trouver sur la route de poste. Il y avait là, et il y a encore des eaux jaillissantes, que les moines de l'abbaye entretenaient avec soin, et qui, selon toutes probabilités, avaient dû être des sources sacrées dans les temps anciens. — Les autres relations que nous connaissons ne parlent pas d'eau à boire apportée de pareille distance.

1. Cette locution n'est point prise ici au sens le plus usité d' « homme de paille, » c'est-à-dire de prête-nom de condition infime, mais simplement d'homme sans autorité et sans valeur, que ni son nom ni son rang n'eussent pu assurer, en temps ordinaire, de trouver un pareil accueil.

2. Voyez tome IV, p. 121, note 5.

3. Tous les meubles neufs et faits exprès.

4. Pour ces tables qui se renouvelaient incessamment, sans interruption, comme il a été dit plus haut.

5. Offices pour garder le linge, la vaisselle, les vins et les liqueurs, qui se portaient sur les bêtes de somme. Saint-Simon écrit : *somelleries*.

6. Pour ces dépendances de la maison du maréchal, voyez le *Mercure*, septembre 1698, p. 167-171.

7. La première lettre de *ravissoit*, qui est bien au singulier malgré les cinq sujets, corrige *et*.

8. Le luxe de la table aux armées était chose à peu près générale depuis une trentaine d'années. Selon Gourville (*Mémoires*, p. 514), M. d'Humières avait, le premier, lors des campagnes de Lille et d'Arras, fait servir jusque dans les tranchées des ragoûts et des entremets dans de la vaisselle d'argent, tandis qu'on n'avait jamais vu Turenne employer que des assiettes de fer. Au commencement de la guerre de Hollande,

Dames s'entassent pour Compiègne.

Ce voyage[1] fut le premier où les dames traitèrent d'ancienne délicatesse ce qu'on n'eût osé leur proposer : il y en eut tant qui s'empressèrent à être du voyage, que le Roi lâcha la main et permit à celles qui voudroient de venir à Compiègne[2]; mais ce n'étoit pas où elles[3] tendoient : elles vouloient toutes être nommées et la nécessité, non la liberté, du voyage[4], et c'est ce qui leur fit sauter le bâton[5] de s'entasser dans les carrosses des Princesses[6]. Jusqu'alors, tous les voyages que le Roi avoit faits, il avoit nommé des dames pour suivre la Reine ou Mme la Dauphine dans les carrosses de ces premières princesses; ce qu'on appela les Princesses, qui étoient les bâtardes du Roi, avoient leurs amies et leur compagnie pour elles, qu'elles faisoient agréer au Roi et qui alloient dans leurs carrosses à chacune, mais qui le trouvoient bon et qui marchoient sur ce pied-là[7]. En ce voyage-ci, tout fut bon pourvu qu'on allât. Il n'y en eut aucune dans le carrosse du Roi, que la duchesse du Lude, avec

en mai 1672, il y avait eu une interdiction d'emporter de la vaisselle d'argent (*Œuvres de Louis XIV*, tome V, p. 495), sans que cette ordonnance somptuaire, non plus que tant d'autres, remédiât à rien. Pendant une des campagnes récentes, le maréchal de Villeroy entretenait quatre tables de vingt couverts chacune (*Gazette d'Amsterdam*, 1695, p. 226), et l'on peut voir dans les *Mémoires du maréchal de Villars*, éd. Michaud et Poujoulat, p. 148-149, une lettre écrite par lui à Mme de Maintenon, en 1705, pour faire renouveler les « pragmatiques contre le luxe des tables. » Des ordonnances furent faites effectivement deux ans plus tard (*Journal de Dangeau*, tome XI, p. 344). — Quant à la vaisselle d'argent, Boufflers en était bien fourni, car, lors de la fonte de 1709, ce fut lui qui donna l'exemple du sacrifice, et il envoya à la Monnaie quinze cent trente-neuf marcs d'argent, valant plus de cinquante-deux mille livres.

1. Sur ce voyage, voyez plus loin, p. 359.
2. Au contraire, pour Marly, il n'y avait qu'un petit nombre d'élues.
3. *Elle*, au singulier, par mégarde.
4. C'est-à-dire être requises d'office, comme nécessaires au Roi.
5. Ci-dessus, p. 51.
6. Dangeau (tome VI, p. 401-402) dit que les sept dames de la duchesse de Bourgogne iront dans ses carrosses, et le reste dans ceux des Princesses.
7. Voyage de 1693, dans le *Journal de Dangeau*, tome IV, p. 289.

les Princesses[1]. Monsieur et Madame demeurèrent à Saint-Cloud et à Paris. La cour, en hommes, fut[2] extrêmement nombreuse, et tellement que, pour la première fois à Compiègne, les ducs furent couplés[3]. J'échus avec le duc de Rohan dans une belle et grande maison du sieur Chambaudon, où nous fûmes, nous et nos gens, fort à notre aise[4]. J'allai avec M. de la Trémoïlle et le duc d'Albret, qui me reprochèrent un peu que j'en avois fait une honnêteté à M. de Bouillon[5], qui en fut fort touché; mais je crus la devoir à ce qu'il étoit, et plus encore à l'amitié intime qui étoit entre lui et M. le maréchal de Lorge, et qui[6], en outre, étoient cousins germains.

Ducs couplés à Compiègne.

Ambassadeurs prétendent le *pour*.

Les ambassadeurs furent conviés d'aller à Compiègne[7]. Le vieux Ferreiro[8], qui l'étoit de Savoie, leur mit dans la tête de prétendre le *pour*[9]: il assura[10] qu'il l'avoit eu autrefois à sa première ambassade en France[11]; celui de Portugal[12] allégua que Monsieur, le menant à Montar-

1. Outre Madame la Duchesse et Mme la princesse de Conti, ce carrosse contenait le duc et la duchesse de Bourgogne.

2. *Fut* corrige *fort*.

3. C'est-à-dire logés deux par deux. En vénerie, « coupler les chiens » signifie les attacher deux à deux par le lien appelé *couple*.

4. D'après une note que m'a fournie obligeamment M. le comte de Marsy, cette maison existe encore, presque intacte, rue des Domeliers, nº 17. Elle comprenait deux grands corps de logis, un jardin et une terrasse donnant sur le rempart. Le propriétaire, Jean-Jacques Thibault, sieur de Chambaudon, capitaine des arquebusiers, mourut le 3 décembre 1713.

5. Que je m'étais excusé à M. de Bouillon de ne pas aller avec lui. — Le duc d'Albret, en procès avec M. de Bouillon, son père, était soutenu par le duc de la Trémoïlle, son beau-père : ci-dessus, p. 327.

6. *Lesquels* conviendrait mieux ici comme pronom conjonctif.

7. Ceci est pris du *Journal de Dangeau*, tome VI, p. 411. Comparez les *Mémoires de Sourches*, tome VI, p. 64, la *Gazette d'Amsterdam*, nºs LXXV et LXXVI, et notre appendice XIV. Saint-Simon a pu se servir aussi de la publication de 1739 indiquée p. 355, note 8.

8. Ci-dessus, p. 6.

9. Cette expression sera longuement expliquée plus loin, p. 357.

10. *Asseura* (sic) corrige *pré[tendit]*. — 11. De 1674 à 1677.

12. Louis Alvarez de Castro, marquis de Cascaës, membre du conseil

gis[1], le lui avoit fait donner par ses maréchaux des logis[2], ce qui, disoit-il, ne s'étoit fait que sur l'exemple de ceux du Roi, et le Nonce[3] maintint que le nonce Cavallerini[4] l'avoit eu avant d'être cardinal. Pomponne, Torcy, les introducteurs des ambassadeurs, Cavoye[5], protestèrent tous[6] que cela ne pouvoit être, que[7] jamais ambassadeur ne l'avoit prétendu, et il n'y en avoit pas un mot sur les registres; mais on a vu quelle foi les registres peuvent porter[8]. Le fait étoit que les ambassadeurs sentirent l'en-

d'État de Pedro II, avait fait son entrée à Paris le 26 février 1696, et il prit congé le 19 septembre 1699, ayant beaucoup gagné au lansquenet : voyez une anecdote de jeu dans les *Annales de la cour*, tome II, p. 22. Il était né en 1644, et mourut à Lisbonne, le 27 juillet 1720. Son père, venu en ambassade sous la régence d'Anne d'Autriche, s'était signalé par un grand faste et des folies dont parle Tallemant. Cette maison descendait d'un bâtard de sang royal.

1. Le château et le domaine de Montargis, vendus au Roi par MM. de Guise et de Mayenne, en 1612, pour le prix de huit cent cinquante mille livres, faisaient partie de l'apanage du duc d'Orléans. Quoique le château fût vieux, délabré, à moitié détruit, c'était entre cette résidence et un couvent que Madame devait opter, si elle devenait veuve.

2. Selon l'*État de la France*, Monsieur avait un premier maréchal des logis, un ordinaire, et huit servant par quartier.

3. Marc-Daniel Delfini, archevêque de Damas et vice-légat d'Avignon (ci-dessus, p. 167), qui avait fait son entrée publique à Paris le 12 août 1696, et qui retourna à Rome en février 1700. Il composait des tragédies ou tragi-comédies.

4. Jean-Jacques Cavallerini, archevêque de Nicée, entra à Paris le 16 novembre 1692, fut nommé cardinal le 12 décembre 1695, eut son audience de congé le 14 février 1696, et mourut à Rome le 18 février 1699, âgé de soixante ans.

5. Celui-ci comme grand maréchal des logis de la maison du Roi.

6. *Tous* est ajouté en interligne.

7. Avant le second *que* il y a un *et*, qui est peut-être biffé.

8. Ci-dessus, p. 17-19, à propos de l'audience du légat Chigi. Le P. Léonard a recueilli quelques détails de plus : « En 1698, au mois de septembre, le Roi fit un camp à Compiègne. M. Delfini, le nonce du pape Innocent XII, et tous les ambassadeurs des princes étrangers pour lors à Paris voulurent y aller ; mais, comme ils prétendoient que le maréchal des logis du Roi marquât leur logement avec ce mot : *pour*, etc., ainsi qu'on fait aux princes, etc., sur les témoignages de Ferreiro, ambassa-

vie que le Roi avoit de leur étaler la magnificence de ce camp, et qu'ils crurent en pouvoir profiter pour obtenir

deur extraordinaire de Savoie, qui disoit l'avoir vu pratiquer, etc.; mais, leur ayant été répondu par M. de Torcy, ministre et secrétaire d'État pour les affaires étrangères, qu'il ne s'en trouvoit aucun exemple dans le *Cérémonial*, qu'on avoit feuilleté, et que le Roi disoit qu'il n'avoit point donné cet ordre, ils n'y allèrent pas, et cela par convention faite entre eux. Au retour du Roi, sur la fin de septembre 1698, S. M., dans une audience qu'il donna à M. le Nonce, il (*sic*) lui témoigna en quelque façon son mécontentement de ce qu'il n'étoit pas venu au camp de Compiègne. Il lui dit que c'étoit l'ambassadeur de Portugal qui les avoit engagés à tenir bon sur cette formalité. Ce qui a donné occasion à l'ambassadeur de Savoie de dire que ses prédécesseurs avoient eu le *pour*, c'est qu'il y a environ vingt-cinq à vingt-six ans que, le roi Louis XIV étant à Fontainebleau en voyage, un nommé Sipoli, qui étoit à l'abbé de Gondy (pour lors résident du grand-duc de Toscane), ne voyant point de logis marqué pour son maître à Moret, alla le demander au maréchal des logis, lequel n'avoit pas encore pu marquer tous les logis, comme cela arrive assez souvent. Ce maréchal ayant enseigné à Sipoli le logis destiné pour son maître, et même ceux des autres ambassadeurs et envoyés d'Italie qui étoient du voyage, Sipoli écrivit lui-même sur les portes des maisons désignées pour ces ambassadeurs et envoyés, afin que lui et leurs gens qui venoient pussent les reconnoître : « Pour M. le résident de « Toscane; pour M. l'ambassadeur de Savoie, » etc. Sur ce fondement, les ambassadeurs qui étoient en France en 1698 n'avoient pas droit de demander le *pour*. C'est M. l'abbé de Gondy qui a envoyé de Florence ce mémoire, dont Sipoli est demeuré d'accord : ce qui a fait un extrême plaisir au Roi. » (Note donnée par Thu..., dans le portefeuille des Ambassadeurs, Arch. nat., M 763.) On peut comparer le récit de Sainctot (ms. Fr. 14118, fol. 7-17; ms. Arsenal 4231, fol. 178; ms. Egerton 777, fol. 163-168, au Musée britannique), qui a été imprimé en 1739, avec la correspondance relative aux mêmes incidents, dans le Supplément au *Corps diplomatique* de Du Mont, tome IV, p. 84-86, et le récit de l'autre introducteur des ambassadeurs, le baron de Breteuil (ms. Arsenal 3860, p. 234), imprimé dans le *Magasin de librairie*, tome II, p. 611-613, ou une lettre de l'ambassadeur Erizzo à son gouvernement (*Dépêches vénitiennes*, filza 191, p. 298). Saint-Simon a parlé aussi du *pour* dans ses *Brouillons des projets sur lesquels il faudroit travailler petit à petit* (vers 1711), où il dit : « Le quatrième (avantage des princes étrangers) est une invention si puérile, qu'elle ne doit pas sembler considérable, ni bien difficile à nous être semblablement accordée : c'est un mot de plus écrit sur leur logis, aux voyages, sans qu'il leur donne une chose nouvelle. Le Roi tint ferme; les allées et venues se poussèrent jusque dans les commencements du voyage, et ils finirent par n'y point aller. Le Roi en fut si piqué, que, lui si modéré et si silencieux, je lui entendis dire à son souper, à Compiègne, que, s'il faisoit bien, il les réduiroit à ne venir à la cour que par audiences comme il se pratiquoit partout ailleurs[1].

Distinction du *pour*. Logements à la suite du Roi. [*Add. St-S.* 265]

Le *pour* est une distinction dont j'ignore l'origine, mais qui en effet n'est qu'une sottise[2]; elle[3] consiste à écrire en craie[4] sur les logis : « *Pour* Monsieur un tel », ou simplement écrire : « Monsieur un tel ». Les maréchaux des

aucun droit ni usage d'être logés ni devant nous, ni mieux que nous.... Il seroit à desirer qu'il fût aussi accordé à tous les ducs pairs et héréditaires, plutôt que d'être ôté aux étrangers. » (*Écrits inédits*, tome III, p. 326.)

1. Nous avons déjà vu que, chaque semaine, le mardi, les ambassadeurs et ministres étrangers venaient rendre leurs hommages au Roi, et, ce jour-là, ils dînaient à la table du grand chambellan; mais ils étaient reçus aussi au lever (*Relation* de Spanheim, p. 146-147 et 150). Ils ne venaient point à Marly.

2. Spanheim dit : « Cette distinction paroît en elle-même de peu d'importance, mais ne laisse pas d'en mettre une bien grande entre ceux qui l'ont et qui ne l'ont pas. » (*Relation de la cour de France en 1690*, p. 124.) Spanheim n'était pas encore venu reprendre son poste en France quand le camp de 1698 eut lieu.

3. Peut-être Saint-Simon a-t-il corrigé *elle* en *cella* (sic).

4. Sur la distribution des logements de la cour en voyage et sur la marque à la craie, il y avait d'anciens règlements du seizième siècle (recueil Cangé, F 1020 A 74, n°s 86-91); mais Saint-Simon se plaignait que ces règlements fussent mal établis ou mal observés (mémoire de 1711 sur les *Changements arrivés*, etc., dans le tome III des *Écrits inédits*, p. 208-209). Jal a publié dans son *Dictionnaire critique*, p. 823, l'ordre au maréchal des logis de poser la craie sur les logements nécessaires le long de la route suivie par la princesse de Savoie, en 1696; comparez un ordre de 1684 : Arch. nat., O[1] 28, fol. 112. Seuls, les fourriers du Roi, qui travaillaient sous les ordres des maréchaux des logis, pouvaient inscrire un nom à la craie blanche sur la porte extérieure d'une maison; les autres fourriers ne devaient le faire qu'à l'intérieur, et avec de la craie jaune. « On doit un très grand respect à la craie du Roi, et personne ne doit être si hardi que de l'effacer, de la changer, ou de la mettre soi-même, sous de très grosses peines. » (*État de la

logis[1], qui marquent ainsi tous les logements dans les voyages[2], mettent ce *pour* aux princes du sang, aux cardinaux et aux princes étrangers; M. de la Trémoïlle l'a aussi obtenu[3], et la duchesse de Bracciano, depuis princesse des Ursins[4]. Ce qui me fait appeler cette distinction une sottise, c'est qu'elle n'emporte ni primauté, ni préférence de logement : les cardinaux, les princes étrangers et les ducs sont logés également entre eux, sans distinction quelconque[5], qui est toute renfermée dans ce mot *pour* et n'opère d'ailleurs quoi que ce soit. Ainsi ducs, princes étrangers, cardinaux sont logés, sans autre différence entre eux, après les charges du service nécessaire; après eux, les maréchaux de France; ensuite, les charges

France, 1698, tome I, p. 386.) Les maisons de Versailles étaient exemptées de cette servitude.

1. Il y avait douze maréchaux des logis, sous les ordres de Cavoye. Leur insigne était une « canne en forme de major, ou un bâton garni d'argent en pomme et en pointe, les armes de S. M. gravées sur le pommeau, où est écrit : N***, MARÉCHAL DES LOGIS DU ROI. » (*État de la France.*)

2. Diverses pièces relatives à leurs fonctions se trouvent dans le ms. Fr. 4258, du fol. 237 à la fin. Voyez le *Journal de Dangeau*, tome XVI, p. 113, les *Mémoires de Luynes*, tome XII, p. 110-111, et l'*État de la France* de 1722, tome I, p. 532-542, qui indique l'ordre de préférence des logements et le travail des fourriers ; comparez l'édition de 1698, tome I, p. 378-386.

3. Selon l'Addition sur les la Trémoïlle qui est dans le tome XI du *Journal de Dangeau*, p. 87 (comparez la suite des *Mémoires*, tome IV de 1873, p. 397), ce serait le duc du temps de la Fronde (ci-dessus, p. 31) qui, ayant eu le tabouret pour les femmes, fille aînée et femme de fils aîné de sa maison, obtint en même temps le *pour*, distinction « tout à fait idéale. » Les Bouillon l'avaient eu aussi en 1652 (*Muse historique* de Loret, tome I, p. 203-204).

4. En novembre 1682 (ci-dessus, p. 105, note 7). Antérieurement, en 1680, Pomponne écrivait (*Mémoires*, tome I, p. 52-53) que Mme de Bracciano, après avoir eu l'entrée du Louvre et le tabouret, avait réclamé en vain le *pour*, le Roi n'ayant pas voulu faire droit, sous ce rapport, au brevet par lequel Mazarin avait garanti tous les privilèges de prince étranger au duc de Bracciano.

5. *Quelcoque*, dans le manuscrit.

considérables, et puis le reste des courtisans. Cela est de même dans les places[1]; mais, quand le Roi est à l'armée, son quartier est partagé, et la cour est d'un côté, et le militaire de l'autre, sans avoir rien de commun; et s'il se trouve à la suite du Roi des maréchaux de France sans commandement dans l'armée, ils ne laissent pas d'être logés du côté militaire et d'y avoir les premiers logements[2].

Voyage et camp de Compiègne.

Le jeudi 28 août, la cour partit pour Compiègne[3]; le Roi passa à Saint-Cloud[4], coucha à Chantilly, y demeura un jour, et arriva le samedi à Compiègne. Le quartier général étoit au village de Coudun[5], où le maréchal de Boufflers avoit des maisons outre ses tentes[6]. Le Roi y mena Mgr le duc de Bourgogne et[7] Mme la duchesse de Bourgogne, etc., qui y firent une collation magnifique[8] et qui y virent les ordonnances dont j'ai parlé ci-dessus

1. Dans les places fortes.

2. L'*État de la France* de 1698 (tome I, p. 386-387) dit que, depuis 1670, à cause des contestations qui s'étaient produites alors en Flandre, le Roi laissait le logement des « rangs » à la discrétion et à la prudence de ses maréchaux des logis.

3. *Journal de Dangeau*, tome VI, p. 405.

4. Après *Saint-Cloud*, le manuscrit porte un *et* biffé; celui de la ligne suivante a été ajouté en interligne, ainsi que *gl*, en abrégé, pour *général*, après *quartier*.

5. Cette terre (canton de Ressons, arrondissement de Compiègne) avait appartenu aux Rouvroy, et, avant eux, aux anciens Saint-Simon: tome I, Appendice, p. 395. — En 1698, on disait généralement : « le camp de Coudun, » plutôt que: « le camp de Compiègne. »

6. *Outre* corrige peut-être *contre*. — Ces tentes, selon le *Mercure*, étaient installées au bout du jardin : « Elles consistoient en une grande salle, avec des pavillons aux extrémités, qui se communiquoient par de petits passages; le tout doublé d'une étoffe des Indes rayée. On découvroit, du milieu de cette galerie, une chambre magnifique où il y avoit un lit à la duchesse, de satin des Indes à fond blanc avec toutes sortes de figures. Ces tentes étoient doublées du même satin. »

7. *Et* est ajouté en interligne, entre *Bourge* et *Me*.

8. Le 1er septembre : *Journal de Dangeau*, tome VI, p. 407, où se trouve en note l'article du *Mercure*, description très intéressante des prodiges que le maréchal avait réalisés dans son installation passagère,

avec tant de surprise, qu'au retour à Compiègne, le Roi dit à Livry[1], qui, par son ordre, avoit préparé des tables au camp pour Mgr le duc de Bourgogne, qu'il ne falloit point que ce prince en tînt; que, quoi qu'il pût faire, ce ne seroit rien en comparaison de ce qu'il venoit de voir, et que, quand son petit-fils iroit à l'avenir au camp, il dîneroit chez le maréchal de Boufflers[2]. Le Roi s'amusa fort à voir et à faire voir les troupes aux dames, leur arrivée, leur campement, leurs distributions, en un mot, tous les détails d'un camp[3], des détachements, des marches, des fourrages, des exercices, de petits combats, des convois[4]. Mme la duchesse de Bourgogne, les Princesses, Monseigneur, firent souvent collation chez le maréchal, où la maréchale de Boufflers leur faisoit les honneurs. Monseigneur y dîna quelquefois, et le Roi y mena dîner le roi d'Angleterre, qui vint passer trois ou quatre jours au camp[5]. Il y avoit longues années que le Roi n'avoit fait cet honneur à personne, et la singularité de traiter deux rois ensemble fut grande. Monseigneur et les trois princes ses enfants y dînèrent aussi, et dix ou douze hommes des

1. Le premier maître d'hôtel du Roi : tome II, p. 84. Sur ses fonctions, voyez l'*État de la France*, 1698, tome I, p. 61 et suivantes.

2. *Journal de Dangeau*, tome VI, p. 409.

3. Ces détails se trouvent dans le *Mercure*, ainsi que dans les articles de la *Gazette d'Amsterdam* que nous reproduisons à l'Appendice.

4. Tout avait été réglé par le Roi à l'avance, jour par jour, dans un mémoire autographe que le fils de Boufflers remit plus tard à Louis XV, et qui, étant passé ensuite dans les collections de Monteil (*Traité des matériaux manuscrits*, tome I, p. 77-78), de là dans la bibliothèque du Louvre, disparut dans l'incendie de 1871. Le texte en avait été publié dès 1837, dans la *Revue des armées*, puis, par Vatout, en 1848, dans sa monographie du *Château de Compiègne*, p. 579-582, et par M. Caillette de l'Hervilliers, en 1869, dans *Compiègne, sa forêt, ses alentours*, p. 185-189.

5. *Journal de Dangeau*, tome VI, p. 416-420. Le *Mercure* donne quelques menus. Le 7, pour Monseigneur (p. 188-189), il y eut vingt plats, tant potages que hors-d'œuvre, et les potages furent relevés par d'autres entrées; rôt de chapons de Bruges, poules de Caux, faisandeaux et perdreaux; entremets et fruits merveilleux. Il y a aussi la description d'un dîner offert à la duchesse de Bourgogne (p. 244-246).

principaux de la cour et de l'armée. Le Roi pressa fort le maréchal de se mettre à table; il ne voulut jamais : il servit le Roi et le roi d'Angleterre, et le duc de Gramont, son beau-père, servit Monseigneur. Ils avoient[1] vu, en y allant, les troupes à pied, à la tête de leurs camps, et, en revenant, ils virent faire l'exercice à toute l'infanterie, les deux lignes face à face l'une de l'autre[2]. La veille, le Roi avoit mené le roi d'Angleterre à la revue de l'armée. Mme la duchesse de Bourgogne[3] la vit dans son carrosse; elle y avoit Madame la Duchesse, Mme la princesse de Conti et toutes les dames titrées; deux autres de ses carrosses la suivirent, remplis de toutes les autres dames[4].

Plaisante malice du duc de Lauzun au comte de Tessé. [*Add. St-S. 266*]

Il arriva, sur cette revue, une plaisante aventure au comte de Tessé[5]. Il étoit colonel général des dragons[6]. M. de Lauzun lui demanda, deux jours auparavant, avec cet air de bonté, de douceur et de simplicité qu'il prenoit presque toujours, s'il avoit songé à ce qu'il lui falloit pour saluer le Roi à la tête des dragons; et là-dessus entrèrent[7] en récit du cheval, de l'habit et de l'équipage. Après les louanges : « Mais le chapeau? lui dit bonnement Lauzun; je ne vous en entends point parler. — Mais non, répondit l'autre; je compte d'avoir un bonnet. — Un bonnet! reprit Lauzun, mais y pensez-vous? Un bonnet! Cela est bon pour tous les autres; mais le colonel général avoir un bonnet! Monsieur le comte, vous n'y pensez pas. —

1. *Avoit*, au singulier, dans le manuscrit.

2. Copié presque textuellement du *Journal de Dangeau*, tome VI, p. 418. Comparez le *Mercure*, septembre, p. 214-218.

3. *De Bourg^e* est ajouté en interligne. — 4. *Journal de Dangeau*, p. 416.

5. Dangeau dit (p. 412) : « Le Roi a ordonné à Tessé, colonel général des dragons, de prendre le bonnet quand il le salue à la tête des dragons. Cela ne se fait jamais que pour le Roi. Le général des dragons ne prend point son bonnet pour saluer les généraux d'armée. » Saint-Simon va donner l'explication de ces quelques lignes.

6. Tome III, p. 130. Sur cette charge, voyez le *Journal de Dangeau*, tomes IV, p. 16, IX, p. 153, X, p. 169 et 174, et XII, p. 126, la *Milice françoise*, tome II, p. 505, et les *Mémoires de Feuquière*, tome I, p. 155-156.

7. Tous deux entrèrent.

Comment donc? lui dit Tessé; qu'aurois-je donc? » Lauzun le fit danser[1], et se fit prier longtemps, et lui faisant accroire qu'il savoit mieux qu'il ne disoit. Enfin, vaincu par ses prières, il lui dit qu'il ne lui vouloit pas laisser commettre une si lourde faute; que, cette charge ayant été créée pour lui, il en savoit bien toutes les distinctions, dont une des principales étoit, lorsque le Roi voyoit les dragons, d'avoir un chapeau gris. Tessé, surpris, avoue son ignorance, et, dans l'effroi de la sottise où il seroit tombé sans cet avis si à propos, se répand en actions de grâces, et s'en va vite chez lui, dépêcher un de ses gens à Paris pour lui rapporter un chapeau gris. Le duc de Lauzun avoit bien pris garde à tirer adroitement Tessé à part pour lui donner cette instruction, et qu'elle ne fût entendue de personne; il se doutoit bien que Tessé, dans la honte de son ignorance, ne s'en vanteroit à personne, et lui aussi se garda bien d'en parler. Le matin de la revue, j'allai au lever du Roi, et, contre sa coutume, j'y vis M. de Lauzun y demeurer, qui, avec ses grandes entrées[2], s'en alloit toujours quand les courtisans entroient. J'y vis aussi Tessé avec un chapeau gris, une plume noire et une grosse cocarde[3], qui piaffoit et se pavanoit de son chapeau[4]. Cela, qui me parut ex-

1. Au sens de la locution vulgaire : faire poser. Comparez tome XI, p. 187. Ici, on avait lu, dans les anciennes éditions : « faire damner », puis : « faire douter ».

2. On a vu ci-dessus, p. 162, ce que c'étaient que les grandes entrées. Lauzun était le seul qui les eût obtenues pour le matin et le soir quoique n'étant pas premier gentilhomme de la chambre, et le Roi les lui avait rendues en 1689, comme au temps de sa plus grande faveur.

3. Les soldats français portaient la cocarde blanche : *Journal de Dangeau*, tome IX, p. 231 et 232. Nous avons vu, dans le récit de la bataille de Nerwinde (tome I, p. 250, note 2), et nous verrons ci-après, p. 372, note 5, que le blanc était la couleur de leur insigne distinctif.

4. Qui faisait parade de son chapeau, comme un cheval qui « fait piaffe » ou un paon qui déploie les splendeurs de sa queue. La Fontaine a employé un équivalent, dans *le Geai paré des plumes du paon :*

> Puis, parmi d'autres paons, tout fier, se panada.

traordinaire, et la couleur du chapeau, que le Roi avoit en aversion et dont personne ne portoit plus depuis bien des années[1], me frappa et me le fit regarder, car il étoit presque vis-à-vis de moi, et M. de Lauzun assez près de lui, un peu en arrière. Le Roi, après s'être chaussé et parlé[2] à quelques-uns, avise enfin ce chapeau. Dans la surprise où il en fut, il demanda à Tessé où il [l']avoit pris. L'autre, s'applaudissant, répondit qu'il lui étoit arrivé de Paris. « Et pourquoi faire? dit le Roi. — Sire, répondit l'autre, c'est que Votre Majesté nous fait l'honneur de nous voir aujourd'hui. — Eh bien! reprit le Roi, de plus en plus[3] surpris; que fait cela pour un chapeau gris? — Sire, dit Tessé[4], que cette réponse commençoit à embarrasser, c'est que le privilège du colonel général est d'avoir ce jour-là un chapeau gris. — Un chapeau gris! reprit le Roi; où diable avez-vous pris cela? — M. de Lauzun, Sire, pour qui vous avez créé[5] la charge[6], qui me l'a[7] dit. » Et à l'instant, le bon duc à pouffer de rire et s'éclipser. « Lauzun s'est moqué de vous, répondit le Roi un peu vivement; croyez-moi, envoyez tout à l'heure ce chapeau-là au général des Prémontrés[8]. » Ja-

1. Louis XIV portait un large chapeau gris le 13 avril 1655, lorsqu'il se rendit au Parlement (*Mémoires de Monglat*, p. 306); c'était alors, comme l'indique un passage des *Historiettes de Tallemant* (tome VII, p. 361), la coiffure des gens de qualité. Il l'a encore dans les tableaux militaires de 1667 (Versailles, n°s 2105 et 2106). Plus tard, le chapeau est noir, à bords relevés.

2. Et avoir parlé. Nous avons déjà rencontré plus d'une omission pareille du verbe auxiliaire *avoir* après un autre verbe employé au temps composé avec l'auxiliaire *être*.

3. *En plus* est écrit deux fois de suite.

4. *Tessé* est en interligne, sur *l'autre*, biffé.

5. *Créeee*, dans le manuscrit.

6. En 1668: *Mémoires de Mademoiselle*, tome IV, p. 38-41.

7. Par mégarde, Saint-Simon a écrit: *la*, sans apostrophe, et ensuite: *l'instinant*.

8. Ordre de chanoines réguliers institué par saint Norbert, à Prémontré, dans la forêt de Coucy, en 1120, et qui, au bout de trente ans, ne comptait pas moins de cent monastères en France et en Allemagne. Ce

mais je ne vis homme plus confondu que Tessé : il demeura les yeux baissés et regardant ce chapeau avec une tristesse et une honte qui rendit la scène parfaite. Aucun des spectateurs ne se contraignit de rire, ni des plus familiers avec le Roi d'en dire son mot. Enfin Tessé reprit assez ses sens pour s'en aller; mais toute la cour lui en dit sa pensée, et lui demanda s'il ne connoissoit point encore M. de Lauzun, qui en rioit sous cape quand on lui en parloit. Avec tout cela, Tessé n'osa s'en fâcher, et la chose, quoique un peu forte, demeura en plaisanterie, dont Tessé fut longtemps tourmenté et bien honteux.

Presque tous les jours, les enfants de France dînoient chez le maréchal de Boufflers, quelquefois Mme *la duchesse* de Bourgogne[1], les Princesses et les dames; mais très souvent des collations[2]. La beauté et la profusion de la vaisselle pour fournir à tout, et toute marquée aux armes du maréchal[3], fut[4] immense et incroyable; ce qui ne le fut pas moins, l'exactitude[5] des heures et des moments de tout service partout : rien d'attendu, rien de languissant, pas plus pour les bayeurs du peuple[6], et jusqu'à des laquais, que pour les premiers seigneurs, à toutes heures et à tous venants. A quatre lieues autour de Compiègne, les villages et les fermes étoient remplis de monde, et François et étrangers[7], à ne pouvoir plus con-

nombre s'éleva jusqu'à mille. L'ordre était dirigé par un abbé général. Le costume était une soutane et un scapulaire blancs, avec le manteau et le chapeau de même pour sortir. On peut en voir la gravure dans l'*Histoire des ordres monastiques* de 1721, tome II, p. 156.

1. *Me la duchesse de Be* est écrit en interligne.

2. *Journal de Dangeau*, tome VI, p. 410, 413 et 423.

3. Les armes de la maison de Boufflers étaient : d'argent à neuf croisettes recroisettées de gueules, rangées trois, trois et trois, et trois molettes de même, rangées deux et une.

4. *Fut* corrige *en* (?).

5. Il a sans doute oublié d'écrire : « ce fut » avant *l'exactitude*. Devant *moins*, qui précède, le manuscrit porte *mas*, au lieu de *pas*.

6. Ci-dessus, p. 350.

7. « Il y avoit, dit le *Mercure* (p. 213), un grand nombre d'étrangers à

tenir personne; et cependant tout se passa sans désordre. Ce qu'il y avoit de gentilshommes et de valets de chambre chez le maréchal étoit un monde, tous plus polis et plus attentifs les uns que les autres à leurs fonctions de retenir tout ce qui paroissoit et les faire servir depuis cinq heures du matin jusqu'à dix et onze heures du soir, sans cesse et à mesure[1], et à faire les honneurs; et une livrée prodigieuse, avec grand nombre de pages. J'y reviens malgré moi[2], parce que quiconque l'a vu ne le peut oublier, ni cesser d'en être dans l'admiration et l'étonnement, et de l'abondance, et de la somptuosité, et de l'ordre, qui ne se démentit jamais d'un seul moment ni d'un seul point.

Spectacle singulier. [*Add. S^t^S. 267*]

Le Roi voulut montrer des images de tout ce qui se fait à la guerre[3]; on fit donc le siège de Compiègne dans les formes, mais fort abrégées[4] : lignes, tranchées, batteries, sapes[5], etc. Crenan[6] défendoit la place. Un ancien rem-

la revue (du 9), entre lesquels étoient les deux princes fils du landgrave de Hesse-Cassel, le prince de Parme, frère du duc de ce nom, deux princes de Lokwitz (*sic*), et beaucoup de seigneurs allemands, suédois, danois, anglois, italiens et d'autres nations. »

1. *Et à mesure* est ajouté en interligne.

2. Voyez ci-dessus, p. 349-352, et les notes.

3. Nous voyons, par les notes de Dangeau, que la duchesse de Bourgogne assista, et même prit, pour ainsi dire, une part active à la plupart des opérations, tandis que le duc les dirigeait, comme généralissime, à côté de M. de Boufflers. Pour consacrer le souvenir de l'apprentissage militaire du prince, on fit frapper une médaille avec cette légende : MILITARIS INSTITUTIO DUCIS BURGUNDIÆ, et l'exergue : CASTRA COMPENDIENSIA, MDCXCVIII (*Œuvres de Racine*, tome V, p. 34-35; *Histoire de Louis XIV*, par Bruzen de la Martinière, tome V, p. 171).

4. Ci-dessus, p. 360.

5. Les trois lettres initiales de *sappes* (sic) corrigent un premier *etc.* Ensuite, Saint-Simon, ayant écrit *Crenant* avec un *t*, a corrigé cette dernière lettre pour en faire le *d* de *défendoit*, de telle sorte que les deux mots sont liés ensemble.

6. Crenan, qui était lieutenant général depuis 1693 et avait perdu son gouvernement de Casal en 1695 (tome II, p. 309), reçut en 1699 le gouvernement de Condé et une direction d'infanterie.

part tournoit du côté de la campagne autour du château; il étoit de plain-pied[1] à l'appartement du Roi[2], et par conséquent élevé, et dominoit toute la campagne. Il y avoit au pied une vieille muraille et un moulin à vent, un peu au delà de l'appartement du Roi, sur le rempart, qui n'avoit ni banquette[3] ni mur d'appui. Le samedi 13 septembre fut destiné à l'assaut[4] : le Roi, suivi de toutes[5] les dames et par le plus beau temps du monde[6], alla sur ce rempart[7]; force courtisans, et tout ce qu'il y avoit d'étrangers considérables. De là, on découvroit toute la plaine et la disposition de toutes les troupes. J'étois dans le demi-cercle, fort près du Roi, à trois pas au plus, et personne

1. Saint-Simon écrit *plein pied*, par un *e*, comme nous l'avons déjà dit au tome II, p. 275.

2. Voyez la description du château par Piganiol de la Force. C'est Louis XIV qui avait fait rétablir la façade des bâtiments sur la terrasse, construire le grand escalier et le jeu de paume, dessiner le jardin et orner toutes les différentes parties.

3. Épaulement de terre soutenant le parapet du rempart, et à l'abri duquel les soldats de la garnison font feu.

4. *Journal de Dangeau*, tome VI, p. 420. — 5. *Touttes* corrige *tout*.

6. Lavallée, contestant l'exactitude du récit qui va suivre (*Correspondance générale de Mme de Maintenon*, tome IV, p. 251) et voyant, d'après le *Mercure*, que les opérations du 13 furent troublées par le vilain temps et une pluie continuelle, en a conclu que la scène de la terrasse, dramatisée par Saint-Simon, ne dut pas avoir lieu. Mais, outre que Dangeau dit que le Roi, avec le duc et la duchesse de Bourgogne, alla voir attaquer deux lunettes, puis revint dans le même endroit, « sur le cavalier qui est à la gauche du château,... suivi de tous les courtisans et de toutes les dames, » et que la *Gazette d'Amsterdam* parle aussi des « dames, » j'indiquerai plus loin (p. 368) un document graphique qui prouve d'une façon irréfutable que Mme de Maintenon assista à ces spectacles militaires. Sa correspondance, très peu fournie pour cette époque, ou du moins ce que nous en possédons, ne dit rien.

7. La *Gazette*, qui rend compte des opérations et des fêtes (p. 442-446, 456 et 465-468), dit (p. 444) que, pour mettre en état les ouvrages qui étaient du côté de la porte Chapelle et du pont de bateaux, on avait rasé la muraille à la hauteur du parapet ordinaire, réparé la demi-lune et son chemin couvert, fait un avant-fossé avec chemin couvert, et préparé de l'artillerie pour le cavalier qui se trouvait sur le rempart et d'où le Roi assista aux dernières opérations.

devant moi. C'étoit le plus beau coup d'œil[1] qu'on pût imaginer que toute cette armée et ce nombre prodigieux de curieux de toutes conditions, à cheval et à pied, à distance des troupes pour ne les point embarrasser, et ce jeu des attaquants et des défendants à découvert, parce que, n'y ayant rien de sérieux que la montre, et qu'il[2] n'y avoit de précaution à prendre pour les uns et les autres que la justesse des mouvements[3]. Mais un spectacle d'une autre sorte, et que je peindrois dans quarante ans comme aujourd'hui, tant il me frappa, fut celui que, du haut de ce rempart, le Roi donna à toute son armée et à cette innombrable foule d'assistants de tous états, tant dans la plaine que dessus le rempart même. Mme de Maintenon y étoit en face de la plaine et des troupes, dans sa chaise à porteurs, entre ses trois glaces, et ses porteurs retirés[4]. Sur le bâton de devant, à gauche, étoit assise Mme la duchesse de Bourgogne; du même côté, en arrière et en demi-cercle, debout, Madame la Duchesse, Mme la princesse de Conti et toutes les dames, et derrière elles des hommes. A la glace droite de la chaise, le Roi debout, et, un peu en arrière, un demi-cercle[5] de ce qu'il y avoit,

1. *Coup d'œil* corrige *spectacle*.

2. *Et q[u']* a été écrit en interligne, addition qui rend la phrase incorrecte et imparfaite.

3. Il y eut cependant quelques accidents graves, dont les gazettes font mention.

4. La chaise à porteurs et la chaise montée sur roues de Mme de Maintenon sont très souvent mentionnées par Dangeau (tomes VII, p. 85, VIII, p. 356, XII, p. 405, XIII, p. 19 et 186, etc.), et Saint-Simon en parlera aussi en plusieurs endroits. En 1685, elle se promène déjà, avec la Dauphine, dans une chaise tirée par des Suisses (*Lettres de Mme de Sévigné*, tome VII, p. 430). En 1699, à Marly, elle se fait traîner dans une chaise à porteurs montée sur roues, « machine très commode, » tandis que le Roi, à côté d'elle, conduit un chariot à quatre où sont assises sur le premier banc, à côté de lui, la duchesse de Bourgogne, sur le second la princesse de Conti et Mme du Lude (*Journal de Dangeau*, tome VII, p. 85).

5. Les deux premières lettres de *demi* corrigent *cer[cle]*.

en hommes, de plus distingué[1]. Le[2] Roi étoit presque toujours découvert, et, à tous moments, se baissoit dans la glace pour parler à Mme de Maintenon, pour lui expliquer tout ce qu'elle voyoit et les raisons de chaque chose. A chaque fois, elle avoit l'honnêteté d'ouvrir sa glace de quatre ou cinq doigts, jamais de la moitié, car j'y pris garde, et j'avoue que je fus plus attentif à ce spectacle qu'à celui des troupes. Quelquefois elle ouvroit pour quelque question au Roi; mais presque toujours c'étoit lui qui, sans attendre qu'elle lui parlât, se baissoit tout à fait pour l'instruire, et, quelquefois[3] qu'elle n'y prenoit pas garde, il frappoit contre la glace pour la faire ouvrir[4]. Jamais il ne parla qu'à elle, hors pour donner des

1. Parmi les estampes faites en souvenir du camp de 1698 et conservées aujourd'hui à la Bibliothèque nationale, série HISTOIRE et collection Hennin, on compte de nombreux almanachs pour l'année 1699, ornés de très grandes gravures, où les personnages sont généralement ressemblants et désignés par leurs noms. L'almanach qui porte le n° 17 du volume 73 de la collection Hennin représente le Roi, au milieu de toute la cour, sur le rempart, assistant aux opérations du siège et ayant à sa gauche une dame qui ne se voit que de dos, mais que l'inscription dit être Mme de Maintenon, et que d'ailleurs on reconnaîtrait à son costume. Elle seule et le Roi sont assis. — Ce document ne suffit-il pas pour confirmer l'exactitude de notre historiette, encore que la chaise à porteurs n'y figure point? J'ajouterai qu'il n'était pas extraordinaire que Mme de Maintenon se montrât publiquement en pareille occasion, puisqu'à Compiègne déjà, en mai 1695, elle avait assisté aux revues de la maison du Roi, dont Dangeau dit (tome V, p. 197) : « Le Roi fait toujours la revue des troupes avant que les dames arrivent, et, quand elles sont arrivées, il demeure à cheval à la portière de leurs carrosses, et leur fait voir les troupes en bataille et les fait défiler devant elles. »

2. *Le* corrige *ce*.

3. Ainsi, en adverbe, comme trois lignes plus haut.

4. Saint-Simon est revenu sur ces façons d'agir, avec une allusion à la scène de Compiègne, dans le grand tableau de l'existence de Louis XIV. Il dit, évidemment d'après le passage de Dangeau cité plus haut, p. 367, qu'à Marly, où la contrainte était moindre et l'assistance très restreinte, le chariot et la chaise s'avançaient parallèlement : « Souvent le Roi marchoit à pied à côté de la chaise. A tous moments, il se découvroit et se baissoit pour parler à Mme de Maintenon ou pour lui

ordres, en peu de mots et rarement, et quelques réponses à Mme la duchesse de Bourgogne, qui tâchoit de se faire parler, et à qui Mme de Maintenon montroit et parloit par signes de temps en temps, sans ouvrir la glace de devant, à travers laquelle la jeune princesse lui crioit quelque mot. J'examinois fort les contenances : toutes marquoient une surprise honteuse, timide, dérobée, et tout ce qui étoit derrière la chaise et les demi-cercles avoient plus les yeux sur elle que sur l'armée; et tout dans un respect de crainte et d'embarras[1]. Le Roi mit souvent son chapeau sur le haut de la chaise pour parler dedans, et cet exercice si continuel lui devoit fort lasser les reins. Monseigneur étoit à cheval dans la plaine, avec les princes ses cadets, et Mgr le duc de Bourgogne, comme à tous les autres mouvements[2] de l'armée, avec le maréchal de Boufflers en fonction de général[3]. C'étoit sur les cinq heures de l'après-dînée[4], par le plus beau temps du

répondre, si elle lui parloit. Comme elle craignoit l'air dans les temps même les plus beaux et les plus calmes, elle poussoit à chaque fois la glace de côté de trois doigts, et la refermoit incontinent. Posée à terre..., c'étoit le même manège. Souvent alors, Mme la Dauphine se venoit percher sur un des bâtons de devant et se mettoit de la conversation ; mais la glace de devant demeuroit fermée.... » (Addition au *Journal de Dangeau*, tome XVI, p. 74; comparez le tome XII des *Mémoires*, p. 135-136.) Étant données l'extrême politesse de Louis XIV, et d'autre part la crainte que Mme de Maintenon avait des courants d'air, ce double manège s'admet très aisément.

1. M. le duc de Noailles, dans l'*Histoire de Mme de Maintenon*, tome IV, p. 633, nie qu'il dût y avoir une telle stupéfaction chez les gens de la cour, habitués à pareil spectacle, comme on a pu le voir dans les notes précédentes.

2. *Tous* corrige *toutte*, et la première lettre de *mouvemens* corrige un *d*.

3. C'est-à-dire en qualité de généralissime. Il portait une écharpe blanche sur son habit tout couvert de broderies. « Mgr le duc de Bourgogne fut toujours avec les assiégeants. Tous les travaux et toutes ces attaques lui font grand plaisir et l'instruisent fort. Messeigneurs ses frères sont presque toujours avec lui, et supportent fort bien la fatigue de la guerre. » (*Journal de Dangeau*, tome VI, p. 420.)

4. Sur les six heures seulement, selon Dangeau. La *Gazette d'Amsterdam* (voyez notre appendice XIV) annonce que « le Roi et les dames

monde et le plus à souhait. Il y avoit, vis-à-vis la chaise à porteurs, un sentier taillé en marches roides, qu'on ne voyoit point d'en haut, et une ouverture au bout, qu'on avoit faite dans cette vieille muraille pour pouvoir aller prendre les ordres du Roi d'en bas, s'il en étoit besoin. Le cas arriva : Crenan envoya Canillac[1], colonel de Rouergue[2], qui étoit un des régiments qui défendoient[3], pour prendre l'ordre du Roi sur je ne sais quoi. Canillac se met à monter, et dépasse jusqu'un peu plus que les épaules : je le vois d'ici[4] aussi distinctement qu'alors[5]. A mesure que la tête[6] dépassoit, il avisoit cette chaise, le Roi et toute cette assistance, qu'il n'avoit point vue, ni imaginée, parce que son poste étoit en bas, au pied du rempart, d'où on ne pouvoit découvrir ce qui étoit dessus. Ce spectacle le frappa d'un tel étonnement, qu'il demeura court à regarder, la bouche ouverte, les yeux fixes, et un[7] visage sur lequel le plus grand étonnement étoit peint. Il n'y eut personne qui ne le remarquât, et le Roi le vit si bien, qu'il lui dit avec émotion : « Eh bien ! Canillac ; montez donc. » Canillac demeuroit ; le Roi reprit : « Montez donc ; qu'est[-ce] qu'il y a ? » Il acheva

doivent sortir sur les quatre heures après midi, pour voir l'attaque des deux petits ouvrages et du chemin couvert. »

1. Philippe de Montboissier-Beaufort, marquis de Canillac, exempt des gardes en 1674, capitaine de cavalerie en 1688, avait acheté le régiment d'infanterie de Rouergue en 1692. Il passa brigadier en 1702, maréchal de camp en 1703, devint lieutenant général au bas Languedoc en 1720, et mourut le 29 janvier 1725, âgé de cinquante-six ans.

2. Ce régiment, créé en 1667 pour le comte de Montpeyroux, avait comme insignes la veste, le collet et les parements rouges, avec boutons et galon de chapeau dorés.

3. Qui représentaient la garnison assiégée.

4. *Dicy* est écrit sans apostrophe.

5. Cela se distingue assez bien dans la gravure de l'almanach indiqué plus haut.

6. La première lettre de *teste* corrige un *d*.

7. *Un* corrige *le*. On n'avait pas tenu compte de cette correction du manuscrit dans les anciennes éditions. — Quatre mots plus loin, il porte *l'e*, au lieu de *le*.

donc de monter, et vint au Roi à pas lents, tremblants, et passant les yeux à droit[1] et à gauche avec un air éperdu. Je l'ai déjà dit : j'étois à trois pas du Roi; Canillac passa devant moi et balbutia fort[2] bas quelque chose. « Comment dites-vous? dit le Roi; mais parlez donc[3]! » Jamais il ne put se remettre. Il tira de soi ce qu'il put; le[4] Roi, qui n'y comprit pas grand chose, vit bien qu'il n'en tireroit rien de mieux, répondit aussi ce qu'il put, et ajouta d'un air chagrin : « Allez, Monsieur. » Canillac ne[5] se le fit pas dire deux fois, et regagna son escalier et disparut. À peine étoit-il dedans, que le Roi, regardant autour de lui : « Je ne sais pas ce qu'a Canillac, dit-il; mais il a perdu la tramontane[6], et n'a plus su ce qu'il me vouloit dire. » Personne ne répondit. Vers le moment de la capitulation, Mme de Maintenon, apparemment, demanda permission de s'en[7] aller; le Roi le cria : « Les porteurs de Madame! » Ils vinrent, et l'emportèrent. Moins d'un quart d'heure après, le Roi se retira, suivi[8] de Mme la duchesse de Bourgogne et de presque tout ce qui étoit là. Plusieurs se parlèrent des yeux et du coude en se retirant, et puis à l'oreille, bien bas : on ne pouvoit revenir de ce qu'on venoit de voir. Ce fut le même effet parmi tout ce qui étoit dans la plaine : jusqu'aux soldats demandoient ce que c'étoit que cette chaise à porteurs et le Roi

1. Ainsi, selon l'usage du temps, comme nous l'avons déjà vu au tome I, p. 94.
2. La première lettre de *fort* est un *q* corrigé en *f*.
3. Après *donc*, le manuscrit porte un point d'interrogation.
4. La lettre *l* corrige une *n*.
5. *Ne* est écrit deux fois, et le second biffé.
6. Cette expression se retrouve souvent dans les mémoires du temps. On sait que le nom de *tramontane*, dans la mer Méditerranée, désignait non seulement le vent du nord venant d'au delà les monts, mais aussi l'étoile du pôle septentrional qui sert au pilote à diriger son navire. De là le sens de cette expression prise au figuré.
7. *S'en* corrige *se;* puis *le Roy* est ajouté en interligne, et il est probable que Saint-Simon a oublié d'effacer *le* avant *cria*.
8. Les lettres *su* de *suivi* corrigent *ch*.

à[1] tous moments baissé dedans ; il fallut doucement faire taire les officiers et les questions des troupes. On peut juger de ce qu'en dirent les étrangers et de l'effet que fit sur eux un tel spectacle. Il fit du bruit par toute l'Europe, et y fut aussi répandu que le camp même de Compiègne avec toute sa pompe et sa prodigieuse splendeur[2]. Du reste, Mme de Maintenon se produisit fort peu au camp[3], et toujours[4] dans son carrosse, avec trois ou quatre familières, et alla voir une fois ou deux le maréchal de Boufflers et les merveilles du prodige de sa magnificence.

Le dernier grand acte de cette scène fut l'image d'une bataille entre la première et la seconde ligne entières, l'une contre l'autre[5]. M. Rosen[6], le premier des lieutenants généraux du camp, la commanda ce jour-là contre le maréchal de Boufflers, auprès duquel étoit Mgr le duc de Bourgogne, comme le général. Le Roi, Mme la duchesse de Bourgogne, les princes, les dames, toute la cour et un monde de curieux assistèrent à ce spectacle, le Roi et tous les hommes à cheval, les dames en carrosse.

1. *A* corrige *se*.

2. Si cette scène fut aussi stupéfiante que le prétend Saint-Simon, comment notre gazette de Hollande n'y a-t-elle pas fait allusion?

3. Voyez le *Journal de Dangeau*. Dans une lettre du 9 septembre, elle se félicite d'avoir pu se dispenser d'être à la revue.

4. *Toujours* est écrit en interligne.

5. Le 15, un dernier simulacre d'assaut eut lieu, auquel le Roi, les courtisans et les dames assistèrent de dessus le bastion à gauche du château : après quoi, la chamade fut battue par les assiégés, et des otages donnés de part et d'autre. Le 17, le duc de Bourgogne défendit un village retranché contre l'attaque d'une armée commandée par Rosen, « qui avoit pris l'écharpe rouge, et qui avoit fait mettre des branches vertes aux chapeaux des cavaliers et des soldats, pour montrer à Mgr le duc de Bourgogne ce qui distingue dans un combat les ennemis d'avec nous, qui portons toujours du blanc. » (*Journal de Dangeau*, p. 422-423; comparez ci-dessus, p. 362, note 3.) Le « dernier acte » dont parle Saint-Simon se donna le vendredi 19 : voyez le *Journal*, p. 423-424, et les extraits de la *Gazette d'Amsterdam* que nous reproduisons à l'Appendice.

6. Ici, ce nom est écrit : *Rose*. Voyez p. 134, note 4.

L'exécution en fut parfaite en toutes ses parties et dura longtemps; mais, quand ce fut à la seconde ligne à ployer et à faire retraite, Rosen ne[1] s'y pouvoit résoudre, et c'est ce qui allongea fort l'action. M. de Boufflers lui manda plusieurs fois, de la part de Mgr le duc de Bourgogne, qu'il étoit temps : Rosen entroit en colère, et n'obéissoit point. Le Roi en rit fort, qui avoit tout réglé, et qui voyoit aller et venir les aides de camp et la longueur de tout ce manège, et dit : « Rosen n'aime point à faire le personnage de battu. » A la fin, il lui manda[2] lui-même de finir et de se retirer. Rosen obéit, mais fort mal volontiers, et brusqua[3] un peu le porteur d'ordre. Ce fut la conversation du retour et de tout le soir[4].

Retour de Compiègne.

Enfin, après des attaques de retranchements et toutes sortes d'images de ce qui se fait à la guerre, et des revues infinies, le Roi[5] partit de Compiègne le lundi 22 septembre[6], et s'en alla avec sa même carrossée[7] à Chantilly, y demeura le mardi[8], et arriva le mercredi à Versailles, avec autant de joie de toutes les dames qu'elles avoient eu d'empressement à être[9] du voyage : elles ne mangèrent point avec le Roi à Compiègne, et y virent Mme la duchesse de Bourgogne aussi peu qu'à Versailles; il falloit aller au camp tous les jours, et la fatigue leur parut plus grande que le plaisir, et encore plus que la distinction

1. *Rosene*, en un seul mot, dans le manuscrit.
2. *Luy manda* est écrit deux fois.
3. *Brusq* (avec l'abréviation ordinaire de *que*) *un*, dans le manuscrit.
4. Il n'y a rien de cet incident dans le *Journal*.
5. *Le Roy* est en interligne, au-dessus de *partit* et au-dessous d'*enfin*, qui termine la ligne précédente, sans alinéa.
6. *Journal*, p. 425.
7. « Ils étoient sept dans le carrosse : le Roi et Mme la duchesse de Bourgogne au fond; Monseigneur, M. le duc de Bourgogne et Madame la Duchesse au-devant; Mme la princesse de Conti et Mme la duchesse du Lude aux portières. » (*Journal*, p. 425-426.) Comparez ci-dessus, p. 353-354. — *Carrossée* est dans Tallemant et dans Mme de Sévigné.
8. Dangeau donne le détail des plaisirs de cette journée.
9. *Estre* corrige *faire*.

qu'elles s'en étoient proposée[1]. Le Roi, extrêmement content de la beauté des troupes, qui toutes avoient habillé[2], et avec tous les ornements que leurs chefs avoient pu imaginer, fit donner en partant six cents francs de gratification à chaque capitaine de cavalerie et de dragons, et trois cents francs à chaque capitaine d'infanterie; il en fit donner autant aux majors de tous les régiments[3], et distribua quelques grâces dans sa maison. Il fit au maréchal de Boufflers un présent de cent mille francs[4]. Tout cela ensemble coûta beaucoup[5]; mais, pour chacun, ce fut une goutte d'eau. Il n'y eut point de régiment qui n'en fût ruiné pour bien des années, corps et officiers[6], et, pour le maréchal de Boufflers, je laisse à

1. *Proposées*, au féminin pluriel, dans le manuscrit.

2. Avaient reçu des habillements neufs : ci-dessus, p. 348. Littré n'a pas relevé cet emploi au neutre. — Le *Mercure* donne la description des uniformes de chaque troupe (septembre 1698, p. 199-202).

3. Quoiqu'ils n'eussent pas de troupes à habiller, dit Dangeau (tome VI, p. 425), auquel Saint-Simon prend ces détails, en négligeant ce qui se trouve encore sous la date du jour suivant : « Le Roi a fait donner à chaque colonel ou mestre de camp des troupes qui sont ici trois cents écus. »

4. Ici, *francs* est écrit en toutes lettres, tandis que, plus haut, Saint-Simon s'est servi du sigle #, qu'on pourrait donc traduire aussi bien par « francs » que par « livres ». — Dans la table de son manuscrit du *Journal de Dangeau*, août 1698, Saint-Simon avait relevé le fait en ces termes : « Cent mille francs de gratification au maréchal de Boufflers, après son camp de Compiègne, où il en avoit bien dépensé d'autres. »

5. La *Gazette d'Amsterdam* (n°s LXXIX-LXXX) dit que l'indemnité aux officiers s'éleva à la somme totale de sept cent mille francs, et que la dépense générale, tant pour la cour que pour l'armée, fut de seize millions, chiffre fort éloigné encore des trente-trois millions que coûta, selon M. de Luynes, un camp de paix donné par Auguste de Pologne.

6. Voyez, dans notre appendice XIV, l'histoire d'un capitaine de cavalerie racontée dans le n° LXXVI de la *Gazette d'Amsterdam*. Le souvenir de ces prodigalités ruineuses fut consacré par Dancourt, dans la comédie : *les Curieux de Compiègne*, où l'on ne voit que jeunes officiers dépouillés au jeu, ou bourgeois raillés par les soldats pour leurs faux airs de foudres de guerre, et dûment bernés.

penser ce que ce fut que cent mille francs à la magnificence, incroyable à qui l'a vue, dont il épouvanta toute l'Europe par les relations des étrangers qui en furent témoins, et qui, tous les jours, n'en pouvoient croire leurs yeux[1].

L'intervalle est si court entre le retour du Roi, le 24 septembre, de Compiègne, et son départ, le 2 octobre, pour Fontainebleau[2], que je placerai ici une chose qui fut entamée avant le premier de ces deux voyages[3], et qui ne fut consommée qu'au retour du second. Elle semblera peu intéressante parmi[4] tout ce qui l'a précédée et la suivra; mais j'y pris trop de part pour l'omettre, et je ne la puis bien expliquer sans rappeler ma situation avec quelques personnes. La première me fait trop d'honneur pour n'être pas embarrassé à la rapporter; mais, outre que la vérité doit l'emporter sur toute autre considération, c'est qu'elle a influé depuis sur tant de choses importantes, qu'il n'est pas possible de l'omettre.

On a vu en son temps le mariage du fils unique de La belle-fille du

1. Il reviendra encore, à propos de Louis XIV (tome XII, p. 40, et *Parallèle*, p. 265 et 314), sur les conséquences ruineuses de cette prodigalité « si immense et si déplacée, » propre à alarmer toutes les puissances. Des historiens, même parmi les contemporains, affirment que ce n'était pas une simple parade de gloriole, mais bien une réponse opportune à des projets et à des préparatifs belliqueux de l'Espagne. Quoi qu'il en ait été de la portée politique de cette démonstration ou « montre, » comme le dit Saint-Simon, on est obligé de reconnaître, avec lui ainsi qu'avec les gazettes et les écrivains indépendants, que le moment était mal choisi pour des dépenses improductives, alors que la noblesse se trouvait épuisée par dix années de guerre, et les basses classes par une surcharge d'impositions extraordinaires, dont elles n'avaient pu être soulagées depuis la conclusion de la paix de 1697, et à laquelle se joignait, précisément en 1698, une disette au moins partielle, sinon générale dans tout le Royaume.

2. *Journal de Dangeau*, tome VI, p. 431.

3. Le manuscrit porte : « ce premier de ces deux voyages », *de ces deux* étant écrit en interligne, et l'*s* de *voyages* ajoutée après coup.

4. Entre ou en regard de. Dans une lettre (tome XXI, p. 295), il dit : « Parmi mon voyage ».

Pontchartrain, et son intime liaison avec Mme de Saint-Simon.

M. de Pontchartrain avec une sœur du comte de Roucy[1], cousine germaine de Mme de Saint-Simon[2]. Ils ne l'avoient desirée que pour l'alliance, et, par la façon dont ils en usèrent pour tous ses proches, toutefois en trayant, ils firent tout ce qu'il falloit pour en profiter. Il n'y en eut point qu'ils recherchassent autant[3] que Mme de Saint-Simon, et qu'ils desirassent tant lier avec leur belle-fille. Elle se trouva très heureusement née avec beaucoup de vertu[4], de douceur et d'esprit, toute Roucy qu'elle étoit[5]; beaucoup de sens et de crainte de se méprendre et de mal faire : ce qui lui donnoit une timidité bienséante à son âge; avec cela, pour peu qu'elle fût en quelque liberté, toutes les grâces, tout le sel, et tout ce qui peut rendre une femme aimable et charmante, et, avec le temps[6], une conduite, une connoissance des gens et des choses, un discernement fort au-dessus d'une personne nourrie dans une abbaye à Soissons[7] et tombée dans une maison[8] où, dans les commencements, elle fut gardée à vue : ce qu'elle eut le bon esprit d'aimer, et de s'attacher de cœur à tout ce à quoi elle le devoit être[9]. La sympathie de vertus,

Amitié intime

de goûts, d'esprits, forma bientôt entre elle et Mme de

1. Ce nom est en interligne, sur un premier *Roucy*, biffé.
2. En 1697 : tome IV, p. 46-56.
3. *Autant* corrige *dava[ntage]*.
4. Le manuscrit ne porte pas trace de la virgule que, jusqu'ici, on plaçait après *née*, et qui changeait absolument le sens. Nous rencontrerons des emplois pareils de *né*.
5. Sur les défauts des Roucy, voyez notre tome III, p. 193.
6. C'est-à-dire quand le temps l'eut mûrie. Dangeau disait plus tard (tome XIV, p. 436) que c'était une femme « d'un mérite fort distingué. »
7. Tome IV, p. 48.
8. La maison des Pontchartrain.
9. Dès le début, cette jeune femme avait généralement plu. Mme des Ursins écrivait au mari, le 19 mars 1697 : « Vous n'avez pas perdu pour attendre, puisque tout ce qu'on peut souhaiter d'agréable se rencontre dans la personne que vous venez d'épouser. Tout le monde m'écrit qu'elle est également aimable par sa figure, par son humeur et par son esprit.... » (*Cabinet historique*, tome XI, p. 310.) Comparez deux autres passages des *Mémoires*, tomes V de 1873, p. 330, et VI, p. 32.

Saint-Simon une amitié qui devint enfin la plus intime, et la confiance la plus sans réserve qui pût être entre deux sœurs. M. et Mme de Pontchartrain[1] en étoient ravis. Je ne sais si cette raison détermina M. de Pontchartrain; mais, sur la fin de l'hiver de cette année[2], l'étant allé voir dans son cabinet comme, depuis ce mariage, j'y allois quelquefois, mais pas fort souvent à ces heures-là de solitude, après un entretien fort court et fort ordinaire[3], il me dit qu'il avoit une grâce à me demander, mais qui lui tenoit au cœur de façon à n'en vouloir pas être refusé. Je répondis comme je devois à un ministre alors dans le premier crédit et dans les premières places de son état. Il redoubla[4], avec cette vivacité et cette grâce pleine d'esprit et de feu qu'il mettoit à tout quand il vouloit[5], que tout ce que je lui répondois étoit des compliments, que ce n'étoit point cela qu'il lui falloit : c'étoit[6] parler franchement, et nettement lui accorder ce qu'il desiroit passionnément et qu'il me demandoit instamment; et tout de suite ajouta : « L'honneur de votre amitié, et que j'y puisse compter comme je vous prie de compter sur la mienne, car vous êtes homme vrai, et, si vous me l'accordez, je sais que j'en puis être assuré. » Ma surprise fut extrême, à mon âge, et je me rabattis sur l'honneur et la disproportion d'âge et d'emplois. Il m'interrompit, et, me serrant[7] de plus en plus près[8], il

entre Pontchartrain et moi.

1. Marie de Maupeou, fille d'un président aux enquêtes, mariée en 1668 à Louis Phélypeaux de Pontchartrain, peu de temps après qu'il avait été nommé premier président du parlement de Bretagne, et morte le 12 avril 1714.

2. L'année du mariage, 1697.

3. Ces trois derniers mots sont en interligne.

4. Il répliqua, renouvela ses instances encore plus vivement.

5. Voyez le portrait de Pontchartrain dans la suite des *Mémoires*, année 1699, tome II de 1873, p. 226.

6. Ce qu'il lui fallait de moi, c'était....

7. Nous avons eu, au même sens, p. 150 : « serrer la mesure ».

8. Le manuscrit porte : *pret*.

me dit que je voyois avec quelle franchise il me parloit, que c'étoit tout de bon et de tout son cœur qu'il desiroit et me demandoit mon amitié, et qu'il me demandoit réponse précise. Je supprime les choses honnêtes dont cela fut accompagné[1]. Je sentis en effet qu'il me parloit fort sérieusement, et que c'étoit un engagement que nous allions prendre ensemble : je pris mon parti, et, après un mot de reconnoissance, d'honneur, de desir, je lui dis que, pour lui répondre nettement, il falloit lui avouer que j'avois une amitié qui passeroit toujours devant toute autre; que c'étoit celle qui me lioit intimement à M. de Beauvillier[2], dont je savois qu'il n'étoit pas ami, mais que, s'il vouloit encore[3] de mon amitié à cette condition, je serois ravi de la lui donner, et comblé d'avoir la sienne. Dans l'instant il m'embrassa, me dit que c'étoit là parler de bonne foi, qu'il m'en estimoit davantage, qu'il n'en desiroit que plus ardemment mon amitié; et nous nous la promîmes l'un à l'autre. Nous nous sommes réciproquement tenu parole plénièrement[4] : elle[5] a réciproquement duré jusqu'à sa mort, dans[6] la plus grande intimité et dans la confiance la plus entière. Au sortir de chez lui, ému encore d'une chose qui m'avoit autant surpris, j'allai le dire à M. de Beauvillier, qui m'embrassa tendrement, et qui m'assura[7] qu'il n'étoit pas surpris du desir de M. de Pontchartrain, et beaucoup moins de ma conduite sur lui-même. Le rare est que Pontchartrain n'en dit rien à son fils ni à sa belle-fille, ni moi non plus, et per-

1. L'*n* d'*accompagné* corrige un *e*.
2. Voyez notre tome II, p. 2 et suivantes.
3. *Encre*, par mégarde, dans le manuscrit.
4. De la façon la plus pleine, la plus absolue. Il ne semble pas que cet adverbe ait été rencontré ailleurs dans les livres; Littré en cite seulement des exemples du douzième et du treizième siècle. Il n'est point dans Furetière.
5. Elle, notre amitié.
6. *Dans* est en interligne, sur *avec*, biffé.
7. *Masseura*, sans apostrophe, les deux *s* corrigeant un *d*.

sonne à la cour ne se douta d'une chose si singulière qu'à la longue, c'est-à-dire de l'amitié intime entre deux hommes si inégaux en tout[1].

Amitié intime entre l'évêque de Chartres et moi.

J'avois encore un[2] autre ami fort singulier à mon âge : c'étoit l'évêque de Chartres[3]. Il étoit mon diocésain à la Ferté; cela avoit fait qu'il étoit[4] venu chez moi, d'abord avec un vieil ami de mon père qui s'appeloit l'abbé Bailly[5]. Peu à peu l'amitié se mit entre nous, et la confiance[6]. Dans la situation où il étoit avec Mme de Maintenon[7], jamais je ne l'employai à rien, qu'une seule fois,

1. Les *Mémoires* reparleront souvent de cette amitié et en donneront des témoignages très significatifs, du moins au dire de Saint-Simon; mais on ne peut s'empêcher de remarquer qu'il prétend avoir été de même sollicité et, pour ainsi dire, forcé de contracter une liaison non moins intime avec les deux ministres qui remplacèrent successivement Pontchartrain au contrôle général, Chamillart et Desmaretz. En 1702, Chamillart demandera instamment son amitié (tome III de 1873, p. 364), et Saint-Simon, après avoir avoué au préalable ses engagements avec le chancelier, comme, ici, il vient d'avouer à Pontchartrain ceux qu'il avoit avec le duc de Beauvillier, deviendra aussitôt l'ami intime du nouveau ministre.

2. *Une*, dans le manuscrit, et, plus loin, *encore*, biffé, après *singulier*.

3. Paul Godet des Marais : tomes II, p. 207, et III et IV, *passim*, et ci-dessus, p. 144 et suivantes.

4. La première lettre d'*estoit* corrige une *s*.

5. Je me suis trompé en disant (tome III, p. 97) que la dame Bailly qu'entretenait le président de Maisons avait pour beaux-frères M. Bailly, avocat général au Grand Conseil, et l'abbé Bailly. Il n'y avait qu'un seul et même personnage, celui dont il s'agit ici : Guillaume Bailly, sous-diacre, abbé de Saint-Thierry depuis 1649, avocat général au Grand Conseil de 1646 à 1674, puis conseiller d'honneur au Parlement, et qui mourut le 7 mars 1695, fort regretté à cause de sa charité. Saint-Simon a dit de lui, dans une Addition sur cette mort (*Journal de Dangeau*, tome V, p. 162) qui trouvera place ailleurs : « Cet abbé Baillif (*sic*) avoit été avocat général du Grand Conseil avec réputation. L'affaire de M. Foucquet, contre lequel rien ne fut capable de le corrompre, lui rompit le cou. Il demeura sans charge, avec des amis, et fort considéré. » En effet, la conduite de ce magistrat avait été fort digne en 1664 (*Lettres de Mme de Sévigné*, tome I, p. 478).

6. *La confience* (sic) corrige *l'af[fection]*.

7. Voyez tomes III, p. 40-43, IV, p. 81, etc.

et bien légère, qui se trouvera en son temps[1]. Je le voyois souvent chez lui et chez moi[2] à Paris, et j'étois avec lui à portée de tout.

Le Charmel*; ma liaison

Un autre encore avec qui je liai amitié fut du Charmel[3], que j'avois vu plusieurs fois à la Trappe[4]. C'étoit un

1. Saint-Simon écrit : *trouverra*. — C'est probablement une allusion à l'affaire de la Trappe à laquelle nous allons arriver ci-après, p. 400-401, et où il fit intervenir Monsieur de Chartres. Plus tard (tome VI de 1873, p. 190), nous verrons le même évêque peu empressé à soutenir Saint-Simon contre les ressentiments que son pari indiscret sur le siège de Lille lui avait valus.

2. *Moy* semble corriger *n[ous]*.

3. Louis de Ligny, comte du Charmel, d'abord capitaine d'infanterie au régiment du Dauphin, était successivement devenu lieutenant général au gouvernement de l'Ile-de-France (22 décembre 1678) et capitaine des cent gentilshommes au bec de corbin (25 juillet 1684), mais avait quitté la cour en novembre 1687, gardant seulement la première de ces deux charges, qu'il ne vendit qu'en mai 1697. Il mourut en mars 1714, âgé de soixante-huit ans. Les *Mémoires* parleront souvent de lui ; c'est même par son intermédiaire que Saint-Simon communiqua à M. de Rancé, en 1699, un premier essai de rédaction : voyez mon Avertissement, dans le tome I, p. XXIV.

4. Voici une première rédaction de cette historiette, écrite quelque dix ans avant les *Mémoires* : « Tout le monde a connu le Charmel, et ceux qui sont venus depuis à la cour en ont ouï parler. C'étoit un gentilhomme de Champagne, grand joueur à toutes sortes de jeux, et qui n'en trouvoit aucun de trop gros. M. de Créquy (*le duc mort en* 1687), grand joueur aussi, le prit en amitié, le produisit à la cour, et, pour l'y initier et le décorer, lui fit acheter la charge de capitaine des cent gentilshommes au bec de corbin, qui n'avoit plus qu'un vain nom et dont le maréchal d'Humières se vouloit défaire. M. de Lauzun, qui avoit l'autre, étoit alors en disgrâce : tellement que M. de Créquy fit revivre pour le Charmel des entrées chez le Roi moisies à ce titre. Il s'initia bientôt avec la fleur de la cour, fut de tous les voyages, eut un logement, gagna et prêta beaucoup d'argent, et se fit beaucoup d'amis considérables. Au milieu d'un état d'autant plus riant que le Roi le traitoit fort bien et qu'il ne songeoit qu'à jouir de sa fortune, la Providence lui fit tomber sous la main l'excellent traité *De la vérité de la religion chrétienne* d'Abbadie, lui procura le temps et le goût de le lire,

* L'usage presque constant était de décliner la particule qui précédait un nom de terre ; néanmoins, on voit que notre auteur l'a suivi seulement dans la « manchette, » et non dans le texte.

gentilhomme tout simple de Champagne[1], qui s'étoit introduit à la cour par le jeu, qui y gagna beaucoup et longtemps, sans jamais avoir été soupçonné le plus légèrement du monde[2]. Il prêtoit volontiers, mais avec choix, et il se fit beaucoup d'amis considérables. M. de Créquy[3] le prit tout à fait sous sa protection; il lui fit acheter du maréchal d'Humières une des deux compagnies des cent gentilshommes de la maison du Roi au bec de corbin; cela n'avoit plus que le nom[4]. M. de Créquy,

avec lui. [*Add. St S. 268*]

et s'en servit pour le convertir comme par un coup de foudre. Il quitta tout malgré le Roi, qui le voulut retenir : sur quoi il y auroit des choses curieuses à dire, si elles n'étoient pas trop étrangères ici. Il abdiqua ses amis, il s'enfuit du monde, se retira à l'Institution, et a mené pendant plus de trente ans, jusqu'à sa mort, la vie la plus pénitente et la plus sainte. On le connoîtra mieux maintenant en disant qu'il étoit frère de la mère de M. de Beauvau-Craon qui a fait une fortune si immense en Lorraine.... » (Notice du duché éteint de Créquy, dans le tome VI des *Écrits inédits de Saint-Simon*, p. 156.)

1. La généalogie des Ligny du Charmel, en Soissonnais, qui se trouve dans le *Nobiliaire de Picardie*, par Haudicquer de Blancourt, et dans l'*Armorial général* de d'Hozier, registre I, ne prononce pas son nom.

2. Gaignières rapporte exactement de même, dans son Chansonnier (ms. Fr. 12 689, p. 291 et 292), que, très pauvre et simple capitaine, du Charmel avait été initié par Dangeau aux mystères de la bassette, et qu'introduit à la cour dans un moment où le Roi avait besoin de gros joueurs pour son reversis, il fit fortune, acheta des charges, et devint un modèle de galanterie. Mme de Caylus dit (*Souvenirs*, p. 500) : « C'étoit un gentilhomme lorrain, connu à la cour par le gros jeu qu'il jouoit. Il étoit riche et heureux : ainsi il faisoit beaucoup de dépenses et étoit à la mode à la cour; mais il la quitta brusquement, et se retira à l'Institution, sur une vision qu'il crut avoir eue. »

3. Charles III, duc de Créquy : ci-dessus, p. 11 et note 4.

4. La compagnie des cent gentilshommes ordinaires qu'on désignait du nom de « gentilshommes au bec de corbin » parce qu'ils avaient conservé une ancienne hache d'armes munie, à l'opposé de la lame, d'une pointe recourbée appelée bec de corbin ou faucon, remontait au temps de Louis XI, mais avait été dédoublée en 1498, et formait ainsi deux bandes de cent gentilshommes, commandées chacune par un capitaine. Le seul service de cette troupe d'élite consistait à se tenir près du Roi dans les jours de bataille ou à le précéder en longue colonne de deux hommes de front, dans les grandes cérémonies. Voyez la *Milice fran-*

fort bien avec le Roi alors, et avec un air d'autorité à la cour, étoit premier gentilhomme de la chambre : il lui fit avoir des entrées sous ce prétexte de sa charge. Le Roi le traitoit bien et lui parloit souvent; il étoit de tous ses voyages et au milieu de la meilleure compagnie de la cour; tout lui rioit, l'âge, la santé, le bien, la fortune, la cour, les amis, même les dames, et des plus importantes, qui l'avoient trouvé à leur gré[1]. Dieu le toucha par la lecture d'Abbadie[2] : *De la vérité de la religion chrétienne*[3]; il ne balança ni ne disputa, et se retira

çoise du P. Daniel, tome II, p. 99-111, et l'*État de la France*, année 1698, tome I, p. 529-531, ou les autres éditions. Les mss. Clairambault 817, 838 et 839 renferment de nombreux documents et notes sur ces compagnies. C'est le 25 juillet 1684 que le comte du Charmel fut pourvu de celle des deux charges de capitaine que M. d'Humières lui avait vendue vingt mille écus (*Journal de Dangeau*, tome I, p. 30; Arch. nat., O[1] 28, fol. 196). Après sa retraite, cette seconde bande fut dissoute, et il n'en resta plus qu'une seule.

1. Le Chansonnier (ms. Fr. 12 620, p. 77) le montre, en 1680, adoré et désiré de toutes les dames; mais le sens du couplet paraît ironique.

2. Jacques Abbadie, protestant béarnais né en 1654 et élevé aux frais de sa province, fut d'abord prédicateur à Saumur (1680); puis, ayant été appelé à Berlin par l'électeur de Brandebourg pour être ministre dans l'église française (1684), il passa de là en Angleterre (1689), s'associa aux ministres réfugiés de l'église dite de la Savoie, à Londres, et, plus tard, fut appelé par lord Galloway en Irlande pour y avoir un doyenné. Il mourut à Saint-Mary-le-Bone, le 25 septembre 1727.

3. Cet ouvrage d'Abbadie, de qui on ne possédait jusque-là que des sermons et un panégyrique de l'électeur de Brandebourg, fut imprimé pour la première fois à Rotterdam en 1684, et eut plusieurs éditions ou traductions. Comme témoignage du succès qui l'accueillit à son apparition, je rappellerai ce qu'en disaient Mme de Sévigné : « C'est le plus divin de tous les livres. Cette estime est générale.... Je ne crois pas qu'on ait jamais parlé de la religion comme cet homme-là; » et Bussy-Rabutin : « .... C'est un livre divin, je ne dis pas seulement pour la matière, mais encore pour la forme. Je ne veux plus lire que ce livre-là pour ce qui regarde mon salut. Il ne me feroit pas quitter le monde, comme il y a obligé le Charmel, quand je ne serois non plus marié que lui; mais il me le fera bien mépriser, et il m'en persuadera le détachement par l'esprit.... » Voyez Chaufepié, *Supplément du Dictionnaire de Bayle*, tome I, p. 16.

dans une maison joignant l'Institution de l'Oratoire[1]. Le Roi eut peine à le laisser aller : « Quoi? lui[2] dit-il, Charmel, vous ne me verrez jamais? — Non, Sire, répondit-il; je n'y pourrois résister, je retournerois en arrière. Il faut faire le sacrifice entier et s'enfuir. » Il passoit sa vie dans toutes sortes de bonnes œuvres, dans une pénitence dure jusqu'à l'indiscrétion, et alloit le carnaval, tous les ans, à la Trappe; il y demeuroit jusqu'à Pâques, où, excepté le travail des mains, il menoit en tout la même vie que les religieux[3]. C'étoit un homme d'une[4]

1. Il a été parlé plus haut (p. 21) de la congrégation de l'Oratoire, dont le siège principal était dans la rue Saint-Honoré. La maison annexe qu'on appelait *Institution*, et qui servait de noviciat, fut fondée en 1659, dans le faubourg d'Enfer, grâce aux libéralités de Nicolas Pinette, trésorier du duc d'Orléans, et subsista jusqu'en 1792; c'est aujourd'hui l'hospice des Enfants-Assistés et un couvent de dames de la Visitation. Nous verrons aussi se retirer dans une des modestes maisons groupées autour de l'Institution le chancelier de Pontchartrain, dont Saint-Simon parlait tout à l'heure[a]. — C'est le 6 novembre 1687, au soir, en prenant congé du Roi, que M. du Charmel annonça sa résolution, d'autant plus étonnante, dit Dangeau (tome II, p. 62, avec Addition de Saint-Simon), « qu'il n'avoit que des sujets de joie, et qu'il étoit fort agréablement ici et avec le Roi et avec les courtisans. » A une épître du duc de Nevers sur cette retraite, du Charmel répondit par « une très bonne et très solide prose, et d'un homme content de son état, » où Mme de Sévigné, qui avait partagé son admiration pour Abbadie, n'apprécia pas moins la « manière naïve dont il peint la douceur et la tranquillité de son âme. » (*Lettres*, tomes VIII, p. 169, et X, p. 20-21.) Lorsque Nicole mourut (voyez notre tome II, p. 363-364), du Charmel fut l'un de ses légataires universels, avec l'oratorien Charles-Armand Foucquet et Messire Bernard Couet, prieur de Saint-Philbert (Arch. nat., Y 269, fol. 153 v°).

2. *Luy* est en interligne.

3. On sait que cette vie était des plus dures. Mme de Sévigné, parlant d'un laquais du coadjuteur qui en revenait à demi fou, en 1671, dit : « Je crains que cette Trappe, qui veut surpasser l'humanité, ne devienne les Petites-Maisons. » (*Lettres*, tome II, p. 167.)

4. On avait lu jusqu'ici *de*, au lieu de *d'une*.

a Piganiol de la Force dit : « Cette maison est propre, commode et assez grande, non seulement pour loger la communauté, mais même pour fournir

grande dureté pour soi, d'un esprit au-dessous du médiocre, qui s'entêtoit aisément et qui ne revenoit pas de même, de beaucoup de zèle qui n'étoit pas toujours réglé, mais d'une grande fidélité à sa pénitence, à ses œuvres, et qui se jetoit la tête la première dans tout ce qu'il croyoit de meilleur; avant sa retraite, fort honnête homme et fort sûr, très capable d'amitié, doux et bon homme. On le connoîtra encore mieux en ajoutant qu'il avoit une sœur mariée en Lorraine à un Beauvau[1], avec qui il étoit fort uni, et que son neveu[2], fils de ce mariage, épousa une nièce[3] de Couvonges que nous allons voir[4]

1. Louis Ier, marquis de Beauvau, conseiller d'État et capitaine des gardes du duc de Lorraine (1698), veuf en premières noces de Charlotte de Florainville, épousa en secondes noces Anne de Ligny, fille de François, comte du Charmel, et d'Henriette de Gournay; laquelle eut une fille mariée : 1° au marquis de Bassompierre, 2° à Charles-François de Stainville, comte de Couvonges, l'envoyé du duc de Lorraine dont il va être question : voyez notre tome IV, p. 348, note 2. M. de Beauvau mourut en 1703.

2. Marc de Beauvau, né le 29 avril 1679, servait sous son père dans les gardes du duc. Le duc Léopold érigea pour lui la terre d'Haudonviller en marquisat de Craon, par lettres du 21 août 1712, le fit son grand écuyer, et l'envoya plusieurs fois en mission auprès de Louis XIV, en 1704, 1711, 1714, 1715. Lorsque son père mourut, il était déjà en France, et, comme gros joueur, faisait partie de la cour de Monseigneur, à Meudon. Il devint chef de la maison par la mort de son frère consanguin, en 1744, et mourut le 11 mars 1754.

3. Anne-Marguerite de Lignéville, fille d'un maréchal de Lorraine et d'Antoinette de Bouzey, épousa M. de Beauvau-Craon le 16 septembre 1704, fut dame d'honneur de la duchesse de Lorraine (Mlle d'Orléans), et mourut le 12 juillet 1772, ayant eu vingt-deux enfants. Voyez son portrait dans une lettre de Madame du 1er mars 1718 (recueil Brunet, tome I, p. 376-377).

4. Dans le prochain volume, celui-ci ne pouvant comprendre toute la fin de l'année 1698.

des appartements à plusieurs personnes de distinction qui veulent s'y retirer pour travailler à la seule affaire nécessaire. C'est d'ici que sont sortis pénitents les abbés de Rancé et le Camus..., les marquis de l'Aigle et de Troisville, le comte de Santenas, le comte du Charmel, le marquis d'Urfé..., Henri de Barrillon, évêque de Luçon. » (*Description de Paris*, éd. 1742, tome VI, p. 307.)

venir conclure le mariage de M. de Lorraine avec la dernière fille de Monsieur[1], cette nièce qui[2], sous le nom de Mme de Craon, que portoit son mari[3], fut dame d'honneur de Mme la duchesse de Lorraine et fit, par le crédit qu'elle prit auprès de M. de Lorraine[4], une si riche maison et son mari grand d'Espagne, puis prince de l'Empire[5], qui a eu depuis l'administration de la Toscane[6] et la Toison de l'Empereur[7], et que j'ai fort connu

1. Ce comte de Couvonges est déjà venu, après la paix, demander la main de Mademoiselle pour son maître (tome IV, p. 348). Il épousa lui-même la sœur germaine de Marc de Beauvau, son neveu par alliance.

2. Ces trois mots sont en interligne, sur un premier *qui*, biffé.

3. Ce surnom, pris par Marc de Beauvau du vivant de son père, leur venait de ce que l'héritière de Craon avait épousé, sous Charles VI, Pierre Ier de Beauvau, gouverneur de l'Anjou et du Maine, et sénéchal d'Anjou et de Provence pour Louis II, roi de Sicile. Ils le firent reporter, comme on l'a vu plus haut, sur la terre d'Haudonviller, près Lunéville, léguée par Couvonges à Mlle de Beauvau, sa femme.

4. Madame et d'autres contemporains ne doutaient pas que le duc Léopold n'eût pour elle une passion et une complaisance extraordinaires; le duc de Luynes s'exprime là-dessus avec plus de réserve : « La grande amitié que le duc de Lorraine, père de l'Empereur, avoit pour M. et Mme de Craon, et l'usage où il étoit d'y passer presque toutes les soirées a fait tenir des propos dans le temps; mais ces discours n'ont point troublé l'union intime de l'homme et de la femme. » (*Mémoires de Luynes*, tome XIII, p. 195, note.)

5. Ce fut d'abord le titre de prince du Saint-Empire que l'empereur Charles VI lui conféra le 13 novembre 1722, et la grandesse de première classe ne lui fut donnée, par Philippe V, que le 8 mai 1727.

6. En 1736, le duc François de Lorraine, devenu grand-duc de Toscane, ayant chargé M. de Craon d'aller conclure à Vienne son mariage avec l'archiduchesse Marie-Thérèse, il rapporta de cette mission un brevet de conseiller d'État intime et actuel de l'Empereur. On l'envoya ensuite prendre possession de la Toscane, en 1737 : il y organisa et présida le conseil de régence pendant que son maître devenait empereur, et il vécut depuis lors à Florence, entouré des plus beaux esprits du temps.

7. En 1739, tandis que, d'une part, l'Empereur lui accordait le collier de la Toison d'or, d'autre part, par un brevet du 8 avril, son frère et lui furent reconnus pour cousins du roi Louis XV, comme ils l'avaient

par rapport à son oncle, et qui est demeuré depuis toujours de mes amis[1].

Méprise de Monsieur de la Trappe au choix d'un abbé, et son insigne vertu.

Tout cela dit, venons à ce qui m'a engagé à l'écrire[2]. On a vu en son temps[3] que Monsieur de la Trappe avoit obtenu du Roi un abbé régulier de sa maison et de son choix, auquel il s'étoit démis pour ne plus penser qu'à son propre salut après avoir si longtemps contribué à celui de tant d'autres. On a vu aussi[4] que cet abbé mourut fort promptement après, et que le Roi agréa[5] celui qui lui fut proposé par Monsieur de la Trappe pour en remplir la place. Mais, pour saints, pour éclairés et pour sages que soient les hommes, ils ne sont pas infaillibles. Un carme déchaussé[6] s'étoit jeté à la Trappe depuis peu

déjà été sous Louis XIV, en raison du mariage conclu en 1454 entre Isabeau de Beauvau et Jean de Bourbon, comte de Vendôme, un des aïeux d'Henri IV (*Mémoires de Saint-Simon*, tome XIII, p. 408).

1. Comparez la suite des *Mémoires*, tomes IV, p. 382, X, p. 142, et XVII, p. 85. On a dit de ce prince qu'il était un des hommes les plus instruits, et peut-être le plus aimable de son temps. C'est son grand-père, Henri, marquis de Beauvau, qui avait écrit les *Mémoires pour servir à l'histoire de Charles IV, duc de Lorraine et de Bar*, publiés en Hollande, et que nous avons eu occasion de citer dans notre tome IV.

2. A propos d'un passage du *Journal de Dangeau*, année 1699, tome VII, p. 102, où il avait placé l'Addition indiquée p. 387, n° 269. Cette digression, quoique se rattachant à des faits qui sont de la fin de 1698, empiète aussi sur l'année 1699.

3. En 1695 : tome II, p. 363.

4. En 1696 : tome III, p. 64-65. — On voit, par les notes du P. Léonard (ms. Fr. 24123, fol. 23-24) sur la démission de M. de Rancé, que M. du Charmel avait été mêlé à la négociation entre son ami et le Roi pour la nomination de dom Zozime; que celui-ci, doué seulement d'une assez bonne constitution et capable de supporter les privations et les austérités, n'était ni fort habile, ni savant, ni éloquent, et que même, ayant dû sortir momentanément de la Trappe, à l'occasion d'un différend avec le célerier, au commencement de 1696, il avait alors logé quelque temps à Saint-Magloire, chez M. du Charmel. Deux mois après, il mourait, en recommandant aux religieux d'élire à sa place le prieur dom Gervaise.

5. La première lettre d'*agréa* corrige un *p*.

6. Cet ordre religieux, réformé au seizième siècle, comme les carmélites, par sainte Thérèse, et établi en France, comme elles, vers

d'années : il avoit de l'esprit, de la science, de l'éloquence ; il avoit prêché avec réputation ; il savoit fort le monde, et il paroissoit exceller en régularité dans tous les pénibles exercices de la vie de la Trappe. Il s'appeloit D. François Gervaise, et il avoit un frère[1] trésorier de Saint-Martin de Tours[2], qui étoit homme de mérite et qui se consacra depuis aux missions et fut tué en Afrique évêque *in partibus*. Ce carme[3] étoit connu de Monsieur de Meaux, dans le diocèse duquel il avoit prêché[4]. [*Add St-S. 269*]

1605, y comptait plus de quarante couvents. La principale maison, à Paris, était dans la rue de Vaugirard.

1. Nicolas Gervaise, dont la vie et les ouvrages font l'objet d'un long article dans le *Moréri*, avant l'article de son frère. D'abord envoyé en mission à Siam, d'où il rapporta une histoire de ce royaume et une description du royaume de Macassar, il devint curé à Vannes, puis prévôt de Suèvres, dignité qui dépendait de l'église Saint-Martin de Tours. Il fit paraître alors une *Vie de saint Martin*, que Saint-Simon eut dans sa bibliothèque, et divers ouvrages d'érudition. Vers 1724, le Pape lui ayant donné un évêché *in partibus*, il s'embarqua pour le pays de sa mission, mais fut massacré sur l'Orénoque, en Amérique, et non en Afrique, comme notre auteur va le dire, le 20 novembre 1729. Il laissait inédits ou inachevés des travaux d'histoire ecclésiastique, parmi lesquels une Vie de Rancé, que des ordres supérieurs lui avaient défendu de publier en 1700. — Ces deux frères Gervaise étaient fils du médecin de Nicolas Foucquet.

2. Nicolas Gervaise avait, comme on vient de le voir, la dignité de prévôt de Suèvres, et non celle de trésorier, dans la célèbre et riche basilique de Saint-Martin. La trésorerie appartenait depuis 1696 à l'abbé de Pezeux, neveu du maréchal de Choiseul.

3. Son séjour dans l'ordre des carmes, où il était entré à l'âge de quinze ans, sous le surnom d'Agathange, n'avait été marqué que par une grande régularité et par des études très profondes. Après y avoir enseigné la théologie et prêché, il gouverna plusieurs maisons comme prieur théologal, et même représenta l'ordre à Rome, en qualité de député. N'ayant pu obtenir de se réfugier dans quelqu'une des solitudes que possédaient les carmes, et se trouvant encouragé dans ses idées de retraite par la lecture du livre de Rancé sur la vie monastique, il insista longtemps auprès de cet abbé avant qu'on l'admît à la Trappe.

4. Selon le *Moréri*, ce fut comme prieur du couvent de Crégy, près Meaux, qu'il eut l'occasion de se faire connaître de Bossuet. Sur ce couvent, voyez le *Mémoire sur la généralité de Paris* (1881), p. 86.

Monsieur de la Trappe, son ami, le consulta : Monsieur de Meaux l'assura qu'il ne pouvoit faire un meilleur choix. C'étoit un homme de quarante ans et d'une santé à faire espérer une longue vie et un[1] long exemple ; ses talents, sa piété, sa modestie, son amour de la pénitence séduisirent Monsieur de la Trappe, et le témoignage de Monsieur de Meaux acheva de le déterminer[2]. Ce fut donc lui qui, à la prière de Monsieur de la Trappe, fut nommé par le Roi pour succéder à celui qu'il venoit de perdre[3]. Ce nouvel abbé ne tarda pas à se faire mieux connoître après qu'il eut eu ses bulles : il se crut un personnage, chercha à se faire un nom, à paroître, et à n'être pas inférieur au grand homme à qui il devoit sa place et à qui il succédoit[4]. Au[5] lieu de le consulter, il en devint jaloux, chercha à lui ôter la confiance des religieux, et, n'en pouvant venir à bout, à l'en tenir séparé.

1. Saint-Simon avait d'abord écrit : *une*, et a biffé l'*e*.

2. Rancé lui donna l'habit en 1695 et ajouta son propre prénom d'Armand à celui de François. Dom Zozime, devenu abbé, le fit maître des novices, et enfin prieur.

3. Nous avons vu que c'est par la duchesse de Guise que Rancé fit agréer au Roi le choix de ce successeur, qui fut bénit par l'évêque de Séez le 21 octobre 1696. Selon les notes du P. Léonard sur la Trappe (ms. Fr. 24 123, fol. 24 v°), dom Gervaise, fort surpris du choix de dom Zozime, le pria d'abord de jeter les yeux sur un autre, disant n'être venu que pour travailler à son salut personnel; mais il dut se soumettre à l'ordre du supérieur. Son premier discours, en prenant possession de la dignité abbatiale, fut d'autant mieux accueilli que le défunt n'avait pas le moindre talent de parole.

4. Les deux premiers biographes de Rancé, Maupeou et Marsollier, sans entrer dans les détails accablants que Saint-Simon va donner, mais dont beaucoup sont discutables, et même inacceptables, blâmèrent, comme il le va faire, tous les actes du gouvernement de dom Gervaise; celui-ci leur répondit par des mémoires apologétiques, qu'il finit par faire paraître en 1744, sous le titre de : *Jugement critique, mais équitable, des Vies de feu M. l'abbé de Rancé*, etc., et le rédacteur de sa notice, dans le *Moréri*, estime que cette justification, sur tous les chefs, était « portée jusqu'à la démonstration. »

5. *Au* corrige *Il*.

Il fit l'abbé avec lui plus qu'avec nul autre, il le tint dans la dépendance, et peu à peu se mit à le traiter avec une hauteur et une dureté extraordinaire, et à maltraiter ouvertement ceux de la maison qu'il lui crut les plus attachés. Il changea autant qu'il le[1] put tout ce que Monsieur de la Trappe avoit établi, et, sans réflexion que les choses ne subsistent que par le même esprit qui les a établies, surtout celles de ce[2] genre si particulier et si sublime, il alloit à la sape avec application, et il suffisoit qu'une chose eût été introduite par Monsieur de la Trappe pour y en substituer une toute opposée: prélat[3] plus que religieux, ne se prêtant qu'à ce qui pouvoit paroître, et, devant les amis de Monsieur de la Trappe, quand ils étoient gens à être ménagés, dans les adorations pour lui, dont aussitôt après il savoit se dédommager par les procédés, avec lui, les plus étranges. Outre ce qu'il en coûtoit au cœur et à l'esprit de Monsieur de la Trappe, cette conduite n'alloit pas à moins qu'à un prompt renversement de toute régularité et à la chute d'un si saint et si merveilleux édifice. Monsieur de la Trappe le voyoit et le sentoit mieux que personne, et par sa lumière et par son expérience, lui qui l'avoit construit et soutenu de fond en comble. Il en répandoit une abondance de larmes[4] devant son crucifix. Il savoit que, d'un mot, il renverseroit cet insensé; il étoit peiné pour sa maison de ne le pas faire, et déchiré de la voir périr; mais il étoit lui-même si indignement traité tous les jours et à[5] tous les moments de sa vie, que la crainte extrême de trouver, même involontairement, quelque satisfaction personnelle à se[6] défaire de cet ennemi et de ce persécuteur le rettenoit tellement là-dessus, qu'à moi-même il me dissimuloit

1. La première lettre de *le* corrige *p[ut]*. — 2. *Ce* corrige *cett[e]*.
3. La première lettre de *prélat* corrige *et*.
4. *L'armes*, avec l'apostrophe biffée.
5. *A* est ajouté en interligne.
6. *Ce*, par mégarde, dans le manuscrit.

ses peines, et me persuadoit tant qu'il pouvoit que cet abbé faisoit très bien en tout et qu'il en étoit parfaitement content. Il ne mentoit pas assurément; il se plaisoit trop dans cette nouvelle épreuve, qui se peut dire la plus forte de toutes celles par lesquelles il a été épuré, et il ne craignoit rien tant que de sortir de cette fournaise. Il excusoit donc tout ce qu'il ne pouvoit nier, et avaloit à longs traits l'amertume de ce calice. Si M. Maisne[1] et un ou deux anciens religieux le pressoient sur la ruine de sa maison, à qui il ne pouvoit dissimuler ce qu'ils voyoient et sentoient eux-mêmes, il répondoit que c'étoit l'œuvre de Dieu, non des hommes, et qu'il avoit ses desseins et qu'il falloit le laisser faire.

M. Maisne étoit un séculier[2] qui avoit beaucoup de lettres[3], infiniment d'esprit, de douceur, de candeur, et de l'esprit le plus gai et le plus aimable, qui, depuis plus de trente ans, vivoit là comme un religieux, et qui avoit écrit sous Monsieur de la Trappe la plupart de ses[4] lettres et de ses ouvrages, qu'il lui dictoit[5]. Je savois donc par lui et par ces autres religieux tous les détails de ce qui se passoit dans cet intérieur. J'en savois encore par M. de Saint-Louis[6]. C'étoit un gentilhomme qui avoit passé une grande partie de sa vie à la guerre jusqu'à être brigadier de cavalerie, avec un beau et bon régiment. Il

1. Ce personnage a déjà figuré en 1696 dans l'anecdote du portrait de Rancé, tome III, p. 256. Toujours hostile à dom Gervaise, il eût été renvoyé de la Trappe sans les égards qu'on avait pour l'ancien abbé, et, une fois celui-ci mort, on l'expulsa, avec défense d'approcher désormais de la maison.

2. Laïque non soumis à la règle monastique.

3. Qui avait les connaissances que procure l'étude des livres. Littré cite, à côté de cette phrase de Saint-Simon et d'un autre emploi analogue, des exemples de Bossuet et de Fontenelle. Tallemant dit (tome IV, p. 2) : « N'avoir point de lettres. »

4. Dans le manuscrit : *se ses*.

5. Voyez la note 2 de la page 256 du tome III.

6. Également nommé et présenté dans les mêmes termes, ou à peu près, en 1696 : *ibidem*, note 3.

étoit fort connu et fort estimé du Roi, sous qui il avoit servi plusieurs campagnes avec beaucoup de distinction. Les généraux en faisoient tous beaucoup de cas, et M. de Turenne l'aimoit plus qu'aucun autre. La trêve de vingt ans lui fit peur, en 1684[1]; il n'étoit pas loin de la Trappe; il y avoit vu Monsieur de la Trappe au commencement qu'il s'y retira[2] : il vint s'y retirer auprès de lui, dans la maison qu'il avoit bâtie au dehors pour les abbés commendataires[3] afin qu'ils ne troublassent point la régularité du dedans, et il y a vécu dans une éminente piété. C'étoit de ces preux militaires, pleins[4] d'honneur et de courage et de droiture, qui la mettent à tout, sans s'en écarter jamais, avec une fidélité jamais démentie, et à qui le cœur et le bon sens servent d'esprit et de lumière avec plus de succès que l'esprit et la lumière n'en donnent à beaucoup de gens[5].

Le temps s'écouloit de la sorte sans qu'il fût possible de persuader Monsieur de la Trappe contre l'amour de ses propres souffrances[6], ni d'espérer rien que de pis en pis de celui qui étoit en sa place[7]. Enfin il arriva ce qu'on

1. Cette trêve, signée à Ratisbonne, le 15 août 1684, avec l'Espagne, et le 20 avec l'Empire, avait pour objet de mettre fin, par le maintien du *statu quo*, aux difficultés et aux hostilités que suscitait l'exécution des traités de Nimègue. C'était pour la France une amélioration considérable à ces traités, puisqu'elle gagnait en plus Strasbourg, Luxembourg, le duché de ce nom, l'électorat de Trèves et le Palatinat cisrhénan, et Louis XIV se vanta d'avoir ainsi, par sa valeur et sa prudence, assuré vingt ans de paix à l'Europe; mais la guerre reprit dès 1688.

2. Avant *retira*, le manuscrit porte quatre lettres biffées, et, à la ligne suivante, *basti* est sans accord.

3. Sur ces abbés, voyez notre tome II, p. 362, et ci-dessus, p. 277.

4. *Plein*, au singulier, dans le manuscrit, malgré le sujet *ces preux militaires qui*, et le verbe *mettent*, au pluriel, qui suit.

5. Saint-Simon tenait de lui cinq volumes d'écrits pieux qui sont maintenant aux Affaires étrangères, cotés *France* 1440-1444.

6. De lui persuader de ne pas se complaire plus longtemps dans ses propres souffrances, comme l'auteur l'a dit plus haut.

7. Selon les notes du P. Léonard (ms. Fr. 24 123, fol. 46-47 et 51), Rancé reprochait surtout au nouvel abbé de vouloir, tout en fortifiant

n'auroit jamais pu imaginer : D. Gervaise tomba dans la punition de ces philosophes superbes dont parle l'Écriture[1]. Par une autre merveille, ses précautions furent mal prises, et, par une autre plus grande encore, le pur hasard, ou pour mieux dire la Providence, le fit prendre sur le fait. On alla avertir Monsieur de la Trappe, et, pour qu'il ne pût pas en douter, celui[2] dont il s'agissoit[3] lui fut mené. Monsieur de la Trappe, épouvanté tout ce qu'on peut l'être[4], fut tout aussitôt occupé de ce que pourroit être devenu D. Gervaise. Il le fit chercher partout, et il fut longtemps dans la crainte qu'il ne se fût allé jeter dans les étangs dont la Trappe est environnée. A la fin, on le trouva caché sur les voûtes de l'église, prosterné et baigné de larmes[5]. Il se laissa amener devant Monsieur de la Trappe, à qui il avoua ce qu'il ne pouvoit lui cacher. Monsieur de la Trappe, qui vit sa douleur et sa honte, ne songea qu'à le consoler avec une charité infinie, en lui laissant pourtant sentir combien il avoit be-

la discipline, imposer à la communauté certaines règles de l'ordre des carmes déchaussés et introduire l'usage des études monastiques. De plus, en recevant trop facilement des religieux dans la maison, on amenait des apostasies regrettables, comme celle d'un certain dom Armand, ancien page du prince d'Orange, causeur favori du roi Jacques pendant les visites de ce prince à la Trappe, et que Rancé avait fait receveur des hôtes. Enfin la conduite de dom Gervaise lors de la mort de M. Savary, évêque de Séez, avait déplu aux religieux, et il y avait eu aussi un conflit avec l'abbesse du monastère des Clairets. Voyez le *Jugement critique...., des Vies de feu M. l'abbé de Rancé* (par dom Gervaise lui-même), p. 401 et suivantes, et l'*Histoire de Rancé*, par M. l'abbé Dubois, tome II, p. 532 et suivantes.

1. Épître de saint Paul aux Romains, chap. I, versets 22, 27 et 28 : « Dicentes.... se esse sapientes, stulti facti sunt.... Masculi, relicto naturali usu feminæ, exarserunt in desideriis suis in invicem, masculi in masculos turpitudinem operantes, et mercedem quam oportuit erroris sui in semetipsos recipientes. Tradidit illos in reprobrium suum, ut faciant ea quæ non conveniunt, etc. »

2. La première lettre de *celuy* corrige *et*.

3. Le complice de dom Gervaise. — 4. Autant qu'on peut l'être.

5. Ici encore, *l'armes*, avec l'apostrophe biffée, comme p. 389.

soin de pénitence et de séparation. Gervaise entendit à demi-mot, et, dans l'état où il se trouvoit, il offrit sa démission. Elle fut acceptée. On manda un notaire à Mortagne[1], qui vint le lendemain, et l'affaire fut consommée. M. du Charmel, qui étoit fort[2] bien avec Monsieur de Paris, reçut par un exprès cette démission, avec une lettre de D. Gervaise à ce prélat, qu'il prioit de présenter sa démission au Roi[3].

Il étoit arrivé deux choses, depuis fort peu, qui causèrent un étrange contretemps : l'une, que la conduite de D. Gervaise à l'égard de Monsieur de la Trappe et de sa maison, qui commençoit à percer, lui avoit attiré une lettre forte du P. de la Chaise, de la part du Roi; l'autre, qu'il avoit étourdiment accepté le prieuré de l'Estrée[4], auprès de Dreux, pour y mettre des religieux de la Trappe sans la participation du Roi, ce qui d'ailleurs ne pouvoit qu'être nuisible par beaucoup de raisons; mais la vanité veut toujours s'étendre et faire parler de soi. Le Roi l'avoit trouvé très mauvais et lui avoit fait demander par le P. de la Chaise de retirer ses religieux, qui y avoit ajouté la mercuriale que ce trait méritoit[5].

1. Mortagne, aujourd'hui chef-lieu d'un des arrondissements du département de l'Orne, était alors le siège d'une des élections de la généralité d'Alençon et d'un bailliage.

2. La première lettre de *fort* corrige *d*[*es*].

3. Voyez le récit de dom Gervaise, dans son *Jugement critique*, p. 456-477.

4. L'Estrée (commune de Muzy, département de l'Eure) était une maison de l'ordre de Cîteaux, distante de dix lieues de la Trappe, et dont le Roi avait uni les menses conventuelles à l'évêché de Québec et aux Missions. Il n'y restait que l'église et des masures; mais l'air était meilleur qu'à la Trappe.

5. Après avoir passé une sorte de convention avec les Missions, mais sans attendre l'approbation royale, dom Gervaise s'était hâté d'envoyer à l'Estrée six religieux, sous la conduite d'un de ses parents. Sur ces entrefaites, M. Tiberge, redoutant les possibilités d'intrusion de la Trappe, ne chercha plus à obtenir les lettres patentes nécessaires, et l'intendant s'interposa, car aucun établissement de ce genre ne pouvait se faire

A la première il répondit par une lettre qu'il tira de l'amour de Monsieur de la Trappe pour la continuation de ses souffrances, telle que D. Gervaise la voulut dicter[1]; à la seconde, par une soumission prompte et par beaucoup de pardons. Ce fut donc en cadence de ces deux lettres[2], et fort promptement après, qu'arriva la démission, que le Roi remit au P. de la Chaise[3]. Lui, qui étoit bon homme, ne douta point qu'elle ne fût le fruit des deux lettres que, coup sur coup, il lui avoit écrites : tellement que, séduit par la lettre dictée par D. Gervaise, qu'il avoit reçue de Monsieur de la Trappe, il persuada aisément au Roi de ne recevoir point la démission, et il le manda à D. Gervaise.

Pendant tout cela, nous allâmes à Compiègne[4]. Je crus à propos de suivre la démission de près : j'allai au P. de la Chaise, qui me conta ce que je viens d'écrire. Je lui dis que, pensant bien faire, il avoit très mal fait, et j'entrai avec lui fort au long en matière. Le P. de la Chaise demeura fort surpris, et encore plus indigné de la conduite de D. Gervaise à l'égard de Monsieur de la Trappe; et tout de suite il me proposa d'écrire à Monsieur de la Trappe pour savoir au vrai son sentiment à

sans l'autorisation du Roi. Fort étonné du contretemps, dom Gervaise accourut à Paris, et il y resta du 13 mars 1698 au 24 avril, sans rien obtenir. (Notes du P. Léonard, ms. Fr. 24 123, fol. 47.) Cela se passait donc six mois avant l'esclandre.

1. Le *Moréri* parle de cette lettre, ainsi que le P. Léonard.

2. En juste coïncidence avec ces deux lettres, ou comme leur conclusion : voyez ci-dessus, p. 328.

3. La *Gallia christiana* ne fait dater la retraite de dom Gervaise que du mois de décembre 1698; c'est le temps de la décision définitive, après les événements préliminaires dont le récit va venir. M. Gonod a publié (p. 402-404 du recueil déjà cité) la première lettre de Rancé envoyant la démission, puis la seconde où il demandait que l'effet de cette démission fût suspendu par crainte de la malignité des personnes hostiles qui faisaient déjà circuler des libelles calomnieux. Cette seconde lettre se trouve aussi dans le *Jugement critique*, p. 488.

4. Ci-dessus, p. 354, fin d'août.

l'égard de la démission. Il m'envoya la lettre pour la faire remettre sûrement dans un lieu où D. Gervaise les ouvroit toutes. Je l'envoyai donc à mon concierge de la Ferté, pour la porter lui-même à M. de Saint-Louis, qui la remit en main propre; et ce fut ainsi qu'il en fallut user tant que cette affaire dura. La lettre du P. de la Chaise étoit telle, que Monsieur de la Trappe ne put éluder : il lui manda qu'il croyoit que D. Gervaise devoit quitter, et que[1], pour obéir à l'autre partie de sa lettre, qui étoit de proposer un sujet au cas qu'il fût d'avis de changer d'abbé, il lui en nomma un : c'étoit un ancien et excellent religieux, qu'on appeloit D. Malachie[2], et fort éprouvé dans les emplois de la maison[3]. Je portai cette réponse au P. de la Chaise, à notre retour à Versailles; il la reçut très bien. Il m'apprit qu'il lui étoit venu une requête signée de tous les religieux de la Trappe, qui demandoient D. Gervaise[4], et il m'assura en même temps qu'il n'y auroit nul égard, parce qu'il savoit bien qu'il n'y avoit point de religieux qui osât refuser sa signature à ces sortes de pièces. Là-dessus, nous voilà allés à Fontainebleau[5].

D. Gervaise avoit mis un prieur à la Trappe de meilleures mœurs que lui, mais d'ailleurs de sa même humeur,

1. Ce *que* est inutile pour la suite de la phrase. Le *de* qui vient sept mots plus loin corrige *qui*.

2. Malachie Garneyrin ou Garnequin, prêtre du diocèse de Grenoble, qui avait fait profession le 4 novembre 1682, et qui mourut abbé de Buonsolazzo, en Italie, le 12 août 1709. Il avait recueilli, des conférences de M. de Rancé, la matière du livre intitulé : *Instructions sur les principaux sujets de la piété et de la morale chrétienne* (1693).

3. M. Gonod a publié, p. 405-407, les deux lettres à l'archevêque de Paris, en date du 13 novembre et du 3 décembre 1698, par lesquelles l'ancien abbé demanda la nomination de dom Malachie, mais sous le couvert du secret et en protestant qu'il n'y avait point là de cabale janséniste : ci-après, p. 399, note 1.

4. *Jugement critique*, p. 491; voyez ci-après, p. 408, note 2.

5. Le voyage annuel de la cour. En 1698, elle resta à Fontainebleau depuis le 2 octobre jusqu'au 13 novembre.

et tout à lui. Ce prieur étoit à l'Estrée[1], à retirer les religieux de la Trappe, lors de l'aventure de la démission; il comprit que celle de l'abbé seroit la sienne, et il se trouvoit bien d'être prieur sous lui : il lui remit donc le courage. C'est ce qui produisit la requête et toute l'adresse qui suivit. Un soir, à Fontainebleau, que nous attendions le coucher du Roi, Monsieur de Troyes[2] m'apprit avec grande surprise que D. Gervaise y étoit, qu'il avoit vu le matin même le P. de la Chaise et dit la messe à la chapelle[3], et que ce voyage lui paroissoit fort extraordinaire et fort suspect. En effet, il avoit su tirer de Monsieur de la Trappe un certificat tel qu'il l'avoit voulu[4], et, accompagné d'un religieux qui lui servoit de secrétaire, étoit venu le présenter au P. de la Chaise et plaider lui-même contre sa démission, repartit aussitôt après, et changea le P. de la Chaise du blanc au noir. Je ne trouvai plus le même homme : plus de franchise, plus de liberté à parler; en garde sur tout. Je ne pouvois en deviner la cause; enfin j'appris par une lettre de du Charmel, et lui par la vanterie de D. Gervaise, qu'il

1. Voyez ci-dessus, p. 393 et note 4. — Selon l'*Histoire de Rancé*, par M. l'abbé Dubois, tome II, p. 537, c'est un parent de dom Gervaise, nommé Aubereau, qui avait été placé par lui à la tête des six religieux envoyés à l'Estrée.

2. Ce n'est certainement pas François Bouthillier de Chavigny, que nous avons vu se démettre en 1697, pour vivre dans une profonde retraite à Troyes, mais son neveu et successeur, Denis-François (tome IV, p. 115-119), le même qui annoncera à Saint-Simon la mort de Rancé, en 1700 (tome II de 1873, p. 363).

3. Il y avait trois chapelles à Fontainebleau : la *basse*, fondée par Louis VII, rebâtie par François Ier et ornée par Henri II ; la *haute* ou *chapelle du Roi*, que François Ier avait fait construire au-dessus de la première, pour qu'elle fût de plain-pied avec son appartement; et une troisième plus vaste, réédifiée aussi par François Ier, entre la cour du Cheval-Blanc et le jardin du Roi, placée sous le vocable de la Trinité, et décorée par Fréminet du temps d'Henri IV et de Louis XIII. C'est de cette dernière qu'il s'agit. On y célèbre encore les offices religieux, très suivis par les visiteurs et les habitants de la ville.

4. Certificat daté du 17 octobre : *Jugement critique*, p. 510-512.

avoit persuadé[1] que l'esprit de Monsieur de la Trappe étoit tout à fait affoibli; qu'on en[2] abusoit d'autant plus hardiment qu'ayant la main droite toute ulcérée, il ne pouvoit écrire ni signer; qu'il avoit auprès de lui un séculier, son secrétaire, extrêmement janséniste, qui, de concert avec le Charmel[3], vouloient[4] faire de la Trappe un petit Port-Royal[5]; et que, pour y parvenir, il falloit

1. La virgule que les précédentes éditions mettaient après « qu'il avoit persuadé » altérait le sens, ou plutôt le détruisait absolument, puisque ce ne peut être dom Gervaise que M. du Charmel « avait persuadé, » mais dom Gervaise qui avait persuadé au P. de la Chaise que l'esprit de l'ancien abbé était tout à fait affaibli.

2. *En* corrige un *a*.

3. Voyez ci-dessus, p. 380, note de note.

4. *Vouloient* est bien au pluriel, par suite de l'idée de concert entre le secrétaire et M. du Charmel. — Beaucoup de documents du temps accusent en effet ces deux personnages d'avoir été les instigateurs de cette affaire, avec l'intention de mettre le gouvernement aux mains d'un religieux janséniste (voyez notamment les notes du P. Léonard, ms. Fr. 24 123, fol. 47 v°), et, de bien des côtés différents, on se plaignait que M. Maisne exerçât une fâcheuse influence sur Rancé. Dom Gervaise parle de même dans sa justification du *Jugement critique*. Il y rend compte aussi de son voyage à Fontainebleau, fin octobre, p. 519 et suivantes. Voici ce qu'en dit le P. Léonard (ms. Fr. 24 123, fol. 51) : « Au commencement de novembre 1698, il alla, par ordre du Roi, à Fontainebleau, où la cour étoit, sans passer par Paris. Il n'a pas parlé à S. M., mais seulement au P. de la Chaise, son confesseur. On ne sait point le sujet de ce voyage : on croit que le Roi a voulu être informé des sujets qu'il pourra nommer à cette abbaye, et le P. de la Chaise pour être instruit du dedans de ce monastère, où l'on a introduit, ou plutôt renouvelé le jansénisme, par lettres, par livres, par voyageurs, etc. L'ancien abbé Bouthillier a donné un certificat en faveur du dernier abbé dom Armand-François : il témoigne être fort content de lui, ayant toujours eu pour lui tous les égards possibles, et qu'il lui a parlé avec beaucoup de respect et de soumission, etc. Et ne pouvant signer, c'est le sieur Mene (*sic*) qui a signé pour lui. Le 23 de décembre environ, 1698, le Roi, suivant l'avis de l'ancien abbé, Bouthillier, nomma dom Jacques de Court (*sic*), religieux de ce monastère, pour abbé de cette abbaye. » Voyez plus loin, p. 408, note 2, un extrait du *Moréri*.

5. C'est à partir du jour où l'abbé de Saint-Cyran avait pris tout crédit sur les religieuses de Port-Royal de Paris (tome II, p. 190) et

le chasser[1], parce qu'il étoit entièrement opposé à ce parti, et que de là venoient toutes les intrigues de sa dé-

établi dans leur ancien monastère de Port-Royal-des-Champs, près de Chevreuse, les célèbres solitaires si connus et si justement renommés pour leur ascétisme, pour leurs ouvrages d'érudition ou de philosophie et pour leur méthode d'enseignement, en opposition avec celle des jésuites, que des tendances jansénistes furent dénoncées dans l'une et l'autre maison. Les livres d'Antoine Arnauld (ci-dessus, p. 285) furent d'abord frappés, puis les écoles, où s'élevaient une grande quantité de jeunes filles, et, comme les religieuses se refusaient à signer le désaveu des doctrines de Jansénius, ou *formulaire*, on éloigna leurs confesseurs jansénistes, on dispersa même quelques-unes d'entre elles dans d'autres monastères, et on défendit de recevoir des novices. Cette persécution dura de 1660 à 1669, et la « paix de l'Église, » qui suivit, ne mit fin qu'en apparence aux dissensions religieuses : nous verrons, en 1709, une lutte plus vive encore entre les dames de Port-Royal et l'autorité du Roi se terminer par la destruction définitive de la maison des Champs. A ce propos, Saint-Simon, dont on a dit qu'il se rencontrait avec tous les esprits supérieurs de son temps sur la pente qui conduisait à Port-Royal (notice de M. Paul Mesnard, en tête des *Lettres de Mme de Sévigné*, tome I, p. 169), résumera l'histoire du jansénisme : tome VII des *Mémoires*, p. 133 et suivantes. — C'est en 1692 que les dénonciations d'un jeune apostat du noviciat de la Trappe firent croire un moment que cette maison était le centre des intrigues du parti janséniste, qu'on y enseignait les doctrines les plus outrées sur le dogme et sur la morale, etc. Comme les jansénistes louaient beaucoup l'austérité et les vertus de Rancé, et que celui-ci ne ménageait point les jésuites et leur morale « relâchée, » ses adversaires firent grand bruit des révélations du novice; mais l'archevêque de Paris intervint, et, quelque prévenu que fût le Roi contre tout ce qui sentait le jansénisme, il permit de faire une enquête et d'entendre la défense de Rancé. Sans dissimuler ses relations avec les grands jansénistes, l'abbé se justifia facilement : ayant signé purement et simplement le formulaire, il n'avait jamais cessé de répéter à tous que, pour la foi et les mœurs, chacun devait se soumettre aux constitutions des Papes. « M. l'abbé de la Trappe, dit Mme de Maintenon, étoit un grand esprit et d'une vie fort austère : les jansénistes auroient bien voulu avoir un si grand homme de leur parti, pour s'en prévaloir, et en avoient même fait courir le bruit; mais, grâces à Dieu, il ne leur a pas donné longtemps cette joie, car il s'en est bien défendu dans une lettre que Monsieur de Chartres a eu soin de faire insérer dans sa *Vie* » (*Lettres historiques de Mme de Maintenon*, tome II, p. 224-225.)

1. Chasser dom Gervaise.

mission[1]. Quelque grossier que fût un tel panneau, qui ne pouvoit couvrir[2] une démission signée et envoyée par lui-même, le P. de la Chaise y donna en plein et devint tellement contraire[3], qu'il fut impossible de le ramener, ni même de se servir utilement de Monsieur de Paris, qu'il avoit rendu suspect au Roi dans cette affaire. Mais la Providence y sut encore pourvoir.

Il s'étoit passé, depuis dix-huit mois, quelque chose d'intime et d'entièrement secret entre Monsieur de la Trappe et moi[4], et cette chose étoit telle, que j'étois cer-

1. C'est à ces insinuations que répond la lettre suivante de Rancé à l'archevêque, qui a passé dans une vente d'autographes faite par M. Étienne Charavay, le 12 juillet 1879. Elle est datée du 13 novembre 1698, et a été publiée par M. Gonod : « Monseigneur, dom Antoine, qui étoit autrefois religieux dominicain, qui a passé depuis cinq ou six ans à la Trappe, et qui y a vécu avec beaucoup d'édification, a desiré d'avoir l'honneur de vous écrire. Il dit qu'il a celui d'être connu de vous il y a longtemps; il vous ouvre son cœur avec simplicité. Je n'ai point voulu le détourner de son dessein, m'imaginant que vous ne l'auriez point désagréable. Je ne puis m'empêcher d'ajouter à ce billet, Monseigneur, qu'il m'est revenu qu'on répandoit par le monde qu'il y avoit des gens qui ne faisoient point de difficulté de publier que la Trappe étoit pleine de jansénistes et que c'étoit une cabale de jansénistes qui pensoient à l'établissement de dom Malachie. Je puis vous assurer qu'il n'y a point de lieu qui en soit plus exempt que celui-ci, et que c'est une calomnie, une imposture si aisée à justifier, que je ne comprends pas qu'on ait osé l'avancer. J'ai cru, Monseigneur, qu'il étoit à propos que je vous en informasse, afin que vous n'en fussiez pas surpris, si cela venoit jusqu'à vous; vous voulez bien que je vous dise que j'ai la dernière confiance dans la bonté que vous m'avez toujours témoignée, que la reconnoissance que j'en ai est au delà de ce que je puis vous en dire, aussi bien que l'attachement et le profond respect avec lequel je suis, Monseigneur, votre très humble et très obéissant serviteur. Fr. Armand-Jean, ancien abbé de la Trappe. »

2. Il s'agit du panneau en filet servant à prendre le gibier; d'où la locution : « donner dans le panneau. »

3. Changea si complètement d'avis, de dispositions.

4. Ce secret nous est révélé par une lettre de Saint-Simon, dont on ne connaît pas le destinataire, mais qui, parvenue, vers 1754, entre les mains du prince de Talmond, fut alors copiée pour le duc de Luynes, par un de ses amis dont on ne sait pas non plus le nom. La

tain de faire tomber tout l'artifice et la calomnie de D. Gervaise en la[1] disant à Monsieur de Chartres. Je passai le reste du voyage de Fontainebleau dans l'angoisse de laisser périr la Trappe et consumer Monsieur de la Trappe dans cette fournaise ardente où D. Gervaise le tenoit[2], ou de manquer au secret. Je ne pouvois m'en consulter à[3] qui que ce fût, et je souffris infiniment avant que de pouvoir me déterminer. Enfin la pensée me vint que ce secret n'étoit peut-être que pour le salut de la Trappe, et je pris mon parti. J'étois sûr de celui[4] de Monsieur de Chartres, et le Roi étoit, en ce genre, l'homme de son royaume

copie s'étant conservée aux archives de Dampierre, les éditeurs des *Mémoires du duc de Luynes* en ont inséré le texte dans l'Appendice de leur tome I, p. 453-458, avec tout ce qu'ils possédaient de lettres de Saint-Simon, et l'édition de nos *Mémoires* faite en 1873-1875 l'a également comprise dans les *Lettres, mémoires*, etc., qui terminent le tome XIX, p. 361-367. Nous la plaçons à l'Appendice, sous le n° XV, réservant pour le temps de la mort de Rancé (1700) une autre lettre, qui, adressée à celui-ci le 13 mars 1699 et très importante pour l'historique de la rédaction des *Mémoires de Saint-Simon*, a été publiée en premier lieu, avec fac-similé, dans l'édition de 1829, et a depuis figuré en tête des autres éditions. La lettre de Dampierre n'a point de date, mais doit être peu postérieure à la mort de l'abbé. C'est l'histoire d'une consultation en forme que Saint-Simon, assez porté, semble-t-il, vers le parti janséniste, demanda à son saint ami. La réponse fut nette, et tellement concluante comme condamnation du jansénisme, que Saint-Simon, selon son propre dire, en « fut éloigné pour toute sa vie. » Il raconte ensuite ses anxiétés pendant les intrigues de dom Gervaise en 1698, et le parti qu'il prit de s'en ouvrir à l'évêque de Chartres malgré sa promesse de ne point révéler le secret. Cette dernière partie de la lettre forme comme une première rédaction à comparer avec celle qu'on va lire.

1. *La* corrige *le*.

2. Expression déjà employée ci-dessus, p. 390.

3. *A* corrige *en*. — On a bien, dans les *Lettres de Mme de Sévigné* (tome V, p. 69) : « Je ne le consulterai à personne, » et, dans Fontenelle : « M. Huyghens consultoit à M. de l'Hospital ses difficultés; » mais je ne trouve pas, parmi les exemples cités par Littré, cette forme réfléchie avec un complément indirect de personne régi par *à* et un autre, de chose, régi par *de*.

4. Du secret, de la discrétion.

le plus fidèle. Mme de Maintenon et Monsieur de Cambray ne laissoient pas Monsieur de Chartres longtemps de suite à Chartres : il vint à Saint-Cyr au retour de la cour à Versailles[1]. A Saint-Cyr, personne ne le voyoit ; je lui envoyai demander à l'entretenir[2] : il me donna le lendemain. Je lui racontai toute l'histoire de la Trappe, mais sans parler du motif véritable qui avoit fait donner la démission, qu'en cette extrémité même nous n'avions pas voulu dire au P. de la Chaise ; ensuite, je lui dis le secret. Il m'embrassa à plusieurs reprises ; il écrivit sur-le-champ à Mme de Maintenon, et, dès qu'il eut sa réponse une heure après, il s'en alla chez elle trouver le Roi, à qui il parla. C'étoit un jeudi[3]. Le fruit de cette conversation fut que, le lendemain, qui étoit le jour d'audience du P. de la Chaise[4], où je savois qu'il s'étoit proposé de se faire ordonner de renvoyer la démission, il eut là-dessus une dispute si forte avec le Roi, qu'on entendit leur[5] voix de la pièce voisine[6]. Le résultat fut que le P. de la Chaise eut ordre d'écrire à Monsieur de la Trappe, comme il avoit déjà fait avant la course de D. Gervaise à Fontainebleau, que le Roi vouloit savoir son véritable sentiment par lui-même, si la démission devoit avoir lieu ou être renvoyée, et, au premier cas, de proposer un sujet pour être abbé ; et, pour être certain de l'état et de l'avis de Monsieur de

1. Nous avons vu que cette rentrée se fit le 13 novembre.

2. *Entrenir*, dans le manuscrit.

3. Cette indication de jour nous limite au jeudi même du retour ; car, le jeudi suivant, la cour se trouvait à Marly : ce qui ne comporte ni un entretien du P. de la Chaise avec le Roi, ni les autres détails qui vont suivre.

4. Cela sera expliqué dans la notice sur le CONSEIL DE CONSCIENCE, au tome VI, appendice I. — A partir de cet endroit du manuscrit, Saint-Simon a changé d'encre et de plume.

5. Ce *leur*, sans accord, est-il un oubli de l'auteur ?

6. Ce vendredi-là, 14 novembre 1698, le Roi alla passer l'après-dînée à Marly, et Mme la duchesse de Bourgogne dîna à Saint-Cyr, après avoir fait une visite matinale à la Ménagerie, et ne revint que fort tard (*Journal de Dangeau*, tome VI, p. 459-460).

la Trappe, le valet de chambre du P. de la Chaise[1] en fut le porteur.

Un donné[2] de la Trappe, d'un esprit fort supérieur à son état, qu'on appeloit frère Chanvier[3], conduisit ce valet de chambre. Ils arrivèrent exprès fort tard, pour trouver tout fermé. Ils couchèrent chez M. de Saint-Louis, et, le lendemain, à quatre heures du matin, le valet de chambre fut introduit avec sa lettre. Il demeura quelque temps auprès de Monsieur de la Trappe, à l'entrétenir, pour s'assurer par lui-même de l'état de son esprit ; il le trouva dans tout son entier, et il n'est pas étrange que ce domestique en sortît[4] charmé. Une heure après, il fut rappelé, et, comme Monsieur de la Trappe étoit instruit des soupçons qui avoient surpris le P. de la Chaise, et que ce domestique étoit un homme de sa confiance, il lui lut lui-même sa réponse, et la fit après

1. Ces mots : « du P. de la Chaise », sont écrits en interligne.

2. On désignait par le nom de *donnés* ou *oblats* deux catégories bien différentes d'individus, entre lesquelles Littré eût dû faire la distinction, comme les anciens dictionnaires : 1° des soldats invalides (estropiats) dont l'entretien était mis à la charge d'un monastère pour tout le reste de leur vie ; 2° des séculiers qui, sans faire profession, mais en prenant certains engagements, se donnaient à un monastère avec leurs biens, obéissaient en tout aux supérieurs, et portaient une espèce d'habit religieux, quelque peu différent de celui des moines. Voyez Du Cange, au mot OBLATI, et le *Dictionnaire de Trévoux*, au mot DONNÉS. C'est de la seconde catégorie que parle ici Saint-Simon, comme il résulte de la note suivante. On voit encore des frères *donnés*, ou convers, chez les chartreux, et il y a peu de temps que la Trappe même en comptait quelques-uns, moitié domestiques, moitié religieux.

3. Selon les notes du P. Léonard (ms. Fr. 24123, fol. 84 v°), le frère Jean Chanvier (on lirait aussi bien : *Chaunier ;* mais l'autre lecture est seule possible dans le manuscrit de Saint-Simon) était de Rouen et avait apporté à la Trappe une somme de dix mille livres ; il parvint au poste de procureur de l'abbaye, en fit très bien toutes les affaires, et fut en grande liaison avec M. de Pontchartrain, comme Saint-Simon le va dire. En décembre 1702, il fut révoqué de la procure, à cause de ses intrigues, et renvoyé également par « le comte de Montcharmel (*sic*), un des illustres protecteurs de la Trappe et retiré à l'Institution. »

4. *Sortist*, à l'imparfait, dans le manuscrit.

cacheter en sa présence, tout de suite, et la lui donna : tellement que ce valet de chambre partit sans que personne à la Trappe se fût douté qu'il y fût venu. La réponse étoit la même que la précédente : Monsieur de la Trappe étoit d'avis que la démission subsistât et que le même D. Malachie fût nommé abbé en sa place. Il n'en fallut pas davantage, et D. Gervaise demeura exclus ; mais il avoit si bien su rendre suspect ce[1] D. Malachie, que le P. de la Chaise, quoique revenu de très bonne foi de son erreur, ne voulut jamais, sous prétexte qu'il étoit savoyard et qu'il ne convenoit pas à l'honneur de la France qu'un étranger fût abbé de la Trappe. Monsieur de la Trappe eut donc ordre de proposer trois sujets : au lieu de trois, il en mit quatre, et toujours ce D. Malachie le premier. On choisit le premier qui se trouva le premier après lui sur la liste : c'étoit un D. Jacques la Court[2], qui avoit été longtemps maître des novices et eu d'autres emplois dans la maison[3]. On tint cette nomination secrète jusqu'à ce que ce même donné de la Trappe dont j'ai parlé eût fait expédier les bulles[4]. Il fut à Rome, avec

Changement d'abbé à la Trappe.

1. *Ce* semble corriger *à*.

2. Ainsi, et *Jacq.*, en abrégé, dans le manuscrit. — Selon la *Gallia christiana*, dom Jacques de la Cour (*sic*), anciennement moine à l'abbaye du Pin, près Poitiers, était prieur. Il fut nommé abbé le 24 décembre 1698, résigna en 1713, et mourut le 25 mai 1720, à soixante-trois ans. Selon les notes du P. Léonard (ms. Fr. 24 123, fol. 51 v°), c'était le fils d'un poissonnier de Soissons, et, dès l'âge de quinze ans, il était venu à la Trappe; mais sa santé délicate l'avait forcé d'aller faire profession en Poitou.

3. La lettre d'envoi, signée par le P. de la Chaise le 28 décembre, disait que le Roi, très édifié de la soumission de l'abbé, se recommandait à ses prières, et qu'il pouvait mépriser la malignité des gens qui voulaient bien lui faire des affaires (*Jugement critique*, p. 526-527).

4. Les bulles ne furent expédiées qu'en avril 1699, et la bénédiction eut lieu le 22 juin, dit la *Gallia christiana*. — L'appellation de *bulle*, longtemps propre aux édits des souverains, avait fini par être exclusivement réservée aux décrets solennels des Papes et aux expéditions de la chancellerie pontificale qui correspondaient aux édits, lettres patentes et provisions des princes séculiers, avec cette différence qu'au lieu d'un sceau en cire, elles étaient munies du sceau ou *bulle* du pape régnant

une lettre de crédit la plus indéfinie pour tous les lieux où il avoit à passer, que lui donna M. de Pontchartrain en son nom[1] : il aimoit fort la Trappe, et particulièrement ce frère, à qui il trouvoit beaucoup de sens et d'esprit. Le cardinal de Bouillon, qui se piquoit d'amitié pour Monsieur de la Trappe, logea ce frère, le mena au Pape, qui l'entretint plusieurs fois, et qui le renvoya avec les bulles entièrement *gratis* et la lettre du monde la plus pleine d'estime et d'amitié pour Monsieur de la Trappe, en considération duquel il s'expliqua qu'il accordoit le *gratis* encore plus qu'en celle du Roi[2]. Au retour, le Grand-Duc[3] voulut voir ce frère, et le renvoya avec des lettres et des présents pour Monsieur de la Trappe, de sa fonderie[4], qui étoient des remèdes précieux[5].

Dirai-je un prodige qui ne peut que confondre? Tandis

en plomb, suspendu à des lacs de soie, si c'étaient lettres gracieuses, à une cordelette de chanvre, si c'étaient lettres de justice et exécutoires. Les bulles, où l'on distinguait quatre parties : la narration du fait, la conception, les clauses et la date, différaient des *brefs*, non seulement par le sceau en plomb, représentant d'un côté les têtes de saint Pierre et saint Paul, avec inscription du nom du pape régnant au revers, tandis que les brefs ne se scellaient que de l'anneau du pêcheur, sur placard de cire, mais aussi par la manière de dater d'après le calendrier romain, et par le caractère archaïque de l'écriture, semblable à la gothique française du treizième siècle, au lieu que les brefs étaient écrits en caractère italique moderne. S'obtenaient par bulles : 1° tous les bénéfices taxés proportionnellement à leur revenu dans les livres de la Chambre apostolique, comme évêchés, abbayes, prieurés conventuels, etc. ; 2° les premières dignités des églises cathédrales ; 3° les principales dignités des églises collégiales ; 4° les monastères de filles.

1. Ce voyage, ainsi que la visite à la « fonderie » du grand-duc, sont racontés dans la *Vie de Rancé*, par Maupeou, tome II, p. 308 et 310. Voyez l'*Histoire*, par M. l'abbé Dubois, tome II, p. 546-548.

2. Sur ce *gratis*, voyez les relations de Lunadoro sur la cour romaine et le livre de feu A. Floquet sur *Bossuet précepteur*, p. 271-273.

3. Le grand-duc de Toscane : ci-dessus, p. 73.

4. Ni Littré, ni les anciens dictionnaires ne donnent ce mot au sens qu'il a ici, comme en italien, de laboratoire ou d'officine de pharmacie.

5. Ce prince était entièrement adonné aux œuvres pieuses et y consacrait des sommes énormes.

qu'on attendoit les bulles, D. Gervaise demeura abbé en plein et incertain de son sort. Ce même donné, avant de partir pour Rome, trouva par hasard un homme chargé d'un paquet et d'une boîte[1] à une adresse singulière et venant de la Trappe. Il crut que, rencontrant ce donné de l'abbaye, il[2] sauroit mieux trouver celui à qui cela s'adressoit, et le frère Chanvier s'en chargea fort volontiers, et la porta chez M. du Charmel. La boîte[3] étoit pleine de misères en petits présents; la lettre, nous l'ouvrîmes, et je puis dire que c'est la seule que j'aie jamais ouverte. Comme cet imprudent avoit dit au frère Chanvier que l'une et l'autre étoient de D. Gervaise, nous avions espéré de trouver là toutes ses intrigues, qui duroient encore pour se maintenir, et nous fûmes fort attrapés à la boîte. La lettre nous consola : elle étoit toute en chiffre, et de près de quatre grandes pages toutes remplies. Nous ne doutâmes pas alors de trouver là tout ce que nous cherchions. Je portai la lettre à M. de Pontchartrain, qui la fit déchiffrer. Le lendemain, quand je retournai chez[4] lui, il se mit à rire : « Vous avez cru, dit-il, trouver la pie au nid[5]; tenez, vous en allez voir des plus belles; » puis ajouta d'un air sérieux : « En vérité, au lieu de rire, il faudroit pleurer de voir de quoi les hommes sont capables, et dans de si saintes professions. » Cette lettre entière, qui étoit de D. Gervaise à une religieuse avec qui il avoit été en commerce et qu'il aimoit toujours, et dont aussi il étoit toujours passionnément aimé, étoit un tissu de tout ce qu'il se peut imaginer d'ordures, et les plus grossières par leur nom, avec de basses mignardises[6] de moine raffolé et dé-

1. Saint-Simon écrit : *boete*. — 2. *Il*, le donné.

3. Le *b* de *boete* corrige un *p*. — 4. La première lettre de *chez* corrige un *p*.

5. Furetière ne donne pas cette locution.

6. Littré ne cite que cet exemple de *mignardise*, tandis qu'il relève des emplois fréquents d'*abandonné* (à la ligne suivante et quatorze lignes plus loin) pris substantivement au sens de : qui ne connaît pas de frein, dans Bourdaloue, Molière, Pascal, Voltaire et Montesquieu.

bordé à faire trembler les plus abandonnés. Leurs plaisirs, leurs regrets, leurs desirs, leurs espérances[1], tout y étoit au naturel et au plus effréné. Je ne crois pas qu'il se dise tant d'abominations en plusieurs jours dans les plus mauvais lieux[2]. Cela, et l'aventure qui causa la démission, auroit[3] suffi, ensemble et séparément, pour faire jeter ce malheureux Gervaise dans un cachot pour le reste de ses jours, à qui l'auroit voulu abandonner à la justice intérieure de son ordre. Nous nous en promîmes tous le secret, les quatre qui le savions et ceux à qui il fallut le dire[4]; mais M. de Pontchartrain crut, comme nous, qu'il falloit déposer le chiffre et le déchiffrement à Monsieur de Paris, pour s'en pouvoir servir si l'aveuglement de cet abandonné et ses intrigues ôtoient toute autre ressource. Je portai[5] donc l'un et l'autre chez

1. *Espérance*, au singulier, dans le manuscrit.

2. Châteaubriand, dans sa *Vie de Rancé* (p. 249), nie la possibilité de ces « ribauderies » en chiffre. Toujours est-il que le fond des accusations qui achevèrent de perdre dom Gervaise fut divulgué, au moins en gros, puisque, l'affaire finie, Dangeau la résuma en ces quelques lignes : « Le P. Agathe Ange accusé d'avoir eu une mauvaise conduite. On a recherché sa vie. L'ancien abbé, qui avoit été son meilleur ami, a cru avoir sujet de s'en plaindre. On prétend qu'il l'a convaincu sur plusieurs mauvais commerces ; on l'a ôté de la maison, et on l'envoie à Septfonds. » (*Journal*, 24 juin 1699, tome VII, p. 102[a].) — Quant à la gravité des faits dont notre auteur fait entendre que dom Gervaise se serait rendu coupable, soit avant, soit depuis son entrée à la Trappe, on peut voir, dans la relation de la mort de dom Muce par Rancé lui-même et dans la lettre que cet abbé écrivit au même propos, vers 1694 (ms. Fr. 24 123, fol. 59-61), que la Trappe donnait asile à des pécheurs vraiment couverts d'abominations; mais est-il vraisemblable que ces faits de 1698 aient pu se passer dans une maison sévèrement tenue, et qu'ensuite, maintenu provisoirement dans sa dignité et son autorité, dom Gervaise ait confié un pareil message à un porteur aussi peu discret et habile?

3. *Auroient*, avec les trois dernières lettres biffées.

4. Ces huit derniers mots sont écrits en interligne.

5. Le *p* de *portay* corrige un *re*.

a. C'est là que Saint-Simon a placé l'Addition indiquée ci-dessus sous le n° 269.

M. du Charmel, à qui j'eus la malice de la faire dicter, pour en garder un double pour nous. Ce fut[1] une assez plaisante chose à voir que son effroi, ses signes de croix, ses imprécations contre l'auteur, à chaque infamie qu'il lisoit, et il y en avoit autant que de mots. Il se chargea de déposer les deux pièces à Monsieur de Paris, et je gardai l'autre copie. Heureusement, nous n'en eûmes pas besoin. Cela nous mit à la piste de plusieurs choses, par lesquelles nous découvrîmes quelle[2] étoit la religieuse, et d'une maison que Mme de Saint-Simon connoissoit extrêmement[3], et elle beaucoup aussi. Cet amour étoit ancien et heureux ; il fut découvert et prouvé, et D. Gervaise sur le point d'être juridiquement mis *in pace*[4] par les carmes déchaussés, comme il sortoit de prêcher dans le diocèse de Meaux ; et, en même temps, la religieuse tomba malade à la mort, et ne voulut jamais ouïr parler des sacrements qu'elle n'eût vu D. Gervaise : elle ne les reçut ni ne le vit, et ne mourut point. Dans ce péril, il se vit perdu sans ressource, et n'en trouva que de se jeter à la Trappe. A ce prix, ses moines, délivrés de lui, étouffèrent l'affaire, et, en venant à la Trappe y prendre l'habit, il passa chez la religieuse, entra dans la maison, et la transporta de joie. Depuis qu'il fut abbé,

1. La première lettre de *fut* corrige un *p*.

2. *Qu'elle*, avec apostrophe, dans le manuscrit.

3. Cette maison serait-elle celle des Bénédictines de Conflans, où la sœur de Mme de Frémont avait sous sa direction deux jeunes sœurs de Mme de Saint-Simon, ou bien le couvent de la Visitation de Chaillot, où une sœur de Mme de Lorge avait pris le voile en 1687? Voyez nos tomes II, p. 267, et III, p. 496.

4. On appelait *in pace* (de la formule de condamnation : *vade in pace*) le cachot ou les cachots que possédait chaque maison religieuse pour y enfermer, quelquefois à jamais, les membres de la communauté coupables de quelque crime ou délit contre les règles de l'ordre. Cette réclusion, qui souvent équivalait à la mort, ne constituait cependant qu'une simple mesure disciplinaire, de police intérieure, et ni l'official diocésain, ni le juge séculier n'avaient à intervenir, puisqu'il n'y avait point, à proprement parler, peine afflictive et châtiment corporel.

il continua son commerce de lettres, ne pouvant mieux, et ce fut une de celles-là que nous attrapâmes. Il en fut fort en peine, n'ayant point de nouvelles de son paquet; il fit du bruit, il menaça. Pour le faire taire, on lui en apprit le sort tout entier. Cela le contint si bien, qu'il n'osa plus en parler, ni guère plus continuer ses intrigues[1]; mais, de honte ni d'embarras, il en montra peu, mais beaucoup de chagrin[2]. Les bulles arrivées, j'allai à la Trappe, et je ne demandai point à le voir. Cela le

1. Il y eut en effet quelque opposition contre la nomination de dom la Cour, de la part de certains religieux qui craignaient qu'il ne fût janséniste. Les notes du P. Léonard disent que le frère de dom Gervaise alla deux fois à la Trappe pour réconcilier les moines, et qu'il y réussit « tellement que tellement (*sic*) » au printemps de 1699 (ms. Fr. 24 123, fol. 52). Ce fut sans doute à la suite de ces deux séjours et de la démission forcée de dom François-Armand que le prévôt de Suèvres écrivit, sur Rancé, l'ouvrage qu'on lui interdit de publier.

2. Voici comment le *Moréri* résume les choses, dans un sens favorable à dom Gervaise : « Ne pouvant plus résister à la tempête excitée contre lui, il offrit sa démission par une lettre écrite au Roi, de la Trappe, le 24 août 1698, et envoya en effet cette démission à feu M. le cardinal de Noailles, alors archevêque de Paris, pour être remise par ce prélat à Louis XIV. Cette affaire traîna quelque temps; il y eut plusieurs lettres respectives : les religieux de la Trappe en dressèrent une, qu'ils signèrent presque unanimement, et qu'ils envoyèrent au Roi pour arrêter, s'il étoit possible, l'effet de la démission. M. de Rancé certifia que cette lettre n'avoit été ni extorquée, ni surprise, et il écrivit lui-même à M. l'archevêque de Paris pour faire en sorte que la démission envoyée n'eût point de lieu; mais l'affaire étoit consommée depuis deux jours quand la lettre arriva. Dom Gervaise en témoigna de la joie et alla à Fontainebleau pour rendre compte au Roi de sa conduite, muni d'un certificat très honorable que M. de Rancé lui avoit donné. Ce certificat, imprimé dans le *Jugement critique, mais équitable, des Vies de feu M. l'abbé de Rancé* (Londres [Troyes], 1744), avoit déjà été imprimé à la fin d'une longue lettre de M. le Nain de Tillemont à M. de Rancé, publiée en 1705, à Nancy, in-12. Ledit certificat est du 17 octobre 1698, signé de M. de Rancé et de quatre religieux. Dom Jacques de la Cour ayant été fait abbé en la place de dom Gervaise, celui-ci l'installa lui-même le 26 décembre 1698. Vers la fin de l'année suivante, dom Gervaise crut devoir quitter l'abbaye de la Trappe et se retirer dans celle de Longpont.... » (*Dictionnaire*, tome V, 2e partie, p. 177.)

fâcha ; il en fit ses plaintes à Monsieur de la Trappe, qui, par bonté pour un homme qui en méritoit si peu, exigea que je le visse. Je pris un temps qui ne pouvoit être que court. En vérité, j'étois plus honteux et plus embarrassé que lui, qui pourtant savoit que j'étois pleinement instruit de ses deux abominations et qui n'ignoroit pas la part que j'avois eue au maintien de sa démission. Il ne laissoit pas d'être empêtré, et, toujours hypocrite fort affecté, il soutint presque toujours seul la conversation, me voulut persuader de sa joie d'être déchargé du fardeau d'abbé, et m'assura qu'il s'alloit occuper, dans sa solitude, à travailler sur l'Écriture sainte[1]. Avec ces beaux propos, ce n'étoit pas plus son compte que celui de la Trappe d'y demeurer : il en sortit bientôt après[2]. Il porta[3] la combustion, cinq ou six ans durant, dans toutes les maisons où on le mit successivement, et enfin les supérieurs trouvèrent plus court de le laisser dans un bénéfice de son frère, vivre comme il lui plairoit. Il ne cessa de vouloir retourner à la Trappe, essayer d'y troubler et d'y redevenir abbé : ce qui m'engagea à la fin à obtenir une lettre de cachet qui lui défendit d'en approcher plus près de trente lieues, et de Paris plus de vingt[4].

1. Ce fut surtout vingt ans plus tard qu'il commença à faire paraître les ouvrages pour lesquels la *Gallia christiana* le qualifie d'homme *plurimis doctisque clarus operibus :* une *Vie de saint Cyprien* (1717), que Saint-Simon avait dans sa bibliothèque ; une *Vie de Pierre Abeilard et celle d'Héloïse, son épouse* (1720), suivie, en 1723, d'une traduction fort libre de leur correspondance ; une *Histoire de Suger* (1721), laquelle amena une *Défense*, où il introduisit l'apologie de M. de Rancé contre le livre du bénédictin Vincent Thuillier sur les études monastiques ; beaucoup d'autres vies de saints ; une *Histoire générale de la réforme de l'ordre de Cîteaux* (1746), et surtout le *Jugement critique, mais équitable, des Vies de feu M. l'abbé de Rancé.*

2. Il se retira d'abord, avec d'autres religieux, à l'abbaye de Sept-fonds, que dom Eustache de Beaufort réformait à l'exemple de la Trappe.

3. *Porta* est en interligne, sur *mit*, biffé.

4. Je n'ai pas retrouvé le texte de cette lettre de cachet dans les registres du secrétariat de la maison du Roi, mais seulement, à l'an-

Si ce scandale dans un homme de cette profession est extrême, le saint et prodigieux usage que Monsieur de la Trappe fit de tout ce qu'il en souffrit est encore plus surprenant, et qu'à la Trappe la surface même n'en fut pas agitée, et pendant un si long temps. Tout, hors[1] quatre ou cinq personnes, y fut dans l'entière ignorance et y est demeuré depuis, et la paix n'y fut non plus altérée que le silence et toute la régularité. Ce contraste si effrayant et si complet m'a paru quelque chose de si rare, que j'ai succombé à l'écrire[2]. Après tant de solitude[3], rentrons maintenant dans le monde.

née 1713 (Arch. nat., O¹ 57, fol. 167), une permission, pour *dom* Gervaise, de sortir de l'abbaye de Bégard et de se retirer chez son frère, auprès de Suèvres. Trente-trois ans plus tard, l'*Histoire générale de la réforme de l'ordre de Cîteaux en France*, qu'il publia à Avignon, lui valut l'inimitié des Bernardins et le fit enfermer à l'abbaye Notre-Dame-du-Reclus. Il y vivait en 1747, dit le *Moréri*, et il mourut en 1751, âgé de quatre-vingt-onze ans.

1. Après *hors*, le manuscrit porte une virgule biffée.
2. J'ai succombé à la tentation de l'écrire.
3. Tant de pages consacrées aux solitaires de la Trappe.

APPENDICE

PREMIÈRE PARTIE

ADDITIONS DE SAINT-SIMON

AU *JOURNAL DE DANGEAU.*

233. *Sainctot et la fille de l'ambassadrice de Hollande.*

(Page 7.)

12 octobre 1698. — Sainctot toujours hasardant, quitte à être grondé. Jamais introducteur n'avoit songé à présenter à une audience de cérémonie, et jamais fille d'ambassadeur, qui sont[1] debout et sans nul rang, n'avoit imaginé de saluer une fille de France comme les ambassadrices et les femmes titrées.

234. *Sainctot et l'audience du légat Chigi.*

(Page 11.)

5 janvier 1698. — Sainctot faisoit ce qu'il vouloit et favorisoit qui il lui plaisoit avec adresse et hardiesse, quitte à être grondé quand les cas y échéoient : ce qui étoit fort rare par le mépris et l'ignorance de tout ce qui est cérémonies[2]. Pendant qu'il étoit maître des cérémonies, il mettoit et omettoit sur ses registres tout ce qu'il lui plaisoit, et en la manière qu'il lui plaisoit : ce qui a été contagieux depuis au grand maître et au maître des cérémonies, et jusqu'à celui de l'ordre du Saint-Esprit. En voici un exemple célèbre. L'affaire de l'insulte faite à Rome par la garde corse du pape Alexandre VII, à l'instigation de ses parents, au duc de Créquy, ambassadeur de France, ayant été terminée par le traité de Pise, en 1664, si glorieux à la couronne, on ne perdit point de temps à son exécution. Le cardinal Chigi, neveu du Pape, vint, avec le caractère de légat *a latere*, demander pardon au Roi, et y reçut tous les honneurs dont ce caractère est en possession : ainsi il eut un fauteuil à son audience, ce qui empêcha les princes du sang de

1. Ainsi, au pluriel, après le sujet et avant l'autre verbe au singulier.
2. L's finale est douteuse; une plume moderne semble y avoir touché.

s'y trouver, et y fut conduit par les comtes de Soissons et d'Harcourt, des maisons de Savoie et de Lorraine. Il avoit été stipulé que ce pardon seroit demandé en présence des grands du Royaume : ainsi le Roi avoit fait convier les ducs à s'y trouver par le grand maître des cérémonies, de la part de S. M. Ceux-ci prétendirent y être couverts, parce que les princes étrangers le sont aux audiences depuis Henri IV ; et finalement décidé que ni les uns ni les autres ne le seroient. Là-dessus, les deux princes conducteurs firent des instances pour en être dispensés. Ils ne le purent obtenir, et assistèrent à toute l'audience, en laquelle il n'y eut que le Roi et le légat de couverts. Grand nombre d'années après, puisque ce fut depuis que Monseigneur eut Meudon, et pendant un voyage que le Roi y fit, la tapisserie qui fut faite de cette audience, avec les visages fort au naturel, se trouva tendue dans ce qu'on appeloit l'appartement de Madame, par où le Roi passoit pour aller à la messe. Quelqu'un de bien au fait[1] remarqua que les comtes de Soissons et d'Harcourt y étoient représentés couverts, et ce dernier fort reconnoissable par cette perle qu'il portoit à l'oreille, d'où le nom du *Cadet-la-Perle* lui étoit demeuré[2]. Ce quelqu'un se récria sur cette faute. Chamlay, qui s'y trouva, soutint qu'ils étoient couverts aux audiences; mais il apprit la différence, et la raison de la différence de celle-ci. Cependant celui qui avoit remarqué cela en avertit M. de Coislin, qui avoit assisté à l'audience, M. de Chaulnes, M. de Chevreuse et quelques autres. On parla à Sainctot, qui étoit alors maître des cérémonies, et qui convint de la vérité. De là, ces Messieurs voulurent voir son registre : il fut embarrassé, mais il n'osa s'y opposer, d'autant qu'ayant vendu depuis peu cette charge à Desgranges pour acheter celle d'introducteur des ambassadeurs, il lui avoit donné ses registres, comme appartenant à la charge qu'il lui vendoit. Desgranges les montra donc, et on n'y trouva rien du tout sur la couverture : en sorte que ce silence, en chose de cette conséquence, alloit à prouver que les deux comtes avoient été couverts, puisqu'ils en étoient en possession à toutes les audiences. On retourna à Sainctot, et on lui fit voir son registre. Il ne se put tirer d'un si mauvais pas que par des pardons redoublés, et par offrir tout ce qui pouvoit dépendre de lui pour réparer une si lourde faute et qui avoit tellement l'air de n'avoir pas été innocente. Il corrigea donc le registre même de sa main, y faisant mention de l'erreur de la tapisserie, et donna six[3] certificats de ce fait, signés de lui, à autant de ducs, chacun un, et se tint très heureux de ce qu'on voulut bien n'en pas faire de bruit. Cette aventure et quelques autres ne donnent pas grande confiance aux registres.

1. Saint-Simon lui-même : voyez ci-dessus, p. 16.
2. Voyez la note 2 de la page 188 de notre tome I.
3. Les premiers éditeurs des Additions ont imprimé : « soixante et un ».

235. *Madame de Toisy.*

(Pages 28-29.)

23 mars 1703. — Mme de Toisy étoit une femme de très peu, mais de beaucoup d'esprit et d'honnête galanterie, qui avoit trouvé moyen de voir la compagnie la plus choisie, et, quand elle eut vieilli, de la voir avec autorité. On ne laissoit pas de s'en moquer; mais, avec tout cela, elle tenoit son petit tribunal dans Paris, où l'élite de la cour ne dédaignoit pas d'aller. Son mari étoit mort. Le cardinal d'Estrées et toute sa famille la voyoient fort; les Noailles aussi, qui lui firent leur cour avec tant de cajoleries, parce qu'elle étoit riche, sans enfants, et qu'elle ne croyoit pas ses parents dignes d'elle, qu'elle donna gros pour le mariage de la duchesse de Guiche, plus gros pour celui de la maréchale de Cœuvres puis d'Estrées, et qu'enfin son testament fut pour la maréchale de Noailles, à fort peu de chose près[1].

236. *La comtesse de Quintin, ses amis et son second mari, M. de Mortagne.*

(Page 30.)

27 janvier 1686. — Mme de Quintin étoit Montgommery, et son mari Goyon, comme MM. de Matignon. Elle étoit veuve, sans enfants et riche. Elle étoit bien faite et laide, et se piquoit d'esprit de toute sorte, et même de beauté. On prétend qu'elle n'avoit pas été cruelle. A force de meubles précieux, d'habillements recherchés, de bonne chère, de ne sortir jamais de sa maison, d'y avoir du jeu, elle s'étoit attiré fort bonne compagnie. Monsieur y alloit quelquefois, jusques là qu'elle avoit apprivoisé Madame. De l'un à l'autre, la mode s'y mit, et c'étoit un tribunal où il falloit que les jeunes gens du grand monde se fissent présenter et comptassent avec elle. Sa belle-mère, dont le huguenotisme avoit fait le mariage, étoit sœur de M. de Turenne le célèbre, de Mme de la Trémoïlle, de la mère des maréchaux de Lorge et de Duras, de la comtesse de Roucy, et lui attiroit toutes ces maisons. Elle prit un ascendant sur le comte d'Auvergne, et après, sans quitter celui-ci, sur M. de la Feuillade, qui les lui fit gouverner : elle disposoit de tout dans le régiment des gardes, et le maréchal venoit presque tous les jours la voir de Versailles et retournoit au coucher du Roi; et cela plusieurs années. Tout cela la rendit si impérieuse, qu'il s'en fit mille contes plaisants, et que le comte de Fiesque lui fit une chanson :

On voit écrit tous les matins[2]
Sur la porte de la Quintin :

1. Les éditeurs du *Journal* ont mis en regard de cette Addition l'article nécrologique consacré par le *Mercure* à Mme de Toisy.

2. Une main étrangère a barré *tous les*, pour mettre *chaque*, et a biffé l'*s* de *matins*.

IMPERTINENCE PLÉNIÈRE,
Laire-là, etc.;

et la fit afficher sur sa porte : on peut juger du vacarme. Elle traitoit la Feuillade et le comte d'Auvergne comme de petits garçons, et peu à peu tout ce qui venoit chez elle. L'âge avança, la Feuillade mourut et d'autres amis importants, l'impertinence demeura, et peu à peu éclaircit la compagnie et la mêla. A la fin, elle récompensa l'amour et persévérance de Mortagne par l'épouser, et tous deux en tombèrent dans le puits. C'étoit un homme de peu, qu'on avoit cru un temps des seigneurs de Mortagne en Flandre, et il n'étoit que le fils de leur intendant, qui avoit acheté tout leur bien[1]. Il étoit fort estimé pour sa valeur et sa probité, et, jusqu'à ce mariage, il avoit fort été du grand monde; cela l'en retira, et il servit sa femme en reine jusqu'à sa mort. Elle passoit ses étés à Saint-Cloud, et Mortagne, devenu veuf, se fit premier écuyer, puis chevalier d'honneur de Madame, veuve alors aussi. Il se remaria à une fille du prince de Guémené, fort abandonnée de ses parents, par une espèce de charité, et n'en laissa qu'une fille. Mme de Mortagne, parmi tout cela, étoit très bonne femme, capable d'amitié et de bons procédés, incapable de mauvais, et un répertoire de mille choses inouïes; fée et impérieuse jusqu'à la fin.

237. *Les Vaïni et l'origine de leur fortune.*
(Page 38.)

2 février 1698. — Ce Vaïni[2] étoit un très simple gentilhomme romain, également éloigné de l'honneur d'être fait chevalier du Saint-Esprit par sa naissance et ses alliances très communes, et par sa très petite considération personnelle; mais la conjoncture lui fut heureuse. Il s'étoit attaché au cardinal de Bouillon dans ses précédents voyages, et lui avoit donné l'*Altesse*, que personne de tant soit peu distingué ne lui vouloit accorder. C'étoit là le chemin du cœur du cardinal de Bouillon, qui se fit une affaire capitale d'élever Vaïni, et par reconnoissance, et pour s'attirer cette même complaisance par l'exemple de la récompense, et pour s'élever soi-même par la considération et l'état d'un homme qui le traitoit d'*Altesse*. Il avoit employé tous ses amis pour le faire titrer par le Pape, et y étoit parvenu, non sans qu'on en eût été scandalisé à Rome, encore que ces titres de duc et de prince que les Papes donnent y soient assez peu considérés; mais ce pas étoit nécessaire pour le porter plus haut. C'est ce qu'il fit en lui procurant l'Ordre, en exagérant ici tout ce qu'on ne trouva point après, et dont on eut tout lieu de se repentir dans la suite, et par une prostitution de l'Ordre qui le fit mépriser en Italie et qui n'y rehaussa point Vaïni, et par les honteuses affaires qui importunèrent fort le Roi à le soutenir,

1. Voyez ci-après, p. 483, note.
2. Déjà nommé dans l'Addition qui est placée au tome III, n° 136.

et donnèrent beaucoup d'embarras dans les suites à son ambassadeur, qui influèrent sur les affaires du temps du prince de Monaco. Peut-être, dans un autre temps, y auroit-on regardé de plus près; mais l'affaire de Monsieur de Cambray étoit alors à Rome, elle étoit devenue l'affaire de cœur de Mme de Maintenon, qui y avoit engagé l'honneur du Roi, et l'on ne voulut pas, dans cette occasion pressante, mécontenter le cardinal de Bouillon, chargé de tout à cet égard et enclin à Monsieur de Cambray, par le refus de la chose du monde qu'il demandoit avec le plus d'instance et de chaleur.

238. *Le duc de Bracciano rend l'Ordre.*

(Page 42.)

18 septembre 1688. — Le duc de Bracciano, chef de la maison des Ursins, prince du *soglio* et mari de la fameuse princesse des Ursins, est l'unique exemple d'un chevalier du Saint-Esprit qui ait quitté et renvoyé volontairement cet ordre. Il prit aussitôt après celui de la Toison d'or.

239. *Le Czar réprime une conspiration.*

(Page 54.)

17 octobre 1698. — Cette conspiration de la sœur du Czar et des principaux boyards le fit revenir en diligence de Vienne, où il étoit. Il enferma sa sœur et fit pendre à ses fenêtres, et en sa présence, les principaux complices.

240 et 241. *Le duc de Richmond, bâtard du roi d'Angleterre.*

(Page 56.)

21 octobre 1685. — Monsieur de Meaux en usa à la mode françoise[1]; car, en Angleterre, il n'y a point de princes, même du sang, passé l'arrière-petit-fils de roi, beaucoup moins leurs bâtards, qui n'ont d'existence que celle qui leur est donnée par les titres qu'ils obtiennent, et, à l'égard de l'érection d'Aubigny en duché-pairie, elle n'a jamais été vérifiée, et est demeurée à brevet. Cette conversion ne dura guère. Le duc de Richemont retourna en Angleterre après la révolution de 1688, redevint anglican, ou plutôt sans religion effective, s'y maria, s'y perdit de vin et de débauche, et, de la plus belle créature qu'on pût voir, devint la plus hideuse. Il a laissé postérité.

14 février 1692. — Le duc de Richemont fit cette escapade[2] outré de ce que M. d'Elbeuf mangeoit tout à sa mère, qu'il ruina, et fait ici

1. En recevant l'abjuration du duc de Richmond, devant le Roi et la cour, il l'avait traité de prince.

2. Le jeune duc avait renvoyé sa commission de capitaine de cavalerie en disant qu'il s'en allait dans un pays où on lui donnerait un plus haut rang et plus de revenus qu'il n'en avait en France.

gasconnade à son escient, puisque les bâtards d'Angleterre n'y ont de rang que des titres qu'ils ont, depuis toujours jusqu'à maintenant, et qu'ayant celui de duc en Angleterre et en France, il n'y [en] avoit point pour lui de plus grand nulle part.

242. *Le comte de Portland à la cour de France.*

(Page 59.)

4 février 1698. — On n'a guère rien vu de plus singulier en France que la manière dont Milord Portland y fut reçu. Le prince d'Orange étoit l'ennemi personnel du Roi, et le Roi le sien, qui ne lui avoit jamais pu pardonner la hauteur avec laquelle il avoit refusé Mme la princesse de Conti, que le Roi lui avoit fait proposer. Il répondit, pour le rendre au Roi en propres termes, qu'il vouloit bien qu'il sût que les princes d'Orange étoient accoutumés à épouser les filles légitimes des rois, et non pas leurs bâtardes; et en effet sa mère étoit sœur de Charles II et de Jacques II, rois d'Angleterre, duquel il épousa ensuite la fille. Le Roi chercha à se dépiquer par le mariage de M. le prince de Conti, et n'oublia rien pour abaisser le prince d'Orange en Hollande et dans toute l'Europe, et pour lui donner toutes les mortifications personnelles auxquelles il put atteindre, dont ses ambassadeurs en Hollande furent particulièrement chargés. Le prince d'Orange fit par la suite tous les efforts et toutes les tentatives imaginables, et directes et indirectes, pour tâcher d'effacer l'offense de son refus, et persévéra pendant plusieurs années dans ce travail et dans l'espérance d'y réussir; mais, se voyant enfin sans cesse rebuté, heurté et méprisé, il se tourna à la vengeance, et, par la supériorité de son génie, son application infatigable, son union intime avec l'électeur de Brandebourg, l'autorité qu'il usurpa dans les Provinces-Unies, il devint l'âme et l'instrument de toutes les guerres contre la France[1] et de tout ce qui fut brassé contre elle, qui lui fraya le chemin à l'invasion d'Angleterre[2].

Bentinck étoit un Hollandois qui avoit été son page : sa figure, sa prompte faveur et la réputation bien ou mal fondée du prince d'Orange avoient fort donné à parler sur le genre de cette faveur; mais, si elle avoit commencé par du scandale, elle continua par un attachement soutenu de beaucoup d'esprit, de capacité et de service, qui initièrent le favori dans toutes les affaires et dans tous les secrets de son maître, qui l'employa toujours et fort utilement. Devenu roi d'Angleterre, il le fit comte de Portland, pair du royaume, chevalier de la Jarretière et gentilhomme de la chambre, et le choisit enfin, comme l'homme le plus affidé, et en même temps le plus propre à se mêler dans une grande cour et un grand monde, pour son ambassadeur en France, dont il vouloit être exactement instruit. Il y parut avec une dépense, un goût, un

1. Ici sont biffés, d'une main moderne, ces trois mots : « qui luy faisoit ».
2. Cette partie de l'Addition s'est déjà retrouvée, en 1697, dans le texte de notre tome IV, p. 242-245.

éclat extraordinaire, et avec une politesse, un air de cour, une galanterie, qui surprirent et qui charmèrent; tout cela soutenu de beaucoup de dignité, même de hauteur, mais avec un jugement et un discernement prompt et peu commun.

Les François, qui courent après la nouveauté, la bonne chère, le bon accueil et la magnificence, firent en moins de rien la foule chez lui, où ce qu'il y avoit de plus distingué s'empressoit le plus. Ce qu'il y eut de plus surprenant fut que le Roi y donna lieu lui-même pour un tel ambassadeur, et d'un roi si personnellement odieux, avec le roi Jacques à Saint-Germain; mais ce prince, qui porta ce nouveau revers avec une constance et une modestie admirable, n'en perdit rien des soins du Roi pour lui et causa de rudes mortifications à Portland au milieu des fêtes qu'il donnoit et qu'il recevoit de tout le monde; et il se vit deux fois obligé à revenir sur ses pas, une fois de Marly, une autre de Meudon, d'où il s'étoit rendu de Paris pour suivre une fois le Roi, une autre Monseigneur à la chasse, sur ce que le roi d'Angleterre y arriva inopinément pour y aller. M. de la Rochefoucauld fut le seul qui ne voulut rendre aucune civilité à Portland, ni répondre à aucune de ses avances. Il étoit grand chasseur, et mouroit d'envie de voir courre la meute du Roi; peut-être y entroit-il de la vanité de se faire donner une chasse: lassé de tourner autour sans qu'on le voulût entendre, il prit enfin son parti d'en demander une à M. de la Rochefoucauld; mais il lui répondit tout court, et sans compliment aucun, qu'il étoit vrai qu'il étoit grand veneur, mais qu'il ne l'étoit pas moins qu'il ne pouvoit disposer de l'équipage du Roi, parce qu'il étoit toujours aux ordres du roi d'Angleterre. Portland, outré, n'en dit pas davantage, et n'eut plus envie de voir chasser les chiens du Roi. C'est son fils qui, longtemps après, fut fait duc de Portland par le duc d'Hanovre, devenu roi d'Angleterre.

243. *Le bougeoir du Roi.*

(Page 65.)

9 mai 1702. — Ce bougeoir étoit tenu par l'aumônier en quartier de jour à la prière du soir, où toutefois le Roi ni lui ne se servoient point de livre, et qui étoit fort courte. La prière achevée, le premier valet de chambre le recevoit de l'aumônier, et le Roi, en s'approchant de sa chemise pour se déshabiller, nommoit un de ceux qui étoient autour, à qui le premier valet de chambre le donnoit. C'étoit presque toujours un des plus considérables assistants, et c'étoit une faveur. On tenoit ce bougeoir pendant le déshabiller, qui étoit bientôt fait, et, quand on sortoit, le premier valet de chambre le reprenoit, et le donnoit à sa volonté à un de ceux qui avoient les entrées et demeuroient au petit coucher[1].

1. Comparez les détails du Grand coucher dans l'*État de la France*, tome I, et la suite des *Mémoires*, tome III, p. 227-228. Les *Mémoires de Sourches* (tome IV, p. 469) rapportent qu'en 1695, après une fête donnée à Trianon, la plupart des ministres étrangers étant restés au coucher, on remarqua

244. *Rivalité de Keppel et de Portland.*

(Page 70.)

4 juin 1718. — Keppel étoit Hollandois aussi bien que Bentinck, le plus intime, le plus ancien et le plus constamment favori du prince d'Orange, et le confident de tous ses secrets[1] d'État et de conduite, qu'il fit comte de Portland, chevalier de la Jarretière, et infiniment riche, lorsqu'il eut usurpé la couronne d'Angleterre; et ce fut lui qu'il envoya ambassadeur ici, lorsqu'à la paix de Ryswyk il fut reconnu roi. Quoique le séjour de Portland à Paris ne fut pas long, malgré toutes les fêtes qui lui furent prostituées, il trouva, à son retour, la faveur déjà commencée de Keppel tellement augmentée, que la sienne ne fit plus que diminuer, et que la fortune et la faveur de l'autre crût toujours jusqu'à la mort de Guillaume III.

245. *L'abbé de Coëtelez et l'abbé de la Chastre.*

(Page 83.)

18 avril 1698[2]. — L'abbé de Coëtelez[3] étoit un gentilhomme de Bretagne, frère d'un capitaine aux gardes fort estropié et qui avoit bien servi. Il étoit parent de la maréchale de Créquy, et souvent chez elle. Sa nomination donna une si furieuse envie à l'abbé de la Chastre, aumônier du Roi, qu'il fit passer avec adresse entre les mains du P. de la Chaise les avis les plus noirs et les plus atroces contre la vie et les mœurs de l'abbé de Coëtelez, qui avoit toujours passé pour fort sage et réglé, et fort honnête homme. Dans la suite, le P. de la Chaise eut les preuves de la fausseté de ces avis, et, comme il étoit homme fort droit et fort ennemi des mauvais offices, il fit ce qu'il put pour procurer à l'abbé de Coëtelez une réparation digne de l'affront qu'il avoit reçu, par un évêché considérable; mais le Roi, qui ne revenoit presque jamais, et qui soupçonnoit toujours ceux dont on lui avoit dit du mal, quelque faux que ce mal pût être prouvé par la suite, ne voulut jamais rien faire pour l'abbé de Coëtelez, jusqu'à en avoir des prises avec le P. de la Chaise et lui reprocher qu'il étoit trop bon. Cette affaire fit une peine infinie au P. de la Chaise, qui ne se rebuta point pendant presque tout le reste de sa vie. L'abbé de Coëtelez, outré de douleur, se retira d'abord sans qu'on sût où, puis dans la Chartreuse de Rouen, où, sans prendre l'habit, il vécut plusieurs années comme les chartreux et ne vit qui que ce soit au monde. De là, il s'en alla chez lui, où il garda

extrêmement que le Roi désigna tout haut l'ambassadeur de Venise pour prendre le bougeoir des mains du premier valet de chambre.

1. Ce mot est surchargé et douteux.

2. Les onze premières lignes de cette Addition avaient été transcrites par le copiste de Saint-Simon en regard de l'article de Dangeau sur les nominations aux bénéfices faites le 29 mars; s'étant aperçu de son erreur, il a biffé ce qu'il venait d'écrire et reporté l'Addition entière au 18 avril.

3. *Caudelet*, ici comme dans les *Mémoires*.

la même solitude, et y a persévéré le reste de sa vie dans une grande piété et sans avoir, en aucun temps, demandé quoi que ce soit, ni retourné en arrière. Mais Dieu le vengea bientôt, et se vengea soi-même. L'abbé de la Chastre, avec un dehors affecté, du savoir et de l'esprit, menoit une vie abominable, et n'en disoit pas moins la messe aux bonnes fêtes dans la Chapelle, après avoir passé la nuit à Paris dans la débauche. La Vrillière, secrétaire d'État, qui en fut témoin une fois, pensa, le lendemain matin, tomber à la renverse en le voyant dire la messe dans la chapelle de Versailles. Cet abbé, allant dans une calèche découverte de Saint-Germain à Saint-Léger, avec Garsault, qui y commandoit le haras de Monseigneur, fut emporté par les chevaux : il se jeta, et fut blessé de manière qu'il ne vécut que dix ou douze jours, sans un moment de connoissance et dans des souffrances continuelles. Garsault mourut aussi, mais plus tôt, et eut le temps de se reconnoître.

246 et 246 *bis*. *Les Sillery et les Puysieulx*[1].

(Pages 85 et 86.)

8 mars 1698. — Mme de Sillery étoit une femme de beaucoup d'esprit, sœur de M. de la Rochefoucauld qui figura tant par son esprit dans la minorité de Louis XIV, avec Mme de Longueville. Mme de Sillery ne se trouvoit pas trop bien mariée, et ne parut point à la cour. Son beau-père Puysieulx, fils du chancelier de Sillery, et qui avoit été en si grande considération, étoit mort chassé et dépouillé de sa charge dès 1640, et sa veuve, qui étoit Estampes-Valençay, en 1677, à quatre-vingts ans, qui étoit une importante et maîtresse femme, et qui mangea pour plus de cent mille écus, à belles dents, de points[2] de Gênes. M. de Sillery, son fils, avoit beaucoup d'esprit, mais point de conduite, se ruina, alloit à pied, et n'en étoit pas moins desiré de la meilleure compagnie, mais sans cour ni guerre, et ne bougeoit de chez MM. de la Rochefoucauld, ses beau-père et beau-frère. Il mourut en 1691, à soixante-douze ans, fort retiré du monde, et beaucoup à Liancourt avec sa femme, dont, entr'autres enfants, il laissa Puysieulx, qui devint chevalier de l'Ordre, l'évêque de Soissons, et Sillery, premier écuyer de M. le prince de Conti.

20 mars 1691. — Ce marquis de Sillery étoit d'excellente compagnie, mais n'avoit jamais été que cela. Il étoit fils de Puysieulx secrétaire d'État, et petit-fils du chancelier de Sillery. Il avoit épousé une sœur du duc de la Rochefoucauld, père du grand veneur, et s'étoit ruiné. Sa veuve se retira chez son neveu, à Liancourt, où elle vécut encore plusieurs années.

247. *Villars père et son surnom* d'Orondate.

(Page 89.)

20 mars 1698. — La comtesse de Fiesque avoit amené Mlle d'Outrelaize

1. Comparez le début d'une grande Addition sur Puysieulx, à la date du 1er janvier 1705, qui se retrouvera dans les *Mémoires*.
2. L'*s* de *points* a été ajoutée après coup.

à Paris, de Normandie, d'où elle étoit, et la logeoit avec elle. Mme de Choisy l'alla voir, et y trouva bonne compagnie. L'envie de pisser la prit : elle dit qu'elle alloit monter en haut chez *Divine*, qui étoit le nom que les amis de Mlle d'Outrelaize lui avoient donné, et qu'elle communiqua depuis à Mme de Frontenac, avec qui elle alla demeurer à l'Arsenal, et y passèrent leur vie ensemble et inséparables ; on ne les appeloit que *les Divines*. Mme de Choisy, montée en haut brusquement, y trouve Mlle de Bellefonds, tante paternelle du maréchal, jeune alors et extrêmement jolie, et voit un homme qui se sauve, et qu'elle ne put connoître. La figure de cet homme parfaitement bien fait la frappa tant, qu'elle redescendit toute enthousiasmée, contant son histoire et disant que ce ne pouvoit être qu'Orondat. La plupart de la compagnie, qui savoit que Villars étoit en haut, où il étoit allé voir Mlle de Bellefonds, dont il étoit fort amoureux, qui n'avoit rien, et qu'il épousa bientôt après, se mit à rire, et le nom d'Orondat en est resté à Villars toute sa vie. Maintenant que le goût des romans est passé, il faut avertir qu'Orondat est un personnage célèbre dans *Cyrus* pour sa taille et sa bonne mine, qui charmoit les héroïnes de ce roman. La comtesse de Fiesque, Mme de Choisy, Mme de Villars, Mme de Frontenac et Mlle d'Outrelaize ont été des personnes dont apparemment ces Mémoires donneront lieu de parler dans les suites, et qui méritent bien qu'on les refasse connoître.

248. *Les Loménie de Brienne.*

(Page 93.)

23 avril 1698. — Voici ce que c'étoit que MM. de Loménie, et leur sort. Le premier connu étoit un greffier du Conseil, seigneur de la Ville-aux-Clercs et de Versailles, qui fut tué à la Saint-Barthélemy. Son fils servoit de secrétaire des commandements à Henri IV, puis de son cabinet, quand il fut parvenu à la couronne. Il fut de sa part en Angleterre, en 1595, ambassadeur, et devint secrétaire d'État en 1606. Il mourut en cette charge, à soixante-dix-huit ans, en janvier 1638, ayant marié sa fille aînée à M. de la Châtaigneraye Vivonne, puis à M. de Mirebeau Chabot, et la cadette à Rothelin. Son fils, si connu sous le nom de M. de Brienne, eut la survivance de son père dès 1615[1], et fut ambassadeur en Angleterre pour les conditions du mariage de la sœur de Louis XIII. Il avoit épousé la fille de Béon du Massez, chevalier du Saint-Esprit, gouverneur de Saintonge et d'Aunis, et de Louise de Luxembourg-Brienne. Il fut chassé en 1643, et sa charge de secrétaire d'État donnée à du Plessis Guénegaud ; mais, bientôt après, la Reine étant devenue régente et ayant chassé Chavigny, elle lui donna sa charge de secrétaire d'État des affaires étrangères, que Brienne exerça jusqu'à sa mort, arrivée en 1666, à soixante et onze ans, de douleur du malheur de sa famille. Il avoit perdu sa femme l'année précédente[2],

1. Ms. : *1515*. — 2. Elle ne mourut que le 2 septembre 1667.

dont il eut, outre son fils aîné, Mme de Gamaches, femme du chevalier de l'Ordre, morte en 1704, à quatre-vingts ans, belle en son temps, fort du monde, vertueuse et pleine d'esprit, et l'évêque de Coutances, mort en 1720 le doyen des évêques de France, et peut-être de l'Europe. Le fils aîné étoit plein d'esprit et d'érudition de toutes les sortes, et l'homme de la plus grande espérance de son temps en son genre. Il fut secrétaire d'État en survivance de son père dès l'âge de seize ans, et l'exerça avec lui après avoir vu toute l'Italie, l'Allemagne, la Pologne, et tout le Nord jusqu'aux Lapons. Il réussit admirablement à la cour, dans ses fonctions, jusqu'à la mort de sa femme, qu'il perdit à vingt-sept ans, en 1664[1]. Il l'avoit épousée en 1656; elle étoit sœur de la maréchale de Clérambault, de l'évêque de Troyes qui a été du conseil de régence après la mort de Louis XIV, fille de Chavigny dont Brienne le père avoit eu la charge de secrétaire d'État; et ce mariage s'étoit fait quatre ans après la mort de Chavigny. Brienne, son gendre, fut si touché de la mort de sa femme, que la tête lui en tourna au bout d'un an. Il quitta tout, se retira aux Pères de l'Oratoire, se fit prêtre, et, bientôt après, fut enfermé pour le reste de ses jours dans cette abbaye de Château-Landon où il mourut. Il laissa un fils, qui mourut fou aussi, mais sans enfants, et deux filles, dont l'une épousa Cayeux ou Gamaches, son cousin germain, que le Roi mit à la suite de M. de Chartres quelque temps, puis à celle de M. le duc de Bourgogne, et l'autre M. de Poigny d'Angennes. Voilà les désastres de famille qui tuèrent M. de Brienne le père un an après, en 1666, et M. de Lionne eut sa charge de secrétaire d'État, dont la famille ne fut pas plus heureuse.

249. *La duchesse de Bracciano devient princesse des Ursins.*

(Page 108.)

17 décembre 1687. — Mme de Bracciano est la fameuse princesse des Ursins, qui prit ce nom après qu'elle fut veuve et que D. Livio Odescalchi, neveu d'Innocent XI, eut acheté le duché de Bracciano.

250. *Le comte de Saissac, Clermont-Lodève.*

(Page 118.)

25 avril 1705. — Saissac étoit Clermont-Lodève, et par conséquent de naissance distinguée. Il avoit de belles terres, avec beaucoup d'esprit; mais c'étoit tout. Il fut maître de la garde-robe du Roi et joueur passionné : il y gagna gros et longtemps avant que d'être soupçonné. A la fin, jouant au reversis avec le Roi un très gros jeu, le Roi quitta pour aller parler à M. de Louvois, et donna cependant son jeu à tenir au maréchal de Lorge. Saissac, qui ne le crut pas fin, le poussa de renvis[2]

1. Elle mourut en 1663, et non en 1664. Cette erreur vient de l'*Histoire généalogique* ou du *Moréri*, ainsi que celles qui ont été rectifiées au fur et à mesure dans le commentaire du texte.

2. Les éditeurs du *Journal* ont imprimé à tort : « renvois ».

et gagna, mais de façon que le maréchal en vit la friponnerie et regarda la compagnie, qui baissa les yeux. Le soir, après le jeu, le maréchal en avertit le Roi, qui se doutoit déjà de quelque chose. Saissac eut ordre de vendre sa charge à Tilladet[1], et fut chassé. Il demeura longtemps en Angleterre, où ses talents ne demeurèrent pas oisifs et perfectionnèrent ceux du comte de Gramont, qui y passa plusieurs mois pendant ce séjour. De retour en France, il joua longtemps à Paris, où il épousa enfin une sœur du second lit du duc de Chevreuse, qui n'avoit rien pour lors, et qui, par l'héritage d'un fils qu'ils eurent, qui mourut quelques années après lui, devint riche, et infiniment plus par la suite des conjonctures des temps. Saissac, par ce mariage, vit meilleure compagnie, eut permission de voir le Roi, et, à la fin, fut admis à Meudon, et même à Marly, pour jouer. Il étoit perclus de goutte, avare à l'excès, et vêtu comme ces vieux avares de comédie. Sa maison s'éteignit dans la personne de son fils[2].

251. *Le Roi porte le deuil d'un enfant.*

(Page 132.)

17 août 1699. — Le Roi n'a jamais fait porter le deuil des enfants de la Reine morts avant l'âge de sept ans. Il le voulut porter d'un en maillot de M. du Maine; et de là est venu l'usage de le porter des enfants[3].

252. *Le surintendant Bullion et sa famille.*

(Page 136, note.)

13 décembre 1710. — On a parlé plus haut[4] de Mme de Bullion et de l'argent qui la fit entrer dans le carrosse de Madame sans avoir volé plus haut; ce fut elle qui fit quitter Fervacques, son fils[5]. Qui auroit dit au Roi et à elle que ce même Fervacques seroit rentré maréchal de camp dans le service durant la Régence, et qu'en 1724 il seroit fait chevalier de l'Ordre? Son père avoit été conseiller au parlement de Metz et son grand-père fut greffier de l'ordre du Saint-Esprit, et sa femme étoit sœur aînée de la maréchale de la Motte, d'où leur est venu toute leur protection dans la suite. Le père de celui-là avoit été maître

1. Erreur signalée ci-dessus, p. 120, note 6.
2. Voyez, aux Additions et corrections, les Additions 250 *bis* et *ter*, qui eussent dû être placées après celles-ci.
3. En un autre endroit, à propos de la mort de la petite Mlle du Maine (26 septembre 1694), il a mis cette note : « Le Roi prend le deuil d'une fille de M. du Maine qui n'avoit pas un mois, et ne l'avoit pas pris d'un fils de M. le prince de Conti bien plus âgé, peu auparavant. La cour n'a porté le deuil d'aucun enfant de la Reine au-dessous de sept ans. » Comparez aussi une autre Addition, à la date du 13 mars 1709.
4. A la date du 25 novembre 1707, dans une Addition sur le mariage du prince de Talmond avec Mlle de Bullion
5. Cette Addition est faite à l'occasion de la retraite de Fervacques.

des requêtes et employé sous Henri IV et Louis XIII en plusieurs négociations, et fut, en 1632, surintendant des finances, et enfin président à mortier; il fut aussi garde des sceaux de l'Ordre. Il étoit gendre de la sœur du chancelier de Sillery, et à qui Puysieulx, son fils, dut sa fortune, mais qui ne fut porté à la surintendance des finances que huit ans après que ce chancelier et son fils eurent été chassés. On ne peut s'empêcher de rapporter une saleté de ce surintendant, pour sa singularité étrange. Étant au Conseil avec la Reine régente, il vint une odeur de charbon et d'ordures qui infecta le lieu, et dont la Reine se plaignit fort. Bullion tira une petite boîte d'ivoire de sa poche et la présenta à la Reine pour la sentir; la Reine l'ouvrit avec impatience, mais, en la portant à son nez : « Ah! Bullion, s'écria-t-elle en la lui rejetant, vous m'empoisonnez. Comment! c'est de la merde! » C'en étoit en effet : la boîte se renouveloit tous les matins de la plus fraîche, et le surintendant, qui n'aimoit rien tant que cette odeur, avoit oublié que ce goût lui étoit tout à fait particulier. C'étoit au reste un habile ministre, estimé et considéré, et qui avoit beaucoup d'amis. Lorsqu'il fit faire les premiers louis d'or, il pria cinq ou six hommes de ses amis à dîner, le maréchal de Gramont, le maréchal de Villeroy, les commandeurs de Jars et de Souvré, le marquis d'Hauterive, parent et ami intime des trois derniers, et quelqu'autre encore qui s'y trouva : au fruit, il fit servir cinq ou six bassins remplis de cette nouvelle monnoie, et leur dit d'en remplir leurs poches et leurs chausses, leurs chapeaux même, s'ils vouloient, et que tout ce qu'ils pourroient en emporter eux-mêmes étoit à eux. Pas un de la compagnie ne se fit prier, et tous s'en fourrèrent tant qu'ils purent, s'en allèrent à grand peine gagner leurs carrosses, et trouvèrent n'avoir jamais fait si bonne chère. Cette magnificence n'a pas été répétée; mais on peut croire que, quoiqu'elle vînt du surintendant, la Reine en avoit pourtant eu la confidence[1].

253. *Les ducs ne reconnaissent point la juridiction des maréchaux de France.*

(Page 140.)

15 mai 1698. — M. de Duras, seul, accommoda cette affaire, qui fut une bagatelle sortant de la comédie. Les ducs n'ont jamais reconnu les maréchaux de France pour juges, et, quand ils l'ont été, ç'a été comme commissaires députés à cela par le Roi, et jamais le tribunal[2], ni comme maréchaux de France.

254. *L'archevêque de Paris sauve M. de Beauvillier de la disgrâce.*

(Page 144.)

2 juin 1698. — L'affaire de Monsieur de Cambray s'étoit tournée en

1. Voyez les Additions et corrections. — 2. Ainsi, dans le manuscrit.

cabale de cour. La faveur de MM. de Chevreuse et de Beauvillier et de leurs femmes étoit ancienne et de plus en plus florissante; la vertu, l'estime, la confiance en étoient les bases[1], et une longue habitude ne laissoit rien à espérer à leurs envieux jusqu'à cette occasion. Mme de Maintenon, entraînée par Monsieur de Chartres, à qui Monsieur de Cambray avoit tenté d'enlever la faveur et la confiance jusque dans son retranchement de Saint-Cyr, étoit devenue ennemie des deux ducs et de leurs femmes, par leur attachement à Monsieur de Cambray, à Mme Guyon et à la cause qui étoit portée à Rome. Les difficultés que sa condamnation y reçut, et la conduite du cardinal de Bouillon contraire à ses ordres aigrissoit Mme de Maintenon au dernier point, qui en avoit fait son affaire personnelle. Les trois prélats qui en étoient les tenants sentoient tout le contrecoup de n'y pas réussir, et les Noailles, avec qui Mme de Maintenon venoit de s'unir si étroitement par le mariage de sa nièce, avoient alors auprès d'elle toutes les grâces de la nouveauté, auxquelles elle ne résistoit jamais. Ils résolurent donc d'en profiter pour chasser les deux ducs et profiter de la dépouille de M. de Beauvillier en faisant donner à M. de Noailles les places qu'il occupoit auprès des enfants de France et dans le Conseil. Mme de Maintenon y entra et le proposa au Roi comme un moyen auquel il étoit obligé en conscience pour faire réussir à Rome la bonne cause et y ôter à la mauvaise les appuis dont elle s'y paroit, en faisant entendre en ce pays-là que, si le Roi en avoit une aussi mauvaise opinion que Messieurs de Paris, Meaux et Chartres le faisoient entendre, il ne laisseroit pas M. de Beauvillier dans son Conseil, et beaucoup moins auprès des princes ses petits-fils, avec un nombre de subalternes qu'il y avoit mis et qui étoient dans les mêmes opinions que lui : ce qui avoit une apparence très plausible et à laquelle le procédé du cardinal de Bouillon donnoit un grand poids; au lieu qu'ôtant ces appuis à leur cause, c'étoit la renverser et montrer au Pape qu'il n'y avoit aucun ménagement à garder en chose où le Roi lui montroit l'exemple. M. de Beauvillier fut instruit par un ami intime[2], quoique d'âge peu proportionné, du péril qu'il couroit, dont il apprit toutes les circonstances, combien le Roi étoit ébranlé, et il avoua lui-même à cet ami que lui, son beau-frère et leurs femmes s'apercevoient depuis longtemps de l'entier changement de Mme de Maintenon à leur égard, de celui de la cour avec elle, et de l'entraînement du Roi même. Là-dessus, l'ami crut pouvoir presser le duc d'avoir plus de complaisance par moins d'attachement à ce qui l'exposoit si fort, et à parler au Roi; mais il fut inébranlable : il répondit, sans s'émouvoir, qu'on lui en disoit tant qu'il ne doutoit point de tout le péril qu'on lui apprenoit, mais qu'il n'avoit jamais souhaité aucune place; que Dieu l'y avoit mis, et que, quand il les lui ôteroit, il étoit tout près de les lui remettre; qu'il n'y avoit d'attachement que par le bien qu'il y pouvoit faire, et

1. *La base*, corrigé en *les bases*.
2. Saint-Simon lui-même : ci-dessus, p. 146-149.

que, n'en pouvant plus procurer, il seroit plus que content de n'avoir plus de compte à en rendre à Dieu, et de n'avoir qu'à le prier et avoir soin de son salut dans la retraite; que ses sentiments n'étoient point opiniâtreté, mais que, les croyant bons, il n'avoit qu'à attendre la volonté de Dieu en paix, avec soumission, et se garder surtout de faire la moindre chose qui pût, en mourant, lui donner du scrupule. Il embrassa son ami avec tendresse, avec simplicité, et s'enveloppa dans sa seule vertu. Cependant l'orage grossit de plus en plus et vint au point de maturité; mais il arriva aux Noailles un revers d'où ils ne l'avoient pas attendu. Ils se servoient bien en gros de Monsieur de Paris pour persuader au Roi la nécessité d'un éclat qui retentît jusqu'à Rome et l'obligation de conscience d'ôter d'auprès des princes les levains de mauvaise doctrine; mais ils le connoissoient trop homme de bien pour espérer son secours dans la vue d'enrichir son frère des dépouilles de M. de Beauvillier, et Dieu permit qu'il en devînt l'arbitre. Le Roi, pressé sans relâche, en gros par les évêques, en détail et à découvert par Mme de Maintenon, et tiraillé pourtant par un reste d'habitude, d'estime et de confiance pour M. de Beauvillier, crut devoir confier ses peines à Monsieur de Paris, en qui alors il avoit une confiance sans réserve sur tout ce qui regardoit conscience, et l'estima assez pour le préférer là-dessus à Monsieur de Meaux et à Monsieur de Chartres, quoiqu'il y eût un intérêt bien personnel par rapport au maréchal de Noailles. Il lui expliqua donc la résolution qu'il avoit enfin prise, malgré sa répugnance, de chasser M. de Beauvillier, etc., et de donner à M. de Noailles ses places dans le Conseil et auprès des princes. Si Monsieur de Paris y eût consenti, à l'heure même l'affaire étoit faite et déclarée; mais Monsieur de Paris s'y opposa de toutes ses forces : il représenta au Roi la droiture, la candeur, la vertu du duc de Beauvillier, avec toute la force possible, et la sécurité où le Roi devoit être à tous égards sur lui, et combien même cette chute pourroit mal sonner, par sa réputation, et attirer de blâme jusque dans tout Rome à la cause qui l'auroit opérée et à ceux qui l'y soutenoient; et il se rabattit à conseiller au Roi d'ôter d'auprès des princes des subalternes dont on ne seroit pas si sûr, et dont la disgrâce montreroit dans Rome la partialité et les soins du Roi, sans faire un éclat aussi préjudiciable, et même aussi scandaleux, que d'éloigner le duc de Beauvillier. Ce fut ce qui le sauva, et le Roi en fut fort aise. Quelque soin qu'on eût pris, et même avec succès, de l'aliéner du duc, on n'avoit pu lui en ôter l'estime, et l'habitude fit que, n'ayant que la conscience à combattre, il se sentit soulagé quand Monsieur de Paris, en qui il avoit mis sa confiance sur ce point, le força, aux dépens de la grandeur du maréchal son frère, de conserver M. de Beauvillier; mais l'orage tomba sur les autres sans retardement et sans que M. de Beauvillier, si suspect à leur égard, pût leur en sauver à pas un la moindre lie. Mais les Noailles furent outrés, et le maréchal en fut longtemps fort froid avec son frère, sans trop oser le montrer; et puis sa femme, qui en sentoit les conséquences, fit tant qu'elle les raccommoda.

Mme de Maintenon en fut, pour le moins, aussi fâchée qu'eux : elle vit son projet échoué au moment du succès, et sans espérance de retour contre des gens qui ne pouvoient donner aucune autre prise; elle ne leur pardonna jamais, donna un grand éloignement d'eux à Mme la duchesse de Bourgogne, et prit en habile femme le parti de s'accommoder au goût du Roi, sans plus faire de tentatives inutiles, [et] de vivre au moins honnêtement avec ses anciens amis. Mais le maréchal de Villeroy, M. de la Rochefoucauld et un gros d'envieux qui, chacun à sa façon, avoient poussé à la roue, et qui, ravis de la chute des deux beaux-frères, auroient peut-être été encore plus piqués d'en voir profiter le maréchal de Noailles, comme la Rochefoucauld, mais qui ignoroient qui en auroit personnellement profité, furent longtemps sans s'en pouvoir consoler. Ce qui montra bien la difficulté d'y revenir dans la suite fut que le Roi mit en la place des deux gentilshommes de la manche chassés Puységur, si connu à la guerre, et Montviel[1], que M. de Beauvillier lui proposa. Vittement fut sous-précepteur : il ne le dut qu'à son mérite et à la beauté de la harangue qu'il avoit faite au Roi à la paix, comme recteur de l'Université. Il eut depuis la même place auprès du Roi d'aujourd'hui, où il signala son désintéressement et sa vertu, laquelle, à la fin, le fit honnêtement renvoyer.

255. *La princesse de Rohan et les distinctions de cette maison.*

(Page 218.)

8 avril 1684. — Cette princesse de Rohan étoit la fille unique du fameux duc de Rohan, dernier chef des huguenots et mort en Valteline commandant l'armée de Louis XIII, et de la fille du célèbre duc de Sully, Maximilien de Béthune, laquelle, avec cette fille[2], soutint si héroïquement pour son sexe le dernier siège de la Rochelle, jusqu'à manger les cuirs de son carrosse. Cette fille se prit d'amour pour M. Chabot, qu'on appeloit Saint-Aulaye, fort protégé de Monsieur Gaston, à qui il étoit, et de Monsieur le Prince, l'épousa et lui porta ses biens immenses, et le fit duc-pair par des lettres de continuation de pairie dont la cour se repentit, et qui furent enregistrées malgré elle, en 1652, et M. de Rohan reçu par l'autorité et la présence de Monsieur Gaston et de Monsieur le Prince au Parlement. Il eut depuis le gouvernement d'Anjou et figura fort peu, sa femme toujours beaucoup. Elle quitta le nom de duchesse pour celui de princesse quand son fils unique épousa Mlle de Vardes, qui prit le nom de duchesse de Rohan, comme fit aussi Mme de Chevreuse, pour éviter la distinction de *la vieille*, *la mère* ou *la douairière*. MM. de Rohan commencèrent alors à être prince[3]. Mme de Chevreuse, veuve du connétable de Luynes, remariée au duc de Chevreuse dernier fils de M. de Guise tué à Blois, étoit fille du duc de

1. Le manuscrit porte *Montriel*. — 2. Erreur : voyez ci-dessus, p. 213-214.
3. Ainsi, au singulier, dans le manuscrit.

Montbazon, gouverneur de Paris, et sœur du prince de Guémené, de la maison de Rohan. Elle est célèbre par son attachement à la Reine mère, pour qui elle fut chassée par Louis XIII et fut longtemps en Espagne et aux Pays-Bas, et figura grandement pendant sa régence. M. de Sully avoit obtenu le tabouret pour les sœurs du duc de Rohan, son gendre, en faisant le mariage, sous prétexte que leur grand mère étoit Albret-Navarre : ce qui les faisoit issus de germain de Henri IV, et, à défaut de ce prince et de sa postérité, leur donnoit droit à la couronne de Navarre. Mais cette distinction s'étoit bornée là, sans que M. de Soubise, leur autre frère, et qui, après bien des révoltes, mourut en Angleterre sans être marié, y fût compris, sinon qu'il eut en 1626 un brevet de duc; beaucoup moins l'autre branche de Rohan, qui étoit Montbazon et l'aînée, parce qu'elle ne venoit point de cette grand mère. Néanmoins, ce fut un prétexte au duc de Luynes, connétable, d'obtenir le tabouret pour sa femme la veille de ses noces, comme une galanterie sans conséquence, et, à la promotion de 1619, où il fut chevalier du Saint-Esprit, il obtint l'Ordre pour le prince de Guémené, son beau-frère, quoiqu'il fût fort jeune, et pour le marquis de Marigny, depuis appelé le comte de Rochefort, frère du duc de Montbazon, son beau-père. Guémené, n'étant point duc, passa le premier après les ducs de la promotion, et Marigny le soixante-septième parmi les gentilshommes, et n'en eut que quatre après lui; sa femme ne prétendit jamais au tabouret. Pendant la Régence, la faveur de Mme de Chevreuse y fit entrer la princesse de Guémené, sa belle-sœur, qui étoit debout, son beau-père vivant. La Reine, qui alloit souvent au Val-de-Grâce, n'y voyoit que ses plus privées favorites, et, dans ce dernier particulier, y fit asseoir une fois ou deux la princesse de Guémené, sous prétexte d'incommodité. Alors elle cessa d'aller au Louvre et au Palais-Royal chez la Reine, et, après longtemps, Mme de Chevreuse et elle obtinrent qu'elle y seroit assise comme elle l'avoit été au Val-de-Grâce. Mme de Senecey, dame d'honneur de la Reine, en eut quelque temps après le tabouret, et sa fille et survivancière aussi, qui étoit la comtesse de Fleix, mère du dernier duc de Foix. La noblesse se joignit aux ducs pendant les divers mouvements de la Régence, et ces tabourets furent ôtés, et, quelque temps après, rendus; mais ils en demeurèrent là. Mme de Rohan eut de M. Chabot, son mari, devenu duc de Rohan, un fils unique et trois filles : Mmes de Soubise, de Coëtquen et d'Espinoy. La beauté de Mme de Soubise, dont le Roi fut touché, fit la fortune de sa famille. M. de Soubise étoit frère de Mme de Chevreuse et du prince de Guémené mari de celle dont on vient de parler, mais fort disproportionné d'âge, fils du second lit de M. de Montbazon et d'une Avaugour-Goëllo, des bâtards de Bretagne, cette fameuse Mme de Montbazon par sa beauté, dont fut épris l'abbé Bouthillier de Rancé si célèbre et si saint depuis sous le nom d'abbé de la Trappe, où il porta la réforme à un si haut point. M. de Soubise avoit eu une première femme, qui n'avoit jamais prétendu au tabouret. La beauté de sa deuxième femme le lui valut, et, par degrés, le rang de prince à la maison de Rohan. M. de Montauban, frère du prince de Guémené, petits-neveux de Mme de Soubise, eut un rang le dernier en épousant la sœur de Nogent, veuve de Ranes. Monsieur le lui obtint, et, malgré les charmes de Mme de Soubise, le Roi reprochoit toujours à Monsieur qu'il le lui avoit extorqué. Précédemment à tout cela et de bien loin, le deuxième duc de Guise ayant été tué par Poltrot au siège d'Orléans, sa veuve, qui avoit toujours aimé le duc de Nemours Savoie, le voulut épouser. Elle étoit fille de la duchesse de Ferrare fille de Louis XII : c'étoit un grand avantage pour M. de Nemours, qui l'avoit aussi aimée, mais qui avoit fait un enfant à la fille du vicomte de Rohan, aîné de la maison, sous[1] promesse de mariage. Le bruit de cette affaire, les procédures dont elle étoit menacée à Rome et en France, engagèrent M. de Nemours et Mme de Guise à mettre tout leur crédit pour apaiser tout et se marier sans embarras, et on y fit consentir Mlle de Rohan ou de la Garnache en lui donnant et érigeant pour elle Loudun en duché vérifié. A ce titre, elle eut le tabouret et rang de duchesse, qui a fini en elle avec ce duché. Ceux de la maison de Rohan remontent là leurs distinctions ; mais ils n'en disent ni l'origine, ni l'espèce, ni les bornes, qui sont telles qu'on les voit.

256. *La duchesse de Luynes, née Rohan.*

(Page 232.)

30 novembre 1684. — Mme de Luynes étoit Rohan, sœur de père de Mme de Chevreuse, mère de son mari, et sœur de père et de mère de Mme de Soubise ; très belle et très vertueuse.

257. *La princesse de Guémené et sa famille.*

(Page 233.)

14 mars 1685. — Cette princesse de Guémené est la belle-sœur de la célèbre Mme de Chevreuse, introduite par elle dans la familiarité de la Reine mère, qui en accrocha au Val-de-Grâce un tabouret de cachette, qu'elle sut bien faire valoir après, et qui fit tant de bruit, avec quelques autres, dans la régence de la minorité de Louis XIV, où elle figura fort, et par elle-même, et plus encore par le duc de Beaufort, son plus grand ami, et par Mme de Chevreuse. Elle étoit fille unique du frère aîné du duc de Montbazon, dont elle épousa le fils avec de grands biens. Ce prince de Guémené étoit un homme fort agréable, plein de bons mots, et qui avoit le tic du monde le plus étrange : c'étoit de tâtonner et tourner autour de sa bouche à chaque morceau qu'il y mettoit, et chaque verre avant de commencer à boire. Sa femme avoit beaucoup d'esprit, de beauté et d'agrément, dont tout usage lui étoit bon, pourvu qu'il y trouvât profit, considération et grandeur. On a vu depuis

1. Le manuscrit porte *sans*.

que cette conduite a été plus d'une fois, et très utilement, suivie dans cette maison. Mme de Guémené étoit mère du chevalier de Rohan qui eut le col coupé pour folie et crime de lèse-majesté, 27 novembre 1674, et nièce paternelle du premier duc de Montbazon, mort sans enfants, du second, qui fut aussi son beau-père, et du marquis de Marigny, qui passa le cinquante-septième dans l'ordre du Saint-Esprit, à la promotion de 1619. Mmes de Coëtquen, de Tournemine, de Pellevé, d'Espinay en Bretagne, de Pompadour, étoient les sœurs de son père. La mère de Mme de Guémené étoit Rieux. Son père n'eut point d'enfants d'une Avaugour, sa seconde femme, qui se remaria à M. du Bellay, puis à M. de Sourdis Escoubleau. Pour ne rien omettre, Mme de Guémené étoit belle-sœur de M. de Soubise mari de la belle Mme de Soubise, si utile à la maison de son mari, mère de M. de Montbazon mort fou et enfermé à Liège, et grand mère du prince de Guémené dont le fils, archevêque-duc de Reims, a sacré Louis XV.

258 et 259. *La princesse de Montauban et son tabouret.*

(Page 260.)

19 juin 1697. — Mme de Montauban étoit sœur du chevalier de Nogent et de Nogent, beau-frère de M. de Lauzun, tué au passage du Rhin, père de la duchesse de Biron. Elle étoit veuve de Ranes, dont elle avoit un fils, et se remaria à un frère fort obscur du prince de Guémené, avec qui elle se brouilla tôt après, et s'enfuit de la maison. Ce prince de Montauban n'avoit point de rang. Sa femme, fort joueuse, et encore plus autre chose, étoit fort de la cour de Monsieur, qui, à ce que disoit le Roi, lui escroqua le tabouret pour elle. Elle étoit si décriée, que le Roi résista longtemps à Monsieur pour la mener à Marly. C'étoit une effrontée, qui avoit de l'esprit et du manège, plus méchante qu'un aspic, et audacieuse en prenant son temps et ses gens. Quelquefois elle amusoit le Roi, et Mme de Maintenon ne la haïssoit pas. Avec cela, fort bossue, un tant soit peu tortue, un long nez crochu, toute peinte de blanc, de rouge, jusque sur les lèvres, de noir aux sourcils et aux paupières, et des boules dans la bouche; parée à ravir, toujours sous les armes, toujours raccrochant et l'air gracieux. Elle est morte dans la dernière vieillesse tout comme elle avoit vécu, et n'a eu de ce second mari, qu'elle survécut bien des années, qu'une fille, religieuse.

8 octobre 1704[1]. — M. de Guémené et M. de Montauban étoient fils du duc de Montbazon mort fou et grand nombre d'années enfermé à Liège, et d'une mère Schonberg, pas trop sage, quoique sœur de père de la célèbre duchesse de Liancourt. Mme de Montauban étoit Bautru, sœur du chevalier de Nogent, de Nogent tué au passage du Rhin, beau-frère de M. de Lauzun, et de Mme de Rambures femme du dernier de

1. Les premiers éditeurs avaient négligé la phrase de début de cette Addition.

cette maison; elle étoit veuve de Ranes, qui étoit Argouges en son nom, officier général très distingué et tué en Flandre. Sa vertu étoit moins que médiocre, sa passion pour le grand monde extrême; laide, bossue, mais de l'esprit comme un démon, et de même nature que celui des démons; anciennement fort connue du Roi et de Monsieur par Bautru, son père, capitaine de la porte, qui, par son esprit et sa hardiesse, faisoit une figure avec ses vives plaisanteries. Du temps de ce premier mariage, la confusion n'étoit pas, à beaucoup près, telle qu'elle devint depuis, ni telle en cette dernière époque que le Roi l'a laissée, et si, dans celle-ci, c'étoit ordre merveilleux en comparaison d'aujourd'hui. Mme de Ranes étoit donc exclue de bien des choses, et résolut, pour cela seul, de se remarier à quelqu'un qui l'affranchît, et donna gros à M. de Montauban pour l'épouser; mais ce fut bien pis. Mme de Soubise, par son utile beauté, avoit fait son mari prince par degrés, lui dont la première femme n'avoit jamais songé à être assise et étoit morte sans l'avoir été, ni seulement prétendu. Le tabouret de Mme de Soubise le fit donner à Mme de Guémené, qui le prétendoit sur l'exemple de la belle Montbazon, à qui, avant la mort de son beau-père, la fameuse Mme de Chevreuse, sa belle-sœur, l'avoit procuré par degrés, d'abord au Val-de-Grâce, puis au Louvre, mais à des heures de privance, enfin tout à fait; on le lui avoit ôté, puis rendu avant la mort de son beau-père, qui vécut très vieux et ne se démit point de son duché. Ainsi Mme de Guémené, au même cas avec le sien, passa sur la beauté de Mme de Soubise; mais M. de Montauban n'avoit aucun rang. Monsieur, qui, dès sa jeunesse, aimoit Mme de Montauban, et sûrement sans scandale, se mit en tête de la protéger, et lui et Mme de Soubise arrachèrent enfin pour elle le tabouret, que le Roi disoit toujours que Monsieur lui avoit escroqué. Elle fut toujours des plus avant de sa cour, et ne tarda pas à se brouiller avec éclat avec son nouveau mari, dont elle n'ouït plus parler dans la suite et dont elle n'eut qu'une fille, qu'elle eut grand soin de coffrer. Sa vie fut également méchante et débauchée, et, quoique Saint-Cloud fût le repaire d'espèces les plus décriées des deux sexes, le Roi la reprochoit à Monsieur comme la honte et le scandale de Saint-Cloud, où Monsieur passoit tous ses étés avec une grosse cour. La Montauban alloit rarement à Versailles, qui n'étoit pas son terrain; puis, tout à coup, on la vit à Marly et à merveille avec le Roi et avec Mme de Maintenon, et, sans jouer la repentie sur aucun article, elle y tint bon le reste de la vie du Roi, faisant peur et horreur à tout le monde. Elle persévéra aussi, à force d'argent, dont elle prenoit à toutes mains, dans sa débauche et dans ses noirceurs, avec du noir, du blanc, du rouge et je ne sais combien d'autres soutiens de décrépitude, qui la rendirent hideuse, avec toute sa même effronterie, et mourut dans une grande vieillesse aussi détestablement qu'elle avoit vécu[1].

1. Comparez la suite des *Mémoires*, tome IV, p. 177-178.

260 et 261. *L'abbé de Soubise traité en prince à la Sorbonne.*

(Page 285.)

24 janvier 1685. — Ce traitement en Sorbonne pour M. l'abbé de Soubise, depuis cardinal de Rohan, fut le dernier comble du rang de prince que la belle Mme de Soubise, sa mère, obtint du Roi par degrés.

10 juin 1698. — On a vu ci-devant[1], tome..., p..., le *Sérénissime Prince* et le bonnet donné à l'abbé de Soubise par ordre exprès du Roi, à la prière de la belle Mme de Soubise, sa mère, à sa première thèse; ceci en fut une suite nécessaire. Le cardinal de Bouillon, au temps le plus radieux de M. de Turenne, s'étoit emparé de M. de Péréfixe, archevêque de Paris, au point qu'il se fit une affaire capitale de l'obtenir pour successeur et la pressa à tel point, que le Roi, qui ne le vouloit point, et qui avoit grande raison, comme la suite l'a trop fait voir, n'en put sortir avec lui et avec M. de Turenne qu'en lui donnant sa nomination au cardinalat, qu'il eut si jeune qu'il en fut nommé l'*Enfant rouge*. M. de Péréfixe étoit proviseur de Sorbonne : il sauta par amitié ce bâton de *Sérénissime Prince*, et après d'*Altesse Sérénissime*, pour le cardinal de Bouillon, dont le Roi ne voulut pas se fâcher à cause de M. de Turenne; et de là M. l'abbé de Soubise eut l'un et l'autre par la volonté du Roi, qui aimoit beaucoup mieux encore la belle Mme de Soubise, sa mère, qu'il n'avoit considéré M. de Turenne.

261 *bis*. *Fiançailles des Soubise dans le cabinet du Roi*[2].

(Page 292.)

20 février 1691. — Ce n'est pas le fait. Le Roi trouva à la longue trop de similitude entre les fiançailles des princes du sang et celle de ces Messieurs-là, et déclara qu'il n'en feroit plus. Mais quel moyen de refuser l'ancienne beauté de Mme de Soubise, qui, bien des années après, obtint que les fiançailles de Mme de Tallard se feroient dans le cabinet du Roi?

262. *Mme de Bosmelet, mère de la duchesse de Caumont la Force.*

(Page 299.)

15 juin 1698. — Mme de Bosmelet, mère de cette héritière, étoit

1. Nous avons expliqué ci-dessus, p. 289, note 6, qu'il ne s'agit pas du même abbé de Soubise en 1685 (Addition n° 260) et en 1698, mais de deux frères, dont le premier quitta l'Église en 1689.

2. Cette Addition est mise à propos d'un passage du *Journal* ainsi conçu : « Comme le contrat de mariage de M. de Turenne ne sera point signé par le secrétaire d'État, on fera les fiançailles à Paris, et ils ne se serviront pas du privilège qu'ils auroient eu de les faire dans le cabinet du Roi. Depuis le mariage de M. de Valentinois avec Mlle d'Armagnac, où M. de Seignelay

sœur de la maréchale de Clérambault et de l'évêque de Troyes qui fut du conseil de régence, etc., et se trouva fort mal mariée. La première fois qu'elle fut à Rouen, elle affectoit de ne refuser aucun pauvre, et, comme on admiroit sa charité : « Ce n'est pas cela, disoit-elle; c'est de peur de refuser l'aumône à quelques parents de M. de Bosmelet, sans le savoir. »

263. *Charnacé et la maison du tailleur.*

(Page 308.)

27 juin 1698. — Charnacé avoit été page du Roi et dans ses gardes du corps, homme d'esprit et du monde, et, quoique retiré pour d'assez méchantes affaires, il avoit toujours trouvé de la protection dans le Roi; mais il l'usa à force d'en trop faire. Il avoit fort accommodé une maison en Anjou, où il avoit planté une fort belle avenue qui y conduisoit, dans le milieu de laquelle se trouvoit une méchante maisonnette et un petit jardin, que le paysan qui y demeuroit s'opiniâtra à ne point vouloir vendre à quelque prix que ce fût. C'étoit un tailleur de son métier, tout seul chez lui. Après des années de patience, Charnacé, ennuyé de cette lunette dans son avenue, fait dessiner au naturel la maison, le jardin, dedans et dehors, avec toutes ses dimensions et proportions, et tout ce qui se trouvoit dedans, puis dit qu'il est obligé d'aller à Paris, mais qu'il lui faut une livrée neuve, et tout au plus tôt, fait marché avec le tailleur à condition de ne pas sortir du château que sa livrée ne fût prête, lui livre l'étoffe, l'enferme et le fait travailler. Pendant ce temps, il fait démonter la maison et ses appartenances, la fait remonter de même et anonée[1] de la même façon, à trois ou quatre portées de mousquet à côté, y fait replacer tous les dedans et les petits meubles, précisément dans la même disposition qu'on les avoit trouvés, et ajouter le petit jardin dans son même ordre et sa même proportion, nettoie bien son avenue et l'aplanit, en sorte qu'il n'y reste trace ni vestige de quoi que ce soit; puis, sa livrée faite, la fait essayer et ajuster, pour gagner la nuit bien noire, paye son tailleur comptant, et le renvoie. Il s'en va donc enfilant l'avenue, et va fort longtemps sans rien trouver. Il s'écarte pour en chercher les arbres; mais il étoit bien au delà, revient sur ses pas, et se croit ensorcelé. Enfin le jour paroît, et il le croit bien davantage quand il ne voit ni sa maison, ni rien qui pût faire soupçonner qu'il y en eût eu une. Enfin, après s'être bien frotté les yeux, il avise à côté une maison qu'il n'avoit jamais vue là, et si ressemblante à la sienne qu'il ne savoit que penser. Il y va, présente sa clef : il ouvre, il entre, il y reconnoît tout, et ne doute point que ce ne soit le diable qui l'y ait portée. Enfin il ne fut pas longtemps sans découvrir des voies plus naturelles, quoique peu ordinaires. Il voulut

ne signa point, les secrétaires d'État n'ont plus signé, et ne signeront plus aux mariages des princes étrangers. »

1. Ainsi, dans le manuscrit, peut-être pour *amontée*, qui se dit en Picardie d'une ferme munie, montée de tout son matériel.

en faire quelque bruit; mais on se moqua de lui, et l'avenue demeura nettoyée. Le Roi le sut, et ne put trouver que Charnacé eût grand tort.

264. *La princesse d'Espinoy, née Chabot-Rohan, et ses filles.*

(Page 331.)

18 août 1698. — Cette princesse d'Espinoy étoit Chabot, sœur du duc de Rohan et de Mmes de Soubise et de Coëtquen, presque aussi laide que ses sœurs étoient belles; femme d'esprit, d'intrigue, du grand monde et du grand jeu, ayant beaucoup d'amis; femme aussi de grand cœur, et qui avoit grand peine à supporter que les enfants de sa sœur fussent princes, et les siens ne l'être pas, mais, en femme habile, vivant avec elle avec l'union et la subordination qu'elle croyoit due à sa beauté et à ce que cette beauté lui valoit. Elle avoit été la seconde femme de ce prince d'Espinoy à qui sa première femme, fille de M. de Charost, avoit valu un brevet d'honneurs et de tabouret de grâce, dont la fille unique fut première femme du marquis de Charost, depuis duc-pair, capitaine des gardes et gouverneur de Louis XV[1], et mère du duc de Béthune. Mme d'Espinoy eut deux fils et deux filles, et devint veuve de fort bonne heure. Tous les biens de ses enfants étoient en Flandres, et cela l'obligea à y faire des séjours : elle y devint amie intime de [le] Peletier, intendant de la province, et depuis des fortifications, qui, dès qu'il fut veuf, l'épousa. Cette intimité a toujours duré depuis eux entre leurs enfants. M. de Louvois, dont elle étoit aussi amie intime, lui fit obtenir de bonne heure un brevet d'honneurs et de tabouret de grâce pour son fils, qu'elle maria à une Lorraine intimement avec Monseigneur et très propre à étayer les desirs de principauté. Son second fils mourut fort jeune, et elle eut l'entregent de produire ses filles à la cour, qui ne se marièrent point, et de leur faire éviter toutes les occasions où l'on s'assoit; ailleurs très attentives à céder, non seulement aux titrées, comme toutes celles qui ne l'étoient pas, mais à être fort polies. Après la mort de leur mère, assez longtemps enflées de ce qu'on leur souffroit cette délicatesse de tabouret, il arriva à la cadette, Mlle de Melun, bien plus du monde et de la cour que l'autre, de se trouver à une musique, à Versailles, où le Roi étoit, de s'y trouver placée auprès de la dernière duchesse, et de ne se pas baisser pour une autre qui arriva après. Le Roi, qui le vit, rougit, le montra à Monsieur; et comme il se retourna de l'autre côté, élevant la voix, Monsieur l'interrompit, et, le prenant par le genou en se levant, et lui demanda ce qu'il alloit faire : « La faire ôter de là! » dit le Roi. A quoi Monsieur redoubla d'instances pour épargner un affront, et promit sous sa caution que cela n'arriveroit plus. Le Roi eut peine à se contenir le reste de la musique, et tout ce qui y étoit vit si bien de quoi il s'agissoit, parce que le cas étoit fort nouveau, que Mlle de Melun ne savoit

1. Le manuscrit porte *14*, corrigé en *15*.

que devenir. Au sortir de là, Monsieur lui lava bien la tête, et la rendit sage pour l'avenir. Monsieur mourut assez peu de mois après.

265. *Ce que c'est que le* pour.

(Page 357.)

25 août 1698. — Le *pour* est une distinction de ceux qui ont le rang de princes étrangers dans les voyages où on marque les logements à la craie. Sur les logements qu'on leur marque, le fourrier écrit : « *Pour* M. un tel, » et, sur les logements des autres, point de *pour*, mais simplement : « M. un tel. » Cela n'emporte ni primauté, ni préférence de logement entre ceux de ce rang et les ducs, qui sont logés également sans distinction, malgré celle du *pour*, après le service, c'est-à-dire toute charge de service nécessaire, puis les maréchaux de France, puis les charges considérables, et puis le reste des courtisans[1].

266. *Tessé et son chapeau de colonel général des dragons.*

(Page 361.)

6 septembre 1698. — Ce bonnet de Tessé pour saluer le Roi fut la suite d'une malice noire que lui fit M. de Lauzun, pour qui la charge de colonel général des dragons qu'avoit Tessé fut érigée. Il lui demanda comment il prétendoit saluer le Roi à la tête des dragons, et, après bien des demi-discours, il lui apprit avec autorité qu'il étoit de sa charge de saluer en cette occasion avec un chapeau gris. Tessé, ravi, envoie à Paris, et se sent fort obligé d'un avis si important d'une chose qui ne lui seroit jamais venue dans l'idée. Dès que son chapeau gris fut arrivé et paré de cocarde[2] et de plumes, il le porta au lever du Roi, et y surprit la compagnie d'un ornement devenu si extraordinaire, dont il dit la raison à chacun qui la lui demanda. La porte ouverte, le Roi n'eut pas plutôt aperçu ce chapeau gris dont Tessé se pavanoit et qu'il présentoit en avant, que, choqué de cette couleur qu'il haïssoit tellement aux chapeaux qu'il en avoit détruit l'usage, il demanda à Tessé de quoi il s'étoit avisé avec ce beau chapeau. Tessé, souriant et piétonnant, marmottoit entre ses dents, et Lauzun, qui étoit resté là tout exprès, rioit sous cape. Enfin, poussé par deux ou trois questions du Roi l'une sur l'autre et d'un ton assez sérieux, il expliqua l'usage de ce chapeau ; mais il fut bien étonné quand il s'entendit demander où diable il avoit pris cela, et tout aussitôt son ami Lauzun s'écoula. Tessé le cita, et le Roi lui répondit que Lauzun s'étoit moqué de lui, et qu'il lui conseilloit d'envoyer tout à l'heure ce chapeau gris au général des Prémontrés. Celui des dragons ne demanda pas son reste, et ne fut pas si tôt délivré de la risée et des plaisanteries des courtisans.

1. Comparez une autre Addition sur les privilèges de la maison de la Trémoïlle, 27 avril 1706.

2. *Coquarde*, comme dans les *Mémoires*, p. 362.

267. *Mme de Maintenon au camp de Compiègne.*

(Page 365.)

9 septembre 1698. — Ce camp de Compiègne, qui, pour des marionnettes que le Roi voulut se donner, et plus encore à Mme de Maintenon, sous le nom de M. le duc de Bourgogne et de son instruction, devint un spectacle effrayant de magnificence et de luxe, qui étonna l'Europe après une si longue guerre et qui ruina troupes et particuliers, les uns pour longtemps, d'autres à ne s'en jamais relever; cette attaque de Compiègne donna aux étrangers accourus sans nombre, et même aux François, un[1] autre sorte de spectacle qui demeura peint et imprimé dans la tête de ceux qui le virent, bien des années après. Le Roi étoit sur le cavalier, c'est-à-dire sur un endroit un peu plus élevé du rempart de Compiègne ou de la terrasse qui est de plain pied à son appartement, qui sert d'unique jardin et qui a vue sur une vaste campagne qui est entre la ville et la forêt. Toute la cour, hommes et femmes, étoit en haie sur plusieurs rangs, debout le long de cette terrasse, et toute l'armée en plusieurs lignes au bas : ainsi le Roi étoit vu à découvert de toute l'armée et de toute sa cour. Il étoit debout, un bras appuyé sur le haut d'une chaise à porteurs fermée, dans laquelle étoit Mme de Maintenon, à qui il expliquoit tout, et lui parloit à tout moment. A chaque fois, il se découvroit, se baissoit à la hauteur d'une glace de côté, dont Mme de Maintenon tiroit quatre doigts au plus, et la repoussoit dès que le Roi se relevoit; et le nombre de fois que cela arriva fut innombrable. Mme la duchesse de Bourgogne étoit assise sur un des bâtons de la chaise en avant; des deux côtés de la chaise, les princesses du sang, et les dames debout, en haie et bien parées. Cela dura bien près de deux bonnes heures. Pendant ce temps-là, Canillac, colonel du régiment d'infanterie de Rouergue, venant, de la part de Crenan, demander quelqu'ordre au Roi, entra par une petite porte faite exprès au bas du cavalier et le monta par le roide droit au Roi, qu'il trouva vis-à-vis de lui. Comme il avoit toujours demeuré tout au pied de la muraille, il n'avoit rien vu de ce qui étoit sur le cavalier. Il l'aperçut donc en entier et d'un seul coup d'œil en le montant, et il en demeura surpris de telle sorte, que, la machine suivant l'impression de l'âme, il resta court, sans parole et sans oreilles; il fut assez longtemps sans pouvoir se remettre. Il s'expliqua, il entendit aussi peu, et redescendit si plein de la vision qu'il venoit de voir, qu'il ne pouvoit s'en remettre. Elle fit grande impression sur chacun, et plus de bruit que la prudence ne le devoit permettre.

268. *Le comte du Charmel et sa retraite.*

(Page 381.)

6 novembre 1687. — Charmel étoit un gentilhomme de Champagne

1. Ainsi, au masculin, dans le manuscrit.

dont la sœur étoit mère de ce comte de Beauvau qui, par sa femme plus que par lui, a fait une si grande fortune en Lorraine en biens immenses, et, par M. de Lorraine, a été fait prince par l'Empereur, et grand d'Espagne par Philippe V. Ce Charmel se poussa à la cour par le jeu, où il fut également fidèle et heureux, se fit des amis, réussit auprès du Roi, et fut lié avec tout ce qu'il y avoit de plus considérable. On en voit quelque chose en l'article de M. de Créquy[1]. Au milieu de la vie la plus agréable et la plus entraînée, Dieu permit que, sans dessein, il lût le *Traité de la vérité de la religion chrétienne* d'Abbadie, qui le toucha au point de prendre la résolution de tout quitter; il l'exécuta avec un courage et une générosité héroïque, et résista au Roi, qui le voulut retenir, et à qui, seul, il en fit la confidence. Il se logea dans une maison qui entroit dans l'église de l'Institution des Pères de l'Oratoire, où il ne s'appliqua plus qu'à toute sorte de bonnes œuvres, qu'il soutint par une austérité de vie incroyable, qui ne fit qu'augmenter, et qui n'avoit à l'extérieur que les dehors de la vie la plus commune. Nous le verrons exilé à la fin. C'est assez de lui présentement. Il ne fut jamais marié.

269. *Dom Gervaise, abbé de la Trappe.*

(Page 387.)

6 novembre 1687. — Ce P. Agathe Ange[2] Gervaise étoit un carme déchaussé qui s'étoit jeté à la Trappe ne pouvant plus demeurer dans son ordre par les désordres secrets de sa vie, et si secrets, que M. Bossuet, évêque de Meaux, dans le diocèse duquel il avoit fort prêché, le vanta infiniment à M. de Rancé, abbé réformateur de la Trappe, sur le témoignage duquel il le reçut. Il avoit tous les talents desirables, et fut quelques années l'édification de la maison : tant qu'enfin, Monsieur de la Trappe s'étant démis, et le religieux qu'il avoit[3] fait abbé à sa place par la protection et la nomination du Roi étant mort peu de mois après, il crut ne pouvoir faire un meilleur choix que de ce carme, qui gouverna bien quelque temps; mais, se voyant maître, il en abusa en toutes façons, et traita Monsieur de la Trappe avec une telle indignité, qu'elle lui servit à se maintenir en place par la frayeur qu'eut ce grand homme de trouver quelque satisfaction personnelle à le faire ôter, quoiqu'il vît la maison prête à être renversée. Enfin il arriva chose qui força la conscience de Monsieur de la Trappe d'accepter sa démission, qu'il lui vint apporter deux heures après, de crainte de pis, et sa conduite vagabonde, errante, etc., redoutée de tous les lieux où il demeuroit, n'a encore montré que le moins triste côté de ce personnage.

1. Addition du 13 février 1687.
2. Ainsi, dans le manuscrit. — 3. *Ostoit*, dans le manuscrit.

APPENDICE

SECONDE PARTIE

LES CONSEILS SOUS LOUIS XIV.

(*Suite*[1].)

LE CONSEIL D'ÉTAT D'EN HAUT.

Nous venons de voir, dans le conseil privé, un tribunal suprême délibérant et jugeant par lui-même, en toute indépendance, quoique ses arrêts soient rendus sous le nom du Roi. Les conseils dont je vais exposer maintenant l'organisation et le fonctionnement, et qui sont au nombre de trois, comme il a été dit au début de cette notice, représentent, tout au contraire, des conseils de ministres purement consultatifs, alors même que le souverain leur donne, en apparence et passagèrement, le caractère de juges : différence capitale, mais qui ne doit pas pourtant faire oublier que les uns et les autres ne sont, après tout, qu'un seul et même corps, une seule et même émanation du pouvoir royal.

De tout temps, les Rois eurent à leurs côtés un conseil intime, composé d'un nombre aussi restreint que possible de proches parents, de ministres ou de familiers, pour y délibérer avec autant de discrétion que de gravité sur les questions les plus importantes de la politique; mais l'appellation de ce conseil, comme sa composition, ont changé suivant les temps et les circonstances[2]. Des différentes dénominations successivement usitées : *grand* conseil, conseil *secret*, conseil *étroit*, conseil

1. La première partie de cette notice a été donnée dans notre tome IV, p. 377-439; elle comprenait seulement l'article du CONSEIL PRIVÉ OU DES PARTIES. Cette fois encore, l'abondance des matières ne nous permet d'en donner qu'un second fragment, comprenant le CONSEIL D'ÉTAT D'EN HAUT et le CONSEIL DES DÉPÊCHES, quoique la notice tout entière soit imprimée depuis plus d'un an et ait même fait l'objet d'un tirage à part, au chiffre de trente exemplaires. Je profite de la présente réimpression pour faire un certain nombre de corrections et d'additions.

2. Cette partie du sujet se trouvera traitée avec tous les détails et toutes

du Roi, conseil *des affaires*, conseil *privé*, conseil *de* ou *du cabinet*[1], conseil *d'en haut*, conseil *d'État*, les deux dernières seules ont subsisté, tandis que les autres, ou tombaient hors d'usage, ou, comme celle de conseil *privé*, changeaient d'affectation. Conseil *d'État*[2] est l'appellation officielle depuis le jour où Louis XIV a recueilli le pouvoir des mains du cardinal Mazarin, et c'est la plus juste, la plus expressive de toutes, pour désigner une réunion de conseillers où se débattent les intérêts politiques de l'État; mais, dans le langage usuel, conseil *d'en haut* continue à s'employer couramment[3], quelle que soit l'étymologie du mot[4], et, au

les justifications désirables dans l'Introduction que M. Valois imprime en ce moment pour le tome Ier de la grande collection des *Arrêts du Conseil d'État*.

1. Il est probable que cette appellation date du temps où Marie de Médicis prit la régence et commença à réunir les membres de l'ancien conseil des affaires dans le cabinet qu'elle occupait à l'entresol du Louvre, où elle se tenait ordinairement pour rédiger les dépêches, et qui, parfois aussi, servait à des représentations de comédie intime : *Mémoires de Fontenay-Mareuil*, p. 16 et 35 ; correspondance de Malherbe, dans le tome III de ses *Œuvres*, p. 221, 239, 270, 292; *Journal inédit d'Arnauld d'Andilly*, p. 362. De là ces expressions de Malherbe : « Tous ceux qui sont ordinaires au cabinet; » et : « Il ne nous appartient pas d'entrer dans le cabinet, ni d'enquérir les causes et les motifs des conseils et des résolutions de nos Rois. » (*Œuvres*, tome III, p. 591, et IV, p. 17.) De là aussi le titre donné plus tard à un ouvrage d'Anquetil : l'*Intrigue du cabinet sous Henri IV et Louis XIII, terminée par la Fronde* (1780). — *Cabinet*, selon Mme de Motteville (*Mémoires*, tome I, p. 323), signifie le cœur de la cour. « Il y eut.... contestation dans le cabinet » (*Œuvres du cardinal de Retz*, tome IV, p. 65).

2. Ce nom se trouve, pour la première fois peut-être, dans un règlement de 1574.

3. « Le conseil *secret* ou *du cabinet*, autrement le conseil *d'en haut*, » dit François Duchesne, en 1662, dans son *Nouveau style du Conseil* (p. 482). Le grand nouvelliste de *la Comtesse d'Escarbagnas* (scène I) « est informé de tout ce qui s'agite dans le conseil d'en haut du Prête-Jean ou du Grand-Mogol. » Quoique Delisle de Hérissé, dont l'*Histoire des Conseils* date de 1702, dise (ms. Lancelot 100, fol. 21 v°) que l'expression *d'en haut* n'est plus usitée depuis quarante ans — peut-être dans le langage officiel, — on en trouve encore la définition dans la première édition (1694) du *Dictionnaire de l'Académie*, aussi bien que dans le *Dictionnaire de Trévoux*, qui dit à la fin du règne de Louis XV (art. CONSEIL, p. 823 du tome II) : « Conseil *des affaires étrangères*, conseil *d'État* ou conseil *d'en haut*, c'est un conseil où sont traitées les affaires d'État, de la paix, de la guerre, et autres dont le Roi veut prendre connoissance en personne. *Consilium sanctius, secretius.* »

4. Aux quatorzième et quinzième siècles, il y avait un *consilium superius*, dont Pardessus parle dans la préface du tome XXI des *Ordonnances des rois de France*, p. LXX. Conseil *d'en haut* signifie-t-il le conseil supérieur par excellence, ou bien celui qui se réunissait à l'étage d'en haut du palais du Louvre, du Palais-Royal, et des châteaux de Saint-Germain ou de Versailles, comme on disait conseil *de l'entresol* de celui qui se tenait dans une petite pièce de l'appartement de Marie de Médicis, ou conseil *du cabinet*, quand le lieu de la séance était cette autre partie de l'appartement royal?

contraire, conseil *de* ou *du cabinet* a disparu, ainsi que conseil *étroit* et conseil *secret*, encore usités sous Louis XIII. Quelques personnes, Dangeau par exemple[1], disent parfois : le conseil *royal;* mais cette qualification prête à confusion avec le conseil *royal des finances*[2]. Peut-être l'expression la plus correcte et la plus significative serait-elle celle dont se servait, à la fin du siècle, le diplomate prussien Ézéchiel Spanheim[3] : conseil *du Ministère*, puisqu'il s'agit de la réunion des ministres avec lesquels le Roi délibère sur la conduite des affaires politiques. J'ajouterai enfin que beaucoup de contemporains, Saint-Simon comme les autres, emploient couramment le mot *Conseil* tout court, aussi bien pour ce conseil des ministres que pour celui des parties ou pour l'un des autres conseils que nous étudierons à leur tour : si, en principe, ils ont raison, puisque le conseil du Roi est une entité unique, en fait leur façon de s'exprimer est tout au moins regrettable au point de vue de l'historien, qui se trouve contraint de recourir à une vérification minutieuse pour déterminer de quelle « séance » du Conseil ils parlent.

Comme les autres conseils, celui-ci n'est définitivement constitué que depuis l'époque où Louis XIV a pris les rênes du gouvernement; mais il existait auparavant, à peu près avec les mêmes attributions. « Le conseil d'*en haut*, dit un écrivain du temps de Richelieu[4], est celui où se traitent les affaires qui ont rapport à la manutention et conservation de l'État, ou aux alliés et confédérés de la couronne, soit en paix, soit en guerre; et en ce conseil nos Rois n'appellent que les princes et principaux officiers de la couronne, et quelques-uns des plus féaux et expérimentés de leurs conseillers d'État. Ce conseil se tient où il platt au Roi, et il n'y a aucun de ceux....[5] de quelque qualité ou condition qu'il puisse être, qui se puisse ou doive offenser, s'il n'y est appelé. »

Un autre document, qui se rapporte à peu près au temps de la minorité de Louis XIV, et que j'ai déjà cité d'après Guillard, dit que les attributions du premier conseil d'État[6] se peuvent diviser en trois classes :

1. *Journal*, tomes III, p. 371, V, p. 449, etc.
2. Il sera parlé de ce conseil après celui des dépêches.
3. Dans sa *Relation de la cour de France en 1690*, p. 159.
4. Addition de J. Joly aux *Trois livres des offices de France* d'Étienne Girard; cité par M. Caillet, dans *l'Administration en France sous le ministère du cardinal de Richelieu*, tome I, p. 33. Il n'est pas question cependant de conseil d'État dans le projet de règlement fait par le cardinal en 1625. Il y a plusieurs pages intéressantes sur le conseil d'État de ce règne dans le livre de M. d'Avenel sur *Richelieu et la monarchie absolue*, tome I, p. 40-55.
5. Il doit y avoir ici une lacune; je cite exactement.
6. C'est le conseil « pour les affaires d'État, les affaires de la guerre et les affaires étrangères, » qui, en février 1643, se compose de Mazarin, du Chancelier, du surintendant Bouthillier et des secrétaires d'État Chavigny et de Noyers; en juillet 1644, du duc d'Orléans, du prince de Condé et de Mazarin, plus le Chancelier, le duc de Longueville, le surintendant Bailleul, Chavigny et Servien, ces cinq derniers tenus en dehors de la direction des affaires; en novembre 1650, de la Reine, du duc d'Orléans, du Garde des

« La première comprend toutes les affaires pures d'État et de la couronne ; la seconde, toutes les négociations, alliances et traités avec étrangers non confédérés ; la troisième, les différends qui naissent et les règlements qui se font entre les officiers de la couronne, les ecclésiastiques, la noblesse et le tiers état.

« A la première classe se rapportent les affaires de la guerre, les secrètes intentions du Roi, la nécessité et la consommation des finances, la disposition des hautes charges et gouvernements ; et en ce conseil n'assistent que Leurs Majestés, le ministre, le secrétaire et les conseillers d'État affidés.

« A la seconde se rapportent les affaires plus publiques, comme les traités de paix, de mariages, d'alliances, la distribution des emplois pour les armées, tant par terre que par mer, et des entreprises qui se doivent faire pour les sièges de villes, les batailles, et de la proposition des édits ; et en ce conseil tous les ministres et maréchaux de France assistent.

« A la troisième se rapportent les affaires moins particulières à l'État, comme la décision des différends, et les règlements de charges des maréchaux de France, gouverneurs de provinces, généraux d'armées, officiers de la maison du Roi, prises de vaisseaux, droits de représailles, les intérêts des trois états, la résolution des édits, la contention d'entre les Cours ; et il est à observer que Leurs Majestés, non plus que le ministre, n'assistent que rarement à ce conseil, où toujours Mgr le Chancelier préside, et où les Surintendants sont appelés ; et toutes les délibérations qui s'y prennent s'expédient par déclarations, ordres du Roi ou arrêts en commandements[1]. »

Au sortir de la Fronde, en 1653, l'ambassadeur vénitien Michel Morosini[2] compte quatre conseils : de marine, de conscience, des finances et des dépêches, et, au-dessus de tout, le conseil suprême, où siègent le Roi, la Reine et tous les ministres d'État, avec le duc d'Orléans, les princes de Condé et de Conti, le cardinal Mazarin, le duc de Longueville, le Garde des sceaux, le Surintendant, M. Servien, le duc de Vendôme, les maréchaux du Plessis-Praslin et de Villeroy, et enfin les secrétaires d'État, appelés chacun séparément selon l'occurrence. « Ce conseil, dit-il, est l'âme de l'État ; c'est de lui que dépendent la guerre ou la paix, le soulagement ou l'accablement des peuples : en un mot, la décision de toutes les affaires. »

Vers la fin du ministère de Mazarin, on trouve une répartition toute différente des attributions que nous venons de voir réunies d'après Guil-

sceaux, du Surintendant, de M. Servien et de M. de la Rivière (*Journal d'Ol. d'Ormesson*, tome II, p. 637 et 645 ; *Mémoires de M. de* ***, p. 468). Mme de Motteville (tome II, p. 30), en disant que le duc de Longueville y entra au retour de Münster, ajoute que « ce n'étoit pas, en ce temps-là, une grâce aussi facile à obtenir qu'elle l'a été depuis. »

1. Guillard, *Histoire du Conseil du Roi*, p. 85.

2. *Relazioni*, coll. Berchet et Barozzi, série Francia, tome II, p. 510.

lard. Ainsi l'*État des Conseils du Roi* imprimé en 1658[1] distingue : le conseil *secret*, « où l'on traite d'affaires secrètes, composé du Roi, de la Reine, du premier ministre, et de ceux des princes et autres ministres que l'on y appelle[2] ; » le conseil *d'en haut*, « où l'on agite les affaires importantes ou autres qui regardent le général de l'État, » et le conseil de *guerre*. Il dit du second de ces conseils : « Il se tient dans la chambre du Roi, où S. M. assiste, et la Reine, le premier ministre et les autres ministres d'État, avec M. le Chancelier, MM. les Surintendants des finances, et autres qu'il plaît à S. M. d'y admettre et à la confidence de ce qui s'y doit traiter et résoudre. En ce conseil, chacun demeure debout, à cause de la dispute des rangs ; toutefois, lorsqu'il est question de travailler à des affaires qui regardent le général de l'État, comme celles que l'on a avec les princes et les États alliés, et autres étrangers, on y appelle tous les ministres ; et bien souvent, quand il s'agit des affaires de finance, les Contrôleurs généraux y sont appelés ; comme pareillement, lorsque quelqu'un de MM. les maîtres des requêtes est chargé d'affaire de grande importance, il entre en ce conseil et y fait son rapport. »

Même division et mêmes dénominations[3] dans l'*État de la France* de 1661, qui ne fait, très probablement, que copier le document précédent, car cette publication périodique eut longtemps l'habitude de réimprimer des pages antérieures de ses anciennes éditions sans souci des changements survenus, et c'est seulement en 1689[4] que nous y trouvons cette première mention, au sujet des occupations du Roi[5] : « Mercredi, conseil d'*État royal*, où MM. les ministres assistent avec le Roi, M. de Louvois, M. de Croissy, le Contrôleur général, tous trois ministres d'État. Le jeudi et le dimanche, de même. » Mais ce conseil avait déjà près de trente années d'existence. Louis XIV l'avait créé au lendemain même de la mort de Mazarin, comme l'attestent plusieurs contemporains, et l'on peut même suivre, dans ses *Mémoires pour l'instruction du Dauphin*[6], les phases diverses de l'organisation. « Dans les intérêts les plus importants de l'État, dit-il, [et dans] les affaires secrètes, [où le

1. Brochure in-4° (Arch. nat., K 118, n° 88²), p. 3 et 4.

2. C'est l'ancien conseil *des affaires*, dont il serait intéressant de retracer l'histoire de François Iᵉʳ à Louis XIII.

3. On retrouve à peu près les mêmes aussi, cinquante ans plus tôt, dans le projet d'organisation de Sully que Pierre Clément a fait connaître (*Portraits historiques*, p. 495-502), et dans les propositions présentées aux Notables de 1617 (G. Picot, *Histoire des États généraux*, tome III, p. 426-427).

4. Les éditions de 1665 (tome II, p. 66), 1672, 1678, 1686, etc., ne mentionnent qu'un « conseil de *guerre* qui se tient dans la chambre du Roi, où S. M. se trouve ordinairement avec les princes, les maréchaux de France et autres seigneurs qui ont servi de lieutenants généraux dans les armées qui y sont appelés. » Delisle de Hérissé dit (ms. Lancelot 100, fol. 22 v°) que ce conseil cessa d'exister en 1677, et que ses affaires passèrent au conseil d'État.

5. Tome I, p. 219.

6. *Œuvres de Louis XIV*, tome I, p. 30-36 et 41, et *Mémoires de Louis XIV*, tome II, p. 388. Les mots entre crochets sont ajoutés par Pellisson.

petit nombre de têtes est à desirer autant qu'autre chose], et qui seules demandoient plus de temps et plus d'application que toutes les autres ensemble, [ne voulant pas les confier à un seul ministre, les trois que je crus y pouvoir servir le plus utilement] furent le Tellier, Foucquet et Lionne[1].... » Un courtisan bien connu, le maréchal de Gramont, après avoir raconté la mort du cardinal, ajoute[2] : « Le lendemain..., toutes les affaires changèrent de face à la cour : le Roi, quoiqu'à la fleur de son âge et au milieu de ses plaisirs, prit seul le timon de l'État et se livra entièrement aux affaires.... La Reine sa mère, qui avoit été régente si longtemps, n'eut plus de part aux affaires, non plus que les princes du sang et les plus grands seigneurs de France, qui, jusques alors, avoient été admis dans les Conseils et fait une figure distinguée. Tout le gouvernement de l'État fut renfermé en la personne du Roi et en trois ministres dont il forma son conseil étroit : M. le Tellier pour la guerre, M. de Lionne pour les affaires étrangères, et M. Colbert pour les finances[3]. Tout le reste fut congédié. » Telle est l'origine du conseil que nous avons à étudier en ce moment, et dans lequel se concentra pendant plus d'un demi-siècle le gouvernement de Louis XIV, « le seul conseil suprême, dit quelque part Saint-Simon[4], et à l'égard duquel tous les autres ne soient proprement que conseils consultatifs. »

Pour celui-ci comme pour les autres, j'exposerai d'abord les attributions, puis la composition, le fonctionnement et le travail particulier.

Spanheim dit[5] : « C'est dans ce conseil du Ministère que se traitent toutes les grandes affaires de l'État, tant de paix que guerre ; que les ministres qui y entrent y font rapport de celles de leur département particulier ; qu'on lit les dépêches des ministres du Roi dans les cours étrangères, les réponses qu'on y fait, et les instructions qu'on leur donne :

1. « Tous créatures de Mazarin, qui, après les avoir comblés durant sa vie, avait voulu les léguer au Roi, comme les sujets les plus habiles, les seuls capables de ne point travailler les uns contre les autres et de concourir cordialement au bien de l'État. Ils se partagèrent les emplois : à l'un, l'intérieur et les troupes ; au second, les finances ; au troisième, les affaires étrangères.... » (Rapport d'Alvise Grimani, dans la même série de *Relazioni*, tome III, p. 82.) M.-A. Giustiniani disait de même, quelques années plus tard, en 1668 (*ibidem*, p. 179 et 189) : « C'est sur ces trois hommes que repose toute la masse du manège (*la mole del maneggio*) et la charge des évolutions, non seulement de la France, mais je dirais volontiers de l'Europe entière. Grâce à la bonne intelligence, et plus encore à l'affinité d'intérêts qu'il y a entre eux, on peut croire qu'ils se perpétueront dans le ministère. Cette triade parfaite est unie indivisiblement pour le service du Roi : c'est une image sur terre de la céleste Trinité.... » Comparez la relation de J. Morosini (1671), p. 209-211.

2. *Mémoires du maréchal de Gramont*, p. 328. Comparez les *Mémoires de Mme de Motteville*, tome IV, p. 236-237 et 243-245, et les Lettres de Pomponne publiées à la suite des *Mémoires de Coulanges*, p. 378-381.

3. Colbert, en effet, renversa et remplaça Foucquet au bout de quelques mois : voyez ci-après la note 2 de la page 453.

4. *Projets de gouvernement du duc de Bourgogne*, p. 61. — 5. *Relation*, p. 159.

qu'on y délibère sur les traités, les alliances et les intérêts de la couronne avec les puissances étrangères; enfin qu'on y propose et qu'on y résout tout ce qui regarde le gouvernement et qui peut être de quelque importance pour le Roi, pour la cour, pour l'État, en un mot, pour le dedans et pour le dehors du Royaume. »

Jusqu'à quel point les membres de ce conseil étaient-ils tous associés à la pensée intime du souverain, et participaient-ils à ses décisions politiques? Il faut citer à ce sujet quelques lignes d'une lettre anonyme au Roi (avril 1712) qui est attribuée à Saint-Simon, et que M. Faugère a publiée en 1882 [1] : « Les affaires étrangères sont les seules qui ont un peu plus d'assujettissement (que les autres départements) au conseil d'État. Les lettres y sont vues et résolues, et il n'y a point de travail à part tête à tête qui gouverne réglément [2] ces matières comme toutes les précédentes; mais le ministre de ce département a des ressources contre le conseil d'État.... Les ambassadeurs, envoyés et autres.... ne peuvent écrire qu'à lui tout seul, et, lui comme ses confrères, il a droit et usage d'ouvrir seul et sans Votre Majesté les dépêches qui lui sont adressées, et d'y faire les réponses.... Jamais les lettres du dehors ne sont portées au conseil d'État que par extraits tels qu'il plaît au secrétaire d'État, et jamais les instructions ni les lettres et réponses pour les ambassadeurs et autres employés au dehors ne sont lues au conseil d'État. Elles y sont résolues en gros, et après rarement apportées à voir à Votre Majesté en particulier, et toujours expédiées au gré du ministre. »

« On peut assez juger, dit Spanheim [3], quelle réflexion mérite, à l'égard de l'intérêt public et de la France et des étrangers, surtout des puissances voisines, le choix des personnes qui sont appelées à ce conseil, et chargées par là de tout le secret et de toute la direction des affaires de la nature et de l'importance de celles dont je viens de parler. » Fidèle à cette règle de gouvernement absolu, Louis XIV restreignit toujours son principal conseil. C'est à peine s'il y admettait son héritier : « Monseigneur.... avoit près de trente ans quand il entra au conseil d'État. Monsieur n'y est jamais entré, ni au conseil des finances [4]; à plus forte raison Monsieur son fils, ni pas un des princes du sang, pas même MM. du Maine et de Toulouse, et si distingués en faveur [5] ! » Ce fut seulement le 25 juillet 1691 que le grand Dauphin prit séance, en même temps que MM. de Pomponne et de Beauvillier : « Le Roi dit à Monseigneur qu'il vouloit dorénavant qu'il fût de tous ses conseils, et, ces deux ministres étant venus pour la première fois au conseil d'État, il commença par instruire Monseigneur, en bon père et en monarque très juste et très habile, de tous ses devoirs et de la manière dont il devoit

1. *Écrits inédits de Saint-Simon*, tome IV, p. 35-36.
2. M. Faugère a lu : « gouverne, règlemente ».
3. *Relation de la cour de France*, p. 160.
4. Voyez les *Mémoires de l'abbé de Choisy*, p. 632-633.
5. Addition de Saint-Simon au *Journal de Dangeau*, 10 juillet 1688, tome II, p. 152.

entrer dans les affaires pour devenir un jour un grand roi, qui gouvernât ses peuples avec justice et avec piété, et qui fût plutôt le père que le maître de ses sujets. Il parla à Monseigneur avec tant de force et de tendresse, que Monseigneur ne put s'empêcher de se jeter à ses genoux pour lui témoigner son respect et sa reconnoissance. Ensuite le Roi, se tournant vers ses deux nouveaux ministres, leur fit le plan de toutes les affaires de l'Europe, leur dit toutes les raisons qu'il avoit eues d'agir comme il avoit fait jusqu'alors, leur apprit tous les intérêts des princes étrangers et toutes leurs liaisons, leur découvrit les desseins qu'il avoit pour l'avenir et les moyens qu'il avoit de les exécuter. Enfin, pendant plus d'une heure que son discours dura, il ne prit jamais une parole pour l'autre, et leur parla avec tant de force, d'éloquence et de justesse, qu'ils sortirent du Conseil pénétrés de la beauté de son génie, qui n'avoit été cultivé par aucune science[1]. »

Monseigneur justifia la confiance de son père par une rare discrétion[2]; mais il n'assistait qu'en oisif aux séances, lorsque la chasse lui laissait quelque liberté[3], et, « tout noyé dans la graisse et dans l'apathie, » nous ne le verrons prendre part aux délibérations que lorsqu'il s'agira d'accepter la couronne d'Espagne pour son second fils[4]. Au contraire, et quoique beaucoup plus jeune, le duc de Bourgogne marquera une grande assiduité dès qu'il aura été appelé à ce conseil. « Le lundi 4 décembre (1702), disent les *Mémoires*[5], au sortir du conseil de dépêches, où étoit Mgr le duc de Bourgogne, le Roi lui dit qu'il lui donnoit l'entrée du conseil des finances et même du conseil d'État, qu'il comptoit qu'il y écouteroit et s'y formeroit quelque temps sans opiner, et qu'après cela il seroit bien aise qu'il entrât dans tout. Ce prince s'y attendoit d'autant moins que Monseigneur n'y étoit entré que beaucoup plus tard, et fut fort touché de cet honneur. Mme de Maintenon, par amitié pour Mme la duchesse de Bourgogne, y eut grand part, ainsi que le témoignage que rendit le duc de Beauvillier de la maturité et de l'application de ce jeune prince. » Celui-ci ne se montra pas seulement exact et attentif aux séances, mais travailla beaucoup en dehors, pour « se rendre capable d'affaires de guerre et de paix[6]. »

1. *Mémoires de Sourches*, tome III, p. 442; comparez le *Journal de Dangeau*, tome III, p. 370.

2. « Aussi impénétrable sur les secrets que le Roi, » dit Dangeau (tome XII, p. 348); et l'abbé de Choisy (p. 579) : « Il a été éprouvé plusieurs fois, et reconnu fort secret. »

3. « Monseigneur étoit assidu aux conseils d'État; mais, quoiqu'il eût la même entrée en ceux de finance et de dépêches, il n'y alloit presque jamais. » (*Mémoires de Saint-Simon*, tome VIII, p. 267.)

4. *Mémoires de Saint-Simon*, tome II de 1873, p. 392. Torcy ne parle guère du prince, dans le *Journal* édité par M. Frédéric Masson (1884), que pour dire qu'il n'est pas « harangueur. »

5. Tome III de 1873, p. 354.

6. *Journal de Dangeau*, tomes IX, p. 300, et XIV, p. 72; *Projets de gouvernement du duc de Bourgogne*, p. 62; *Éloge du duc de Bourgogne par*

Plus de premier ministre primant ou suppléant le Roi. Cette maxime[1] fut maintenue rigoureusement de 1661 à 1715. Louis XIV, dit notre auteur[2], était « trop jaloux de son autorité et de sembler tout faire » pour se résoudre à la moindre apparence de sujétion[3]. Sur ce point, il l'approuvait absolument : nous en avons la preuve dans un grand discours qu'il adressa au Régent, en 1722, pour dissuader ce prince de mettre le pouvoir aux mains de Dubois, et qu'il appuya d'argumentations historiques[4]. On sait qu'il n'eut pas gain de cause et que l'héritage des Richelieu, des Mazarin fut reconstitué, à plus d'un demi-siècle de distance, pour le trop célèbre cardinal Dubois. C'était précisément manquer à cette seconde maxime du feu roi : point d'ecclésiastiques, point de cardinaux surtout, dans le conseil suprême[5]; les prélats, les prêtres ne sauraient avoir de place et de rôle que dans le conseil « de conscience » ou dans celui des parties, et leur influence sur le

Saint-Simon, publié en 1880, p. 9-10. — Le Dauphin, fils de Louis XV, n'entra dans ce conseil que le 13 janvier 1757, à la suite de l'attentat de Damiens, ayant vingt-sept ans et demi. Au contraire, le Régent fit entrer son fils dans tous les conseils dès 1717 ou 1718, à quinze ans.

1. « Je résolus, sur toutes choses, de ne point prendre de premier ministre..., rien n'étant plus indigne que de voir d'un côté toute la fonction, et de l'autre le seul titre de roi.... Pour ce dessein, il étoit absolument nécessaire de partager sa confiance et l'exécution de ses ordres, sans la donner tout entière à pas un. » (*Œuvres de Louis XIV*, texte arrangé par Pellisson, tome I, p. 27-28; comparez les *Mémoires de Louis XIV*, tome II, p. 385.) Il faut rapprocher de cette phrase l'opinion toute contraire de Fontenay-Mareuil, qui écrivait, sur l'année 1622 : « Lorsqu'on fut arrivé à Paris, le Roi tenoit souvent des conseils où entroient Monsieur le Prince, le cardinal de Retz, M. le Chancelier, le Garde des sceaux, M. de Schonberg et les quatre secrétaires d'État, et ne faisoit rien que par eux. Cette manière de gouverner ne plut à guère de gens, et il y en avoit beaucoup qui croyoient que, dans les grands États, le gouvernement d'un seul est toujours le meilleur, et que, quand les rois ne sont pas assez forts pour gouverner eux-mêmes, il vaut mieux qu'ils en laissent la conduite à celui qu'ils en jugent le plus capable, qu'à un conseil; se plaignant des longueurs qu'on apportoit à l'expédition des moindres choses, qu'on ne savoit à qui s'adresser pour tout ce qu'on vouloit demander, qu'ils étoient tellement divisés qu'il suffisoit d'être bien avec un pour être mal avec les autres, qu'ils s'opposoient souvent aux meilleurs avis par jalousie de la gloire et de l'avantage qui en reviendroit à ceux qui les donnoient; et autres inconvénients qui ne se peuvent presque éviter dans les compagnies qui n'ont point de chef assez autorisé pour les régler et les tenir dans le devoir. » (*Mémoires de Fontenay-Mareuil*, p. 165.)

2. Dans notre tome IV des *Mémoires*, p. 76-77.

3. C'est Mazarin qui lui avait fait cette recommandation en mourant.

4. *Mémoires*, tome XIX de 1873, p. 16-20, 27-28, 33-46.

5. Notre tome IV, p. 76-77 et 275-276. C'est le Parlement qui avait exigé, en 1651, que l'entrée des Conseils fût fermée à tous les cardinaux, même français, comme ayant prêté serment à un supérieur étranger. (*Procès-verbaux des assemblées du clergé de France*, tome III, p. 663 et suivantes; *Journal d'Ol. d'Ormesson*, tome II, p. 770; *Mémoires d'Omer Talon*, p. 414-422 et 432.)

Roi ne doit pas s'étendre au delà de la sphère religieuse; si elle en franchit les limites, et, dans certaines circonstances, pèse sur les déterminations du souverain, ce ne peut être, comme Saint-Simon le déclarera à plusieurs reprises, que par une action purement morale, sans caractère officiel.

Quand Louis XIV atteignit sa majorité, le conseil d'en haut était « rempli de beaucoup de grands seigneurs, » nous dit André d'Ormesson[1] : on y comptait, outre la Reine, le Chancelier et le Garde des sceaux, les deux surintendants et le premier ministre, trois princes du sang, quatre autres princes, quatre secrétaires d'État et six maréchaux de France. Mazarin mort, le jeune roi mit bon ordre à cette affluence inutile, et, jusqu'aux derniers jours de son règne, le conseil d'État d'en haut fut aussi peu nombreux que possible : trois, quatre ou cinq membres au plus. Spanheim suppose plusieurs raisons d'agir ainsi : ou bien le Roi a voulu exclure du Conseil les princes, les grands seigneurs, les officiers de la couronne, et abaisser ainsi l'autorité de cette noblesse qui lui a suscité tant de « méchantes affaires » pendant la Minorité; ou bien il lui a semblé prudent de réserver le secret des affaires et des délibérations les plus importantes à un très petit nombre de conseillers d'une fidélité éprouvée; ou encore espère-t-il « paroître d'autant plus, et au dedans et au dehors du Royaume, le maître des affaires et revêtu de toute l'autorité du gouvernement, en n'y admettant au maintien et à l'expédition des mêmes affaires qu'un si petit nombre de personnes, qui ne tiroient d'ailleurs tout leur éclat et leur considération que des bienfaits, des bonnes grâces et de la confiance de leur roi; » ou peut-être enfin redouterait-il, si ses choix étaient moins circonscrits, de retomber sous le joug d'un premier ministre[2]. Ainsi, ajoute Spanheim, « l'amour-propre, les sentiments de la gloire, la défiance, la jalousie, l'esprit de vengeance, d'épargne et de précaution se joignirent ensemble, ou eurent au moins leur part dans cette forme du gouvernement et du ministère qui s'établit, et qui subsiste depuis la mort de ce cardinal[3]. »

Les membres du conseil d'État d'en haut recevaient le nom de « ministres d'État[4], » ou plus absolument de « ministres, » qu'il ne faut

1. A la suite du *Journal d'Olivier d'Ormesson*, tome II, p. 674 et note.

2. Gourville (p. 588) dit aussi que, pour cette raison, le Roi empêchait avec grand soin qu'aucun ministre n'empiétât sur le terrain de ses collègues. Louis XIV a lui-même insisté, dans ses *Mémoires* (tome II, p. 267-269), sur la nécessité d'éviter qu'un d'eux, « par l'inclination du prince ou par son industrie, ne vienne à se distinguer de ses pareils. »

3. *Relation de la cour de France en 1690*, p. 163-164. Comparez un chapitre de l'*Histoire de France* de M. de Ranke, trad. Miot, tome IV, p. 234-252.

4. Les *Œconomies royales* (tome II de l'éd. Michaud et Poujoulat, p. 99) parlent, en 1605, des « *ministres d'État* auxquels le Roi communiquoit le plus des affaires d'icelui. » Le livre du *Ministre d'État* de Jean Silhon, académicien et conseiller d'État, est daté de 1631-1643; l'*Histoire des ministres d'État*, par Ch. de Gombault, baron d'Auteuil, est de 1642, et l'*Entretien du sage ministre d'État* (par E. Breuché de la Croix), de 1645.

donc point que nous appliquions aux simples secrétaires d'État non honorés de cette dignité[1].

En latin, dans les inscriptions, dans les légendes de portraits ou de médailles, on disait : *Regni administer*.

A trois exceptions près, ce fut parmi les secrétaires d'État que Louis XIV choisit toujours ses ministres ; mais aucun d'eux ne faisait de droit partie du Conseil, pas même celui des affaires étrangères, dont la présence était cependant le plus nécessaire en raison des attributions politiques qui afféraient à son département[2]. Torcy, par exemple, alors même qu'il fut devenu titulaire par la mort de son père, dut faire un stage de deux ou trois ans[3], pendant lequel il apportait les dossiers jusque dans le cabinet du Conseil ou dans la chambre royale, mais les laissait présenter par son beau-père Pomponne, qui avait depuis longues années le titre de ministre d'État, et qui inscrivait en apostille sur chaque pièce les résolutions prises par le Roi, pour que le jeune secrétaire d'État fît faire les expéditions conformes[4].

Quoi qu'en dise Spanheim[5], le secrétaire d'État de la guerre n'avait pas plus de droits positifs que celui des affaires étrangères : Barbezieux mourut de chagrin de n'avoir pu entrer au Conseil[6].

En règle générale, aucun secrétaire d'État n'obtenait cette marque suprême de confiance qu'après avoir eu le temps de prouver sa capacité, son application, son zèle, sa discrétion[7], et d'autres que Bar-

1. Le *Dictionnaire de Trévoux* dit : « Le secrétaire d'État qui a le département des affaires étrangères est ministre-né, attendu que sa fonction l'appelle nécessairement au conseil des affaires étrangères ; on l'appelle ordinairement ministre des affaires étrangères. Les autres secrétaires d'État n'ont la qualité de ministre que quand ils sont appelés au conseil d'État ; alors le secrétaire d'État de la guerre prend le titre de ministre de la guerre, le secrétaire d'État de la marine celui de ministre de la marine.... Le Contrôleur général est quelquefois appelé ministre des finances ; il n'a le titre de ministre d'État que quand il est appelé au conseil d'État. Les ministres d'État s'appellent aussi absolument *ministres*.... » On voit donc comment, dans le langage courant, l'appellation de *ministre* a fini par s'appliquer indistinctement à tous les membres du gouvernement, surtout lorsque l'institution des ministres d'État sans portefeuille eut disparu.

2. Voyez, dans les *Mémoires du marquis d'Argenson*, tome II, p. 131 et suivantes, des considérations sur le rôle ingrat qui incombait au ministre des affaires étrangères. Torcy s'en plaint souvent aussi, dans son *Journal inédit*.

3. Il est porté par l'*État de la France* de 1698, tome III, p. 6 et 8, au nombre des ministres d'État, mais n'en a pas le titre dans l'article où sont énumérées, un peu plus loin (p. 25), ses qualités.

4. *Journal de Dangeau*, tomes V, p. 449, VI, p. 158, VII, p. 43 et 148 ; *Mémoires de Saint-Simon*, tome IV de 1884, p. 274-276, et tome II de 1873, p. 183 ; *Mémoires de Sourches*, tomes IV, p. 148, et V, p. 332.

5. *Relation* précitée, p. 160-163. Spanheim écrivait du vivant de Louvois.

6. *Mémoires de Saint-Simon*, tome II de 1873, p. 416-417.

7. On signala comme un fait extraordinaire, unique, que Voysin fût fait ministre le lendemain du jour où il remplaça Chamillart à la guerre (*Journal de Dangeau*, tome XII, p. 445 ; *Mémoires*, tome VI, p. 450).

bezieux n'y parvinrent jamais : par exemple, Châteauneuf, son père et son fils. De même pour le Contrôleur général des finances, si vaste que fût son domaine[1] : Claude le Peletier fut nommé ministre d'État le jour même ou le lendemain du jour où il prit la succession de Colbert; mais Pontchartrain attendit plus d'un an, Chamillart quatorze mois, et Desmaretz neuf mois. Sous Louis XV, Orry resta six ans sans entrer au Conseil, mais parce qu'il avait refusé une première fois le titre de ministre[2]. Même observation encore pour le chef du conseil des finances : quoique investi de toute la confiance de son ancien élève, le premier maréchal de Villeroy ne fut que ministre *in partibus*, « sans en faire la fonction, ni être appelé au conseil du Ministère qu'en des cas extraordinaires[3]. » Son successeur, le duc de Beauvillier, n'eut une place de ministre qu'au bout de six ans. Enfin le Chancelier lui-même, appelé à représenter, à suppléer le Roi dans les autres conseils, n'était point ministre de droit : Séguier, Boucherat ne le furent jamais[4], ni Daguesseau sous Louis XV[5].

1. Spanheim se trompe encore sur ce point, parce qu'il n'avait connu aux finances que Colbert et le Peletier. Du temps où il y avait des surintendants, il leur fallait une nomination spéciale pour avoir entrée et séance : voyez le règlement du 2 septembre 1624. Le premier brevet pour seoir aux Conseils après les officiers de la couronne est celui de Schonberg (7 septembre 1619).

2. *Mémoires de Luynes*, tome I, p. 123 : « Il y a trois ans qu'il avoit refusé cette même place dans le conseil d'État; l'on vouloit alors qu'il remît au Roi celle de conseiller d'État. Aujourd'hui, le Roi lui permet de la garder. » Sous Louis XVI, Necker se retira une première fois du Contrôle parce que sa religion ne lui permettait pas d'être ministre, et il ne reprit les finances, en 1788, qu'à condition d'être nommé du Conseil.

3. *Relation* de Spanheim, p. 161. Saint-Simon dit de même : « Le maréchal de Villeroy en demeura là et ne fut jamais ministre d'État; mais il fut toute sa vie dans un crédit et une considération infinie. » (*Écrits inédits*, tome IV, p. 439; comparez les *Mémoires*, tomes VI, p. 441, et XII, p. 20.) Dangeau dit aussi qu'il ne fut pas ministre (*Journal*, tome XV, p. 237); ni la *Gazette*, ni son acte mortuaire (*Dictionnaire critique* de Jal, p. 1272) ne lui en donnent le titre. Il ne l'a pas à son article de duc et pair de l'*État de la France* de 1682, tome II, p. 27, mais à l'article du conseil des dépêches, p. 207. En fait, il l'avait reçu dès le mois de décembre 1648, mais ne fut point recommandé, comme les trois autres, par Mazarin mourant.

4. *Mémoires de Saint-Simon*, tome II de 1873, p. 218.

5. *Mémoires de Villars*, p. 374, à l'année 1730, et *Almanach royal*. Dangeau écrit (tome VII, p. 148, à la date du 10 septembre 1699) : « Au conseil d'État, il faut être ministre pour y assister, et souvent les Chanceliers ne le sont pas. » Sur quoi Saint-Simon a fait une note qui prouve qu'il lisait parfois légèrement le texte si précis et si exact de Dangeau. — Un siècle plus tard, Sénac de Meilhan dit encore la même chose que Dangeau : « Le Chancelier était rarement de ce conseil, dont les objets étaient absolument étrangers à son ministère; et, comme le rang supérieur que lui donnait sa charge semblait lui accorder une prééminence qu'il aurait pu, dans quelques circonstances, ne pas borner à la séance, sa dignité était un obstacle à son ambition. » (*Du gouvernement, des mœurs et des conditions en France avant la Révolution*, éd. 1862,

A part deux ou trois nominations faites en dehors du corps des secrétaires d'État, on ne trouve, dans la chronologie des ministres de Louis XIV, que des noms appartenant à cette noblesse de robe ou de plume que Saint-Simon qualifiait de « pleine et parfaite roture[1], » des gens à qui il fallait « faire des généalogies[2]. » Le Roi se plaisait à les tirer du néant, et, comme le dit notre auteur, à faire régner ces hommes si puissants de par lui, si humbles par eux-mêmes, « sur les plus élevés de ses sujets, sur les princes de son sang, en autorité comme sur les autres, et sur tout ce qui n'avoit ni rang ni office de couronne, en grandeur comme en autorité au-dessus d'eux.... C'est aussi ce qui éloigna toujours du ministère tout homme qui pouvoit y ajouter du sien[3].... » On fut même fort surpris, en 1691, de la nomination du duc de Beauvillier[4], qui d'ailleurs représenta très dignement la noblesse titrée, la pairie, au témoignage unanime de ses ennemis comme de ses amis : « Quelque excessivement que le Roi lui imposât, quelque foible qu'il parût à lui parler pour des grâces, par une timidité qui étoit en lui, il n'étoit pas reconnoissable au Conseil.... lorsqu'il s'agissoit d'affaires de justice ou d'affaires d'État importantes. Il opinoit alors avec fermeté, embrassoit toute l'étendue de l'affaire avec netteté et précision, la développoit avec lumière, prenoit son parti avec fondement, et le soutenoit avec modestie, mais avec une force que le penchant montré du Roi n'ébranloit point[5]. »

Avant les réformes de 1661, la noblesse avait toujours eu une part beaucoup plus considérable dans le conseil intime du Roi, et l'on avait même abusé du titre de ministre d'État au profit des grands seigneurs : aussi Saint-Simon ne pouvait-il voir sans dépit le pouvoir tombé aux mains de gens de rien ; il y a une page bonne à citer à ce sujet dans le *Mémoire sur la renonciation*[6] : « Les ministres et secrétaires d'État, quels qu'ils soient, n'ont pas plus de droit que les autres. Les ministres n'ont ni office, ni charge, ni patente, ni serment ; leur état est nul, et, quelque grandes, quelque considérables, quelque importantes que soient leurs fonctions, leur état, leur autorité, leur crédit, il est pourtant vrai

p. 139.) Le cardinal de Richelieu, très opposé à la prédominance des Chanceliers, écrivait ceci en 1624 (*Lettres*, tome II, p. 11) : « Ils n'ont eu l'entrée au Conseil que depuis un certain temps. Tous les Chanceliers, jusques à M. de Sillery, n'ont jamais été du conseil des affaires secrètes, ni de la direction des finances,... sinon que quand, pour quelques occasions extraordinaires, le feu roi les y faisoit appeler. »

1. A propos de Voysin, dans le tome VI de l'édition de 1873, p. 441.

2. *Caractères de la Bruyère*, tome I, p. 320.

3. Addition au *Journal de Dangeau*, tome XVI, p. 25 et 31 ; *Mémoires*, tome VI, p. 441, et tome XII, p. 19-20.

4. *Mémoires de l'abbé le Gendre*, p. 136.

5. *Saint-Simon*, tomes X, p. 282-283, et XII, p. 19-20 ; Addition au *Journal*, tome XV, p. 224. Comparez une lettre de Fénelon au duc de Chevreuse, 9 avril 1709.

6. Tome II des *Écrits inédits*, publiés par M. Faugère, p. 277-278. Comparez un passage de l'article COISLIN, dans le tome V de la même collection, p. 221-222.

de dire que cela est établi en l'air et n'a point de véritable existence. Ce sont des hommes dont la profession ni l'espèce n'est point déterminée, et que le Roi choisit de tous états, en très petit nombre, pour leur communiquer ses affaires et prendre leur avis sur ce qu'il juge à propos, sans nécessité ni de les suivre, ni de continuer à les prendre. Tout consiste à les mander en chaque conseil, et presque jamais à leur dire une fois pour toutes de se trouver à ses Conseils. Dès cet instant, ils y entrent sans patente et sans serment[1]. Cette entrée leur donne ce nom de ministre d'État et tout l'éclat et l'autorité qui en résulte. Une pension de vingt mille livres y est attachée par usage de l'un à l'autre. Nul rang au reste que celui de la considération et du besoin qu'on a d'eux, qui ne consiste qu'en attention et en politesse. On ne voit rien là qui donne droit au pouvoir dispositif et législatif, puisque tout n'y est qu'estime et effet de cette estime, mais sans office, sans charge, sans titre, sans rang, sans solidité quelconque : en un mot, sans aucune base sur laquelle puisse porter un aussi grand privilège que celui d'être associé aux grands de l'État en l'exercice de la constitution des grandes sanctions du Royaume. »

Et non seulement, dit notre auteur dans un autre écrit[2], Louis XIV ne prenait que des gens de rien pour ministres; mais, pendant la seconde partie de son règne, il aurait eu pour système politique de toujours préférer des esprits médiocres : « Des ministres choisis tout neufs par ce monarque, j'appelle neufs sans survivance de ceux qu'il avoit trouvés, on n'en peut citer que trois, vu ses craintes du mérite : Pomponne, choisi pour succéder à Lionne dans l'importante conjoncture de la paix du Nord et de la ligue du Rhin, qu'il achevoit encore, et, après sa disgrâce et la mort des deux ministres qui l'avoient ourdie, rappelé dans le Conseil pour présider particulièrement aux affaires étrangères; sa sagesse, sa retenue, sa modestie furent les antidotes de son nom, de son esprit, de sa capacité. Le même se doit dire des ducs de Beauvillier et de Chevreuse, qui ajoutèrent une tremblante timidité qui rassuroit et plaisoit infiniment au Roi. Je nomme le duc de Chevreuse, parce qu'il eut plus de vingt ans la réalité secrète du ministère sans être entré dans le Conseil. Pontchartrain enfin, qui ne put assez cacher son esprit, accommoder ses avis, ramper et trembler assez pour ne pas déplaire à la fin, quoique soutenu par le goût que le Roi trouvoit dans les grâces de ses manières et de ses expressions. C'est ce qui le fit chancelier, à son grand desir, pour n'avoir plus les finances, ni à voir le Roi que comme simple ministre d'État, et qui soulagea enfin ce prince par sa volontaire retraite, quoique tous les dehors fussent parfaitement gardés. Louis XIV.... ne se plaisoit qu'avec les personnes de l'un et l'autre sexe sur qui il se sentoit beaucoup de supériorité, ou qui avoient l'adresse de bien cacher leur esprit, de lui paroître fort inférieurs au sien. C'est ce qui a maintenu ses moindres ministres, c'est ce qui a si aisément et si conti-

1. Voyez ci-après, p. 456.
2. *Parallèle des trois premiers rois Bourbons*, p. 110.

nuellement valu à des enfants les survivances des plus importantes places de secrétaires d'État de leurs pères, et qui les y a établis en chef dans la première jeunesse par la mort de leurs pères, ou par leur translation, comme le Tellier et Pontchartrain, à un plus grand emploi. Louis XIV s'applaudissoit avec une complaisance extrême de les former aux affaires, et rien ne lui plaisoit tant que leur aveu, feint ou véritable, d'ignorance pour en être instruits. Aussi a-t-on vu comment les affaires ont tourné depuis que de pareils ministres ont gouverné et que des généraux formés de même ont commandé les armées, malheurs dont la sagacité d'Henri IV et de Louis XIII ont été toujours préservés (*sic*)[1]. »

Du vivant même de Louis XIV, vers 1712, dans la *Lettre anonyme au Roi*[2], Saint-Simon écrivait que, « choquée peut-être du grand nom que s'étoient acquis dans le monde les anciens ministres, S. M. n'a pas été insensible à leur donner des successeurs dont la médiocrité, reconnue ou par leur génie, ou par leur nouveauté, ou par leur extrême jeunesse, ne pût partager avec elle la gloire du gouvernement. » Et en effet le prince, reconnaissant l'impossibilité absolue de toujours trouver des hommes de génie, n'avait-il pas fait cette profession de foi dans ses *Mémoires*[3] : « Ni vous, ni moi, mon fils, n'irons pas chercher pour ces sortes d'emplois ceux que l'éloignement ou leur obscurité dérobent à notre vue, quelque capacité qu'ils puissent avoir. Il faut se déterminer nécessairement sur un petit nombre que le hasard nous présente, c'est-à-dire qui sont déjà dans les charges, ou que la naissance, l'inclination ont attachés de plus près à nous.... J'aurois pu sans doute jeter les yeux sur des gens de plus haute considération, mais non pas qui eussent eu plus de capacité que ces trois ministres (*le Tellier, Lionne, Foucquet*), et ce petit nombre.... me paroissoit meilleur qu'un plus grand. Pour vous découvrir même toute ma pensée, il n'étoit pas de mon intérêt de prendre des sujets d'une qualité plus éminente. Il falloit, avant toutes choses, établir ma propre réputation et faire connoître au public, par le rang même d'où je les prenois, que mon dessein n'étoit pas de partager mon autorité avec eux. Il m'importoit qu'ils ne conçussent pas eux-mêmes de plus hautes espérances que celles qu'il me plairoit de leur donner : ce qui est difficile aux gens d'une grande naissance.... »

La conclusion de Saint-Simon, comme celle du judicieux et véridique Spanheim[4], est que cette composition du Conseil eut la plus fâcheuse

1. Ailleurs encore (*ibidem*, p. 217), il dit : « Comme le petit lui étoit fort homogène (au Roi), il s'y attacha avec avidité, en prit titre de se persuader qu'il se gouvernoit seul et faisoit tout lui-même, tandis que le grand, que le vaste, que les détails les plus importants demeuroient entre leurs mains. »

2. *Écrits inédits*, tome IV, p. 42-43.

3. *Œuvres*, tome I, p. 29, 35-36; comparez les *Mémoires*, éd. Dreyss, tome II, p. 385-392. A l'époque où il rédigeait ses mémoires, Louis XIV, jeune encore, n'avait que des hommes remarquables, sinon supérieurs, pour ministres.

4. Celle de Jurieu aussi : voyez quelques citations des *Soupirs de la France esclave* au début de l'*Histoire de Louvois*, par M. Rousset, tome I, p. 4-6.

influence sur l'esprit du Roi; sortis du néant par ses mains, les ministres n'épargnaient ni bassesses, ni souplesses, ni flatteries pernicieuses, pour usurper, avec sa confiance, une autorité sans bornes[1] : « La vanité et l'orgueil.... qu'on nourrissoit et qu'on augmentoit en lui sans cesse.... devinrent la base de l'exaltation de ses ministres par-dessus toute autre grandeur.... De là les secrétaires d'État et les ministres, successivement, à quitter le manteau, puis le rabat, après l'habit noir, ensuite l'uni, le simple, le modeste, enfin à s'habiller comme les gens de qualité; de là à en prendre les manières, puis les avantages.... De là l'autorité personnelle et particulière des ministres montée au comble, jusqu'en ce qui ne regardoit ni les ordres ni le service du Roi, sous l'ombre que c'étoit la sienne; de là ce degré de puissance qu'ils usurpèrent, de là leurs richesses immenses et les alliances qu'ils firent tous à leur choix.... C'est aussi ce qui éloigna toujours du ministère tout homme qui pouvoit y ajouter du sien ce que le Roi ne pouvoit ni détruire ni lui conserver, ce qui lui auroit rendu un ministre de cette sorte en quelque façon redoutable et continuellement à charge, dont l'exemple du duc de Beauvillier fut l'exception unique[2]. »

Aussi notre auteur eût-il souhaité un retour tout aristocratique à l'ancienne composition des conseils du Roi, comme on le voit par un long article de ses *Projets de gouvernement du duc de Bourgogne*[3]. Chacun sait que les « seigneurs » eurent une large place dans les essais de réforme tentés par la Régence; mais le succès ne répondit pas à leur attente, et bientôt le conseil d'en haut, comme les autres, redevint à peu près ce qu'il avait été sous le feu roi.

Voici la liste des ministres qui composèrent ce conseil de 1661[4] à 1715[5] :

1. *Mémoires de Saint-Simon*, tome IX, p. 34; comparez notre tome IV, p. 39-41. Louis XIV s'est défendu lui-même d'avoir été jamais sensible à ces flatteries, vers le début de ses *Mémoires pour le Dauphin* (*Œuvres*, tome I, p. 38 et 45; *Mémoires*, éd. Dreyss, tome II, p. 394 et 436).

2. *Mémoires de Saint-Simon*, tome XII, p. 16-19. « Les ministres, dit-il dans le *Parallèle* (p. 216-217), l'infatuèrent à l'envi de sa grandeur et de son autorité, pour l'exercer eux-mêmes et n'en laisser à personne qu'à eux. » Comparez la *Lettre de Fénelon à Louis XIV*, publiée par Renouard, p. 11-12 et 25-27.

3. Pages 61-72.

4. Nous venons de voir (p. 441-442) qu'aussitôt le cardinal mort, Louis XIV tint conseil avec les trois ministres dont Mazarin se servait alors, le Tellier, Lionne et Foucquet.

5. On peut citer ici quelques noms et dates antérieurs d'après Delisle de Hérissé (ms. Lancelot 100, fol. 20-21) ou d'autres documents : Bailleul et Chavigny (juin 1643), Servien (23 avril 1648), la Meilleraye (9 juillet 1648), l'abbé de la Rivière et Villeroy (26 novembre et 31 décembre 1648), Châteauneuf (2 mars 1650), Maisons et d'Avaux (27 mai 1650), Molé (4 février 1651), le duc de Bouillon (16 avril 1652), Turenne (4 septembre 1652), le maréchal de l'Hospital (10 novembre 1652), Foucquet (10 février 1653), le duc de Gramont (février 1653), l'archevêque de Narbonne, les ducs d'Arpajon et d'Épernon, le marquis de Senneterre, les maréchaux d'Estrées et du Plessis-Praslin, etc. Turenne, qui croyait que Foucquet avait empêché

Mars 1661. Le Tellier, secrétaire d'État de la guerre, puis chancelier. — Mort le 30 octobre 1685.
Lionne, secrétaire d'État des affaires étrangères et de la marine[1]. — Mort le 1er septembre 1671.
Foucquet, surintendant des finances. — Emprisonné le 5 septembre 1661.

1661. Jean-Baptiste Colbert[2], intendant des finances, puis contrôleur général et secrétaire d'État de la maison du Roi et de la marine. — Mort le 6 septembre 1683.

Septembre (?) 1661. Le maréchal de Villeroy, chef du conseil royal des finances. — Mort le 28 novembre 1685[3].

25 janvier 1672. Pomponne, secrétaire d'État des affaires étrangères (disgracié le 18 février 1679, rappelé au Conseil le 25 juillet 1691). — Mort le 27 septembre 1699.

Janvier 1672. Louvois, secrétaire d'État de la guerre[4]. — Mort le 16 juillet 1691.

Novembre 1679. Croissy, secrétaire d'État des affaires étrangères. — Mort le 28 juillet 1696.

7 septembre 1683. Le Pelletier, contrôleur général des finances, puis surintendant des postes. — Se retira le 18 septembre 1697.

4 octobre 1689. Seignelay, secrétaire d'État de la maison du Roi et de la marine. — Mort le 3 novembre 1690.

5 novembre 1690. Louis Phélypeaux de Pontchartrain, contrôleur général des finances, secrétaire d'État de la maison du Roi et de la marine, puis chancelier. — Se retira le 1er juillet 1714.

25 juillet 1691. Le duc de Beauvillier, chef du conseil des finances. — Mort le 31 août 1714.

qu'on le maintînt au Conseil, y siégea au moins une fois depuis la réforme, en février 1665 : voyez le *Journal d'Ol. d'Ormesson*, tome II, p. 306.

1. Lionne était ministre d'État depuis le 23 juin 1659, mais partageait la secrétairerie avec les deux Brienne, qu'on força de se retirer le 3 avril 1663.

2. Selon l'abbé de Choisy (*Mémoires*, p. 577 et 579), Colbert n'eut longtemps que des entretiens secrets avec le Roi, avant d'être admis publiquement au conseil des ministres. Mme de Motteville (tome IV de ses *Mémoires*, p. 310) dit qu'on le voyait venir travailler dans le cabinet avec un sac de velours noir, « comme le moindre petit commis de l'Épargne. » Nommé trois fois déjà conseiller d'État, en 1648, 1652 et 1656, il prit sa place définitive au Conseil, comme intendant des finances, le 8 mars 1661, mais ne devint contrôleur général que le 12 décembre 1665, et secrétaire d'État que le 14 février 1669. Chapelain lui donne le titre de ministre d'État dès juin 1664.

3. Voyez l'observation faite ci-dessus, p. 448 et note 3.

4. *Journal d'Ol. d'Ormesson*, tome II, p. 624; *Gazette* de 1672, p. 142; *Histoire de Louvois*, par M. Camille Rousset, tome I, p. 347.

Janvier 1699.	Torcy, secrétaire d'État des affaires étrangères.
24 novembre 1700.	Chamillart, contrôleur général des finances et secrétaire d'État de la guerre. — Destitué le 9 juin 1709.
21 novembre 1708.	Desmaretz, contrôleur général des finances.
12 juin 1709.	Voysin, secrétaire d'État de la guerre, puis chancelier.
2 septembre 1714.	Le second maréchal de Villeroy, chef du conseil des finances.

Cinq secrétaires d'État, Barbezieux (guerre, 1691-1701), Jérôme de Pontchartrain (maison du Roi et marine, 1699-1715), et les trois Phélypeaux, des noms de la Vrillière et de Châteauneuf, qui eurent le quatrième portefeuille de 1629 à 1723, ne firent point partie du Conseil.

Quant au duc de Chevreuse, s'il fut traité en ministre d'État par le Roi à partir de 1703 ou 1704, comme le dit Saint-Simon, qui pouvait être informé de première source, ce ne fut qu'*incognito*, hors cadres, et sans jamais paraître au Conseil, dont l'entrée lui était interdite par une coalition de Mme de Maintenon, du duc de la Rochefoucauld et du maréchal d'Harcourt. Mais le Roi lui donnait « réglément » des audiences secrètes, et « les ministres des affaires étrangères, de la guerre, de la marine et des finances avoient ordre de ne lui rien cacher, les deux premiers de lui communiquer tous les projets et toutes les dépêches, et tous quatre de conférer de tout avec lui[1]. » C'est là un point sur lequel les papiers personnels du duc de Chevreuse pourraient seuls faire le jour.

Le même maréchal d'Harcourt qui empêcha M. de Chevreuse d'être déclaré ministre en 1703 ou 1704, échoua à son tour en 1709, peut-être par le fait de notre auteur, qui craignait que cette nomination ne fît tomber M. de Beauvillier. Tout était préparé et convenu entre le Roi et Mme de Maintenon : « Pendant le premier conseil d'État, Harcourt, averti par Mme de Maintenon, se trouveroit comme fortuitement dans les antichambres du Roi ; à propos des choses d'Espagne, le Roi proposeroit de consulter Harcourt, et, tout de suite, feroit regarder si, par hasard, il n'étoit point quelque part dans les pièces voisines. S'y trouvant, il le feroit appeler : il lui diroit tout haut un mot sur ce qui le faisoit mander, et, tout de suite, lui commanderoit de s'asseoir, ce qui étoit le faire ministre d'État, le retenir en ce conseil, et l'y faire toujours entrer après. » On peut voir dans les *Mémoires* comment toute cette combinaison fut déjouée une première, puis une seconde fois[2].

1. Addition au *Journal*, tome XIV, p. 255 ; *Mémoires*, tome V de 1873, p. 402-403.

2. *Mémoires de Saint-Simon*, tome VI, p. 100-101 et 292-297. Dangeau dit en effet, à la date du 25 février 1709, que, le maréchal étant resté enfermé longtemps avec le Roi avant le conseil des dépêches, puis ayant eu une audience au sortir de table, « ces deux audiences dans le même jour firent raisonner les courtisans. » (*Journal*, tome XII, p. 344-345.) Après quelques autres entretiens du même genre, le maréchal alla prendre son com-

Jusqu'en 1689[1], le titre de ministre d'État s'était conféré par des lettres patentes, dont voici un type[2] :

« Louis, etc., à notre amé et féal conseiller en notre conseil d'État notre procureur général en notre cour du parlement de Paris et surintendant de nos finances, le sieur Foucquet, Salut. Si le bonheur de la monarchie ne dépend pas moins des conseils du Prince que de sa conduite, et si sa prudence n'est pas moins nécessaire au choix de ceux dont il les compose que sa valeur pour l'exécution des choses qu'on y a résolues, après les divers et importants emplois qui ont signalé votre expérience et votre affection pour le bien de cet État, nous avons cru que, pour notre intérêt et pour celui du public, nous ne pouvions confier l'administration de nos finances et de nos plus importantes affaires à une personne qui pût nous y servir plus utilement que vous. Nous, pour ces causes, de notre certaine science, pleine puissance et autorité royale, vous avons nommé, ordonné et établi, nommons, ordonnons et établissons par ces présentes, signées, etc., pour l'un de nos ministres, pour désormais avoir entrée, séance et voix délibérative dans nos Conseils tout ainsi que les autres que nous avons honorés de semblable pouvoir, et pour jouir comme eux de semblable pouvoir [et] des appointements qui vous seront ordonnés par nos états. Car, etc. Donné à Paris, le dixième février 1653. »

Par la suite, on supprima toute formule écrite, et, comme l'a dit plus haut notre auteur, il suffit d'un ordre du Roi, exprimé par lui-même de vive voix ou transmis par un huissier de son cabinet, pour que le personnage ainsi désigné vînt prendre place au Conseil et portât désormais le titre de ministre d'État[3].

Pomponne, tout nouvellement appelé à la succession de Lionne, écrivait à son père, le 26 janvier 1672[4] : « Ayant achevé.... toutes les affaires qui regardoient ma charge, et croyant prendre congé de S. M. pour partir hier matin, il me dit de demeurer pour assister au conseil de justice[5]. Vous remarquerez que ce n'est point en qualité de secrétaire d'État, puisque M. de la Vrillière[6] n'y est point : ainsi c'est

mandement en Alsace. Mais, en 1702, le même Harcourt avait déjà été admis à des conférences tenues par les ministres, sur l'ordre du Roi, chez le Chancelier (*ibidem*, tome VIII, p. 290 et 298-299, avec Addition de Saint-Simon). Il fut encore question de lui en juillet 1710, selon la correspondance de Fénelon.

1. *Abrégé chronologique* du président Hénault, année 1689.

2. Arch. nat., registre KK 1454, fol. 36, texte incorrect. Ce volume renferme plusieurs lettres analogues. Monteil a donné la formule du brevet de Turenne (1652) dans le tome VIII de son *Histoire des Français des divers états*, p. 531, où un chapitre (p. 300-306) est consacré aux ministres d'État.

3. *Dangeau*, tome XII, p. 268; *Luynes*, tomes II, p. 7, V, p. 456, XI, p. 204-205, XIV, p. 10-11, et XV, p. 55, 289, 349, 432. Une convocation écrite pour le duc de la Trémoïlle (1643) est publiée dans le *Chartrier de Thouars*, p. 141.

4. Appendice des *Mémoires de Coulanges*, publiés par Monmerqué, p. 449-450.

5. C'est-à-dire le conseil des ministres jugeant au contentieux.

6. Le père de M. de Châteauneuf.

remplir entièrement la place de M. de Lionne en toutes choses[1] Comme je n'aime point le nom que l'on donne à cette sorte de place de ministre, je vous rends compte de ceci seulement pour vous, et que vous témoigniez n'étendre pas la grâce du Roi au delà de celles dont il m'a comblé dans la charge de secrétaire d'État. »

Dangeau rapporte comment le successeur de Barbezieux fut déclaré ministre[2] : « Le Roi, après le conseil de finances, retint M. de Chamillart dans son cabinet et lui dit : « Il y a longtemps que vous me « servez, et bien à mon gré ; je veux présentement que vous soyez dans « tous mes conseils, et je vous fais ministre ; venez dès demain au conseil « d'État. » De même pour Desmaretz[3], et plus tard pour Maurepas[4].

N'ayant point de nomination en règle, les ministres ne prêtent pas serment, à la différence, non seulement des secrétaires d'État, mais des titulaires des plus petites charges. Cette singularité sans raison apparente ne leur est commune qu'avec les intendants des provinces, et Saint-Simon la signalera plusieurs fois[5].

La seule entrée au Conseil, en conférant à jamais un titre qui ne se perd ni par la retraite, ni même par la disgrâce, assure en même temps la jouissance d'une pension ou gratification annuelle de vingt mille livres[6] ; d'ailleurs, la même gratification se donne presque toujours aux secrétaires d'État qui ne sont pas du Conseil[7]. En outre, les ministres sont les seuls personnages de la cour à qui le Roi fasse un présent de noces pour le mariage de leurs enfants[8] : nous avons vu[9] que c'était une somme de deux cent mille livres, mais que les embarras du Trésor royal forcèrent d'abord de la réduire à cent cinquante mille livres[10], puis de la changer en une pension de dix mille livres[11].

Comme le Chancelier, comme le Contrôleur général et le chef du conseil des finances, les ministres d'État ont été rangés, à côté des princes du sang, dans la première classe de la capitation de 1695 (deux mille

1. Il avait prêté serment comme secrétaire d'État le 15 du même mois (*Gazette*, p. 96).
2. *Journal*, tome VII, p. 431, 23 novembre 1700.
3. *Ibidem*, tome XII, p. 268, 20 novembre 1708.
4. *Mémoires de Luynes*, tome II, p. 7, janvier 1738.
5. *Mémoires*, tomes II de 1873, p. 183, X, p. 313, XII, p. 254-255. Comparez, dans les *Écrits inédits*, tome II, p. 278 et 348, le *Mémoire sur la renonciation*.
6. *Journal de Dangeau*, tomes VI, p. 53 et 70, et VII, p. 465 ; *Mémoires de Luynes*, tome XV, p. 396 et 401. Voyez notre tome IV, p. 27, note 6.
7. *Journal de Dangeau*, tome VII, p. 219 et 465. Jérôme de Pontchartrain, Barbezieux, Châteauneuf, l'eurent ainsi.
8. *Journal de Dangeau*, avec Addition de Saint-Simon, tomes V, p. 10, XII, p. 291, et XV, p. 389.
9. Tome II, p. 8, note 3, et tome IV, p. 58.
10. Claude le Peletier eut trois cent mille livres pour ses deux filles, et Pontchartrain cent cinquante mille livres pour son fils.
11. *Journal de Dangeau*, tome XIII, p. 313 ; *Mémoires de Luynes*, tomes VII, p. 416 et 453, XI, p. 300, XII, p. 453, et XV, p. 130.

livres), c'est-à-dire au degré le plus élevé de la hiérarchie gouvernementale. Leurs femmes sont présentées de droit[1].

On a vu, lorsque j'ai parlé du vêtement des conseillers d'État[2], que les ministres conservaient le costume de courtisan[3], mais y joignaient, dans les occasions d'étiquette, un manteau drapé de velours violet.

Chaque matin, lorsqu'il doit y avoir séance du Conseil, un huissier du cabinet va avertir les ministres de s'y rendre, et, de même qu'un premier avis de ce genre confère la qualité de ministre d'État, sa suppression implique la disgrâce, quelquefois suivie d'un ordre de s'éloigner de la cour ; mais, encore une fois, le caractère de ministre est indélébile : après douze ans d'éloignement, Pomponne n'a eu besoin que du simple avis pour reparaître au Conseil. Nous ne pouvons citer que deux autres disgrâces dans tout le cours du règne personnel de Louis XIV, celles de Foucquet et de Chamillart, et deux retraites volontaires, celles de Claude le Peletier et du chancelier de Pontchartrain, qui cessèrent d'entrer au Conseil, l'un le 18 septembre 1697, l'autre le 1er juillet 1714[4].

Le conseil d'État se réunit régulièrement le dimanche, le mercredi, le jeudi, et, en outre, de quinze en quinze jours, le lundi[5]. Dans les circonstances extraordinaires, les ministres sont convoqués d'urgence, soit pour discuter sur une nouvelle grave de l'étranger, soit pour terminer un litige[6]. Peut-être la séance du jeudi était-elle facultative : quoique Dangeau, dans ses tableaux annuels des Conseils, dise toujours qu'il y

1. *Mémoires de Luynes*, tome XV, p. 79.

2. Tome IV, p. 405.

3. Les estampes de Bonnart représentent Claude le Peletier, comme ministre d'État, d'abord en costume noir, soutanelle, rabat et manteau, puis en costume complet de courtisan, mais de couleur sombre.

4. En 1789, sur treize ministres inscrits, cinq, remerciés ou disgraciés, n'entraient plus au Conseil. Le duc de Luynes cite plusieurs exemples de l'un et l'autre cas (tomes XIV, p. 265, XV, p. 55, 396, 398 et 401, et XVI, p. 491).

5. *État de la France*, 1698, tome I, p. 282; comparez le *Journal de Dangeau*, tome VII, p. 148, et, pour la minorité de Louis XIV, le *Journal de Dubuisson-Aubenay*, tome II, p. 61.

6. Le 10 septembre 1690, il y eut un conseil extraordinaire au sujet des affaires de Rome, où assistaient, avec Louvois et Croissy, le chancelier Boucherat, le duc de Beauvillier et M. de Pontchartrain, quoique non ministres tous les trois (*Mémoires de Sourches*, tome III, p. 297). — Le vendredi 19 novembre 1700, pour les affaires d'Espagne, le Roi tint un conseil extraordinaire, quoique ce jour-là fût réservé au P. de la Chaise (*Journal de Dangeau*, tome VII, p. 426). — Le lundi 27 juillet 1712, à Marly, « à quatre heures, le Roi tint un conseil de marine, et, à six heures, il tint un conseil d'État extraordinaire. Il n'y avoit presque aucun ministre ici; mais il étoit arrivé des courriers à M. Voysin, et le Roi l'avoit chargé d'avertir M. le Chancelier, qui tenoit le conseil des parties à Versailles, et M. de Torcy, qui étoit à Versailles aussi..., et de faire avertir M. de Beauvillier, qui étoit à Vaucresson. Ces Messieurs arrivèrent avant six heures, et le Conseil dura jusqu'à sept.... On ne nous dit point la raison qui a fait tenir

a conseil d'État le jeudi, on n'en trouve que de très rares mentions dans le corps du *Journal*[1].

Lorsque la séance régulière a été insuffisante, une nouvelle réunion a lieu dans l'après-midi ou le jour suivant, hors tour[2].

« Quand, après avoir prié Dieu, ou après avoir donné audience, le Roi sort de la balustrade de son lit pour aller à son cabinet, il est précédé de l'huissier de chambre, qui fait fendre la presse devant S. M., le capitaine des gardes veillant sur sa personne, derrière laquelle il marche. Le Roi, en passant, dit tout haut : « Au Conseil ! » Alors l'huissier part pour avertir les ministres et ceux qui doivent assister au conseil qui se va tenir. Si l'huissier n'avoit pas entendu que le Roi demande le Conseil, le premier valet de chambre lui vient dire ; mais il y a cette différence que, si le Conseil se doit tenir dans la chambre, c'est l'huissier de chambre qui va avertir, et, s'il doit se tenir dans le cabinet, c'est l'huissier de cabinet qui y va.... Les garçons de la chambre préparent tous les jours la table, le tapis et les sièges pour les conseils du Roi..., et fournissent les écritoires, le papier, l'encre *et la poudre* pour le conseil des finances, les mardis et les samedis, ayant deux cents écus par an pour ces fournitures. Aux autres conseils, le reste de la semaine, c'est au secrétaire du cabinet à en fournir et à préparer l'écritoire du Roi.... Un premier valet de chambre garde toujours en dehors la porte du Conseil, soit le matin, soit l'après-dînée ; l'huissier de la chambre ou du cabinet se tient aussi vers la même porte[3].... »

Le cabinet du Conseil est décrit dans le livre de M. Dussieux sur *le*

ce conseil-là. » (*Ibidem*, tome XIV, p. 178.) Voyez encore trois convocations extraordinaires d'après-dînée, presque consécutives, le lundi, le samedi, et encore le lundi : *ibidem*, tome VII, p. 43, 45 et 48.

1. Au jeudi, nous trouvons un conseil tenu à Marly, avec Louvois et Croissy, le 5 septembre 1686 ; le 12 décembre suivant, remise de la séance au soir, à cause des souffrances du Roi ; le 23 janvier 1687, retour de Marly, après dîner, pour tenir Conseil ; en 1706, conseil extraordinaire tenu le 27 mai ; le 4 février précédent, mention qu'il n'y a point eu Conseil. On feuillette des années entières du *Journal* sans voir la moindre mention à ce jour-là, dont la matinée d'ailleurs, c'est Saint-Simon qui nous l'apprend, était occupée par des audiences secrètes et des affaires d'intérieur.

2. Ainsi, le dimanche 20 février 1701, il y eut une seconde séance entre le sermon et le salut. Le jeudi 18 octobre 1714, « le Roi tint le conseil d'État, parce qu'il n'avoit pas fini hier toutes les affaires qu'il y avoit. » (*Journal*, tome XV, p. 264.) Le 28, « le Roi, le matin à son ordinaire, tint le conseil d'État, et le tint encore l'après-dînée, n'ayant pas pu finir le matin toutes les affaires qu'il y avoit. » (*Ibidem*, p. 269 ; comparez p. 352.) Le 2 novembre suivant, qui était un vendredi, d'ordinaire réservé exclusivement au confesseur, il y eut cependant conseil d'État avant de partir pour Marly. Le 27 janvier 1714, conseil d'État au lieu de conseil des finances, etc. Sous Louis XV, on voit tenir dans un même jour, à cause des remontrances du Parlement, deux séances du conseil d'État et une du conseil des dépêches (*Mémoires de Luynes*, tome XI, p. 290).

3. *État de la France* 1698, tome I, p. 279, 281 et 283.

Château de Versailles, tome I, pages 222 et 312[1]; c'est la pièce qu'on appelait aussi « cabinet des Glaces, » voisine de l'ancienne chambre de Louis XIV et de la grande galerie[2], où nous avons vu[3] les courtisans attendre la fin de la séance. A Saint-Germain-en-Laye, la salle du Conseil était contiguë à la chambre à coucher de Mme de Montespan[4]; à Fontainebleau, elle donnait sur le jardin de Diane[5]. Il y avait aussi une chambre du Conseil à Marly[6].

Dangeau nous fait connaître l'ordre de séance des ministres[7]. « Le Roi, dit-il, est au bout de la table; Monseigneur à un des côtés; M. de Beauvillier et M. de Pomponne de l'autre côté, M. le Chancelier du côté de Monseigneur, mais laissant un siège vide entre Monseigneur et lui. M. de Torcy est au bout de la table, vis-à-vis du Roi, qui lit les dépêches des ambassadeurs, et en même temps les réponses qui ont été résolues au conseil précédent, et qu'il fait lui seul[8]. » Les ministres s'assoient, ainsi qu'au conseil des finances, « parce qu'il faut être à son aise pour écrire, compter et calculer[9]; » mais ils n'ont que des tabourets[10]. Vers les derniers temps du règne, Desmaretz, devenu très goutteux et impotent, obtiendra permission de se faire apporter jusque dans le cabinet du Roi sur un de ces fauteuils auxquels on peut ôter ensuite les bâtons, les bras et le dos[11].

Dans le passage du *Journal* dont je viens de citer un fragment, Dangeau[12] dit que les membres du conseil d'État s'assoient à leur « rang

1. Saint-Simon (*Projets de gouvernement du duc de Bourgogne*, p. 61) demandait que les ministres et le Roi pussent se rendre au Conseil sans que personne le sût.

2. *Mémoires de Saint-Simon*, tomes VII, p. 225, et XII, p. 90; *Mémoires du duc de Luynes*, tomes I, p. 251, IX, p. 76, XIII, p. 143, XIV, p. 242, et XV, p. 313. Cette pièce servait aussi aux chapitres de l'Ordre et à des prestations de serment (*ibidem*, tomes X, p. 17-18, XIII, p. 189, et XV, p. 352, 413 et 416), ou bien à des audiences ordinaires (*Saint-Simon*, tome XII, p. 90).

3. Dans notre tome I, p. 29 et 74; c'est là que Saint-Simon fut présenté pour la première fois. Le Conseil fini, on ouvrait la porte aux entrées (*Luynes*, tome XIV, p. 369).

4. *Mémoires du duc de Luynes*, tome XI, p. 201.

5. *Ibidem*, p. 275; *Journal de Dangeau*, tome VI, p. 434; *le Palais de Fontainebleau*, par A. Champollion, p. 278 et 401. C'est aujourd'hui le Musée chinois.

6. *Mémoires de Luynes*, tomes II, p. 81, et XI, p. 114; *Journal de Dangeau*, tome III, p. 341, etc. En 1695, les Conseils allèrent à Compiègne (*Sourches*, tome IV, p. 448). Louis XV tint Conseil à Crécy, chez Mme de Pompadour, en 1749. On voit aussi des conseils tenus en voyage, même en carrosse.

7. *Journal*, tome VII, p. 148, septembre 1699. Comparez ce que propose Saint-Simon dans les *Projets de gouvernement du duc de Bourgogne*, p. 63.

8. Comparez les *Mémoires de l'abbé de Choisy*, p. 579. — 9. *Ibidem*.

10. Sous la régence d'Anne d'Autriche, les secrétaires d'État seuls restaient debout (*Ormesson*, tomes I, p. 180, et II, p. 125-138 et 839; *Bassompierre*, tomes II, p. 346, et III, p. 243).

11. *Mémoires du duc de Luynes*, tome IV, p. 209-210. — 12. Tome VII, p. 148.

de ministre, » c'est-à-dire suivant la date d'entrée de chacun au Conseil. Cependant l'abbé de Choisy[1] rapporte qu'à la mort de Louvois le Roi prévint les ministres qu'il n'y aurait point de rang entre eux[2]. Sa crainte de toute apparence de premier ministre était telle, selon Gourville[3], qu'il évitait avec un soin minutieux ce qui pouvait ressembler à un empiétement, une prédominance d'un de ses conseillers sur les autres ; et en effet lui-même disait, dans ses *Mémoires pour l'année 1667*[4] : « Ce qu'on appelle *être gouverné*, ce n'est pas toujours d'avoir un premier ministre en titre, à qui l'on renvoie ouvertement la décision de toutes choses ; chez les esprits éclairés, c'est assez pour cela d'avoir une ou plusieurs personnes, de quelque qualité qu'elles soient, qui, séparées ou jointes ensemble, puissent nous mettre dans l'esprit ce qu'elles veulent, qui sachent, selon leurs intérêts, avancer ou reculer les affaires, et qui puissent, sans que nous y fassions réflexion, approcher de nous les personnes qu'elles favorisent, ou nous dégoûter de celles qu'elles n'aiment pas. »

Quoi qu'il en fût de ce point, on a vu[5] qu'au conseil des parties, si un ministre prenait séance, ce n'était qu'à son rang de conseiller d'État et au-dessous des plus anciens.

Gourville nous a aussi transmis[6] un curieux exemple de l'attention jalouse de Louis XIV à tout voir et tout décider par lui-même : « M. de Pomponne ayant oublié de mettre dans une dépêche tout ce qui avoit été résolu, et n'ayant pas nommé quelques paroisses de Flandres au sujet des limites, M. de Louvois ne manqua pas de le relever fortement en présence de S. M. ; et, si je ne me trompe, cela fut cause que le Roi établit de faire lire dans son Conseil les dépêches concernant ce qui avoit été résolu dans le conseil précédent. Je ne sais pas même, ajoute-t-il, si S. M. n'a pas continué à le faire toujours.... » On conçoit cependant qu'il ne fût guère possible, dans une réunion telle que le conseil d'État, de faire la lecture et l'examen minutieux de toutes les dépêches reçues ou écrites en réponse ; le temps devait être plutôt réservé pour l'exposition des vues politiques du Roi ou pour leur discussion.

Enfin le même Gourville répète à plusieurs reprises que Louis XIV ne souffrait pas que personne, en dehors des délibérations du Conseil, essayât de revenir sur les décisions prises en séance. « Son intention

1. *Mémoires*, p. 579.

2. « S'étant mis au bout d'une table longue, il fit mettre Monseigneur à sa gauche, M. de Croissy à sa droite, parce qu'il a toujours des lettres à lire comme secrétaire d'État des étrangers. M. de Beauvillier prit sa place au-dessous de M. de Croissy, et ensuite M. le Peletier ; M. de Pomponne se mit au-dessous de Monseigneur, et, au-dessous de lui, M. de Pontchartrain. »

3. *Mémoires de Gourville*, p. 588.

4. *Mémoires de Louis XIV*, tome II, p. 271-272.

5. Tome IV, p. 385 ; *Journal de Dangeau*, tome VIII, p. 41 ; *Mémoires de Luynes*, tomes I, p. 187, et XIV, p. 11, note.

6. *Mémoires de Gourville*, p. 591.

étoit que chacun ne se mêlât en particulier que des affaires de sa charge. Il permettoit à tous, dans son Conseil, de dire leur avis sur l'affaire dont il étoit question; mais, après la résolution prise, il ne leur étoit guère permis, quand ils avoient eu quelque pensée nouvelle, de la rapporter en particulier à S. M., ni de proposer de revenir contre ce qui avoit été arrêté[1]. »

Jadis, quand il n'y avait en tout qu'un conseil et que l'on tenait régulièrement des procès-verbaux ou *résultats* de chaque séance[2], les délibérations politiques y étaient consignées aussi bien que les décisions juridiques[3] : source précieuse d'informations pour l'historien. Mais il n'en est plus de même au dix-septième siècle, et, à l'exception du journal de Torcy récemment publié pour les années 1709-1711, c'est à peine si l'on peut retrouver quelques allusions vagues aux séances du conseil d'en haut dans les mémoires des ministres qui y siégeaient ou des courtisans qui en approchaient.

En dehors des délibérations politiques (et c'est ici que nous constatons la différence avec les conseils des ministres du dix-neuvième siècle[4]), il arrive assez fréquemment que le conseil d'État d'en haut soit appelé à juger des cas de contentieux, ou administratif ou civil, et à rendre des arrêts[5]. C'est devant lui que viennent une partie des affaires évoquées à la personne même du Roi ; mais, auparavant, les pièces sont examinées par un bureau composé de conseillers d'État et par un maître des requêtes désigné comme rapporteur[6], lesquels entrent tous, pour le rapport, à la séance du conseil d'en haut et opinent devant les ministres. Fidèle à ses principes, le Roi se prononce presque toujours selon l'avis de la « pluralité[7]. » Les arrêts sont expédiés en commandement[8] par les secrétaires d'État[9], et se conservent dans leurs registres particuliers[10].

1. *Mémoires de Gourville*, p. 582, 588 et 589.
2. Tome IV, p. 423 et 438.
3. Ce sont des fragments de ce genre que MM. Noël Valois et Pélicier ont retrouvés et publiés en 1883, se rapportant aux règnes de Charles VII et Charles VIII.
4. Pasquier (livre II, chapitre VI) dit que le conseil *politique* « du commencement n'étoit fondé en jurisdiction contentieuse,... ains seulement connoissoit de la police générale de la France concernant ou le fait des guerres ou l'institution des édits. »
5. L'Académie, en 1694, dit que le conseil d'en haut est celui « où se traitent ordinairement les affaires d'État, et quelquefois les affaires entre des particuliers. »
6. Voyez tome IV, p. 425. Il y a des exemples plus anciens dans le *Journal d'Ol. d'Ormesson*, tomes I, p. 180 et 181, et II, p. 418, 838 et 839.
7. *Mémoires de Saint-Simon*, tome XII, p. 259 ; *Mémoires du duc de Luynes*, tome I, p. 187.
8. Voyez plus loin, p. 478, le sens de ce mot.
9. *Furetière*, *Dictionnaire de Trévoux*, *Répertoire de jurisprudence*, etc.
10. On trouve dans les mss. Clairambault 656 et 657 une série de minutes

Ces arrêts du conseil d'en haut[1], émanant du Roi lui-même, sont l'expression la plus élevée de son pouvoir et de son autorité souveraine. La marquise de Sévigné a dit quelque part[2] : « Mme de la Fayette m'écrit du ton d'un arrêt du conseil d'en haut..., si je refuse de retourner tout à l'heure à Paris, que je serai malade ici, que je mourrai, etc. » C'est par des arrêts du conseil d'en haut que Louis XIV a mis, dès 1661, un terme aux empiétements politiques du Parlement[3] ; que Béchameil, en 1686, a été condamné à la restitution d'une somme de cinq cent mille livres[4] ; que les revenus du cardinal de Bouillon seront confisqués, en 1700, au profit du Trésor royal et des pauvres, faute de pouvoir obtenir cette sentence du Parlement[5] ; que seront jugées : en 1704, la contestation de M. de la Reynie avec l'archevêque de Reims, pour le décanat du Conseil[6] ; le 20 août 1709, celle de la cour des aides de

originales d'arrêts, de 1652 à 1661, que Clairambault dit être des arrêts du conseil d'en haut. Ils portent la signature du Chancelier et celles des conseillers-commissaires. Mais c'est dans les registres des secrétaires d'État qu'il faut chercher les arrêts du conseil d'en haut, comme ceux du conseil des dépêches,

1. Le *Journal d'Olivier d'Ormesson* (tomes I, p. 180-181, 417, 418, 464 et 521, et II, p. 417, 585, 670 et 838) mentionne des arrêts rendus sur la grève des maîtres des requêtes, sur le payement du droit annuel, sur des arbitrages de familles, sur les droits respectifs du Chancelier et du Garde des sceaux, sur une affaire du bailli de Toul contre le gouverneur déjà présentée au conseil des parties, etc. Il parle aussi d'un conseil extraordinaire tenu le 20 avril 1664, à l'occasion du conflit des ducs-pairs et des présidents, et où siégeaient, assis sur des pliants, mais nu-tête, à côté du Roi et de sa mère, les princes, le Chancelier, Colbert et Brienne, les conseillers d'État d'Ormesson et d'Aligre, tandis que les deux secrétaires d'État le Tellier et Lionne restaient debout pour lire les mémoires : après quoi, chacun donna son opinion (*ibidem*, tome II, p. 125-128). C'est aussi d'un arrêt du conseil d'en haut que Paul de Pontchartrain parle en 1615 (*Mémoires*, p. 343). Omer Talon donne des détails intéressants, à plusieurs reprises (*Mémoires*, p. 5-6, 32, 150-154, 462, 464, 514, etc.), sur les arrêts prononcés contre le Parlement, sur les commissions qui les rendaient exécutoires, leur signification, etc. Dubuisson-Aubenay (*Journal des guerres civiles*, tome I, p. 43 et 169) cite deux arrêts relatifs à des affaires de finance. Nicolas Goulas (*Mémoires*, tome III, p. 132) dit que le droit de Mlle de Montbazon au tabouret (ci-dessus, p. 250-252) fut reconnu par un « résultat du conseil d'en haut. »

2. *Lettres*, tome IX, p. 251.

3. *Œuvres de Louis XIV*, tome I, p. 48, et *Mémoires de Louis XIV*, éd. Dreyss, tome II, p. 438-439 ; arrêt du 8 juillet 1661, reproduit dans la collection des *Anciennes lois françaises* d'Isambert, tome XVII, p. 403-406.

4. *Journal de Dangeau*, tome I, p. 362 ; arrêt du mardi 16 juillet 1686, non retrouvé dans la collection des Archives nationales.

5. *Ibidem*, tome VII, p. 364-365, 372 et 374-375 ; *Mémoires de Saint-Simon*, tome II de 1873, p. 346 ; arrêt du dimanche 12 septembre 1700, daté du 11 dans l'original (Arch. nat., E 1912), qui porte des corrections de la main du Chancelier et sa signature.

6. *Journal de Dangeau*, tome IX, p. 434-435 ; *Mémoires de Saint-Simon*,

Montauban contre le conseil général de cette ville; en 1713, celle de Saint-Victor avec le maréchal de Villars, pour le commandement des tours de Toulon[1], etc., etc.

Le marquis de Sourches rapporte que le conseil du mercredi jugea dans de singulières conditions, le 7 février 1691, un procès pendant entre les maréchaux de France et le parlement de Paris, pour les honneurs et le ressort de la connétablie. Le maître des requêtes Bignon était rapporteur : « Quelques conseillers d'État nommés pour commissaires (le Roi jugea cette affaire à l'heure qu'on y pensoit le moins, ce qui fit que Fieubet et de Harlay, conseillers d'État qui étoient commissaires, ne s'y trouvèrent point), et quelques autres qui se trouvèrent par hasard dans la chambre du Roi, furent des juges, et tous ces gens de robe opinèrent en faveur du Parlement; mais le Roi, après avoir écouté leur avis, décida en faveur des maréchaux de France, et leur accorda tout ce qu'ils demandoient[2]. »

Il n'était pas besoin d'ailleurs qu'une affaire intéressât directement l'État pour que le conseil d'en haut s'en saisît. On voit par un texte reproduit dans l'*Histoire du Conseil du Roi* de Guillard (p. 280-289) que de simples conflits de famille étaient portés devant lui, et que, chose assez étonnante, le conseil privé des parties pouvait être appelé à reviser, au point de vue juridique, l'arrêt du conseil d'en haut[3].

Quand nous lisons qu'un sujet mutin, un magistrat opiniâtre ou prévaricateur, un officier de justice ou un échevin turbulent, récalcitrant, ont été appelés « à la suite du Conseil, » c'est-à-dire forcés de quitter leur résidence et leurs fonctions pour venir se mettre à la disposition du Roi ou de ses ministres, et d'y rester jusqu'à nouvel ordre sans voir d'ailleurs personne (ce qu'on appelait, en termes de Palais, un *veniat*), il s'agit évidemment du conseil d'en haut; mais, en ce cas, il n'y a point d'autre sanction que cet internement d'une durée indéterminée[4], à moins que, la faute s'aggravant, le Roi ne donne un ordre de relégation, d'exil, dans une ville éloignée[5].

tome IV de 1873, p. 41-42. L'arrêt, signé du Chancelier, se trouve dans le registre E 1928. Saint-Simon dit que l'affaire fut portée devant le conseil des dépêches; mais le passage de Dangeau ne permet guère de douter qu'on ait affaire à un conseil d'en haut du dimanche.

1. *Dangeau*, tome XIV, p. 405.

2. *Sourches*, tome III, p. 353. Dangeau ne dit rien de cette affaire.

3. C'était à cet arbitrage que se soumettaient en général les différends survenus dans les familles de la cour ou de la haute magistrature, comme, par exemple, pour la succession de M. de Saint-Contest, en décembre 1708.

4. Voyez des exemples dans la *Correspondance des Contrôleurs généraux*, tome I, nos 1574 *n*, 1624 *n*, 1636 *n*, 1700 *n*, 1838 *n*, et tome II, no 1198, et dans le *Journal d'Ol. d'Ormesson*, tome I, p. 443.

5. Le premier président du parlement de Bretagne, M. de Brilhac, appelé par un *veniat*, « où on le tenoit exprès, depuis quelque temps, à se morfondre, » s'en étant retourné de son propre mouvement et d'une façon fort impertinente, fut rejoint en chemin par un ordre d'exil (*Journal de Dangeau*,

C'est également du conseil d'État, ainsi que du conseil des dépêches, que sortiront, sous Louis XV, quelques-uns des arrêts fulminés dans la lutte du clergé et des Parlements[1].

LE CONSEIL DES DÉPÊCHES.

Le domaine politique est réservé au conseil d'État d'en haut, le domaine judiciaire au conseil privé ; le domaine administratif se subdivise entre le conseil des dépêches et celui des finances.

Chargé de l'examen des questions relatives aux provinces et à l'administration intérieure du Royaume, le conseil des dépêches ne s'est séparé du conseil d'en haut, ou *des affaires*, que sous la régence d'Anne d'Autriche. Des historiens croient constater qu'il avait une existence propre dès le temps du roi Henri IV[2], ou même sous les trois derniers Valois[3]; mais il paraît mieux prouvé que la confusion des affaires administratives de l'intérieur avec les affaires politiques de l'extérieur ou avec les affaires de finances dura beaucoup plus tard, et que tantôt elles se traitaient dans le conseil d'en haut ou *des affaires*, tantôt dans celui des finances, tantôt entre le Roi lui-même et ses secrétaires d'État, sans qu'il y eût vraiment séance de conseil et délibération. Ainsi, en montant sur le trône, Henri II ordonna[4] que, chaque matin, les membres du Conseil s'assembleraient avec les quatre secrétaires des finances pour « tenir son Conseil et traiter des matières d'État et des finances, et sur ce aviser de l'ordre et provision qu'il y faudra donner, afin de le faire en-

tome XVII, p. 316; *les Correspondants de la marquise de Balleroy*, tome I, p. 322; *Mémoires de Saint-Simon*, tome XIV, p. 356). Peu avant, les meneurs du parlement breton, appelés de même à Paris, avaient trouvé en arrivant des ordres d'exil (*ibidem*, p. 355).

1. *Mémoires de Luynes*, tomes XII, p. 108, 115-116, 191-192, XIV, p. 104, 114, 341 et 368-370, XV, p. 117, XVI, p. 464, etc.

2. Delisle de Hérissé (ms. Lancelot 100, fol. 17) cite (ainsi que l'auteur moderne du livre de l'*Ancienne France* [V. de Saint-Allais], tome II, p. 38) un règlement du 21 mai 1595 qui aurait établi un conseil pour les affaires des provinces, et dit que c'est ce conseil *des affaires* qu'on appela depuis le conseil *des dépêches*. Le conseil des affaires était le conseil essentiellement politique, dans lequel résidait l'être même du gouvernement, et, sur ce point, les relations vénitiennes ne laissent pas le moindre doute, comme on le verra dans l'Introduction de M. Noël Valois.

3. Instruction dressée par Catherine de Médicis pour son fils aîné, et que M. Chéruel cite dans son *Histoire de l'administration monarchique*, tome I, p. 347. Il y en a une copie dans le ms. Fr. 2471, fol. 239-246.

4. Règlement du dernier avril 1547, dans le traité de Marillac, ms. U 945 A des Archives nationales, fol. 64 v°.

tendre au Roi, pour en ordonner à son bon plaisir. » L'après-dînée, les mêmes personnages, avec adjonction de cardinaux, ducs, évêques, etc., « aviseront aux autres affaires occurrentes, ouïront les requêtes des poursuivants sur les rapports qui leur en seront faits par les conseillers[1] des requêtes qui pour ce seront appelés, feront et concluront les *dépêches* et provisions qu'ils verront être requises et nécessaires pour le bien et service du Roi et de ses sujets.... » Sous Henri III, le règlement du 8 janvier 1585 indique un conseil aux attributions essentiellement administratives et d'ordre intérieur : examen des cahiers des provinces, observation des ordonnances, réception des requêtes et doléances du clergé, création ou suppression d'offices, commissions diverses, police des provinces et police de la cour, passation des baux de fermes, taxation des offices vacants aux parties casuelles[2]. Mais, trois ans plus tard, un autre règlement du même roi (Blois, mai 1588)[3] porte que, chaque matin, les secrétaires d'État viendront ouvrir et lire avec le Roi les dépêches arrivées à son cabinet, et, « pendant que l'un d'eux lira, si S. M. ne veut que ce soit tout haut, nul des autres ne s'en approchera, si Sadite Majesté ne l'appelle. » Les réponses décidées par le Roi seront soumises à sa signature le matin suivant, et aucune lettre ne sera communiquée sans son commandement. Ce n'est pas là un conseil délibérant.

Voici maintenant ce que Fontenay-Mareuil raconte à la date de 1610 : « La Reine (Marie de Médicis) prit, à l'exemple du feu roi, le matin pour les affaires, ordonnant que MM. le Chancelier, de Sully, de Villeroy et président Jeannin, avec les quatre secrétaires d'État, viendroient tous les jours, à onze heures, lui rendre compte de ce qui se passoit, en présence des trois princes du sang : ce qui se faisoit au commencement dans un grand cabinet, et puis dans celui qui est à côté de l'antichambre du Roi, où elle se tenoit dans une chaise appuyée contre la muraille, les princes du sang à ses côtés et debout, et ceux du Conseil devant elle. Toutes les personnes de condition pouvoient y entrer, et même on faisoit souvent approcher ceux qui avoient intérêt en ce qui se disoit, afin que les choses fussent mieux et plus promptement exécutées. Il se tenoit bien aussi quelquefois un autre conseil les après-dînées, pour les grandes et importantes matières, lesquelles, n'étant pas pressées, on vouloit faire passer par l'avis de plusieurs personnes, pour les autoriser davantage; mais, à dire le vrai, celui-là étoit plus pour la forme et pour contenter ceux qui en étoient, à savoir : tous les princes, ducs et officiers de la couronne, que pour besoin qu'on en eût, ne s'y proposant jamais rien dont les ministres ne fussent auparavant convenus avec la Reine dans les audiences particulières qu'elle leur donnoit très souvent : de sorte qu'y allant préparés, et les autres non, personne ne pou-

1. Quelques textes portent, ce qui vaut mieux : « conseillers maîtres des requêtes. »

2. Arch. nat., U 945 A, fol. 103.

3. Arch. nat., U 945 A, fol. 120; Guillard, *Histoire du Conseil*, p. 127-128; Luçay, *les Secrétaires d'État*, p. 27-28.

voit quasi leur contredire, et ils y faisoient tout ce qu'ils vouloient[1]. »

On a aussi répété souvent que le conseil des dépêches datait de 1617, parce que les cahiers des Notables de cette année-là[2] indiquent une division bien précise entre les questions de paix et de guerre ou les affaires diplomatiques et les relations avec les agents du gouvernement intérieur « sur l'exécution des édits, le recouvrement des deniers, l'administration de justice, police et finances, les affaires publiques ou particulières, etc. » Mais les mémoires de cette époque, ou immédiatement postérieurs, ne prouvent point que la séparation fût faite effectivement[3], et il paraît même, par la plus récente étude sur le règne de Louis XIII[4], que le surintendant la Vieuville ne réussit pas, durant son premier ministère, à créer un conseil des dépêches ou d'en bas, absolument distinct de celui d'en haut, pour y confiner le cardinal de Richelieu. Dans le projet de conseils préparé par celui-ci en 1625 (?)[5], le second conseil a des attributions tellement mixtes et indécises, qu'on ne peut lui donner un nom[6], et cependant nous trouvons traces, vers le même temps, en 1627, d'un conseil « chargé de voir, examiner et résoudre les dépêches pour les affaires du Royaume[7]. »

Le premier texte précis est dans le règlement édicté par Marillac le 18 janvier 1630[8] :

« Ordre que le Roi veut être tenu en son conseil des affaires et dépêches, le mardi. — Audit conseil seront lues toutes les dépêches du dedans du Royaume, et délibéré des réponses et de ce qui sera à faire à l'occasion d'icelles. Seront aussi lues les réponses et les instructions qui seront baillées à ceux qui seront employés dans les provinces pour les affaires de S. M. Audit conseil, tous ceux qui auront été en commission pour le service de S. M. seront tenus rendre compte de ce qu'ils auront fait, négocié et géré en leurs voyages. Il sera traité audit con-

1. *Mémoires de Fontenay-Mareuil*, p. 35.

2. Cités par M. Caillet, dans son *Administration de la France sous le cardinal de Richelieu*, tome I, p. 26, et par le comte de Luçay, p. 36-38.

3. On voit les dépêches du dehors et du dedans, en 1617, examinées par le même conseil des affaires, dans les *Mémoires de Mathieu Molé*, tome I, p. 167-168, comme en 1615, dans le règlement du 21 mai, et en 1616, ms. Fr. 16 218, fol. 187 et 192 v°.

4. Vicomte d'Avenel, *Richelieu et la monarchie absolue*, tome I, p. 44-45.

5. *Lettres du cardinal de Richelieu*, tome II, p. 169.

6. Il doit délibérer sur les fortifications, garnisons et levées extraordinaires, les règlements de juges, les attributions de juridiction, les plaintes des communautés ou des particuliers contre les personnes puissantes. Le premier conseil est pour les affaires de la religion, le troisième pour celles des finances, et le quatrième pour le contentieux judiciaire.

7. Brevet de membre de ce conseil pour M. de Mesmes de Roissy (Arch. nat., O[1] 7, fol. 42 v°).

8. Traité de Marillac, ms. U 945[A], fol. 200. Ce règlement a été publié, d'après la copie d'André d'Ormesson, dans l'*Histoire de l'administration monarchique*, par M. Chéruel, tome II, p. 385.

seil de l'état des garnisons, état et payement des gens de guerre, tant de cheval que de pied, et autres affaires de la guerre, et généralement de toutes affaires importantes, ainsi qu'il plaira à S. M. l'ordonner. — Et afin que tout ce qui aura été résolu audit conseil soit promptement et précisément exécuté, S. M. ordonne que toutes les résolutions qui se prendront audit conseil en chaque journée seront réduites par écrit par celui des secrétaires d'État qui sera en mois, lequel en fera un acte contenant par articles tout ce qui aura été résolu, quelles personnes en sont chargées, quelles en doivent prendre le soin. Sera baillé extrait à chacun des secrétaires des commandements, selon leurs départements, afin qu'ils tiennent la main à l'exécution de ce qui aura été avisé après qu'il en aura été fait rapport à S. M. et qu'elle aura donné son commandement sur ce, spécialement ès choses plus importantes. »

Sous la Régence, le nom change; voici comment s'exprime le document que j'ai déjà cité d'après Guillard[1] : « Les matières qui se traitent au conseil *de direction et de dépêches* se divisent en deux. La première concerne le fait des charges et la gestion de MM. les intendants des finances et des secrétaires d'État; la seconde, la fonction des commissaires départis dans les provinces, leurs contestations avec les Cours et corps de juridictions et des villes. A la première se résolvent les réponses qui se font aux gouverneurs des provinces, aux intendants et trésoriers de France de chacune généralité, pour la direction des affaires du Roi et les difficultés qui se rencontrent dans le ministère des charges de MM. les intendants des finances et secrétaires d'État, suivant leurs départements; et en ce conseil, il n'y a que Mgr le Chancelier, les Surintendants, les intendants des finances et les secrétaires d'État qui y assistent. En l'autre se décident les réponses qui se font ordinairement aux Cours, commissaires départis, corps de juridictions, de villes et communautés, de l'ordre que le Roi veut être observé en exécution de ses édits, recouvrement de ses deniers, administration de la justice, police et finances, et affaires publiques et particulières; et en ce conseil assistent les mêmes personnes, et MM. les maîtres des requêtes y sont appelés souvent. Et faut remarquer que les décisions de ce conseil se font en dépêches qui sont envoyées par les intendants et secrétaires d'État, d'où ce conseil tire son nom de *conseil de dépêches.* »

Enfin un règlement de 1649 dit[2] : « Le Roi, de l'avis de la Reine régente sa mère, prescrit, veut et ordonne qu'il soit tenu un conseil des dépêches des provinces du Royaume, dans lequel toutes les lettres qui seront envoyées à M. le Chancelier, aux secrétaires d'État et aux sieurs directeurs des finances, concernant les affaires des provinces, de la justice ou des finances, soient examinées, pour ensuite en être fait rapport devant S. M., ensemble des expédients et résolutions que ceux qui seront commis pour assister audit conseil auront jugé à propos d'être proposés. »

1. *Histoire du Conseil du Roi*, p. 86.
2. Minute de la main de Séguier, dans le ms. Fr. 18158, fol. 151.

Le conseil des dépêches existait donc lorsque Louis XIV commença à gouverner par lui-même[1]. Son appellation n'a pas autrement besoin d'être expliquée : elle vient soit de ce qu'il prenait connaissance des dépêches venues de province, soit, comme le dit Guyot[2], de ce que les décisions s'expédiaient sous forme de dépêches signées par un secrétaire d'État. Beaucoup de personnages du temps de Louis XIV, et même de Louis XV, disaient : « conseil *de* dépêches, » et aussi : « conseil *de* finances. » Saint-Simon, Dangeau, le duc de Luynes sont du nombre.

Comme on a pu le voir par les textes déjà cités, le conseil des dépêches avait pour attribution principale les affaires d'administration intérieure dévolues aux quatre secrétaires d'État, et l'historien moderne de ces secrétaires, M. de Luçay, a déterminé avec soin, d'après l'examen de beaucoup d'arrêts et de décisions, quelles pouvaient être les matières mises en délibération : gestion du temporel ecclésiastique ; discipline du clergé et des ordres religieux, parfois même dans des questions de l'ordre spirituel ; régie des économats et des biens laissés par les religionnaires fugitifs ; administration des maisons hospitalières et des établissements de charité ; administration des communautés et corps municipaux ; relations du gouvernement avec les États provinciaux ; administration et discipline de l'ordre judiciaire ; matières nobiliaires et seigneuriales ; naturalisations, lettres de grâce et lettres d'État ; travaux publics ; affaires agricoles. A quoi il faut ajouter l'expédition des lettres de commission ou de provision, et celle des brevets pour les gouverneurs, commandants et autres officiers représentant le Roi dans les provinces[3]. Mais là ne se bornaient pas les attributions du conseil. Très souvent aussi il était appelé à se prononcer sur des matières contentieuses et à rendre des arrêts dans des affaires appartenant à l'ordre judiciaire : on verra plus loin quelle était sa procédure en ce cas.

L'État de la France de 1698 dit[4] : « Le conseil des dépêches se tient dans la chambre du Roi, en présence de S. M., où assistent Mgr le Dauphin, Monsieur, duc d'Orléans, frère du Roi, Mgr le Chancelier, M. le duc de Beauvillier, chef du conseil royal des finances, MM. les quatre secrétaires d'État et les reçus en survivance de leur charge, M. le Peletier le ministre[5] et M. de Pomponne. C'est toujours un secrétaire d'État qui y rapporte. »

Le Roi préside toutes les séances[6], et c'est par ce conseil qu'il fait

1. Il est question de la première séance qu'il présida en 1661 dans les *Mémoires de l'abbé de Choisy*, p. 577, dans ceux de *L.-H. de Brienne*, tome II, p. 155-158, et dans les *Mémoires de Louis XIV*, année 1661.

2. *Répertoire de jurisprudence*, tome IV, p. 489-490.

3. Luçay, *les Secrétaires d'État*, p. 422-435.

4. Tome III, p. 19. Comparez l'édition de 1684, tome I, p. 102-103, et la *Relation de Spanheim*, p. 236.

5. L'ancien contrôleur général, qui cessa d'assister aux Conseils en 1697.

6. La reine Marie-Thérèse le remplaça pendant la campagne de 1672 (*Lettres de Colbert*, tome III, 2de partie, p. 147, et tome VI, p. 102, 293 et 294). Louis XV, après l'attentat de Damiens, fut suppléé par le Dauphin.

débuter les princes avant qu'ils entrent au conseil d'État, et même au conseil des finances[1]. Monseigneur, qui y a voix délibérative depuis 1688, se dispense quelquefois d'y assister[2]. Le duc de Bourgogne y prendra séance le 26 octobre 1699, plus tôt que n'a fait son père[3]; le duc de Berry n'y entrera qu'au mois de décembre 1712[4]. Quant à Monsieur, il s'en tiendra toujours à ce seul conseil[5]. Les uns et les autres n'ont point l'« opinion » pendant les premiers temps.

Les membres du conseil d'État d'en haut composent le fond du conseil des dépêches, avec adjonction de ceux des secrétaires d'État qui n'ont point rang de ministre[6]; mais toutes les affaires sont introduites par les quatre secrétaires d'État[7] entre qui se trouvent réparties, avec les provinces du Royaume, les quatre charges des affaires étrangères, de la marine et de la maison du Roi, de la guerre, de la religion prétendue réformée. Comme bien on pense, ces affaires arrivent toutes préparées, et même, à moins que la question ne soit très importante ou qu'elle n'intéresse un personnage trop haut placé pour qu'on puisse le « crosser, » le secrétaire d'État de qui elle relève se la réserve pour lui-même. Sous prétexte de soulager le Roi, il se bornera à lui en dire un mot entre le lever et la messe, puis expédiera décision et réponse à son gré, sans intervention aucune du Conseil[8]. C'est un procédé contre lequel notre auteur ne cessa jamais de protester pendant le règne de

1. Ci-dessus, p. 443-444. Louis XV agit de même pour son fils : voyez les *Mémoires de Luynes*, tome X, p. 354.

2. *Journal de Dangeau*, tomes II de 1873, p. 152, et XII, p. 53.

3. *Ibidem*, tome VII, p. 175 et 176; *Mémoires de Saint-Simon*, tome II de 1873, p. 256; *Mercure*, octobre 1699, p. 270.

4. *Journal de Dangeau*, tomes XIV, p. 275, et XV, p. 75-76; *Mémoires de Saint-Simon*, tomes IX, p. 376, et X, p. 116.

5. *Journal de Dangeau*, tome XIV, p. 275.

6. Le Contrôleur général n'en pouvait faire partie que s'il était ministre ou secrétaire d'État; d'ailleurs, son département se trouvait représenté par le chef du conseil des finances.

7. Ils n'avaient autrefois l'entrée au Conseil que pendant leur quartier; c'est le règlement du 7 mai 1657 qui la leur a donnée en tout temps, « comme officiers ordinaires et nécessaires èsdits conseils, étant pour ce sujet créés et établis secrétaires ordinaires desdits conseils et dépositaires, tant des minutes concernant les plus grandes et importantes affaires de l'État, que chargés du plumitif des délibérations qui s'y prennent, auxquelles souvent il faut avoir recours. » (Original aux Archives nationales, K 118, n° 887.)

8. *Mémoires de Saint-Simon*, tome XII, p. 174 et 259. Villars dit en effet: « Chacun (des ministres), à son heure marquée, apportoit au Roi la *liasse*, c'est-à-dire tous les papiers et toutes les affaires dont ils lui rendoient compte en particulier; et alors se faisoit quelquefois la décision des plus importantes, dont il n'étoit souvent délibéré qu'après qu'elles étoient conclues par le ministre tête à tête avec le Roi. » (*Mémoires de Villars*, p. 248.) Cent vingt ans plus tôt, Sully en usait de même : présidant ordinairement pour le Roi les séances du conseil d'État, dont le travail presque entier lui incombait, et recevant en droiture les lettres et requêtes qui devaient

Louis XIV. Dans sa *Lettre anonyme au Roi* (1712)[1], il dit : « Le conseil de dépêches ne connoît que de ce que les secrétaires d'État y veulent bien porter d'affaires, et le dégoût que Votre Majesté en témoigne et par leur rareté et par leur desir d'en voir la fin, autorise encore davantage les secrétaires d'État de décider par eux-mêmes et par les intendants[2]. » Dans les *Projets de gouvernement du duc de Bourgogne*[3], il demande qu'on ramène les secrétaires d'État à leurs vraies et originelles fonctions d'« écrire les ordres qu'ils reçoivent, faire les expéditions qui leur sont ordonnées, et n'influer ni dans les uns ni dans les autres. » Sous Louis XV, le marquis d'Argenson ne se plaignait pas moins vivement de ces façons d'agir. « Les départements divisés, disait-il[4], se combattent continuellement; aucun ne peut se perfectionner, par leur opposition et les empêchements qu'ils apportent les uns aux autres; ils s'étendent par la jalousie plus que par l'émulation; ils jettent la volonté du monarque dans l'obscurité et dans l'indécision; il cède enfin, et ne commande plus. Il se forme toujours un premier ministre secret. C'est ainsi que M. de Louvois, sous Louis XIV, ayant été élevé avec ce prince et le flattant de la gloire des conquêtes, rapporta tous les autres départements au sien, ruina l'État par des guerres injustes, et inspira contre nous une haine universelle. »

Cet accaparement des affaires par les chefs des quatre départements ministériels, analogue à celui que pratiquaient les ministres d'État pour le conseil d'en haut, et peut-être aussi les progrès de l'administration centrale, le « classement des questions, » comme dit M. de Luçay, tendaient de jour en jour à diminuer les attributions du conseil des dépêches et à restreindre le nombre des séances. Dans le principe, il y en avait eu deux par semaine[5]; en 1700, le Conseil doit encore se tenir le lundi de quinzaine, alternativement avec le conseil d'État. Mais nous ne trouvons plus, dans le *Journal de Dangeau* pour l'année 1714, que deux mentions de séance, le 9 avril et le 3 décembre, puis une autre mention au 24 juin 1715[6], et il y est même dit que, pendant un temps, la séance du conseil des dépêches a été remplacée par une séance supplé-

être soumises aux délibérations, il en apportait en même temps la solution, souvent avec le texte de l'arrêt à intervenir. « Rarement, dit-il, on y changeoit quelque chose. J'ai toujours eu pour principe que les réponses que l'on donne aux employés dans les grandes affaires ne peuvent être ni trop promptes ni trop précises ; tout le temps passé en contestations est un temps perdu. » (*Mémoires de Sully*, éd. 1745, tome III, p. 279.)

1. *Écrits inédits*, tome IV, p. 37.

2. Ils ne laissaient au Roi que le « ministère de la signature, » dit M. Camille Rousset (*Histoire de Louvois*, tome I, p. 19).

3. Page 72. — 4. *Mémoires*, tome II, p. 142.

5. Séances tenues avec le Chancelier et les quatre secrétaires d'État, deux fois par semaine, « pour les dépêches ordinaires du Royaume et pour les réponses aux placets. » (*Œuvres de Louis XIV*, tome I, p. 31.)

6. Peut-être est-ce omission, car il dit, le 24 mai, que ce conseil se tient, comme d'ordinaire, tous les lundis de quinzaine (tome XV, p. 151).

mentaire du conseil d'État[1]. Par extraordinaire aussi, celui des dépêches pouvait se réunir le jeudi ou le vendredi. Lorsque Louis XV fera campagne, les deux conseils des dépêches et des finances iront siéger ensemble chez le Chancelier, tandis que le conseil d'État suivra le Roi à l'armée[2].

Le conseil des dépêches se réunit dans la chambre du Roi. Les huissiers de la chambre vont avertir ministres, secrétaires d'État, etc., et le premier valet de chambre de service garde la porte. Tous les membres du conseil se tiennent debout : « ce qui montre, dit Saint-Simon dans son *Mémoire sur la renonciation*, que ces rapports au conseil des dépêches ne sont faits que pour une discussion plus équitable et plus pesée, mais qu'au fond ce n'est que rendre compte au Roi de ce dont il s'agit, pour dépêcher ensuite à sa volonté, sans qu'autre que lui y ait voix délibérative, comme lorsque, en particulier et tête à tête, ces mêmes secrétaires d'État lui rendent compte d'affaires qui ne méritent pas, ou qui ne sont pas jugées devoir être mises au conseil des dépêches. » Et plus loin, parlant encore des secrétaires d'État : « Leur voix, qui n'est jamais que consultative, n'ajoute rien à leur poids, et leurs fonctions de rapporteurs debout au conseil des dépêches, devant le Roi et les ministres[3] assis, sont entièrement semblables à celles des maîtres des requêtes, au conseil des parties, devant le Chancelier et les conseillers d'État assis[4]. » Seuls étaient assis les fils de France, le Chancelier et le chef du conseil des finances : celui-ci parce que c'était ou un maréchal ou un duc et pair, et le Chancelier parce que M. le Tellier s'était fait jadis accorder un *placet* ou siège sous prétexte de mal de jambe. Dans les derniers temps de son ministère, Chamillart, ne pouvant obtenir la même faveur, eut du moins celle de ne venir au Conseil que lorsqu'il avait à rapporter quelque affaire, et de n'y rester que le temps

1. *Journal de Dangeau*, tomes XV, p. 288 et 151, et VII, p. 45 et 62.

2. *Mémoires de Luynes*, tomes V, p. 417 et 429, et VI, p. 432.

3. Par *ministres* il ne faut entendre ici que ceux qui n'étaient point secrétaires d'État et chargés d'un département; tous les textes sont précis sur ce point : voyez notamment le *Journal de Dangeau*, tome X, p. 504, où il est dit que Torcy et Chamillart, n'étant regardés que comme secrétaires d'État, sont debout à ce conseil, tandis qu'ils s'assoient à tous les autres. M. de Luynes dit (tome III, p. 427) : « Autrefois MM. les secrétaires d'État n'étoient point assis au conseil de dépêches : ce qui faisoit qu'ils n'y alloient point.... Aujourd'hui, non seulement les secrétaires d'État, mais même les conseillers d'État, sont assis au conseil de dépêches et de finances. »

4. *Écrits inédits*, tome II, p. 282 et 349; *Mémoires*, tomes V, p. 146, et XII, p. 174 et 259; *Mémoires de l'abbé de Choisy*, p. 579. Le président Hénault dit, dans son *Abrégé chronologique*, à l'année 1682 : « Le conseil des dépêches, dans les commencements, étoit un peu différent de ce qu'il est aujourd'hui ; tous ceux qui le composoient y assistoient debout, même le Chancelier; il n'y avoit d'assis qu'un secrétaire d'État, lorsqu'il écrivoit. Mais alors on n'y rapportoit pas de procès. » Arnauld d'Andilly (*Journal inédit*, p. 237) parle, en 1616, d'un conseil de finances et privé présidé par la Reine, pour affaire de saisie féodale, « qui fut un conseil debout, où personne n'étoit assis. » En 1643, Brienne obtint, pour lui et ses collègues, la permission de s'asseoir : voyez ses *Mémoires*, p. 81.

strictement nécessaire[1]. Les secrétaires d'État n'ont le droit de faire un rapport qu'autant qu'ils ont un département de provinces[2]. Ils prennent entre eux leur rang d'ancienneté[3].

Les membres de ce conseil, comme l'a dit Saint-Simon, n'avaient tous que voix consultative, le Roi s'étant réservé la décision, là comme dans les autres conseils ou comme aux lits de justice; mais, d'ordinaire, presque constamment, il prononçait selon l'avis de la majorité[4]. Le cas contraire se présenta fort rarement, et l'on remarqua que, toujours ou à peu près, lorsque le Roi se trouvait intéressé dans l'affaire, il jugeait cependant contre lui-même, contre son propre intérêt. Le duc de Luynes[5] cite cet exemple : « M. d'Isenghien avoit soixante-quinze mille livres de rente en Franche-Comté. Le domaine prétendoit que ces biens devoient appartenir au Roi, et demandoit non seulement la restitution de terres, mais même celle de plusieurs années de revenu, ce qui auroit fait plusieurs millions et auroit ruiné entièrement MM. d'Isenghien. Suivant la règle exacte, M. d'Isenghien devoit être condamné, et toutes les voix[6] furent contre lui. Le Roi prit la parole, et dit : « Messieurs, je vois que c'est M. d'Isenghien qui doit perdre son pro- « cès; mais c'est moi qui veux le perdre. »

Saint-Simon rapporte encore[7] une autre séance où, à propos de conflit entre l'évêque de Chartres et son chapitre, le Roi, contre toutes les opinions successivement émises, se prononça pour le prélat, si ce n'est d'après les lois et le droit strict, du moins dans l'intérêt de la religion, de la raison, du bon ordre et des principes hiérarchiques blessés par les usurpations du chapitre.

J'ai dit que le conseil des dépêches, lui aussi, avait parfois, souvent même, à se prononcer sur des questions d'ordre judiciaire et à rendre de véritables arrêts en matière contentieuse, intéressant à la fois la justice et le gouvernement. Dans le nombre il y avait beaucoup d'évocations « de propre mouvement[8]. » Toutes les fois, nous dit Tocqueville[9], qu'un représentant quelconque du pouvoir central était menacé par un tribunal ordinaire, on se hâtait de le soustraire à cette juridiction et d' « évoquer l'affaire au Conseil, » pour que l'autorité du Roi ne courût pas le risque d'être compromise, et les agents de l'administration celui d'être abandonnés à des magistrats « dont les principes ne peuvent ja-

1. *Dangeau*, tome XII, p. 53; *Mémoires de Saint-Simon*, tome V, p. 146.

2. Ainsi Puysieulx, ministre de la guerre sous Louis XV, n'ayant pas de provinces, était exclu du conseil (*Mémoires du duc de Luynes*, tome VIII, p. 89).

3. Lettres patentes du 18 août 1617.

4. *Mémoires de Saint-Simon*, tome V, p. 76; *Mémoires du duc de Luynes*, tome XV, p. 202 et 306.

5. *Mémoires de Luynes*, tome XV, p. 306.

6. Les éditeurs ont imprimé : *lois*. — 7. *Mémoires*, tome II de 1873, p. 339.

8. Tome IV, p. 383. Il juge les affaires contentieuses « qui sont de nature à y être portées, » dit le duc de Luynes (tome XVI, p. 216).

9. *L'Ancien régime et la Révolution*, p. 108-110.

mais se concilier avec les siens. » Dangeau et Saint-Simon citent nombre de cas de ce genre[1].

En règle générale, l'affaire est rapportée par le secrétaire d'État du département, ou, si elle n'appartient plus particulièrement à un département, par celui des secrétaires d'État que le Roi désigne à cet effet. En général aussi, elle n'entraîne point de procédures de chicane. « Ce conseil, dit Saint-Simon[2], n'est établi que pour juger des différends qui ne peuvent rouler sur des formes, ou des procès qu'il plaît au Roi d'évoquer à sa personne, et qu'il juge lui tout seul, parce que, là, ceux qui en sont n'ont que voix consultative. Il faudroit donc que le Roi fût instruit de la forme comme un procureur, ou qu'il jugeât à l'aveugle sur celle des gens qui la sauroient. » L'attribution des affaires à cette juridiction immédiate du Roi était purement arbitraire, selon que les ministres ou le souverain jugeaient opportun de soustraire tel ou tel cas, tel ou tel personnage aux juges ordinaires, ou même à ceux du conseil privé. Il me semble impossible, par exemple, de déterminer pourquoi la cassation des lettres d'État dont Saint-Simon fit si bon usage en 1694, dans la procédure des ducs et pairs contre le maréchal de Luxembourg[3], fut prononcée par le conseil des dépêches plutôt que par tout autre; pourquoi Barbezieux y vint rapporter une information contre le comte de la Marck, colonel du régiment d'infanterie de Fürstenberg, accusé d'altercation avec le maréchal de Boufflers[4]; pourquoi on y traitait des questions de rémission de peine[5], etc.

On envoyait également les demandes en cassation au conseil des dépêches, aussi bien qu'au conseil privé[6].

Surtout vis-à-vis des Parlements et des autres cours qui protestaient contre le système des évocations, c'était une « absurdité manifeste, » comme le dit notre auteur, de juger ces affaires en dehors de la magistrature et d'hommes plus experts en procédure que ne pouvaient l'être des ministres ou des secrétaires d'État[7]. Ce fut seulement sous Louis XV,

1. Saint-Simon reproche vivement au chancelier Daguesseau d'avoir abondé dans ce sens en faisant tout pour épargner aux gens de robe l'affront d'un arrêt de cassation (*Mémoires*, tome XIII, p. 260-261).

2. *Mémoires*, tome XIII, p. 261.

3. Tome II, p. 77, 81-82 et 423-424; *Mémoires de Sourches*, tome IV, p. 305-306. Voyez ci-après, p. 475.

4. *Dangeau*, tome VI, p. 225 : « Les avis furent partagés; mais le Roi se rangea du parti le plus sévère : il ordonna qu'il seroit mis en prison et cassé. Le Roi veut punir rigoureusement tout ce qui a apparence du moindre duel. »

5. M. de la Vrillière mourut (7 septembre 1725) en sortant d'une séance où il venait de rapporter l'affaire d'une femme qui avait tué son beau-frère (*Mémoires de Mathieu Marais*, tome III, p. 360).

6. *Mémoires de Luynes*, tome XIV, p. 247. Voyez tome IV, p. 419, 424, 425, etc.

7. C'est ce qu'exprimait, deux siècles auparavant, Jean du Tillet (*Recueil des rois de France*, p. 425) : « Le conseil privé n'est rempli de beaucoup d'hommes versés en judicature, ores qu'ils soient très dignes pour les affaires d'État, èsquels il y a assez à s'occuper. »

et fort tard, en 1757[1], que deux conseillers d'État furent adjoints d'une façon permanente au conseil des dépêches[2].

Sous Louis XIV, lorsqu'une affaire contentieuse présente des difficultés ou une gravité exceptionnelle, le Roi la renvoie par un arrêt préalable à l'examen d'un bureau ou commission extraordinaire[3] de quatre ou cinq conseillers d'État, avec un maître des requêtes rapporteur. Suivant qu'il convient de juger au conseil d'État ou au conseil des dépêches, les commissaires viennent à l'une ou à l'autre séance. Au conseil des dépêches, tout le monde s'assied, contre l'usage, et prend rang suivant l'ancienneté de conseiller d'État, les simples conseillers coupant ministres et secrétaires d'État[4]. Seul, le maître des requêtes rapporte debout. Lui et les conseillers d'État sont en robes[5].

D'autres fois, mais rarement, on se borne à faire entrer un maître des requêtes seul, nommé par le Chancelier; en ce cas, les membres du conseil opinent debout, comme à l'ordinaire[6].

Saint-Simon, dans les *Projets de gouvernement du duc de Bourgogne*[7], a approuvé cette procédure. Elle était commune au conseil des finances et à celui des dépêches, et, comme ce dernier consacrait généralement aux jugements d'affaires contentieuses l'après-dînée du samedi, dont la matinée était occupée par le conseil des finances, il est parfois assez difficile de distinguer à quel conseil on a affaire. Au conseil des dépêches appartiennent, pour ne citer que quelques cas mentionnés par Dangeau, par Saint-Simon ou par le duc de Luynes : l'affaire de Mme d'Arpajon contre M. d'Ambres pour une lieutenance générale de Languedoc[8], celles

1. Daguesseau avait échoué dans un premier essai.

2. *Mémoires de Luynes*, tomes XII, p. 454, et XVI, p. 216; comte de Luçay, *les Secrétaires d'État*, p. 420. On a aux Archives nationales, K 161, n° 28[2], une lettre et un rapport autographe du garde des sceaux Miroménil sur le personnel des conseillers d'État et sur ceux qui pouvaient être admis, en 1785, au conseil des dépêches.

3. Tome IV, p. 426. — 4. *Mémoires du marquis d'Argenson*, tome I, p. 293.

5. *Mémoires de Saint-Simon*, tomes II de 1873, p. 339, V, p. 146, et XII, p. 174 et 260. On trouve dans le *Journal d'Ol. d'Ormesson*, tome II, p. 125-128, le compte rendu d'une séance de ce genre tenue le 26 avril 1664, et où fut prononcé l'arrêt sur le conflit entre les ducs et les présidents à mortier. Y assistaient le Roi et sa mère, les princes, le Chancelier, Colbert et Brienne, les conseillers d'Ormesson et d'Aligre, tous assis sur des sièges pliants et nu-tête, tandis que les secrétaires d'État le Tellier et de Lionne restaient debout pour lire les mémoires des parties. Voltaire parle de cette séance extraordinaire dans le chapitre xxv du *Siècle de Louis XIV*.

6. *Mémoires de Saint-Simon*, tome XII, p. 260; *Luynes*, tome XI, p. 81.

7. Page 55.

8. Une première fois, les opinions du Conseil s'étant trouvées également partagées dans cette affaire, le Roi nomma cinq commissaires pour l'examiner à nouveau avec M. de Châteauneuf, qui était rapporteur. Le rapport se fit le samedi 10 août 1686, dans une séance d'après-dînée. Opinèrent pour M. et Mme d'Ambres : le rapporteur, le duc de Beauvillier, M. de Croissy, l'abbé le Peletier (un des conseillers d'État pris comme commissaires) et Monsieur;

du comte de Nogent contre sa mère pour la lieutenance générale d'Auvergne[1], de l'abbé de Cîteaux contre l'évêque d'Autun[2], de l'évêque de Chartres, du décanat du Conseil et de la coadjutorerie de Cluny[3], de l'ordre du Saint-Esprit de Montpellier[4], des lettres d'État de Saint-Simon[5], de l'archevêque d'Aix contre son séminaire[6]; sous Louis XV, les affaires de l'abbesse de Fontevrault contre la Visitation de Jésus de Paris, de la duchesse d'Aiguillon contre le domaine, du cardinal d'Auvergne contre l'évêque de Mâcon, des princes bâtards de Montbéliard, du parlement d'Aix contre celui de Toulouse (compétence), de Mlle de Mérode (règlement de juges), des dames de Mailly contre la duchesse de Mazarin (pour les devoirs de Port-Louis), des médecins contre les chirurgiens, de l'abbé de Broglie contre les religieux de Saint-Michel, des Jacobins de Toulouse contre Mme d'Albaret[7], du prince d'Auvergne

pour la duchesse d'Arpajon : Louvois, le Chancelier, le Contrôleur général et les quatre autres conseillers d'État; soit, sept contre cinq. Sans opiner lui-même, le Roi prononça le jugement conformément à l'avis de la majorité : « S. M. déclara tout haut qu'elle étoit bien aise que le nombre le plus fort eût été pour Mme d'Arpajon, et qu'il se rangeoit de ce côté-là, mais qu'il auroit peut-être été d'un autre avis, s'il avoit vu les voix partagées plus également. » (*Mémoires de Sourches*, tome I, p. 431 ; *Journal de Dangeau*, tome IV, p. 200-201 ; Journal du P. Léonard, ms. Fr. 10 265, fol. 160 v°.) L'arrêt (Arch. nat., E 1836, n° 89) est signé par le Chancelier, les cinq conseillers d'État et le rapporteur. Quoiqu'il ait été rendu un samedi, jour de conseil des finances, qu'un secrétaire d'État, Seignelay, ne figure pas à la séance, et que l'abbé de Choisy, en parlant de cette affaire (*Mémoires*, p. 617), dise : « Les soins de l'État et ceux de sa santé n'empêchoient pas le Roi de se faire rapporter dans son conseil *d'en haut* les affaires des particuliers, quand elles étoient importantes, » la composition du conseil indique bien qu'il s'agit d'une séance extraordinaire de celui des dépêches, le seul où Monsieur assistât alors.

1. *Journal de Dangeau*, tome VII, p. 346, lundi 26 juillet 1700. Arrêt expédié en chancellerie (Arch. nat., E 1913, n° 49).

2. Conseil tenu le vendredi matin, « quoique le Roi n'ait pas accoutumé d'en tenir les vendredis. » L'arrêt fut favorable à l'abbé, selon l'avis du gouverneur et de l'intendant de la province; il s'agissait d'un fauteuil aux États. (*Mémoires de Saint-Simon*, tome II de 1873, p. 181 ; *Journal de Dangeau*, tome VII, p. 62, 10 avril 1699.) L'arrêt est expédié en chancellerie et signé Boucherat (Arch. nat., E 1908, n° 27).

3. *Mémoires*, éd. 1873, tomes II, p. 339, et IV, p. 41 et 273.

4. *Journal de Dangeau*, tome VII, p. 306, et *Gazette d'Amsterdam*, 1700, n°s XL et XLI. L'arrêt (Arch. nat., E 1911, 10 mai 1700) est signé du Chancelier et de dix conseillers d'État ou maîtres des requêtes qui avaient été commis sept ans auparavant, par arrêt du 15 avril 1693.

5. L'arrêt est rendu un samedi; il ne porte qu'une signature, celle du Chancelier, qui, probablement, se chargea lui-même de rapporter la requête du maréchal de Luxembourg, sans adjonction de commissaires.

6. Séance du 23 juin 1710, où le Roi se prononça contre l'opinion du rapporteur et dressa lui-même l'arrêt (*Journal inédit de Torcy*, p. 209-211).

7. *Mémoires de Luynes*, tomes II, p. 75 et 437, V, p. 394, VIII, p. 429, IX, p. 123-124, 384 et 400, X, p. 65, 335 et 362, XI, p. 67-68 et 81.

contre le bâtard de Saint-Albin, archevêque de Cambray[1], de la duchesse douairière de Ruffec contre notre auteur, son beau-père[2], des héritiers de Ruvigny contre M. de Puysieulx[3], etc.

Dans des cas encore plus exceptionnels, on croyait bon d'adjoindre au conseil des dépêches celui des finances, avec le bureau des commissaires. Ainsi se passèrent les choses lorsque le crédit de la belle princesse de Soubise engagea le Roi à évoquer à sa propre personne le procès en suppression de nom intenté par les Rohan-Guémené au duc de Rohan-Chabot[4]. La séance eut lieu dans le cabinet royal, après le dîner, et dura six heures. Étaient présents, en dehors des membres des deux conseils, trois conseillers d'État du bureau et leur maître des requêtes. Monseigneur ne vint point. Les princes de Rohan, demandeurs, s'étaient postés ouvertement, en solliciteurs, aux abords de la porte par laquelle les juges entraient chez le Roi[5]. Comme président du bureau, Daguesseau père fit un rapport qui dura deux heures, et, à la surprise de tout le monde, il conclut pour le duc de Rohan, « un des hommes de France que le Roi aimoit le moins, et pour lequel il se contraignoit le moins de le marquer[6]. » Au contraire, les autres conseillers d'État opinèrent très vivement pour les tout-puissants Guémené et Soubise, croyant plaire au Roi; mais Daguesseau répliqua pendant cinq quarts d'heure avec une ardeur si peu habituelle chez lui, et il finit par une péroraison si pathétique à l'adresse du Roi, que les juges se laissèrent entraîner. Le duc de Rohan avait déjà deux voix de majorité lorsque la parole fut donnée au Chancelier, puis au duc de Bourgogne : la dernière lutte fut entre ceux-ci; mais la victoire resta au prince, qui parla une heure et demie. Quand enfin le Roi eut à prononcer son jugement, l'étonnement fut général de le voir adopter l'opinion de son petit-fils et du rapporteur : « Se tournant au Chancelier, il lui commanda de dresser l'arrêt avec le duc de Rohan, de ne refuser à celui-ci rien de ce qui pouvoit le rendre plus net, plus décisif, le plus hors d'atteinte d'aucun retour.... » La princesse de Soubise obtint communication de l'arrêt avant qu'il fût signé; mais elle ne put que faire des chicanes sans aucune portée.

Dangeau cite encore un conseil extraordinaire tenu le jeudi 28 oc-

1. *Mémoires de Villars*, p. 317.
2. Arrêts du 13 décembre 1748 et du 15 février 1749, qui font partie de l'énorme procédure de la liquidation des dettes de Saint-Simon. Ils sont expédiés en chancellerie et ne portent que la seule signature de Daguesseau (Arch. nat., E 2271, n° 422, et 2289, n° 37). Voyez les *Mémoires du duc de Luynes*, tome IX, p. 339-340.
3. *Ibidem*, tome XVII, p. 44-45.
4. *Mémoires de Saint-Simon*, tome V de 1873, p. 70-80; *Journal de Dangeau*, tome VII, p. 333 et 346. L'arrêt au profit des Rohan-Chabot est du 26 août 1704.
5. Saint-Simon avait dans son portefeuille 31 (aujourd'hui *France* 186) un mémoire du prince de Soubise et trois du duc de Rohan.
6. Dans notre tome IV des *Mémoires*, p. 309.

tobre 1700, au matin, avec assistance de tous les ministres et secrétaires d'État, du Contrôleur général et des deux conseillers au conseil des finances, pour régler l'affaire de l'amirauté de Bretagne. Monseigneur, le duc de Bourgogne et Monsieur y assistaient[1].

Louis XIV lui-même a raconté, dans ses *Mémoires* pour l'année 1666[2], comment il jugea, dans ces conditions, une instance du général de l'ordre de Cîteaux : « Je fis rapporter l'affaire en mon Conseil ; mais, comme s'il eût été du destin de cette affaire de n'être jamais terminée [par le grand nombre des raisons ou des recommandations que les parties avoient recherchées[3]], mes conseillers [les principaux de mon Conseil que j'avois assemblés au nombre de douze] se trouvèrent partagés en opinions, et je me vis dans la nécessité de la décider par mon seul suffrage, lequel je donnai en faveur du général. Car.... je considérai qu'il étoit de l'avantage de l'État de conserver sous l'obéissance de ce chef d'ordre tous les couvents étrangers qui offroient de s'y ranger, et qu'il étoit de la prudence d'un souverain de maintenir en toutes les choses justes ceux qui ont le caractère de supériorité contre la révolte des subalternes. »

Il ne faudrait pas croire que cette juridiction suprême et absolue du Conseil assurât à la justice toute la célérité désirable. M. de Luynes cite un procès qui durait depuis près de cent cinquante ans, et que le conseil des dépêches termina enfin le 23 janvier 1740, non par un arrêt, mais par un règlement en forme de lettres patentes[4].

Contre un arrêt du conseil des dépêches, le perdant peut présenter une requête en revision, que le conseil examine à nouveau, comme le maréchal de Villars rapporte que cela se fit, en 1725, pour l'affaire de la prévôté de Paris[5].

Il n'est pas d'usage que des dépens soient prononcés au profit de la partie gagnante ; cependant le même Villars raconte qu'il fit déroger une fois au principe, dans un procès injustement intenté par les échevins de Lyon aux comtes de Saint-Jean de cette ville[6].

Pour les affaires d'administration courante, les secrétaires d'État, chacun dans son département, prennent note des décisions du Roi et font faire les expéditions nécessaires, soit simples lettres « en dépêches, » soit lettres patentes, lettres de cachet, brevets, provisions, ordonnances, déclarations ou règlements, sur lesquels un commis spécial appose la signature Louis au-dessus du contreseing ministériel[7], soit

1. *Journal*, tome VII, p. 404.
2. *Œuvres*, tome II, p. 175 ; *Mémoires*, éd. Dreyss, tome I, p. 204.
3. Les additions entre crochets sont de Pellisson.
4. Arrêt rendu entre le présidial de Bourg-en-Bresse et plusieurs seigneurs du pays. (Imprimé du temps, et *Mémoires du duc de Luynes*, tome X, p. 187-188.)
5. *Mémoires de Villars*, p. 318. — 6. *Ibidem*, p. 317.
7. Contreseing nécessaire pour que l'acte ait force de loi (*Mémoires de Saint-Simon*, tome XI, p. 249).

enfin arrêts du Conseil[1]. Ils ont besoin de la qualité de secrétaire du Roi pour signer les arrêts ou contresigner les autres pièces et faire « ce qui s'appelle en matière d'expédition une *grille*, qui est la marque d'une signature en commandement[2]. » Ils ne signent que de leur nom patronymique, jamais de leur surnom seigneurial : ce qui ne laisse pas de nous embarrasser aujourd'hui lorsqu'il faut chercher à qui appartiennent toutes ces signatures le Tellier, Phélypeaux, Colbert, tracées en caractères presque identiques, quoique par des générations différentes ou par plusieurs contemporains de même famille, au bas de tant de milliers de documents.

Les arrêts en commandement sont rédigés en style indirect, avec cette formule initiale : « Vu par le Roi, » ou : « Le Roi étant informé, » ou quelque autre analogue, que suit l'indication des actes de procédure et des pièces produites, ou bien des considérations politiques qui motivent l'acte du pouvoir royal. Puis vient cette autre formule : « Le Roi étant en son Conseil, » qui indique d'une façon positive que la décision émane du Roi lui-même, après délibération du Conseil[3]. Et enfin la formule finale est : « Fait au conseil d'État du Roi, S. M. y étant[4]. »

En dehors des arrêts, lorsque les matières examinées par le Conseil donnent lieu à une déclaration, une ordonnance, un règlement, en un mot à une loi de caractère général, le Roi prend le style direct, avec cette formule additionnelle : « De l'avis de notre Conseil, et de notre certaine science, pleine puissance et autorité royale, » où la première partie fait comme contrepoids à la seconde[5].

Dans les cas de jugement au contentieux, c'est, comme on l'a vu plus haut, le Chancelier qui dresse l'arrêt, sans doute avec l'aide du rapporteur, et le Roi a bien soin que le texte en soit exactement conforme à sa décision[6]. La minute originale reçoit à droite la signature du Chan-

1. *État de la France*, 1698, tome III, p. 19-20; *Relation* de Spanheim, p. 236. C'est le même ordre que prescrit le règlement de 1630 donné plus haut, p. 467.

2. Saint-Simon, *Mémoire sur la renonciation d'Espagne*, dans le tome II des *Écrits inédits*, p. 279.

3. C'est pour cela que Saint-Simon l'a soulignée en parlant de l'arrêt du 1er juillet 1710 contre l'*Histoire de la maison d'Auvergne* (*Mémoires*, tome VIII, p. 79). Sous Louis XV, un arrêt qui avait été rendu en conseil des dépêches à Lunéville, tandis que le Roi était malade à Metz, ayant été expédié comme d'ordinaire avec cette formule de présence, il ne fut pas tenu pour valable (Bonnassieux, *la Question des grèves sous l'ancien régime*, 1882, p. 40-43).

4. La date est indépendante et se trouve, ajoutée après coup, au bas de la page, ou bien au haut du premier *recto*, ou même au dos de l'arrêt, en cote verticale.

5. Tolozan, *Règlement du Conseil*, p. 25.

6. *Mémoires*, tome II de 1873, p. 339-340, et tome V, p. 77. On voit, en 1739, dans les *Mémoires du duc de Luynes*, tome II, p. 387, Louis XV dictant

celier, et, quand il y a lieu, à gauche les signatures du rapporteur et des conseillers d'État appelés à la séance.

Chaque secrétaire d'État doit, à la séance suivante, mettre sous les yeux du Roi un rôle des expéditions faites et signées dans son département pendant la quinzaine écoulée[1].

Comme pour les arrêts du conseil privé, et en général pour tous les arrêts du Conseil, il est de règle que l'exécution des arrêts en commandement soit assurée par un envoi au Parlement sous forme de lettres patentes : sans quoi ils risqueraient, en certaines circonstances, de rester comme non avenus[2].

J'ai déjà dit que les secrétaires d'État de Louis XIV, selon le témoignage unanime des contemporains, parvenaient à garder presque toutes les affaires entre leurs propres mains, en évitant l'intervention du conseil des dépêches, et cela par le moyen des « signatures en commandement, » c'est-à-dire des expéditions signées sur un simple ordre du Roi, sans qu'il y eût eu délibération préalable entre ses conseillers[3]. Cela explique la rareté des séances du conseil des dépêches ; mais aussi il en résultait un inconvénient fort grave au point de vue de la bonne conduite des affaires. Connus à peine du Roi, la plupart des arrêts en commandement étaient absolument ignorés des collègues du secrétaire d'État qui les signait[4], non seulement parce que l'affaire ne leur avait pas été communiquée, mais parce que, au lieu de centraliser ces arrêts comme nous le verrons faire pour ceux du conseil des finances, on laissait chaque secrétairerie garder les siens dans son dépôt particulier. Il y avait donc, et cet état de choses dura jusqu'à la Révolution, quatre dépôts distincts et indépendants d'expéditions et d'arrêts en commandement[5]. Comme la

un arrêt sur les affaires de l'Université, et le Chancelier corrigeant, remaniant indéfiniment le texte royal.

1. *Journal de Dangeau*, tome X, p. 504. On trouve une suite de ces « états pour le Roi, » remontant jusqu'à la mort de Mazarin, au Dépôt des affaires étrangères, dans le fonds nouvellement constitué de FRANCE (*Inventaire sommaire des archives du Dépôt des affaires étrangères*, à partir du n° 912), à côté des minutes des expéditions faites par les bureaux de cette secrétairerie d'État.

2. *Mémoires de Luynes*, tome XII, p. 5, 364 et 367; *Mémoires d'Omer Talon*, p. 277; *Mémoires de Mathieu Molé*, tome I, p. 18-20, etc.

3. *Mémoires de Saint-Simon*, tome XI, p. 248.

4. Benoît, *Histoire de l'édit de Nantes*, tome IV, p. 309. L'ambassadeur vénitien Contarini disait en 1686 : « Le secret des délibérations est si impénétrable, que, maintes fois, un des ministres ayant discuté seul à seul avec le Roi une affaire de son département particulier, les autres n'en peuvent rien savoir. » (*Relazioni*, série FRANCIA, tome III, p. 315.)

5. Clairambault disait, en 1723, dans une lettre que M. Baschet a publiée (*le Dépôt des affaires étrangères*, p. 177, note) : « .... On doit trouver encore plus certainement les arrêts du Conseil dans les minutes originales qui doivent être dans les bureaux des quatre secrétaires d'État, supposé qu'elles y aient été conservées. J'ai été chargé jusqu'en 1716 de celles du

répartition des provinces entre les quatre secrétaires d'État[1], et même certaines des attributions de ceux-ci varièrent à plusieurs reprises dans le courant du dernier siècle de l'ancien régime, il s'ensuit que les recherches et vérifications ne se pouvaient faire qu'à grand'peine, si tant est qu'on en fît, d'un dépôt à l'autre, et que des dérogations aux précédents, des contradictions, des incohérences se produisaient chaque jour.

Réunies en un seul ensemble lors de la Révolution[2] et déposées aux Archives nationales, ces séries de registres nécessitent encore des recherches préalables, et quelque peu incertaines, lorsqu'il s'agit de retrouver un arrêt, même si l'on connaît exactement la date d'expédition, même lorsque l'objet de l'arrêt semble indiquer à l'avance quel secrétaire d'État dut le dresser et le signer. Voici ce que disait à ce propos le rédacteur de l'*Inventaire sommaire et tableau méthodique des fonds conservés aux Archives nationales*, qui a été publié en 1871[3] : « Les arrêts du conseil des dépêches forment.... une source précieuse et abondante de renseignements sur le gouvernement de la France et sur des questions tenant aux intérêts privés ; toutefois, la richesse même du fonds y rend les recherches assez difficiles. En effet..., chaque secrétaire d'État, outre les services publics qui faisaient l'objet principal de son ministère, maison du Roi, guerre, marine, affaires étrangères, avait l'administration d'un certain nombre de provinces ; mais les mêmes provinces n'étaient pas toujours placées dans les attributions du même ministère ; souvent aussi un secrétaire d'État formait différentes séries des arrêts du Conseil rendus sur sa proposition. Les arrêts du conseil des dépêches étant reliés par ministère, l'ordre chronologique général n'a pu être établi ; en outre, les Archives ne possèdent qu'une partie des arrêts rendus au rapport du ministre des affaires étrangères et du ministre de la marine. Pour trouver un arrêt, le seul moyen assuré est de chercher à la date dans toutes les séries de registres. »

L'importance de cette collection était bien connue de Saint-Simon, qui voulait qu'on en fît un dépôt particulier, et qu'on la transférât plus tard, par périodes successives, à la Bibliothèque royale[4].

département de M. le comte de Maurepas ; elles y sont en bon ordre depuis 1617, reliées en près de cent cinquante volumes avec des tables. J'ai l'inventaire d'environ vingt volumes de celles qu'avoit M. de Torcy, depuis 1661 jusqu'à 1702.... M. de la Vrillière doit en avoir depuis plus de cent ans. Mais c'est dans les minutes de M. le Blanc qu'il doit s'en trouver davantage, à cause de la guerre et des pays de frontières qui sont de ce département.... » (Minute conservée dans le ms. Clairambault 1175, fol. 165.)

1. Nous aurons l'occasion de dire ce qu'était ce « département » en parlant des secrétaires d'État.

2. En l'an III de la République : voyez l'Avant-propos du tome I de la *Correspondance des Contrôleurs généraux*, p. XLII. Il y eut, en 1790, un projet de réunir en un seul dépôt les papiers de toutes les sections du Consel. (*ibidem*, p. XXXVI et XXXVII).

3. Col. 34, préambule.

4. *Projets de gouvernement du duc de Bourgogne*, p. 54. « Il faut se sou-

Aujourd'hui, la collection des registres d'arrêts en commandement, classés dans un seul ordre chronologique, sans qu'on ait pu tenir compte des anciennes séries qui représentaient la Maison du Roi, la Marine, la Guerre, les Affaires étrangères, les Affaires religieuses[1], occupe les numéros 1684 à 2660 de la série E[2]. Pour certaines secrétaireries, elle remonte jusqu'à l'année 1611 ; en général, elle n'est bien suivie qu'à partir de 1640. Quelques registres possèdent des tables chronologiques. Il existe aussi plusieurs inventaires, répertoires et recueils partiels[3]; mais il n'y a pas encore de répertoire analytique général, quoique l'administration des Archives ait abordé, à plusieurs reprises, cette tâche, aussi délicate qu'immense comme proportions, qui mettrait à la disposition du public érudit ou des personnes intéressées « tout le travail ministériel de deux siècles en matière de législation, de finances, de sciences et d'arts[4]. »

Quant aux autres expéditions des quatre secrétaireries d'État, ce qui en a subsisté se trouve réparti aujourd'hui dans les dépôts des ministères qui leur ont succédé : aux Affaires étrangères, à la Marine, à la Guerre. Celles de la Maison du Roi sont les seules qui soient entrées aux Archives : les séries ne remontent guère au delà du temps de Colbert[5]; quelques registres d'expéditions anciennes avaient été jadis recueillis par Baluze[6], d'autres par Clairambault. On peut voir l'énumération sommaire des registres d'expéditions de Croissy, Torcy et leurs successeurs dans l'inventaire que le Dépôt des affaires étrangères vient de publier récemment.

venir, dit M. d'Avenel, que les secrétaires d'État ne prenaient point d'arrêtés : presque tous les actes administratifs issus de l'initiative du monarque ou d'un ministre devaient revêtir la forme d'un arrêt du Conseil. Ils correspondaient ainsi, non seulement aux arrêts de notre conseil d'État actuel, mais encore aux arrêtés ministériels et aux décrets simples.... » (*Richelieu et la monarchie absolue*, tome I, p. 49.)

1. La plupart du temps, ces séries se distinguaient par les armoiries du secrétaire d'État frappées sur les plats de la reliure en vélin, en veau ou en basane. Il y a parfois plusieurs séries par année pour le même département.

2. L'*Inventaire sommaire* donne l'énumération des registres année par année. Ils contiennent, dit-on, une moyenne de deux cent cinquante arrêts, peut-être trois cents.

3. Ainsi on a aux Archives (E 2748) l'inventaire des arrêts rendus de 1617 à 1668; à la Bibliothèque nationale, ms. Clairambault 663, l'inventaire des minutes originales des quatre secrétaires d'État, de 1661 à 1702; aux Archives nationales encore (E 2749), des répertoires spéciaux d'arrêts de la Maison du Roi de 1669 à 1720, un répertoire plus général de 1611 à 1710, etc.

4. C'est l'expression de Camus, le fondateur des Archives nationales.

5. Les papiers de son prédécesseur Guénegaud du Plessis furent brûlés en 1673.

6. Ces registres avaient été formés conformément à un règlement très sage du 1er avril 1547. Voyez l'*Histoire du Dépôt des affaires étrangères*, par M. Armand Baschet, p. 9 et 11.

Disons, en terminant cet article, que Saint-Simon eût voulu la réorganisation du conseil des dépêches, avec un duc et pair pour chef, six « seigneurs » et deux secrétaires d'État seulement, ces derniers rapportant toutes les affaires venues de la province, mais n'ayant pas voix délibérative[1]. Ce plan ne fut pas agréé du Régent, en 1715, et le conseil des dépêches fit place alors, mais pour peu de temps, à un « conseil des affaires du dedans[2]. »

Je n'ai pas parlé d'une attribution du conseil des dépêches qui eut sa très grande importance sous le règne suivant, mais qui, sous Louis XIV, n'avait aucune raison d'être, puisque le droit de remontrances était alors supprimé : c'est généralement avec ce conseil que Louis XV eut à recevoir et à examiner les doléances ou protestations si fréquentes des Parlements; c'est par des arrêts du conseil des dépêches qu'il cassait les remontrances[3], mais quelquefois aussi, comme nous l'avons vu, par des arrêts du conseil d'en haut[4]. En certaines circonstances, la séance du conseil était suspendue pour recevoir, dans la salle même, les députés du parlement de Paris.

(Sera continué au tome VI.)

1. *Projets de gouvernement du duc de Bourgogne*, p. 54-55.
2. *Mémoires de Saint-Simon*, tomes XI, p. 250, et XII, p. 238; le marquis d'Argenson, *Loisirs d'un ministre*, éd. Janet, tome I, p. 37.
3. *Mémoires de Luynes*, tomes VIII, p. 475, IX, p. 415, 454, 480, X, p. 309, 326 et 433, XI, p. 144-145, 148-149, 172, 199, 290-291, 323, 470, 478, 487, 503, XII, p. 5, 7, 265-267, 330, 364, 404, 411, XIII, p. 425, XIV, p. 118-119, XV, p. 235-236, etc. Voyez, comme type de ces arrêts, celui du 20 novembre 1751, Arch. nat., E 2308, fol. 409. Quelques-uns sont reproduits dans les Appendices des *Mémoires de Luynes*.
4. Ci-dessus, p. 464. On peut voir dans le *Journal inédit d'Arnauld d'Andilly*, p. 80-81, dans les *Mémoires de Mathieu Molé*, tome I, p. 22-52, et dans le *Mercure françois*, tome IV, p. 80 et suivantes, le compte rendu d'une séance tenue par Marie de Médicis le 23 mai 1615, avec l'assistance des princes, des officiers de la couronne, ducs et pairs, courtisans, etc., et où le chancelier Sillery fit prononcer la « cassation et destruction » des remontrances et de l'arrêt du Parlement relatifs à l'administration de l'État. L'arrêt du Conseil, préparé par le président Jeannin, fut corrigé à plusieurs reprises.

II

CONTRAT DE MARIAGE DE M. DE MORTAGNE ET DE MADAME DE QUINTIN[1].

« Par-devant les conseillers du Roi notaires gardes-notes et gardes-scels au Châtelet de Paris soussignés, furent présents : haut et puissant seigneur Messire Antoine-Gaspard de Colins, chevalier, comte de Mor-

1. Copie dans le registre des Insinuations du Châtelet, Arch. nat., Y 270, fol. 281 v°. Voyez ci-dessus, p. 35 et 414. — Depuis l'impression, M. A. Bocquillet, qui étudie particulièrement l'histoire de Mortagne et de ses seigneurs successifs, a bien voulu m'adresser quelques documents d'où il ressort que le personnage dont parle Saint-Simon avait certains droits héréditaires sur la ville de Mortagne et ses dépendances, comme petit-neveu par sa mère de dame Anne de Mol, et que, à ce titre, son père, le seigneur de Rochefontaine, se fit délivrer par les « hommes de fiefs » du Tournaisis, le 22 octobre 1670, des lettres de relief « pour jouir, user et possesser de ladite terre et baronnie de Mortagne comme de son propre bien, à la charge de soixante sols louisiens de relief à la mort de l'héritier, dixième denier à la vente, don, cession ou transport, et service en cour, quand requis en est. » Mais, comme Anne de Mol avait déshérité son petit-neveu et testé en faveur d'autres parents de Jeanne de Ligne, sa mère, un procès s'engagea. Au courant de l'instance, le père fit valoir les services militaires qu'à l'imitation de quatorze personnages de sa famille il avait rendus au gouvernement espagnol (avant la conquête), et qui lui avaient valu le grade de lieutenant-colonel de cavalerie. En effet, dans une généalogie de la famille Colins depuis Jean Bruyninex, dit *Colins*, qui vivait au quatorzième siècle, généalogie qu'ont publiée, en 1865, le *Nobiliaire des Pays-Bas et du comté de Bourgogne*, et, en 1882, l'*Annuaire de la noblesse de Belgique*, on trouve les états de service de François Colins, seigneur de Rochefontaine et de Saint-Pierre-à-Ronnet, mort le 20 mai 1698. Il avait épousé à Mons, le 4 novembre 1658, Marguerite-Florence de Haudion, d'où vint notre Antoine-François-Gaspard, né à Namur le 17 janvier 1662 et baptisé à Bruxelles le 20 janvier 1663. D'un troisième mariage, il eut encore un fils, tige d'une branche de vicomtes de Ham. La famille de Haudion était, à ce qu'il semble, assez bien apparentée, et il faut que la mère d'Antoine-François-Gaspard eût des droits valables sur Mortagne comme nièce d'Anne de Mol et petite-fille de Jeanne de Ligne, qui en avait hérité en 1616, puisque, au dix-huitième siècle, les procès aboutirent à un partage de la seigneurie entre les Montboissier, héritiers de la fille issue du second mariage de notre comte de Mortagne avec Mlle de Guémené, et les représentants des héritiers désignés par Anne de Mol. En tout cas, le titre de comte de Mortagne n'était que de pure courtoisie, sans valeur réelle, et la terre n'avait même pas droit à celui de baronnie. Voici d'ailleurs ce que notre personnage écrivait à son frère, de Marly, le 27 juillet 1715, sur un cas analogue : « Si vous pouviez acheter de Mme de Bierghe la mouvance et faire mettre

tagne, seigneur de Jutin[1] et de Ham, capitaine des gens d'armes de Mgr le duc de Bourgogne, demeurant rue de Guénegaud, paroisse Saint-André-des-Arts, fils de haut et puissant seigneur Messire François de Colins, chevalier, seigneur de Rochefontaine, et de défunte haute et puissante dame Marguerite d'Hodion[2], ses père et mère, pour lui et en son nom, d'une part; et haute et puissante dame Suzanne de Montgommery, veuve de haut et puissant seigneur Messire Henry Gouyon, chevalier, comte de Quintin, ladite dame fille et héritière de haut et puissant seigneur Messire Louis de Montgommery, chevalier, comte de Lucé[3], et de haute et puissante dame Marguerite Dumas, ses père et mère, demeurante rue de Grenelle, paroisse Saint-Sulpice, pour elle et en son nom, d'autre part. Lesquels, en la présence de leurs parents et amis ci-après nommés, savoir : de la part dudit seigneur comte de Mortagne, de haut et puissant seigneur Messire Joseph-François Ancezune, duc de Caderousse; de haut et puissant seigneur Messire Philippe-Emmanuel de Croÿ, comte de Solre, chevalier des ordres du Roi, maréchal de ses camps et armées, gouverneur et lieutenant général de Péronne, Roye et Montdidier, et de haut et puissant seigneur Messire Alexis-Henri de Châtillon, chevalier des ordres du Roi, premier gentilhomme de la chambre de Monsieur frère unique du Roi; et, de la part de ladite dame, de haut et puissant seigneur Messire Jacques de Montgommery, chevalier, maréchal des camps et armées du Roi, son cousin germain; de haut et puissant seigneur Messire Jacques

votre nom audit fief, vous feriez une chose bien bonne, et, pour lors, vous tâcheriez, par les suites, de le titrer. *Il sied toujours avoir des vues de s'élever par des moyens honnêtes et licites. Je crois que cette sorte d'ambition est nécessaire....* » Les services militaires du père étant bien authentiques, et la noblesse de l'aïeul et du bisaïeul paraissant aussi prouvée, il faudrait tout au moins faire remonter plus haut ce que Saint-Simon dit du père : homme d'affaires, riche maître de forges[a], ou intendant. Mais ce qui est certain, c'est qu'il n'y avait plus depuis longtemps de maison de Mortagne proprement dite et que, le dernier seigneur de ce nom (ses auteurs avaient souvent joué un rôle considérable dans l'histoire de la Flandre) ayant cédé la ville à Philippe le Bel en 1313, la seigneurie, ou du moins le fief, en dehors des grands personnages qui eurent tour à tour la châtellenie-pairie en apanage, appartenait depuis Louis XI aux représentants d'un bourgeois tournaisien du nom de Guillaume Touwart, dit *de Thouars*, qui, étant échanson de ce roi, l'eut en don après la mort de Charles le Téméraire, en 1478 (Arch. nat., *Trésor des chartes*, JJ 205, n° 91). C'étaient des gens de peu d'importance, et qui ne rappelaient en rien les seigneurs primitifs. Les seules terres dont notre Mortagne et son père jouissent bien réellement étaient de petites seigneuries situées dans le Hainaut et venant d'Anne de Mol.

1. Ainsi, pour *Œtinghe*. — 2. Ainsi, pour *Haudion*.
3. Ainsi, pour *Ducey*.

a Notons que les maîtres de forges, en France du moins ou dans certaines parties de la France, n'étaient point censés déroger à la noblesse.

de Matignon, chevalier des ordres du Roi, comte de Torigny, conseiller du Roi en ses conseils, gouverneur des château, ville et forteresse de Saint-Lô, Cherbourg, Granville, île de Chaussey, lieutenant général pour S. M. au gouvernement de Normandie, et de haut et puissant seigneur Messire Charles-Auguste de Matignon, chevalier, comte de Gacé, gouverneur de la Rochelle, lieutenant général des armées du Roi, amis de ladite dame; ont reconnu et confessé avoir fait et accordé entre eux les traité de mariage, dons, douaire et conventions matrimoniales qui ensuivent :

« C'est à savoir : ledit seigneur Antoine-François-Gaspard de Colins et ladite dame Suzanne de Montgommery, s'être promis prendre l'un l'autre par nom et loi de mariage, et en faire et observer les formalités en sainte Église le plus tôt que faire se pourra et qu'il sera avisé et délibéré entre eux, leurs parents et amis.

« A été expressément convenu qu'il n'y aura aucune communauté de biens entre lesdits seigneur et dame futurs époux, et que chacun d'eux jouira séparément desdits biens présents et à venir, et en disposera à sa volonté; et, à cet effet, ladite dame a fait, en la présence dudit seigneur futur époux, un état des meubles qui lui appartiennent, contenant huit rôles d'écriture finissant sur le huitième rôle, verso, demeuré annexé à la minute des présentes pour y avoir recours, après avoir été paraphé par lesdits seigneur et dame futurs époux. Et pour, par ladite dame, faire et disposer desdits meubles et desdits immeubles présents et à venir, les vendre, échanger et transporter, recevoir les rachats et arrérages des rentes constituées et toutes sommes de deniers et effets mobiliers, donner toutes quittances, consentir toutes subrogations, faire tous transports, compromis, transactions, baux, accepter toutes successions, emprunter par obligation et par constitution, intenter et défendre toutes instances, et généralement pour avoir, par ladite dame, le gouvernement et administration de tous ses biens, tant meubles que immeubles, elle demeurera autorisée, comme ledit seigneur futur époux l'autorise par exprès, sans qu'il soit besoin d'autre autorisation à l'avenir, pour quelques affaires que ce puisse être, et sans que ledit seigneur futur époux puisse révoquer ladite autorisation sous quelque prétexte que ce soit.

« Ledit seigneur futur époux a doué et doue [ladite dame] future épouse de six mille livres de rente en douaire préfixe, à prendre spécialement sur lesdites terres et seigneurie de Mortagne, située en Tournaisis, Jutin et Ham, assises au pays de Hainaut, appartenantes audit seigneur futur époux, et généralement sur tous et chacun ses autres biens, meubles et immeubles, présents et à venir, sans que les générales et spéciales obligations dérogent..., pour en jouir, par ladite dame future épouse, dès qu'il aura lieu, sans qu'elle soit tenue d'en faire demande en justice.

« Ladite dame a donné, par donation entre vifs, sans espérance de révocation, audit seigneur futur époux, ce acceptant, tous et chacun les biens meubles, vaisselles d'argent, diamants et deniers comptants, et le tiers de tous les immeubles qui se trouveront appartenir à ladite dame au jour de son décès, à quoi que le tout se puisse monter et en quelque pays qu'ils soient situés, pour, par ledit seigneur futur époux, faire et disposer de tous lesdits meubles et dudit tiers desdits immeubles en pleine propriété, du jour du décès de ladite dame, pourvu que, audit jour, il n'y ait aucuns enfants vivants dudit mariage et que ledit seigneur futur époux survive ladite dame....

« Car ainsi a été accordé entre lesdites parties..., chacun en droit soi. Lu, fait et passé à Paris, en la maison de ladite dame, l'an 1698, le 27e jour de janvier, après midi. Et ont signé la minute des présentes, demeurée à Sainfray, notaire.

« Signé : Bailly et Sainfray. Scellé le 1er mars 1698, avec paraphe. »

III

LE DUC DE SAN-GEMINI, GRAND-PÈRE DU DUC DE BRACCIANO[1].

(Fragment inédit de Saint-Simon[2].)

« Le duc de Santo-Gemini[3], Jean-Antoine des Ursins, prince de Scandrilla, épousa Constance Savelli, fille du prince de la Riccia. Il fut le dernier, sa branche la cadette de toute la maison des Ursins. Il n'eut qu'une fille unique, qui porta tous les biens de cette branche en mariage à Ferdinand des Ursins, duc de Bracciano, frère de la dernière duchesse de Montmorency, dont le mari eut la tête coupée à Toulouse en 1632, sans enfants, et de la princesse de Sulmone Borghèse, toutes deux religieuses après la mort de leurs maris, et père du dernier duc de Bracciano, en qui cette branche finit en 1698, que nous verrons chevalier du Saint-Esprit en 1675, et dont la veuve prit, après sa mort, le nom de princesse des Ursins, sous lequel elle a si pleinement gouverné l'Espagne et s'est rendue si fameuse par toute l'Europe.

« La maison Orsini, dont on a fait *Ursini*, et nous *des Ursins*, est, avec les maisons Colonne, Conti et Savelli, qui est éteinte, une des quatre grandes de Rome, roulant ensemble et ne roulant avec aucune autre, qui, toutes, leur cèdent sans difficulté. Les Ursins et les Colonnes, quoique mêlées[4] avec les deux autres et ne se précédant réciproquement que par l'âge, les aînés entr'eux et les cadets entr'eux, ont cet avantage sur les deux autres qu'ils sont princes du *soglio*, c'est-à-dire que le chef de chacune de ces deux maisons se trouve en toutes les cérémonies de chapelle et autres où le Pape se met sur son trône, où ils assistent debout à côté du siège du Pape, ce qui leur donne le premier rang de Rome après les cardinaux, et avec les plus grandes distinctions. L'antiquité, les grands emplois, les terres immenses, les hautes alliances de ces quatre maisons les ont rendues, en quelque sorte, égales aux maisons souveraines d'Italie. Cette première grandeur, outre leur origine, leur est venue des papes de leur maison et des grands hommes de guerre, d'État et de factions qu'elles ont produits[5].

1. Ci-dessus, p. 41.
2. Extrait des *Légères notions des.... chevaliers du Saint-Esprit*, vol. 34 des papiers de Saint-Simon (aujourd'hui *France* 189), fol. 97 v°. La filiation des Orsini n'étant pas dans l'*Histoire généalogique*, c'est du *Moréri* et du livre d'Imhof : *Genealogiæ XX illustrium in Italia familiarum*, que notre auteur s'est servi pour cette notice et la suivante.
3. Ainsi, pour *San-Gemini*.
4. Ainsi, s'accordant avec *maisons*. Plus loin, *précèdent*, pour *précédant*.
5. *Produit*, au singulier, dans le manuscrit.

Il est pourtant vrai de dire que l'origine des Conti paroît la plus illustre et la plus ancienne : on ne leur dispute pas la descente masculine de ces anciens comtes de Tusculum qui, si anciennement, ont été les tyrans d'une partie de l'Italie et de Rome même, où ils faisoient les Papes à leur gré, et c'est ce qui en a tant donné de leur maison, et, sans comparaison, plus que de nulle autre; mais la voilà prête à s'éteindre. Les Ursins et les Colonnes se sont souvent fait la guerre, et, presque dans toutes celles d'Italie et ses mouvements divers, ont pris des partis différents. Les Ursins n'ont presque plus aujourd'hui que la branche des ducs de Gravine, et les Colonnes ne sont guère plus nombreux. Les deux chefs de ces deux maisons ont été faits grands d'Espagne, mais le Colonne plus anciennement, et sa qualité de connétable héréditaire du royaume de Naples, quoique sans fonction, jointe au nombre prodigieux de ses vassaux dans ce royaume, lui donne depuis longtemps, à Rome, un lustre que les trois autres maisons, et celle même des Ursins, ont eu peine à soutenir. Toutes quatre ont joui depuis extrêmement longtemps d'un avantage que le long usage a comme tourné en droit, qui est d'avoir toujours au moins un chapeau chacune, et que, lorsque le cardinal de leur nom vient à mourir, il ne se fait point de promotion qu'un autre de la même maison n'y soit compris, et à peu près au desir du chef de la maison, et avec très peu d'égard à l'âge, au mérite, ni à l'emploi, et souvent très jeune et sans emploi, et connu pour ne rien promettre. Quelquefois ces cardinaux ont été de grands hommes et ont fort servi au lustre, à l'autorité et l'accroissement de leurs maisons.

« Notre chevalier de l'Ordre étoit fils de Virgilio des Ursins, duc de Santo-Gemini, et de Jeanne[1] Cajetan, fille du duc de Sermonette, et il étoit petit-fils de Jean-Antoine des Ursins, qui fut chef de cette branche, et de Cornélie de Capoue, fille du comte d'Altavilla; et Jean-Antoine des Ursins étoit fils puîné de François qui fut premier duc de Gravina, que César Borgia fit étrangler en 1503, et qui est le sixième aïeul du pape Benoît XIII et le septième du duc de Gravina aujourd'hui aîné de la maison des Ursins et neveu de ce pape.

« Ce premier duc de Gravina étoit arrière-petit-fils de François des Ursins, comte de Gravina, préfet de Rome, qui fut un homme puissant et illustre, chef de cette branche de Gravine[2], et qui mourut en 1456. Il eut un bâtard, qui fut grand prieur de Rome et qui fut grand maître de Rhodes en 1467, après Raimond Zacosta. Ce[3] bâtard fut aussi un grand maître illustre dans son ordre; ce fut lui qui créa les deux baillis conventuels d'Auvergne et d'Aragon. Le célèbre Pierre d'Aubusson lui succéda.

« Ce François[4] comte de Gravine, préfet de Rome, étoit second fils

1. *J.*, en abrégé, dans le manuscrit. — 2. Tantôt *Gravina*, et tantôt *Gravine*.
3. *Ce* est écrit en surcharge sur *et f[ut]*.
4. Ce nom est écrit en surcharge sur *premier*.

de Jean des Ursins, sénateur romain, et d'une fille de Nicolas Spinelli, comte de Gioya, grand chancelier du royaume de Naples, office d'épée et principal, et il étoit frère cadet de Charles des Ursins, premier seigneur de Bracciano, qui en a fait la branche.

« Et ce Jean des Ursins, sénateur romain, gendre de Spinelli, grand chancelier de Naples, vient, à ce qu'on assure, sans suite et sans preuves de filiation, de[1] Napoléon[2], fils de Mathieu, dit *le Grand*, sénateur romain, seigneur d'Anagni, etc., frère cadet[3] d'autre Napoléon, gonfalonier de l'Église, père[4] du pape Nicolas III, élu 1277, mort 1280 ; et ce premier Napoléon et son frère Mathieu *le Grand*, fils de Jean des Ursins, dit *Cajetan* de sa mère, et d'Étiennette[5] de Rubeïs, qui est le premier des Ursins que l'on connoisse : de manière que, quelque ancienneté et grandeur que l'on trouve dans ces branches de Bracciano, de Gravine, de Santo-Gemini, et dans celles qui en sont sorties, il ne laisse pas de demeurer incertain si elles sont véritablement de la maison des Ursins, et que ce Jean des Ursins, gendre de Spinelli, comte de Gioja[6], grand chancelier de Naples, de qui sont sorties ces branches, et au delà duquel on ne trouve ni filiation ni preuves, vivoit vers 1350, qui n'est pas une grande antiquité, puisque Jourdain, son troisième fils, fut archevêque de Naples en 1400 et cardinal en 1405. »

1. *De* est écrit en interligne, au-dessus des mots suivants, qui ont été biffés : « de Napoléon des Ursins, père du pape Nicolas III, élu 1277, mort 1280, et ce ».
2. A la suite de ce nom étaient les mots suivants, qui ont été biffés : « estoit fils de Jean des Ursins, dit *Cajetan* du nom de sa mère, et d'Étiennette de Rubeïs, qui est le premier des Ursins qu'on connoisse. »
3. Ce mot est écrit en interligne.
4. A la suite de ce mot se trouvent les mots : *de N[icolas]*, biffés.
5. Il y a *Estinnette*.
6. Plus haut, *Gioya*.

IV

LE DUC DE BRACCIANO[1].

(Fragment inédit de Saint-Simon[2].)

« Le duc de Bracciano, Flavio Orsini ou *des Ursins*, comme nous disons, prince du *soglio* et de l'Empire, grand d'Espagne de la première classe et chef de la maison des Ursins. Étant veuf d'une Ludovisio et sans enfants, il se remaria en février 1675 à Anne-Marie[3] de la Trémoïlle-Noirmoutier[4], lors à Rome, veuve sans enfants de Blaise de Talleyrand, mort en Italie sorti du Royaume pour ce fameux duel de MM. de la Frette, etc.... L'histoire du second mariage de cette fameuse dame, si connue après la mort du duc de Bracciano sous le nom de princesse des Ursins, se trouve, avec ses célèbres suites, aux *Duchés vérifiées éteintes*, titre de Noirmoutier[5]. On remarquera seulement ici qu'elle changea de nom parce que, n'ayant point d'enfants, le duché de Bracciano fut vendu, après la mort de son mari, à D. Livio Odescalchi, neveu d'Innocent XI, à condition que, dès lors, elle en quitteroit le nom. On a vu, sur les Rangs étrangers[6], ce que c'est qu'un prince du *soglio*, et que la duchesse de Bracciano n'eut qu'un tabouret de grâce.

« M. de Bracciane[7] est l'unique exemple du renvoi du collier de l'Ordre. Lors des démêlés du feu roi avec Innocent XI (Odescalchi), ce pape si impérial et à l'argent et à la partialité duquel le prince d'Orange dut, contre son intention, la couronne d'Angleterre, et de l'étrange ambassade de M. de Lavardin à Rome, qui ne put jamais avoir audience du Pape, et dont il fut excommunié, M. de Bracciano, embarrassé de l'intime liaison du Pape avec l'Empereur, sous la domination desquels tous ses biens se trouvoient situés, et la guerre déclarée entre la France et la maison d'Autriche, de laquelle il tenoit deux de ses trois dignités, ne crut pas pouvoir se conserver avec les marques publiques d'attachement à la France, et renvoya au Roi son collier du Saint-Esprit, qui en fut d'autant plus piqué que pareille chose étoit sans exemple et que, en même temps, M. de Bracciano reçut l'ordre de la Toison d'or du roi

1. Ci-dessus, p. 41.
2. Extrait des *Légères notions des.... chevaliers du Saint-Esprit*, vol. 34 des papiers de Saint-Simon (aujourd'hui *France* 189), fol. 128. Comparez l'appendice précédent.
3. *A. M.*, dans le manuscrit. — 4. Il écrit : *Noirmonstier*.
5. *D. V. esteintes*, dans le manuscrit. — C'est l'appendice VI, ci-après, p. 495.
6. Non retrouvé dans ce mémoire, qui est au volume 45 des Papiers (aujourd'hui *France* 200). Voyez l'appendice précédent, p. 487, et l'appendice VI, p. 498.
7. Ainsi, dans le manuscrit, et, plus haut, *Bracciano*.

d'Espagne. Ce duc mourut à Rome, sans enfants, en 1698, à soixante-dix-huit ans. C'étoit un très grand seigneur, et d'ailleurs un fort pauvre homme.

« La maison des Ursins[1] est une des quatre premières de Rome : Colonne, Conti et Savelli, laquelle est éteinte, qui ne se disputent point l'égalité, et qui ont une supériorité reconnue sur toutes les autres. L'origine de celle des Ursins est trop ancienne, et ses branches trop étendues, trop nombreuses[2] et trop fécondes en grands hommes, en grands titres, en grands emplois, en grands fiefs et en grandes et hautes alliances, et par conséquent trop connues et trop vastes[3], pour s'y étendre ici. On dira seulement que le pape Nicolas III, de cette maison, qui tint le pontificat depuis 1277 jusqu'en 1280, eut un frère, nommé Napoléon, qu'on prétend, sans preuves, avoir eu un arrière-fils[4] nommé Jean, qui, d'une Spinelli, eut Charles[5] des Ursins, qui fut père des seigneurs[6] de Bracciano. Napoléon, son fils, fut[7] seigneur de Bracciano, gonfalonier de l'Église et comte d'Albe et de Tagliacozzo. Virginius, son fils, avec les mêmes comtés et seigneuries, fut connétable du royaume de Naples; le fils duquel, Jean-Jourdain, épousa Marie, fille de Ferdinand d'Aragon, roi de Naples, puis Félice della Rovere, fille du furieux pape Jules II. Jérôme[8], son fils, seigneur de Bracciano, eut d'une Sforze-Santa-Fiore Paul-Jourdain des Ursins, fait duc de Bracciano en 1560, gendre du fameux Côme Ier, premier grand-duc de Toscane, et, en secondes noces[9], une Accoramboni, sans enfants; et ce fut en considération de ce grand mariage de Médicis que Pie IV[10], qui s'appeloit Médiquin et se vouloit être Médicis, le fit duc. Ses deux mariages et la fin de ses deux femmes et la sienne sont des histoires étranges. Son fils, Virginio, duc de Bracciano, épousa une petite-fille de la sœur de Sixte V, et l'autre petite-fille épousa le fameux Marc-Antoine Colonne. Ce fut alors que le premier rang sur tous les barons romains fut donné à ces deux beaux-frères et à l'aîné de leur postérité, et, entre l'un et l'autre, à celui qui se trouveroit plus vieux que l'autre. Ce fut ainsi que Sixte V le régla en 1589, la dernière année de son pontificat et celle[11] de ces mariages.

1. L'*U* d'*Ursins* corrige un *B*.
2. Cet adjectif est au singulier dans le manuscrit. — 3. Mot douteux.
4. *Arrière* est écrit en interligne.
5. *Ch.* est écrit en interligne, au-dessus de *Fr.*, biffé.
6. *Sgrs* est écrit en interligne, au-dessus de *ducs*, biffé.
7. Ces quatre derniers mots sont écrits en interligne, au-dessus de « et de Gravina. Ce p », biffé. Après *Bracciano* qui va suivre, il y a un *fut*, biffé.
8. Avant ce nom, Saint-Simon avait écrit : « Ses filles espousèrent l'aisnée, » qu'il a ensuite biffé.
9. *Noce*, au singulier, dans le manuscrit.
10. Saint-Simon avait d'abord écrit : *Paul IV*, qu'il a biffé pour écrire à la suite : *Pie IV*.
11. *Celle* est écrit sur *l'an*[*née*], biffé.

« De celui de Virginio des Ursins, duc de Bracciano, cinq fils, trois filles : l'aînée, mariée à César Gonzague, duc de Guastalla ; la seconde, au dernier duc de Montmorency, qui eut la tête coupée à Toulouse en octobre 1632, sans enfants ; la troisième, à Marc-Antoine Borghèse, prince de Sulmone. Ces deux dernières, étant veuves, se firent religieuses.

« Les cinq fils furent : Paul-Jourdain, duc de Bracciano, qui fut fait prince de l'Empire et n'eut point d'enfants, et mourut en 1661 ; Alexandre, cardinal des Ursins, mort à trente-trois ans, en 1626 ; un jésuite, un carme, et Ferdinand, qui étoit le troisième, duc de Bracciano après son frère et prince de l'Empire, qui fut fait grand d'Espagne. Il mourut en 1663, et, d'une des Ursins de la branche de Santo-Gemini, laissa notre chevalier de l'Ordre et Lelio des Ursins, prince de Nerola, mort sans alliance en avril 1696.

« Toutes les branches de la maison des Ursins sont éteintes, excepté celle de Gravine, qui ne consiste plus qu'au duc de Gravine et en son frère, Mundille des Ursins, archevêque sacré de Capoue, qui est une espèce d'imbécile. Le duc de Gravine ne s'en éloigne pas ; il est marié et a des enfants. Benoît XIII étoit frère de leur père. »

V

RENVOI DE MADEMOISELLE DE CARIGNAN[1].

(Extrait des *Annales de la cour et de Paris pour les années 1697 et 1698*[2].)

« .... Il (le duc de Savoie) le pria (le Roi) de faire sortir de son royaume Mlle de Soissons, dont la conduite ne lui étoit pas agréable. Il lui demanda aussi de faire enfermer Mlle de Carignan dans un couvent. Celle-ci avoit beaucoup de complaisance pour un homme marié, qui n'en vivoit pas mieux avec sa femme, soit qu'il eût hérité cela de son père, qui n'avoit jamais été bon mari, soit que l'amitié qu'il avoit lui-même pour cette princesse le rendît de mauvaise humeur à la vue de toute autre. L'on ne sait pas trop au juste si le Roi ne se fit point faire lui-même cette prière afin qu'on ne vît plus, ni à la cour, ni dans Paris, deux personnes qui avoient l'honneur d'appartenir de si près à Mme la duchesse de Bourgogne, et qui néanmoins paroissoient indignes de toutes façons du grand nom qu'elles portoient; car, outre leur conduite, qui n'étoit pas trop dans les règles, elles étoient toutes deux dans une si grande pauvreté, que, bien loin d'avoir ce qu'il leur falloit pour soutenir le rang où Dieu les avoit fait naître, à peine avoient-elles de quoi subsister en personnes de médiocre condition; encore falloit-il que le Roi y pourvût par ses bienfaits, sans lesquels elles eussent manqué le plus souvent des choses nécessaires. L'aînée fut envoyée à Bruxelles, pour y tenir compagnie à sa mère, qui y étoit toujours; l'autre fut mise dans les Carmélites du faubourg Saint-Jacques, avec ordre à la supérieure du couvent de ne lui laisser parler qu'à de certaines dames, dont on lui envoya les noms par écrit. Mlle de Carignan eût pu éviter cet affront, si elle eût voulu. Il y avoit longtemps qu'elle en étoit avertie, et le Roi même lui avoit fait dire que, si elle vouloit lui plaire, elle prendroit une dame d'honneur de sa main. Il lui avoit fait offrir en même temps un appartement à Versailles, avec des appointements pour cette dame d'honneur; mais elle s'en étoit excusée, sous prétexte qu'elle en avoit déjà une et qu'elle ne pouvoit en prendre une autre sans donner de la confusion à celle-ci. Cependant, quoiqu'elle pût être fort sincère dans son excuse, comme il arrive ordinairement que, quand il y a deux tours à donner à une chose, on lui donne toujours le mauvais, chacun crut que son refus ne procédoit que du desir d'entretenir son intrigue. Au reste, le Roi y ayant mis fin par ce que je viens de dire, ce fut à son amant à chercher à se consoler[3].... »

1. Ci-dessus, p. 75-77. — 2. Édit. 1739, tome II, p. 326-328.

3. Le n° XXXII de la *Gazette d'Amsterdam* de 1698 donna, sous la rubrique de Paris, 14 avril, cette nouvelle : « S. A. R. le prince de Condé ayant été

Lettre de la comtesse de Soissons au duc de Savoie[1].

« Ce 21 mars 1698.

« Monseigneur, je me crois obligée en calité de mère de rendre conte à Vostre Altesse Royalle de la part qu'a pris la famille au traittement que l'on vient de faire à Mlle de Carignan. Mrs de Vandosme, Mr le duc de Bouillon, Mr et Me la duchesse de Nevers, et beaucoup d'autre parens qui ne sont pas si proche m'ont anvoyé un jentilliomme pour me prier de la vouloir recevoir auprès de moy et de representer à V. A. R. qu'elle ne s'estoit rien attirée par sa mechante conduitte, et qu'il estoit bien rude qu'elle soit confondue avec sa sœur, qui est la plus indigne de touttes les creatures. Je ma aquitte, Monseigneur, de la prière qu'ils mon faitte, ayant tout sousis de la volonté de V. A. R., la mienne n'estant que de suivre aveuglement ces ordres. Mr l'archeveque m'a fait prier aussy de ne pas laisser longtemps Mlle de Soisson où elle est, disent qu'il n'en pouvoit pas repondre. Monsieur l'ellecteur de Bavière a fait dire au comte Taccis de faire les mesmes instence à V. A. R. afin qu'elle est la bonté de la faire conduire au plus tost en Savoye pour esviter ce qu'il pouroit ariver, qui ne sçaurest estre qu'un plus grand deshoneur de la famille. La grace que ie demande à V. A. R., aussy bien que la parentée, s'est de faire un peu de distinction des deus sœurs, puisque l'on assure que la cadette est tout d'un autre humeur que l'ainée. Il ne me reste plus que de remersier Vostre Altesse Royalle de touttes les boutés qu'elle a iournellement sur ce qu'il me regarde, particulièrement de ce qu'elle a ecrit à son embassadeur en France en ma faveur, vous assurent, Monseigneur, que vous ne sçauriés iamais honorer personne de vostre royalle protection qui le resent plus vivement que moy, qui suis et seres le reste de mes iours, avec un très profond respec,

« Monsaigneur,

« D. V. A. Royalle

« Très humbre, très obbisente et très obligée servante.

« Olimpe Mancini de Savoye. »

informée par toute l'illustre famille de Mlle de Carignan de l'injustice qu'on lui faisoit de la confondre avec une de ses proches, a souhaité, aussi bien que Madame sa mère, qu'elle allât la trouver afin de passer ses jours avec elle : ce qui a causé une extrême joie à la parenté, et surtout à Mlle de Carignan, qui en a reçu les compliments de toute la cour, de qui elle est fort estimée. » Puis, dans le n° xxxiv, de Paris, le 21 du même mois : « Le 19, Mlle de Soissons, accompagnée de Mme la présidente de Challes, partit pour aller à Chambéry; le 20, Mlle de Carignan, accompagnée de Mme de Saint-Martin, sa dame d'honneur, partit pour aller à Bruxelles près de Mme la comtesse de Soissons, sa mère, après avoir pris congé et reçu les compliments de toute la cour. »

1. Autographe reproduit en fac-similé lithographique dans l'*Isographie des hommes célèbres*, par Th. Delarue (1843), tome III, au mot Olympe. Il n'y a ni ponctuation, ni accents, ni apostrophes, ni majuscules au commencement des phrases.

VI

LA DUCHESSE DE BRACCIANO, PRINCESSE DES URSINS[1].

(Fragment inédit de Saint-Simon[2].)

« ANNE-MARIE[3] DE LA TRÉMOÏLLE-NOIRMOUTIER, qui a fait une si incroyable figure sous le nom de princesse des Ursins. Les histoires de son temps ne laisseront pas ignorer une vie si singulièrement illustre et si liée avec les événements les plus grands et les plus intéressants de la première et principale partie du règne de Philippe V en Espagne. Ces courtes notes ne se proposent pas un champ si vaste, mais uniquement de faire connoître les personnes et de curieuses miettes échappées, et qu'on ne peut guère espérer d'ailleurs, et qui toutefois méritent d'être conservées[4].

« Elle épousa, 1659, Adrien-Blaise de Talleyrand, qui, le premier, s'appela prince de Chalais, mais sans rang ni distinction quelconque, et qui se trouva engagé dans ce fameux duel, en 1666[5], avec MM. de la Frette et plusieurs autres qui y furent tués ou en furent perdus sans ressource. Chalais gagna d'abord ses terres en Périgord, où ne se trouvant pas en sûreté, il s'en alla en Espagne, et sa femme l'y suivit généreusement. Ce fut le beau commencement du roman de sa vie. En Espagne, ils ne se trouvèrent pas bien : ils passèrent en Italie, et, en attendant qu'ils sussent où s'attacher, la curiosité les conduisit à Rome. Ils y furent quelque temps à chercher. Le service de Venise parut quelque chose de mieux que rien : Chalais s'y voulut engager, et mourut en chemin, au village de Macstro[6], près Venise, en 1670. Ce fut une étrange nouvelle pour sa femme, qui étoit demeurée à Rome et qui y avoit fait beaucoup d'amis. Les cardinaux d'Estrées et Porto-Carrero

1. Ci-dessus, p. 99 et suivantes.
2. Extrait des *Duchés vérifiés sans pairie* (*éteints*), art. ROYAN, vol. 58 des papiers de Saint-Simon (aujourd'hui *France* 213), fol. 179-182 v°. Ce texte, dans l'original autographe, ne présente que très peu de corrections en surcharge. Immédiatement postérieur, comme date de rédaction, aux diverses Additions à Dangeau qui concernent Mme des Ursins, c'est le seul morceau où l'on retrouve en un ensemble complet toute la biographie de cette princesse. Dans les *Mémoires*, comme dans les Additions, cet ensemble se trouve réparti en divers endroits, suivant les occasions ou les dates de temps; les références seront indiquées ici, en note.
3. *A.-M.*, en abrégé, dans le manuscrit, et *Noirmonstier*.
4. Pour l'origine, les débuts et le portrait de la princesse, comparez, outre le texte du présent volume, la suite des *Mémoires*, tome III de 1873, p. 78-81.
5. Pour *1662*.
6. Ainsi, dans le manuscrit, pour *Mestre*, qui est une petite ville.

étoient les principaux, qui prirent grand soin d'elle. Accoutumée à ses amis et à la vie de Rome, et déshabituée de la France, où elle n'espéroit pas trouver grandes ressources, elle différa toujours son retour, passant cependant une vie agréable. Le duc de Bracciano, aîné de la maison des Ursins, et, comme tel, grand d'Espagne et prince du *soglio* à Rome, s'étoit attaché à la France. Il étoit le premier laïc de Rome, concurremment par âge avec le connétable Colonne, qui, comme aîné de cette maison, étoit aussi grand d'Espagne et le seul prince du *soglio* à Rome avec le duc de Bracciano, égaux en tout et les premiers partout. Les Colonnes étoient attachés à l'Espagne malgré le mariage de la nièce du cardinal Mazarin, qui avoit fait bien des échappées. On étoit donc bien aise de retenir le duc de Bracciano dans le *genio francese*, et le cardinal d'Estrées, qui en prit le prétexte de s'appuyer de la cour pour faire ce grand établissement à Mme de Chalais, et il[1] parvint à faire ce mariage en 1675; et, la même année, le duc de Bracciano reçut l'ordre du Saint-Esprit. La nouvelle épouse étoit belle et jeune, et elle ne l'ignoroit pas. C'étoit, en toutes ses manières, les grâces mêmes; une noblesse, une politesse, une mesure dans cette politesse, et un discernement qui charmoit encore davantage; une singularité de langage, mais naturelle et coulant de source; une éloquence involontaire, qui touchoit, et surtout une insinuation dont on ne se pouvoit défendre; infiniment d'esprit, et d'esprit assez supérieur pour en donner aux autres et ne jamais faire montre du sien, et un talent rare de se proportionner aux autres. Tout étoit fleurs et parfums chez elle; tout attiroit naturellement à elle, avec plus de grâces encore dans l'esprit que dans le corps; et la personne du monde la plus appliquée à ses vues, qui connoissoit son monde avec le plus de discernement, pour en tirer parti, et qui savoit choisir les siens avec le plus de justesse. Tant de charmes enchanteurs[2] furent en elle d'un grand et continuel usage; mais ils n'étoient pas sans revers : la galanterie ne la trouva pas toujours inflexible; elle fut accusée de n'être pas toujours vraie, ni sans beaucoup d'artifices, quand elle croyoit en avoir besoin, et, quand elle fut sur un plus grand théâtre, elle montra une[3] ambition sans aucunes bornes, pour laquelle il n'y eut rien de sacré. Telle elle vécut, telle elle mourut, accompagnée et toujours soutenue du plus grand courage dans tous les états et les épreuves de sa vie, et par là même pleine de ressources; cruelle ennemie; très bonne, durable et utile amie, même par la seule amitié; meilleure parente, et se piqua toujours d'un grand attachement pour son premier mari et pour toute sa famille : aussi, dans sa splendeur, fit-elle venir en Espagne le fils du frère de ce premier mari, qu'elle poussa et qu'elle fit grand d'Espagne, qui fut son plus grand et plus intime instrument et confident, et qui aussi s'est bien exposé pour elle, quoique resté en Espagne après

1. Ainsi, dans le manuscrit.
2. *Enchanteurs* est écrit en surcharge sur *enchantèrent*.
3. *Un*, dans le manuscrit.

elle, d'où il est enfin revenu jouir en France de sa fortune espagnole ; c'est le prince de Chalais, dont la femme, sœur du duc de Mortemart, est dame du palais de la Reine. La duchesse de Bracciano passa plusieurs années à Rome, y tenant une espèce de petite cour. Le domestique n'alla pas toujours bien, et lui donna le desir de revoir sa patrie. Elle y fit un voyage assez court, mais suffisant pour lui faire reconnoître le terrain et la comparaison, pour elle, de la France avec l'Italie. Elle y retourna, desirée de son mari, et encore plus de tout Rome. Elle y passa encore quelques années. Les mêmes raisons l'engagèrent[1] à revenir en France : elle les couvrit des mésintelligences entre les deux cours, et fut d'autant mieux reçue dans la nôtre, que son mari donna le premier exemple de renvoyer le collier de l'ordre du Saint-Esprit sans qu'il lui fût redemandé[2], sans avoir reçu aucun sujet de plainte, et de recevoir en sa place celui de la Toison d'or. Mme de Bracciano, assise comme les duchesses, ne montra point d'autre prétention, et vivoit bien plus à Paris qu'à la cour, où Mme de Maintenon craignoit les grâces de son esprit et de son corps. C'est encore un problème que de savoir si elle brigua ou si elle refusa l'étrange place pour elle de dame d'honneur de Mme la duchesse de Chartres, depuis d'Orléans, quand le Roi la maria en février 1692 : elle s'en défendit fort après ; mais ce qui est assuré, c'est que, soit qu'elle l'eût briguée et que Mme de Maintenon l'eût trouvé mauvais, soit qu'elle l'eût refusée et que le Roi en fût piqué et Mme de Maintenon bien aise de cultiver son mécontentement pour l'éloigner, c'est qu'elle ne fut plus à la cour sur le même pied que devant, et qu'elle le sentit avec tant d'amertume, qu'elle s'en retira peu à peu, jusqu'à n'y aller presque plus[3]. Elle prit chez elle sa nièce de Royan et une parente plus éloignée, qui s'appeloit Mlle de Cosnac, petite-nièce de l'archevêque d'Aix qui avoit fait autrefois tant de bruit dans le monde entre feu Madame et Monsieur, dont il étoit premier aumônier dans ce temps-là, et qui n'avoit pas moins d'esprit et d'intrigue que Mme de Bracciano. Elle acheva d'élever ces deux héritières chez elle, et les maria, l'une au duc de Châtillon, comme il a été dit[4], l'autre au dernier comte d'Egmont de cette grande maison, qui mourut bientôt après, sans postérité, et dont les biens et la grandesse passèrent au comte d'Egmont d'aujourd'hui, qui est Pignatelli, fils de sa sœur et du duc de Bisaccia[5], lequel s'est établi en France et y a épousé une Duras. Ce mariage, par la suite, ne fut pas inutile à la duchesse de Bracciano, par les ressources et la hardiesse de l'archevêque d'Aix. Tandis qu'elle couloit le temps à Paris, mal à son aise à la cour, ses revenus la mettoient à l'étroit et son mari vieil-

1. Ms. : *Engagarent*. — 2. Erreur : voyez *Dangeau*, tome II, p. 169.

3. Ce passage de dix lignes ne se retrouve pas dans les *Mémoires* ; mais il est fait allusion à l'affaire de 1692 dans notre Addition 13, tome I, p. 352.

4. Dans les *Ducs existants*, vol. Saint-Simon 51 (*France* 206), fol. 98.

5. *Bisaccio*, dans le manuscrit.

lissoit. Toutes ces choses ensemble, dont la principale étoit son peu d'espérance de se bien raccommoder à la cour, lui firent reprendre le chemin d'Italie. Elle ne fut pas trop bien reçue de son mari, en italien qui avoit rompu avec notre cour. Son frère l'abbé[1], qu'elle avoit attiré à Rome avec une de ses sœurs, qu'elle y avoit établie et qui étoit morte depuis, se brouilla aussi avec elle. Elle l'avoit fait faire auditeur de rote par le crédit du cardinal d'Estrées; elle ne trouva[2] pas en lui l'abandon qu'elle exigeoit volontiers. Sa conduite étoit peu régulière: elle l'en reprit; elle se persuada de le pouvoir traiter en petit garçon. Il le souffrit longtemps; à la fin, il se révolta, et, comme il n'avoit pas moins d'esprit qu'elle, mais d'un esprit entièrement tourné à la plaisanterie, il lui donna des paquets[3], qui coururent Rome et qui l'outrèrent de façon qu'elle le voulut perdre, et que, ne pouvant y réussir, elle lui détacha l'Inquisition sur ses mœurs, qui, pour en dire le vrai, n'étoient que trop publiques. La frayeur le saisit: il voulut apaiser sa sœur inutilement; elle poussa sa pointe tant et si bien, qu'il se retira à Naples, où il demeura longtemps. On peut juger quel éclat ce scandale fit dans Rome. La mort de M. de Bracciano donna d'autres soins à sa veuve, qui n'en avoit point eu d'enfants, et il étoit mort accablé de dettes, et le besoin qu'elle eut de toutes ses pièces la raccommoda avec son frère, dont l'affaire se calma, et qui revint à Rome à ses fonctions de la rote. Mme de Bracciano eut un autre grand démêlé, à l'occasion de sa viduité, avec un homme qu'elle avoit compté jusque-là au nombre de ses meilleurs amis: ce fut le cardinal de Bouillon, qui se trouvoit alors à Rome, et qui s'offensa de ce qu'elle avoit tendu ses appartements de violet[4]. Il y voulut intéresser le sacré collège, comme à un droit qui appartenoit aux cardinaux exclusivement, et la duchesse de Bracciano soutenoit que cette distinction étoit commune aux princes du *soglio* et à eux, et qu'ils l'avoient eue et pratiquée de tout temps. Princes du *soglio*, il n'y en a que deux. Ce nom leur vient de leur prérogative, exclusive à tout autre, d'assister debout sur le trône du Pape, à ses deux côtés et le joignant, toutes les fois que le Pape y fait fonction. Ce privilége, qui en entraîne quantité d'autres, leur donne sur tous les seigneurs romains presque la même prééminence qu'aux cardinaux, et un rang unique qui les approche tout à fait du leur. Aussi le droit de la duchesse de Bracciano fut-il jugé bon par les cardinaux eux-mêmes, et Bouillon en eut le démenti en plein; et ne se le sont jamais pardonné[5] l'un à l'autre.

« Le délabrement de biens, et sans postérité ni parenté proche, dans lequel le duc de Bracciano étoit mort, en ouvrit la vente à ses créanciers, et les moyens à la duchesse de retirer beaucoup plus que son épingle du jeu. D. Livio Odescalchi, neveu d'Innocent XI, homme des

1. Plus tard cardinal de la Trémoïlle. Comparez la suite des *Mémoires*, tome IV de 1873, p. 281 et suivantes.

2. *Elle ne tro* est écrit en surcharge sur : *et du duc so[n frère]*.

3. *Pacquets*, dans le manuscrit. — 4. Ci-dessus, p. 107 et suivantes.

5. *Pardonnés*, au pluriel, dans le manuscrit.

plus singuliers et des plus avares, et qui avoit beaucoup amassé sous le long pontificat de son oncle sans oser paroître si riche, vouloit placer son argent, et en offrit une prodigieuse somme pour le duché de Bracciano ; mais il se roidit à cette étrange condition que la veuve en quitteroit le nom, parce qu'il le vouloit prendre. Il fallut y passer ; le marché fut conclu, et c'est ce qui fit prendre à la duchesse de Bracciano celui de princesse des Ursins, sous lequel on en parlera désormais, et qu'elle a depuis rendu fameux[1].

« Ses divers passages à Turin l'avoient fait connoître et goûter aux deux duchesses de Savoie. Elle y avoit même fait d'autres voyages qu'en passant. Elle ne négligeoit rien, et cultivoit les choses les moins apparentes de lui être utiles. M. de Savoie l'avoit goûtée aussi et trouvoit bon le commerce réglé que les deux duchesses entretenoient par lettres avec elle. Le mariage du roi d'Espagne se traita assez peu de temps après la mort du duc de Bracciano : le Roi et M. de Savoie se mirent sur les compliments à qui choisiroit la *camareyra mayor*. Il en falloit une qui eût le talent de former la jeune princesse, qui n'avoit que treize ans, sans la rebuter par ses manières, et le roi d'Espagne encore moins, qui sût les amuser et les lier ensemble, surtout qui eût l'inclination françoise et dont notre cour pût au moins compter sur ses avis et que, pour l'intérieur domestique, elle suivroit ses ordres. Il falloit aussi qu'elle pût être agréable à la cour de Turin, pour gagner la princesse, et, avant tout, qu'elle ne fût pas désagréable aux Espagnols. Aucune espagnole ne pouvoit remplir ces vues, surtout les principales ; une françoise auroit révolté les Espagnols : la cour de Turin proposa la princesse des Ursins, libre de mari et d'affaires, et qui seule embrassoit tout ce qui se pouvoit desirer à cet égard. Mme de Maintenon le trouvoit plus que personne, parce que cela la délivroit d'elle à jamais dans notre cour. La chose fut donc bientôt réglée, et Mme des Ursins, qui n'étoit plus en état de soutenir à Rome l'éclat dans lequel elle y avoit toujours vécu, avide de gouverner et telle qu'elle a été représentée, vit les cieux ouverts et ne se fit pas prier ni attendre. Elle joignit la princesse et la conduisit en Catalogne, où, le 2 novembre 1701, le roi d'Espagne et elle reçurent la bénédiction nuptiale, à Figuières, et passèrent l'hiver à Barcelone. Le 8 avril suivant, le roi d'Espagne passa à Naples et fit la campagne en Lombardie, et la reine d'Espagne s'en alla à Madrid avec le vain titre de régente, dont le cardinal Porto-Carrero, archevêque de Tolède, qui, avec Rivas, secrétaire de la[2] Dépêche universelle[3], peut-être plus connu sous son premier nom d'Ubilla, en eut tous les honneurs et toute l'autorité, à la tête d'une junte qui ne partageoit que le travail avec lui[4]. Mme des Ursins eut le bonheur de trouver en sa princesse tout ce qu'il

1. Ici s'arrête la partie employée à l'année 1698, ci-dessus. Comparez, pour ce qui va venir maintenant, la suite des *Mémoires*, tome III de 1873, p. 78-81, puis p. 458-472.

2. *De la* surcharge *d'est[at]*. — 3. Le conseil du *Despacho universal*.

4. La phrase est incomplète ou incorrecte.

falloit pour bien faire profiter ses talents, et s'y appliqua toute entière, avec un succès qui surpassa ses espérances. Elle s'établit un commerce réglé avec Mme de Maintenon, qui ne pouvoit oublier qu'elle avoit été mie, qui se l'étoit faite de Mme la duchesse de Bourgogne, et qui s'imagina l'être de la reine sa sœur par Mme des Ursins, qui n'oublia rien pour le lui bien faire accroire. Elle eut jusqu'en janvier 1703, que le roi d'Espagne arriva d'Italie, le temps d'arranger ses projets et de reconnoître son monde; on en vit bientôt les effets. Son ancienne amitié avec le cardinal Porto-Carrero avoit paru une convenance de plus pour le choix que l'on fit d'elle, et la même raison, et même redoublée par une liaison intime avec le cardinal d'Estrées, le fit regarder comme l'homme le plus propre à être le modérateur de cette jeune cour et le compagnon du cardinal Porto-Carrero pour le poids des affaires. On craignit cependant que, malgré le grand âge, la présence de Mme des Ursins ne fît souvenir ces deux princes de l'Église qu'ils avoient été rivaux; mais on espéra tout du long temps écoulé depuis et de leurs occupations plus sérieuses, et que, si elles pouvoient mettre quelque froideur entr'eux deux, Mme des Ursins, leur ancienne amie commune, qui avoit de si essentielles obligations à l'un et qui connoissoit que le roi d'Espagne devoit sa couronne à l'autre par le testament dont il étoit l'auteur, étoit l'instrument le plus propre à l'empêcher et à les tenir bien unis. On se trompa en tout. Ce n'étoit pas son compte : elle vouloit gouverner et ne dépendre de personne. Le cardinal d'Estrées, qui, de Rome, étoit allé négocier à Venise, eut ordre de passer la mer avec le roi d'Espagne, de l'accompagner et de demeurer à Madrid, et de s'y faire soulager par l'abbé d'Estrées, son neveu, tous deux ambassadeurs. Le premier soin de la princesse des Ursins fut d'unir étroitement le roi à la reine, et, comme elle l'avoit entièrement gagnée, de se mettre en tiers pour les gouverner tous deux. Tout cela ne lui fut pas difficile de l'humeur dont étoit Philippe V. Elle devint l'âme de tous les deux et entra dans toutes les affaires. Elle avoit si bien persuadé Mme de Maintenon, par ses souplesses, qu'elle n'étoit que son instrument auprès de la reine, et cette reine se conduisoit en tout si au gré de notre cour et si fort au-dessus de son âge, que Mme de Maintenon fut ravie de la voir entrer dans les affaires et la princesse des Ursins l'y conduire, comptant, par elle, gouverner en Espagne avec le même pouvoir et par les mêmes artifices qu'elle gouvernoit en France, où elle ne sembloit presque jamais au Roi se mêler de rien, mais lui faisoit placer et ôter qui bon lui sembloit, faisant faire par les ministres ce qu'elle vouloit et proposer devant elle, et appuyant comme avec indifférence ce qu'elle vouloit ou ce que le Roi lui proposoit souvent lui-même, et perdant les ministres qui sortoient de cette dépendance, comme elle fit Louvois et Chamillart. Elle crut donc que la princesse des Ursins ne se conduiroit que par elle, et que, sûre de cela, elle ne pouvoit acquérir trop d'autorité. Ce grand pas fait, la princesse des Ursins se hâta d'en profiter et de travailler à se délivrer de tous ceux qui la pourroient balancer, et surtout de tenir le roi et la reine de si court, sans qu'ils s'en aperçussent, que rien ne se pût faire sans elle et que par elle. Elle les environna donc, dans leur intérieur, de personnes le plus à elle qu'elle put, mit dans la tête de la reine de gouverner, et, pour cela, de retenir le roi avec elle le plus continuellement et le plus en particulier qu'elle pourroit, et dans l'esprit du roi une défiance générale; et, par mille[1] façons, elle et la reine le réduisirent à ne plus bouger d'avec elles, sinon pour la chasse, où elle avoit soin qu'il ne fût accompagné que de peu de suite, et de gens dont elle en avoit toujours de sûrs. Par ce moyen, la plupart des affaires se traitoient devant la reine et elle, et le peu où elle n'étoit pas lui étoient aussitôt rendues par le roi. L'amitié ancienne des deux cardinaux pour elle souffrit ces commencements; mais leurs progrès rapides leur ouvrirent bientôt les yeux. Ils s'aperçurent qu'ils ne pouvoient rien sans l'attache de la princesse, qui faisoit échouer tout ce qui ne lui avoit pas été ou proposé ou agréable. Ils eurent d'abord des explications, puis vinrent aux plaintes; après, cela se tourna en brouilleries, enfin en lutte. Le cardinal Porto-Carrero reçut mille dégoûts; le cardinal d'Estrées eut les siens. On leur donnoit toujours raison en France; mais on ne les soutenoit en rien dans[2] le détail, et l'avantage qui en demeuroit à Mme des Ursins, une avec la reine, qui possédoient le roi entièrement, lui mit bientôt toute l'Espagne à ses pieds, comme la modératrice véritable des grâces, de la faveur et des affaires. La reine, par son esprit, sa douceur et ses manières, enchantoit tout le monde; elle avoit su s'adapter tous les charmes de sa gouvernante : elle vouloit régner, et sentoit bien qu'elle ne le pouvoit que par elle et avec elle. La princesse, qui l'y formoit sans cesse, n'avoit pour elle que des douceurs, des louanges et des tendresses; elle sentoit bien qu'elle ne pouvoit être rien que par la reine; elle déployoit toutes ses grâces avec tout le monde, tandis qu'elle assenoit[3] ses ongles, et quelquefois de rudes coups de patte, ou pour punir ou pour corriger ou pour écarter ce qui lui étoit utile, et tenir toute la cour, le ministère, le militaire distingué dans la crainte de lui déplaire et dans l'espérance de la fortune en se donnant à elle. Les choses ne tardèrent pas d'arriver à un point que le cardinal d'Estrées, perdant toute patience, demanda son congé et revint à la fin de l'année, laissant en sa place l'abbé son neveu, dont la princesse ne fit que se jouer. Tôt après, elle tourna les journées en sorte que le roi ne décidoit plus quoi que ce fût que dans un conseil de cabinet en présence de la reine, et presque toujours d'elle, et ce conseil n'étoit jamais qu'entre dix et onze du soir, et fort souvent plus tard. Ce manège fit sentir au cardinal Porto-Carrero qu'on lui donnoit honnêtement son congé, et il le prit. Ubilla, marquis de Rivas, qui avoit écrit le testament de Charles II, fut chassé sans récompense, et, pour Arias, gouverneur du conseil de Castille, la meilleure tête d'Espagne, qui avoit

1. *Mil*, dans le manuscrit. — 2. *Dans* est écrit deux fois.
3. Le manuscrit porte bien *acenoit*. Voyez notre tome III, p. 175.

eu le secret du testament, on s'en défit sur ce qu'étant chevalier de Malte, il étoit capable de bénéfices : on lui donna donc l'archevêché de Séville, où on le confina, et la nomination au card[inalat], qui, depuis sa promotion, ne le rapprocha point. Après des expéditions si fortes, la princesse demeura maîtresse du champ de bataille et mena l'abbé d'Estrées grand train, ainsi que toute l'Espagne; mais elle en fit aussi par trop. La guerre ouverte entr'elle et l'ambassadeur de France, après tant de victoires, lui fit croire tout permis. Elle interceptoit ses lettres à la poste de Madrid, et, par là pleinement avertie, elle dirigeoit[1] mieux sa conduite. Elle avoit, en qualité d'écuyer, depuis bien des années, le fils d'un procureur, qui s'appeloit d'Aubigny[2], un grand homme fait à peindre, qu'on avoit prétendu, dès les voyages qu'elle avoit faits en France, qui lui servoit à plus d'un usage. Quoiqu'il eût de l'esprit, de la politesse et du sens, il sentoit trop son pouvoir sur sa maîtresse, et, pour en donner un léger crayon, un jour qu'elle entra dans le fond de son appartement, avec Louville et deux espagnols considérables à qui elle vouloit communiquer quelque chose en secret, d'Aubigny, qui écrivoit sur une table le dos tourné, et qui l'entendit, la crut seule; et le voilà à s'écrier, par les *f* et par les *b*, de quoi diable elle s'avisoit de venir l'importuner et l'interrompre, et ne le pas laisser un moment en repos, travailler; et, quittant brusquement sa table, avisa ceux qui suivoient la princesse sur ses pas. Il n'en fut pas trop embarrassé. Louville et les deux autres se regardèrent et sourirent. La princesse rougit, mais ne se déconcerta point. « Vous voyez, leur dit-elle, qu'il n'aime pas à être interrompu. » Il se retira, et eux parlèrent d'affaires comme s'il ne se fût rien passé. Or, Mme des Ursins, visitant toujours les lettres de l'abbé d'Estrées, en trouva une au Roi, par laquelle, entr'autres choses, il parloit fortement sur ce d'Aubigny, sur sa conduite, sur son ascendant, même en affaires, sur sa maîtresse, sur l'excès de leur privauté; qu'il étoit le seul homme qui couchât au palais, et qu'on disoit même que lui et Mme des Ursins étoient mariés. Ce mot l'outra d'une telle colère, qu'elle mit à la marge, de sa main, ces trois mots seulement : *Pour mariés, non!* ferme la lettre et la renvoie. L'orgueil d'une telle négative et le mépris de l'aveu tacite de tout le reste divertit beaucoup; mais cette preuve de l'ouverture des lettres de l'ambassadeur au Roi le piqua au vif, et tant, que Mme de Maintenon n'osa pas y contredire. Les jésuites n'étoient guère moins fâchés de ce qu'elle avoit chassé leur fameux P. Daubenton[3], confesseur du roi d'Espagne, qui, à son gré, prenoit trop de crédit, et ne regardoient pas comme un dédommagement qu'on l'eût remplacé d'un autre. Ils dédommagèrent l'expulsé en le faisant assistant de leur général, où il les servit bien plus solidement en composant, comme il fit, la trop célèbre constitution *Unigenitus*,

1. *Dirigioit*, dans le manuscrit.
2. *Mémoires*, tomes III de 1873, p. 469, et IV, p. 81; Addition au *Journal de Dangeau*, tome IX, p. 395-396.
3. *D'Aubanton*, dans le manuscrit.

dont le cardinal Fabroni et lui eurent seuls le secret. Le Roi, poussé par tant d'endroits, résolut d'ôter Mme des Ursins d'Espagne[1]; mais il jugea qu'elle y tenoit trop bien pour s'y commettre tout d'un coup, et temporisa. Elle n'en devint[2] que plus hardie, et décida de tout à visage découvert. Mais, le roi d'Espagne, sur les avis du Roi son grand-père, étant allé, à la fin du printemps 1704, commander en personne son armée sur les frontières de Portugal, le Roi jugea que cette conjoncture étoit favorable à l'exécution de son dessein, le roi son petit-fils étant éloigné de la reine sa femme, et lui écrivit si fortement, qu'il lui fit envoyer un ordre de la main du roi d'Espagne de se retirer en France aussitôt qu'elle l'auroit reçu. Ce fut un coup de foudre pour elle et pour la reine. Le peu de jours qu'elles demeurèrent ensemble se passa moins en regrets qu'en conseils ensemble, tête à tête. Mme des Ursins, bien assurée d'elle, se soutint par son courage et mit en sa place la duchesse de Monteillano, qui ne lui pouvoit porter aucun ombrage en son absence, ni lui disputer la charge à son retour, qu'elle médita dès l'instant de sa disgrâce. Elle donna tout l'ordre qu'elle put à tout dans cette vue, et se rendit à Bayonne, d'où elle devoit aller à Pau; mais elle obtint la permission d'aller à Toulouse en attendant que, sans s'approcher plus près, elle s'en retournât en Italie. Ce n'étoit pas son dessein. Elle s'humilia, elle déploya tout son art à remuer des machines, et toutes ses grâces et son esprit dans ses lettres. Elle avoit deux grandes ressources : Mme de Maintenon, qui croyoit perdre les rênes de l'Espagne en l'y perdant, et la reine d'Espagne, qui profita bien des instructions qu'elle lui avoit laissées. Le droit du jeu étoit que le Roi gouvernât son petit-fils par lui-même et son Conseil par le sien; mais cette façon immédiate n'auroit laissé que des ricochets et de l'adresse en partage à Mme de Maintenon pour l'Espagne : c'est ce qui fit que, se croyant le médiat par Mme des Ursins, elle persuada au Roi de gouverner son petit-fils par sa femme, qui mêla la hauteur, la fureur avec la douceur, dans cette occasion, avec une mesure sans pareille, et sut[3], par le même art, faire prendre au roi son mari les mêmes impressions, dès qu'il fut de retour. L'abbé d'Estrées ne put tenir à l'orage : il pressa lui-même un rappel dont on voulut tâcher d'apaiser la reine. Louville[4], gentilhomme de la manche du roi d'Espagne en France et qui l'avoit suivi, fut longtemps le confident unique de son maître et l'arbitre des grâces, de la faveur, et même des affaires. Il tenoit intimement au duc de Beauvillier et à Torcy, avoit beaucoup d'honneur, de sens, de vues, et un esprit propre à tout et, ce qui est fort rare, également solide et divertissant par des saillies inconnues à tout autre, et en lui toujours nouvelles. C'étoit un trop dangereux homme dans les deux cours pour les desseins de

1. *Mémoires*, tome IV de 1873, p. 77-81 et 86-94.
2. Les trois premières lettres de *devint* sont écrites en surcharge sur *fut*.
3. *Sceut* (sic) est écrit en interligne, au-dessus de *fit*, biffé.
4. *Mémoires*, tome III de 1873, p. 467-470.

Mme des Ursins, et elle s'en étoit défaite honnêtement peu après le départ du cardinal d'Estrées, à qui le Roi et notre ministère avoient étroitement recommandé d'être attaché aux deux cardinaux, dont, après, la princesse eut l'art de lui faire un crime. Ainsi, l'abbé d'Estrées parti, il n'y avoit plus là de françois de capacité et de confiance : c'est ce que vouloit Mme des Ursins, qui, de Toulouse, gouvernoit l'Espagne comme le cardinal Mazarin avoit gouverné la France de ses deux éloignements. Elle laissa longtemps croire qu'elle n'appeloit pas de son retour en Italie[1]; puis elle sonda la permission de se venir justifier à la cour auparavant, en protestant bien que c'étoit pour sa satisfaction et son honneur uniquement qu'elle demandoit cette grâce, sans aucune pensée de retour en Espagne. Cela fut rejeté; mais, peu à peu, on lui permit de demeurer tant qu'elle voudroit à Toulouse, et, à la fin, de venir à Paris, mais sans approcher plus près de la cour. Arrivée là par degrés, elle triompha de bien dire et refusa Paris et tout autre lieu, si elle n'étoit admise aux pieds du Roi en ses justifications. Cela dura encore longtemps à ce point, tandis que la reine d'Espagne, soutenue du roi son mari, mêloit les instances et les soumissions avec les tempêtes, et que Mme de Maintenon faisoit adroitement valoir son esprit, son bon cœur, son âge, son crédit sur son mari et sur sa cour, tous les avantages qui s'en pouvoient tirer, et qui ne se pourroient jamais seulement tenter tandis qu'elle demeureroit outrée au point qu'elle l'étoit. Tant de fortes et d'artificieuses batteries réussirent à la fin, et, vers la fin de l'été de 1705, elle eut permission de venir à la cour. Elle partit et voyagea lentement, disposant cependant toutes ses affaires, et, après s'être reposée quelques jours à Paris, où elle se tint fort renfermée, elle alla, à jour nommé, dîner chez Torcy, à Versailles, où il ne fut question de rien, et de là dans le cabinet du Roi, où Torcy la conduisit, mais sans entrer, et où elle demeura près de trois heures tête à tête. Elle y étoit entrée avec l'air fort assuré, et nullement en personne qui va tâcher de se justifier : elle en sortit radieuse, et, dès ce moment, son triomphe commença. Les premiers mois, après avoir vu Mme de Maintenon, Monseigneur et Mme la duchesse de Bourgogne en particulier, elle parut peu à la cour; mais sa maison fut ouverte à ses amis à Paris, et on peut croire qu'elle ne manqua pas de gens qui en usurpèrent le nom. Après Fontainebleau, elle fut du voyage de Marly, et elle n'en manqua plus, mais peu à Versailles, et sa faveur alla toujours croissant. Il n'étoit pourtant pas encore question de retourner en Espagne; mais on ne parloit plus de Rome, et c'étoit déjà beaucoup. La considération augmentoit, et il ne se passoit point de Marlis, dès la fin de l'hiver, qu'elle n'eût des particuliers avec Mme de Maintenon, et quelquefois avec le Roi. La cour grossissoit chez elle, et, vers le printemps, il fut question d'Espagne : elle se laissa conduire à Mme de Maintenon, et ne montra d'empressement sur rien; seulement, elle commença à parler des lettres qu'elle

1. *Mémoires*, tome IV de 1873, p. 222-231 et 241-247.

recevoit de la reine d'Espagne, et même du roi son mari, et de celles de Mmes de Savoie; elle fit des emplettes pour la reine, et, peu à peu, elle en usa comme sa *càmareira major*[1] en fonction actuelle, autant qu'on y peut être de Paris, et qui n'y étoit qu'en passant. Mme de Maintenon et Mme la duchesse de Bourgogne la virent en particulier de plus en plus, et celle-ci, en public, la distinguoit avec des attentions infinies. Le Roi ne la voyoit plus en public sans lui parler, et non seulement elle prit du crédit pour elle, mais on lui en crut pour les autres et on lui prodigua les bassesses. Elle en rioit avec ses amis de tous les temps, avec qui elle s'ouvroit de beaucoup de choses de notre cour, en savoit beaucoup et de la première main, et en approuvoit fort peu, et, à la vérité, non sans raison. Les filles du Roi en vinrent à lui faire leur cour à leur manière, et Mme de Maintenon à la consulter sur bien des choses et des gens. Ses anciens amis étoient recherchés et enviés, et on félicitoit les personnes en qui elle montroit de s'intéresser. L'hiver fut pour elle tout brillant, et le Roi, à tous les Marlis, ne parut occupé que d'elle. On ne se cacha plus que son retour en Espagne ne fût résolu; elle n'en parloit qu'avec modestie et comme une personne qui voudroit passer sa vie à notre cour, mais entraînée à Madrid par son attachement et sa reconnoissance. Il y eut plusieurs bals à Marly : les places du service derrière le Roi, qui ne se dérangeoient jamais que pour Mme de Maintenon, quand elle y venoit une demi-heure par complaisance, le furent également, mais toujours, pour Mme des Ursins, à qui le Roi parloit sans cesse, et elle souvent l'agaçoit. Une bagatelle fit un grand effet pour elle : c'est qu'elle parut à ces bals avec un petit chien sous le bras[2]. Outre que cette familiarité étoit extrême, c'est que le Roi, qui aimoit les chiens couchants, tenoit toujours les siens à la chaîne, et qu'il haïssoit les petits chiens de femme, au point que Mme la duchesse de Bourgogne, de qui il trouvoit tout bon, n'osa jamais en montrer un en sa vie, ni, comme on peut croire, qui que ce fût. On faisoit sa cour jusqu'au petit chien, et le Roi même le caressoit. Ces riens à rapporter semblent[3] méprisables; mais, à qui a connu cette cour, rien ne marque si fortement. Enfin, vers la fin de l'hiver ou la mi-carême, il fut question de fondre la cloche[4]. Mme de Maintenon, à qui ce prodigieux changement étoit dû, n'étoit plus sans inquiétude d'avoir si bien réussi et de voir le Roi si à son aise avec Mme des Ursins, si content de ses longues et fréquentes conversations particulières, et si attentif à la distinguer en public, avec un air ouvert et qui rappeloit qu'il avoit été galand. Elle pressoit donc le départ, et l'autre en tira avantage. Ce furent encore des manèges infinis; mais elle capitula une réparation éclatante et un

1. Plus haut, p. 499, *camareyra mayor*. — 2. Addition à Dangeau, tome X, p. 265-266.
3. *Semble*, au singulier, dans le manuscrit.
4. *Mémoires*, tome IV, p. 262-263, 277-278 et 284-285; Addition au *Journal de Dangeau*, tome X, p. 265-266.

avenir certain, et elle obtint tout ce qu'elle demanda, qui fut ce qu'elle n'auroit osé imaginer dans aucun autre temps de sa vie : un duché vérifié pour M. de Noirmoutier, son frère, marié fort inégalement, qui en avoit été fort brouillé avec elle, qui étoit aveugle depuis quarante ans, et qui n'avoit pas songé à la cour de tout ce long espace d'années; le cardinalat pour l'abbé son autre frère, qu'elle avoit voulu perdre et fait pourchasser à l'Inquisition, mais qui servirent l'un et l'autre à sa grandeur et à son triomphe; M. Amelot pour ambassadeur, mais entièrement subordonné à elle; rentrer dans toutes les affaires d'État, sans lui rien cacher, et trouver toutes les dispositions qu'elle feroit en Espagne bonnes, et qu'on n'y enverroit personne de principal ou de confiance sans que ce fût de concert avec elle et qu'il ne se conduisît conformément à cela; et de l'argent sur le tout. Ainsi comblée d'honneurs et de gloire, elle acheva son triomphe en France pour aller régner à découvert, et sans contradiction ni concurrence, en Espagne, et où en effet elle exerça l'empire le plus absolu et le plus indépendant, et où elle fut reçue avec les adorations du roi et de la reine, qui furent au-devant d'elle et qui, le jour même, la remirent en possession de sa charge, et, aussitôt après, du timon des affaires et de leur cour, où, à visage découvert, elle fut seule toute-puissante. Notre cour lui tint en tout exactement parole, et Amelot, si connu par lui-même et par le succès de ses précédentes ambassades, fit là son chef-d'œuvre, chargé des finances et du gros des affaires, qu'il vint à bout de gouverner avec une dextérité singulière, sans s'écarter en rien de sa dépendance de la princesse, sans perdre ses bonnes grâces, servant très utilement et s'acquérant le cœur et l'estime de tous les Espagnols, où sa mémoire est encore chère et révérée[1]. Mme des Ursins, toutefois, ne régna pas en paix. Les suites de la levée du siège de Barcelone avoient été terribles; la bataille d'Almanza, gagnée 25 avril 1707, eut des suites avantageuses. M. le duc d'Orléans commanda les armées en Espagne en 1707 et 1708, et fit un tour fort court en France, dans l'hiver d'entre-deux[2]. Un prince de ce rang, de cet esprit, et frère de la mère de la reine d'Espagne, étoit une ombre importune à Mme des Ursins, qui vouloit et qui étoit accoutumée à disposer de tout absolument et sans concurrence, et du militaire comme de tout le reste; et il lui en coûta pour les ménagements dont elle ne se put dispenser. Le prince avoit ordre aussi d'en avoir d'infinis pour elle : ainsi les commencements furent beaux. Il n'ignoroit pas l'intérêt de gouvernement personnel que Mme de Maintenon se croyoit en l'autorité entière de Mme des Ursins, ce qui assuroit à celle-ci une protection bien supérieure à celle qu'il pouvoit tirer de tout ce qu'il étoit et valoit, et, comme il étoit né poli et doux, il mit du sien tout ce qu'il falloit pour être bien avec elle; mais, en même temps, il plut trop au roi, à la reine, à la cour, aux troupes, à la nation, au gré de la jalouse et défiante princesse. Elle en sentit tout l'embarras au

1. *Mémoires*, tome IV, p. 247. — 2. *Mémoires*, tome VII, p. 21 et suivantes.

séjour qu'il fit à Madrid après sa première campagne; elle eût bien voulu empêcher une seconde, mais n'y put atteindre, et ce général avoit trop bien fait et se trouvoit trop au-dessus de l'ordinaire. Ce qui inquiétoit le plus la princesse, c'étoit les gens dont il étoit environné et sa facilité de croire et de dire, l'accès que tout le monde trouvoit auprès de lui, et les mécontents de son gouvernement qui s'y adressoient et qui étoient écoutés, et le compte qu'il rendroit d'elle à notre cour. Tout se tourna néanmoins d'une manière passable. M. le duc d'Orléans avoit tout disposé pour ouvrir la campagne de bonne heure, et ne fit presque pas de séjour en France. Une rare anecdote ne sera pas déplacée ici[1]. Le Roi, desirant éviter noise par ceux de la suite de son neveu, lui demanda qui il comptoit de mener, et il[2] nomma, entr'autres, Fontpertuis, qui a depuis fait une si énorme fortune à ce qui n'a été que trop connu sous le nom de *Mississipi*. La mère de Fontpertuis, dévote zélée de Port-Royal, avoit couru le fameux Arnauld dans ses retraites. Au nom du fils, le Roi s'écria sur la mère et dit à son neveu qu'il ne vouloit point qu'il menât ce janséniste. M. d'Orléans sourit et répondit que, s'il n'y avoit que le jansénisme de Fontpertuis qui lui déplût, ce ne seroit pas un obstacle, et qu'il n'étoit rien moins; et comme il vit que le Roi avoit peine à l'en croire exempt, il l'assura que Fontpertuis l'étoit si peu qu'il ne croyoit pas même en Dieu. A l'instant, le Roi s'adoucit et répondit gravement que, si cela étoit ainsi, il pouvoit le mener; et en effet il le mena. De cette histoire qu'on a sue, dans le temps, de M. d'Orléans même, on peut juger à quel point ce roi religieux s'étoit laissé gâter l'esprit sur ce point, jusqu'à ne trouver aucun inconvénient en l'athéisme en comparaison du jansénisme. Revenons au duc d'Orléans.

« Son retour en Espagne ne lui rit pas : il trouva ses ordres mal exécutés et la princesse des Ursins en garde contre sa gloire, beaucoup de plaintes, peu de choses en état, et beaucoup de mauvaises raisons, qu'on lui voulut faire passer pour bonnes. Cela le piqua : il écrivit en France, d'où on l'exhorta à patienter, et cette réponse lui fit sentir tout le poids de Mme des Ursins, soutenue par Mme de Maintenon aux dépens de sa campagne et des affaires. La nécessité de les rectifier, au moins jusqu'à un certain point, le retint plus longtemps à Madrid et lui donna des discussions, qui, de plus en plus, lui découvroient les desseins de Mme des Ursins pour s'en défaire à l'avenir et traverser les succès d'une guerre dont il avoit la conduite. Il donnoit à souper presque tous les soirs[3]; sa facilité s'augmentoit à table, et les mécontents de Mme des Ursins n'y étoient pas moins bien reçus que les autres. Quoiqu'en Espagne et avec des espagnols mêlés avec d'autres nations, on ne laissoit pas d'y boire, et il échappa à M. le duc d'Orléans d'y porter tout haut une santé dont on tairoit les termes, s'il étoit possible

1. *Mémoires*, tome V de 1873, p. 135-136 et 400-401; Addition au *Journal de Dangeau*, tome XII, p. 83.

2. Après *il*, il y a un *luy*, biffé, — 3. *Mémoires*, tome VI, p. 44-46,

de les rendre entiers autrement qu'il ne les dit, et s'ils avoient eu de moindres suites. Rempli donc avec amertume de ce qu'il étoit réduit à essuyer de Mme des Ursins fière de l'appui qu'elle s'étoit assuré de Mme de Maintenon en la persuadant qu'elle gouvernoit l'Espagne par elle, une saillie fatale saisit M. le duc d'Orléans : en plein souper, chez lui, et en présence de tous les assistants et valets, il porta à la compagnie, le verre à la main, la santé « du con capitaine et du con lieutenant. » L'éclat de rire fut universel à une plaisanterie si ridicule, et en même temps si substantielle. Ce bon mot courut Madrid, et on peut juger si la jalouse princesse n'avoit pas plus d'un espion à ces soupers, si ce mot cruellement assené ne lui fut pas aussitôt rapporté, et de l'usage qu'elle en sut faire. Elle le manda à Mme de Maintenon, et ce mot funeste perdit ce prince en Espagne et en France, et le poussa aux étonnantes extrémités qui ne sont pas de ce sujet, et qui influèrent cruellement sur les deux États et sur sa régence. La princesse ignora ce trait, mais ne garda presque plus de mesures, et, la campagne finie, M. le duc d'Orléans prit congé de l'Espagne pour toujours, et laissa Mme des Ursins triomphante et plus absolue que jamais.

« La disgrâce de M. de Vendôme (voir titre de VENDÔME, page 78[1]) le conduisit pour ressource en Espagne, où il trouva, en arrivant, les tristes suites de la bataille de Saragosse perdue le 20 août 1710[2]. Ni l'extrémité des affaires, ni un général disgracié en France ne comportoient de jalousie : tout marcha de concert, on fit les derniers efforts, et la fidèle vertu espagnole, à qui Philippe V dut alors son salut, déploré pour la seconde fois, ne fut pas médiocrement excitée par les puissants charmes et les exemples de la reine, non plus que la première fois, qui s'étoit dévoué tous les cœurs, et avec qui la princesse des Ursins, quoique haïe de la plupart, partage[a] ce triomphe comme le fruit de son éducation tombée dans un si heureux sujet. Elle sut aussi tirer pour elle-même toute la grandeur qu'elle put recueillir des grands succès qui rétablirent les affaires, et, sous prétexte de donner au duc de Vendôme une récompense éclatante, elle s'en fit un chausse-pied pour obtenir l'*Altesse* en même temps qu'elle la lui fit donner[3]. L'ennui des répétitions engage[4] à passer ici sur un décret dont l'énormité révolta toute l'Espagne, et [qui] fut bien reçu en notre cour en faveur de la bâtardise, pour en indiquer le récit au titre de VENDÔME, page 78, où il se trouve tout entier, et d'un second décret qui déclara M. de Vendôme prince du sang d'Espagne, suivi de l'explication de l'état des bâtards en Espagne. Celui-ci ne jouit pas longtemps des honneurs que l'intérêt de la princesse lui avoit fait obtenir, étant mort dans le royaume de Valence 11 juin 1712, laissant Mme des Ursins plus grande et plus despotique que jamais.

« Accoutumée à régner de la sorte et à voir tout à ses commandements

1. Aujourd'hui fol. 107 v° du même volume.
2. *Mémoires*, tome VIII, p. 111 et suiv. — 3. *Mémoires*, tome IX, p. 288-291.
4. *Engagent*, au pluriel, dans le manuscrit.

en Espagne et en France[1], elle se dégoûta d'être particulière et aspira à la souveraineté. Dieu, qui n'y avoit pas fait monter ses pères, et qui ne lui avoit ouvert aucune ombre de prétention de s'y élever, sembloit encore l'en avoir plus éloignée par son sexe et par sa viduité sans enfants. Rien ne l'arrêta, et, disposant en plein des volontés du roi et de la reine d'Espagne, elle osa leur mettre dans la tête de lui faire tomber une souveraineté effective quand il seroit question de traiter de la paix, ou de lui en donner une sur leurs frontières. Il fallut encore avoir l'approbation et le concours de la France : par Mme de Maintenon, elle s'en flatta, et y réussit quand il en fut temps. Son projet étoit d'obtenir une province dont l'acquisition convînt à la France, et de l'échanger contre une province des bords de la Loire, de s'y retirer et d'y faire la souveraine dans son propre pays, peut-être de la faire passer dans sa maison après elle. Quoi qu'il en soit, elle vit pas plus tôt ouverture à la paix, qu'elle en mit les fers au feu, et elle douta si peu du succès, qu'elle fit passer son écuyer Aubigny en France, avec de grandes sommes, qui, sans terre ni fief, acheta un vaste terrain tout auprès d'Amboise et se mit à y bâtir un palais de souverain. C'étoit là qu'elle avoit fixé le siège de son petit trône, et elle vouloit gagner temps pour le trouver tout prêt. Les conférences d'Utrecht commençant à prendre forme, elle osa y envoyer le baron de Capres, de sa part, poursuivre sa prétention conjointement avec les plénipotentiaires d'Espagne, qui la devoient former au nom du roi leur maître et y être appuyés par ceux de France[2]. Ceux-ci n'avoient pas ordre d'y aller bien vite, ni bien fortement, et l'idée de la future souveraine n'excita que la risée de toutes les puissances, qui n'en voulurent pas seulement ouïr parler. Elles trouvèrent avec raison que, si l'Espagne lui vouloit si fort procurer une souveraineté, elle pouvoit le faire à ses dépens, sans en importuner le reste de l'Europe, qui ne lui devoit cette récompense à aucun titre. La France empêcha l'Espagne de sonder les esprits plus avant. Le baron de Capres n'osa ouvrir la bouche et ne put même proposer d'être écouté, encore moins admis ; mais il en fit sa fortune, cadet sans bien et sans établissement qu'il étoit. Mme des Ursins crut se rehausser en payant avec somptuosité une si lâche et publique complaisance et la bassesse de s'être fait siffler comme son ambassadeur : il en eut au retour la grandesse, la Toison et la compagnie des gardes du corps wallonne, qui vaqua tout à propos pour lui. Cette vaste tentative manquée, la princesse se tourna vers le Guipuzcoa et le Roussillon. Le roi et la reine d'Espagne le vouloient de tout leur cœur ; mais le Roi, plus sage, s'y opposa dès qu'il vit l'affaire sérieuse et en démembrement de la couronne de son petit-fils, à qui l'Empereur arrachoit de si beaux fleurons ; et cette opposition nette et ferme fit échouer

1. *Mémoires*, tomes IX, p. 116-118, et X, p. 150-156 ; Additions au *Journal de Dangeau*, tomes XIII, p. 487, et XV, p. 157-160.
2. *Mémoires*, tomes X, p. 2, et XVIII, p. 13-15.

l'entreprise. Le palais cependant avoit été son train en étendue, en jardins, en meubles magnifiques[1]. Il y avoit encore des dépendances à faire, qu'on laissa. On n'osa avouer tout haut dans quel dessein cela avoit été bâti. Le tout demeura à d'Aubigny, qui y a joint quelques petits fiefs quand il l'a pu. Il s'y retira, et y a vécu plusieurs années avec opulence et considéré et aimé de ses voisins et des passants, et y est mort en 1732[2], laissant une fille unique très riche, qui épousa bientôt après le marquis d'Armentières Conflans[3].

« Mme des Ursins[4], réduite à régner pour autrui, perdit bientôt après son incomparable reine, dont l'Espagne ne se consolera jamais, quoique le règne de Mme[5] des Ursins qui lui étoit attribué, et la haine qu'on portoit à sa nouvelle *Altesse*, eût bien diminué des adorations que toute la nation avoit pour la reine et que l'aversion conçue pour celle qui lui a succédé a fait renaître au point de lui crier presque toujours, quand elle paroît en public par les rues : *Viva la Savoyana!* insulte que la Parmesane ne digère point. La reine mourut à Madrid, 14 février 1714, à vingt-cinq ans[6]. Cette mort changea toutes les vues de la princesse des Ursins, sans altérer en rien son pouvoir sans bornes. Elle songea d'abord à un titre qui l'attachât nécessairement au roi, et se fit pour cela gouvernante de ses enfants. Il fut longtemps retiré au palais du duc de Medina-Cœli, sans vouloir voir qui que ce fût que ses enfants, et passoit sa vie avec la princesse, qui disposoit de tout et à laquelle uniquement on continuoit de s'adresser pour tout. Quelques ministres indispensables[7] furent admis dans la suite, mais en présence de la princesse, qui, pour avoir un commerce plus libre et plus secret avec le roi, fit faire en quatre jours, avec une diligence nompareille, une galerie couverte et fermée, sur pilotis, pour communiquer leurs deux appartements par les derrières et y passer sans être vus de personne. Cela dura jusqu'à Pâques de la sorte, que les fonctions saintes rappelèrent le roi au Buen-Retiro. Ce tête-à-tête continuel auroit, à la fin, pesé par trop à tous les deux. La princesse, sous prétexte de santé, lui fit reprendre une vie un peu plus ordinaire; mais elle eut soin de l'environner de sept ou huit courtisans parfaitement à elle, qui, sous le nouveau titre de *allegradores*, qu'on n'oseroit traduire à la lettre par « divertissants, » mais plutôt par celui de « menins, » ne le perdoient jamais de vue, les uns ou les autres, avec ordre de s'entendre pour cela, et rendoient exactement compte de tout à la princesse. Le bruit fut grand en Espagne qu'elle épouseroit le roi, et, en France, notre cour en prit vivement l'alarme. La disproportion d'âge et la conduite de Mme des Ursins donnoient à ce mariage plus que du ridicule, et il y avoit longtemps que les rois n'épousoient plus des particulières et des

1. *Mémoires*, tome X, p. 150. — 2. Ms. : *1632*. — 3. Mariage du 27 avril 1733.
4. *Mémoires*, tome X, p. 132-133 et 151-156.
5. *M* sans ° en exposant. — 6. *Ans* est en interligne.
7. *Indispensable*, au singulier, dans le manuscrit.

veuves. Si celle-ci se proposa ce but, c'est ce qui ne [se] peut ni assurer ni nier; mais il est certain qu'elle ne se fût pas contentée d'un mariage inconnu et caché, ni Mme de Maintenon, sa bonne amie, de la voir reine déclarée, ayant elle-même perdu depuis si longtemps toute espérance de l'être de la même façon publique. Si la princesse eut ce dessein, elle eut assez bon esprit pour n'en rien espérer de la part de la France, et pour n'en pas faire le moindre semblant à qui que ce fût en Espagne; mais la frayeur qu'on en eut engagea le Roi à presser son petit-fils de se remarier. Soit que Mme des Ursins eût eu, ou non, l'espérance d'être reine, ou qu'elle eût compris l'impossibilité ou le danger d'y parvenir, elle pensa elle-même à remarier le roi pour elle-même, c'est-à-dire à une princesse qui lui eût toute l'obligation de ce mariage, et qui, en même temps, fût, de soi, si médiocre et si destituée d'appuis, qu'elle eût toujours besoin d'elle et ne pût troubler sa toute-puissance. M. de Vendôme avoit fait recrue, en Italie, d'un abbé Alberoni[1], par l'indignation que l'évêque de Parme avoit conçue, envoyé par son maître vers lui, d'avoir été reçu et obligé à traiter avec lui sur sa chaise percée et d'avoir vu son derrière en plein en se levant, parce qu'il le lui montra en se plaignant des pustules que la chaleur du pays, disoit-il, lui avoit élevées dessus. En la place de l'évêque, M. de Parme envoya Alberoni, fils d'un jardinier, qui s'étoit élevé par son esprit et son manège, qui vit et admira le cul du duc, au lieu d'en être offensé comme l'évêque, qui espéra une meilleure fortune en changeant de maître, et qui, passant légèrement sur les bastonnades que la jalousie des autres domestiques lui attira, posséda M. de Vendôme jusqu'à sa mort et demeura après à Madrid, résident de Parme, parce qu'ayant été l'entremetteur de bien des choses entre M. de Vendôme et Mme des Ursins, il en étoit connu fort familièrement, et que M. le[2] duc de Parme en crut tirer plus d'avantages que par un autre nouveau. Il ne s'y trompa pas, et ni l'un ni l'autre n'auroient osé imaginer la fortune incroyable qu'ils en tirèrent tous deux. La princesse de Parme parut à Mme des Ursins, par les raisons qui ont été touchées, celle qu'il lui falloit pour une reine d'Espagne. Sa double bâtardise ne put être un obstacle à ses vues; la mère de cette princesse étoit sœur de la mère de l'Empereur, de la reine d'Espagne veuve de Charles II, de la feue reine de Portugal et du dernier électeur palatin. Si Alberoni lui en donna la vue, ou si elle la prit d'elle-même, c'est ce qui n'a point été su. Elle en écrivit en France, où le scandale de l'alliance céda à la nécessité d'en faire une et de ne la pouvoir espérer qu'au gré et par l'entremise de la princesse des Ursins. L'affaire fut donc bientôt conclue; mais voici l'énigme que personne n'a pu encore bien démêler[3]. Ce qui

1. *Mémoires*, tome IV de 1873, p. 387-388.

2. *M. le* est écrit en surcharge sur d'autres mots illisibles.

3. *Mémoires*, tome XI, p. 75-84; Addition au *Journal de Dangeau*, tome XV, p. 336-340.

est de vrai, c'est que, comme la princesse de Parme entroit en Espagne, le Roi dit à Marly quelques mots ambigus sur Mme des Ursins, en parlant à Torcy, qui donnèrent curiosité et torture. Ce qui est vrai encore, c'est que Mme de Maintenon, et conséquemment le Roi, avoient totalement changé à son égard depuis la folle tentative de la souveraineté. Ils gardoient les apparences; mais des traits échappés en plusieurs occasions montroient un fonds de dégoût et d'impatience bien différent, s'il faut parler ainsi, de l'affolement passé, et le[1] peu de surprise, jointe à la froideur avec laquelle ils reçurent la nouvelle de sa catastrophe, donnèrent fort à penser qu'ils y avoient eu part. Jamais il n'y en eut de pareille. Le subit, la conjoncture, le moment, la saison et le temps, en un mot toutes les circonstances, la rendirent également surprenante et accablante; et cette reine postiche, depuis tant d'années publiquement et à découvert toute-puissante et régnante, se vit briser comme le plus foible roseau, injuriée, insultée, arrêtée, livrée à la rigueur des frimas du mois de décembre, à l'horreur de la nuit, à l'incertitude des chemins, à la nudité de toutes choses, par une étrangère, en l'abordant, qui, de guet-apens[2], lui fait une querelle, et par une princesse qui, sans appui de personne, et, pour cela, choisie par elle, lui doit toute sa grandeur, qui, au premier moment qu'elle l'aperçoit, l'appesantit et la déploie sur elle, non seulement toute entière, mais usurpe celle qu'elle n'avoit pas. On se dispensera ici d'un récit si connu et qui ne sera omis dans aucune histoire. On se dispensera aussi des immenses réflexions.

« Arrivée à Bayonne dans l'état de corps et d'esprit qui se peut imaginer, mais constamment soutenue de la plus grande force de courage, elle y attendit quelques jours la permission d'aller à la cour, et s'y achemina après à petites journées, et arriva enfin à Paris, chez son frère le duc de Noirmoutier[3]. Pendant ce voyage, M. le duc d'Orléans résolut de lui faire sentir ce qu'il étoit, et Madame, quoique auparavant amie de Mme des Ursins, l'y fortifia plus que personne. Ils déclarèrent qu'ils ne la verroient point, la défendirent à tout le Palais-Royal, et ils exigèrent des personnes qui leur tenoient par une amitié marquée de se la défendre aussi. Ils allèrent plus loin : ils obtinrent qu'elle ne coucheroit point à Versailles, qu'elle ne s'y trouveroit en aucun lieu de cour, ni public, où ils fussent, qu'elle ne seroit d'aucun voyage, ni de Marly; en un mot, qu'elle ne verroit le Roi que pour lui parler en audience, et le moins qu'il se pourroit. Et tout cela fut littéralement exécuté. Ce ne fut plus cette espèce de reine étrangère à qui le Roi faisoit les honneurs de sa cour, qui traitoit d'affaires avec elle tête à tête, qui lui envoyoit ses ministres, à qui tout faisoit la cour, qui en avoit

1. *La*, dans le manuscrit.
2. Saint-Simon écrit : *guet à pend*.
3. *Mémoires*, tome XI, p. 109-117; Addition au *Journal de Dangeau*, tome XV, p. 369.

une dans Paris de tout ce qui étoit le plus distingué, qui étoit consultée[1], dont les paroles et les rares[2] visites faisoient l'orgueil des uns et la jalousie des autres, à qui les princesses les plus immédiates du Roi prenoient à tâche de plaire, qui brisoit toutes les coutumes et tous les usages ordinaires pour sa distinction ou sa commodité, qui montroit en tout son autorité dans la cour, et dont, pour tout dire en un mot, Mme de Maintenon étoit presque la complaisante. Toute la grandeur et l'éclat avoit disparu, pour ne laisser voir qu'une exilée sans ressource, sans appui, sans consistance, et une errante sans savoir encore où se retirer et à l'emprunt de tout en attendant. Un reste de considération, et peut-être la curiosité encore davantage, lui attira d'abord beaucoup de monde en suspens de son ancienne faveur; mais on ne tarda pas à être détrompé sur sa durée. Elle languit après l'audience qu'elle attendoit; elle ne fut guère que d'une demi-heure chez le Roi, et d'une heure chez Mme de Maintenon, sans aller nulle autre part, que dîner chez Torcy, et sans coucher à Versailles. Mme de Maintenon ne pouvoit plus se servir d'elle en Espagne, et, si le Roi n'avoit point influé à son expulsion, il étoit dégoûté d'elle par l'excès de folle ambition qui l'avoit portée[3] à tenter de se faire souveraine, et par la crainte qu'il avoit eue qu'elle n'épousât publiquement son petit-fils, dont cela lui avoit arraché son consentement, faute de mieux, à un mariage qui lui déplaisoit et qu'il n'avoit souffert que comme un remède qui ne se pouvoit différer contre cette crainte. Quelque haine que Mme de Maintenon marquât pour M. le duc d'Orléans, elle eut encore plus de frayeur de laisser rapprocher de la cour une femme de cet esprit et de ce caractère, dont la figure ne sentoit point son âge et qui étoit si propre à amuser le Roi, et si capable, une fois introduite, de le mener bien loin. Ce même exemple en étoit en Mme de Maintenon, que le Roi avoit commencé par ne[4] pouvoir souffrir, qu'il avoit souvent proposé à Mme de Montespan de renvoyer, qu'il lui avoit tant de fois reproché avec aigreur de garder, et qui enfin étoit devenue ce qu'on la voyoit être et durer depuis tant d'années; et elle ne l'oublioit pas sur les autres dont elle croyoit avoir lieu de se garder. Ces deux audiences furent donc polies, mais sèches, et finirent toutes deux par le conseil de retourner en Italie après avoir pris un suffisant repos[5]; et toutefois des offres de service en Espagne pour l'assurance d'une pension considérable, qu'elle obtint en effet. Elle étoit arrivée vers la mi-février 1715, et demeura chez M. de Noirmoutier jusqu'à la fin de juillet; elle n'avoit été qu'une seule fois à Versailles. Le monde, qui la voyoit délaissée de la cour et qui avoit satisfait sa première curiosité, l'abandonna; elle demeura réduite aux amis de son frère et au petit nombre des siens qui avoient eu honte de

1. *Consutée*, dans le manuscrit.
2. *Rares* est en interligne.
3. *Porté*, au masculin, dans le manuscrit.
4. *Par ne* est en interligne, au-dessus d'*à ne*, non biffé.
5. Il y a dans le manuscrit : « un suffisant et repos »

se retirer[1]. Elle sortoit peu et gardoit un maintien de courage, sans bassesse et sans hauteur déplacée, avec des propos mesurés et un silence ordinaire, qui lui firent beaucoup d'honneur. Elle étoit encore assez incertaine de ce qu'elle pourroit devenir, lorsque la santé du Roi, qui dépérissoit tous les jours, parut baisser à vue d'œil. Le danger de se trouver entre les mains de M. le duc d'Orléans régent du Royaume la réveilla[2]. Elle fit demander son audience de congé pour se retirer en Italie, et l'obtint à Marly, peu de jours avant que le Roi quittât ce lieu favori pour la dernière fois. Elle n'y mangea ni ne coucha, vit le Roi dans son cabinet, et Mme de Maintenon après, autant environ qu'à sa précédente audience; et celle-ci se passa avec la même politesse et la même froideur. Elle en partit faisant bonne contenance, mais intérieurement outrée, et ne songea plus qu'au départ. De tels arrangements, et pour jamais, sont plus longs qu'on ne pense, et, si elle avoit raison de se hâter de partir, elle n'en avoit aucune de desirer d'arriver incertaine encore du lieu de sa demeure en Italie, et marcha à si petites journées, que la mort du Roi la surprit à Lyon. Alors la frayeur lui donna des ailes pour gagner la mer, se croyant à tous instants arrêtée; mais c'étoit la chose à laquelle M. le duc d'Orléans pensoit le moins: il étoit sans fiel et sans souvenir de trop de choses, et le montra à la princesse des Ursins et à Mme de Maintenon, sa persécutrice déchaînée, avec une générosité qui fut du bien perdu. Mme des Ursins passa de Marseille à Gênes, où elle s'arrêta plus d'un an au faubourg de Saint-Pierre-d'Arena avant de se pouvoir résoudre de retourner s'établir à demeure dans Rome, où elle acheva le reste de ses jours dans un état fort opulent et fort honorable, même assez considéré, mais fort au-dessous du brillant de ses premières années, et qui ne pouvoit avoir aucune ressemblance à ses moindres jours en Espagne. Mais comme, que ce fût, il falloit gouverner quelque part et quelque chose, elle s'attacha donc au roi Jacques d'Angleterre et à la reine sa femme, réfugiés à Rome, et devint la toute-puissante chez eux. Cela ne fit pas grand bruit dans le monde, ni même à Rome, où on admiroit qu'après avoir régné si longtemps et si absolument en Espagne, elle pouvoit se résoudre à se raccourcir de la sorte plutôt que demeurer en repos. Son fidèle Aubigny, engraissé en Espagne et bien établi en France, ne la suivit point dans sa retraite, où elle mourut enfin[3], dans un âge extrêmement avancé, mais entière de corps, d'esprit, d'humeur et de grâces, [5 décembre 1722[4],] regrettée d'un fort petit nombre de personnes, et point du tout de son frère le cardinal, avec lequel il y eut moins de liaison que de froide bienséance; et à peine s'aperçut-on nulle part de la mort de cette dame qui avoit fait si longtemps une

1. La suite est écrite d'une autre plume et d'une autre encre.
2. *Mémoires*, tome XI, p. 159-163 et 384-385; Addition au *Journal de Dangeau*, tome XVI, p. 5-7.
3. *Mémoires*, tome XIX, p. 81.
4. La date est restée en blanc dans le manuscrit.

figure si prodigieuse, et qui avoit rempli l'Europe de son nom et de son autorité.

« Elle trouva à Rome le cardinal del Giudice, qu'elle avoit élevé aux premiers postes d'Espagne, et qu'elle en avoit ensuite précipité. Elle eut la douleur de savoir le P. Daubenton rétabli dans sa place de confesseur du roi d'Espagne et dans son premier crédit, et la mort ne lui permit pas de jouir de la chute d'Alberoni, cause, ou du moins instrument si perfide de la sienne. C'est une perte à regretter sans cesse que cette illustre entre les plus illustres de ces derniers siècles n'ait pas laissé des mémoires de sa vie, qui auroient été également curieux, et agréables, et instructifs de mille faits importants et de mille causes à jamais ensevelies de beaucoup d'effets très connus. C'en est une qui n'est pas moins intéressante, et pour les mêmes raisons, que M. de Lauzun n'ait pas donné à un si utile amusement les années de son profond loisir après les premières de son retour. Mais qui a connu l'un et l'autre ne se consolera point qu'il ne soit rien resté de Mme des Ursins, par la netteté et les grâces qu'elle y auroit mises, et regrettera moins l'ouvrage de M. de Lauzun, par l'abondance de son esprit, qui, même dans les récits des choses de son temps à ses amis qui lui en parloient, y mettoit une telle confusion, un enchaînement si peu distingué de toutes sortes de choses, et des parenthèses si fréquentes et si longues à mesure que la matière l'emportoit, qu'on avoit peine à le suivre et à en démêler le chaos[1]. On s'est peut-être trop arrêté sur ces deux personnages[2]; mais leur singularité est si rare, si curieuse, si illustre, et si unique à chacun des deux, que, les ayant plus que très particulièrement connus l'un et l'autre, on n'a pu se refuser ces morceaux, qui sûrement ne seront écrits par personne, et méritent pourtant de ne périr pas dans l'oubli, comme ils en courroient le hasard pour le moins, puisque leur vie n'est pas assez connue, n'a pas été assez suivie, pour être du genre de celles qui trouvent des historiens. Venons maintenant au cardinal de la Trémoïlle, avant de passer à celui qui a donné lieu au contenu de tout ce titre.... »

1. *Cahos*, dans le manuscrit.

2. La notice de M. DE LAUZUN, comme duc non vérifié, est dans le même volume *France* 213, fol. 175 v° à 179 v°, précédant immédiatement la notice du duc de ROYAN.

VII

LE MARQUIS DE SAISSAC[1].

(Fragment inédit de Saint-Simon[2].)

« Le marquis de Saissac, du nom de Castelnau[3]-Clermont-Lodève, maison illustre et ancienne qui pourroit faire ici un long article, si elle n'étoit pas éteinte en la personne de ce même M. de Saissac, qui l'a fort mal enterrée. On fut surpris qu'il achetât une charge de maître de la garde-robe de M. de Quitry[4], qui ne la vendoit que parce qu'il en étoit fait grand maître, et qui à peine l'avoit possédée. On le fut bien davantage de l'aventure qui l'en fit défaire. C'étoit un homme de plaisir, de jeu, de bonne chère, de débauche, de femmes et du grand monde, dans qui rien ne répondoit à sa naissance, quoiqu'avec beaucoup d'esprit. Il avoit très mauvaise réputation au jeu et jouoit[5] tant qu'il pouvoit partout le plus gros jeu du monde. En ces temps-là le Roi jouoit aussi beaucoup; c'étoit alors au brelan[6] à cinq, et fort gros, et Saissac en étoit. Un soir[7], au milieu de la partie, M. de Louvois se présenta. Le Roi, qui vit que ce ministre ne venoit point à son jeu sans quelque chose de pressé à lui dire, se lève, et, trouvant le comte, depuis maréchal, de Lorge près de lui, qui, sans être assez gros joueur pour être de la partie du Roi, jouoit volontiers en ces temps-là, lui dit de prendre son jeu en attendant qu'il revînt. Saissac, délivré du Roi, ne ménagea pas sa bourse entre les mains du comte de Lorge et lui emporta un va-tout fort gros avec un jeu qui surprit la compagnie et qui, dans l'ordinaire, ne paroissoit pas devoir faire risquer un si gros va-tout. Le comte de Lorge s'étoit aperçu que Saissac, qui donnoit alors, avoit lestement fait quelque manège : il regarda la compagnie, et ne dit mot. La partie s'acheva sans que le Roi revînt. Le comte de Lorge, trop homme d'honneur pour ne pas rendre bon compte de ce qui lui avoit été confié, dit au Roi ce qu'il avoit vu et ce qui lui étoit arrivé. Le Roi voulut être éclairci, et il se trouva que Saissac avoit des cartes fausses, qu'il connoissoit et manioit comme il vouloit; que le cartier étoit de part avec lui, et le garçon du château qui présentoit le panier où, à chaque fois, le joueur à qui c'étoit à mêler et à donner prenoit les cartes. Le tout avéré et avoué par le garçon du

1. Ci-dessus, p. 118-122, et Additions 250, p. 421, et 250 *bis*, p. 609.
2. Extrait des notices sur les Maîtres de la garde-robe, vol. 45 des papiers de Saint-Simon (aujourd'hui *France* 200), fol. 185.
3. *Castelnau* est écrit en interligne.
4. Il y a bien ici *Quitry*, et non *Guitry*.
5. *Jouit*, dans le manuscrit. — 6. Ici, *brelan*, et non *berlan*.
7. *Un soir* est écrit en interligne.

château et par le cartier, ils furent punis, et Saissac exilé, avec ordre de vendre sa charge. Il obéit, sans en venir aux excuses d'un fait si avéré et devenu si public; puis il alla en Angleterre, où il dupa tant et plus et gagna prodigieusement. Il étoit riche de lui-même, avare au dernier point, et s'enrichit de plus en plus par ces étranges pratiques. Après plusieurs années passées hors du Royaume, il eut permission de revenir à Paris, où il tint un gros jeu chez lui. Il épousa une sœur du duc de Chevreuse, qui avoit très peu de chose, dont il eut un fils, qui n'a pas vécu. Monsieur, chez qui il jouoit à Paris et à Saint-Cloud, et qui étoit le patron de tous les joueurs, dont il étoit toujours la dupe, obtint enfin que Saissac pût revenir à la cour et, sur le pied de joueur, être quelquefois des voyages de Marly, où il reparut avec effronterie, comme s'il ne lui étoit jamais rien arrivé sur le jeu. Hors des[1] joueurs, il n'avoit de commerce avec personne. Il avoit un bon souper chez lui à Paris, pour les attirer et percer après les nuits. C'est dans cet exercice qu'il est mort à près de quatre-vingts ans [25 avril 1705][2], avec cette plaisante manie de ne porter jamais le deuil, pas même de ses plus proches. Cela lui fut rendu exactement à sa mort : le duc de Chevreuse ne le prit point, ni personne à son exemple. Sa femme, jolie et galante à merveilles, demeura fort riche des avantages qu'il lui avoit faits et de la succession de son fils, mort depuis le père. Le chevalier de Luynes, son frère, maître chez elle et fort entendu à s'enrichir, rangea toutes leurs affaires communes, et, le fameux et fatal Mississipi survenu, ils y gagnèrent des trésors, qu'ils réalisèrent. Il est mort avec ses millions, chef d'escadre et très capable dans la marine. Il les a laissés à cette sœur, et elle vit encore[3] dans la frayeur de la mort et du diable, esclave de sa santé et inconsolable de son frère, menant une vie fort singulière, qui ne la laisse guère jouir de tant de biens, qu'ils ont depuis assurés au duc de Chevreuse, petit-fils du duc de Chevreuse, son frère. »

1. Avant *des*, Saint-Simon avait écrit un mot, qu'il a biffé et qui est illisible.
2. La date est en blanc dans le manuscrit.
3. Elle ne mourut qu'en 1756.

VIII

LE MARÉCHAL DE CASTELNAU[1].

(Fragment inédit de Saint-Simon[2].)

« Le maréchal de Castelnau fit son apprentissage en Hollande, sous le marquis[3] d'Hauterive, colonel général des troupes auxiliaires françoises, puis servit en cinq grands sièges jusqu'en 1641, se trouva au combat de Fribourg 1644, et servit l'année suivante de maréchal de bataille à celle de Nordlingue[4], puis de maréchal de camp, et fut, en 1647, gouverneur de la Bassée, et de Brest en 1648, vit après six grands sièges, et se trouva aux lignes d'Arras 1654; il commanda l'aile gauche de l'armée victorieuse de M. de Turenne à la bataille des Dunes ou de Dunkerque, que Monsieur le Prince et les Espagnols vouloient secourir, 14 juin 1658, et fut blessé à mort deux jours après, devant cette place. Le cardinal Mazarin, pressé de le faire maréchal de France, consulta les chirurgiens, et, sur ce qu'ils l'assurèrent qu'il n'en pouvoit pas revenir, lui fit donner le bâton. Il mourut en effet à Calais, le 15 juillet suivant, à trente-huit ans. C'étoit un très galant homme, et de très grande espérance. De Marie Girard, qui n'étoit rien et qui mourut en 1696[5], il ne laissa qu'un fils et une fille, mère du dernier maréchal-duc de Gramont et de la maréchale-duchesse de Boufflers, et un fils, qui, avec la beauté de sa sœur, contribua extrêmement à son mariage; il fut gendre du maréchal Foucault, et mourut à vingt-sept ans, en 1672, d'une blessure reçue devant Ameyden[6], ayant un régiment de cavalerie. Il ne laissa que deux filles : l'une, mariée en province au seigneur de Murat; l'autre, chanoinesse d'Épinal, qui prétendoit fort à la beauté. Je ne puis oublier que leur mère, fort grosse et courte, et qui venoit quelquefois à la cour sans savoir pourquoi, se trouvant un soir à ce cercle debout que le Roi tenoit un instant au sortir de son souper avant que d'entrer dans son cabinet, y pissa si étrangement sous elle, que les ruisseaux en coulèrent de tous côtés, que ses jupes et bas de robe en demeurèrent trempés, et que les garçons bleus vinrent, avec

1. Ci-dessus, p. 122. Comparez deux Additions au *Journal de Dangeau*, tomes IV, p. 443, et V, p. 439.
2. Extrait des notices sur les Maréchaux de France, vol. 45 des papiers de Saint-Simon (aujourd'hui *France* 200), fol. 149 v°.
3. Saint-Simon écrit en abrégé : « le M. de Castelnau », et : « le M. d'Hauterive ».
4. Il écrit : *Norlingue*.
5. Les quatre derniers mots et la date sont écrits en interligne.
6. *Almeiden*, dans le manuscrit.

force torchons et balais, sécher le lac et la rivière. On peut juger quelle risée ce fut[1].

« La mère du maréchal de Castelnau étoit sœur du maréchal de Grancey, et son grand-père est ce Castelnau-Mauvissière, employé en diverses négociations sous Charles IX et Henri III, qui se rendit célèbre en son ambassade d'Angleterre, dont on a les excellents *Mémoires de Castelnau*, plus excellemment commentés et additionnés[2] par l'illustre et savant abbé le Laboureur. Quoi qu'il ait tâché à dire des Castelnau, je n'y trouve aucune remarque à faire en pas un genre. Le premier qu'on connoisse bien n'est pas plus ancien que Louis XII, dont il fut écuyer d'écurie, et deux de ses petits-fils s'attachèrent au duc d'Alençon, frère d'Henri III : l'un fut capitaine de ses Suisses, l'autre son premier maître d'hôtel et son lieutenant général au pays du Maine; tous deux assassinés à sa cour. »

1. Cette anecdote ne se retrouve pas dans les *Mémoires*.
2. Ces deux derniers mots sont écrits en interligne.

IX

LA MAISON DE ROHAN AU DIX-SEPTIÈME SIÈCLE[1].

(Fragment inédit de Saint-Simon[2].)

ABRÉGÉ DES BRANCHES DUCALES DE LA MAISON DE ROHAN.

Ont eu :

Un cardinal,
Un évêque de Strasbourg,
Un abbé,
Deux abbés réguliers,
Cinq abbesses,
Beaucoup de bénéfices;
Rohan,
Montbazon,
Rohan-Rohan,
Duchés-pairies érigés,
dont :
Sept ducs et pairs,
Un grand aumônier,
Trois grands veneurs,
Un général d'armée,
Un ambassadeur,
Trois capitaines-lieutenants des gendarmes de la garde du Roi,
Un gouverneur de Paris et de l'Ile-de-France,
Trois gouverneurs de Brie et Champagne,
Un commandeur du Saint-Esprit,
Trois chevaliers du Saint-Esprit.

Épousé :

Mesdemoiselles de :
Sully,
L'héritière de Rohan,
Lenoncourt,
Vertus, bâtarde,
Rohan,
Schonberg,
Luynes,
Cochefillet-Vauvineux,
Château-Thierry-Bouillon,
Rohan-Soubise,
Bautru-Nogent,
Lyonne, veuve le Conte,
Rohan-Chabot,
Ventadour, veuve du prince de Turenne,
Melun-Espinoy,

Duch. de Rohan;
C. Chabot, duc de Rohan;
Duch. de Montbazon; 1
Duch. de Montbazon; 2
Duch. de Montbazon; 3
Duch. de Montbazon; 4
Pr. de Montbazon; 1
Pr. de Montbazon; 2
Pr. de Montauban;
Pr. de Soubise;
Pr. de Rohan, depuis duc et pair;
Pr. de Soubise.

Donné :

Mmes les connétable de Luynes, ensuite duchesse de Chevreuse,
Duchesse de Luynes,
Duchesse de Montbazon,
Comtesse de Jarnac,
Comtesse de Melun,
Comtesse de Mortagne,
Comtesse de Ribeyra,
Comtesse de Calhéta,
Princesse de Montbazon,
Duchesse de Tallard,
Duchesse de la Meilleraye.

1. Ci-dessus, p. 182 et suivantes.

2. Extrait du volume 44 des papiers de Saint-Simon (aujourd'hui *France* 199), fol. 168. — Le morceau a pour titre : MAISONS DE ROHAN ET DE BOUILLON. 1721. Je n'en donne que la première partie, relative aux Rohan, et conserve aussi exactement que possible la disposition du manuscrit sur trois et quatre colonnes, en remplaçant par quatre points (....) les dates laissées en blanc, mais en complétant les prénoms, qui, le plus souvent, ne sont indiqués qu'en partie ou par les seules initiales. Les blancs s'expliquent par l'époque où le mémoire a été rédigé, Saint-Simon n'ayant pas alors pour guide la généalogie dressée par les continuateurs du P. Anselme, qui ne parut que dans le tome IV, en 1728. La place manque dans le présent Appendice pour insérer la très longue notice du duché existant de MONTBAZON dont il a été parlé p. 182, note 1. C'est le morceau principal entre tous ceux que Saint-Simon a consacrés aux Rohan : on pourra le donner lorsque l'auteur reviendra sur cette maison, à moins que, d'ici là, il n'ait été édité quelque autre part.

MÂLES ET FEMELLES DES BRANCHES DUCALES DE LA MAISON DE ROHAN.

BRANCHE DE GYÉ,

cadette de toutes, mais aînée en biens de la maison par l'héritière de la branche aînée.

« Le premier duc de Rohan :

« Henri, né.... de René, vicomte de Rohan, arrière-petit-fils du maréchal de Gyé, et de Catherine, héritière de Parthenay, fille de Jean l'Archevêque, colonel général des Suisses et Grisons, fait duc et pair de France, célèbre par ses exploits et sa science militaire, par son adresse, sa politique, son courage à soutenir le parti des huguenots sur le penchant de sa ruine, grand en paix et en guerre par son habileté dans les négociations, par sa prudence, par sa fermeté, par sa conduite contre et pour l'État, qu'il servit bien en son ambassade en Suisse et à la tête de son armée en Valteline; non

« Mademoiselle de Sully...., fille du célèbre Maximilien de Béthune, premier duc de Sully, marquis de Rosny et si connu sous ce nom, pair et grand maître de l'artillerie de France, en faveur duquel cette charge fut érigée .... en office de la couronne, ministre d'État, surintendant des finances, qui les rétablit, principal confident de toutes les affaires d'Henri IV, assassiné en l'allant voir à l'Arsenal; depuis, retiré à Sully, maréchal de France...., mort ....; et de ...., mariée ...., morte sans[2] laisser qu'une fille unique.

« Sœurs et frère sans postérité du premier duc de Rohan :

« M. de Soubise, Benjamin, né en ...., célèbre à la tête des factions d'État et du parti huguenot sous son frère, général de terre et mer des Rochellois, illustré par sa défaite en l'île de .... par Louis XIII en personne, qui, sentant le péril extrême que couroient des troupes envoyées dans un lieu[1] que le flux de la mer enfermeroit dès qu'elles y seroient passées, et où, par conséquent, il falloit se résoudre à vaincre ou à mourir, les conduisit sans rien dire jusqu'à ce qu'il fût question de passer avec elles. Alors les siens s'aperçurent de son dessein, lui firent toutes les instances et les remontrances à eux possibles, sans le pouvoir détourner de sa résolution. Enfin ils lui dirent, en dernière ressource, que c'étoit, comme il étoit vrai, envoyer des troupes à la boucherie : à quoi il leur répondit froidement qu'il le voyoit aussi bien qu'eux, mais que, dans la nécessité de le faire, il ne convenoit pas à un roi de les y envoyer, mais bien de les y mener; ce qu'il fit du même pas, combattit gaillardement à leur tête, et en eut la victoire entière et la fin de cette faction..... M. de Soubise, qui n'a jamais été connu que sous ce nom, sans titre, n'eut jamais ni dignité ni rang, et mourut sans alliance....

1. *Lieu* est écrit en interligne. — 2. Le mot *sans* est répété deux fois.

moins illustre par ses écrits, sa probité, ses vertus et sa piété dans sa secte; mal toujours avec le maréchal de Bouillon, dont il se défioit pour le parti huguenot; très uni à son beau-père, qui le porta à la cour, et les siens, de toute sa puissance; mort des blessures reçues à la première bataille de Rhinfeln[1], 1638, et porté à Genève. Il ne laissa qu'une fille unique, héritière de tous ses biens et de sa dignité.

« La duchesse de Rohan :

« Marguerite, née ...., qui porta tous ses biens, avec sa dignité, à son mari, 1645, avec charge pour lui et pour sa postérité du nom et armes de Rohan; morte 1684. Cette branche étant ainsi fondue, avec l'obligation susdite, en la maison de Chabot, on n'en parlera plus, sinon

« M. le comte Chabot :

« Henri, né ...., marié 1645, obtint lettres de continuation de pairie en sa faveur, et de sa postérité masculine seulement, avec rang nouveau du jour de l'enregistrement, 1652; mort gouverneur d'Anjou et chevalier du Saint-Esprit, 1655, à trente-neuf ans, laissant

« La duchesse des Deux-Ponts : Catherine, née ...., mariée ...., première femme de Jean, comte palatin de Bavière, morte .....

« Mlle de Rohan : Anne, née ...., célèbre pour son savoir, ses écrits, sa vertu et sa piété dans sa secte, son attachement et la figure qu'elle fit dans le parti huguenot, sa constance à souffrir les plus terribles extrémités de la faim dans la Rochelle et à l'inspirer à Madame sa mère et à Madame sa belle-sœur, qui en donnèrent l'exemple plus effectif que les princesses lorraines ne firent pour la Ligue en pareil cas dans Paris, par son opiniâtreté semblable à la leur à animer le courage des Rochellois à ne se jamais rendre, par sa férocité, qu'elle inspira à Madame sa mère et à Madame sa belle-sœur, de ne vouloir point être comprises dans la capitulation, et d'être plutôt prisonnières : ce qui leur arriva, Louis XIII ayant enfin pris la Rochelle en personne et dompté jusqu'aux éléments pour faire triompher la religion de l'hérésie, dont l'entier accomplissement, arrivé de nos jours en France, n'a été que le fruit de ses travaux incomparables.

« C'est en la personne de cette Mademoiselle de Rohan qu'ont commencé les distinctions qui se sont depuis multipliées dans cette maison[2] en la branche de Montbazon et en celle de Soubise, sortie de celle de Montbazon. Le duc de Rohan, M. de Soubise, son frère, et

1. Ainsi dans le manuscrit, pour *Rheinfeld*.
2. Saint-Simon, après avoir surchargé *branche* en *maison*, a biffé ce mot et l'a récrit à la suite.

pour dire que, le nom et les armes de Rohan ayant été très vivement contestés par ceux de cette maison au duc de Rohan, fils de cette héritière, il les soutint avec la même chaleur, à l'étonnement public de ne voir pas saisir avec avidité l'occasion inespérable de secouer le joug d'un nom et d'armes d'autrui à un homme de si grand nom, si ancien et si illustre, et il gagna son procès en entier et à toutes voix par arrêt rendu...., au Conseil, Louis XIV présent, bien que très partial contre lui.

un fils, qui a postérité de la fille du marquis de Vardes Bec-Crespin, si connu par ses galanteries, sa faveur, son long exil et ses disgrâces, chevalier du Saint-Esprit, capitaine des Cent-Suisses de la garde du Roi, gouverneur d'Aigues-Mortes, mort ...., et trois filles : l'aînée, célèbre par le goût du Roi pour elle, mariée au prince de Soubise (on les verra ci-dessous) ; la seconde, connue par la célèbre foiblesse de M. de Turenne pour elle, mariée au marquis de Coëtquen ; la dernière, en secondes noces, au prince d'Espinoy, amie intime de M. de Louvois, qui obtint que son fils auroit un brevet d'honneurs de duc à brevet sans passer plus loin, en sorte que son cadet ni ses filles n'ont jamais eu ni rang, ni honneurs, ni distinction. Son

leurs sœurs descendoient de Jean II, roi de Navarre, père de la vicomtesse de Rohan, leur grand'mère[1]. Ce même Jean II étoit grand-père de la reine de Navarre, Jeanne d'Albret, mère d'Henri IV : ce qui donnoit l'honneur au duc de Rohan, à son frère et à ses sœurs d'être issus de germains d'Henri IV par une descendance commune. Maximilien, duc de Sully, beau-père du duc de Rohan, le fit valoir de tout son crédit auprès de ce prince, dont il étoit le principal ministre et favori, et en obtint le tabouret personnel pour Mlle de Rohan, qui finit avec elle, bien que l'alliance avec nos Rois ait subsisté dans la postérité, ci à côté, du duc de Rohan, qui n'a eu ni rang ni honneurs, qui se seroient été[2] répandus en la plupart des grandes maisons et en plusieurs moindres, s'ils avoient été une suite de parentés semblables. Il est à remarquer que la branche de Montbazon ne vient point de Jean II, roi de Navarre, et que Mme de Soubise, fille de l'héritière de Rohan et petite-fille du duc de Rohan frère de Mlle de Rohan, dont est cet article, n'a jamais prétendu le tabouret fille, que Madame sa mère n'eut avant son mariage qu'en qualité de duchesse d'une dignité femelle, et qui fit M. Chabot, son mari, duc de Rohan et pair de France, avec lettres de continuation, comme d'usage alors et de droit en tels cas. Rien donc de plus personnel que ce tabouret de Mlle de Rohan, qui est le premier qu'ait eu une

1. Ici, ce mot composé, contre l'usage ordinaire de Saint-Simon, est écrit avec l'apostrophe.
2. Ainsi, dans le manuscrit. *Seroient* semble corriger *auroient*.

mari en avoit obtenu un pareil, le premier de sa maison, par la faveur de M. de Charost, capitaine des gardes du corps, en épousant sa fille en premières noces, dont la fille unique épousa le marquis de Charost, son cousin, devenu depuis duc et pair de France après Monsieur son père, et capitaine des gardes du corps. C'est le petit-fils de cette princesse d'Espinoy qui est devenu duc et pair de France. Il est à remarquer que Mlles d'Espinoy et de Melun, ses tantes, n'ont point été mariées et ont passé leur vie à la cour sans rang, honneurs, ni tabouret. Ces trois filles de l'héritière de Rohan et de M. Chabot ont eu toutes postérité.

fille de cette maison. Elle mourut sans alliance.

BRANCHE DE MONTBAZON.

« Hercule, seigneur de Guémené, né 1568, de...., chevalier du Saint-Esprit, gouverneur de Paris et de l'Ile-de-France, duc de Montbazon 1595, pair et grand veneur de France, marié deux fois. De sa première femme est issue la branche des ducs de Montbazon; de la seconde, celle de Soubise. Mort 1654, à quatre-vingt-six ans.

« Hercule eut trois frères : un aîné, qui n'eut point d'enfant et dont il[2] épousa la veuve en premières noces; un autre aîné, qui n'eut qu'une fille, qui épousa son fils et qui, outre ses biens, ne lui fut pas inutile, comme il sera noté; enfin, un frère cadet, qui épousa Lucile Tarneau, fille d'un président de Bordeaux, et n'en eut

I

« Mlle de Lenoncourt, héritière de Henri, chevalier du Saint-Esprit, et de Françoise de Laval-Boisdauphin, veuve sans enfants du frère aîné d'Hercule, 1602, auquel elle se remaria....; morte.....

II

« Mlle de Vertus : Marie, bâtarde de Bretagne, fille de Claude, comte de Vertus, et de Catherine Foucquet de la Varenne; nom à noter, commun à une maison de gens de qualité, et qui s'est trouvé tout à point dans la suite à faire passer pour ce dernier, comme il sera noté en son lieu. C'est la belle Mme de Montba-

FILLES
DU PREMIER DUC DE MONTBAZON.

Du premier lit :

« La connétable de Luynes, plus connue sous le nom de la duchesse de Chevreuse :

« Marie, née 1600, mariée 1617 au duc de Luynes, pair et connétable de France, dont elle eut le duc de Luynes et sa nombreuse postérité. La faveur du connétable lui fit accorder personnellement le tabouret la veille seulement de ses noces, sous prétexte de lui avancer le plaisir du rang qu'elle devoit avoir le lendemain. Veuve 1621, se remaria 1622 au duc de Chevreuse, pair et grand chambellan de France, cinquième fils du duc de Guise tué 1588[1] à Blois, et n'en eut que trois filles, dont deux religieuses et une morte sans alliance, dont elle hérita. C'est la fameuse Mme de Chevreuse qui a tant figuré dans tous les mouvements de cour, les troubles d'État et les intrigues de son temps, par ses alternatives de faveur et de disgrâce, par les industries de ses retraites, par ses fuites et ses courses dedans et dehors du Royaume, enfin par son ascendant sur l'esprit des cardinaux de Richelieu et Mazarin, et par la prodigieuse autorité qu'elle sut s'acquérir et se conserver dans tous les temps sur celui de la Reine mère. Ce fut ce qui l'encouragea à tenter de distinguer sa maison et,

1. Le manuscrit porte : *1688*.
2. Ces trois mots : *et dont il*, ainsi que *trois* un peu plus haut, corrigent d'autres mots illisibles.

point d'enfants. Celui-ci s'appeloit Alexandre de Rohan, marquis de Marigny, qui fut chevalier du Saint-Esprit le soixantième parmi les gentilshommes de la nombreuse promotion de 1619, et n'en précéda que quatre. Il mourut sans postérité ...., à .... ans. Dans cette même promotion fut aussi compris, avec dispense d'un âge très peu avancé, le prince de Guémené, fils aîné d'Hercule et qui fut duc de Montbazon après lui, qui, par cette raison, passa après les ducs, le premier des gentilshommes. Cette dispense d'âge fut accordée à l'instante prière et à toute la faveur du connétable de Luynes, qui venoit d'épouser sa sœur.

zon si connue sous ce nom, morte à quarante-cinq ans, 1657, admirable par son esprit, ses grâces, et encore par sa beauté, illustre aussi par son intimité avec l'abbé le Bouthillier de Rancé, qui l'étoit lui-même par une politesse, une galanterie, une magnificence, un goût exquis, un esprit sublime, et pourtant plein d'agréments[1], un commerce délicieux, un charme de conversation qui le faisoit rechercher par tout ce qu'il y avoit de plus grand et de plus choisi dans le monde et lui acquit les amis les plus distingués, et depuis[3] devenu si célèbre par sa retraite, son dépouillement, son savoir, ses austérités, ses ouvrages, son esprit de conduite et de gouvernement, qui lui firent entreprendre, pousser au point de perfec-

dans cette vue, d'insinuer le plus avant qu'elle put dans les bonnes grâces de la Reine mère la princesse de Guémené, sa belle-sœur, qui se trouva propre à y réussir merveilleusement. Les particuliers vinrent, et devinrent longs et fréquents, et, quand la Reine y fut assez accoutumée pour ne plus craindre de les risquer, la princesse de Guémené commença à les éviter, jusqu'à ce qu'après plusieurs remarques de la Reine, Mme de Chevreuse lui avoua enfin que la santé devenue délicate de sa belle-sœur ne lui permettoit pas aisément d'être si longtemps et si souvent debout. De là, elle s'assit tête à tête dans le cabinet de la Reine, et Mme de Chevreuse quelquefois en tiers, puis en présence de quelques hommes très familiers. Enfin, peu à peu, elle gagna de l'être au premier levé de la Reine, où il n'entroit personne. Cette princesse ayant pris goût ensuite au Val-de-Grâce, et, y étant d'abord dans un entier particulier, la princesse de Guémené s'y assoyoit[2], et, par usage, y conserva son tabouret en présence de ce qui, d'abord en petit nombre, eut permission d'y aller voir la Reine, et qui, peu à peu, devint plus grand par la facilité d'accorder et par des séjours plus fréquents et plus longs en ce monastère. Enfin il y en eut tant, que ce lieu, devenu une sorte de cour, pourtant un peu privilégiée, accoutuma les yeux du monde au tabouret de Mme de Guémené, dont le mari n'étoit point duc, son père

1. Le manuscrit porte : *plein de*, sans élision, à la fin d'une ligne, *agréments* commençant la ligne suivante.
2. *Asseoyoit*, dans le manuscrit.
3. *Et de* est écrit en surcharge, sur *mais*.

Du premier lit :

« Le duc de Montbazon :

« Louis, né 1599, pair et grand veneur de France, chevalier du Saint-Esprit, mort 1667, à soixante-huit ans, si connu par ses bons mots et l'agrément de son esprit, sous le nom de prince de Guémené, qu'il porta très longtemps par

tion et soutenir la réforme de l'abbaye de la Trappe, et y renouveler, à la gloire de l'Église et de la France, les temps des Pacômes et des Bernards. Il assista Mme de Montbazon durant toute sa maladie, déjà résolu de quitter le monde, que cette perte ne retarda pas. Ce fut par son avis que la duchesse de Rohan l'héritière se détermina à préférer pour sa fille aînée M. de Soubise, fils de cette Mme de Montbazon, quoique pauvre et paroissant peu tourné à la fortune. Ce grand abbé mourut 1700, à soixante-quinze ans.

« Mlle de Rohan : Anne, fille de Pierre, frère aîné d'Hercule, duc de Montbazon, et de Madeleine de Rieux-Châteauneuf, née ...., mariée .... à Louis, son cousin germain, ci à côté, favorite de la Reine mère et la première femme assise de la maison de Rohan

vivant encore. Les choses venues à ce point, elle commença à ne se plus trouver du tout chez la Reine mère, au Louvre, aux heures de cour où il y avoit des tabourets ; et, cette affectation ayant été remarquée et trouvée étrange, Mme de Chevreuse avoua à la Reine que cela l'étoit à la vérité, mais que c'étoit sa faute, qu'elle avoit gâté Mme de Guémené en la laissant asseoir publiquement au Val-de-Grâce, mais que, la chose étant faite et tournée en usage, il étoit vrai aussi qu'elle ne comprenoit pas la différence du tabouret public dans un lieu d'avec le même honneur dans un autre lieu, ni que Mme de Guémené se pût désormais tenir debout au Louvre, ni chez elle, ni chez la Reine sa belle-fille. Cela, appuyé du tabouret de Mlle de Rohan sous Henri IV et de celui de Mme de Chevreuse la veille de ses noces, de son crédit et de l'amitié de la Reine mère pour sa belle-sœur, le lui fit enfin obtenir à force de persévérance, d'adresse et d'opiniâtreté. Ce fut encore une grâce personnelle, et le premier exemple d'une femme assise de la maison de Rohan non duchesse. Celle-ci la fut quelque temps après par la mort du duc de Montbazon, son beau-père. Mme de Chevreuse mourut 1679, dans l'hôtel de Luynes, à Paris, logeant avec le duc de Luynes, son fils du premier lit, et qui, comme on le va voir, fut aussi son beau-frère. Elle lui laissa tous ses biens et avoit engagé le duc de Chevreuse, son second mari, à se démettre en sa faveur de sa charge de grand fauconnier de France, que le connétable, son premier mari, avoit aussi

la longue vie de Monsieur son père.

avant qu'être duchesse, comme on le voit expliqué ci à côté, à l'article de sa belle-sœur la duchesse de Chevreuse. Anne mourut...., à .....

cue et qui avoit commencé sa prodigieuse fortune.

Du second lit :

« L'abbesse de Malnoue, auparavant de la Trinité de Caen, née 1629, morte 1682, à cinquante-trois ans, restauratrice du prieuré du Cherche-Midi, à Paris, célèbre par ses ouvrages de piété.

« La duchesse de Luynes : Anne, née 1640, d'abord novice, puis quitta le voile avant sa profession, enfin épousa le duc de Luynes, fils de la duchesse de Chevreuse, sa sœur, qui étoit veuf d'une Séguier et père du duc de Chevreuse mort gouverneur de Guyenne avec nombreuse postérité. Le duc de Luynes, retiré à Port-Royal-des-Champs, ramené à force par ses amis dans sa famille, devenu passionnément amoureux de sa tante, l'épousa.... et en eut la princesse de Guémené ci à côté, le comte d'Albert, le chevalier de Luynes et la marquise de Saissac, tous sans postérité, la marquise de Gouffier, qui en a eu, et la comtesse de Verue, qui n'en a point eu de son mari, mais bien du roi de Sardaigne une fille, mariée avec postérité au fils unique du prince de Carignan sourd et muet, fils du prince Thomas, fils de Savoie, et de la dernière princesse du sang de la branche de Soissons.

« Le duc de Montbazon 3e : « Charles, né ...., mort .... enfermé à Liège, à .... ans, et interdit.	« Mlle de Schonberg, sœur de la célèbre Madame de Liancourt, et peu ressemblante, fille puînée du maréchal de Schonberg et d'Anne de la Guiche, sa seconde femme, née ...., mariée ...., morte 1706, à soixante-quatorze ans.	FILS SANS POSTÉRITÉ DU SECOND DUC DE MONTBAZON. « Le chevalier de Rohan : ...., né ...., grand veneur de France, célèbre par ses galanteries, ses magnificences, ses vanités et son insolence continuelle à l'égard du Roi dans sa familiarité, dont il abusa par orgueil jusqu'à le piquer continuellement de jalousie de son adresse, de ses grâces et de sa prodigalité ; plus célèbre par son intelligence avec les ennemis de l'État et par l'extravagance de son complot d'enlever le Dauphin à la chasse et de le leur livrer, qui lui coûta juridiquement la tête, 1672, devant la Bastille.
« Le duc de Montbazon 4e : « Charles, né	I « Mlle de Luynes : Marie-Anne d'Albert, née 1662, fille du duc de Luynes et d'Anne de Rohan, sa seconde femme, ci à côté, mariée 1678, morte 1679, sans postérité, à dix-sept ans. II « Mlle de Cochefillet : Charlotte-Élisabeth, héritière du comte de Vauvineux et d'Élisabeth Aubry,	FILLES ET FILS SANS POSTÉRITÉ DU TROISIÈME DUC DE MONTBAZON : « Le prince de Montauban ...., né ...., épousa .... Charlotte Bautru-Nogent, veuve avec postérité de .... d'Argouges de Ranes, lieutenant général et mestre de camp général de la cavalerie[1], femme peu épousable, fort du monde, pour qui Monsieur escroqua le tabouret au Roi, qui le lui a souvent reproché en ces mêmes termes ; par quoi cette branche acheva peu à peu d'avoir le rang. Il n'en est venu qu'une fille, qui a peu paru dans le monde et qui en est retirée, et une autre, religieuse. M. de Montauban est mort ...., à .... ans, séparé de cette femme, et elle ..... « La comtesse de Jarnac : Élisabeth, née ...., mariée .... à Guy

1. Lisez : *colonel général des dragons*, comme ci-dessus, p. 259, note 3.

	mariée 1680, morte 1719. « Ces deux femmes eurent le tabouret en se mariant, bien que le prince de Guémené, leur mari, ne fût pas encore duc.	Chabot, morte ...., à .... ans, avec postérité. « La comtesse de Melun : Charlotte-Armande[1], née ...., mariée .... à Alexandre, comte de Melun, vicomte de Gand, cousin germain du prince d'Espinoy, morte veuve ...., ne laissant qu'une fille, sans alliance. « Mlle de Guémené : Jeanne, née .....
« Louis-Henri, né ...., prince de Montbazon, colonel du régiment de Picardie[2].	« Mlle de Soubise, Louise-Françoise, née ...., fille aînée du prince de Rohan ci-dessus, mariée 1719.	FILLES ET FILS SANS POSTÉRITÉ DU QUATRIÈME DUC DE MONTBAZON : « L'abbé régulier de ..... « L'abbé régulier de ..... « Le prince de Montbazon : François-Armand, né 1682, marié dans le cabinet du Roi, le premier de sa maison, ..., à Louise-Julie de la Tour, fille du duc de Bouillon, pair et grand chambellan de France, et de Marie-Anne Mancini ; mort colonel du régiment de Picardie 1718[3], à trente-six ans, sans postérité. « Le chevalier de Rohan : Charles-Armand, né :.... « L'abbé de Rohan : Charles, né 1693, chanoine de Strasbourg avec beaucoup plus d'embarras que son cousin le cardinal, abbé[4] du Gard et de Gortz. « Le comte de la Guiche : Louis-Constantin, né ...., substitué aux

1. Erreur : la femme du comte de Melun s'appelait Élisabeth, et mourut en 1707, avant son mari ; c'est sa sœur aînée, mariée à Guy Chabot, qui s'appelait Charlotte-Armande. Celle-ci se remaria au comte de Pons-Roquefort, et ne mourut que le 8 mai 1754.

2. Lisez : *Hercule-Mériadec*. Ce prince n'eut point le régiment de Picardie, et ce ne fut même pas son premier aîné, Louis-Henri, mort avant sept ans, mais le second, François-Armand († 1717), qui le commanda.

3. Lisez : *1717*.

4. Le manuscrit porte : « abbé de du Gars ». C'est cet abbé (fait archevêque de Reims dès 1722) qui portait le prénom d'Armand, attribué au frère précédent, et, réciproquement, c'est Charles, et non Armand, qui naquit en 1693.

biens, nom et armes de la Guiche.

« La .....

« L'abbesse de Malnoue : Charlotte, née 1682[1].

« L'abbesse de Préaux : N., née....

« La comtesse de Mortagne ...., née ...., mariée ...., à ...., chevalier d'honneur de Madame, veuve ...., sans postérité.

« Mlle de Rochefort : Marie-Anne, née .....

« Mlle de Montbazon : Angélique-Éléonore, née .....

BRANCHE DE SOUBISE.

« François, second fils d'Hercule, duc de Montbazon, pair de France et grand veneur, et de Marie, bâtarde de Bretagne, fille de Claude, comte de Vertus, et de Catherine Foucquet de la Varenne, sa seconde femme, dite la belle Mme de Montbazon, et frère de père de la fameuse duchesse de Chevreuse, né ...., gentilhomme avec quatre mille livres de rente, sut mourir prince avec quatre cent mille livres de

I

« Mlle ...., Catherine Lyonne, fille ...., veuve sans enfants de .... le Conte, remariée .... à M. de Soubise, sans jamais avoir eu ni rang ni tabouret; morte 1660, lui laissant tout son bien, sans postérité.

II

« Mlle de Rohan : Anne, fille de Henri Chabot et de Marguerite, héritière et duchesse de Rohan, née 1648, mariée 1663;

FILLES ET FILS SANS POSTÉRITÉ DE M. DE SOUBISE :

« Le prince de Rohan : Louis, né 1666, mort 1689, à vingt-trois ans, sans alliance, des blessures reçues.....

« L'abbesse de Jouarre : Anne, née .....

« L'abbesse de .....

« Le cardinal de Rohan : Armand-Gaston, né 1674, chanoine de Strasbourg, dont les preuves passèrent sous le masque, ci-devant noté, d'un la Varenne pour un autre, partie adresse envers les uns, partie autorité maternelle et menaces sourdes du Roi, bien signifiées par la Batie, lieutenant de Roi de Strasbourg, aux plus méchants du chapitre, abbé de Montierender[2], Lire, Foigny, la Chaise-Dieu, Saint-Waast d'Arras, etc., prieur de Sorbonne

1. Il n'y eut, dans ce degré, ni fille née en 1682, ni abbesse de Malnoue, mais deux abbesses de Préaux et de Pentemont, et trois autres religieuses.

2. Lisez : *Moutier-en-Argonne*.

rente...., à .... ans, gouverneur de Champagne et Brie et capitaine-lieutenant des gendarmes de la garde du Roi, laissant de prodigieux établissements à sa famille par une politique également heureuse, nouvelle et singulière, qui conduisit merveilleusement la beauté de sa seconde femme et le renferma dans sa maison, uniquement occupé à la faire de ce que Madame sa femme obtint jusqu'à la fin à la cour, et à l'agrandir par le mariage de Monsieur[2] son fils d'une façon moins mesurée dans le monde.

eut le tabouret par la réunion du crédit de Mmes de Chevreuse et de Guémené et de celui de M. de Turenne, qui avoit ses raisons. Ce fut ainsi que le rang s'établit insensiblement en cette maison, de grâce en grâce et de branche en branche, sans néanmoins s'être étendu au delà de la branche de Montbazon et de Mlle de Rohan, uniquement dans celle de Gyé. C'est cette Mme de Soubise, moins fameuse par tout le pouvoir que lui donna sa beauté sur Louis XIV que par le concert admirable avec son mari, les ménagements infinis gardés au dehors, les mesures réciproques entr'elle et les maîtresses successives jusqu'à Mme de Maintenon, de celle-ci pour ne leur donner point d'ombrage, les autres pour seconder tous ses desirs pour sa famille, à cette

fertile en panégyriques du Roi, docteur avec les honneurs de prince le premier de sa maison, et, pour ce, longtemps disciple du cardinal de Noailles, proviseur, et séminariste de Saint-Magloire par l'autorité de la comtesse de Fürstenberg sur le cardinal oncle de son mari, qui le domina jusqu'à la mort, dont elle a fait depuis une sévère pénitence, coadjuteur de son évêché de Strasbourg, et le chapitre contenu par les mêmes moyens qui y avoient fait admettre ses preuves, et malgré les cris du cardinal de Bouillon, qui en fut perdu et duquel il eut les dépouilles; sacré à vingt-sept ans juste, puis .... évêque et prince de Strasbourg; enfin cardinal 1706[1], par Clément X, à la nomination du Roi; pour comble, ..., grand aumônier de France et chef du parti contre le cardinal de Noailles pour la fameuse constitution *Unigenitus;* monté par cette voie à la tête des affaires ecclésiastiques à la place du cardinal de Noailles proscrit, poussa les choses à bout et Louis XIV à de telles extrémités, que les remords qu'il en eut à la mort le forcèrent, en cet état, à dire publiquement aux cardinaux de Rohan et de Bissy, subalterne du premier, que c'étoit à eux, non à lui, à rendre compte à Dieu de ce qui s'étoit fait dans cette affaire, n'y ayant rien fait que par leur avis; prélat également orné de beauté, de grâces, de galanterie, de magnificence, de goût pour les plaisirs, le jeu, les dames, les fêtes, les bâtiments, et d'esprit accort, adroit, de talents pour la théolo-

1. Lisez : *1712*. — 2. *M.* est écrit en surcharge sur un premier *son*, biffé.

condition, jusqu'à la mort, par son autorité sur tous les ministres, qui, jusqu'à sa fin, ont compté avec elle, par son crédit démesuré sur le Roi, par son maintien modeste et réservé à l'extérieur et par tous les moyens qu'elle sut si adroitement et si constamment employer, et si grandement profiter jusqu'à sa mort, 1709, à soixante-un ans pourtant, des écrouelles, belle encore par les soins d'elle-même, dont l'ambition la rendit esclave jusqu'à la fin, faisant encore alors tout ce qu'elle vouloit du fond de sa maison, où ses infirmités la confinèrent un peu plus d'un an avant de l'emporter, laissant beaucoup de regrets à ses enfants et à très peu d'autres, auquel Monsieur son mari, à peu près content de son immense fortune, ne parut pas exigie, la pureté de la morale, la rigidité de la discipline, l'intégrité du dogme, la défense de l'Église, le maintien des prétentions ultramontaines adoucies par celui de l'élégance, la persécution des adversaires, l'oppression des collègues et des écoles rénitentes, des schismes et des séparations, des pièges et des affaires du monde, des tempéraments et du temps. Remonté en son premier crédit dans le cours de la Régence par la toute-puissance de l'abbé Dubois et par communauté d'intérêts, il le sacra archevêque de Cambray quinze jours après n'avoir pu, avec l'applaudissement public de toutes les consciences, être ordonné prêtre dans le diocèse de Paris; parti peu après chargé des affaires de France, pour hâter à Rome sa promotion au cardinalat, poursuivie par l'Angleterre et demandée par l'Empereur, concourut merveilleusement avec les cardinaux impériaux à l'exaltation d'Innocent XIII, 1721.

« La comtesse de Ribeyra : Constance-Émilie-Sophronie[1], née 1667, mariée sans avoir pu obtenir le tabouret, 1683, à dom Joseph-Rodrigue de la Camara, comte de Ribeyra en Portugal, dont postérité.

« La comtesse de Calhéta, née 1678, eut le tabouret immédiatement avant de se marier, 1694, à dom Alfonso-Francisco Vasconcellos, comte de Calhéta et de Castelmayor ou Castelmelhor en Portugal. Ce n'est que depuis cette

1. Ce prénom de *Sophronie* appartenait à la fille suivante, comtesse de Calhéta, dont Saint-Simon ne donne pas les prénoms et défigure le nom en *Calhéra*.

« Le prince de Rohan : Hercule-Mériadec, né 1669, abbé, puis aîné par la mort de son frère ci à côté, survivancier, puis titulaire des charges de Monsieur son père, fait duc et pair de France...

« Est à noter que Guémené fut .... érigée en principauté, ainsi qu'un grand nombre d'autres terres en France, par une dénomination de titre qui ne donne ni rang, ni honneurs, ni prérogative quelconque, comme aussi les premiers princes de Guémené n'en ont point eu. Eux seuls de la maison de Rohan ont porté ce titre à cause de cette terre, et joint uniquement au nom de cette terre, jusqu'à ce que le crédit de Mmes de Chevreuse et de Guémené fit hasarder à M. de Soubise de le prendre avec son nom. Le brillant de la faveur de sa seconde femme, qui eut d'abord le trêmement sensible.

« Mlle de Ventadour : Anne-Geneviève de Levis, héritière du dernier duc de Ventadour, pair de France, et de Charlotte-Éléonore-Madeleine de la Motte-Houdancourt, depuis gouvernante de Louis XV, veuve sans enfants de Louis de la Tour, prince de Turenne, fils aîné et survivancier du duc de Bouillon de grand chambellan de France et de gouverneur d'Auvergne, tué ...., maréchal de camp, au combat de Steinkerque, en Flandre, remariée ....: de quoi M. de Soubise, qui avoit fait ce mariage, donnant part à sa bonne amie Mme Cornuel, si connue par son esprit et ses bons mots et qui se mouroit, et souffrant impatiemment qu'elle ne lui répondit rien, il la pressa en lui en vantant la grandeur et les richesses immenses; sur quoi enfin il en eut pour toute réponse époque que le rang de cette branche entière de Montbazon, de la maison de Rohan, a été assuré.

« Le chevalier de Rohan : Henri, né ...., mort ...., à .... ans, en Flandre, enseigne des gendarmes.

« Le prince Maximilien : né 1680 et, non sans cause, plus chéri que nul autre, tué .... à la bataille de Ramillies, en Flandre, à .... ans, enseigne aussi des gendarmes.

« Le prince Frédéric : né ...., mort ...., à .... ans; tous trois sans alliance.

tabouret, s'étant de plus en plus consolidé, donna lieu à ses enfants aînés de le joindre à leur nom de maison, enfin aux cadets de le porter avec leur simple nom de baptême, comme ceux des maisons actuellement souveraines. Ainsi vont les degrés. Les princes de Montbazon ont suivi après, par imitation.

que c'étoit le meilleur et le plus grand mariage du monde pour dans trois cents ans. Branche heureuse en mariages de cette sorte. La princesse de Rohan conserva le tabouret que Madame sa belle-mère avoit mis dans cette branche la première, et qu'elle y sut bien établir après, à l'étendre jusqu'aux filles.

« Le prince de Soubise, 2d :

* Louis, né 1697, survivancier des charges de Monsieur son père. »

« Mlle de Melun : fille de Louis, prince d'Espinoy, et de .... de Lorraine-Lillebonne, mariée..... »

FILLES DE M. LE PRINCE DE ROHAN,

auxquelles, dès leur enfance, Mme de Soubise, leur grand mère, sut bien faire donner le tabouret et achever ainsi cet ouvrage.

« La princesse de Montbazon : Louise-Françoise, née 1695, mariée .... à Louis-Henri, prince de Montbazon, ci-dessus.

« La duchesse de Tallard : née 1696, Charlotte-Armande, mariée ....

... d'Hostun, duc et pair de France, depuis survivancier du gouvernement de Franche-Comté du maréchal son père et ambassadeur à Rome lors du conclave de l'élection d'Innocent XIII. C'est la seule des enfants de M. le prince de Rohan qui ait été mariée du vivant de Mme de Soubise, leur grand mère, aussi la seule qui ait été fiancée dans le cabinet du Roi, contre la règle, l'usage et la résolution prise. Il y eut mieux : lorsqu'aux fiançailles il fut question de signer le contrat de mariage, le Roi appela la fiancée et lui dit que le duc de Tallard, qui ne fut pair que depuis, étoit trop galant pour signer avant elle. Il fut si surpris, qu'il ne dit mot, et le maréchal son père si étourdi qu'il se put. Elle signa donc la première, à la vérité ; mais le Roi lui fit laisser au-dessus d'elle la place de son mari, et l'y fit signer après. Ainsi rien d'interverti en effet dans l'ordre, le maréchal de Tallard ayant aussi signé devant le prince de Rohan. Il y a postérité.

« La duchesse de la Meilleraye : Marie-Isabelle, née 1697, mariée .... à ...., duc de la Meilleraye, pair de France. »

X

FRANÇOISE DE ROHAN, DUCHESSE DE LOUDUN[1].

(Fragment inédit de Saint-Simon[2].)

Henri III. 1580[3].	LOUDUN à vie seulement,	pour Françoise de Rohan, dite Mlle de la Garnache.
	Éteint.	

« On remet au titre de MONTBAZON à parler de la maison de Rohan.

« On se contentera, pour celui-ci, de faire connoître celle qui obtint cette grâce singulière, et de faire remarquer que la beauté a heureusement été fatale à cette maison, qu'elle en sut[4] tirer les plus grands avantages, et qu'il ne tient[5] pas à elle de faire passer pour un rang et une distinction par naissance le rang que cette fille n'obtint qu'à titre de duchesse. Mais il n'est pas nouveau à ceux qui jouissent, sans autre[6] titre que de faveur, des avantages que cette maison s'est enfin acquis[7] de nos jours, de chercher à confondre ce qui ne leur est pas utile qui soit éclairci, et de tirer avantage des choses même les moins avantageuses, et de celles même qui ne doivent desirer que les ténèbres et le plus profond oubli.

« Mlle de la Garnache étoit fille de René Ier, vicomte de Rohan, et d'Isabelle, fille de Jean d'Albret roi de Navarre, sœur d'Henri II, roi de Navarre, lequel fut père de l'héritière Jeanne, reine de Navarre, mère de notre roi Henri IV. Ainsi Mlle de la Garnache et la mère d'Henri IV étoient enfants du frère et de la sœur. A l'égard de son père, c'étoit un arrière-cadet de la maison de Rohan, fils du troisième[8] fils du maréchal de Gyé, et qui épousa l'héritière de Rohan. Mlle de la Garnache étoit sœur d'Henri Ier, vicomte de Rohan, mort 1575, mari d'une Tournemine, d'un autre frère mort aussi sans postérité, et de René II, vicomte de Rohan, qui, d'une Parthenay, laissa ce célèbre duc de Rohan, chef des huguenots, puis des armées de Louis XIII en Valteline, où il mourut, 1636[9], et dont l'unique fille héritière épousa Henri Chabot. En voilà

1. Voyez ci-dessus, p. 206-212.
2. Extrait des *Duchés vérifiés sans pairie*, vol. 58 des papiers de Saint-Simon (aujourd'hui *France* 213), fol. 171 v°.
3. Lisez : *1579*. Ci-dessus, p. 211, note 3.
4. *Sceu*, dans le manuscrit.
5. Ainsi, dans le manuscrit.
6. *Autre* est écrit en interligne.
7. *Acquise*, dans le manuscrit.
8. Les mots *fils du 3e* ont été ajoutés en tête de la ligne.
9. Lisez : *1638*.

assez pour faire connoître Mlle de la Garnache, tante paternelle du grand duc de Rohan et cousine germaine de la reine Jeanne d'Albret, héritière de Navarre, mère de notre roi Henri IV. Elle avoit perdu son père, tué près de Metz en 1552, et perdit apparemment sa mère d'assez bonne heure pour être de bonne heure sur sa bonne foi. Elle plut à Jacques de Savoie, duc de Nemours, et M. de Nemours lui plut. Il étoit lors la fleur de la galanterie, de la cour et de la chevalerie (voir titre de NEMOURS, p. 8[1]). Il lui donna une promesse de mariage, et prit, en attendant, un pain sur la fournée, d'où vint un fils. Pressé par cette aventure d'effectuer sa promesse, l'aventure même l'en dégoûta, et il s'en alla en Piémont, où étoient lors les plus beaux faits d'armes; mais, de retour, la demoiselle, déscspérant de l'épouser de gré, lui intenta un procès. Il le tira en longueur, se défendit par[ce][2] qu'elle étoit huguenote et lui catholique, et fit si bien qu'il ne fut point jugé de tout le règne d'Henri II. Les Guises, après, devenus les maîtres de plus en plus, et qui, par les intérêts de leurs vastes vues, supportoient fort M. de Nemours à cause de M. de Savoie et qu'il étoit gendre d'Espagne, tirèrent encore l'affaire en longueur, parce qu'elle ne valoit rien et que le roi de Navarre, Antoine de Bourbon, protégeoit sa cousine germaine. Mais, après sa mort devant Rouen, 1562, M. de Nemours voulut se dépêtrer[3] de cette fâcheuse affaire. M. de Guise ayant été assassiné par Poltrot devant Orléans, 18 février 1563[4], M. de Nemours eut encore plus d'empressement d'en sortir pour se trouver libre dans ses amours avec Mme de Guise, et elle avec lui, afin de se marier ensemble avec tant de grandeur, de si proches alliances royales pour M. de Nemours, et d'accomplissement de desirs de tous les deux, comme il se voit au titre de GUISE, p. 11[5]. La reine de Navarre étoit revenue de Guyenne, accompagnant la cour, pour appuyer puissamment sa cousine, où il y alloit de l'estime, de son crédit et de l'honneur de tout le parti huguenot; mais ses efforts furent inutiles contre la passion de la petite-fille de Louis XII et d'Anne de Bretagne. Le Médiquin Pie IV, tout à la fin de son pontificat, avoit déclaré la promesse nulle, et, peu de mois [après], en 1566, le Parlement, ainsi que le Pape, cassa ce mariage, ou plutôt ce lien par la promesse, et déclara bâtard le fils qui en étoit venu. La reine de Navarre s'en retourna fort irritée en Béarn. Cependant Mme de Guise, remariée en même temps[6], pour apaiser un peu la parenté et faire taire Mlle de la Garnache, lui fit, longtemps

1. Lisez : *p. 6*, aujourd'hui fol. 71 v°.
2. La syllabe *ce* a été oubliée en passant d'une ligne à une autre.
3. *Depester*, dans le manuscrit.
4. Cette date et la précédente ont été ajoutées après coup dans les blancs laissés à cet effet.
5. Aujourd'hui fol. 74.
6. Ces quatre derniers mots sont écrits en interligne, ainsi que *la parenté* à la ligne suivante.

après[1], donner des lettres de duchesse[2], et procura ensuite l'enregistrement de ces lettres, qui ne furent qu'à vie et sans pouvoir avoir aucun effet au delà. Le fils, déclaré bâtard, vécut et mourut obscur, et mourut sans alliance, en 1596, laissant un bâtard, nommé le sieur de Villeman, encore plus enfoui que le père. Pour la duchesse de Loudun, il ne paroît plus mention d'elle, ni même où elle vécut depuis, ni quand elle mourut. »

1. Ces deux mots sont en interligne.
2. Après *duchesse*, Saint-Simon avait écrit : *espousa M. de Guise*, qu'il a ensuite biffé.

XI

LA PRINCESSE DE SOUBISE[1].

C'est dans l'ancienne antichambre de la reine Marie-Thérèse[2] qu'on a, non sans intention, placé le seul portrait que le musée de Versailles possède de Mme de Soubise[3], à côté de ceux de Mlle de la Vallière et de Mmes de Montespan et de Maintenon, faisant face tous les quatre au Louis XIV peint sur un cheval blanc par Ch. Lebrun. Cette toile, très mal éclairée, est un peu moins insignifiante que tant de portraits de femmes de la fin du dix-septième siècle[4]. En regardant de près la peinture et comparant les détails avec différents passages des *Mémoires* où Saint-Simon a décrit le genre de beauté de la mère du cardinal de Rohan, on arrive à accepter comme authentique l'inscription tracée sur la toile même : Anne Chabot de Rohan, princesse de Soubise. Les cheveux sont, sinon d'un roux rutilant, au moins d'un blond douteux[5] (il faut tenir compte du mauvais état du tableau). Le visage est charmant de forme et de teint; les yeux, d'un brun clair, paraissent un peu petits et bridés, mais fort brillants ; les joues, les épaules et les bras ont bien ce frais embonpoint, ces tons unis sous lesquels, si l'on en croit notre auteur, se cachaient les vices du sang. La parure de perles et de pierres précieuses fait penser aux émeraudes qui annonçaient, disent certains contemporains, qu'une rencontre était possible entre les deux amants; toutefois, dans le portrait, les pendants d'oreilles ne se composent que de grosses perles.

Éblouissante et fort coquette de sa personne, Anne de Rohan ne pouvait échapper à la médisance, non plus qu'aux tentatives des courtisans; il semble cependant que, pendant les premiers temps de l'union qui s'était conclue sous les auspices de l'abbé de Rancé[6], son attitude imposa le respect même aux plus amoureux, même au plus irrésistible[7]. Certain pamphlet galant prétend qu'elle aurait fait une tentative sur le Roi en 1665, alors qu'il sortait de maladie, et l'auteur, qui met aussi

1. Ci-dessus, p. 255 et suivantes.
2. Salle n° 117, autrement dite le salon du Grand-Couvert.
3. On ne peut considérer les estampes qui appartiennent aux suites de Berey, de Mariette et de Bonnart que comme des gravures de modes; mais il existe trois portraits peints au château de Dampierre.
4. Elle a été gravée dans les *Galeries historiques de Versailles*, tome VIII.
5. Il en est de même dans les portraits de Dampierre.
6. Ci-dessus, p. 527.
7. *La Carte de la cour*, par Guéret (1663), dit (p. 77) que le feu des yeux de la belle Florice a embrasé bien des cœurs, mais que « son éclat et sa douceur inspirent tout ensemble et le respect et l'amour. »

en scène deux autres dames bien connues du nom de Rohan, s'exprime en ces termes[1] : « Au retour de sa santé, il n'y eut pas de femme à la cour qui ne travaillât à lui donner de l'amour. Mme de Chevreuse, dont la personne est le tombeau des plaisirs après en avoir été le temple, ne pouvant plus rien pour elle, produisit Mme de Luynes, qui est une des plus belles femmes de France, mais peu ou point d'esprit. Mme la duchesse (*sic*) de Soubise, dont les yeux vont tous les jours à la petite guerre, n'y réussit pas mieux que la princesse palatine et Mme de Soissons.... » On a eu tort d'identifier cette dame de Luynes avec la fille de Colbert, puisqu'elle ne se maria qu'en 1667; il s'agit évidemment de la propre sœur de M. de Soubise, la belle Anne de Rohan-Montbazon, qui avait épousé M. de Luynes le père en 1661[2], et dont Saint-Simon n'a dit jusqu'ici que quelques mots[3], devant en parler plus longuement, et avec respect, à propos de la famille du duc de Chevreuse.

J'oserais à peine mentionner ce pamphlet d'ordre tout à fait inférieur, si l'historien protestant de l'édit de Nantes, Élie Benoît, ne faisait allusion aux mêmes bruits, vers la même époque (1665); il est vrai que c'est dans un sens tout contraire, puisqu'il exalte la vertu de Mme de Soubise et de sa mère, la duchesse Marguerite. « Cette duchesse, dit-il, étoit mal en cour parce qu'elle avoit inspiré trop de vertu à sa fille, duchesse (*sic*) de Soubise. Cette jeune duchesse passoit pour la plus belle personne de la cour, et on dit que le Roi n'avoit pas trouvé qu'elle fût indigne de sa tendresse; mais cette jeune personne, ayant consulté sa mère sur cette affaire délicate, ne répondit point à cette passion naissante et rompit toutes les mesures d'un prince qui n'avoit pas accoutumé de trouver de la résistance[4]. »

1. *Le Palais-Royal ou les Amours de Mme de la Vallière*, reproduit dans l'édition Livet de l'*Histoire amoureuse des Gaules*, tome II, p. 47.

2. Encore jeune fille, Bensserade disait d'elle, dans un ballet de 1660 (*Dictionnaire des précieuses*, éd. Livet, tome II, p. 299-300) :

....Les Dieux,
Qui ne.... dédaignent pas d'être du goût des hommes,
Puisque pour vous ils ont quitté les cieux.

Plus tard, quelques bruits coururent sur son compte; une chanson de 1672 (ms. Fr. 12 687, p. 21 et 31) dit:

Puisque dessus votre vertu,
Luynes, votre mari se fonde,
Raillant du bruit qu'on a tenu,
Poursuivez malgré tout le monde:
Quand un mari ne vous dit rien,
C'est signe qu'il le veut bien.

Un couplet de contre-vérités parle d'elle aussi :

D'Olonne est cruelle,
Luynes n'est pas belle,
Mais elle a de l'entendement;
Choisy n'en a pas tant, etc.

3. Ci-dessus, p. 232-233. — 4. *Histoire de l'édit de Nantes*, tome IV, p. 7-8.

En 1667 et 1668, les médisances reprirent de plus belle, sans doute à l'occasion des lettres patentes qui régularisèrent alors le titre de prince de Soubise[1]. Cette fois, ce n'était plus Mme de Chevreuse, mais le propre frère de notre princesse, c'est-à-dire le duc Louis de Rohan-Chabot, qui aurait voulu qu'elle profitât d'un moment propice entre le refroidissement que Louis XIV, chaque jour plus personnel[2], laissait voir à l'endroit de Mlle de la Vallière, et sa passion naissante pour Mme de Montespan. Madame Henriette s'en serait mêlée aussi[3].

Tout cela était bien vague; mais, à partir de la fin de 1673, les bruits acquirent de la consistance. C'est alors, dit Michelet, « dans ce grand essor de conquêtes où on voyait le Roi, où toutes rêvaient d'être conquises, » que « la Soubise se présenta, jeune et éblouissante, mais ménagea la Montespan[4]. » A l'apogée de son crédit, à peu près débarrassée de Mlle de la Vallière, qui n'aspirait plus qu'à une retraite définitive, Mme de Montespan venait d'accoucher de son quatrième enfant, au milieu de toute la cour attendant à Tournay la prise de Maëstricht; mais un astre nouveau se levait à l'horizon, et, déjà admise dans l'intimité, Mme Scarron allait bientôt échanger son nom bourgeois contre un titre de marquise, son rôle de gouvernante, de « mie » des bâtards, contre celui de confidente du père. C'était aussi le temps des « passades, » et l'on se chuchotait plusieurs noms à l'oreille. Anne Chabot de Rohan était alors âgée de vingt-cinq ans, et, en dix années de mariage, elle avait donné à son mari, tout au moins, quatre filles et deux fils[5]. Elle n'était encore rien à la cour, tandis que, récemment promu au grade de brigadier et au commandement de la magnifique compagnie des gendarmes de la garde, avec un brevet de retenue de cent mille écus, M. de Soubise se trouvait attaché d'aussi près que possible à la personne du souverain[6]. Le remplacement des filles de la Reine par un certain nombre de dames du palais, à la fin de l'année 1673, donna l'occasion de faire enfin quelque chose pour sa femme. Par brevet du 1er janvier 1674[7], Marie-Thérèse, « considérant les bonnes vertus et qualités de Mme la princesse de Soubise, Anne Chabot de Rohan, sa naissance, sa bonne conduite et son affection à son service, » la retint « pour l'une de ses princesses choisies et destinées pour l'accompagner ordinairement....

1. Ci-dessus, p. 254, note 9.

2. « A cette heure..., il commence et soutient la conversation comme un autre homme. » (Lettre de Mme de Longueville citée par V. Cousin, dans *Madame de Sablé*, p. 387.)

3. Walckenaer, *Mémoires sur Mme de Sévigné*, tome III, p. 92.

4. Voyez les détails que donne Mme de Sévigné sur la grossesse et les couches de 1671-1672.

5. Michelet, *Histoire de France*, tome XIII, p. 128.

6. C'était la récompense de sa brillante conduite dans les deux campagnes de Hollande; seul de son corps, il avait passé le Rhin à cheval sous les yeux de Louis XIV.

7. Par conséquent, cette nomination ne se fit pas « presque en même temps » que le mariage, comme l'a dit Saint-Simon, mais onze ans après.

aux honneurs, autorités prérogatives, prééminences.... dont jouissent les autres princesses qui ont été retenues à même effet[1].... »

Le 14 juin suivant naquit ce bel Armand-Gaston dont la ressemblance avec Louis XIV[2] était encore légendaire cinquante ans plus tard[3]. L'heureux père était, avec ses gendarmes, à l'armée de Flandres; il se couvrit de gloire dans la journée de Seneffe (11 août) et y fut blessé : aussi, dans l'hiver de 1675, le 16 février, le Roi et la Reine firent-ils aux deux époux l'honneur de tenir sur les fonts leur fils aîné, qui était né en mars 1666, et que Bossuet baptisa[4], mais dont la mort prématurée, en 1689, devait coûter bien des larmes à la princesse[5]. Quelques jours plus tard, M. de Soubise fut promu au grade de maréchal de camp.

Avec l'année 1676 commence la série des lettres très curieuses, mais bien énigmatiques, de Mme de Sévigné à sa fille, où Saint-Simon, comme il le reconnaît lui-même[6], a pris la plupart de ses révélations touchant Mme de Soubise et emprunté tant de « traits charmants sur sa faveur voilée, mais brillante[7]. » Cette année-là, le Roi passa trois mois à l'armée de Flandre, où M. de Soubise l'accompagnait à la tête des gendarmes; mais il revint dans les premiers jours de juillet et emmena aussitôt la cour à Versailles. On « sentait la chair fraîche, » et, comme d'habitude, les fêtes se succédèrent sans relâche en l'honneur des dames. Rien de plus animé que ce tableau dans la correspondance entre Paris et la Provence[8] : « Mme de Sévigné fait marcher de front ce qui concerne ces trois femmes, et si, par elle, nous ne savons pas toujours avec vérité ce qui en était, au moins savons-nous bien ce qui paraissait et ce qu'on en croyait[9]. » Au milieu des noms secondaires qui ne faisaient que passer, celui de la princesse de Soubise se trouva prononcé bien des fois. Chaque jour, on la voyait figurer à la table de reversis, non pas du côté du Roi, où Mme de Montespan tenait la

1. Preuves du travail de dom Morice : MM 758, p. 1020. Le terme de *princesses*, au lieu de *dames*, semble bien singulier ici, ainsi que le reste du texte; mais je n'ai pu retrouver une autre copie, à défaut de l'original.

2. Notons que, en 1713, Mme de Maintenon ne parle que de ressemblance avec la mère : *Lettres à Mme des Ursins*, tome II, p. 407.

3. Ci-dessus, p. 232, et *Mémoires*, tome II de 1873, p. 309 : « L'abbé de Soubise, dont l'extérieur montroit qu'il étoit le fils des plus tendres amours. » — Le second fils, Hercule-Mériadec, n'était ni moins beau, ni moins bien fait : *Sourches*, tome I, p. 194 et 204.

4. *Gazette* de 1675, p. 120.

5. *Lettres de Mme de Sévigné*, tome IX, p. 151 et 304.

6. *Mémoires*, tome XII, p. 97.

7. Ces lettres avaient presque toutes paru dans les premières éditions de 1697 (correspondance de Bussy) et de 1725, 1726, 1734. Saint-Simon avait au moins cette dernière, qui est le n° 429 de son catalogue. Toutefois, on a vu, par le mémoire de 1721 (ci-dessus, p. 532-533), que son opinion était faite dès lors sur l'origine du crédit de la princesse.

8. Voyez notamment la lettre du 11 septembre.

9. *Mémoires sur Mme de Sévigné*; continuation par Aubenas, tome VI, p. 185.

place, mais avec la Reine, qui l'associait à son jeu et le lui faisait même tenir pour elle pendant les prières[1]. Le « pénétrant courtisan » s'attendait à voir quelque crise se produire pendant un voyage de *Quanto* aux eaux de Bourbon; mais *Quanto* revint, peut-être ayant hâté son retour, et tout rentra dans l'ordre. Le 19 août, Mme de Sévigné écrit[2] : « On me mande que la *belle madame* a reparu dans le bel appartement comme à l'ordinaire, et que ce qui avoit causé son chagrin étoit une légère inquiétude de *son ami* et de Mme de S***. Si cela est, on verra bientôt cette dernière sécher sur pied; car on ne pardonne pas seulement d'avoir plu[3]. » Puis, le 2 septembre[4] : « La vision de Mme de S*** a passé plus vite qu'un éclair; tout est raccommodé. *Quanto*, l'autre jour, au jeu, avoit la tête toute appuyée familièrement sur l'épaule de *son ami;* on crut que cette affectation étoit pour dire : « Je suis mieux que jamais. » Mme de Maintenon est revenue de chez elle; sa faveur est extrême.... » C'est de ce côté-là, bien évidemment, que les clairvoyants pressentaient un « changement de théâtre[5]. » Quant à Mme de Soubise, elle est partie pour aller en Beauce, au château de Lorge : « Ce voyage fait grand honneur à sa vertu; on dit qu'il y a eu un bon raccommodement[6], peut-être trop bon.... » Elle « est partie avec beaucoup de chagrin, craignant bien qu'on ne lui pardonne pas l'ombre seulement de sa fusée; car ce fut une grande boucle tirée lorsqu'on y pensoit le moins qui mit l'alarme au camp[7]. » La « grande boucle tirée » a paru aux commentateurs être une allusion aux pendants d'oreilles d'émeraude que la princesse arborait bien en vue, selon Mademoiselle et Mme de Caylus, pour annoncer l'absence de son mari et offrir ou accepter un rendez-vous. Mme de Caylus dit à ce propos : « Le Roi n'étoit point l'homme le plus fidèle en amour, et il a eu, pendant son commerce avec Mme de Montespan, quelques autres aventures galantes, dont elle se soucioit peu, et elle n'en parloit que par humeur ou pour se divertir. Je ne sais pourtant si Mme de Soubise lui fut aussi indifférente, quoiqu'elle parût ne pas s'en soucier. Mme de Montespan découvrit cette intrigue par l'affectation que Mme de Soubise avoit de mettre certains pendants d'oreilles d'émeraude les jours que M. de Soubise alloit à Paris. Sur cette idée, elle observa le Roi, le fit suivre, et il se trouva que c'étoit effectivement le signal du rendez-vous. Mme de Soubise avoit un mari qui ne ressembloit pas à celui de Mme de Montespan, et pour lequel il falloit avoir des ménagements[8].... »

Mme de Sévigné ne va pas si loin, n'est pas si affirmative, car elle

1. *Lettres de Mme de Sévigné*, tome IV, p. 535 et 544. — 2. Tome V, p. 25-26.
3. Est-ce une allusion aux opérations magiques d'« envoûtement, » auxquelles on sait que Mme de Montespan fut accusée d'avoir recouru?
4. *Ibidem*, p. 49. — 5. *Ibidem*, p. 56. — 6. *Ibidem*, p. 59.
7. *Ibidem*, p. 63-64. C'est de Mme de Coulanges que la marquise, alors à Livry, tenait tous ces détails.
8. *Souvenirs de Mme de Caylus*, p. 486; comparez les *Mémoires de Mademoiselle*, tome IV, p. 419-420.

écrit encore à la date du 30 septembre[1] : « Tout le monde croit que l'*ami* n'a plus d'amour et que Mme de *** est embarrassée entre les conséquences qui suivroient le retour des faveurs et le danger de n'en plus faire, crainte qu'on n'en cherche ailleurs. Outre cela, le parti de l'amitié n'est point pris nettement : tant de beauté encore et tant d'orgueil se réduisent difficilement à la seconde place. Les jalousies sont vives; mais ont-elles jamais rien empêché? Il est certain qu'il y a eu des regards, des façons pour la *bonne femme*; mais, quoique tout ce que vous dites soit parfaitement vrai, elle est une autre, et c'est beaucoup. Bien des gens croient qu'elle est conseillée pour lever l'étendard d'une telle perfidie, avec si peu d'apparence d'en jouir longtemps : elle seroit précisément en butte à la fureur de Mme de Montespan; elle ouvriroit le chemin de l'infidélité, et ne serviroit que comme d'un passage pour aller à d'autres plus jeunes et plus ragoûtantes. Voilà nos réflexions; et cependant chacun regarde, et l'on croit que le temps découvrira quelque chose. Cependant la *bonne femme* a demandé le congé de son époux, et, depuis son retour, elle ne paroît ni parée, ni autrement qu'à l'ordinaire[2]. » Et huit jours plus tard[3] : « La vision de la *bonne femme* passe à vue d'œil; mais c'est sans croire qu'il y ait plus autre chose que la crainte qui attache à *Quanto*. » En fermant cette dernière lettre, la marquise ajoute : « Mme de Soubise est allée voir son mari malade en Flandre; cela me plaît. Voyez la *Gazette de Hollande*. » En effet, la feuille publiée à Amsterdam avait donné toute une série d'informations; celle-ci d'abord, sous la rubrique de Paris, 25 septembre : « Mme de Soubise, une des plus belles personnes de la cour, s'étoit absentée pour quelque ombrage qu'elle y donnoit à d'autres; mais on l'a rappelée et on lui a envoyé des relais de carrosses pour la faire revenir à la cour, et elle sera apparemment du voyage de Villers-Cotterets. » Quatre jours plus tard (de Paris, 29 septembre), le correspondant avait annoncé que, parmi les habits en préparation pour le voyage de Villers-Cotterets, ceux de Mme de Soubise et de la comtesse de Guiche seraient « les plus galants. » Le 9 octobre, voulant sans doute réparer l'effet de la première nouvelle, il affirme que « Mme de Soubise est parfaitement bien en cour. » Quant au voyage en Flandre qui aurait « fermé la bouche[4], » il n'eut pas lieu : « Mme de Soubise étoit partie pour aller trouver M. le duc (*sic*) de Soubise son

1. Recueil Capmas, tome I, p. 436-438.

2. Il faut remarquer que ces lettres présentent d'assez nombreuses différences entre la leçon de 1726 et de 1734 et celle qui a été établie d'après une ancienne copie ou d'après le texte de 1754. Voyez l'annotation de M. Capmas.

3. Le 7 octobre 1676, p. 89 et 95.

4. C'est Mme de Sévigné qui écrit, le 15 octobre : « La *bonne femme* est en Flandre; cela ferme la bouche. » Reprenant et commentant ce mot, la Beaumelle a dit à son tour que, Mme de Soubise s'étant mise sur les rangs, son mari lui ordonna de le suivre en Flandre, et qu'elle murmura de cet ordre, mais que le Roi n'approuva pas ces plaintes, et qu'elle obéit. (*Mémoires de Mme de Maintenon*, éd. 1789, tome II, p. 129.)

mari, qui étoit indisposé; mais elle l'a trouvé en chemin, et est revenue avec lui à la cour[1]. » Étant allée tout aussitôt rendre visite aux époux, Mme de Sévigné écrit[2] : « Je l'ai trouvée fort belle, à une dent près qui lui fait un étrange effet au devant de la bouche. Son mari est en parfaite santé et fort gai. Il me paroît qu'on les a mal gardés ces nuits passées[3]. La *grande femme*[4] s'est fort éclaircie avec *Quanto* et a fait voir au doigt et à l'œil qu'elle étoit incapable d'approuver de nouveaux feux. On ne peut pas être mieux qu'elle est présentement. Peut-être que demain ce ne sera plus la même chose; mais enfin elle est au comble. On lui a donné quatre cents louis pour faire des habits pour Villers-Cotterets, où l'on doit faire la Saint-Hubert; mais on croit cette partie rompue. J'ai toujours cru qu'il n'y auroit de sûr que la dépense des dames, qui est excessive. Elle a été si sotte que de donner scrupuleusement dans l'étoffe, sans rien mettre à part; il me semble qu'elle eût mieux fait d'en mettre une partie en pains de Gonesse[5], et d'autant plus que, quand on n'achète point un visage neuf, les atours ne font pas bon effet.... »

La dent disparue faisait beaucoup gloser, si nous nous en rapportons à la lettre suivante[6] : « Mme de *** a paru avec son mari, deux coiffes et une dent de moins, à la cour, de sorte que l'on n'a pas le mot à dire. Elle avoit une de ses dents du devant de la bouche un peu endommagée; ma foi! elle a péri, et l'on voit une place comme celle du gros abbé, dont elle ne se soucie guère davantage. C'est pourtant une étrange perte. » Et encore, le 5 novembre : « Il faut qu'il y ait eu quelque rudesse marquée à ces fêtes de Versailles; car Mme de Coulanges vient de me mander que, du jour d'hier, la dent avoit paru arrachée. Si cela est, vous aurez bien deviné qu'on n'aura point de dent contre elle[7]. » Était-ce une façon de prouver qu'aucun sacrifice ne lui coûterait pour désespérer le Roi? — Mais c'en est assez pour que Saint-Simon reconstruise l'enchaînement des faits : « Le Roi, dit-il[8], l'avoit souvent vue à

1. *Gazette d'Amsterdam*, correspondance de Paris, 20 octobre 1676.
2. Tome V, p. 107, lettre du 16 octobre.
3. Que signifie cette phrase? Perrin l'a supprimée dans l'édition de 1754.
4. Les éditeurs de notre Collection disent que c'est Mme d'Heudicourt.
5. Encore un membre de phrase qu'on avait supprimé comme inintelligible.
6. Du 21 octobre, p. 112. Une lettre de Mme de Sévigné, en 1671 (tome II, p. 146-147), fait voir que la princesse souffrait souvent des dents.
7. A ce propos, le continuateur de Walckenaer a dit : « C'est par cette pointe d'un goût qui ne lui est pas habituel que Mme de Sévigné termine l'histoire, alors cachée, de la princesse de Soubise. Depuis, les mémoires contemporains ont parlé : ce n'était certes point là *une vision*, comme le disait tout à l'heure Mme de Sévigné. Mais le cœur entra pour fort peu dans cette liaison, dont le plaisir, d'une part, et, de l'autre, les calculs les plus intéressés formaient tout l'objet. » (*Mémoires sur Mme de Sévigné*, tome VI, par Aubenas, p. 190.)
8. Addition au *Journal de Dangeau* sur la mort de la princesse, tome XII, p. 324.

des bals; il en étoit touché: il lui donna le tabouret. Il lui fit parler: elle résista; elle dit qu'elle craignoit son mari. Le mari ne craignoit que l'éclat et s'accommodoit fort de tout le reste. Le marché fut fait sur ce pied-là, et la maréchale de Rochefort eut le secret et la conduite de l'affaire. Les biens, les charges, les rangs, les distinctions, les bénéfices, les chapeaux, tout plut dans la maison, etc. » Et l'historien moderne, renchérissant sur Saint-Simon, a écrit[1] : « Sans cette enfant (la Fontanges), qui aurait profité du déclin de la Montespan? peut-être la Soubise. La Fontanges, rousse comme celle-ci, plus brillante et plus jeune, remplit l'entr'acte que l'autre remplissait fréquemment dans les couches de la Montespan. Cette Soubise n'était pas fière : elle ne voulait que de l'argent, enrichir son mari. Elle n'avait d'enfants qu'avec lui, et point avec le Roi[2]. Il n'allait pas chez elle, mais elle chez lui, et la nuit. Aux plafonds de l'hôtel Soubise, elle a fait peindre dans l'histoire de Psyché ce beau mystère[3]. Mandée au moment du caprice, attendue par Bontemps, qui la menait, elle se levait d'auprès de son mari, dormeur heureusement, le premier ronfleur du Royaume. Une fois, ainsi pressée, elle ne trouvait pas ses pantoufles, cherchait sous le lit, ramonait. Le mari dit en songe : « Eh! mon Dieu! prends les miennes. » Et il continua de ronfler[4]. »

A défaut de Mme de Sévigné, qui n'en parle plus guère passé l'année 1676, c'est dans la correspondance de son cousin Bussy que nous voyons à quel point la princesse, ou plutôt les attentions du Roi pour la princesse, préoccupaient encore la cour en 1677. Une lettre de M. de la Rongère[5],

1. Michelet, *Histoire de France*, tome XIII, p. 198-199.

2. Si l'on prend ceci au pied de la lettre, que devient donc cet argument si principal de la ressemblance du fils né en 1674 et de l'affection du Roi pour celui qui naquit six ans plus tard? Comment, d'autre part, concilier cette attribution d'une paternité datant de 1674 avec le texte de Mme de Sévigné, qui dit qu'en 1676 on en est encore aux « regards » et aux « façons »?

3. Les peintures de Charles Natoire, dans le grand salon ovale du premier étage qui fait encore l'ornement du palais Soubise, ne datent que de 1737-1739, trente ans après la mort de notre princesse : voyez *les Archives de la France*, par M. Bordier, p. 35. Cette erreur de chronologie est particulièrement étonnante de la part de Michelet, qui résida pendant plus de vingt ans dans le palais, comme chef d'une des sections des Archives.

4. Sans relever les autres invraisemblances, ces rendez-vous nocturnes ne concordent point avec le récit de Saint-Simon, ou plutôt de Mme de Rochefort (ci-dessus, p. 256). En outre, il n'eût pas été possible de les concilier avec les habitudes régulières de Louis XIV : on sait qu'il ne manquait pas de passer la nuit avec la Reine; tout au plus, au début de la passion pour Mme de Montespan, y eut-il un temps où Marie-Thérèse se plaignait qu'il ne vint la rejoindre qu'à quatre heures du matin, sous prétexte de dépêches à lire et de réponses à préparer. (*Mémoires de Mademoiselle*, tome IV, p. 52.) Mademoiselle (tome IV, p. 419) dit que, pour ne pas éveiller les soupçons de son mari, Mme de Soubise allait chez le Roi.

5. *Correspondance de Bussy*, tome III, p. 350.

du 6 septembre, contient ces deux phrases juxtaposées : « Mme de Ludres.... a redonné au Roi de l'amour pour Mme de Montespan, qui commençoit à baisser; voilà tout l'effet de ses charmes. Mme de Soubise a été malade; sa taille y a gagné aux dépens de son visage. » Le 8 octobre suivant, Mme de Montmorency écrit au même Bussy[1] : « .... Mme de Ludres.... est.... revenue à Paris. On croit que c'est Mme de Soubise qui inquiète présentement Mme de Montespan, qui a eu, ces jours passés, un grand démêlé avec le Roi; mais cela est raccommodé, au moins en apparence. Il est vrai que S. M. n'a fait que coqueter à tous venants pendant son voyage; mais, sitôt que Mme de Montespan paroissoit, il en étoit tout autrement.... »

La fin de cette année 1677, au début de laquelle M. de Soubise avait été fait lieutenant général, fut marquée par la disparition de Mlle de Ludres, définitivement « défaite », et par un redoublement de faveur pour Mme de Soubise. Un « homme inconnu » lui apporta des étrennes magnifiques : « C'étoit un petit diable qui tenoit une souris d'Allemagne. Lorsqu'elle eut été un quart d'heure sur la table de la dame, la souris s'ouvrit d'elle-même et laissa tomber deux bracelets, de mille louis d'or chacun, et un billet où il y avoit écrit : « Le diable s'en mêle[2]. » Voici comment Bussy commenta cette générosité : « La magnificence du présent qu'a reçu Mme de Soubise et la manière dont on l'a fait ne laissent pas douter que ce ne soit le Roi; mais je ne comprends pas qu'on aime sa maîtresse quand on fait une galanterie comme celle-là à une autre, à moins qu'on ne le fasse de concert avec elle, et cela pour satisfaire le public et le confesseur. Cependant il faut que la maîtresse soit bien assurée du cœur de son amant pour lui permettre de telles galanteries. »

Six mois plus tard, le 2 juillet 1678, naquit une fille, qui devait marquer fort peu à la cour, car on la maria jeune à un grand seigneur portugais, le comte de Calhéta[3]. Au bout de treize autres mois, nouvelle naissance, d'une fille encore (25 août 1679); celle-là devait être d'Église et mourir abbesse d'Origny, en Picardie. A cette occasion, le père reçut une pension de douze mille livres[4]. Peu après, le 13 novembre, une autre fille, la première de cette nombreuse progéniture, prit l'habit au couvent des bénédictines de Notre-Dame-de-la-Consolation, dans la rue de Chasse-Midi. Ce fut la Reine qui lui donna le voile[5], et, le 23 décembre, la pension de Mme de Soubise, qui ne touchait que six mille livres comme dame du palais, fut portée à vingt mille[6]. Mme de Sévigné nous fournit le commentaire de cette nouvelle générosité dans une lettre écrite le 25 dé-

1. *Correspondance de Bussy*, tome III, p. 381.

2. Lettre de Mme de Scudéry à Bussy-Rabutin, 28 janvier, et réponse de Bussy, dans le tome IV de sa *Correspondance*, p. 21 et 24.

3. Fiançailles célébrées le 10 mai 1694, dans le cabinet du Roi : *Journal de Dangeau*, tome V, p. 8; *Mémoires du duc de Luynes*, tome V, p. 19.

4. Arch. nat., O[1] 12, fol. 262; *Gazette*, 1679, p. 384.

5. *Gazette*, 1679, p. 620. C'est Anne-Marguerite, qui fut abbesse de Jouarre.

6. Bibl. nat., *Pièces originales*, ROHAN, vol. 2530, n° 257, pièce portant des annotations de la main de Colbert.

cembre à sa fille, à propos des nominations faites dans la maison de la future Dauphine[1] : « On a donné à Mme de S*** les mêmes appointements et les mêmes entrées qu'à la dame d'honneur, sans en avoir le titre. Cela s'appelle de l'argent! c'est, avec les deux mille écus de dame de la Reine, qu'elle a toujours, vingt-une mille livres de rente qu'elle aura tous les ans. Quand on a voulu faire des compliments à M. de S*** : « Hélas! « cela vient par ma femme; je n'en dois point recevoir les compliments. » Et Mme de R***[2] : « Voilà ce que c'est que de s'être bien attachée à la « Reine! » Le monde est toujours bon à son ordinaire[3]. » En fait, notre princesse avait demandé la place de dame d'honneur de la Reine que Mme de Richelieu quittait pour prendre les mêmes fonctions auprès de la Dauphine, et, le Roi ayant préféré Mme de Créquy, Marie-Thérèse avait du moins obtenu pour son amie des appointements équivalents[4]. Mais, peu habituée au refus, mécontente de n'avoir pas, avec sa nouvelle pension, les entrées et les honneurs auxquels elle croyait avoir droit, la princesse manifesta trop haut son ressentiment, et même elle écrivit au Roi une lettre « fort emportée..., où elle lui reprochoit qu'il lui avoit manqué de parole. » Le Roi « lui fit dire, ce jour-là, de s'en aller. » Mademoiselle ajoute : « Comme nous revenions, le soir, de quelque dévotion avec la Reine, Mme de Montespan et moi, la Reine entra dans son cabinet et fut longtemps enfermée avec Mme de Soubise, que la Reine avoit toujours fort aimée et qu'elle préféroit à tout le monde. On dit qu'après cette conversation elle en parla au Roi, et que le Roi lui dit : « Elle vous trompe; » et qu'il lui en dit beaucoup de choses désobligeantes. C'étoit pour lui dire adieu; car elle alla à Paris, où elle fit semblant d'avoir la rougeole, pour ne voir personne; puis, elle s'en alla à la Chapelle, une maison de M. de Luynes[5]. Elle y passa son exil[6]. » On crut volontiers que Mme de Montespan n'était pas étrangère à ce semblant de disgrâce et avait saisi l'occasion de rappeler la belle princesse à l'ordre[7]. Toujours est-il que la réclusion fut sévère : l'exilée ne vit pendant un temps que son amie Mme de Rochefort, et, tout entiers à la prochaine arrivée de la Dauphine, les courtisans étaient bien près d'oublier « la bonne femme Soubise dans son trou[8], » lorsqu'elle reparut au bout de trois mois, jour pour jour, comme revenant de la campagne : « La Reine et tout le monde la reçut fort bien; le Roi lui fit une très grande révérence. Elle soutint avec très bonne mine tous les différents compliments qu'on lui faisoit de tout côté[9]. » Cela se passait à la fin du

1. *Lettres*, tome VI, p. 153. — 2. Mme de Rochefort.
3. Les quatre dernières lignes n'existent pas dans l'édition de 1734.
4. *Correspondance de Bussy*, tome V, p. 33-34; *Mémoires de Mademoiselle*, tome IV, p. 416-417; *Mémoires sur Mme de Sévigné*, tome VI, p. 474
5. Seigneurie située sur la Loire, à côté de Langeais, et faisant partie du duché de Luynes.
6. *Mémoires de Mademoiselle*, tome IV, p. 418-419.
7. *Correspondance de Bussy*, tome V, p. 33-34.
8 et 9. *Sévigné*, tome VI, p. 194, 203, 217, 237, 260, 331, etc.

mois de mars 1680; le 15 août suivant, naquit le prince Maximilien, cet enfant « plus chéri que nul autre, non sans cause, » selon Saint-Simon, et qui aurait partagé avec son frère Armand-Gaston l'affection toute particulière du Roi[1].

En 1681, au mois de février, M. de Soubise reçut tout à la fois l'agrément du Roi pour acheter le gouvernement du Berry, que vendait M. de la Rochefoucauld, et cinquante mille écus pour payer une partie du prix d'acquisition[2].

Dans le mouvement qui entraîna à la dévotion presque toutes les dames de l'entourage immédiat du Roi devenu veuf, Mme de Soubise ne resta pas en arrière. C'est Mme de Maintenon elle-même qui la nomme, en septembre 1683, avec Mmes de Montespan et de Thiange, la comtesse de Gramont et la duchesse du Lude, comme ne quittant plus les églises[3]. Alors se serait établi, de concert entre la princesse et Mme de Maintenon, ce *modus vivendi*, cette capitulation dont Saint-Simon parle en mainte occasion[4] : « Livrée au Roi par ambition tant que la dévotion ne l'arrêta pas, contente de la faveur dès que cette dévotion la répudia, elle sut mettre le Roi à son aise et se servir de cette dévotion même pour maintenir son crédit, sous prétexte de ne pas ouvrir les yeux à son mari, qui les avoit si volontairement fermés, par la différence qu'il en sentiroit et par l'époque de cette différence[5].... » Notre auteur ne croit pas qu'en dehors de l'ambition et de l'avidité, Mme de Soubise, soutenue de « plus d'esprit qu'elle n'en paroissoit, » fût « fort occupée d'autres pensées[6]. » « Elle n'avoit, dit-il, ni amusements, ni plaisirs, et n'étoit tournée qu'aux affaires.... C'étoit une femme qui, avec un esprit médiocre, l'avoit tout tourné au solide, et à qui il n'échappoit jamais ni un mot, ni une démarche au hasard, occupée sans cesse de ses vues, et qui, ayant toutes les voies ouvertes pour les faire cheminer, ne cessa jamais de les avancer[7].... » Aussi, « comme son affaire avec le Roi avoit été voilée, il n'y eut ni dégoût ni rupture[8]. » C'est précisément l'équivalent, ce sont presque les expressions mêmes de Mme de Caylus, disant, dans la suite du passage que j'ai cité plus haut[9] : « Mme de Soubise étoit trop solide pour s'arrêter à des délicatesses de sentiment que la force de son esprit ou la froideur de son tempérament lui faisoit regarder comme des foiblesses honteuses. Uniquement occupée des intérêts et de la grandeur de sa maison, tout ce qui ne s'opposoit pas à ses vues lui étoit indifférent. Pour juger si Mme de Soubise s'est conduite selon

1. Ci-dessus, p. 289, et, dans l'appendice IX, p. 534.
2. *Correspondance de Bussy*, tome V, p. 225.
3. *Correspondance générale*, tome II, p. 325-326.
4. Additions au *Journal de Dangeau*, tomes III, p. 255, XII, p. 324-325, et XVI, p. 52; *Mémoires*, tomes V de 1873, p. 217-219, et VI, p. 249; *Parallèle*, p. 78-79 et 93-94.
5. Tome V de 1873, p. 217. — 6. Tome VI, p. 249.
7. Addition au *Journal de Dangeau*, tome XII, p. 324. — 8. *Ibidem*.
9. *Souvenirs de Mme de Caylus*, p. 486.

ces maximes, il suffit de considérer l'état présent de cette maison et de la comparer à ce qu'elle étoit quand elle y est entrée. A peine M. de Soubise avoit-il alors six mille livres de rente[1]. Mme de Soubise a soutenu son caractère et suivi les mêmes idées dans le mariage de M. son fils avec l'héritière de la maison de Ventadour, veuve du prince de Turenne, dernier mort. Les discours du public et la mauvaise conduite effective de la personne ne l'arrêtèrent pas; elle pensa ce que Mme Cornuel en dit alors, que ce seroit un grand mariage dans un siècle[2]. Pour dire la vérité, je crois que Mme de Soubise et Mme de Montespan n'aimoient guère plus le Roi l'une que l'autre : toutes deux avoient de l'ambition, la première pour sa famille, la seconde pour elle-même; Mme de Soubise vouloit élever sa maison et l'enrichir, Mme de Montespan vouloit gouverner et faire sentir son autorité. Mais je ne pousserai pas plus loin le parallèle; je dirai seulement que, si l'on en excepte la beauté et la taille, qui pourtant n'étoient en Mme de Soubise que comme un beau tableau ou une belle statue, elle ne devoit pas disputer un cœur avec Mme de Montespan. Son esprit, uniquement porté aux affaires, rendoit sa conversation froide et plate. Mme de Montespan, au contraire, rendoit agréables les matières les plus sérieuses et ennoblissoit les plus communes. Aussi je crois que le Roi n'a jamais été fort amoureux de Mme de Soubise, et que Mme de Montespan auroit eu tort d'en être inquiète. »

Saint-Simon affirme que Mme de Maintenon, bien autrement puissante et solide que Mme de Montespan, dut composer, transiger avec la princesse de Soubise : « Jamais tant de constance que celle du Roi pour elle; jamais tant de fidélité que celle qui fut établie entre elle et Mme de Maintenon. Elle en fut uniquement crainte, et l'habile Soubise ne se servit de cette crainte que pour lui en faire un hommage, dont toute l'utilité lui revint : jamais de particulier entre le Roi et elle; jamais de voyages, de privances; presque jamais de Marly[3], et les autres, comme Fontainebleau, elle ne les faisoit que comme toute la cour. En revanche, tout ce qu'elle voulut, elle l'obtint; outre que le Roi ne lui pouvoit rien refuser, elle en eut un gage plus assuré : Mme de Maintenon s'y étoit engagée[4]. » De là cette « considération trop marquée jusqu'à la fin de leur vie, même depuis que leur commerce d'amour eut cédé à un autre en titre effectif, avec tous les égards de la plus utile politique de part et d'autre, et l'accablement de rangs, d'honneurs, des premières dignités de l'État et de l'Église, de bénéfices uniques et d'autres sans nombre, de gouvernements et de charges[5].... »

1. Saint-Simon a dit : « quatre mille livres » (ci-dessus, p. 252).
2. Comparez le récit de Saint-Simon dans notre tome II, p. 126-130.
3. C'est à propos du premier voyage de la princesse à Marly, en novembre 1690, que cette Addition est écrite.
4. Addition au *Journal de Dangeau*, tome III, p. 255.
5. *Parallèle*, p. 93-94. « Le commerce fini, le Roi demeura toujours amant toute sa vie, ou en usa comme s'il l'eût été encore. » (*Mémoires*, tome II de 1873, p. 307.)

Nous avons ailleurs des témoignages de la déférence que Mme de Maintenon lui marquait dans les occasions, et des services qu'elle lui rendait volontiers auprès du Roi. D'une part, Mme de la Troche écrit à Mme de Grignan, le 25 novembre 1699 : « Une des plus belles choses que j'aie vues en mon voyage, c'est ce qu'une visite que Mme de Maintenon fit à Mme de Soubise vendredi, depuis onze heures jusques à midi et demi, a donné d'émotion à toutes les dames de la cour.... Ce que je trouvai de plus plaisant, c'est que les meilleures amies de Mme de Soubise l'en boudèrent tout le jour[1]. » D'autre part, le général de Grimoard, qui admettait que Mme de Soubise eût été maîtresse de Louis XIV, mais maîtresse très secrète, a recueilli trois lettres de Mme de Maintenon à la princesse[2], où nous voyons qu'elle lui servit d'intermédiaire dans les négociations pour la coadjutorerie de Strasbourg[3]. « *On* ne veut point croire, écrivait la marquise en octobre 1700, que M. de Torcy veuille ou puisse nuire à votre affaire. *On* prétend voir toutes les lettres, et je ne puis insister, après cela, que sur le retardement des courriers. Je ne savois point, Madame, que vous vous trouvassiez mal, vous honorant infiniment. Il ne m'est rien revenu de vos desseins contre moi.... » Le bel abbé ayant obtenu toutes les voix du chapitre alsacien, Mme de Maintenon en félicita très chaudement sa mère[4] : « Je suis charmée, Madame, de M. le coadjuteur de Strasbourg, et bien fâchée d'avoir vu un homme comme lui sur le grand chemin. Rien n'est égal à la retenue et à la véritable modestie dont il reçut mes louanges, car il n'est pas possible de s'empêcher de lui en donner. Vous êtes trop heureuse, Madame, d'avoir mis au monde un prélat qui, selon toutes les apparences, servira Dieu, l'Église et son Roi. J'ai peine à finir sur ce sujet, et je prends grand'part, Madame, à la satisfaction que vous devez avoir.... » Ce fut encore, selon la troisième lettre, Mme de Maintenon qui leva tous les obstacles pour le sacre, célébré le dimanche 26 juin 1701, par le cardinal de Fürstenberg, « avec beaucoup d'ordre et de magnificence[5]. »

Dans la longue faveur de Mme de Soubise, nous ne constatons qu'une seule intermittence, et peut-être ne fut-elle qu'apparente. La princesse avait été du voyage de Chambord, en septembre 1684, avec Mmes de Rochefort, du Lude et d'Harcourt[6] : en mai 1686, lorsqu'il fut question que le Roi allât aux eaux de Barèges et que Mme de Maintenon l'y accompagnât, « les dames que le Roi choisit pour faire ce voyage avec lui (car il falloit bien qu'il y en allât quelques-unes, puisqu'il y vouloit mener Mme de Maintenon) furent Mme la duchesse de Bourbon, Mme la princesse de Conti, Mme de Maintenon, Mme la duchesse de Che-

1. *Lettres de Mme de Sévigné*, tome X, p. 442.

2. Publiées dans les *Œuvres de Louis XIV*, tome VI, p. 524-526, mais non reproduites dans le recueil de Lavallée.

3. Voyez la suite des *Mémoires de Saint-Simon*, tome II de 1873, p. 306 et suivantes.

4. Lettre sans date, qui peut être du mardi 8 mai 1701.

5. *Journal de Dangeau*, tome VIII, p. 137. — 6. *Ibidem*, tome I, p. 55.

vreuse, Mme de Soubise, Mme de Seignelay et Mme de Montchevreuil; mais, dans la suite, on sut que Mme de Soubise ne devoit pas faire le voyage[1]. » D'ailleurs, un accès de goutte coupa court à tous les projets du Roi.

En somme, Dangeau et le marquis de Sourches parlent peu de Mme de Soubise dans le train quotidien de la cour : le *Journal* mentionne en 1690 son assistance à une représentation d'*Esther* et son premier Marly; sa présence aux voyages de Flandre en 1692 et 1693[2]; son installation, en 1695, dans un nouvel appartement du château de Versailles[3]; sa présence au voyage de Compiègne en 1698; enfin, l'acquisition, moyennant trois cent cinquante mille livres, de ce palais pour lequel elle quitta, en 1700, son « étrange maison de la place Royale, » et « dont les Guises ne pourroient reconnoître l'étendue ni la somptuosité qu'il a prises depuis entre ses mains[4]. »

Chaque année était marquée par de nouvelles faveurs, ou pécuniaires, ou lucratives, ou honorifiques : en 1681, don de cinquante mille écus pour payer le gouvernement de Berry; en 1683, fiançailles de Constance-Émilie de Rohan avec le comte de Ribeyra-Grande, dans le cabinet du Roi[5]; en 1685, don de la riche abbaye de Saint-Taurin d'Évreux pour le second fils, Hercule-Mériadec; en 1689, transmission immédiate à un autre cadet des bénéfices de « ce bel abbé de Rohan, si beau et trop beau, » devenu chef de la maison et prince par la mort de son aîné; en 1690, un régiment de cavalerie pour le nouveau prince; en 1691, une charge de guidon des gendarmes de la garde pour son frère le chevalier de Rohan, et le gouvernement de Champagne et de Brie pour leur père, qui passe le Berry au frère de Mme de Maintenon; en 1692, l'abbaye du Moutier-en-Argonne pour l'abbé de Soubise (Armand-Gaston), l'abbaye de Jouarre pour sa sœur, et l'enseigne des gendarmes, avec rang de

1. *Mémoires de Sourches*, tome I, p. 386.

2. En 1692, il y eut sans doute quelque intrigue, car les *Mémoires de Sourches* disent (tome IV, p. 30) : « La princesse de Soubise sut alors profiter de l'incommodité de la comtesse de Roucy, et elle obtint la place qu'elle devoit occuper dans un des carrosses du Roi pendant le voyage. » Et Dangeau (tome IV, p. 67) : « Mme de Soubise fera le voyage de Flandre; elle sera dans le second carrosse du Roi, à la place qui étoit destinée à Mme de Montchevreuil. » On mena une vie très gaie et très active à Mons et au camp royal avant que le siège fût mis devant Namur. Nous avons vu que le prince de Soubise se distingua très particulièrement et fit merveilles dans une des actions de ce siège : tome I, p. 41; comparez les *Mémoires de Sourches*, tome IV, p. 55-56.

3. Elle déménagea deux fois dans les six premiers mois, ayant pris d'abord l'appartement du maréchal d'Humières, puis celui de M. et Mme d'Uzès (*Journal de Dangeau*, tome V, p. 214; *Lettres de Mme de Sévigné*, tome X, p. 240).

4. *Journal*, tome VII, p. 264 et 277; *Mémoires de Saint-Simon*, tomes II de 1873, p. 306, et XII, p. 89.

5. *Gazette* de 1683, p. 252.

mestre de camp de cavalerie, pour le chevalier; en 1694, fiançailles de Mlle de Soubise avec le comte de Calhéta dans le cabinet du Roi, qui donne un collier de perles de dix mille écus acheté à la vente de la vieille Mme de Chavigny [1]; en 1694 encore, un canonicat de Strasbourg pour l'abbé, la survivance du gouvernement de Champagne et Brie pour le prince Hercule-Mériadec, qui épouse la princesse de Turenne, héritière de Ventadour, et, pour leur mère, une place de duègne auprès de la future duchesse de Bourgogne [2]; en 1696, le grade de brigadier pour le même prince Hercule-Mériadec, qui passe maréchal de camp dès 1702, capitaine des gendarmes dès 1703, lieutenant général dès 1704; en 1697, une enseigne aux gendarmes pour le prince Maximilien; en 1698, une abbaye de dix-huit mille livres pour l'abbé, à peine sorti des bancs de la Sorbonne; en 1700, peut-être les frais de l'élection à la coadjutorerie de Strasbourg; etc., etc.

Le silence presque absolu du *Journal de Dangeau* sur Mme de Soubise, après l'année 1700, marque combien l'éclipse fut complète. C'est qu'un mal impitoyable retenait la princesse « à pourrir sur les meubles les plus précieux, au fond de ce vaste et superbe hôtel de Guise [3], » dont elle vit à peine commencer les augmentations et l'embellissement. « Rien de plus fragile que ces blondes éblouissantes, a dit Michelet [4]. Elles doivent souvent leur éclat au vice du sang. On le vit.... par la Soubise, qui mourut de scrofules, décomposée et gâtée jusqu'aux os.... » Michelet paraphrase Saint-Simon. Celui-ci précise tout, et le mal, et ses causes premières. Astreinte, dit-il, à un régime suivi pour conserver la fraîcheur et l'éclat de son teint, Mme de Soubise ne mangeait jamais que du veau, des poulets et des poulardes rôtis ou bouillis, des salades, des fruits, quelques laitages; pour boisson, elle ne prenait que rarement quelques gouttes de vin dans son eau [5]. « Ce fut, lit-on dans une rédaction primitive, ce fut cette constante nourriture qui lui donna les écrouelles, qu'elle porta plusieurs années, et sans qu'on le sût, et dont, à la fin, elle mourut [6]. » Mais, en un autre endroit des *Mémoires* [7], le mal est présenté comme une affection beaucoup plus ancienne, constitutionnelle même, qui aurait été cause de la mort prématurée de quelques-uns des enfants, « malgré le miracle qu'on prétend attaché à l'attouchement de nos Rois; la vérité est que, quand ils touchent les malades, c'est au sortir de la communion [8]. » En effet, dès les plus beaux temps, on

1. *Journal de Dangeau*, tome V, p. 8 et 10, avec Addition de Saint-Simon, qui n'admet pas que ces présents soient spéciaux pour les familles princières.
2. Voyez notre tome IV, p. 302. — 3. *Mémoires*, tome VI, p. 249.
4. *Histoire de France*, tome XIII, p. 201.
5. Il ajoute qu'elle ne se troussait jamais, de peur de s'échauffer les reins et de se rougir le nez.
6. Addition au *Journal de Dangeau*, année 1709, tome XII, p. 325; *Mémoires*, tome VI, p. 325.
7. Tome VI, p. 249.
8. Des quatre fils que la princesse perdit jeunes, l'aîné mourut en 1689,

avait parlé de plaies, d'ulcères, et prétendu que Mme de Montespan comptait sur cet inconvénient pour éteindre dans le dégoût la passion naissante du Roi; mais on disait aussi que celui-ci avait eu l'occasion de vérifier *de visu* que c'était pure calomnie[1].

Du jour où la maladie empira, Mme de Soubise dut se condamner à la réclusion, et elle ne parut plus à Versailles que dans de très rares occasions, comme elle fit lors du procès en contestation de nom intenté par les Rohan-Guémené à son propre frère, procès où toutes ses sympathies, toutes ses démarches furent pour les adversaires de celui-ci[2]. Cependant on la croyait en voie de guérison, lorsque survint, en mars 1706, une rechute, suivie, quelque trente mois plus tard, d'un nouvel accident; et enfin elle mourut le dimanche 3 février 1709, entre cinq et six heures du matin, âgée de soixante et un ans[3].

Pendant ces longues années d'éloignement[4], il paraît que la princesse avait entretenu son commerce de lettres avec le Roi[5] : à l'extrémité, avant de recevoir les derniers sacrements, elle voulut encore lui écrire[6], solliciter quelques grâces en faveur de son fils chéri le futur cardinal[7], un renouvellement du duché d'Estouteville pour le père du comte de Torigny, qui devait épouser sa petite-fille[8], une création de duché-pairie pour son fils le prince de Rohan. Sa pensée suprême, toujours au dire de Saint-Simon, aurait été de laisser à ses enfants et à leur maison un dernier témoignage de son crédit : « Tous princes que sa beauté avoit su faire les Rohans, elle avouoit très librement que cela

des suites d'une blessure reçue en Flandre (c'était, selon le maréchal de Villars, un jeune homme de très grande valeur), et un autre, le chevalier (Henri-Louis), se rompit une veine dans la poitrine, étant de service à l'arrière-garde de l'armée, en juillet 1693. Restent le troisième, Alexandre-Mériadec, qui mourut à dix-sept ans, le 9 mars 1687, et un dernier, Frédéric-Paul-Malo, né le 15 août 1685 et mort jeune, disent les généalogies. Les enfants survivants arrivèrent à des âges très avancés.

1. Voyez le pamphlet de 1675 ou 1676 reproduit dans l'*Histoire amoureuse des Gaules*, tome IV, p. 67-68, 81 et 85 : ci-après, p. 560. Mme de Montespan la qualifiait de « belle pomme gâtée au dedans. »

2. Ci-dessus, appendice I, p. 476.

3. *Journal de Dangeau*, tomes XI, p. 65, et XII, p. 201, 321 et 323. Son fils l'évêque de Strasbourg l'avait quittée deux jours auparavant; mais elle dut se faire assister par le cardinal de Noailles, car elle était très liée avec lui et gardait une vive gratitude du concours actif qu'il lui avait donné en plus d'une occasion : *Mémoires de Saint-Simon*, tome X, p. 29-30.

4. Plusieurs années, et non une ou deux, comme le dit Saint-Simon (ci-dessus, appendice IX, p. 533, et tome VI des *Mémoires*, p. 249).

5. On a aussi un certain nombre de lettres d'elle aux contrôleurs généraux des finances; mais elles n'ont guère d'intérêt que comme orthographe singulière, et j'en ai donné un spécimen ci-dessus, p. 258, note 4.

6. *Journal de Dangeau*, tome XII, p. 321.

7. Notamment qu'on fit passer son chapeau avant celui du prince de Lorraine.

8. Cette affaire avorta : *Mémoires*, tome VI, p. 250.

ne tenoit qu'à un bouton, et qu'il n'y avoit en France de vraie et solide grandeur, pour les maisons, que le duché-pairie[1]. » Dangeau dit tout simplement et sincèrement, en annonçant la mort de la princesse : « Elle laisse de grands établissements dans sa famille et est fort regrettée ; elle n'avoit jamais fait de mal à personne, et étoit fort sensée et fort capable de mener de grandes affaires[2]. »

L'article nécrologique que le *Mercure* publia le même mois[3] mérite d'être reproduit ici en entier, car il nous apprend nombre de détails intéressants :

« Mme la princesse de Soubise avoit été dame du palais de la feue Reine, dont elle avoit gagné l'estime et la confiance par sa sagesse et par ses grandes qualités. On peut dire, sans craindre d'être soupçonné de flatterie, que cette illustre défunte avoit l'esprit grand et élevé, et capable des affaires les plus difficiles. Quoique la justesse de sa raison lui fît d'abord saisir le vrai de chaque chose, cependant elle demandoit conseil, et le recevoit avec la docilité d'une personne qui ne présume rien d'elle-même. Incapable de prévention, elle étoit toujours prête à écouter la vérité, qui que ce fût qui la lui présentât ; ainsi l'on pouvoit l'aborder dans tous les temps, et la raison étoit le meilleur introducteur qu'on pût avoir auprès d'elle. Ces qualités formoient, à la vérité, un caractère sérieux, mais qui ne laissoit pas d'avoir beaucoup d'agrément. Son esprit étoit fort cultivé ; elle avoit la mémoire excellente, jusqu'à se ressouvenir dans ses dernières années des plus beaux traits de nos meilleurs auteurs, qu'elle avoit appris dans sa première jeunesse. Elle savoit surtout l'histoire avec une exactitude et une précision surprenante[4]. Ses inclinations étoient nobles et droites ; elle avoit une piété sage et solide, qu'elle faisoit consister dans la justice et dans la charité : bienfaisante sans ostentation, et soulageant en secret les misères des pauvres, auxquels elle faisoit beaucoup de bien. Elle a vécu quarante-six ans avec M. le prince de Soubise dans une fort grande union, et qui pourra servir d'exemple à la postérité. Mère tendre et attachée à sa maison, elle étoit avec Messieurs ses enfants dans une confiance qui augmentoit tous les jours par le respect, l'attention et la tendresse qu'ils avoient pour elle. Amie vraie et essentielle, elle a mérité avec justice cet éloge dont les anciens faisoient tant d'état : *d'avoir vécu sans avoir jamais manqué à l'amitié*. Sa constance et son égalité, qui la distinguoient si fort des personnes de son sexe, n'ont jamais paru avec tant d'éclat que dans sa dernière maladie. Accablée pendant plus de trois ans de douleurs violentes et presque continuelles, elle a possédé, comme le dit le Sage, « son âme dans sa patience[5], » ne se relâchant en rien de ses exercices ordinaires de piété : aussi n'a-t-elle point

1. *Mémoires*, tome X, p. 324 ; comparez tome VI, p. 249-250, et le mémoire de 1753, dans les *Écrits inédits*, tome IV, p. 429-430.
2. *Journal*, tome XII, p. 323. — 3. Février 1709, p. 288-292.
4. C'est tout le contraire de ce que dit Mme de Caylus : ci-dessus, p. 550.
5. *Saint Luc*, XXI, 19.

été surprise. Elle se préparoit depuis longtemps à son dernier passage avec les sentiments d'une fermeté véritablement chrétienne. Elle a conservé toute sa raison jusqu'à la fin, et sa mort, semblable à un sommeil paisible, a laissé encore remarquer les traits de cette beauté qui avoit été si célèbre pendant sa vie. »

Son mari et elle avaient fait conjointement leur testament, le 9 août 1708; mais cette pièce ne donne point les renseignements qu'on pouvait en espérer[1]. Je me bornerai à reproduire un codicille autographe de la princesse qui y est joint, et je le ferai presque uniquement pour donner un dernier spécimen de son orthographe barbare:

« Au non du Pere et du Fils et du Saint-Esprit.

« Comme rien nest plus certin que la mort et de plus incertin que son heure, et que Dieu ma fait la grace de men donner souvent des avertisemens par des maladies, iay fait se presens codicille pour espliquer mes derniere volonté.

« Je confirme le testament que iay fait de concers avec Mr de Soubise conjointement; ie le prie que ie sois enteré aupres de luy et sans ceremonie, se que ie desfent apsolument, mes lon face prier Dieu pour le repos de mon ame.

« ie souhaite que l'on ne mouvre point, mes que lon me laise du temp devant lanterement, pour ne point courent risque de lestre toute en vie.

« Je donne au Grand, Manon et à sa sœur, qui serve actuellement aupres de moy, ma garderobe, mesme les pieces detofe et de toile qui ne sont pas enploiee, et largent content qui se trouvera dans ma cacette et se qui me sera due de la pension que le Roy me donne, cet a dire des deux mil escu que ien prens pour mes habis. La moitie de largent sera pour eux, et l'autre pour les pauvre, a condition que mes dette particuliere soit paie dessus auparavant.

« Du plus, ie donne au Grand, sa vie durant, cinq cent livre de pension.

« A Manon, trois cent livre de pension, et a sa sœur Sarite autant, leurs vie durans.

« A Seigneur, quattre cent livres de pension, sa vie durant.

« ie laise a Mr de Soubise le soin de recompenser mes laquais celon le temp quil moront servy.

« ie fais mon fils levesque de Strasbour executeur de mon presens codicille; ie luy laise un diamans a son choix parmi mes bagues; ie le prie quil face prier Dieu pour moy.

« Fait à Paris ce 3me mars 1707.

« ie souhaite que lon face dire tous les ans a perpetuite un Pangeligua a la Mercy ou ailleur pour remercier Dieu davoir conservé Mr de Soubise des perils de la guerre et mon fils de ceux de Ramilly et dOudenarde, en cas que ie ne les pas fait pendans ma vie.

« Ce 10me daous 1708. Anne Chabot de Rohan. »

1. Ce testament, déposé après la mort de Mme de Soubise, le 4 février

Il est souvent question de la fin de Mme de Soubise dans les lettres échangées entre Mme de Maintenon et la princesse des Ursins de 1706 à 1709[1]; c'est toujours sur un ton de commisération que Mme de Maintenon parle d'elle. Le 31 mai 1706[2] : « La pauvre Mme de Soubise vit assez pour voir un de ses enfants tué, l'autre blessé (à Ramillies). » Le 1er juillet 1708 : « La pauvre Mme de Soubise est bien malade et souffre de grandes douleurs. » Le 19 août suivant : « La pauvre Mme de Soubise s'en va, et avec des souffrances inconcevables[3]. » Le 27 janvier 1709 : « Mme de Soubise est très mal. » Le 3 février : « M. le prince de Conti est toujours entre la mort et la vie, et Mme de Soubise de même. » Et le 10 : « Enfin Mme de Soubise est morte. On trouve fort mauvais que, dans son extrémité, elle ait demandé au Roi de faire M. de Matignon duc pour que son fils épouse la fille du prince de Rohan[4]. » Mme des Ursins avait répondu aux précédentes lettres sur le même ton : « La pauvre Mme de Soubise a disputé contre ses maladies bien longtemps; comme elle a beaucoup de mérite, ce sera grand dommage si elle meurt[5]. » Informée du décès, elle s'écrie[6] : « Enfin Mme de Soubise, après de longues souffrances, a fini ses jours honorée jusqu'à la fin, et néanmoins détachée, à ce qu'on m'a mandé, des choses d'ici-bas. » Puis, s'occupant de la situation des affaires, elle pose une singulière question à Mme de Maintenon : « Je voudrois bien que vous me fissiez l'honneur de me parler avec votre sincérité ordinaire sur une chose qu'on m'a mandée de Mme de Soubise. Vous le pouvez faire sans aucun scrupule : elle est morte, et, quand elle seroit vivante, je vous proteste que cela ne m'inspireroit aucun ressentiment contre elle. C'est qu'elle étoit une des plus acharnées à vous vouloir persuader qu'il falloit que le Roi fît la paix à quelque prix que ce fût, et qu'il devoit, à cet effet, abandonner absolument LL. MM. CC. Je suis très curieuse d'en savoir la vérité, et j'espère que vous ne me la refuserez pas. » — « Je n'ai point vu Mme de Soubise depuis nos plus grands malheurs, répond aussitôt la marquise[7]. Nous nous écrivions; mais elle ne m'a jamais parlé que de sa douleur sur l'état des affaires et de la part qu'elle prenoit à celle du Roi. Il m'est revenu qu'elle avoit dit en mourant qu'elle étoit bien affligée de laisser la France dans l'état où elle est.... »

Cette correspondance fournit encore un détail singulièrement piquant; c'est de Mme de Maintenon qu'il nous vient[8] : « M. de Soubise, malgré l'habileté de Mme sa femme, a tourné ses affaires de sorte qu'il peut ruiner ses enfants, et bien des gens craignent qu'il n'épouse la com-

1709, m'a été obligeamment communiqué par Me Olagnier, successeur actuel de Me Foucault, notaire dépositaire.

1. Correspondance publiée chez Bossange (1806), en quatre volumes, d'après la copie faite pour le duc de Choiseul.

2. Tome I, p. 2. — 3. *Ibidem*, p. 274 et 306.

4. *Ibidem*, p. 376, 380 et 384. — 5. Tome IV, p. 217.

6. Lettres s. d. et du 4 mars, tome IV, p. 224 et 228.

7. Lettre du 18 mars, tome I, p. 397. — 8. Lettre du 25 février, tome I, p. 390.

tesse de Verue[1]. Voilà ce que deviennent les projets des hommes! Mme de Soubise a passé sa vie à songer et à travailler à l'établissement de sa famille : elle pourra bien être ruinée par la passion d'un homme qui a plus de soixante et quinze ans! » A quoi la princesse répond poste pour poste[2] : « Ce seroit une étrange folie à M. de Soubise s'il épousoit Mme de Verue et qu'il ruinât Messieurs ses enfants par un tel mariage. Il y a plus d'un an qu'une de mes amies m'a mandé qu'elle l'en croyoit capable.... Mme de Soubise, qui avoit toujours travaillé pour établir sa famille richement, ne l'aura peut-être fait que pour en enrichir une autre. Mme la duchesse de Ventadour[3] auroit bien du déplaisir, si cela arrivoit.... » Le bruit était faux sans doute, ou du moins l'affaire n'eut pas de suites[4]; nous constaterons cependant que Saint-Simon dit, dans une de ses notices sur les Rohan[5], que la pauvre princesse, en mourant, laissa beaucoup de regrets à ses enfants et à un petit nombre d'autres personnes, mais que « Monsieur son mari, à peu près content de son immense fortune, ne parut pas extrêmement sensible. » En tout cas, ce détail doit être signalé à l'écrivain qui reprendra l'histoire si accidentée de la célèbre maîtresse de Victor-Amédée.

On voit quels sont les témoignages à charge dont Saint-Simon, tout entier à sa passion de duc et pair contre les Rohan et contre leur « princerie, » s'est servi si habilement et avec tant de succès que tous nos historiens, après lui, se sont empressés de ranger Mme de Soubise au nombre des maîtresses de Louis XIV, quelques-uns même en renchérissant sur ses propres amplifications. A peine né au temps des triomphes vrais ou prétendus d'Anne de Rohan, n'étant venu à la cour que vingt ans après, et n'écrivant ses mémoires que cinquante ans encore plus tard, on serait en droit de le récuser nettement, s'il ne s'appuyait sur deux autorités principales, les lettres de Mme de Sévigné et les récits de la maréchale de Rochefort, — l'une et l'autre bonnes, très bonnes amies de Mme de Soubise. Pour les récits de Mme de Rochefort, que nous ne connaissons que par Saint-Simon, il n'est guère possible d'en rien dire, si ce n'est qu'on doit une médiocre confiance à cette femme qui fut « suivante et servante des maîtresses du Roi l'une après l'autre, et même en même temps, » et qui passa ensuite sa vieillesse à raconter les intrigues et rendez-vous où elle avait joué le rôle d'entremetteuse[6]; toujours plaignante, dit son confident, et basse de « toute la bassesse nécessaire pour être de tout et en quelque sorte que ce fût[7]. » « Il faut avouer, a écrit M. Chéruel en parlant de la maréchale et de sa fille, autre sirène venimeuse, il faut avouer que la source n'était pas d'une pureté

1. Sur son installation à Paris, en 1700, voyez nos *Mémoires*, tome II de 1873, p. 358. C'était la propre nièce de M. de Soubise.
2. Lettre du 14 mars, tome IV, p. 230. — 3. Belle-mère du fils aîné.
4. Il s'en produisit de semblables à la mort de Mme de Grignan, de Mme Voysin, etc.
5. Ci-dessus, appendice IX, p. 533-534.
6. Additions 13 et 14 dans notre tome I, p. 351-353. — 7. *Ibidem*, et p. 85.

irréprochable. Cette société de femmes qui paraient leurs vices de politesse et d'élégance, et dont la principale occupation était de semer des bruits odieux ou ridicules, n'a pas été sans influence sur Saint-Simon. Sa causticité naturelle s'est aiguisée à leur contact[1]. »

Quant aux lettres de Mme de Sévigné, j'en ai reproduit tous les passages dont Saint-Simon a pu faire son profit, ou plutôt qu'il a commentés, et j'ai rapproché de ces textes les dires d'autres contemporains qui sont également à la charge de M. et de Mme de Soubise. Ajoutons-en encore un, qui ne laisse pas d'avoir un caractère particulier de gravité ; c'est celui de Madame, écrivant longtemps après : « Mme de Soubise était fine, dissimulée et très méchante ; elle a pitoyablement trompé la bonne Reine ; mais la Reine l'a bien jugée, car elle a mis au jour toutes ses faussetés, et l'a, pour ainsi dire, démasquée devant tout le monde[2]. »

Maintenant il est de toute justice que nous cherchions si, à défaut de preuves, — elles se trouvent bien rarement en matières de ce genre, — il n'existe pas des témoignages à décharge qu'on puisse mettre en regard des accusations et des réquisitoires. Je ne parlerai ni du *Dictionnaire de Moréri*, qui rend hommage à « la vertu et au mérite très distingué » de Mme de Soubise, ni des *Mémoires du marquis de Sourches*, dont l'annotateur la qualifie, comme beaucoup d'autres, « une des plus belles et des plus vertueuses femmes de son temps[3]. » Mais je constaterai que des écrivains dont les pareils sont peu bienveillants d'ordinaire pour les beautés de la cour, chansonniers et pamphlétaires, disent tout le contraire de ce que sous-entendait Mme de Sévigné et de ce que Saint-Simon a si hardiment affirmé. Des couplets de « logements » qui datent de l'année 1677 environ placent Mme de Soubise :

Au Roi priant, rue du Temps perdu,

avec cette enseigne :

Tel cuide avoir des œufs au feu, qui n'a que des écailles.

Ou bien : *A la Bonne foi, rue de Béthisy.*
Plus de bruit que de besogne.

Il est vrai que, plus loin, on loge le mari :

Au Mal coiffé, rue Jean-Beausire,

avec cette enseigne :

Il n'est pire sourd que celui qui ne veut entendre[4].

Mais nous reviendrons tout à l'heure sur M. de Soubise ; retenons seu-

1. *Saint-Simon considéré comme historien*, p. 83.
2. Lettre du 15 juin 1717, dans le recueil Brunet, tome I, p. 302-303. Est-ce une allusion à l'affaire de 1679-1680 ? Mais, si Marie-Thérèse la « démasqua » publiquement, comment Mademoiselle n'a-t-elle pas parlé de ce revirement après avoir dit que la Reine préférait Mme de Soubise à tout le reste de son entourage (ci-dessus, p. 548) ?
3. *Mémoires de Sourches*, tome II, p. 15, note 5.
4. Chansonnier, ms. Fr. 12 687, p. 546 et 561. C'est le temps où M. de Soubise fut fait lieutenant général.

lement, pour sa femme, que le Roi aurait fait plus de bruit que de besogne et perdu son temps. C'est précisément ce que répètent longuement deux pamphlets, du même temps à peu près, qui ont été compris par M. Charles Livet dans son édition de l'*Histoire amoureuse des Gaules*, et où cet écrivain, si familier avec la chronique du dix-septième siècle, a retrouvé toute une série d'arguments propres à réhabiliter la mémoire de Mme de Soubise. Voici d'abord ce qu'on lit dans la *Suite de la France galante ou les Derniers dérèglements de la cour*, qui est un récit du triomphe définitif de Mme de Maintenon (vers 1678) :

« Il arriva un petit contretemps dans leur commerce galant; c'est que le Roi, qui est d'une complexion amoureuse, a de la peine à voir une belle sans concevoir d'abord de l'amour pour elle. Mme de Soubise, qui a beaucoup de charmes et d'agréments, eut l'honneur de plaire à S. M.; mais, comme cette dame est d'une vertu exemplaire et avoit reconnu depuis quelque temps, au langage muet des yeux de ce monarque, qu'il avoit pour elle plus que de l'estime, et que le Roi cherchoit des moments de lui parler en particulier, elle fit son possible pour l'éviter, jusqu'à ce que, finalement, après quelque déclaration que le Roi lui avoit faite, elle pria son époux de la mener à une de ses terres, pour y passer le reste de la belle saison et tâcher de rompre par son absence tous les desseins du Roi[1]. »

Beaucoup plus explicite et plus affirmatif encore est le pamphlet du *Grand Alcandre frustré*, dont M. Livet a fait très ingénieusement le commentaire[2]. Comme date, ce second pamphlet, un peu antérieur au premier, nous place probablement en 1676[3]. C'est tout un roman. Ainsi que Saint-Simon, l'auteur raconte que Louis brûla longtemps pour les charmes de la comtesse de L*** (pseudonyme qui dissimule le nom véritable) sans rien oser dire, étant tenu à distance par l'attitude de cette belle et par ses airs de vertu offensée. Il fallut donc employer un intermédiaire : le complaisant la Feuillade, chargé de ce rôle, échoua complètement. « Je lui sais bon gré de l'honneur qu'il me fait, dit ironiquement la princesse; mais, la chose étant de la dernière importance, il faut que je la communique au comte mon époux[4]. » Néanmoins, une correspondance s'engagea : le pamphlet en cite deux billets comme

1. *Histoire amoureuse des Gaules*, tome III, p. 146-147.
2. *Ibidem*, tome IV, p. 1-122 et préface, p. vii-ix.
3. M. Livet a adopté la date de 1672, à cause de la dernière grossesse de la Reine dont il est parlé p. 31; mais cette date serait incompatible avec plusieurs autres menus faits, tandis que 1676 est bien une année où Mme de Montespan alla aux eaux de Bourbon, comme il est dit p. 63. Il faut faire une bonne part à la fantaisie dans cette œuvre, et ne pas y chercher une concordance complète entre les dates et les faits. L'auteur prétend en avoir trouvé le manuscrit dans les papiers du duc de la Feuillade (François, mort en 1691), qui aurait joué auprès de la princesse le même rôle d'entremetteur que, douze ans auparavant, Saint-Aignan auprès de Mlle de la Vallière.
4. *Le Grand Alcandre*, p. 24-25; comparez p. 37 et 38.

spécimens; et toujours la belle répondait obstinément : « Je vous aime, mon cher prince, autant qu'on peut aimer; mais je ne puis renoncer pour vous à l'honneur, à la vertu, ni à aucune chose qui me puisse faire perdre votre estime[1]. » Se rapprochant encore des récits de Saint-Simon, le pamphlet représente M. de Soubise comme un mari peu redoutable au fond, quoi qu'en dise une chanson du temps[2], et même prêt à s'accommoder.

Sur ces entrefaites, Mme de Montespan, revenue des eaux de Bourbon et mise au courant de la situation, aurait dénoncé, d'une part, à M. de Soubise, les manœuvres du roi amoureux, et d'autre part, à celui-ci, les vices constitutionnels que dissimulait la beauté d'Anne Chabot. Le pamphlet parle alors d'une retraite momentanée à la campagne, évidemment celle dont nous avons trouvé des traces en 1676. Enfin il donne à entendre, toujours comme Saint-Simon, et aussi comme Mme de Caylus, que la princesse, en femme sensée, ne voulut point se compromettre à jamais pour un amant qui, selon toutes probabilités, l'eût abandonnée au premier jour.

Conclusion : après avoir cru plusieurs fois son triomphe assuré, le Roi aurait été contraint de quitter la partie, en déclarant ne connaître dans son royaume que deux femmes pour lesquelles il ferait serment qu'elles fussent fidèles à leurs maris : la Reine et Mme de L***; et celle-ci, modeste dans son triomphe, n'aurait eu garde de s'en faire gloire à la cour.

Le pamphlet commente en ces termes un cas si rare : « Il faut en effet qu'une femme ait un grand fonds de vertu pour soutenir les assauts qui furent livrés à cette pauvre comtesse, et dont elle sortit toujours à son honneur. Elle eut à combattre la passion du Roi, le doux penchant qu'elle avoit pour ce grand monarque, et tant d'occasions périlleuses où les plus chastes succomberoient, et où l'honneur a si souvent fait naufrage : de sorte que surmonter tous ces obstacles, comme a fait notre héroïne, est le plus grand effort de la vertu d'une femme, et le plus beau triomphe que l'honneur ait remporté sur l'amour[3]. »

Il ne semble pas que rien soit inadmissible dans cette version si

1. *Le Grand Alcandre*, p. 48 et 58.

2. Ms. Fr. 12 687, p. 25; imprimé dans *le Nouveau siècle de Louis XIV*, tome IV, p. 54 :

> Si c'est la crainte d'un époux
> Qui vous fait combattre un monarque,
> Soubise, que ne parlez-vous?
> On lui fera passer la barque,
> Et, si vous voulez aujourd'hui,
> On l'enverroit demain chez lui.

C'est à la suite de ce couplet que l'éditeur du *Nouveau siècle* a reproduit les récits de Saint-Simon et de Mme de Caylus. Dans le manuscrit, le commentateur, c'est-à-dire Gaignières, a mis cette note (p. 33) : « On disoit que le Roi l'aimoit, et qu'elle résistoit à S. M. par la crainte de son mari : ce qui n'est pas vraisemblable. »

3. *Le Grand Alcandre*, p. 122.

contraire aux allusions malignes des contemporains et aux affirmations jalouses de Saint-Simon. Ne plairait-il point de voir Anne de Rohan résistant à la tentation, et même à son proche penchant, par vertu, par devoir, par amour pour son mari, ou, si l'on veut, par raison, par crainte, par froideur de tempérament, — laissons le champ bien libre aux interprétations, — et Louis XIV reconnaissant sa défaite avec une magnanimité dont nous savons d'ailleurs qu'il n'était pas incapable, faisant succéder aux feux de l'amour la constance d'une estime sincère, aux séductions qu'on avait dédaignées les témoignages de sa respectueuse admiration? Rien, dans le dossier que nous venons de feuilleter avec soin, ne s'oppose à cette réhabilitation.

Mais voici encore un témoignage tout à fait favorable à la princesse, et certes il a plus de poids que celui du *Grand Alcandre frustré*. On sait que le savant Ézéchiel Spanheim, qui résida en France, de 1680 à 1689, comme représentant de l'électeur de Brandebourg, et qui jouissait à la cour de Versailles d'un véritable crédit, nous a laissé une « relation » de cette cour où la forme et le beau langage font quelquefois défaut, mais non le fond, qui est très solide, ni l'exactitude des informations et des détails, ni la finesse des appréciations et la fidélité des portraits[1]. Fort rigide, point du tout indulgent pour les « passions criminelles » de Louis XIV, Spanheim énumère longuement les beautés qui inspirèrent ces passions. Il n'en nomme que trois qui « n'y répondirent pas comme il souhaitoit » : Mlle d'Elbeuf, depuis princesse de Vaudémont; Mlle de Toussy, depuis duchesse d'Aumont[2], et enfin Mme de Soubise. Celle-ci, dit-il, « eut aussi la même destinée, à savoir : de plaire au Roi, d'en être poursuivie, et de n'y pas répondre, en femme vertueuse qui étoit attachée à son devoir et qui aimoit son mari[3]. » Et ailleurs il constate que, « pour n'avoir pas répondu à l'inclination du Roi, elle n'en est pas moins bien en cour[4]. » Sans doute on pourra supposer, à cause de l'analogie entre les dires du diplomate prussien et le pamphlet : *le Grand Alcandre frustré*, que ce dernier a inspiré Spanheim, qui ne ferait qu'en répéter la version justificative, ou même que le pamphlétaire était un protestant, et qu'entre tous ces coreligionnaires, y compris Élie Benoît, dont le témoignage a été cité presque au début de notre notice[5], il y a eu entente pour innocenter la petite-fille du grand duc Henri de Rohan. Mais tant d'égards pour une descendance qui était rentrée dans le giron de l'église catholique ne semblent guère plus probables qu'un grossier plagiat de la part de Spanheim, si justement réputé pour son esprit original. Quoi qu'on pense, en un mot, de la valeur respective de ces témoignages, il en

1. C'est cette *Relation de la cour de France en 1690* que M. Ch. Schefer, de l'Institut, a publiée pour la Société de l'Histoire de France (1882), et qui est très souvent citée dans notre commentaire.

2. Saint-Simon ne les cite pas comme ayant été l'objet des attentions du Roi.

3. *Relation*, p. 11. — 4. *Ibidem*, p. 130. — 5. Ci-dessus, p. 540.

restera toujours quelque chose en regard des ouï-dire journaliers recueillis par Mme de Sévigné, des souvenirs souvent contestables et contestés de Mademoiselle, de Mme de Caylus ou de la mère du Régent, et des amplifications postérieures de Saint-Simon ou de nos historiens modernes[1]. Des uns aux autres, l'écart est trop grand pour que l'on puisse n'en pas tenir compte.

Dans toutes les lettres de Mme de Sévigné, avons-nous trouvé autre chose que des inductions, des hypothèses piquantes, tirées, comme Saint-Simon le dit lui-même[2], de l'attitude que le Roi prenait vis-à-vis de Mme de Soubise en public, de cette considération si marquée que les gens les moins au fait n'eussent pu s'y méprendre, de la manière dont il la recevait, l'écoutait et se séparait d'elle... ? Que Louis XIV ait été épris des charmes de l'éblouissante princesse, qu'il ait laissé entrevoir ses sentiments, que même il les ait déclarés ou fait connaître par quelque tiers à celle qui en était l'objet, qu'il l'ait compromise publiquement, ce sont là des faits acquis et admis. Mais conclure de ses égards constants pour elle, du crédit qu'il lui accorda pendant trente ou quarante ans, des faveurs dont il combla sa famille, que c'était le prix d'une capitulation dont la honte aurait été doublée par les calculs intéressés des deux époux, cela ne s'impose point, cela peut paraître moins plausible que d'admettre — une fois par hasard — la justification pure et simple qui ferait honneur au Roi comme à Mme de Soubise.

Il faut bien dire aussi quelques mots de ce mari sur lequel Saint-Simon s'est acharné en toute occasion avec une rare abondance d'épithètes et de qualifications plus méprisantes les unes que les autres[3]. Tout ce qu'il lui accorde, c'est d'être « le plus beau gendarme et un des hommes le mieux fait de son temps, de corps et de visage, jusque dans sa dernière vieillesse; » de joindre « la partie d'un admirable écuyer » à toutes les qualités requises pour faire « un excellent intendant de maison et un très bon maître d'hôtel[4]. » Il veut bien aussi, en passant, reconnaître que c'était « un fort brave homme et bon lieutenant général. » Beau et brave, cela est exact, car, à côté du magnifique portrait peint par C.-L. le Febvre et que Jacques Grignon a gravé[5], nous

1. Notons que Voltaire n'a dit mot de tout cela.
2. *Parallèle*, p. 78-79 et 93-94.
3. *Mémoires*, tomes V de 1873, p. 219, IX, p. 331-332, etc., etc.; *Parallèle*, dans le tome I des *Écrits inédits*, p. 78-79, et mémoire de 1753, dans le tome IV, p. 427; Additions au *Journal de Dangeau*, tomes III, p. 255, XII, p. 325, et XIV, p. 213; ci-dessus, appendice IX, p. 531-532. Dans sa notice inédite sur le duché de MONTBAZON (Aff. étrangères, vol. *France* 213, fol. 15 v°), il remet à parler du prince en même temps que du duché de ROHAN-ROHAN; mais cette dernière notice n'a pas été faite, la rédaction des *Duchés-pairies existants* ayant été interrompue bien avant d'arriver aux duchés de 1714.
4. Ailleurs : « Vivant.... entre son intendant et son maître d'hôtel. »
5. Est-ce ce portrait qui existe au château de Dampierre?

avons ses états de service, et ils semblent fort brillants[1]. Si rapide que son avancement ait été depuis le jour où il quitta l'abbaye de Vendôme pour épouser Mme de Nonant[2], il y a quelque fait d'armes pour justifier chaque promotion. Partout où les gendarmes de la garde, l'un des plus vaillants et des plus brillants corps de la maison du Roi, ont pris part aux guerres de Hollande et de Flandre, le prince s'est distingué à leur tête[3]. Saint-Simon lui-même en a été témoin au siège de Namur, lors du combat du 7 juin[4]. « Le prince de Soubise, disent les *Mémoires du marquis de Sourches*[5], y fit des merveilles, et on l'a vu, une heure durant, au milieu du feu, monté sur un cheval blanc et allant continuellement donner des ordres de la droite à la gauche. » Il figura ensuite à la bataille de Steinkerque, comme commandant l'aile gauche de l'infanterie; mais ce fut la fin de son service actif : lieutenant général depuis l'année 1677, il se trouva sans doute lésé, comme bien d'autres, lors de la promotion des maréchaux de 1693, ne parut plus à l'armée[6], où d'ailleurs le prince son fils tenait une place distinguée depuis 1689, et se consacra dès lors tout entier à sa compagnie d'une part, et de l'autre à sa maison. C'est ce que Saint-Simon lui reproche amèrement : « La vie de la femme avoit été toute au dehors, et celle du mari toute au dedans et à l'application intérieure à ses affaires domestiques[7]. » Mais n'est-ce point là aussi qu'on pourrait trouver l'explication prosaïque de cette prospérité toujours croissante, à laquelle, sans doute, les dons du Roi ne furent pas étrangers — on en sait à peu près le montant[8], — mais que durent surtout favoriser les soins du mari et de la femme, également bons ménagers, pendant dix ou douze années de retraite, sans

1. Pinard, *Chronologie militaire*, tome IV, p. 300; le Pippre de Nœufville, *Abrégé historique de la maison militaire du Roi*, tome I, p. 447-449; dossier Rohan 15190, au Cabinet des titres, fol. 212-215. Voyez ci-dessus, p. 257.

2. Il avait eu l'abbaye de Homblières en 1643, puis celle de la Trinité de Vendôme en 1654.

3. Les actions auxquelles il assista sont les batailles de Saint-Gothard, de Seneffe, de Saint-Denis et de Steinkerque, le passage du Rhin, les sièges de Tournay, Douay, Lille, Valenciennes, Saint-Omer, Gand, Ypres, Mons et Namur.

4. Dans notre tome I, p. 41. — 5. Tome IV, p. 56.

6. *Mémoires de Saint-Simon*, tome III de 1873, p. 395.

7. Addition au *Journal*, sur sa mort, tome XIV, p. 213.

8. En mars 1667, M. de Soubise avait payé quatre cent cinquante mille livres la sous-lieutenance des gendarmes; en septembre 1673, quand M. de la Salle lui vendit la charge de capitaine-lieutenant pour cinq cent mille livres, il n'eut à en donner que cinquante mille, et le reste fut couvert par la vente de la sous-lieutenance à M. de Saint-Luc et par le débit de deux charges d'enseigne et de guidon créées à cette intention; le *Dictionnaire des bienfaits* n'explique pas bien cette combinaison. De même, en 1681, pour payer le gouvernement de Berry, on lui donna à vendre deux nouvelles charges, qui produisirent la moitié du prix, cinquante mille écus. En 1693, le Roi lui abandonna, pour en disposer à son profit, la charge qu'il avait

compter la part fort considérable qui revint à la princesse dans la succession Rohan-Chabot[1] et les héritages que le prince recueillit, comme celui de sa tante Mlle de Goëllo[2]; sans compter aussi le produit annuel des charges militaires, et celui des deux pensions, et celui du gouvernement de Champagne, qui était fort considérable[3]?

Au jugement infamant porté par Saint-Simon sur M. de Soubise, et à celui de Mme de Caylus, qui s'en rapproche si singulièrement et comme expressions et comme portée; au pamphlet de 1676, qui, nous l'avons vu, tout en protestant de la vertu invincible de la princesse, fait du prince un mari complaisant *pro commodo et utilitate rei communis* et le montre raisonnant sa femme en ce sens[4], on peut opposer les opinions d'autres contemporains qui, sans être flatteuses, atténuent singulièrement la note générale, ou plutôt, en confirmant une partie des dires de notre auteur, ne laissent guère de place aux autres imputations. C'est d'abord Spanheim, qui n'a que ces quelques notes : « Bien fait de sa personne, civil et honnête ; » et ailleurs : « Honnête homme, glorieux, ambitieux ; aimé et considéré du Roi. Estimé du Roi[5]. » Un des auteurs anonymes des *Caractères de la cour de France* qui parurent à plusieurs reprises entre 1702 et 1706 dit, dans la première édition : « Le prince de Soubise est aimé du corps qu'il commande. Bon ami, mais d'une courte influence, tout rempli d'une bonne volonté dont il ne peut faire sentir les effets ; ne s'inquiétant point de la cour et n'y prenant aucun parti, que celui de ne s'embarrasser de rien ; n'ayant pas beaucoup de faveur, mais se souciant aussi très peu de faire sa cour ; assez spirituel pourvu qu'on ne l'approfondisse pas ; facile à prévenir et insensible au malheur des autres. Son inutilité le rend obscur[6]. » En

achetée à son fils le chevalier dans la compagnie des gendarmes. En 1706 enfin, on lui donna cinquante mille écus, sur le produit des charges qui vaquaient par mort dans la compagnie, pour le dédommager ainsi de ce que lui avait coûté l'établissement du prince Maximilien, tué à Ramillies. Il semble également qu'on l'aida de quelque chose lorsqu'il acheta l'hôtel de Guise, et Saint-Simon prétend que le Roi paya quarante mille écus pour Strasbourg (*Dangeau*, tome VII, p. 264 et 277 ; *Saint-Simon*, tome II de 1873, p. 306 et 315).

1. Sa mère était extrêmement riche et l'avait avantagée de toutes façons, aux dépens du duc de Rohan (*Saint-Simon*, tome V de 1873, p. 64).

2. De ce chef, il eut, en 1707, un legs de cent mille écus, qui vint fort à propos pour les travaux de l'hôtel de Guise.

3. De soixante à soixante-quinze mille livres par an.

4. Ci-dessus, p. 561, et *Histoire amoureuse des Gaules*, tome IV, p. 40-46 et 50. Cela rappelle le mot cynique de Bussy-Rabutin écrivant, en 1677, à Mme de Montmorency, à propos de Mlle de Ludres : « Je dirai, avec le vieux Senneterre, que les gens d'honneur n'ont point de chausses. Il n'appartient pas à ceux qui n'ont point de pain de faire les généreux.... » (*Correspondance*, tome III, p. 285.)

5. *Relation de la cour de France en 1690*, p. 130, et portraits de la cour vers 1700, à la suite, p. 423.

6. *Caractères de.... la cour de France*, éd. 1702, p. 28, et éd. 1706, réimprimée par M. Édouard de Barthélemy, p. 26.

1703 : « Le prince de Soubise n'est ni bien ni mal fait de corps. Son esprit est de même trempe. Bon seigneur, mais peu raffiné courtisan. Il vit tranquillement dans le poste qu'il occupe. Il aime le corps qu'il commande (gendarmes), et en est aimé. Cela suffit pour lui. Il ne faut pas lui en demander davantage[1]. »

M. de Soubise s'était éloigné lui-même de la cour depuis le mois de novembre 1703, en donnant sa démission et remettant la compagnie des gendarmes aux mains de son fils et survivancier, pour qui le brevet de retenue fut porté alors à quatre cent mille livres[2]. Il survécut seulement quatre années à sa femme; mais, comme elle, il eut une longue agonie, qui dura d'avril à août 1712. Déjà perclus par la goutte, il dicta, le 4 avril, dans son hôtel de la rue de Paradis, un codicille additionnel au testament que lui et sa femme avaient fait conjointement le 9 août 1708[3]. Certains détails de cette pièce indiquent un profond esprit de résignation et d'humilité, entre autres la devise empruntée aux livres saints pour un cadran solaire qui devait être placé dans la cour de l'hôtel, sur le mur d'un voisin, M. Chaillou :

Dies nostri sicut umbræ prætereunt.
Sic transit gloria mundi.
Vanitas vanitatum, et omnia vanitas[4].

Le prince recommandait à son fils aîné de surveiller la réfection du portail des Pères de la Merci[5], ses proches voisins, dont il s'était chargé le 6 juin 1709, moyennant concession du caveau funéraire où il alla rejoindre sa première et sa seconde femme. C'est le 24 août 1712, à Fontainebleau, qu'il mourut, étant âgé de quatre-vingt-un ans selon l'*Histoire généalogique*, dom Morice et Saint-Simon, de quatre-vingt-cinq selon Dangeau[6]. Une lacune de deux mois et demi dans la correspondance de Mme de Maintenon avec Mme des Ursins nous prive des réflexions que cette mort put inspirer à l'une et à l'autre. Le *Mercure* se borna à l'annoncer.

1. *Caractères* inédits de 1703, au Musée Britannique, ms. Addit. 29 507, fol. 23 v°.
2. Journal du temps, publié en 1868 dans l'*Annuaire-Bulletin de la Société de l'Histoire de France*, 2e partie, p. 70; *Journal de Dangeau*, tome IX, p. 363.
3. Copie authentique de ce codicille, dans le dossier ROHAN des *Pièces originales*, vol. 2530, fol. 301-304 et 306.
4. *Job*, VIII, 19; *Ecclésiaste*, I, 2.
5. Les plans étaient de l'architecte Boffrand, qui, plus tard, fit la décoration intérieure de l'hôtel Soubise.
6. *Journal*, tome XIV, p. 213. Les généalogistes le font naître à Paris en février 1631.

XII

LA PROMOTION DE L'ORDRE EN 1688[1].

(Fragment inédit de Saint-Simon[2].)

« Il n'y avoit presque plus de chevaliers de l'Ordre outre le sang royal, et l'embarras du choix et du rang avoit toujours retenu le Roi d'en faire ; mais, à la fin, il s'y résolut, poussé par M. de Louvois et par l'entrée en une grande guerre où ce ministre engageoit la France par les raisons qu'on verra lorsqu'on en sera à son article, et par l'intérêt de ce puissant ministre d'en saisir l'occasion pour se rendre maître de la promotion. Dans toutes, ou dans la plupart, il s'y étoit glissé des militaires par des considérations à eux particulières, qui avoient couvert leur défaut d'ailleurs. Ce fut un prétexte à M. de Louvois de faire de celle-ci une récompense militaire, pour en disposer absolument. Il persuada au Roi que, n'ayant ni assez de gouvernements[3], ni assez d'autres récompenses pour le très grand nombre auquel les officiers généraux étoient parvenus par ce prodigieux[4] corps de troupes qu'il avoit incessamment grossies, il n'avoit de ressource que des colliers du Saint-Esprit. Le ministre, par son état, et le Roi, par son goût, convenoient dans l'éloignement de tout ce qui étoit seigneurie, que son long règne a sans cesse travaillé à abattre, et en est venu parfaitement à bout. Ce système de donner l'Ordre en récompense militaire convenoit à celui qui se suivoit, et la promotion, dans les mêmes vues, fut bientôt conclue dès que M. de Louvois, par l'instance de cette grande guerre et par l'autorité qu'il avoit usurpée sur le Roi, et que cette guerre lui donnoit de plus en plus, fut venu à bout de persuader au Roi d'en faire une. Ce qui lui donna de la peine à l'y déterminer fut un engagement que le Roi avoit pris, et dont il ne vouloit pas être la dupe.

« Son soin le plus cher, et qui n'étoit pourtant rien encore en comparaison des suites, étoit d'agrandir ses enfants naturels, qu'il chérissoit avec jalousie, comme les enfants de sa personne et de son pouvoir, tandis qu'il ne considéroit les fils de France et leur postérité que comme les enfants de sa couronne, grands par elle indépendamment de lui. Mme de Maintenon, qui, dans leur obscurité, les avoit élevés, et qui, après qu'ils eurent été reconnus, étoit restée leur gouvernante, croyoit, à ce titre, se rehausser en les élevant. Elle les aimoit comme enfants

1. Ci-dessus, p. 261.
2. Extrait des *Légères notions.... des chevaliers du Saint-Esprit*, vol. 34 des papiers de Saint-Simon (aujourd'hui *France* 189), fol. 129 v° à 131.
3. *Gts*, en abrégé, dans le manuscrit.
4. *Prodi[gieux]* est écrit en surcharge sur *grand no[mbre]*, biffé.

du Roi, elle les aimoit encore comme s'ils avoient été les siens, et le sacrifice que M. du Maine lui avoit fait de Mme de Montespan, dont il avoit procuré et hâté l'entier et dernier éloignement sans retour, de concert avec elle et pour l'amour d'elle, l'avoit mise si absolument dans ses intérêts, qu'il disposa d'elle, en tout et pour tout, tout le reste de sa vie et de la vie du Roi. Le Roi leur avoit fait prendre de fait tout l'extérieur du rang des princes du sang, qu'il en avoit consolés par plusieurs nouveaux avantages que ses bâtards partageoient avec eux. Il les avoit liés ensemble par des mariages sans exemple[1]. La fille naturelle qu'il avoit eue de Mlle de la Vallière, il l'avoit fait épouser dès 1680 à M. le prince de Conti; il n'en tomba pas moins dans sa disgrâce par son voyage d'Hongrie. En arrivant de cette guerre, il espéra de se raccommoder par sa femme. Presqu'aussitôt après, elle eut la petite vérole à Fontainebleau: il crut faire sa cour en la gardant lui-même; il prit la petite vérole : elle en revint et a vécu cinquante-huit ans depuis; mais lui en mourut, sans enfants, à vingt-cinq ans, et sans avoir été chevalier de l'Ordre, ni eu charge ni gouvernement. Ce lien rompu, le Roi ne pensa qu'à le réparer. Il avoit deux filles de Mme de Montespan, et ce double adultère ajoutoit infiniment à la bâtardise. Néanmoins, dès que l'aînée des deux fut nubile, c'est-à-dire dès qu'elle eut douze ans, il la maria à M. le duc de Bourbon, avec la survivance de la charge de grand maître de France et de gouverneur de Bourgogne : à quoi il ajouta toutes sortes de privances et de distinctions qui charmèrent ce héros en sa retraite de Chantilly, et dont les sentiments étoient bien changés depuis son retour d'avec les Espagnols, et Monsieur son fils le plus bas de tous les courtisans. Ce mariage s'étoit fait en 1685, le 24 juillet. L'autre fille du Roi et de Mme de Montespan restoit; elle étoit du 4 mai 1677, et n'étoit pas encore nubile[2], et c'est ce qui donne tant de peine à M. de Louvois pour vaincre le Roi à faire la promotion. Le Roi ne vouloit rien moins pour elle que son propre neveu, petit-fils de France. Il avoit affaire pour cela à Monsieur, son frère, très soumis en tout, mais parfaitement glorieux, et à Madame, haute, d'un courage mâle et indomptable, en prise à personne, allemande depuis les pieds jusqu'à la tête, élevée dans une espèce de culte pour la pureté du sang, dans l'horreur des moindres mésalliances, qui, en Allemagne, dégradent les enfants légitimes des plus grands princes et des Électeurs même, et leur postérité à jamais, et surtout dans l'exécration de la bâtardise, qui excluroit et infecteroit à tel point tout ce qu'elle toucheroit en Allemagne, qu'il n'y a point d'exemple que ceux des plus grands princes s'y soient alliés plus haut qu'à la simple noblesse, et encore fort difficilement, par l'exclusion formelle de tous les chapitres où cette noblesse peut entrer. Combien plus d'une double bâtardise! Il n'y avoit donc

1. Comparez ce qui va suivre avec le texte de l'année 1692, dans notre tome I, p. 58 et suivantes, et avec un passage de l'Addition 6, p. 319.

2. *Mariée* corrigé en *nubile*. Ensuite il y a bien *donne*, à l'indicatif présent.

point d'espérance d'y amener une princesse aussi entière et aussi inaccessible, que par la force, et cette force ne se pouvoit exécuter que par Monsieur, qui étoit la gloire même d'une part, et la foiblesse même de l'autre. Pour surmonter de tels obstacles, le Roi prit un chemin qu'il trouvoit battu pour lui en toutes autres choses, et l'unique par où celle-là pouvoit réussir.

« Le chevalier de Lorraine, beau à merveilles et fait à peindre en sa jeunesse, dont il conserva toute sa vie de grands restes, avoit plu à Monsieur, qui étoit du goût d'Henri III, et, comme ce malheureux prince, quoique Monsieur eût toujours eu quantité de mignons, la supériorité d'esprit et de naissance de celui-ci, qui l'avoient établi le maître chez Monsieur, le conservèrent dans la possession de le gouverner absolument tant qu'il vécut, et sans partage avec personne. Le grand écuyer, son frère, pour qui le Roi avoit de longue main une amitié et une distinction très marquée[1], s'en servit pour le mettre, dès qu'il le put, entre le Roi et Monsieur; et ce fut depuis la voie constante par où le Roi fit toujours tout ce qu'il voulut de Monsieur son frère, et par où aussi les deux autres frères se mirent et se conservèrent toujours dans un tel crédit auprès du Roi, qu'ils n'étoient jamais refusés de rien. Ce fut donc là la voie que le Roi prit pour faire cet étrange mariage. Le chevalier de Lorraine lui en présenta toutes les difficultés, et se fit fort en même temps de les vaincre; mais elles étoient telles, et la passion du Roi et de Mme de Maintenon si extrême pour cette affaire, que le chevalier de Lorraine osa faire son marché et y fut reçu. Il demanda deux conditions : la préséance de la maison de Lorraine en la prochaine promotion de l'Ordre que le Roi feroit, et de l'argent. L'un et l'autre fut accordé, et ce fut à ce prix que le chevalier de Lorraine en répondit au Roi. Tout cela étoit encore entre quatre personnes, le Roi et Mme de Maintenon et les deux frères Lorrains, lorsque M. de Louvois insista pour faire la promotion, et, comme la future épouse n'étoit pas en âge, et que la chose ne se pouvoit que brusquer, si on vouloit réussir avec un prince aussi foible et aussi peu secret que celui à qui on avoit affaire, et qui, après son consentement, étoit le seul instrument possible à y forcer Madame, rien n'étoit donc encore entamé alors, et le Roi avoit peine à payer d'avance et dans l'incertitude du succès, au dépens de la douleur dont il alloit poignarder tout ce qui l'approchoit de plus distingué et avec le plus de faveur et de privance. C'est ce qui avoit retardé la promotion jusqu'alors, et ce qui donna tant de peine à M. de Louvois pour la faire faire.

« Quand le Roi fut résolu, il reprit de nouveau la parole du chevalier de Lorraine, et il déclara qu'il alloit faire des chevaliers. Là-dessus, grand émoi pour la préséance. Les ducs travaillèrent à un mémoire, dont le sieur Clairambault, généalogiste de l'ordre du Saint-Esprit, fut le compositeur, et les ducs de Luynes et de Chevreuse principalement

1. *Grande* corrigé en *marquée*.

les directeurs. La maison de Lorraine chargea du sien le sieur d'Hozier, généalogiste de la grande écurie pour les preuves des pages[1]. Tous, de part et d'autre, se donnoient beaucoup de mouvement, tandis que le grand écuyer et le chevalier de Lorraine rioient sous cape, n'en prenoient que pour la forme, et savoient à quoi s'en tenir. Mais il se trouva une difficulté, qui tourna encore à leur avantage. On pouvoit dire de tout ceci, qui eût su le dessous des cartes, que c'étoit la fête des bâtards : aussi le Roi voulut-il que le duc de Vendôme fût le premier de la promotion, aux termes des changements des statuts par la Ligue. Point de difficulté entre lui et Monsieur le Grand ; mais M. d'Elbeuf se trouvoit l'ancien de M. de Vendôme, et c'étoit là l'embarras. On négocia pour le faire céder, mais en vain, et [il] se tint ferme à précéder, ou à refuser l'Ordre. Le chevalier de Lorraine l'y soutenoit, et, tout bas, représentoit au Roi sa parole pour leur préséance. De tout cela il fut convenu que M. d'Elbeuf ne prendroit point l'Ordre, mais qu'en dédommagement de cet avantage que le Roi vouloit pour M. de Vendôme, le comte de Brionne, fils aîné et survivancier de Monsieur le Grand, qui n'avoit lors que vingt-sept ans, et le chevalier de Lorraine et le comte de Marsan, tous deux frères de Monsieur le Grand, seroient faits tous quatre chevaliers de l'Ordre et ne seroient précédés que par le duc de Vendôme ; et, pour leur mieux dorer la pilule à l'extérieur, M. de Louvois, chancelier de l'Ordre et ministre, qui ne marchoit pas aisément, alla de la part du Roi chez Monsieur le Grand, le lui dire.

« On peut donc juger du succès qu'eut le mémoire des ducs. Le Roi ne laissa pas d'en être peiné jusqu'à vouloir bien leur faire excuse. Il chargea le duc de Chevreuse de leur dire qu'il avoit eu des raisons si fortes de donner pour cette fois la préséance à la maison de Lorraine, qu'il n'avoit pu s'en dispenser ; que cette considération avoit arrêté la promotion fort longtemps, nonobstant l'indécence du si petit nombre ; qu'il entendoit que cette préséance fût pour cette fois seulement, sans conséquence aucune pour toute autre cérémonie, même pour les autres promotions de l'Ordre, et que cela fût inscrit et couché ainsi sur les registres de l'Ordre. Il ajouta force propos et promesses consolantes, mais qui ne furent que des discours, tandis que les Lorrains avoient la chose. Ce ne fut pas tout[2]. En entrant au chapitre où il alloit déclarer la promotion, il prit M. de Chevreuse à part et lui répéta les mêmes choses ; puis, se tournant vers les chevaliers assemblés, tandis que M. de Chevreuse sortoit, il éleva la voix et dit qu'il n'avoit omis aucun duc en âge d'être chevalier de l'Ordre, et ajouta comme il n'en devoit omettre aucun, sinon trois, dont il vouloit bien rendre raison tout haut : M. de Ventadour, parce qu'il ne vouloit pas que son ordre fût vu dans

1. Nous avons indiqué ces mémoires dans notre tome I, p. 61, note 3, et, depuis, ils ont été reproduits par les éditeurs des *Mémoires du marquis de Sourches*, tome II, Appendice.

2. Comparez, pour les lignes suivantes, l'Addition 6, dans notre tome I, p. 318 et 319.

tous les cabarets et les mauvais lieux de Paris; M. de Brissac, parce qu'il ne vouloit pas le profaner en des lieux encore pires; que, pour le troisième, qui étoit le duc de Rohan, il avouoit la vérité : qu'il n'avoit point d'autre raison que de ne s'être jamais aimés tous deux, qu'il n'avoit pu se résoudre à lui donner l'Ordre, et qu'il falloit au moins lui en passer un. De tous les trois, ces raisons étoient véritables. M. de Rohan avoit anciennement eu son mariage fait avec la fille unique du duc[1] de Créquy, et sa survivance de premier gentilhomme de la chambre accordée, laquelle a depuis été la duchesse de la Trémoïlle. Il le rompit, et fit celui de Mlle de Vardes, où il trouva de plus grands biens. Le Roi, qui ne tenoit rien de pareil aux charges qui approchoient de sa personne, et qui étoit jaloux au dernier point que chacun n'estimât et ne desirât rien plus fortement, se trouva choqué à l'excès contre M. de Rohan d'avoir renoncé à cette survivance, et d'autant plus piqué que ç'avoit été pour épouser la fille d'un exilé depuis longues années et pour des choses personnelles au Roi, les plus intéressantes et les plus intimes dans le temps qu'il étoit le plus avant dans sa faveur et dans sa confiance et qu'il avoit déjà fort avancé sa fortune. Outre ce péché, que le Roi n'oublia jamais, le duc de Rohan en avoit un autre : de toute sa vie, il étoit brouillé à l'excès avec sa sœur la belle Mme de Soubise. C'en étoit trop en un même homme pour ne pas combler la mesure, dont le Roi s'attacha, jusqu'à la fin de sa vie, à lui faire sentir tout le poids[2].

« On a déjà remarqué d'avance, p. [3], que ce fut en cette promotion que, pour la première fois, la préséance fut donnée à tous les maréchaux de France et ducs à brevet, et, après eux, à tous les grands officiers de la maison du Roi, et même de Mme la Dauphine, sur tous les autres gentilshommes de la même promotion, observant de mêler les ducs à brevet parmi les maréchaux de France, mais avec la préférence à ceux-ci. Les gentilshommes non ducs à brevet ni maréchaux de France, chevaliers de l'Ordre des précédentes promotions, continuèrent sans difficulté à conserver leur rang d'ancienneté sur eux et de les précéder; et depuis, cela s'est toujours observé.

« Cette nouveauté donna lieu à M. de Soubise et au comte d'Auvergne, que le Roi vouloit faire chevaliers de l'Ordre en cette promotion, de demander de précéder les maréchaux de France et les ducs à brevet[4]. Le prince de Guémené, que le Roi avoit aussi résolu de faire pour gratifier la belle Mme de Soubise, se joignit à la même demande. M. de Bouillon étoit exilé; l'Ordre ne lui fut point offert : ainsi il ne se mêla de rien. Et parce que ceux qu'ils demandoient à précéder le devoient être des gentilshommes anciens chevaliers de l'Ordre, ils ajoutèrent à leur demande que le prince de Guémené fût reçu dans l'Ordre dans

1. Le *d* de *duc* corrige un *C*.
2. Comparez la suite des *Mémoires*, tome V, p. 68-69.
3. Un blanc au manuscrit. Comparez l'Addition 6, dans notre tome I, p. 320.
4. Ci-dessus, p. 261 et suivantes, et Addition 6, tome I, p. 320.

l'ancienneté du duché-pairie de Montbazon, qui le regardoit nécessairement, mais duquel son père, fou et enfermé à Liège depuis bien des années, étoit hors d'état de se démettre, parce qu'il étoit interdit et incapable de tout acte. Cette proposition mettoit le prince de Guémené presque à la tête des ducs, sans l'être, et se donner doucement un pied de préséance sur eux. Aussi tout fut refusé, et eux aussi s'excusèrent d'accepter l'Ordre. Quelque abandonné que le Roi fût aux desirs et aux intérêts de la belle Mme de Soubise, il fut piqué du refus et commanda, en plein chapitre où il annonça les chevaliers, à Châteauneuf, secrétaire d'État et greffier de l'Ordre, d'écrire sur les registres que MM. de Guémené, comte d'Auvergne et de Soubise n'avoient pas été faits chevaliers de l'Ordre pour ne l'avoir voulu recevoir dans le rang où leurs pères s'étoient tenus honorés de le prendre. Et en effet les ducs de Montbazon n'avoient jamais songé à un autre rang. Le comte de Rochefort[1], depuis prince de Guémené, fils aîné du duc de Montbazon, n'eut, en 1619, le premier rang après les ducs que par la faveur de M. de Luynes, son nouveau beau-frère, et le marquis de Marigny, qui prit depuis le nom de comte de Rochefort, frère de père et de mère du duc de Montbazon ancien chevalier de l'Ordre et père du comte de Rochefort, depuis prince de Guémené et enfin duc de Montbazon après lui, ce marquis de Marigny fut le cinquante-cinquième de toute la promotion, le quarante-troisième des gentilshommes, et n'en eut que deux après lui, sans qu'il y eût eu sur cela la moindre difficulté; et ce sont les seuls de la maison de Rohan[2] qui aient eu l'Ordre.

« A l'égard du comte d'Auvergne, le cardinal de Bouillon n'avoit pas encore imaginé leur descendance des anciens ducs de Guyenne, dont on verra la date et la catastrophe aux *Duchés-pairies existants*, titres D'ALBRET et de CHATEAU-THIERRY[3]. La chimère ne pouvoit donc être fondée que sur Sedan et Bouillon[4], dont ils n'étoient ni par mâles ni par femelles, et n'avoient retenu ces terres que par un testament supposé de l'héritière morte sans enfants, appuyé de l'autorité d'Henri IV et d'un entier et continuel déni de justice à l'héritier légitime, frère du père de l'héritière, qui étoit le comte de Maulévrier, capitaine des Cent-Suisses de la garde, qui précéda toute sa vie partout le maréchal de Bouillon par une transaction passée enfin entr'eux, et cette préséance constamment exécutée; lequel comte de Maulévrier on a vu, p. 8[5], le vingt-quatrième de la première promotion, le vingtième des gentilshommes et n'en ayant que trois après lui, sans la moindre difficulté, et son fils, premier écuyer de la Reine et depuis capitaine des gardes du corps, qui s'appeloit le marquis de Mauny, p. 94[6], en la promotion de 1619, le cinquante-unième de la promotion et le quarante-neuvième parmi les

1. Ci-dessus, p. 237-239. — 2. *Rouen*, dans le manuscrit.
3. Les *Duchés-pairies existants* n'ont pas été continués jusqu'à ces titres.
4. Ci-dessus, p. 265 et suivantes, et Addition 6, dans le tome I, p. 312, 313 et 320.
5. Aujourd'hui fol. 66 v°. — 6. Aujourd'hui fol. 106 v°.

gentilshommes, dont il n'y en eut que six, de toute la promotion, après lui, dont étoit le marquis de Marigny, qui marcha le quatrième après lui. Il n'y avoit point eu d'autre la Marck-Bouillon chevalier de l'Ordre que ces deux-là, et des la Tour-Bouillon aucun, le maréchal de Bouillon, le premier des la Tour-Bouillon, étant huguenot, et ses fils hors de portée de l'être quand il y en eut depuis qu'ils furent catholiques, parce qu'il ne fut pas fait de chevaliers de l'Ordre depuis de leur temps.

« MM. de Lorraine, non contents de leur triomphe par la sodomie et le double adultère, et la belle Mme de Soubise furent également, mais séparément, alarmés de l'ordre si publiquement donné à Châteauneuf pour ses registres. D'en parler au Roi, il n'y avoit pas lieu d'espérer de le faire rétracter en faveur de gens si fort et si hasardeusement payés d'avance, et, pour Mme de Soubise, après la colère que le Roi avoit montrée. Ils s'adressèrent donc à Châteauneuf, qui, craignant Monsieur le Grand et le chevalier de Lorraine auprès du Roi, n'écrivit rien, et qui, craignant encore plus la belle Mme de Soubise, fit bien pis, car il écrivit que MM. de Guémené, de Soubise et comte d'Auvergne s'étoient excusés de recevoir l'Ordre parce qu'ils n'avoient pas voulu y être précédés par la maison de Lorraine. Châteauneuf savoit bien à qui il avoit affaire des deux parts. Il laissa couler du temps, pour laisser refroidir les choses; puis, comptant bien que les ducs ne lui demanderoient pas à voir ses registres, il y omit et y écrivit hardiment ce qu'il voulut; et cela n'a été su que si longtemps après, que la même négligence qui avoit engourdi les ducs à suivre ce débris de leur affaire les rendit paralytiques sur la tardive découverte[1].

« Châteauneuf fit encore un autre trait, également contre ducs et princes, dans cette promotion, et peut-être fut-ce pour s'en raccommoder avec les premiers, plus sensibles, plus vifs et plus suivis en leurs affaires, qu'il devint faussaire à leur gré. Tout épais qu'il étoit, il voyoit, comme tout le monde, l'agrandissement continuel des bâtards et la passion que le Roi et Mme de Maintenon y avoient. Jusqu'à cette promotion, on donnoit des carreaux aux ducs et aux princes, aux cérémonies de l'Ordre, pour éviter l'embarras de laisser entrer leurs gens pour les leur apporter, à la différence de tous les autres temps de l'année, où ils en faisoient apporter chacun pour soi, et la Chapelle n'en fournissoit qu'aux princes du sang. Châteauneuf, qui, par l'absence de M. d'Avaux, lors ambassadeur en Hollande, faisoit sa fonction de prévôt et grand maître des cérémonies de l'Ordre, proposa le matin, tout bas, au Roi, de ne faire donner de carreaux qu'aux princes du sang et à M. du Maine, afin que les autres qui en devoient avoir, n'étant pas avertis de ce changement, n'eussent pas le temps ni le moyen, la cérémonie commencée, de s'en faire apporter de chez eux[2]. Cette distinction plut au Roi, et il

1. Ci-dessus, p. 264. Voyez ci-après, p. 580-581, le texte du procès-verbal.
2. Addition 6, dans le tome I, p. 320, et Addition à Dangeau, tome XVI, p. 339; *Écrits inédits*, tome III, mémoire de 1711, p. 43 et 59.

n'y eut point de carreaux. La surprise fut grande lorsqu'il ne s'en trouva point à la cérémonie de la veille. Le Roi ne s'expliqua point. M. de Vendôme, qui devoit sa préférence sur M. d'Elbeuf à M. du Maine, n'osa parler de son carreau; les Lorrains, si contents d'ailleurs et qui n'avoient osé souffler sur l'ordre du Roi pour le registre, bien qu'ils eussent la raison des statuts changés par la Ligue pour eux, ne jugèrent pas à propos de rien dire; les ducs, battus de l'oiseau et se voyant en cause commune avec ces autres, les laissèrent faire, ou plutôt ne rien faire : de manière qu'à la cérémonie du lendemain, aucun n'osa hasarder de carreau. Mais, dans la suite, le Roi s'en expliqua et dit qu'il n'avoit prétendu qu'ôter l'égalité de fournir des carreaux aux princes du sang et à tous ceux qui en devoient avoir, et non les empêcher d'en porter. Et depuis ducs et princes chevaliers de l'Ordre en ont fait porter pour eux aux cérémonies de l'Ordre, jusqu'à ce que, de l'un à l'autre, le carreau en avant du Roi s'est aboli pour les hommes non princes du sang, qui est une matière différente de celle-ci et qui n'est pas de ces *Légères notions sur l'Ordre*.

« M. de Monaco, qui étoit lors à Monaco, fut de cette promotion[1]. Le 14 juin précédent, il y avoit six mois, le duc de Valentinois, son fils, avoit épousé une fille de Monsieur le Grand, et, en faveur de ce mariage, Monsieur le Grand avoit obtenu le rang de prince étranger pour M. de Monaco et ses enfants. Il y avoit eu un grand démêlé à la signature du contrat, que Monsieur le Grand gagna de la main sur M. de Monaco, qui, ne voyant goutte, ne s'en aperçut que quand il vint pour signer : il trouva le nom de Monsieur le Grand écrit; il jeta la plume, et feu et flammes. Le Roi, en présence duquel, et de toute la cour, cela se passa dans son cabinet, eut toutes les peines du monde à l'apaiser et à empêcher la rupture du mariage, et, comme il n'y avoit plus de remède, il régla que M. de Monaco signeroit avant Monsieur le Grand les registres du curé. Tout cela ne contenta point M. de Monaco, et Monsieur, pour les raccommoder, leur donna, sans Madame, un grand dîner à toute la noce, à Saint-Cloud, pour manger avec eux, où, tant bien que mal, il les rapatria. Cela fit apparemment penser au Roi qu'il ne falloit pas nommer M. de Monaco au chapitre sans s'être assuré de lui. Il lui fit donc écrire, et qu'il n'auroit que son rang d'ancienneté parmi les ducs. M. de Monaco accepta sans nulle difficulté et prit chez lui le cordon bleu dès que la permission lui en eut été envoyée, comme on fit à quantité d'absents sur les frontières, à M. de Lavardin à Rome, où il étoit ambassadeur, et à ceux qui étoient employés pour le service du Roi. M. de Monaco, de retour, fut reçu et marcha en son rang de duc. La cérémonie suivante, il s'absenta, et encore celle d'après. Cette affectation fut suspecte au Roi, qui lui en fit parler. M. de Monaco avoua sa pré-

1. Comparez l'Addition 6, dans notre tome I, p. 321, le mémoire de 1711, dans les *Écrits inédits*, tome III, p. 161, et le ms. Clairambault 721, p. 489, reproduit ci-après, p. 581. Cela ne se retrouve pas dans les *Mémoires*.

tention de précéder les ducs, qui fut très mal reçue. Le Roi se fâcha, et lui fit dire en termes très forts de se trouver en son rang de duc en la cérémonie prochaine. Il obéit sans réplique, et n'a depuis manqué à aucune, jusqu'à son départ pour son ambassade de Rome, où il est mort, et sans plus de prétention.

« M. de Luxembourg en avoit une contre les ducs ses anciens, prétendant le rang de la première érection de Piney en 1581. Ce procès n'est point de la matière présente[1]; on le trouvera aux *Duchés-pairies existants*, titre de PINEY[2], avec son succès, qui ne lui fut pas favorable. Pour ne point préjudicier à ce qu'il prétendoit, il obtint de prendre l'Ordre hors de rang et le pénultième des ducs, et y a marché dans les cérémonies de l'Ordre et de la cour, le reste de sa vie.

« Deux ducs furent différemment traités pour la dispense d'âge : MM. de la Trémoïlle et de la Ferté. Il manquoit un peu plus d'un an au premier. Le second[3] étoit de janvier 1657. Le vin, le cabaret et la compagnie sortable à ce goût gâtoient en lui beaucoup de grandes parties militaires et plusieurs autres de son état. Le Roi avoit souvent et toujours inutilement tâché de l'en corriger, et lui en avoit parlé, tantôt en père, et quelquefois en maître. Piqué enfin de son peu de succès, il s'en expliqua tout haut et lui manda à Paris, où il étoit, que, s'il n'avoit pas dispense d'âge, il ne s'en prît qu'à soi-même. Pour M. de la Trémoïlle, le matin, au lever, immédiatement avant le chapitre où les chevaliers furent déclarés, le Roi lui demanda son âge, et il le lui dit franchement. « J'en suis « fâché, répondit le Roi; mais, dès que vous l'aurez, je ne vous ferai « pas attendre. » Le lendemain encore, au lever, le Roi l'appela, et lui dit que sa bonne foi méritoit dispense, et qu'il seroit de la promotion. Il fit entrer ce qui se trouva là de chevaliers dans son cabinet, tint chapitre un moment, et l'ajouta. La dispense n'étoit pas de deux ans.

« Sur ce qui s'étoit passé au chapitre de la promotion de 1633 qu'on a vu p. 226[4], il fut décidé que M. de la Trémoïlle précéderoit M. d'Uzès. Ce dernier, qui crut devoir sa condamnation à M. de Louvois, avec qui il étoit brouillé, se plaignit amèrement, et obtint, sous prétexte de goutte, de ne venir point à la cérémonie avec les autres, mais d'y entrer à part quand elle seroit commencée, et d'être reçu en arrivant, et de s'en retourner tout de suite. C'étoit une misérable consolation, puisque, une fois reçu, il falloit comparoître trois fois l'an, comme il fit, aux cérémonies de l'Ordre, et y céder à M. de la Trémoïlle.

« Une autre fantaisie, plutôt que dispute, car elle étoit sans aucun fondement, fut tout à fait ridicule[5]. M. de Chevreuse, dès qu'il fut nommé

1. Voyez notre tome II, p. 16 et suivantes.
2. Le travail des *Duchés-pairies existants* n'a pas été continué jusque-là.
3. Ci-dessus, p. 302-303, et suite des *Mémoires*, tome III, p. 429.
4. Lisez : *126*. En effet, Saint-Simon avait d'abord chiffré cette page : *226*, et c'est plus tard seulement qu'il a corrigé la centaine. Aujourd'hui fol. 122 v°.
5. Addition 6, dans le tome I, p. 321. Nous avons eu une allusion à cela en 1694, tome II, p. 59-60.

au chapitre, eut la cession du duché-pairie de Luynes de Monsieur son père, et compta avec raison en tenir le rang. M. de la Rochefoucauld le lui disputa sur ce qu'il n'étoit pas reçu pair au Parlement. M. de Chevreuse lui répondit que le connétable, son grand-père, avoit fixé son rang d'ancienneté par sa première réception; et à cela il n'y eut de réplique que de l'humeur et des boutades. Le Roi, qui aimoit M. de la Rochefoucauld, mais qui voyoit bien que sa fantaisie étoit destituée de la plus légère apparence, voulut pourtant le contenter, et pria, car ce furent ses termes, M. de Chevreuse de se faire recevoir au Parlement. M. de Chevreuse lui dit qu'il n'y avoit point de temps pour les procédures et pour les visites. Le Roi manda sur-le-champ le premier président, lui ordonna d'abréger tout, et de dire aux pairs et au Parlement qu'il avoit dispensé M. de Chevreuse de toutes visites et de toute formalité : de manière qu'il fut reçu au Parlement le matin du dernier jour de l'an, et arriva tout de suite à Versailles, à deux heures après midi. Il manda au Roi, en arrivant, qu'il étoit reçu, et n'eut que le loisir de s'habiller pour se trouver à la cérémonie. Cette fantaisie de M. de la Rochefoucauld ne s'accordoit guère avec sa prétention contre M. de Saint-Simon, qu'il fut si affligé de perdre dans la suite. »

Omission de ce qui avoit été promis expressément par le Roi être inséré dans les registres de l'ordre du Saint-Esprit sur la promotion de 1688, à l'égard du refus fait de l'Ordre par M. de Soubise et comte d'Auvergne[1].

« Le Roi avoit cru faire beaucoup de grâce à MM. de Soubise et comte d'Auvergne de leur donner place avec les ducs à brevet et maréchaux de France, qui, pour la première fois, eurent un[2] rang en cette promotion après les ducs et devant tous les seigneurs sans titre. On a ouï dire, mais sans oser bien l'assurer, que ces deux Messieurs insistèrent à les précéder tous après le dernier duc, et qu'ils ne refusèrent l'Ordre que parce qu'il ne leur fut offert de place que mêlés avec les ducs à brevet et maréchaux de France. Quoi qu'il en soit, il est très assuré qu'il ne fut pas question de préséance pour eux sur aucuns des ducs et pairs, ou simplement vérifiés, qui suivent en ces cérémonies l'ancienneté de leur érection parmi les pairs, dont ce n'est pas ici le lieu de parler. Le Roi trouva fort mauvais le refus que firent ces Messieurs de recevoir l'Ordre, et promit aux ducs qu'il seroit écrit sur les registres qu'ils n'avoient pas voulu se contenter d'y marcher dans le rang des gentilshommes, parmi lesquels leurs pères s'étoient et se seroient tenus honorés de le recevoir. Les ducs, au désespoir de céder à quatre arrière-cadets de la maison de Lorraine, et plongés d'ailleurs dans leur négli-

1. Extrait du même volume (*France* 189), fol. 180-182. Ce morceau n'est qu'une copie écrite de main étrangère.

2. *Un* est écrit en interligne, peut-être de la main de Saint-Simon.

gence ordinaire, ne pensèrent point à prendre garde aux registres de l'Ordre; et lorsque, plusieurs années après, ils voulurent voir ce qui y avoit été mis là-dessus, à quoi ils ne parvinrent que du temps même après que les registres eurent changé de main, leur étonnement fut complet d'y trouver écrit tout ce qui pouvoit être le plus opposé à la vérité et à la volonté du Roi, telle au moins que S. M. la leur avoit expliquée lors de la promotion.

« Sur M. de Soubise, il y avoit qu'il avoit supplié le Roi de trouver bon qu'il ne suivît pas le mauvais exemple de M. le comte de Rochefort, qui, n'ayant que dix-sept ans quand il est entré dans l'Ordre, n'étoit pas en état de connoître ses véritables intérêts, et que le sieur de Soubise étoit d'autant plus éloigné de s'y conformer, qu'il ne croyoit pas devoir être précédé par les cadets de la maison de Lorraine.

« Sur le comte d'Auvergne, colonel général de la cavalerie, qu'il s'étoit excusé parce qu'il croyoit pouvoir prétendre un autre rang que celui que S. M. lui avoit destiné.

« Qu'il soit permis de faire quelques courtes réflexions sur ces endroits du registre de l'Ordre, dont la parfaite et directe contrariété à ce qui y devoit être inséré par la volonté déclarée du Roi saute si fort et si manifestement aux yeux, qu'il est inutile de s'y arrêter : les réflexions s'en présenteront d'elles-mêmes.

« Trois choses sont également surprenantes dans ce qui est écrit à l'égard de M. de Soubise. La première, la hardiesse de ne citer que le mauvais exemple du comte de Rochefort avec l'excuse de son âge, sans être retenu, ni par la considération de leur propre père commun, le duc de Montbazon, qui vivoit alors et qui a vécu longtemps depuis, ni par celle de M. de Luynes, leur beau-frère commun et favori au point de procurer l'Ordre au comte de Rochefort en cet âge, lesquels père et beau-frère étoient en âge et en état de suppléer à sa jeunesse et de n'en pas laisser prendre avantage sur lui. La seconde, de passer sous silence avec une audace surprenante que le marquis de Marigny, propre frère du duc de Montbazon, oncle par conséquent de M. de Soubise et du comte de Rochefort, et de leur même maison, fut compris en la même promotion avec M. le comte de Rochefort, et n'eut rang que le soixantième. Celui-là, au moins, avoit âge de raison pour se conduire soi-même, quand bien même il eût été destitué de tout conseil et de tous parents. C'est donc nier un fait de cette notoriété et de cette importance que de le taire pour tirer avantage de l'âge d'un enfant qui l'a induit en erreur, et c'est insulter à ce qui est de plus auguste que d'abuser de registres semblables avec tant de hardiesse et si peu de foi. La vérité arrache malgré soi des expressions si fortes, et la réflexion encore de ce qui se doit attendre de gens si peu capables d'être arrêtés dès qu'il s'agit des idées de leur rang. La troisième chose est qu'il est nouveau qu'un cadet de la maison de Rohan ose penser ne devoir pas céder à des cadets de la maison de Lorraine. Tant de pensées se présentent à la fois sur un sentiment qui est tel qu'on ne lui peut donner de nom, qu'on se contente de faire souvenir de la nouveauté de la chimère et du rang de la maison de Rohan, que ces cadets de Lorraine, à qui M. de Soubise ne croit pas devoir céder, l'emportent toutefois dans la même occasion sur les ducs et pairs de France et sur l'aîné, duc en France, de la maison de Savoie, et que le frère de ce même M. de Soubise a passé par grâce le premier des gentilshommes en la promotion de 1619, et son oncle paternel le soixantième en la même; que la première femme de M. de Soubise n'a jamais été assise; que, jusqu'en cette occasion-ci, ni lui ni sa maison n'avoient encore osé disputer aucune préséance; que, lors ni depuis, ils n'en ont obtenu aucune, et qu'avant ce règne ils n'y pensoient pas. C'est ce qui est très exactement expliqué dans le mémoire souvent cité sur les maisons de Lorraine, de Rohan et de la Tour-Bouillon[1].

« A l'égard de ce qui est écrit sur les registres du refus du comte d'Auvergne, il est au moins plus modestement exprimé. Le mémoire susdit sur les trois maisons, et même le dépouillement de toutes les promotions du Saint-Esprit, qui se trouve sur le XXIe article de la première partie de ce recueil[2], sont de plus que suffisantes preuves du peu de fondement du comte d'Auvergne à prétendre[3] un autre rang que celui qui lui étoit destiné. L'Ordre ne fut point offert au duc de Bouillon, son frère, parce qu'il étoit alors exilé, lui et Madame sa femme. Il auroit eu la ressource de son rang de duc et pair.

« Les registres de l'Ordre font mention immédiate l'un après l'autre de ces trois hommes, ainsi rangés et nommés: M. le comte de Soissons, M. de Soubise et M. le comte d'Auvergne. Ils parlent ensuite de M. de Monaco, et disent que le Roi l'a nommé à l'Ordre avec permission de ne l'accepter pas, s'il n'est pas content du rang qu'il lui a destiné, qui est celui de son ancienneté d'érection parmi les ducs; que, l'ayant accepté dans l'espérance que cela ne préjudicieroit en rien à ses honneurs et traitements, et de sa maison, en France, le Roi a ordonné d'insérer sur le registre que S. M. n'a aucune intention de les lui retrancher, et que ce qu'elle régloit pour l'ordre du Saint-Esprit ne tiroit point à conséquence pour tout ce qui ne concerneroit point cet ordre.

« Cela y avoit déjà été écrit à l'occasion des ducs et des quatre cadets de Lorraine; mais chacun, soigneux pour son particulier, fait aisément écrire ce qui lui convient à soi. M. de Monaco venoit d'obtenir le rang de prince étranger pour sa branche, comme il a été dit sur l'article XXIe de la première partie[4], et n'avoit pas songé depuis à nulle préséance, quoiqu'il semble l'insinuer très avantageusement ici. Chacun se peut souvenir néanmoins encore qu'il s'est souvent expliqué qu'il se tenoit

1. Nous avons souvent cité ce mémoire de 1710, qui fait partie, comme celui de 1711 sur les Duchés, du tome III des *Écrits inédits* publiés par M. Faugère.

2. Les quatorze derniers mots ont été ajoutés en marge.

3. Ce mot est écrit en interligne, peut-être de la main de Saint-Simon, au-dessus de *prendre*, biffé.

4. Les sept derniers mots ont encore été ajoutés en marge.

infiniment honoré et content de son rang de duc et pair, et qu'il ne prétendoit rien de séparé des autres.

« Il doit être observé, pour une plus nette intelligence de ce qui regarde M. de Soubise, qui pourroit être obscurcie par la grande disproportion d'âge et l'éloignement des temps, qu'il est fils du vieux duc de Montbazon, conséquemment frère de la connétable de Luynes mère du dernier duc de Luynes, père du duc de Chevreuse d'aujourd'hui, laquelle connétable épousa en secondes noces le duc de Chevreuse, de la maison de Lorraine. M. de Soubise étoit aussi frère de la seconde femme du feu duc de Luynes, laquelle ainsi devint belle-fille de la fameuse Mme de Chevreuse, sa sœur; et il étoit encore frère du comte de Rochefort fait chevalier de l'Ordre si jeune, en 1619, le premier de tous les gentilshommes après tous les ducs; et tous deux neveux du marquis de Marigny, propre frère de leur père, lequel marquis de Marigny fut aussi fait chevalier de l'Ordre le soixantième, en la même promotion de 1619, avec son neveu de Rochefort, frère aîné de M. de Soubise d'aujourd'hui. Ce comte de Rochefort, si connu sous le nom de prince de Guémené, qu'il porta depuis, et par la faveur de sa femme auprès de la Reine mère, qui en obtint le tabouret et peu à peu les honneurs de prince étranger, comme il se voit par le mémoire sur les trois maisons, ce comte de Rochefort, dis-je, ou prince de Guémené, fut père du duc de Montbazon mort à Liège; lequel duc de Montbazon eut pour fils le prince de Guémené d'aujourd'hui et le feu prince de Montauban, qui sont petits-fils du frère aîné du prince de Soubise d'aujourd'hui. »

Le prince de Soubise avait fait imprimer un premier mémoire; mais, ce morceau ayant été rejeté comme trop mauvais, on en rédigea un second, dont la copie se retrouve à la fois, comme presque toutes les pièces relatives à cette affaire de 1688, dans les papiers de la Pairie ou de Clairambault (Arch. nat., KK 598, fol. 709-714) et dans ceux de Saint-Simon (Affaires étrangères, vol. *France* 36, fol. 219-228, et vol. *France* 188, ancien Saint-Simon 33, fol. 78). Le début est ainsi conçu : « Le prince de Soubise se propose d'établir trois choses dans ce mémoire : la première, que la maison de Rohan est issue de maison souveraine; la seconde, que, depuis la réunion de la Bretagne à la couronne, les Rois ont toujours reconnu cette vérité par des actes authentiques; la troisième, que, depuis cette même réunion, la maison de Rohan a toujours joui jusques à présent de toutes les distinctions accordées aux princes étrangers.... » En marge de ce mémoire, dans le volume des papiers de la Pairie, Clairambault a écrit, de distance en distance, des objections contradictoires, où se retrouvent presque tous les principes de l'argumentation de Saint-Simon, de même que dans une pièce placée plus loin (KK 598, fol. 755-757) et intitulée : « Mémoire abrégé sur les rangs que peuvent prétendre les maisons de Bouillon et de Rohan dans l'ordre du Saint-Esprit. » Au mémoire du prince de Soubise sont annexés un exemplaire imprimé et une copie manuscrite de l'opuscule : *Rangs et alliances de la maison de Rohan depuis six cents ans*, dont une autre copie est dans le ms. Clairambault 721, p. 457-471.

Le même ms. Clairambault 721 renferme (p. 487-490) le procès-verbal rédigé par M. de Châteauneuf (ci-dessus, p. 263-265 et 572-573), et ainsi conçu :

Relation de ce qui s'est passé à la promotion du dernier décembre 1688 et jours suivants.

« Le Roi, étant à Versailles, commanda à M. le marquis de Louvois, chancelier des ordres de S. M., de faire savoir à MM. les commandeurs et officiers desdits ordres la résolution qu'elle avoit prise de faire une nouvelle promotion, et les faire avertir de se trouver le lendemain, 2e du mois, dans la chambre de S. M., sur les dix heures, pour assister au chapitre qu'elle tiendroit.

« Suivant ce commandement, M. le marquis de Louvois donna les ordres nécessaires au sieur Martineau, héraut des ordres, à cause de l'absence du sieur Valentin, huissier d'iceux, de faire savoir la volonté de S. M. auxdits commandeurs et officiers qui étoient tant à Versailles qu'à Paris.

« Et le lendemain, 2e décembre, se trouvèrent dans la chambre du Roi : Mgr le Dauphin, Monsieur, M. le duc de Chartres, Monsieur le Prince, Monsieur le Duc, M. le prince de Conti, M. l'archevêque de Paris, M. le duc de Montausier, M. le marquis de Louvois, chancelier, et M. le marquis de Châteauneuf, secrétaire desdits ordres[1].

« Le lever étant fini, S. M. seroit entrée dans son cabinet, et, ne voulant pas s'asseoir, elle se seroit mise au bout de la table, ayant autour d'elle lesdits seigneurs commandeurs et officiers.

« S. M. leur auroit dit elle-même qu'elle auroit rempli, il y a plusieurs années, les places qui vaquoient dans l'Ordre, si elle n'en avoit été empêchée par les différends pour le rang qui étoient entre ceux à qui elle les avoit destinées, et que, son intention étant de faire plaisir et ne fâcher personne quand elle le pouvoit, elle avoit différé jusqu'ici de les régler, mais que, les chevaliers se trouvant à présent réduits à un fort petit nombre, S. M. avoit résolu de faire la promotion ; qu'elle auroit examiné les mémoires qui lui ont été présentés par les princes issus des maisons souveraines et par les ducs, et qu'après avoir vu les statuts de l'Ordre et la manière dont les rangs avoient été réglés dans les promotions faites depuis l'établissement de l'Ordre, S. M. auroit cru ne pouvoir se dispenser de régler leurs rangs dans la promotion qu'elle alloit faire sur le pied prescrit par les statuts, S. M. voulant bien décla-

1. Les *Mémoires de Sourches* disent que le duc Claude de Saint-Simon était au chapitre avec M. de Montausier, et le *Journal de Dangeau* dit que c'était le duc de Nevers, tandis que le procès-verbal nomme M. de Montausier, seul avec l'archevêque. Ces contradictions peuvent s'expliquer par le fait qu'il y eut, quelques instants avant la messe, un second chapitre pour déclarer le nom de M. de Sourdis, qui avait été oublié.

rer qu'elle ne prétendoit point que ce qui seroit réglé entre eux pour ce qui regardoit l'Ordre pût tirer à conséquence pour les difficultés qui pourront être entre eux dans toutes les choses qui ne regarderoient point l'ordre du Saint-Esprit; qu'elle avoit eu intention de donner place dans cette promotion à trois personnes, qui l'avoient suppliée avec beaucoup de respect de ne les y pas comprendre, savoir : M. le comte de Soissons, qui, étant à sa cour l'aîné de la maison de Savoie, n'avoit pu convenir de rang avec les princes de la maison de Lorraine; à M. de Soubise, lequel avoit représenté à S. M. qu'il la supplioit de trouver bon qu'il ne suivît pas le mauvais exemple de M. le comte de Rochefort, qui, n'ayant que vingt-sept ans quand il étoit entré dans l'Ordre, n'étoit pas en état de connoître ses véritables intérêts, et que ledit sieur de Soubise étoit d'autant plus éloigné de s'y conformer, qu'il ne croyoit pas devoir être précédé par les cadets de la maison de Lorraine; et à M. le comte d'Auvergne, colonel général de la cavalerie, parce qu'il croyoit pouvoir prétendre un autre rang que celui que S. M. lui avoit destiné.

« S. M. ajouta qu'elle avoit fait écrire à M. de Monaco que la satisfaction que S. M. avoit de ses services l'avoit portée à le comprendre dans cette promotion; que, s'il n'étoit pas satisfait du rang qu'elle lui avoit donné, elle lui permettoit de lui faire savoir, et qu'elle le dispenseroit de recevoir l'Ordre. Et de plus, S. M. dit qu'elle ne prétendoit pas, dans ce rôle, régler les rangs que les ducs prétendent avoir les uns devant les autres.

« S. M. ayant fini son discours, elle donna audit sieur marquis de Châteauneuf le rôle qu'elle avoit écrit de sa main, et lui commanda de le lire : ce qu'il fit.

« Le Roi permit à MM. les ducs de faire des protestations pour la conservation de leurs droits, et ils me donnèrent celle qui suit, pour l'insérer dans mes registres :

« Sur les contestations mues au sujet du rang, par les princes issus « de maison souveraine, contre les ducs, les derniers rapportant les sta- « tuts originaux de l'Ordre faits à leur avantage en 1578, et les autres « s'appuyant sur ceux réformés en 1584, le Roi a accordé la préséance « aux princes étrangers dans la présente cérémonie, ayant juré à son « sacre l'observation des statuts de 1584, sans que cela puisse préju- « dicier à l'avenir aux ducs, S. M. n'ayant prétendu rien décider sur « leurs droits de préséance, qui demeureront toujours en leur entier. »

« *Nota.* — Voyez l'Avertissement qui est au commencement des statuts imprimés par ordre du Roi, à l'Imprimerie royale, en 1703, qui porte la même chose. »

A la suite de ce procès-verbal, dont une partie est aussi dans les papiers de Saint-Simon (*France* 36, fol. 195), Clairambault a placé le mémoire fait par lui, de l'ordre de M. de Pontchartrain, en 1696, sur les honneurs des princes, ducs, etc., et où se retrouvent encore, comme il a été dit, les arguments contre la maison de Rohan repris et développés par Saint-Simon.

XIII

L'ABBÉ DE LA RIVIÈRE[1].

(Fragment inédit de Saint-Simon[2].)

« L'abbé DE LA RIVIÈRE, mort à Paris, 30 janvier 1670, à soixante-dix-sept ans.

« Il étoit du lieu de Vaudelincourt, près de Compiègne, de fort bas lieu, et s'appeloit Antoine Barbier[3]. Son père mourut pourtant commissaire d'artillerie. Il n'avoit qu'une sœur, mariée à l'avenant, sans enfants, et un frère, simple bénéficier, qui hérita de lui; tout cela resté dans l'obscurité.

« Sa fortune et ses degrés, son caractère et la grande figure qu'il fit pendant la minorité de Louis XIV, par la faveur de Monsieur Gaston, tiennent une place si principale dans toutes les histoires et les mémoires particuliers de ces temps-là, qu'il seroit inutile ici de s'y étendre. Il suffira de s'y souvenir qu'il fut premier aumônier de Madame seconde femme de Gaston, chancelier et garde des sceaux de l'Ordre, grand aumônier de la Reine, ministre d'État, plein de richesses et d'abbayes, nommé au cardinalat en 1648, qu'il avoit osé disputer au prince de Conti, et faisant compter avec lui la cour, la Fronde, le Parlement, la Reine, le cardinal Mazarin, Monsieur le Prince, et tous les plus grands personnages. Sa réunion avec Monsieur le Prince le perdit. Le cardinal de Retz, qui eut après son chapeau et qui étoit l'âme de la Fronde, reçut enfin le cardinal Mazarin dans le desir de perdre Monsieur le Prince, y fit entrer Gaston, et lui rendit la Rivière suspect : de sorte que Monsieur, qui ne lui cachoit rien, lui garda le secret de la détention des Princes. Il étoit au Palais-Royal lorsqu'ils y furent arrêtés, et alloit entrer à l'ordinaire au Conseil. On le fit passer dans un cabinet sur le point de l'exécution, où il l'apprit; il s'écria qu'il étoit perdu, puisque Gaston étoit du secret et ne le lui avoit point dit. Il ne fit depuis qu'une figure embarrassée et douteuse, et ne put se remettre sur l'ancien pied avec Monsieur : il étoit trop entamé, et trop de gens avoient intérêt à ne le laisser pas s'y reprendre. Il eut Langres, et bien d'autres choses avec, pour se retirer.

« Il ne laissa pas de compter sur le chapeau auquel le Roi l'avoit nommé, et, tout éreinté qu'il étoit, on le craignoit encore. Le cardinal

1. Ci-dessus, p. 279-281.

2. Extrait des notices des *Pairs ecclésiastiques*, vol. 44 des papiers de Saint-Simon (aujourd'hui *France* 199), fol. 131 v°.

3. Ces détails s'appliquent au père, et non au fils. Saint-Simon copie sans soin l'*Histoire généalogique*, tome II, p. 237.

Mazarin, qui, sous main, avoit toujours arrêté la promotion, lui donnoit toujours les plus positives paroles et se dépitoit avec lui du retardement, plus que lui-même. Dix-huit mois se passèrent de la sorte, depuis janvier 1650 que les Princes avoient été arrêtés. Il falloit tenir parole au coadjuteur, qui possédoit Monsieur, et on fit à Rome ce qui étoit nécessaire pour le changement de la nomination. Quand Mazarin fut certain que la promotion s'alloit faire, il ne put se contenir de faire à la Rivière la plus cruelle malice. L'entretenant un jour seul, dans son cabinet, de sa prochaine promotion, il s'enthousiasma de la joie de la consommation d'un ouvrage qui lui avoit coûté tant de peine; puis il ajouta qu'il vouloit s'en avancer le plaisir : il fit apporter ses habits de cardinal, son bonnet, tout l'équipage, et en affubla la Rivière, qui nageoit de joie, et qui ne se laissoit faire, disoit-il, que par complaisance. Mazarin le faisoit, ainsi vêtu, promener par la chambre, se récrioit sur sa bonne mine et combien cet habit lui séyoit bien. Il s'en joua de la sorte plus d'une heure, et le renvoya comblé de plaisir et de sécurité. Un mois après, le coadjuteur le fut en sa place, qui prit le nom de cardinal de Retz[1]. »

1. Cette anecdote ne se retrouve pas dans les *Mémoires*.

XIV

LE CAMP DE COMPIÈGNE.

Je reproduis ici, d'après une collection qui se rencontre rarement, les articles de la *Gazette d'Amsterdam* sur le camp de 1698. Il ne semble pas que les auteurs qui se sont occupés spécialement de ce sujet en aient eu connaissance.

Extraordinaire du nº LXXIV.

« De Compiègne, 6 septembre 1698.

« Le 1er de ce mois, le Roi s'étant rendu au camp, où il n'y avoit encore qu'une partie de sa maison campée, S. M. vit arriver douze mille hommes, entre lesquels étoit la gendarmerie de France. M. le Dauphin se mit à la tête de sa compagnie pour saluer le Roi et entrer dans le camp. Les princes firent la même chose, et à mesure qu'il arrivoit un régiment, M. le duc de Bourgogne se mettoit à la tête, comme général, pour saluer le Roi, avec cette différence qu'à la tête de la cavalerie, il étoit à cheval, saluant de l'épée, au lieu qu'à la tête de l'infanterie, il étoit à pied, saluant de la pique. Lorsque les trois dernières compagnies des gardes du corps arrivèrent, elles eurent ordre du Roi de ne mettre le sabre à la main que pour le général seul. Le 2, il arriva encore douze mille hommes au camp. Le Roi les alla voir défiler et entrer au camp. C'étoit toute l'aile gauche de la première ligne et une partie de l'infanterie. Rien n'est plus superbe à voir que toutes ces troupes, et il n'y a point de plus beau spectacle que l'ordre avec lequel elles entrent dans le camp, au bruit des tambours et des trompettes. Chaque corps a son terrain marqué par deux piquets, au haut desquels le nom du régiment est écrit. En entrant, le régiment se met en bataille entre les deux piquets, qui sont ainsi disposés dans toute la longueur de la ligne. Ils plantent en terre leurs drapeaux ou étendards à dix pas devant eux, et on y met une garde ou une sentinelle. Chaque soldat pose son bagage et ses armes au lieu où il se trouve en bataille. En moins de rien, tous se mettent à dresser leurs tentes, par rues, derrière eux : de sorte que, deux heures après, il semble qu'un régiment soit campé dans son poste depuis deux mois. Le 2, la première ligne étoit presque entièrement formée, et tirée au cordeau la longueur de deux lieues ; les dragons de la gauche de la première ligne font une ligne courbe et regardent Compiègne. Le 3 et le 4, le reste de l'armée arriva et forma la seconde ligne. Au centre est le parc de l'artillerie ; la réserve à sa droite, près de Mouchy (*sic*). Le quartier du maréchal de Boufflers est derrière l'infanterie de la seconde ligne ; son logement n'est pas moins magnifique que sa dépense. On doit assiéger Compiègne; l'attaque sera du côté de la rivière, vis-à-vis de l'île qui est près du pont de bateaux. On travaille à relever une demi-lune et à remettre en état les endroits qui ont besoin d'être fortifiés et palissadés. Les assiégés n'en feront pas moins bonne chère, et les curieux pourront aller à la tranchée sans crainte ni péril. Il ne laisse pas d'arriver, de temps à autre, quelque accident : ce qui n'est pas extraordinaire dans une armée aussi nombreuse. Arson[1], gros bourg, fut brûlé la nuit du 2 au 3, par le feu qu'un cuirassier mit à son logement en fumant, et la flamme se communiqua si promptement d'une maison à l'autre, qu'il fut impossible d'en arrêter la violence. Il y a cent cinquante maisons brûlées. Le marquis de la Chastre a été blessé à la tête, d'un coup de pied de cheval, et sa blessure est fort dangereuse.... »

Extraordinaire du nº LXXV.

« De Paris, 12 septembre 1698.

« .... Ceux qui reviennent du camp disent qu'en voyant tant de magnificence, on oublie que c'est une armée qui campe et qu'il s'agit du siège d'une place, mais que, lorsqu'on voit toutes ces troupes si lestes et si aguerries dans l'action, il s'en faut peu que l'on n'oublie qu'on est en temps de paix. On parle, entre autres, de deux actions : l'une, qui se fit le 7 de ce mois, après midi, lorsque le Roi et les dames arrivèrent en carrosse à la tête du camp. C'étoit un détachement de cavalerie commandé par M. de Pracomtal, maréchal de camp, qui vint attaquer les gardes avancées de l'armée par différents endroits, et qui les poussa si vigoureusement qu'après les avoir culbutées, il les poursuivit l'épée dans les reins jusqu'au lieu où étoient les carrosses du Roi. L'alarme s'étant répandue au camp, M. le duc de Bourgogne fit avancer le piquet de l'aile droite, qui vint aussitôt au secours des gardes, et l'ennemi, se voyant poussé, se retira dans la forêt, où il avoit posté de l'infanterie pour le soutenir. Le combat devint alors général, et fut douteux pendant quelque temps; mais M. le duc de Bourgogne, ayant reconnu que les ennemis avoient plus de quinze cents chevaux et que le nombre de leur infanterie augmentoit, fit avancer en diligence le piquet de l'aile gauche de l'armée : ce que les ennemis ayant aperçu, ils ne songèrent plus qu'à se battre en retraite, si bien que les troupes de l'armée retournèrent dans leur camp après avoir passé en bataille devant le Roi. Ce fut dans cette action que le chevalier de Beuil, capitaine dans le régiment de la Vallière, fut blessé à mort d'un coup qu'il reçut à la tête et qui le fit tomber de cheval. Le R. P. de la Chaise, qui se trouva là, le confessa, et le Roi lui envoya son chirurgien, de même qu'à un mousquetaire qui fut blessé au visage d'un coup de sabre, mais dont la blessure n'est pas dangereuse. On ne doute pas qu'il n'en ait coûté davantage aux ennemis. L'autre action est une sortie d'un parti de la garnison,

1. Lisez : *Ressons*, à dix-huit kilomètres N.-O. de Compiègne.

qui, s'étant embusqué dans la forêt dès le matin, fut poursuivi par M. le duc de Bourgogne, qui le mena toujours battant jusque dans la place, quoiqu'il disputât longtemps sa retraite à l'entrée du pont de bateaux, dans les palissades et dans les dehors. Depuis cette action, M. le duc de Bourgogne a placé des corps de garde autour de la place, pour empêcher qu'elle ne soit secourue et que les vivres n'y puissent entrer, ou pour couper ceux qu'on y conduira, après avoir battu l'escorte. On devoit ouvrir la tranchée la nuit du 12 au 13, et, dans quatre jours, on doit pousser les travaux jusqu'au glacis, attaquer la contrescarpe et s'y loger, emporter ensuite une demi-lune, et attacher le mineur au corps de la place, qui, selon toute apparence, ne se laissera pas prendre d'assaut et capitulera à des conditions honorables. Voilà les jeux des grands, qui font souvent peur aux petits. Ces divertissements auroient été plus fréquents et plus agréables, sans les pluies et les boues, qui incommodent fort les troupes. »

N° LXXVI.

« Du camp de Compiègne, 13 septembre 1698.

« Hier, sur les quatre heures du matin, M. le duc de Bourgogne fit investir la place et disposer toutes choses pour l'ouverture de la tranchée. Les assiégeants, ayant vu que ceux de la place avoient posté de la cavalerie et de l'infanterie dans un petit faubourg hors de la porte de Pierrefonds, voulurent les chasser de ce poste, qui fut vigoureusement attaqué, et encore mieux défendu, puisque les premiers y furent repoussés, aussi bien qu'à l'attaque d'un petit village de dix ou douze maisons qui est vis-à-vis de la terrasse. Le feu fut grand de part et d'autre, mais sans aucun accident. Le Roi et les dames étoient sur cette terrasse, d'où ils virent les deux attaques, et ensuite ils montèrent en carrosse pour aller voir défiler sur le pont de bateaux les troupes commandées pour ouvrir la tranchée, qui étoit déjà tracée. Pendant qu'on y travailloit, à l'entrée de la nuit, les assiégés firent un grand feu de treize pièces de canon et de leur mousqueterie, tant du corps de la place que du chemin couvert de la demi-lune, afin d'empêcher les travaux de la tranchée et ceux des épaulements qu'on faisoit pour deux batteries, chacune de six pièces de canon. Aujourd'hui, au matin, la tranchée s'est trouvée fort avancée, et les deux batteries des assiégeants en état de tirer. Les assiégés travaillent à achever deux petits redans qui sont au pied du glacis du chemin couvert, pour empêcher que les assiégeants n'en approchent si facilement. Le Roi et les dames doivent sortir sur les quatre heures après midi, pour voir l'attaque de ces deux petits ouvrages et du chemin couvert. Demain, on fera la descente du fossé de la demi-lune, et on attachera le mineur, afin d'obliger la place à capituler le 15. C'est le marquis de Crenan qui y commande, et non M. Rosen, comme l'on avoit dit. Un maréchal des logis, ayant eu la jambe cassée d'un coup de pistolet, a déchargé en mourant le cavalier qui l'avoit blessé et qui croyoit de n'avoir plus laissé de balle dans son pistolet. Cependant celui-ci n'a pas laissé d'être jugé dans le conseil de guerre, qui l'a condamné à être pendu ; mais le Roi lui a fait grâce. Le chevalier de Beuil, capitaine du régiment de la Vallière, qui a été blessé et trépané, n'est pas encore mort. Après que le R. P. de la Chaise l'eut confessé, il lui demanda l'état de ses affaires : à quoi le chevalier répondit qu'il ne lui restoit que six louis d'or, et qu'il avoit employé tout ce qu'il avoit à mettre sa compagnie en état de plaire au Roi. Le Père en ayant fait rapport à S. M., elle lui a donné une pension de deux mille livres au cas qu'il puisse réchapper de sa blessure. »

Extraordinaire du n° LXXVI.

« De Compiègne, 14 septembre 1698.

« La curiosité attire ici des gens de tous côtés pour voir le plus beau spectacle qui ait jamais paru, et, sans le vilain temps qui nous persécute, il y auroit encore une plus grande foule de spectateurs. Ce contretemps est fâcheux ; mais on ne sauroit avoir tous les plaisirs à la fois. Ce n'est néanmoins pas cette raison qui a empêché MM. les ambassadeurs d'y venir : c'est un seul mot qui les arrête. Ils ont prétendu que leurs logements fussent marqués : « *Pour* MM. les ambassadeurs », au lieu qu'on ne veut mettre simplement que : « MM. les ambassadeurs », parce qu'on soutient à la cour que le mot *pour* n'a jamais été accordé qu'aux princes et aux cardinaux. Ainsi ce mot a fait tout l'obstacle : tant il est vrai qu'il faut peu de chose pour embarrasser la grandeur, et que les cérémonies qui la distinguent font croître les difficultés avec la distinction du rang. Il n'y a que MM. les ministres du second ordre qui soient venus, et qui, sans doute, ne sont pas marris de n'avoir point cet embarras à démêler, afin de pouvoir prendre part à tous les divertissements d'un si magnifique campement. Nos princes assistent aux mouvements des troupes depuis le matin jusqu'au soir, et rien ne les fatigue. Après les premières revues, générale et particulières, on a fait des marches d'armée, des campements et décampements, un combat de cavalerie qui représentoit celui de Leuze ; et, à présent, on est devant Compiègne. C'est M. le duc de Bourgogne qui fait le siège, et le marquis de Crenan qui commande dans la place. Hier, on attaqua à deux diverses reprises les dehors et le chemin couvert : le feu fut des plus grands, et cependant des moins dangereux. Aujourd'hui, on a attaqué la demi-lune ; demain, on fera la descente du fossé, et, une heure après, on capitulera. Le Roi fait aujourd'hui la revue de la cavalerie de la droite de la première ligne, régiment par régiment, aussi bien que celle de la réserve. Après la prise de Compiègne, il y aura un combat d'infanterie, et ensuite bataille rangée. Tous ces divers mouvements nous occuperont jusqu'au 22 : après quoi la cour retournera à Versailles, pour le mariage de Mademoiselle.

« Après avoir parlé des actions militaires, il faut dire quelque chose de la dépense excessive que l'on fait au camp : elle est inouïe. Tout le monde y tient table, et la peine n'est que de trouver des mangeurs ; on s'arrache les uns aux autres les gens qui vont dîner au camp, et c'est ici que l'on pratique agréablement le : *Contrains-les d'entrer*. Il arriva, il y a quelques jours, chez le marquis de Créquy et M. le général Rosen, qui tiennent chacun deux tables soir et matin, que, n'ayant point de conviés, ni de gens qui se présentassent à manger avec eux, ils firent venir tous leurs valets, et les firent manger en leur présence[1]. Mais la magnificence ne consiste pas seulement à la dépense de bouche, car tous les officiers ont fait accommoder des maisons et les ont fait meubler comme à Paris. Cependant tout cela ensemble n'est rien en comparaison du maréchal de Boufflers, car ce qu'il fait ne se peut décrire : il faudroit le voir. Il a fait bâtir des appartements avec des galeries, et les a fait meubler partout de damas couleur de feu, avec des galons d'or du haut en bas. Les miroirs, les tables de marbre, cabinets de la Chine, porcelaines et bronzes y sont comme dans son hôtel à Paris ; mais les tapisseries, les lits et les chaises, aussi bien que la vaisselle d'argent et de vermeil doré, tout cela est neuf et fait exprès pour le camp. Outre cette dépensé immense, il lui en coûte plus de mille pistoles par jour pour sa table. Il y a, soir et matin, autant de tables qu'il y a de gens pour les remplir, et, depuis sept heures du matin jusqu'à minuit, on y donne à tous venants toutes sortes de liqueurs chaudes et froides, sans interruption. Enfin il en a acquis le surnom de *Lucullus*, et l'on croit que cette affaire lui coûtera plus de cent mille écus. Aussi le Roi lui a-t-il fait un honneur qu'il n'avoit fait à personne, depuis trente ans, qui est d'avoir dîné chez lui avec la famille royale, et, pour comble d'honneur et afin de l'en accabler, il y retourne encore mercredi prochain, avec Mme la duchesse de Bourgogne et toutes les dames. Le repas se fera en maigre, et ce maréchal a envoyé en Angleterre, en Flandres et dans tous nos ports voisins des courriers pour lui aller chercher tout le poisson qu'on y pourra trouver, afin de se surpasser encore, s'il est possible. M. le Dauphin et M. le duc de Bourgogne y mangent très souvent, et, quand l'armée marche, on fait des haltes qui ne cèdent en rien aux repas les plus exquis, et où les ortolans et becfigues sont aussi communs qu'en Languedoc. Enfin il n'y a jamais eu de somptuosité pareille, et certainement le Roi, dans toutes les fêtes qu'il a données, n'a fait une plus grande et plus délicate chère que ce maréchal la fait tous les jours. Les autres, à l'envi, en approchent le plus près qu'ils peuvent ; et, si nous restions longtemps ici, quelque précaution qu'on pût prendre, il faudroit nécessairement crever. »

1. Ces détails se retrouvent dans une lettre de Mme d'Huxelles que M. Frédéric Masson a publiée (*le Marquis de Grignan*, p. 220), et où il est parlé aussi de la grande chère offerte à tout venant par le comte de Roucy. « Mais il ne s'en peut distinguer aucune, dit cette lettre ; tout a bien donné à manger, lieutenants généraux, maréchaux de camp, brigadiers et colonels ; ceux qui en viennent en sont crevés.... »

N° LXXVII.

« De Paris, le 19 septembre 1698.

« Le 15, sur les cinq heures du soir, le Roi, qui revenoit de faire la revue de la gendarmerie et des deux compagnies des gendarmes et des chevau-légers, alla, avec Mme la duchesse de Bourgogne et toute la cour, au moulin, pour voir prendre la demi-lune. Les assiégeants passèrent au travers des palissades du chemin couvert, où ils étoient logés, firent la descente du fossé, montèrent sur la demi-lune, et y entrèrent après avoir arraché quelques palissades qui fermoient la fraise, nonobstant le grand feu qu'on faisoit sur eux. L'ardeur des assiégeants fut si grande, qu'ils y entrèrent avant que d'y avoir fait leur logement; mais ils réparèrent bientôt cette faute par un grand nombre de travailleurs qu'ils employèrent à établir un logement sur l'angle de la demi-lune. Les assiégés, se voyant trop pressés, demandèrent à capituler. Le Roi, qui étoit présent, dit qu'ils s'étoient trop bien défendus pour ne leur pas accorder toutes les marques d'honneur, et qu'il leur laissoit la liberté de dresser eux-mêmes leur capitulation. Les assiégeants, pour se distinguer des assiégés, mirent de petites branches d'arbres sur leurs chapeaux, en signe de victoire. Le 16, le Roi alla visiter l'aile gauche de l'armée. Le 17, on attaqua les retranchements du camp : ce qui fut précédé d'une longue escarmouche dans un village voisin du camp, où il y avoit de l'infanterie et des dragons à pied. Il y eut grand feu de part et d'autre, et enfin on contraignit les troupes qui s'y étoient postées de rentrer dans le camp. Après cette escarmouche, la cour alla voir forcer le camp de la tranchée, qui étoit défendu par M. le duc de Bourgogne. M. Rosen, lieutenant général, qui attaquoit, força le camp avec la première ligne, et y demeura longtemps; mais M. le duc de Bourgogne, ayant rallié ses troupes, les mena aux ennemis avec une si fière contenance, qu'il les chassa des retranchements. Ceux-ci néanmoins firent une très belle retraite. Le Roi devoit hier voir défiler l'infanterie par compagnies, et aujourd'hui il y aura une bataille générale. »

N° LXXVIII.

« De Paris, le 22 septembre 1698.

« Depuis la prise de Compiègne par capitulation, il y eut un combat général le 19 de ce mois, entre les deux armées, qui avoient été mises en bataille, chacune sur deux lignes. Le choc commença à Hoüarnenvilliers, qui est un lieu appartenant au duc de Luxembourg[1]. Il y avoit un corps d'infanterie, qui fut attaqué par des dragons à pied. Après un grand feu

1. La *Gazette* appelle cette localité : la ferme d'Ornavilliers. Elle ne figure pas sur les cartes.

de part et d'autre, ceux-ci en chassèrent l'infanterie, qui fut bientôt soutenue par d'autres troupes, et alors l'action devint générale, mais non sanglante, si ce n'est pour quelques malheureux : ce qu'il étoit bien difficile d'éviter dans un si grand choc. M. le duc de Bourgogne fit enfin plier l'armée ennemie ; mais il y eut un bataillon carré qui tint ferme jusques à la fin et se retira en très bon ordre. Le Roi, qui étoit avec les dames, les quitta pour aller voir ce bataillon. Le 20, S. M. vit défiler l'infanterie de la seconde ligne et les carabiniers. Et le 21, tous ces divertissements militaires se terminèrent par un grand fourrage, où l'escorte fut battue, les fourrageurs et les chevaux pris : ce qui mit fin à ce fameux campement.... »

Extrait des ANNALES DE LA COUR ET DE PARIS[1].

« .... Le Roi nomma le maréchal de Boufflers pour commander ce camp sous M. le duc de Bourgogne, et, comme S. M. savoit qu'il étoit homme à s'y ruiner pour répondre à l'honneur qu'il lui faisoit de le choisir préférablement à tout autre pour un emploi de si grande distinction, il lui fit présent de cinquante mille écus avant que de partir. Ce camp néanmoins ne devoit durer que trois semaines : ainsi cette somme sembloit être bien forte pour si peu de temps. Mais ce maréchal, qui a toujours aimé la dépense, et qui, de ses premiers emplois, affectoit de paroître semblable à M. de Turenne, c'est-à-dire de ne faire cas que de la gloire sans se soucier aucunement de l'argent, y fit une si grosse dépense, qu'il lui en fallut bien encore autant pour y subvenir. Il y eut cinq tables soir et matin, servies tout aussi splendidement l'une que l'autre. Tout ce qu'il y avoit de plus exquis dans le Royaume y abondoit, et l'on ne fit jamais ni meilleure chère, ni plus délicate. Il avoit plus de cent chefs de cuisine, sans compter ceux qui servoient sous eux ; ceux qui travailloient le matin se reposoient l'après-dînée. Il y avoit une infinité de fourgons en campagne pour lui apporter ses provisions. Il y en avoit deux seulement pour la glace qu'il faisoit venir tous les jours de Paris, et ces fourgons avoient leurs relais à moitié chemin, parce que les chevaux n'eussent pu souffrir cette fatigue sans crever. Il en étoit de même de tous les autres fourgons qu'il avoit en campagne, et il avoit des pourvoyeurs, non seulement à Paris, mais encore dans toutes les bonnes villes à vingt ou vingt-cinq lieues tout autour du camp. Chaque table avoit deux maîtres d'hôtel pour les servir, et il avoit pris pour surintendant de tous ces officiers un homme qui avoit été autrefois à feu M. l'archevêque de Paris. Comme c'étoit celui de tout le Royaume qui entendoit le mieux ces sortes de choses, et qu'il n'avoit qu'à parler pour être obéi, tout cela se passa avec une somptuosité si extraordinaire qu'il est impossible de le bien représenter.

1. Éd. 1739, tome II, p. 413-416.

« Ce camp acheva de ruiner les officiers, qui commençoient déjà bien à l'être par la dépense qu'il leur avoit fallu faire pendant la guerre. Cependant, comme chacun ne songeoit qu'à plaire au Roi, ni plus ni moins que si c'eût été une divinité, il n'y eut jamais rien de si leste ni de si magnifique que tous les officiers, depuis le premier jusques au dernier. Ils avoient même fait habiller tous les cavaliers et tous les soldats de neuf, et il y eut des régiments qui n'en furent pas quittes pour vingt-cinq mille écus. Mais, pendant qu'ils s'en appauvrirent, Paris s'en enrichit. Quinze jours ou trois semaines avant que le camp se formât, l'on ne vit que ballots aux portes des marchands, que l'on venoit charger de moment à autre. Il est impossible aussi de dire combien il sortit de toutes sortes de provisions de bouche de cette grande ville pour transporter de ce côté-là : aussi cela eût été capable de l'affamer, si les marchands ne se fussent précautionnés de longue main. Comme les étrangers sont curieux, et qu'il ne se présentoit pas tous les jours une occasion semblable à celle-là, il n'y en eut guère qui ne fût bien aise de se transporter au camp. Ainsi ce fut, à proprement parler, comme une procession depuis Paris jusques à Compiègne, où l'on ne trouvoit point à se loger pour son argent. Il fut même fait défense aux hôteliers d'y donner retraite à personne, soit qu'on voulût conserver leur logement pour les gens de cour, soit qu'on ne voulût pas remplir cette ville d'un nombre de personnes inconnues, et éviter par là ce qui en pouvoit arriver de fâcheux. Enfin, le temps que devoit durer ce camp étant expiré, le Roi s'en retourna à Versailles avec toute la cour, après qu'il eut fait de grandes libéralités à toutes les troupes. La magnificence qui y avoit paru acheva de détromper les étrangers de la prévention qu'ils avoient apportée de leur pays que la France étoit entièrement épuisée d'hommes et d'argent. Ils avoient déjà bien vu le contraire par ce qui s'étoit passé au mariage de M. le duc de Bourgogne et par la grande affluence de peuple qu'ils avoient trouvé à Paris. Mais, ce dont ils venoient encore d'être témoins eux-mêmes achevant de les en désabuser tout à fait, ils commencèrent à regarder le Roi comme un Crésus dont les richesses étoient intarissables.... »

XV

LETTRE DE SAINT-SIMON SUR L'ABBÉ DE LA TRAPPE[1].

« Il est juste, Monsieur, de satisfaire votre curiosité sur ce qui s'est passé entre le saint abbé réformateur de l'abbaye de la Trappe et moi touchant le jansénisme. Vous y verrez des traits bien marqués de la Providence, et c'est ce qui m'engage à me dérober de mon temps pour vous en instruire, encore que, grâces à Dieu, les sentiments de ce grand homme ne puissent être équivoques, non plus que ceux de ses enfants, sur une matière si rebattue et si décidée par l'Église.

« Mon ignorance dans ma profession et mon état laïque m'ont toujours empêché de m'appliquer à ces questions. Mais il est vrai que ce que j'entendois dire de la plupart de ceux qui ont le plus paru dans ces disputes avec l'imputation janséniste, et ce que je voyois de mes yeux dans quelques-uns de ceux qu'on en accusoit, m'avoit donné une si haute idée de leur vertu, que j'eus peine à croire leur doctrine mauvaise, et que, poussé par quelques-uns de mes plus intimes amis, je balançai longtemps à me lier étroitement de ce côté-là. J'étois retenu par l'ancienne impression de toute ma vie ; mais cette impression s'affoiblissoit, et je demeurois flottant dans un combat pénible.

« Je ne cachois rien à M. l'abbé de la Trappe, et vous savez quelles ont été ses constantes bontés pour moi : dans un voyage que je fis auprès de lui, je lui découvris ce qui se passoit en moi, et je le suppliai de m'éclaircir, de me décider, de me conduire.

« Il me demanda le secret jusqu'à sa mort, par des raisons dignes de sa charité et de sa prudence, et puis il me dit.... Il me recommanda de me garder de me laisser prendre aux apparences extérieures.... Il ajouta qu'il en avoit vu autrefois (des jansénistes) qu'il avoit cru des saints, et qu'il avoit trouvé n'avoir que des dehors et être de très grands pécheurs. Il s'étendit sur cela avec confiance, pour mon instruction,

1. Comme on l'a dit ci-dessus, p. 399, note 4, cette lettre a déjà été publiée, en premier lieu, dans le tome I des *Mémoires du duc de Luynes*, p. 453-458, et, en dernier lieu, dans le tome XIX de l'édition in-18 (1873) des *Mémoires de Saint-Simon*, p. 361-367 ; mais nous en donnons aujourd'hui le texte obligeamment revisé par M. Souty, bibliothécaire du château de Dampierre. — En 1754, le personnage qui transmit la copie de cette lettre à Mme de Luynes lui raconta que l'évêque de Metz, Claude de Saint-Simon, plus tard exécuteur testamentaire de notre duc, se l'étant procurée aussi, y trouva des expressions si fortes et des sentiments si éloignés de ceux que l'auteur professait en dernier lieu, qu'il n'osa la lui remettre sous les yeux.

quoique avec sa prudence et sa charité accoutumées, d'une manière à me laisser convaincu que ce qui m'avoit le plus touché n'en étoit que plus séducteur et plus périlleux; et c'est sur quoi je ne crois pas nécessaire de m'étendre ici. Il m'assura que le jansénisme étoit existant, condamné, opposé, rebelle, dangereux à l'Église, et même à l'État, et me conjura de me souvenir toujours de cette conversation et de bien rendre grâces à Dieu de n'avoir pas permis que je tombasse dans un si pernicieux écueil.

« Il ajouta qu'il avoit été fort uni avec les principaux de ceux qui avoient passé pour jansénistes, et qu'il en avoit consulté plusieurs avant sa retraite, mais qu'il ne s'étoit point arrêté à ceux qui lui avoient paru l'être en effet...; qu'à l'égard de Monsieur d'Alet[1], ce grand évêque étoit très éloigné, très opposé même au jansénisme, lorsqu'il fut le consulter jusque chez lui; que, la veille qu'il en partit, ce prélat le mena s'asseoir au bord d'un torrent, où ils conférèrent quatre heures tête à tête sur le jansénisme, dont Monsieur d'Alet n'oublia rien pour le préserver; que tels étoient ses sentiments pour lors, et en grande connoissance de cause; qu'il s'étoit remué depuis bien des machines pour le faire changer, et qu'il ne pourroit assez s'étonner comment ces machines avoient pu réussir.

« Il m'assura qu'il n'y avoit ni charité, ni paix, ni soumission parmi les vrais jansénistes, point de vérité ni de bonne foi sur leur doctrine, beaucoup de dureté, de hauteur et de domination dans leur conduite; qu'il l'avoit expérimenté lui-même en quantité de choses; qu'il savoit de grands hommes de bien, et m'en nomma, qui s'étoient retirés d'avec eux par cette expérience; que lui-même leur en avoit détaché plusieurs, entr'autres un célèbre, qu'il me cita, desquels les uns avoient persévéré avec action de grâces, d'autres s'étoient laissé relâcher par des vues humaines, dont il en étoit morts dans le repentir, et d'autres étoient redevenus de grands pécheurs; que nombre de leurs plus considérables tenoient à eux par des liens de considération, de réputation, de figure; qu'il lui étoit passé tant de gens et tant de choses par les mains, et qu'il me pouvoit dire qu'il avoit été également instruit à fond, surpris, et affligé même étrangement; que, pour lui, il avoit constamment, et de tout son cœur, évité les contestations et les disputes, et qu'il n'avoit eu que celles dont il n'avoit pu se parer, sur les choses monastiques, pour l'instruction de ses frères; que son état, son goût et son choix étoit le silence; que c'étoit ce qui l'avoit rendu si circonspect sur les matières appelées *du temps;* que ces matières étoient si jalouses que, pour peu qu'on laissât échapper quelque chose, l'un des partis, au moins, entreprenoit les gens et les forçoit d'entrer en lice; que cette crainte l'avoit toujours retenu d'y donner le moindre lieu, voyant la bonne cause si fortement appuyée et soutenue sans que ceux-là qui,

1. Nicolas Pavillon, né en 1597, nommé évêque d'Alet en 1637, mort le 8 décembre 1677.

comme lui, n'étoient pas maîtres en Israël, eussent de nécessité de s'en ingérer, mais qu'il n'avoit pas voulu, pour cela, que ses sentiments pussent être incertains, et qu'on trouveroit, après sa mort, des écrits qui les marqueroient dans toute leur étendue sur ces matières, et qu'il les avoit faits et conservés à ce dessein, et pour préserver de tout venin sa maison jusqu'après lui, si elle vouloit bien suivre sa doctrine, dont l'exposition nette et claire ne le pourroit plus commettre alors aux disputes et aux contestations si préjudiciables à la charité, quand on s'y expose sans une véritable nécessité et hors de l'ordre.

« J'ai abrégé et omis beaucoup de choses, pour ne m'arrêter qu'au pur essentiel. Cette conversation m'a éloigné du jansénisme pour toute ma vie. Vous en allez voir un autre effet.

« Vous savez sans doute ce qui se passa lors de la démission de l'abbé Gervais[1] et jusques à quel point la sainteté de M. l'abbé de la Trappe[2] se surpassa en cette occasion. Tout périssoit dans l'opinion du prétendu jansénisme de la Trappe; plus certaines personnes la servoient, plus la prévention se fortifioit. J'étois le seul qui la pouvoit sauver en parlant de ce qui m'avoit été confié, et j'essayai inutilement de tout autre moyen. Cependant, après une longue et cruelle incertitude, je vis arriver le terme fatal, et je sus avec certitude que cette fausse idée, mais parvenue au point de conviction, produiroit le lendemain la destruction de la Trappe. A bout de toute autre ressource, j'estimai qu'ayant donné tout au secret jusque-là, je ne le devois pas garder pour causer un mal si grand et si irrémédiable, et que j'aurois à me reprocher toute ma vie de n'en avoir pas fait un grand usage pour lequel la Providence avoit peut-être permis mes doutes, et qu'il m'eût été confié pour m'éclaircir. Il n'y avoit plus un moment à perdre. Je pris ma résolution; elle me coûta des deux manières. Je l'exécutai, et Dieu la bénit.

« J'étois infiniment ami de M. de....[3]; il étoit à....[4]; je l'y fus trouver. Rien n'avoit pu le persuader, ni les autres gens dont il s'agissoit. Je lui confiai mon secret, avec tout ce que j'y pus mettre de conditions pour qu'il servît sans se répandre. Il fut si aise et si surpris, qu'il me fit répéter. Il me répondit du succès du lendemain; en effet, la Trappe fut sauvée. D. Jacques de la Cour fut abbé. Les suites, vous les savez; mais ce que vous avez vu n'est pas tout.

« Au bout de quelques mois, M. de.... fut inquiet des papiers dont je lui avois parlé; il m'exposa sa crainte qu'ils ne se trouvassent plus à la mort de Monsieur de la Trappe, et son desir qu'il voulût consentir à

1. Lisez : *Gervaise*.

2. Le duc de Luynes a ajouté en note : « Le silence de l'abbé de la Trappe sur le jansénisme et ses anciennes liaisons l'ayant rendu suspect à Louis XIV, on avoit résolu de remettre la Trappe en commende. »

3. Le nom est laissé en blanc dans le manuscrit. Le duc de Luynes a écrit en note : « On croit que c'est feu M. le duc de Beauvillier. » Les *Mémoires* (ci-dessus, p. 400) prouvent qu'il s'agit de l'évêque de Chartres.

4. A Saint-Cyr.

l'en taire dès lors dépositaire, ou tel autre qu'il lui plairoit choisir.... J'avois déjà avoué à Monsieur de la Trappe l'infidélité que je lui avois faite, et que la nécessité et le succès m'avoient fait plus que pardonner par ses bontés pour moi. Je n'eus donc pas de peine d'aller jusqu'à la proposition du dépôt, qui ne fut pas d'abord goûtée. Monsieur de la Trappe y consentit enfin; mais toute cette affaire ne put se passer sans lettres. Dans ce temps-là, un de ces ignorants pénitents du parti dont Monsieur de la Trappe m'avoit voulu parler, m'avoit engagé d'écrire à la Trappe sur quelque chose, dont j'eus réponse, dans laquelle on me marquoit par un postcrit, tout à la fin, qu'on achevoit la copie des papiers. Celui qui m'avoit prié d'écrire, avec qui j'étois depuis longtemps étroitement lié d'amitié[1], me parla de ce qu'il m'avoit demandé devant un tiers qui ne convenoit pas à ce propos. Je ne pensai qu'à lui fermer la bouche en lui donnant la réponse même. Il ne me la rendit point, et j'y pensai aussi peu qu'au postcrit. Ce postcrit la lui avoit fait garder. Il en fit des perquisitions à la Trappe, et il fut informé. Je m'aperçus aussitôt d'une froideur en lui, qui me surprit et m'affligea d'autant plus que je l'aimois avec une grande confiance. Je lui en parlai, et j'eus peine à en savoir la cause, qu'il m'apprit enfin en me représentant ce postcrit et me disant ce qu'il en avoit découvert. Son chagrin se déploya avec peu de mesure. L'amitié me rendit doux : je lui représentai tout ce qui s'étoit passé sur la démission de M. Gervais[e], sa propre douleur du danger extrême où il avoit vu la Trappe.... Il convint de tout; mais il me sut fort bien déclarer qu'il ignoroit par où j'avois sauvé la Trappe, et qu'il eût mieux valu la laisser détruire que de la sauver ainsi : non que le secret lâché lui répugnât; mais la révélation[2] de la vérité que le secret renfermoit, et qui, après la mort de Monsieur de la Trappe, alloit rendre inutiles tous les soins infatigables que le parti s'étoit donnés sans cesse pour faire accroire que Monsieur de la Trappe en étoit, ou, à tout le moins, pour se parer[3] d'une manière équivoque d'un homme si savant, si saint, si austère, si sublime, et dont le poids étoit si grand pour ou contre ces Messieurs.

« Le sentiment d'une telle perte l'emporta sur celui de l'amitié, de la vérité, de l'honneur d'une parole par moi donnée à M. de..., que j'alléguai en vain, enfin sur la conservation d'une maison telle que la Trappe, qu'il avoit lui-même toujours extrêmement aimée et respectée. Après une dure et longue plainte, il me proposa que nous en parlassions ensemble à un évêque fort ami de la Trappe. J'y consentis dans l'espérance que ce prélat lui feroit entendre quelque raison sur une parole formellement engagée de ma part, et à laquelle il vouloit m'obliger de manquer.

1. Ce pourrait bien être du Charmel.
2. La copie porte, par erreur : *vénération.*
3. La leçon : *séparer,* qu'on avait adoptée jusqu'ici, ne donne pas de sens. On avait donné aussi : *séparer*, p. 593, ligne 36, où le sens est autre.

« Nous nous vîmes tous trois le lendemain pendant plus de quatre heures, et le surlendemain presque autant. Ma surprise fut extrême de voir les tergiversations d'un évêque, et, dans un homme sincère, austère, plein de bonnes œuvres, ce qui n'a point d'autre nom qu'emportement et fureur. Tout leur sembloit permis, juste, honnête, pourvu que les papiers demeurassent à la Trappe; et je vous laisse à penser si c'étoit en intention de les laisser paroître ou de les supprimer; et pour un cas semblable, toutes les paroles étoient pour eux des riens.

« Prières, tendresse, zèle, colère, rupture, menaces, jusqu'à abuser des confiances les plus anciennes et les plus intimes, tout fut employé à cent reprises, et reçu de ma part d'une manière qui ne pouvoit avoir d'autres sources, tant j'ose dire que je l'admire encore, que ma compassion d'un si aveugle égarement et mon respect tendre pour notre ancienne amitié et pour la sainteté éminente que j'avois toujours connue dans cet homme qui eût été épouvanté d'en voir un autre dire et faire la moindre partie de ce qui se passoit dans ces scènes, qui finirent par une rupture dont les suites ne sont plus de ce sujet.

« Ce qui en est, c'est le peu de droiture qui parut dans un homme d'ailleurs si vrai et si pénitent, sa tyrannie à l'égard d'un ami : en un mot, le tout permis quand il s'agit de l'honneur d'un parti, pour ne pas dire d'une secte (car cet homme étoit incapable d'en être, s'il eût pu la reconnoître telle), et d'empêcher la vérité, quand elle lui est contraire, d'être mise en sûreté et en évidence, vérité pourtant nettement sue de plusieurs, soupçonnée et entrevue de tous par la lettre ancienne de M. l'abbé de la Trappe à M. le maréchal de Bellefonds et par la lettre, nouvelle alors, à M. l'abbé Nicaise, dont le parti s'émut avec tant d'aigreur pour un seul mot bien doux et bien simple, mais vérité dont il importoit si fort aux jansénistes d'étouffer un monument exprès et un témoignage authentique. »

ADDITIONS ET CORRECTIONS

Page 4, note 2. Le texte de la déclaration des jésuites se trouve aussi dans les *Mémoires de Sourches*, tome VI (en cours d'impression), avec certains détails sur l'affaire, p. 3, 4, 7 et 8.

Page 5, note 3. Ajoutez : « Le P. Léonard, dans son 170ᵉ portefeuille (Arch. nat., M 757), p. 157, rapporte l'anecdote qui suit, pour le mois de février 1699 : « Le P. Flanet, jésuite, ancien professeur en théologie « au collège de Reims, ayant mécontenté M. le Tellier, archevêque de « cette ville-là, au sujet d'une thèse soutenue au mois d'août dernier, « ce prélat a obtenu une lettre de cachet du Roi, du 13 de ce mois, « qui exile ce professeur à Pontarlier, au comté de Bourgogne, pour « avoir manqué au respect qu'il doit audit sieur archevêque. »

Page 7, note 2. Il est dit dans les *Mémoires de Sourches*, tome VI, p. 4, à la date du 14 janvier, que le Roi défendit d'étendre aux simples envoyés l'honneur nouveau d'être reçus par la duchesse du Lude, et trouva même mauvais qu'on eût fait cette innovation.

Ibidem, note 4, ligne 3. Heemskerck, étant pensionnaire de la ville d'Amsterdam, avait eu une mission extraordinaire à Vienne, en 1673 (Gallois, *Lettres inédites des Feuquières*, tome II, p. 217 ; *Gazette*, p. 730).

Page 8, note 2, ligne 4. L'éditeur du Supplément au *Corps diplomatique* a intercalé dans le texte du *Cérémonial* de Sainctot, sur la réception des ambassadrices, un mémoire de Zinzendorf, qui occupe les pages 46-51 du tome IV.

Page 13, note 3. L'éditeur du Supplément au *Corps diplomatique* a intercalé dans le texte de Sainctot une relation contemporaine de l'affaire de 1664. On a de plus un petit livre imprimé à Cologne, en 1670, sous le titre de : *L'origine des cardinaux du saint-siège..., avec deux traités curieux des légats* a latere *et une relation exacte de leurs réceptions..., augmentée de la relation du succès de l'insulte des Corses contre le duc de Créquy.*

Page 17, fin de la note 5. Un almanach illustré de l'année 1665 (Cabinet des estampes, *Histoire de France*, in-fol. max.) reproduit l'audience du Légat, mais exactement, en ne montrant couverts que le Roi et le Légat. Il en est de même dans le grand tableau fait par Ziégler pour le musée de Versailles (rez-de-chaussée, n° 1070), quoique cette toile ait été exécutée d'après la tapisserie du Garde-Meuble, où le comte d'Harcourt figure avec la tête couverte d'un grand chapeau à plumes.

Page 19, note 3, ligne 14. Saint-Simon fit faire en outre, subrepticement, une copie des registres tenus par le grand maître des cérémonies Dreux, de 1701 à 1720 (*Mémoires*, tome XII, p. 319).

Page 26, note 2. Ajoutez : « L'annotateur des *Mémoires du marquis de Sourches* (tome VI, p. 5, note 1) raconte de même qu'au moment du mariage, on trouva que le futur n'avait point été nommé, ni baptisé. Nous avons dit ailleurs (tome III, p. 466) que le fils de Dangeau ne reçut le baptême et les prénoms de Philippe-Égon qu'à l'âge de dix ans, ayant porté jusque-là le seul titre de comte de Courcillon et de Dangeau. »

Page 28, note 4. Selon Expilly, *demoiselle* se disait encore de la fille d'un homme anobli. Sur l'emploi de ce terme au seizième siècle, voyez les *Mémoires de Vieilleville*, p. 105, et les *Journaux de Pierre de l'Estoile*, tome VI, p. 127.

Page 30, ligne 4. Les deux frères de Montgommery étaient Louis, comte de Ducey, et Jacques, baron d'Écouché, père de l'inspecteur de la cavalerie. L'un et l'autre avaient servi en Danemark.

Page 31, note 6. Dans le tome IV de l'*Histoire des princes de Condé*, p. 465-466, Mgr le duc d'Aumale a indiqué la part prise par le grand Condé à la rédaction ou la revision de l'exemplaire du récit de la Moussaye qui est conservé dans les archives de Chantilly.

Page 36, note 3, ligne 2. La *Gallia christiana* ne donne que soixante-dix ans de vie à M. de Bourlémont. Les *Mémoires de Sourches* disent, à la date du 13 novembre 1697 (tome V, p. 357) : « Le soir, le vieux marquis de Bourlémont vint apporter au Roi la nouvelle de la mort de son frère l'archevêque de Bordeaux. Le Roi en fut fâché avec raison ; car, outre qu'il l'avoit bien servi à Rome en qualité d'auditeur de rote et au traité de Pise, ce prélat avoit trouvé un secret merveilleux, qui étoit de se faire aimer et considérer également de la noblesse, des gouverneurs, des intendants, des peuples, du Parlement, du clergé, et même des moines. »

Page 37, note 4. Dans une longue notice que Saint-Simon a consacrée à M. de Bissy comme cardinal (vol. 45 de ses papiers, aujourd'hui *France* 213, fol. 165 v° à 168), et où se trouvent des détails sur le refus d'accepter Bordeaux, il dit que l'évêché de Toul compte dix-sept cents paroisses et comprend les montagnes des Vosges.

Page 39, fin de la note 8 de la page 38. Le mémoire de 1721 sur les Bouillon est celui dont la partie relative aux Rohan forme notre appendice IX, ci-dessus, p. 520-535.

Page 52, note 2. Le Czar avait déjà vu Guillaume III à Utrecht et à la Haye.

Ibidem, note 3. Pendant la première partie de son voyage, le Czar avait manifesté une profonde aversion pour la France, prohibant la langue française en sa présence, et même condamnant à mort deux princes de sa suite pour avoir parlé à des sujets du Roi ; c'est du moins ce que racontent les *Mémoires de Sourches*, tome V, p. 345. Voltaire (*Histoire de Pierre le Grand*, chap. IX) dit qu'il ne voulut pas venir en

France à cause des relations d'amitié qu'il entretenait avec les ennemis de Louis XIV, Guillaume III et Auguste de Pologne.

Page 52, fin de la note 7. Voltaire a décrit la fête « de l'Hôte et de l'Hôtesse » donnée au Czar.

Page 61 note 3. Ajoutez : « On se plaignit à la cour qu'il marchandât les louanges (*Mémoires de Sourches*, tome VI, p. 32 et note 6). »

Page 62, note 1. Ajoutez : « En septembre 1697, pendant les conférences de Portland avec Boufflers, il avait été question que la cour de Jacques II se transportât de Saint-Germain à Blois ; mais ce bruit avait été démenti (*Sourches*, tome V, p. 343-344). »

Page 64, note 5. M. de Villeroy alla voir aussi son ami Vaudémont au passage (*Sourches*, tome VI, p. 22).

Page 70, note 1. Ajoutez : « Les *Mémoires de Sourches* disent, à la date du 27 février (tome VI, p. 16) : « Milord Portland vint à Versailles « pour courre le cerf avec l'équipage du Roi ; mais, ayant été averti que « le roi d'Angleterre y devoit venir, il se retira sans chasser. »

Page 75, note 3. Ajoutez : « En 1707, faisant le mariage de son neveu avec Mlle de Nevers, il n'oublia qu'une chose : le notaire (*Lettres de Mme de Maintenon à Mme des Ursins*, tome I, p. 152). »

Ibidem, note 7. Lisez : *de Lestrade*, au lieu de *d'Estrades*.

Page 84, note 4. Étant avocat général, M. Talon avait collaboré à la rédaction des Ordonnances et pris une part très active à la démonstration de janvier 1688 contre le Pape.

Page 88, note 2. Sur la vogue des points d'Italie, voyez la *Critique de l'École des femmes*, tome III des *Œuvres de Molière*, p. 354, note 2.

Page 89, note 5. D'après une note inscrite par Gaignières sur la table de son Chansonnier, Mlle d'Outrelaize s'appelait Madeleine Blondel et était fille et sœur de deux lieutenants particuliers de Caen. Il semble que ces Blondel de Tilly avaient hérité d'un avocat nommé Gaspard le Marchand, qui bâtit le château d'Outrelaize et mourut en 1621.

Page 91, ligne 1. Ajoutez cette note : « C'est surtout Mme de Sévigné qui se sert de l'expression : « nos Divines, » et Saint-Simon se souvient probablement de l'avoir trouvée dans les *Lettres*. »

Page 92, note 2. Orondate ne se trouve pas dans *Artamène ou le Grand Cyrus*, quoi que Saint-Simon en dise ici et dans l'Addition 247 (p. 420), et encore que beaucoup de personnages de ce roman portent des noms analogues et qu'un passage du *Dialogue des héros de romans*, de Boileau[1], semble confirmer le dire de Saint-Simon. Après en avoir parcouru par deux fois tous les volumes, j'allais entreprendre le dépouillement des autres romans qui figurent dans le catalogue de la bibliothèque de notre

1. Dans ce dialogue, qui porte principalement sur les deux plus célèbres romans de Mlle de Scudéry, *Cyrus* et *Clélie*, mais tient compte aussi de ceux de la Calprenède, Pluton demande à Diogène de lui nommer quelques-uns de ces héros chimériques de romans « qui ont toujours le haut bout dans les livres, et qui battent infailliblement les autres. » Diogène répond : « Orondate, Spitridate, Alcamène, Mélinte, Britomare, Mérindor, Artaxandre, etc. »

auteur[1], lorsque M. Paul Mesnard m'a signalé très à propos un passage des *Causeries du lundi* (édit. 1858, tome XIII, 10 novembre 1836, p. 37) où Sainte-Beuve dit, en parlant du père du maréchal : « Sa belle mine et ses airs de héros de roman (lui) avaient valu dans la société le surnom d'*Orondate*. Cet Orondate ou Oroondate est le principal héros du roman de *Cassandre* de la Calprenède. » Suit un court portrait du prince scythe ainsi nommé. — En effet, Oroondate apparaît dès le début de *Cassandre*, qui fut publié en 1654, et il y occupe la place principale. Saint-Simon, qui possédait ce roman comme celui de Mlle de Scudéry, a fait une confusion de titres, et, maintenant que son erreur a passé partout sans contradiction, ni protestation, ni vérification, même de la part du savant éditeur de Tallemant des Réaux (Sainte-Beuve non plus ne paraît pas avoir pensé à cette mention de Villars-Orondate dans les *Mémoires*, ni avoir voulu en faire la rectification), il sera bien difficile d'obtenir qu'elle disparaisse des biographies et des dictionnaires qui répètent Saint-Simon de confiance.

Page 93, note 3. Selon les *Mémoires de Sourches* (tome VI, p. 21), M. de Castries paya vingt-cinq mille livres à la marquise de Villars pour avoir la place de son mari.

Page 98, note de note. Ajoutez : « Un maître d'hôtel du roi Louis XIII, nommé Guillaume de Loménie, seigneur de Faye, et résidant en la généralité de Limoges, fut anobli en décembre 1638, et reçut pour armes l'arbre de sinople que portaient aussi les Loménie de Brienne (ms. Fr. 4834, p. 632). »

Page 107, note 4. Ajoutez : « Imhof, dont Saint-Simon avait le livre : *Genealogiæ XX illustrium in Italia familiarum*, s'exprime ainsi, à l'article du duc de Bracciano (3e partie, p. 334) : « Ea mortua (prima « uxore), cum dimidia dotis sibi allatæ pars gnatæ illius, e priore conju- « gio susceptæ, principi nempe de Rossano, restituenda esset, de bonis « periclitatus est suis. Aliam deinde cum accepisset uxorem, eamque « pro nationis suæ genio sumtuosam, malis domesticis impeditus est ma- « joribus, et denique coactus avitam distrahere ditionem : vendidit itaque « Vicovarum, anno 1692, comiti Bolognettio; Anguillariam, anno 1693, « Grillio, patritio Genuensi; Albanum, anno 1696, Cameræ pontificiæ; « atque, ad extremum, Braccianum Livio Odescalco, pretio maximo.... »

Page 110, note 2. Ajoutez : « Les *Mémoires de Sourches* rapportent, à la date du 5 décembre 1697 (tome V, p. 366) : « On disoit ce jour-là « que le Roi avoit écrit au Pape que, puisque Strasbourg demeuroit en « sa possession par la paix, il prioit S. S. de ne plus nommer que ses « sujets aux dignités de l'église cathédrale de cette ville, et que le car- « dinal de Bouillon, profitant de la conjoncture, en avoit obtenu la pré- « vôté, qui étoit vacante, pour son neveu l'abbé d'Auvergne. — *En note :* « Cela n'alloit pas moins qu'à être un jour évêque de Strasbourg. »

1. Il avait l'*Astrée* de Honoré d'Urfé, *Cyrus*, *Clélie*, *Almahide* et *Ibrahim* de Mlle de Scudéry, *Cléopâtre*, *Pharamond* et *Cassandre* de G. de la Calprenède.

Page 120, note 4. Le mémoire de la Reynie a été d'abord publié par P. Clément, dans *la Police sous Louis XIV*, Appendice, p. 415-417.

Page 123, note 2. La terre de Marcillac, avec titre de principauté, sise à trois kilomètres E. de la Rochefoucauld, était passée dès le quinzième siècle dans la maison de ce nom, après avoir appartenu aux Sainte-Maure et aux Craon.

Page 125, note 4. Ajoutez : « Les *Mémoires de Sourches* (tome VI, p. 18 et 22) donnent des détails sur les conditions du mariage, que le Roi régla lui-même à la demande du maréchal et de Mme de Maintenon, sur la noce et sur les visites du lendemain. On blâma la tenue ou l'*incognito* de la duchesse de Bourgogne. »

Page 130, fin de note. Ajoutez : « Dangeau rapporte ce fait, à la date du 11 janvier 1687 : « Le Roi donna à M. de la Rochefoucauld « l'abbaye de la Chaise-Dieu, pour en partager le revenu entre son « oncle l'abbé, son frère l'abbé et le chevalier, comme il le jugera à « propos. M. de la Rochefoucauld l'a donnée à l'abbé de Marcillac. Les « deux autres auront des pensions dessus, et le Roi a dit au P. de la « Chaise que le chevalier de la Rochefoucauld seroit le dernier cheva- « lier qui auroit des pensions sur des bénéfices. » (*Journal*, tome II, p. 5-6.) Sept mois plus tard, le chevalier se démit de l'abbaye de Molesme au profit de son frère l'abbé de Verteuil, en se réservant toutefois une pension de quatre mille livres sur le revenu, qui était réduit de vingt-deux mille livres à quatorze ou quinze mille (*ibidem*, p. 443). — On a quelque peine à se reconnaître au milieu de ces abbés et chevaliers de même famille qui changeaient plusieurs fois de surnom les uns avec les autres. »

Page 132, note 4. Ajoutez : « Le Roi avait pris le deuil pour le dernier Guise, mort à quatre ans et six mois. Voyez les *Lettres inédites des Feuquières*, tome III, p. 220, et la *Gazette* de 1675, p. 195-196. »

Ibidem, note 5. Les *Mémoires de Sourches* (tome VI, p. 25, 29 et 31) donnent plus de détails que Dangeau sur la mort du petit prince et sur les visites faites par le Roi.

Page 134, note 5. Selon les *Mémoires de Sourches* (tome VI, p. 37), c'étaient quinze mille livres de rente que la paix avait forcé de rendre au duc de Lorraine. Ces *Mémoires* disent (p. 17) que Fervacques avait été pris subitement d'une « mélancolie » incurable, et (p. 38) que le don à Bullion fut fait très obligeamment pour la maréchale.

Page 141, note 1. Ajoutez : « Le duc de Lorraine écrivit une lettre de remerciements au Roi, datée du 17 mai, qui se trouve aux Affaires étrangères, vol. *Lorraine* 48, pièce n° 24. »

Page 154, note 4. Ajoutez : « Dans la correspondance de Fénelon, M. de Langeron est *le P(etit) abbé*, et M. de Beaumont est *le Grand abbé* ou *Panta*. »

Ibidem, note 5. Ajoutez : « L'Échelle était raide de caractère, mystique, imprudent. Voyez une lettre de Fénelon, du 9 janvier 1707, dans le tome I de sa *Correspondance*, p. 191-192. »

Page 175, note 3. Ajoutez : « Nous avons dans l'Addition 254, p. 425, cette expression : « l'aliéner du duc ».

Page 180, note 2. Un dossier retrouvé trop tard au Cabinet des titres (ancien fonds d'Hozier, CARRETTO) et les documents auxquels il m'a permis de remonter prouvent que j'avais eu tort, dans le tome II, d'identifier l'empirique Caretti avec Octave del Caretto, plutôt qu'avec Nicolas Scevoli ou Cevoli del Carretto, chimiste et patricien romain établi et naturalisé à Paris en janvier 1685. C'est bien celui-ci qui est notre homme. Il s'intitulait : « Marquis Nicolas Cevoli, des marquis del Carretto, des comtes de Santa-Julia, Brovia, Niosa et Lodizio, fiefs impériaux dans les Langues de Piémont et de Montferrat, comte Cevoli en Toscane, patricien romain, citoyen noble de Savone, docteur en l'un et l'autre droit, en philosophie et en médecine. » Ces qualifications nobiliaires n'étaient pas moins fausses que les brevets scientifiques qui s'y trouvent accolés. Se rattachant peut-être, mais par bâtardise, à une famille noble du nom de Cevoli, qu'il gratifiait complaisamment d'un palais magnifique dans Rome, avec des terres et des seigneuries aux environs, un comté en Toscane, des biens à Pise, et un revenu fabuleux de deux cent mille écus romains, il avait eu pour père certain aventurier du nom de François Cevoli, fils naturel d'un carme nommé Raynier Cevoli, et cette origine n'était que trop bien prouvée. François était parvenu en 1627, on ne sait par quelles voies, à épouser l'héritière de Frédéric, marquis del Carretto, et c'est en raison de cette alliance que notre Nicolas Cevoli, né en 1649 et dix-neuvième enfant de l'héritière, prétendait avoir des droits sur l'ancien apanage des Carretto. Mais, avant de le revendiquer, il voulut, vers 1670, se faire reconnaître comme héritier légitime des Cevoli et intenta un procès à Rome contre les dernières représentantes du nom, mariées aux marquis de Vaïni[1] et Nari et à P. Mellini. Repoussé de ce côté, c'est alors qu'il se voua au soulagement des humains, et nous le trouvons, en 1680 et 1681, en pleine polémique avec le collège des médecins de Bruxelles, multipliant les factums, les réclames les plus étranges, tenant bon contre les sentences des facultés de Paris, de Louvain, de Montpellier, du collège des médecins de Reims, etc.[2], augmentant chaque jour la liste de ses prétendues cures en Flandre et à Paris; publiant dans cette ville, en 1681, sous le titre de : *Un avis aux cavaliers françois*, et en forme de placard, l'histoire de ses aventures et de sa thérapeutique, arrangée à sa façon[3]; imprimant encore des bro-

1. C'est le prince Vaïni dont il a été parlé ci-dessus, p. 39-43. La généalogie du *Moréri* dit qu'il épousa en 1672 Anne Ceuli, fille de Tibère Ceuli, d'une ancienne famille romaine. C'est évidemment une faute de lecture ou d'impression.

2. Factums et sentences forment un recueil factice, avec le titre de *Bellum Carretanum*, que possède la Bibliothèque nationale (T[e] 10, n° 69), et dont je dois l'indication à M. Pauly.

3. L'exemplaire de cette pièce est accompagné d'une réponse manuscrite en vers, avec ce titre : *Apologie ou le Marquis vengé*.

chures en Flandre, dans le cours des années 1682 et 1683, sous les auspices du prince de Rache, mais attirant enfin sur sa tête le ressentiment de son homonyme du nom de Carretto, le tout-puissant marquis de Grana, qui le contraignit de quitter le territoire flamand. Cette expulsion fit assez de bruit pour que le P. Quesnel et Basnage se mêlassent à la polémique qui s'ensuivit[1]. Naturalisé français (janvier 1685) et établi à Paris, dans la rue de Sèvres, le marquis vit la clientèle affluer chez lui, et il finit, en 1696-97, par prendre des associés pour débiter ses remèdes dans la même maison, se réservant pour son propre compte les conférences et les consultations. L'annonce de cette association[2] dépasse tout ce que le théâtre bouffe a pu inventer comme charlatanisme de tréteaux, comme parade d'empirique. Citons-en seulement quelques lignes :

« Le premier remède qu'ils débiteront est un remède auquel ledit sieur marquis del Carretto n'a jamais voulu donner d'autre nom que de son *Grand remède*, ou de l'*Eau de son puits :* c'est une petite fumée tirée du seul agent physique, extrait d'un véritable et unique Mercure ressuscité du ténébreux royaume de Saturne, exalté jusqu'à la première roue philosophique, et non point jusqu'à la troisième, comme beaucoup l'ont voulu croire sans considérer que, s'il étoit arrivé jusque-là, qui est l'extrême période de l'Art, il feroit des effets et plus prompts et plus efficaces qu'il ne fait à présent. Ce remède pris dans des liqueurs convenables, non seulement il guérit toutes sortes de maladies, mais aussi il préserve de toutes sortes de maux, conserve la jeunesse et la vigueur, et retarde la vieillesse et la mort jusques au terme prescrit par le Maître de la vie et de la mort. — Le prix de ce remède sans prix sera de cent livres le gros. — Et les trois gros formeront une des bouteilles desquelles le sieur marquis del Carretto a donné une si grande quantité qu'il s'est quasi réduit à la mendicité ; et nous pouvons assurer avec vérité que l'invention de ce remède a coûté audit sieur marquis plus de cent pistoles le gros.... »

A la fin vient une liste de dix-huit malades d'extraction illustre que Carretto prétendait avoir soustraits à une mort certaine, et qui sont, avec la Feuillade et Caderousse cités par Saint-Simon : la marquise de Nevet, le comte du Bourg, le marquis de Saint-Hérem fils, Mlle de Mennetou, les maréchaux de Bellefonds, d'Humières et de Choiseul, la duchesse de Bouillon, le cardinal de Fürstenberg, la duchesse de Villars, le comte de Cominges, le marquis de Créquy, l'abbé de Mesmes, le marquis du Châtelet et M. de Versoris; sans compter quatre cent soixante-trois autres cures de classe inférieure.

Nous possédons enfin le sommaire en français et quelques pages en latin d'un volumineux factum-manifeste qui doit se rattacher au procès de Florence, pièce incomparable, autant qu'on en peut juger par ces frag-

1. *Histoire des ouvrages des savants*, décembre 1688 et mars 1689.
2. Bibl. nat., factums in-folio, F[3] 2966.

ments, et qui se termine comme il suit, en forme de péroraison pathétique : « Aut charitate fretus, aut amicitia motus, aut importunitate pressus, aut authoritati et dignitati parens, scientia medicinæ utitur gratis, generose et sine ulla remunerationis spe, tantum mœrens non posse utique pretiosissima pharmaca tantis laboribus, tantis ærumnis, tanto tempore tantisque dispendiis ex proprio cerebro deprumpta et confecta, etiam gratis et generose omnibus ipsis indigentibus exhibere, prout quamplurimum exhibet.... »

Sur la marge du fragment de ce factum conservé au Cabinet des titres, en regard des phrases qu'on vient de lire, une plume indignée, celle de Charles-René d'Hozier, a écrit : « Cette fin-là est bien insolente. Bien loin que cet homme-là fasse la médecine, comme il le dit ici, gratuitement, jamais on n'a fait payer aussi cher, et d'avance, les drogues qu'il distribue, et qui sont toujours nuisibles au moins, quand elles ne sont pas mortelles à ceux qui ont la foiblesse d'y croire et de s'en servir. »

D'Hozier a mis encore cette note sur la première page du *Sommaire françois*[1] : « Célèbre imposteur en médecine, qu'il exerce hardiment sur la vanité du nom qu'il usurpe, qui fait qu'on lui paye très chèrement des remèdes hasardeux, qui, avec le front d'un saltimbanque (qui est la première profession qu'il a exercée), a tellement surpris la crédulité du monde, qu'on ne se tient pas assez tôt tué, si on ne l'appelle pour abréger plus promptement le fil de sa vie. »

Et sur un tableau de filiation adjoint au factum latin : « C'est cet imposteur qui, sous le nom fastueux et supposé du marquis de Carretto, s'est venu montrer à Paris en 1695, comme un autre Esculape ; et, dans cette prévention que quelques grands ont eue de sa naissance et de son habileté surprenante, il a trompé, fourbé, séduit et pillé bien des personnes qui ne se sont pas trouvé (*sic*), par ses prétendus remèdes, avec plus de santé et de soulagement qu'ils en avoient avant de s'être livrés sans examen et sans connoissance à ce saltimbanque. »

On peut s'en tenir au jugement de d'Hozier. Cependant, pour compléter notre commentaire sur ce personnage, qui, véritable prototype de l'empirisme du dix-septième siècle, mériterait d'avoir un jour la place d'honneur dans quelque continuation des *Médecins au temps de Molière*, j'aurais voulu dire ce qu'il advint réellement de ses revendications en Toscane et par quels prodiges d'audace il put se faire mettre en possession de l'héritage de sa famille maternelle ; mais les questions que j'ai posées sur ce point aux érudits de Florence, par l'intermédiaire de mon confrère Paul Meyer, n'ont point eu de réponse jusqu'à ce jour.

Du reste, le nom dont il se parait semble avoir fourni bien des aventuriers dans ces dernières années du dix-septième siècle. Ainsi je trouve que, au cours de l'été de 1685, un Caretto ou Caretti, soi-disant

1. Un autre exemplaire, au département des Imprimés, factums in-folio, F³ 2967, porte des notes manuscrites sur les faussetés les plus flagrantes.

envoyé du duc de Savoie, et qui avait déjà eu maille à partir avec la cour impériale, fut arrêté à Strasbourg et amené à la Bastille, puis au For-l'Évêque, d'où il dut être expulsé ou renvoyé à Turin entre les mains de Victor-Amédée (*Nouvelles extraordinaires* du jeudi 20 septembre 1685; *Archives de la Bastille*, tome VIII, p. 370-371). Ce Caretto ne saurait être notre empirique, puisque celui-ci, à la même époque, traitait le jeune Bréauté (*Mémoires du marquis de Sourches*, tome I, p. 315). Onze ans plus tard, M. de Pontchartrain écrit à la Reynie (5 juin 1696, Arch. nat., O[1] 40, fol. 187) : « Il faut faire exécuter les édits et déclarations à l'égard de Carette comme on pourroit faire à l'égard de tous autres, et il ne mérite aucune distinction ni faveur particulière. » Nous avons vu qu'à cette époque l'empirique était à Paris, quoique Mme de Sévigné (*Lettres*, tome X, p. 162, 166, 168, etc.) dise qu'il avait quitté ses malades dès 1694 pour aller reconquérir sa « souveraineté; » mais il peut s'agir aussi d'un marquis François Caretti, qui, en mai 1697, poursuivi par l'Inquisition pour avoir quitté le froc et épousé trois femmes, toutes trois en vie, fut arrêté à Florence, malgré les passeports du Grand-Duc et sa protection (*Gazette d'Amsterdam*, n° XLV; *Gazette de Leyde*, correspondance de Paris, 31 mai 1697). L'année suivante, ce marquis passa de Turin, « où il n'avoit pas voulu vendre à S. A. R. quelques fiefs impériaux qui lui appartenoient, et qui avoient été ruinés par les troupes de Savoie pendant la guerre, » à Gênes, puis de là à Milan, et M. de Vaudémont le livra au Grand-Duc en octobre : « ce qui donne mauvaise opinion du sort de ce prisonnier. » (*Gazette d'Amsterdam*, n°s XLVII et XC, correspondances de Milan.) Dix ans auparavant, les prisons du duc de Savoie, à Miolan, renfermaient un autre personnage de même nom, le marquis Alexandre del Carretto, coupable d'avoir levé des soldats au profit des Vénitiens; et enfin, en 1698, un certain Charles-Constant del Carretto, marquis de Montfort, était prisonnier dans ce château. (*Miolan prison d'État*, par MM. Aug. Dufour et Fr. Rabut, p. 153 et 175.)

Page 183, fin de note. Ajoutez : « Il existe aussi un mémoire, non terminé, du chevalier Blondeau de Charnage (mort en 1776), sur le *Rang de la maison de Rohan*, mémoire favorable aux prétentions de cette maison, dans le volume 2531 des *Pièces originales* du Cabinet des manuscrits, fol. 461-492. »

Page 204, ligne 11. Effacez le trait d'union entre *Astarac* et *Grailly-Foix*.

Page 214, note 5. Ajoutez cette autre rédaction inédite, tirée de la notice du duché de MONTBAZON (Dépôt des affaires étrangères, vol. *France* 213, fol. 11 v°) : « Ce fut une femme forte et illustre, qui se rendit célèbre à la tête du parti huguenot par sa capacité et par un courage fort au-dessus de son sexe, et dont la fermeté, poussée jusqu'à la férocité et parfaitement secondée par ses deux filles, fit supporter aux Rochellois assiégés par Louis XIII les dernières extrémités de la guerre et les plus horribles extrémités de la famine, par une opiniâtreté sans égale et par un exemple si entier, qu'après avoir mangé les rats, les souris et ce qui répugne le plus à la nature, elle en vint en effet aux cuirs de son carrosse. Tant de fureur mêlée de tant de vertu, quoique aveugle et rebelle à Dieu et à son roi, trouva grâce devant le vainqueur des hommes et des éléments. La conquête de la Rochelle, qui fut l'étonnement des nations, ne fut pas moins l'ouvrage de son bras que de sa tête. Sa juste vertu se complut à la clémence et aux grâces, même envers une vertu injuste et destituée de toute autre ressource. Mme de Rohan fut traitée avec bonté et distinction par Louis XIII, et même avec toute sorte de considération. Elle se retira en son château du Parc, où elle ne put survivre trois ans aux désordres et à la chute du parti huguenot, qu'elle voyoit imminente. Elle y mourut dans ce Poitou, son nourricier, le 26 octobre 1631, à soixante-dix-sept ans. »

Page 215, note 1. Ajoutez : « Comme le *Dictionnaire de Moréri* le rappelle, ce fut Anne de Rohan que le roi Henri IV choisit pour mener sa sœur Catherine au duc de Lorraine et de Bar, en 1599. »

Page 217, note 1. Une copie du contrat de mariage du duc de Rohan se trouve dans les papiers de dom Morice, ms. Fr. 22343, fol. 116.

Page 222, note 2. Ce n'est pas Sully, mais la comtesse de Panjas[1], dame d'honneur de la duchesse de Bar (ci-dessus), qui, selon les *Mémoires historiques, politiques et littéraires d'Amelot de la Houssaye* (tome II, p. 75), aurait obtenu cette faveur pour les sœurs d'Henri de Rohan. « Madame, dit-elle à sa maîtresse, je m'étonne que vous ne fassiez pas plus d'honneur à Mlles de Rohan, qui sont vos plus proches parentes et qui vous font la cour avec tant d'amour et de respect, qu'à beaucoup d'autres personnes qui leur sont bien inférieures en naissance. Il me semble que vous devriez les traiter avec distinction et commencer par les faire asseoir. » La princesse y consentit avec plaisir.

Page 226, note 4. Ajoutez : « L'abbé de Dangeau a fait une notice statistique sur le duché de Montbazon, dont un exemplaire imprimé se trouve au Cabinet des titres, dossier Rohan 15190, fol. 281-283, à côté des lettres d'érection en duché. »

Page 231, note 5. Ajoutez : « Le château de Dampierre, qui vint aux Luynes par héritage de Mme de Chevreuse, possède encore le portrait que Ferdinand Elle peignit d'elle, et dont Victor Cousin a parlé. »

Page 238, note 3. Ajoutez : « Au dix-huitième siècle, selon Expilly, *gentilhomme* se disait du fils d'un anobli, comme *demoiselle* de sa fille. »

Page 240, note 2. Ajoutez : « Dans une lettre de 1708, nous trouvons cette expression : « L'état où il est.... rend la demande.... très « favorable. » (*Correspondance des Contrôleurs généraux*, tome III, en cours d'impression, n° 133.) Rulhière parle, dans ses *Éclaircissements sur la Révocation*, 1re éd., 1788, p. 38, des « choses que, dans le lan« gage de la jurisprudence, on appelle *favorables*. »

1. Jeanne du Monceau de Tignonville, fille de la gouvernante de Catherine de Bourbon, et mariée en 1581 à François-Jean-Charles de Pardaillan, comte de Panjas, chambellan et gouverneur du pays d'Armagnac. Amelot de la Houssaye a écrit : *Pangeac*.

Page 249, note 1. Nous avons déjà rencontré l'expression : *prendre récompense d'une charge*, ci-dessus, p. 136, note 3.

Page 254, note 6. Ajoutez : « Le prince de Soubise fit retirer le corps de sa belle-mère du cimetière de Charenton, en octobre 1685 (Arch. nat., O[1] 29, fol. 474). »

Page 259, note 3, ligne 6. M. de Ranes, étant âgé de vingt-huit ans lors de son mariage (*Pièces originales*, vol. 91, Argouges, fol. 156-158), devait en avoir quarante-deux lorsqu'il fut tué.

Page 267, note 2, ligne 11. La transaction de 1601 donna lieu à des contestations sur lesquelles on peut voir le tome IV du Supplément au *Corps diplomatique* de Du Mont, p. 372-376.

Page 272, note 5. Saint-Simon avait aussi (n° 696 du catalogue de ses livres) un recueil, en quarante-deux volumes in-8°, de pièces servant à l'histoire de France pendant la Ligue et pendant les guerres civiles du règne de Louis XIII.

Page 274, note 8. Sur les différents emplois du titre d'*Altesse royale* suivant les temps, voyez le *Cérémonial* de Sainctot, ms. Fr. 14117, p. 77 (imprimé dans le tome IV du Supplément au *Corps diplomatique*, p. 7), les *Mémoires d'Amelot de la Houssaye*, tomes I, p. 54-61, et II, p. 356, et les citations du *Dictionnaire historique* de l'Académie française, au mot Altesse.

Page 275, fin de note. A propos de la Sorbonne et des thèses sorboniques, on doit rappeler que Bossuet, ayant commencé sa thèse à la Sorbonne, et se trouvant interrompu par suite de dissentiments entre les docteurs de cette maison et ceux du collège de Navarre, alla l'achever aux Jacobins, dans la grande salle des écoles de Saint-Thomas (9 novembre 1650). Mais, pour obtenir la validité de cet acte, il lui fallut un arrêt du Parlement, qui, sans tirer à conséquence pour l'avenir, et en raison de la suffisance exceptionnelle du candidat, l'exempta de faire de nouveau sa sorbonique.

Page 289, note 6. Ajoutez : « Le texte des lettres de Pontchartrain à la princesse de Soubise est transcrit dans les Preuves de dom Morice, d'après l'original, et offre quelques différences avec le nôtre. Dom Morice a transcrit aussi la lettre adressée au cardinal de Bouillon et les lettres de Société, en latin, avec le *Serenissime princeps*, délivrées par l'archevêque de Reims le 25 décembre 1697. »

Page 292, note 5, ligne 10. Comme Mme de Ribeyra-Grande, sa sœur la comtesse de Calhéta avait aussi été fiancée dans le cabinet du Roi, le 10 mai 1694.

Page 296. Voici en quels termes Saint-Simon a raconté, dans la notice du duché de Montbazon (*France* 213, fol. 15), le célèbre épisode de la mort de Mme de Montbazon : « Marie d'Avaugour, duchesse de Montbazon et mère de M. de Soubise, étoit encore parfaitement belle et aimée dans tous les mouvements des partis, lorsqu'elle fut attaquée de la rougeole, dont elle mourut très brusquement, à Paris, l'après-midi du 28 avril 1657. De cette mort on a fait le roman de la conversion du célèbre abbé de la Trappe, et on a conté qu'en étant fort amoureux et se trouvant à la campagne lorsqu'elle tomba malade, il étoit accouru, mais trop tard, et qu'étant monté avec précipitation jusque dans son antichambre, sans parler à personne, il y avoit tout d'un coup aperçu sa tête séparée de son corps, qu'on embaumoit, et que l'horreur, jointe à la surprise d'un si terrible spectacle pour un amant, avoit opéré sa conversion dans l'instant même. Il est impossible d'être plus exactement instruit de ce fait que celui qui s'amuse à ces notes, et, par son nom seul, on en seroit convaincu; il sait la chose de ce prodige de nos jours, qui a bien voulu satisfaire sa curiosité là-dessus, et la voici avec exactitude, après deux mots de préambule nécessaire. L'abbé de Rancé et M. de Chavigny, ministre et secrétaire d'État, qui a tant brillé en son temps, étoient fils des deux frères. L'abbé étoit jeune, plein d'esprit et de feu, avec toutes les grâces de l'esprit et tous les charmes de la nature, fort savant, mais fort occupé de ses plaisirs et recherché de l'élite de la meilleure et de la plus distinguée compagnie; entre autres, M. de Beaufort et le cardinal de Retz étoient ses amis intimes, et ce dernier en commerce le plus tendre avec lui jusqu'à sa mort. M. de Rancé étoit aussi ami intime de Mme de Montbazon, et fort familièrement chez elle; il étoit le meilleur ami des siens, il étoit d'une probité et d'une sûreté éprouvée, et, tout jeune, étoit de tout avec eux. Avec cette explication véritable, on comprendra aisément qu'il n'étoit pas besoin d'amour, non que sa jeunesse, ainsi que son âge plus mûr, son esprit, son savoir, son feu, sa douceur et la sublimité de son âme n'aient eu de grands rapports avec saint Augustin. Sur ce pied-là donc, M. de Rancé, qui n'étoit point à la campagne, sut Mme de Montbazon malade dès le premier moment. Il étoit déjà dans les remords de son état : Dieu avoit commencé à le toucher; il vouloit quitter cette vie mondaine et dissipée, mais il étoit entraîné par les plus illustres et par les plus aimables amis, et, quoique résolu à changer de vie, il tiroit contre ses chaînes et luttoit entre Dieu et le monde. Dans cet état, il s'aperçut aisément du danger de Mme de Montbazon : il ne le lui cacha point, il lui parla de Dieu et des sacrements, il l'exhorta jusqu'à la fin, et ne la quitta point qu'elle ne fût morte. Il est vrai que ce spectacle fut celui que Dieu lui préparoit pour triompher de son cœur, et que les réflexions qu'il lui fit faire ne lui permirent plus de reculer ni de flotter. Il prit son parti, ou plutôt la grâce victorieuse l'arracha à ses amis et à lui-même, et, quoiqu'il mît un sage intervalle entre le grand monde et son entière retraite, il est vrai que ce moment fut celui de sa délivrance. Et voilà l'exacte vérité. » — Gaignières, comme Saint-Simon, croyait à la tradition « qui porte que ce qui contribua le plus à faire quitter le monde à M. de Rancé fut la mort de Marie de Bretagne, duchesse de Montbazon, la plus belle femme de son temps, de laquelle il étoit passionnément amoureux. » Voyez son Chansonnier, ms. Fr. 12 687, p. 331.

Page 300, note 4. Ajoutez : « A l'occasion de ce mariage, M. de

Noailles, archevêque de Paris, réunit à dîner dans sa maison de Conflans, le vendredi 23 mai 1698, Mme de Maintenon, le maréchal de Noailles et toute la famille. Le Roi était ce jour-là à Meudon. L'archevêque venait de faire paraître, en même temps que Bossuet, une réponse véhémente aux dernières lettres de Fénelon, et l'on était au plus fort de la crise (p. 149 et suivantes) où ce prélat montra tant de désintéressement et sauva le duc de Beauvillier malgré les manœuvres de Mme de Maintenon. »

Page 303, note 1. Ajoutez : « Au commencement de cette même année, la maréchale et la duchesse de la Ferté avaient obtenu un arrêt du Conseil défendant à tous créanciers, pendant deux ans, de saisir leurs chevaux, carrosses et meubles (Arch. nat., E 1904, 24 mars 1698). »

Page 311, note 6, ligne 4. La duchesse de Verneuil et son mari avaient déjà figuré, comme princes, au mariage de la reine d'Espagne, en 1679 (*Gazette*, p. 436), contrairement à ce que Saint-Simon a dit en 1692.

Page 318, note 3. Quelques anciens auteurs ont prétendu que les comtes, gouverneurs de provinces, devaient être au-dessus des marquis, gouverneurs de frontières; mais, justifiée ou non, la hiérarchie contraire prévalut et fut confirmée par les Rois : voyez deux mémoires de dom de Betencourt et de Tobiesen Duby fils, dans le *Journal des Savants*, année 1788, p. 607-620, et année 1789, p. 351-358, et le *Dictionnaire de Trévoux*, art. MARQUIS.

Page 328, note 4. Feuquière écrivait, au figuré : « Depuis sept ans que le bal dure, je n'ai pas, Dieu merci, perdu une seule fois la cadence; mais je ne sais pas si j'ai dansé de bonne grâce. » (*Lettres inédites des Feuquières*, tome IV, p. 239.)

Page 335, note 5. Voltaire parle de l'« accortise italienne (*accortezza*), » dans *le Siècle de Louis XIV*, chap. XXXVII.

Page 341, note 4. Ajoutez : « Voyez un arrêt du 4 mai 1693 portant surséance, pour le duc d'Estrées, au payement des dettes de son père : Arch. nat., E 1875. »

Page 343, note de note. Ajoutez : « L'usage et l'abus des survivances existaient dès la fin du quinzième siècle, en dépit des révocations générales que les Rois faisaient de temps en temps : voyez les *Pièces justificatives pour servir à l'histoire des premiers présidents de la Chambre des comptes de Paris*, n° 14. »

Page 374, note 4, ligne 3. Il y a un exemple de *livres* et *francs* employés simultanément, pour le même compte d'apothicaire, dans *le Malade imaginaire*, acte I, scène I (*Œuvres de Molière*, tome IX, p. 282).

Page 421, titre de l'Addition 250. Corrigez *comte* en *marquis*.

Page 422. L'Addition suivante eût dû être placée avec le n° 250 :

250 *bis*. — *Le marquis de Saissac.*

(Page 118.)

4 avril 1691. — Saissac avoit été maître de la garde-robe et grand joueur, et ç'avoit été là son unique métier : ce qui l'avoit fort répandu

dans le monde; mais il n'étoit pas fidèle, et gagnoit à toutes mains. L'esprit, l'adresse et l'effronterie le soutenoient; bon homme d'ailleurs, et de la maison de Clermont-Lodève, dont il fut le dernier. Il étoit déjà beaucoup plus que soupçonné, lorsqu'à un gros reversis où il jouoit avec le Roi, un ministre vint parler au Roi, qui donna son jeu à tenir au maréchal de Lorge et ne revint point. Saissac crut en avoir bon marché; mais le maréchal le prit sur le fait à un fort gros coup et se crut obligé de le dire au Roi le soir même. Cette affaire combla la mesure : il eut ordre de se défaire de sa charge et de s'en aller chez lui, d'où, quelque temps après, il eut permission d'aller en Angleterre, où il demeura longtemps et gagna beaucoup d'argent[1].

Page 422. L'Addition suivante se place après le n° 250 *bis* :

250 *ter*. — *Le chevalier de la Rochefoucauld.*

(Page 130, note 1.)

21 novembre 1691. — Le chevalier de la Rochefoucauld avoit seul pris tout l'esprit de son père. C'étoit un homme fort goutteux, toute sa vie fort considéré, qui avoit beaucoup d'amis considérables, fort compté dans sa famille, et le conseil de beaucoup de gens.

Page 423, fin de l'Addition 252. L'anecdote des louis distribués au dessert se retrouve dans les *Historiettes de Tallemant des Réaux* (tome II, p. 146, 147 et 156), qui l'attribuent aussi à Bullion, mais avec des circonstances un peu différentes, et il y est dit encore que le surintendant portait sur lui une boîte remplie, non pas d'excréments humains, mais de poudre de champignons, pour assaisonner les plats. En 1825, Dulaure a reproduit l'une et l'autre anecdote dans une note de son *Histoire physique, civile et morale de Paris*, tome VII, p. 262, d'après l'Addition à Dangeau (publiée par Lémontey, en 1818, à la suite de son *Essai sur l'établissement monarchique*, tome IV de ses *Œuvres*, p. 246-247), ou d'après les publications de fragments de Saint-Simon faites antérieurement par la Place et Soulavie. L'auteur des *Mémoires du marquis de Montbrun* avait mis l'anecdote des louis au compte de Souscarrière.

Page 434, fin de l'Addition 264. Cette anecdote sur Mlle de Melun se retrouve dans une autre Addition sur Mme de Torcy, tome XI du *Journal*, p. 442.

Page 445, ligne 1. Ajoutez cette note : « Mazarin, comme premier ministre, avait pris l'habitude de tenir tous les soirs, chez la Reine mère, une conférence qu'on appelait le *petit conseil*, et où, toutes portes ouvertes, il lui rapportait les affaires étrangères. (*Mémoires de Mme de Motteville*, tome I, p. 115-116.) »

1. L'historiette de M. de Saissac se trouve dans les éditions des *Lettres de Mme de Sévigné* que Saint-Simon pouvait connaître.

Page 455. Le brevet de ministre d'État pour M. de Bouillon, en date du 16 août 1653, présente des différences considérables avec les lettres patentes pour Foucquet. Le voici d'après l'original (Arch. nat., K 118, n° 43[4]), que Baluze n'a pas publié : « Le Roi..., considérant combien il importe à son État et à son service d'appeler dans son conseil où se lisent ses dépêches et se traitent même en sa présence ses affaires les plus secrètes et de plus grande conséquence, des personnes considérables par leur qualité, et de qui la sage et bonne conduite puisse faire espérer que leur avis et leur ministère seront utiles à S. M. et au public; et ayant reconnu et éprouvé en diverses occasions très importantes comme M. le duc de Bouillon s'est acquis une grande capacité, une connoissance universelle de toutes choses pour la guerre, et pour la politique une prudence singulière..., l'a constitué et établi l'un des ministres de son État, pour, en cette qualité, avoir dorénavant entrée, séance et voix délibérative en tous ses conseils, etc. » A côté de ce brevet se trouve aussi, en original, celui de Turenne, daté du 4 septembre suivant, où la formule est toute différente : « Employer au ministère de ses affaires et dans son conseil étroit et des dépêches.... » (K 118, n° 43[7].) Par un passage du *Journal de Dubuisson-Aubenay*, tome I, p. 97, on voit que c'est le secrétaire de la maison du Roi qui expédiait ces brevets.

Page 461, note 4. Voyez, dans les *Mémoires de Sourches*, à la date du 20 novembre 1697 (tome V, p. 360), la nomination de commissaires pour juger avec le Roi, sur le rapport du jeune Pontcarré, une contestation de primatie entre les archevêques de Lyon et de Rouen, l'un et l'autre ayant demandé des juges extraordinaires pour éviter la longueur des plaidoiries.

Page 462, note 1. On peut encore citer des arrêts rendus sur diverses matières : 16 juin 1648, cassation de l'arrêt de jonction des Cours (*Mémoires de Mme de Motteville*, tome II, p. 72) ; 18 juillet 1652, arrêt rendu à Pontoise, sur la sédition du 4 juillet (*Dubuisson-Aubenay*, tome II, p. 259) ; 23 juillet 1652, arrêt cassant la lieutenance générale des Princes (*ibidem*) ; 22 août 1654, arrêt déclarant la vacance de l'archevêché de Paris au détriment du coadjuteur (*Mémoires de Claude Joly*, p. 169-170). C'est au conseil d'en haut qu'on décida, le 18 mai 1648, que l'abbé de la Rivière serait porté pour le chapeau (*Motteville*, tome II, p. 52); que, en 1699, le Roi discuta l'affaire du maréchal de Salon, avec les trois ministres seuls, sans Monseigneur (*Mémoires de Saint-Simon*, tome II de 1873, p. 210) ; que, lors de la mort du duc de Choiseul, en 1684, le Roi adjugea au comte du Plessis la dignité ducale (*Écrits inédits de Saint-Simon*, tome VI, p. 281 ; *Dangeau*, tome I, p. 31), etc.

Page 468, ligne 1. Le conseil des dépêches avait été rétabli à la majorité du Roi, en mars 1651, et il avait reçu pour chef, en août, M. de Châteauneuf : *Journal de Dubuisson-Aubenay*, tome II, p. 26 ; M. Chéruel, *Minorité de Louis XIV*, tome IV, p. 421.

Page 471, note 6. Dangeau dit, à la date du 23 avril 1691 (tome III,

p. 327) : « Depuis que le Roi est revenu de Mons, il a recommencé à tenir tous ses conseils comme il a toujours fait. Ce devoit être aujourd'hui un conseil de dépêches ; mais, comme il a beaucoup d'affaires importantes, il a voulu que ce soit un conseil royal, où il n'y a que les ministres qui y entrent. » Le lundi 6 mai 1709, il note qu'on n'avait pas tenu depuis longtemps le conseil des dépêches à Marly (*Journal*, tome XII, p. 408). En 1705, Saint-Simon dit que le conseil ne se tient pas tous les quinze jours, et qu'il ne vient point à Marly (*Mémoires*, éd. 1873, tome IV, p. 342).

Page 473, note 3. Ajoutez : « Saint-Simon dit (tome IV de 1873, p. 342) que la cassation des lettres d'État se fait indifféremment au conseil des dépêches ou au conseil d'État. »

Ibidem, note 6. L'avocat Barbier (*Journal*, tome I, p. 422) dit : « Les secrétaires d'État y reçoivent en cassation toutes sortes d'affaires et matières inconnues aux princes et ministres qui le composent, en sorte que la faveur a grande part à ces jugements, quoique suprêmes et sans ressource. »

Ibidem, note 7. Ajoutez : « Saint-Simon dit (tome II de 1873, p. 328) que le seul talent du secrétaire d'État Châteauneuf était de rapporter mieux qu'aucun magistrat au conseil des dépêches. »

Page 474, ligne avant-dernière. Comme arrêt du conseil des dépêches, on peut citer aussi celui du 15 septembre 1685, sur le mariage des protestants. Voyez Lémontey, *Éclaircissements historiques sur les causes de la révocation de l'édit de Nantes*, p. 277.

Page 474, fin de la note 8. Un arrêt du 12 juin 1693, rétablissant les prêtres du collège de l'Oratoire de Provins en possession de la maladrerie de Croulebarbe, est signé de douze commissaires (Arch. nat., E 1875).

Page 476, note 4. Le 27 août 1704, le contrôleur général écrivait à l'intendant Bâville, au sujet du rôle joué par son fils Courson dans l'affaire Rohan : « On ne peut rapporter avec plus d'ordre, plus de netteté, plus de précision, et en meilleurs termes. Le Roi en a été très satisfait et me l'a marqué comme à lui. Quoiqu'il n'y ait rien en cela qui ne dût être et à quoi je ne m'attendisse bien, cependant, comme c'est la première fois qu'il a eu l'honneur de parler devant S. M., cela doit être regardé comme une action importante, et c'est aussi à ce titre seul que je vous en fais mes compliments. Son avis n'a pas été suivi dans la décision ; mais je suis engagé à soutenir que cela ne diminue rien de la beauté du rapport, ni de la solidité de l'opinion, car j'ai été aussi de son avis, comme plusieurs autres, et nous en serions encore sans le respect et la soumission qui est due aux jugements que prononce S. M. » (Depping, *Correspondance administrative sous le règne de Louis XIV*, tome II, p. 403.)

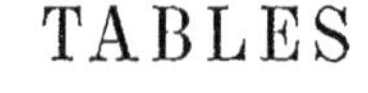
TABLES

I

TABLE DES SOMMAIRES

QUI SONT EN MARGE DU MANUSCRIT AUTOGRAPHE.

1698.

II

TABLE ALPHABÉTIQUE

DES NOMS PROPRES

ET DES MOTS OU LOCUTIONS ANNOTÉS DANS LES *MÉMOIRES*

N. B. Nous donnons en italique l'orthographe de Saint-Simon, lorsqu'elle diffère de celle que nous avons adoptée.

Le chiffre de la page où se trouve la note principale relative à chaque mot est marqué d'un astérisque.

L'indication (Add.) renvoie aux Additions et Corrections.

A

B

C

D

G

M

N

O

P

S

T

U

V

W

Z

III

TABLE DE L'APPENDICE

PREMIÈRE PARTIE

ADDITIONS DE SAINT-SIMON AU *JOURNAL DE DANGEAU.*

(Les chiffres placés entre parenthèses renvoient au passage des *Mémoires* qui correspond à l'Addition.)

SECONDE PARTIE

I

II

III

TABLE DES MATIÈRES

CONTENUES DANS LE CINQUIÈME VOLUME.

FIN DU TOME CINQUIÈME.

9903. — Typographie A. Lahure, rue de Fleurus, 9, à Paris.

PARIS. — TYPOGRAPHIE A. LAHURE
Rue de Fleurus, 9

www.ingramcontent.com/pod-product-compliance
Ingram Content Group UK Ltd.
Pitfield, Milton Keynes, MK11 3LW, UK
UKHW022318190726
13856UKWH00001B/70

9 782